Li Peiwen

Chinesische Medizin in der Onkologie
Konstitutionelle Unterstützung und Begleittherapie

Die Autoren

Professor Li Peiwen graduierte 1967 an der Medizinischen Universität in Beijing zum Bachelor der Medizin. Von 1968 bis 1978 arbeitete er als Wissenschaftler am Xinjiang Arzneimittel-Institut, wo er die Anwendung von chinesischen Arzneien in Prophylaxe und Therapie von Krebs erforschte.
Von 1978 bis 1981 belegte er am Guang'anmen Hospital der Chinesischen Akademie für Traditionelle Chinesische Medizin das Hauptfach Onkologie in der Traditionellen Chinesischen Medizin und erwarb den Abschluss eines Magisters.
Von 1981 bis 1984 arbeitete er als Arzt in der Onkologieabteilung des Guang'anmen Hospitals.
Seit 1984 ist Professor Li leitender Arzt und Direktor der TCM-Onkologieabteilung des Sino-Japanischen Friendship Hospitals Beijing und betreute als Doktorvater viele Studenten. Er ist stellvertretender Vorsitzender der Chinesischen Vereinigung für Onkologie in Integrierter Chinesischer und Westlicher Medizin.
Professor Li verfügt über 35 Jahre Erfahrungen in der klinischen und forschungsbezogenen Anwendung von integrierter Chinesischer und Westlicher Medizin bei der Vorbeugung und Behandlung von Krebs und der Nebenwirkungen durch Chemo- und Strahlentherapie. Er war der erste TCM-Arzt, der den äußerlichen Gebrauch von chinesischen Arzneien bei der Behandlung von malignen Tumoren bei Krebspatienten erprobte. Zu seinen Veröffentlichungen zählen u. a. *New Strategies in Combining Chinese and Western Medicine in the Management of Cancer (Neue Strategien der Kombination von Chinesischer und Westlicher Medizin in der Onkologie)*, *Clinical Oncology with Combined Chinese and Western Medicine (Klinische Onkologie mit kombinierter Chinesischer und Westlicher Medizin)* und *Treatment of Cancer Complications (Behandlung von Krebskomplikationen)*. Er verfasste zahlreiche Beiträge für medizinische Fachzeitschriften auf seinem Spezialgebiet.

Mao Shuzhang ist emeritierter Professor für Mikrobiologie am Union Hospital in Beijing. Graduiert hatte er an der Medizinischen Universität von Tongji, Hubei. Er hat eine Reihe von Büchern über Westliche Medizin und TCM übersetzt und ist einer der Hauptübersetzer des *Journal of Traditional Chinese Medicine*, herausgegeben von der Akademie für Traditionelle Chinesische Medizin.

Bao Liling ist emeritierte Professorin für Ophthalmologie und war leitende Ärztin der Ophthalmologie-Abteilung des Union Hospitals Beijing und der Medizinischen Universität Shanxi. Sie hatte 1955 am Medizinischen Kolleg des Union Hospital in Beijing graduiert.

Li Peiwen

Chinesische Medizin in der Onkologie

Konstitutionelle Unterstützung und Begleittherapie

Unter Mitarbeit von:
Cheng Zhiqiang, Du Xiuping
Hao Yingxu, Huang Jinchang, Jia Liqun, Li Liya, Li Xue, Tan Huangying,
Tong Ling, Wang Ruiping, Yu Lili, Zu Shijie

Mit einem Vorwort von Giovanni Maciocia

Englische Übersetzung und Bearbeitung von Mao Shuzhang und Bao Liling

Deutsche Übersetzung von Hartwig Lahrmann

ELSEVIER
URBAN & FISCHER

URBAN & FISCHER
München · Jena

Zuschriften und Kritik an:
Elsevier GmbH, Urban & Fischer Verlag, Lektorat Komplementäre und Integrative Medizin,
Karlstraße 45, 80333 München

Titel der Originalausgabe:
Management of Cancer with Chinese Medicine, 1. Edition
Erschienen bei Donica Publishing

Wichtiger Hinweis für den Benutzer
Die Erkenntnisse in der Medizin unterliegen laufendem Wandel durch Forschung und klinische Erfahrungen. Autor, Übersetzer und Verlag dieses Werkes haben große Sorgfalt darauf verwendet, dass die in diesem Werk gemachten therapeutischen Angaben (insbesondere hinsichtlich Indikation, Dosierung und unerwünschten Wirkungen) dem derzeitigen Wissensstand entsprechen. Das entbindet den Nutzer dieses Werkes aber nicht von der Verpflichtung, anhand der entsprechenden Literatur zu überprüfen, ob die dort gemachten Angaben von denen in diesem Buch abweichen und seine Verordnung in eigener Verantwortung zu treffen.

Bibliografische Information der Deutschen Nationalbibliothek
Die Deutsche Nationalbibliothek verzeichnet diese Publikation in der Deutschen Nationalbibliografie; detaillierte bibliografische Daten sind im Internet unter http://dnb.d-nb.de abrufbar.

1. Auflage 2007

Der Urban & Fischer Verlag ist ein Imprint der Elsevier GmbH.

07 08 09 10 11 5 4 3 2 1

Planung und Lektorat: Christl Kiener, München
Projektmanagement: Petra Münzel-Kaiser, München
Übersetzung: Hartwig Lahrmann, Münster
Redaktion: Petra Zimmermann, München, Dr. med. Susanne Büttner
Herstellung: Antje Arnold, München
Satz: Kösel, Krugzell
Druck und Bindung: Krips, Meppel
Umschlaggestaltung: SpieszDesign, Neu-Ulm
Titelfotografie: © Photocase
Gedruckt auf 80 g Tauro Offset

ISBN-13: 978-3-437-56980-7
ISBN-10: 3-437-56980-5

Aktuelle Informationen finden Sie im Internet unter **www.elsevier.de** und **www.elsevier.com**

Inhalt

Geleitwort

Eine der größten Qualitäten der Chinesischen Medizin ist ihre Anpassungsfähigkeit. Die Flexibilität, die eine Diagnose auf der Basis der Musteridentifizierung bietet, versetzt uns in die Lage, moderne Krankheiten, die durch den westlichen Lebensstil mit seinem Stress, seiner unausgewogenen Ernährung und Überarbeitung verursacht werden, zu diagnostizieren und zu behandeln. Obwohl Krebs die Menschheit in ihrem evolutionären Prozess immer begleitet hat, ist sein Vorkommen in den letzten Jahrzehnten dramatisch angewachsen, teilweise aufgrund einer höheren Lebenserwartung und teilweise aufgrund von emotionalem Stress, unregelmäßiger Ernährung und Exposition gegenüber Krebs erregenden Chemikalien in Nahrung und Umwelt.

Obwohl der Begriff Krebs *(ái)* nicht in den klassischen Werken der Chinesischen Medizin auftaucht, gibt es viele andere Begriffe, die dem klinischen Bild von Krebs entsprechen. Professor Li liefert uns eine faszinierende historische Einführung, in der er der Frage nachgeht, wie Ärzte in den vergangenen Generationen mit dem Problem der Krebsbehandlung bei ihren Patienten umgegangen sind.

Persönlich habe ich in den letzten 20 Jahren großes Interesse an der Behandlung von Krebspatienten entwickelt. Im Verlauf der Jahre habe ich bemerkt, dass die Chinesische Medizin bei der Behandlung einer so bedeutenden Quelle von Morbidität und Mortalität in westlichen Ländern viel zu bieten hat.

Die Behandlung von Krebs muss auf der traditionellen Musteridentifizierung basieren, aber sie erfordert auch ein neues Denken und einen neuen Ansatz. Um ein einfaches Beispiel mit Bezug auf die Diagnose zu geben: „Krebs" konnte in klassischen Zeiten nur diagnostiziert werden, wenn ein palpabler Knoten vorlag. Wenn die Knotenbildung sehr klein und nicht tastbar war, konnte der klassische Arzt sie nicht diagnostizieren. Moderne diagnostische Techniken erlauben uns, „Knotenbildungen" zu diagnostizieren (und deshalb zu behandeln), bevor sie tastbar sind: ein kleines Fibroadenom, das durch eine Mammographie erkannt wird, und ein kleines Myom, das durch ein CT-Untersuchung entdeckt wird, sind gute Beispiele. Auf der anderen Seite sollten einige „Krebserkrankungen" aus Sicht der Chinesischen Medizin diagnostiziert, interpretiert und behandelt werden: zum Beispiel Leukämie, die in der westlichen Medizin als eine Form von Krebs betrachtet wird, gilt in der Chinesischen Medizin tatsächlich als eine Form von Infektion (vom Typus verborgene Hitze; Sun Jiyuan, *A Probing into the Treatment of Leukemia with Traditional Chinese Medicine* [Hong Kong: Hai Feng Publishing Co., 1990]).

Die Chinesische Medizin hat bei der Behandlung von Krebs in dreifacher Weise eine Menge zu bieten: sie kann eingesetzt werden, um den Krebs selbst zu „attackieren", sie kann wirksam eingesetzt werden in Verbindung mit westlichen Behandlungen und sie kann eingesetzt werden, um die Nebenwirkungen von Chemo- und Strahlentherapie zu lindern. Darüber hinaus wirft die Chinesische Medizin Licht auf die Ätiologie und Vorbeugung von Krebs, besonders durch das Üben von Qigong.

Es wird im modernen China allgemein anerkannt, dass die Techniken der westlichen Biomedizin (im Wesentlichen chirurgische Behandlung, Strahlen- und Chemotherapie) bei der Beseitigung von Krebs und der Eingrenzung von Wachstum und Metastasierung von Tumoren wirksamer sind als die der Chinesischen Medizin. Jedoch sind die westlichen Behandlungen von Krebs häufig toxisch und haben nachteilige Nebenwirkungen (besonders wenn Chemo- und Strahlentherapie eingesetzt werden). Wie jeder Therapeut, der einen Patienten während dessen Strahlen- oder Chemotherapie behandelt hat, wissen wird, können die Nebenwirkungen dieser Behandlungen verheerend sein und Qi, Blut und Essenz stark schädigen: Sehr oft scheint „das Heilmittel" schlimmer als die Krankheit selbst zu sein. Hier zeigt die Chinesische Medizin ihre Stärken: wenn sie in Kombination mit westlicher Medizin eingesetzt wird, hat sie eine tragende Rolle bei der Wiederherstellung der Körperbalance, der Stärkung des Immunsystems, der Reduzierung der Nebenwirkungen dieser drastischeren Behandlungsmethoden, ermöglicht den Abschluss von Behandlungszyklen und erlaubt so Krebspatienten, ihr volles Leben länger zu leben, als es sonst der Fall gewesen wäre. Der Einsatz der Chinesischen Medizin zur Verbesserung der Lebensqualität von Krebspatienten und um sie ausreichend im Kampf gegen die Krankheit zu stärken wird umfassend in diesem Buch beschrieben.

Immer wieder habe ich in meiner Praxis Krebspatienten gesehen, deren Chancen zu überleben von ihren Spezialisten mehr oder weniger abgeschrieben wurden. Die Behandlung mit Chinesischer Medizin hat sie in die Lage versetzt, Kraft zu gewinnen, um zu kämpfen, um den Härten von Chemo- und Strahlentherapie zu widerstehen und um ihr Leben zu verlängern.

Professor Li wurde sowohl in Chinesischer wie auch in Westlicher Medizin ausgebildet und war seit 1984 leitender Arzt und Direktor der TCM-Onkologieabteilung am Sino-Japanischen Friendship Hospital in Beijing. Seine weit reichenden Erfahrungen haben es ihm erlaubt, eine ausführliche Differenzierung und Identifikation der verschiedenen Muster darzustellen, die beim Umgang mit Krebs und bei seiner Behandlung anzutreffen sind, und zugleich den medizinischen Hintergrund an Westlicher Medizin zu beschreiben, um Therapeuten der Chinesischen Medizin in die Lage zu versetzen, zum Wohle der Krebspatienten mit westlichen Ärzten zu kommunizieren. Gleichzeitig hat er sowohl Fallstudien als auch die mehr an der Forschung orientierten klinischen Beobachtungen seiner Kollegen berücksichtigt, die einen Einblick in den Typus moderner Forschungen gewähren, die heute in China bezüglich Krebserkrankungen und der Rolle der Chinesischen Medizin bei ihrer Behandlung durchgeführt werden. Obwohl die medizinische Behandlung von Krebs natürlich von herausragender Bedeutung ist, möchten die Patienten im Allgemeinen auch in die Lage versetzt werden, selbst Verantwortung für ihre Gesundheit zu übernehmen. Der Verfasser hat daher Kapitel über Qigong und Diättherapie einbezogen, um einen alles umfassenden Zugang zur Onkologie mit Chinesischer Medizin anzubieten, was dieses Buch zu einem wichtigen Beitrag für den Einsatz der Chinesischen Medizin bei der Krebsbehandlung macht.

Ich kann die *Chinesische Medizin in der Onkologie* allen Therapeuten der Chinesischen Medizin sehr empfehlen; ich hoffe auch, dass sie eine große Verbreitung unter den im Gesundheitsbereich Tätigen finden wird, so dass die Wohltaten der Chinesischen Medizin so vielen Krebspatienten wie möglich angeboten werden können.

Giovanni Maciocia
Amersham 2003

Vorwort

Nach Angaben der Weltgesundheitsorganisation (WHO) werden jedes Jahr mehr als 10 Millionen Menschen weltweit mit einer Krebserkrankung diagnostiziert und mehr als 6 Millionen sterben an Krebs. Es wird geschätzt, dass diese Zahlen in den nächsten 20 Jahren um 50% zunehmen werden.
Krebsdiagnostik ist der erste Schritt im Umgang mit dem Krebs. Dieses schließt eine Kombination von sorgfältiger klinischer Anamnese und diagnostischer Untersuchung einschließlich Endoskopie, bildgebender Verfahren, Histopathologie, Zytologie und Laboruntersuchungen ein. Ist die Diagnose einmal gesichert, ist es notwendig, ein Krebsstaging vorzunehmen, dessen Hauptziele die Hilfestellung bei der Wahl der Therapie und dem Einschätzen der Prognose sind.
Die primären Ziele bei der Krebsbehandlung sind Heilung, Lebensverlängerung und Verbesserung der Lebensqualität. Die Behandlung mit Westlicher Medizin kann aus chirurgische Behandlung, Strahlentherapie, Chemotherapie, Hormontherapie oder Kombinationen dieser Therapien bestehen. Jedoch stellen die durch Strahlen- und Chemotherapie verursachten nachteiligen Nebenwirkungen ein großes Problem in der klinischen Praxis dar. Einige Patienten müssen mit der Therapie aussetzen, weil die Nebenwirkungen zu stark sind. Daher ist das Finden eines wirksamen Weges, solche Reaktionen zu minimieren, während die Behandlung weitergeführt wird, eine dringliche Notwendigkeit, um die Lebensqualität während der Überlebensphase zu verbessern.
Traditionelle Chinesische Medizin und chinesische Arzneien haben beim Umgang mit den unerwünschten Nebenwirkungen und Komplikationen, die während einer Strahlen- und Chemotherapie auftreten, extrem viel versprechende Ergebnisse gezeigt. Der uns vererbte reiche Schatz an Wissen und Erfahrung hat mich angespornt, dieses Buch zusammenzustellen, um aktuelle Vorgehensweisen unter Einbeziehung der Chinesischen Medizin bei der Behandlung von Krebskomplikationen und der häufig zu beobachtenden Nebenwirkungen infolge von Strahlen- und Chemotherapie zu präsentieren.
Meine Erfahrung in China in den letzten 35 Jahren und die von Tausenden meiner Kollegen in Kliniken im ganzen Land legen nahe, dass die Einbeziehung von Prinzipien und Praktiken der Traditionellen Chinesischen Medizin (TCM) in eine übergreifende onkologische Behandlungsstrategie die Fähigkeit der Patienten signifikant steigert, die Nebenwirkungen der Behandlung mit Methoden und Medikamenten der Westlichen Medizin zu tolerieren, ihre Lebensqualität zu verbessern und ihre Überlebenszeit zu verlängern.
Die wachsende Popularität der TCM in Ländern außerhalb Chinas bietet uns die Chance, mit anderen Behandlungsformen zusammen zu arbeiten, um Krebspatienten in ihrem Kampf gegen die Krankheit zu helfen. Es ist meine Hoffnung, dass dieses Buch dazu beiträgt, die Verwendung der TCM zum Wohl von Krebspatienten und dem Gesundheitssystem noch weiter zu verbreiten.
Eine grobe Idee vom Ausmaß der Gesundheitsgefahr, die von Krebs ausgeht, kann aus den Tabellen 1 bis 5 ersehen werden (diese sind entnommen aus: GLOBOCAN 2000: Cancer Incidence, Mortality and Prevalence Worldwide, Version 1.0., IARC CancerBase No. 5, Lyon, IARCPress, 2001 [www.iarc.fr]) (Krebshäufigkeit, Sterblichkeit und Verbreitung weltweit).
Die größere Häufigkeit von Krebs in Leber, Magen und Ösophagus bei Männern und Frauen in China im Vergleich zu anderen genannten Ländern und die dortige niedrigere relative Häufigkeit von Prostatakrebs bei Männern und Dickdarmkrebs bei Frauen deuten darauf hin, dass es Unterschiede in den vorherrschenden Krebsarten in unterschiedlichen Ländern gibt.
Trotz dieser Unterschiede werden Krebspatienten von der Behandlung mit Chinesischer Medizin auf der Basis von Musteridentifizierung profitieren, dadurch dass durch Stützung des Aufrechten Qi (Zheng Qi) das Immunsystem gestärkt wird und so ihr Körper im Kampf gegen den Krebs Unterstützung bekommt.

Prinzipien der Zusammenstellung

Dieses Buch wendet sich an alle, die sich beruflich im Gesundheitsbereich engagieren, egal ob ihr Spezialgebiet Westliche Medizin oder TCM ist. Wie in diesem Buch beschrieben wird, haben nach meiner Erfahrung beide Arten von Medizin ihre besonderen Vorteile bei der Behandlung oder Versorgung von Krebserkrankungen, die besten Ergebnisse werden

Tabelle 1 Standardisierte Krebshäufigkeit und Todesraten bei Männern auf 100 000 Einwohner im Jahr 1997 (weltweit)

Krebs	Häufigkeit	Tod
Alle Lokalisationen außer der Haut	201,90	134,44
Lunge	34,92	31,43
Magen	21,46	15,62
Prostata	21,23	7,95
Kolon/Rektum	19,11	9,78
Leber	14,97	14,41
Ösophagus	10,76	8,78
Blase	10,00	3,83
Mundhöhle	6,42	3,09
Non-Hodgkin-Lymphom	6,10	3,44
Larynx	5,48	3,04
Leukämie	5,16	3,93
Niere	4,50	2,18
Pankreas	4,46	4,33
Pharynx	3,83	2,44
Gehirn, Nervensystem	3,59	2,61
Melanome der Haut	2,40	0,75
Nasopharynx	1,66	0,98
Hoden	1,56	0,29
Multiple Myeloma	1,51	1,17
Morbus Hodgkin	1,29	0,55
Schilddrüse	1,18	0,33

Tabelle 2 Standardisierte Krebshäufigkeit und Todesraten bei Frauen auf 100 000 Einwohner im Jahr 1997 (weltweit)

Krebs	Häufigkeit	Tod
Alle Lokalisationen außer der Haut	157,84	88,30
Brust	35,66	12,51
Cervix uteri	16,12	7,99
Kolon/Rektum	14,44	7,58
Lunge	11,05	9,53
Magen	10,38	7,81
Ovarien	6,50	3,82
Corpus uteri	6,40	1,45
Leber	5,51	5,46
Ösophagus	4,45	3,65
Non-Hodgkin-Lymphom	3,97	2,21
Leukämie	3,74	2,82
Mundhöhle	3,27	1,59
Pankreas	3,24	3,05
Schilddrüse	3,00	0,57
Gehirn, Nervensystem	2,54	1,88
Blase	2,44	1,05
Niere	2,34	1,11
Melanome der Haut	2,21	0,56
Multiple Myelome	1,12	0,87
Morbus Hodgkin	0,78	0,30
Larynx	0,65	0,35
Nasopharynx	0,64	0,38

Tabelle 3 Standardisierte Häufigkeitsraten für Krebs im Jahr 1997 – Häufigkeitsraten für alle Krebsarten in allen Altersklassen auf 100 000 Einwohner

Land	Männlich	Weiblich
China	187	118
USA	361	263
Großbritannien	260	234
Frankreich	343	220
Deutschland	312	235
Russische Föderation	300	194

Tabelle 4 Standardisierte Mortalitätsraten für Krebs im Jahr 1997 – Todesraten für alle Krebsarten in allen Altersklassen auf 100 000 Einwohner

Land	Männlich	Weiblich
China	143	77
Vereinigte Staaten	162	116
Großbritannien	171	128
Frankreich	201	98
Deutschland	177	117
Russische Föderation	211	101

Tabelle 5 Die häufigsten zwölf Krebserkrankungen geordnet nach Land im Jahre 1997 (außer Melanome und Leukämie): standardisierte Altersraten bezogen auf 100 000 Einwohner (Schätzungen)

Land	Männlich		Weiblich	
	Krebs	Häufigkeit	Krebs	Häufigkeit
China	Lunge	38,5	Magen	17,5
	Leber	35,2	Brust	16,4
	Magen	33,3	Lunge	15,7
	Ösophagus	22,5	Leber	13,3
	Kolon/Rektum	12,2	Ösophagus	10,9
	Blase	3,9	Kolon/Rektum	9,8
	Gehirn, Nervensystem	3,6	Cervix uteri	5,2
	Pankreas	3,4	Ovarien	3,2
	Nasopharynx	3,0	Gehirn, Nervensystem	2,8
	Non-Hodgkin-Lymphom	2,9	Pankreas	2,6
	Prostata	1,7	Corpus uteri	2,2
	Larynx	1,7	Schilddrüse	1,6
USA	Prostata	140,8	Brust	91,4
	Lunge	78,4	Lunge	34,0
	Kolon/Rectum	54,6	Kolon/Rektum	30,7
	Blase	31,9	Corpus uteri	15,5
	Non-Hodgkin-Lymphom	20,5	Non-Hodgkin-Lymphom	10,9
	Niere	14,2	Ovarien	10,6
	Pankreas	10,9	Cervix uteri	7,8
	Magen	10,1	Pankreas	6,3
	Mundhöhle	8,0	Schilddrüse	6,2
	Gehirn, Nervensystem	7,5	Niere	6,0
	Larynx	6,9	Blase	5,4
	Ösophagus	6,4	Gehirn, Nervensystem	4,4
Großbritannien	Lunge	47,6	Brust	74,9
	Prostata	40,2	Kolon/Rektum	25,3
	Kolon/Rektum	35,4	Lunge	21,8
	Blase	19,2	Ovarien	12,2
	Magen	12,4	Cervix uteri	9,3
	Non-Hodgkin-Lymphom	10,4	Corpus uteri	9,2
	Ösophagus	8,9	Non-Hodgkin-Lymphom	7,0
	Niere	7,5	Blase	6,0
	Gehirn, Nervensystem	6,4	Magen	5,5
	Pankreas	6,2	Pankreas	4,9
	Hoden	5,6	Gehirn	4,4
	Larynx	4,2	Ösophagus	4,2
Westeuropa (Frankreich, Deutschland, Österreich, Belgien, Luxemburg, Niederlande, Schweiz)	Prostata	55,0	Brust	78,2
	Lunge	53,2	Kolon/Rektum	29,4
	Kolon/Rektum	42,1	Ovarien	11,1
	Blase	20,0	Corpus uteri	10,9
	Magen	13,8	Lunge	10,7
	Mundhöhle	12,6	Cervix uteri	10,4
	Niere	11,7	Non-Hodgkin-Lymphom	7,1
	Non-Hodgkin-Lymphom	11,1	Magen	7,0
	Bereich Pharynx	10,6	Niere	5,4
	Larynx	8,2	Gehirn	4,6
	Ösophagus	7,7	Pankreas	4,6
	Hoden	7,3	Schilddrüse	4,4

jedoch erzielt, wenn beide in Kombination in einer integrierten Behandlungsstrategie eingesetzt werden. Obwohl dies im Kern ein TCM-Buch ist, habe ich die Hoffnung, dass Therapeuten der Westlichen Medizin vieles zum Nachdenken finden werden, wenn sie nach den besten Möglichkeiten zur Behandlung ihrer Krebspatienten suchen. TCM-Therapeuten sind sich bereits bewusst, welche Vorteile der Einsatz von Chinesischer Medizin bei der Linderung von Nebenwirkungen bei der Behandlung mit Methoden der Westlichen Medizin bietet, aber dieses Buch sollte das Spektrum ihrer Möglichkeiten noch erweitern.

Nach einer kurzen historischen Einführung beginnt das Buch mit einer ausführlichen Erörterung der Ätiologie und Pathologie von Krebs aus Sicht der Chinesischen Medizin. Es beschreibt weiterhin die grundlegenden Behandlungsprinzipien, die heute von der TCM in der Onkologie eingesetzt werden. Obwohl die Kräutermedizin häufig die Hauptrolle spielen wird, spielt auch die Akupunktur eine tragende Rolle. Dies wird in den Abschnitten über allgemeine Behandlungsmethoden verdeutlicht.

In China wird normalerweise die Akupunkturbehandlung täglich durchgeführt. In anderen Ländern kann dies in einer Klinik oder einem ähnlichen stationären Kontext möglich sein; Behandlungen in größeren Abständen sind auch durchführbar, obwohl die Wirkungen länger auf sich warten lassen werden.

Das Buch konzentriert sich danach darauf, wie die Chinesische Medizin mit den Nebenwirkungen von chirurgischer Behandlung, Strahlen- und Chemotherapie bei der Krebsbehandlung umgeht. Kapitel 3 widmet sich allgemeinen Prinzipien (hauptsächlich jenen, die für das Stützen des Aufrechten Qi [Zheng Qi] und Kultivieren der Wurzel eingesetzt werden). Kapitel 4 hingegen beschäftigt sich mit einer Reihe von Nebenwirkungen, die häufig bei Strahlen- und Chemotherapie beobachtet werden können.

Durch dieses Vorgehen versucht das Buch, eine klare Identifizierung von Mustern, Behandlungsprinzipien und eingesetzten Rezepturen anzubieten. Die Hauptsymptome eines jeden Musters werden aufgeführt und es wird jede einzelne der in jeder verordneten Rezeptur eingesetzten Arzneien erklärt. Wenn nicht anders beschrieben, wird eine Rezeptur zubereitet durch Verwenden eines Päckchens mit Inhaltsstoffen für einen Tag, das zweimal in einem Liter Wasser abgekocht und als Dekokt zweimal täglich getrunken wird.

Da die Chinesische Medizin auf Mustern basiert, liegt das Geschick des Behandlers in der korrekten Musteridentifizierung und Modifizierung der Verordnung, um so die individuellen Charakteristika und klinischen Symptome jedes Patienten zu berücksichtigen. Es ist unmöglich, alle Möglichkeiten in diesem Buch abzudecken, aber einige häufige Modifikationen werden vorgestellt.

Ein Hauptmerkmal dieser beiden Kapitel ist die Einbeziehung einer Reihe von klinischen Beobachtungsberichten. Diese sind als ein Leitfaden für Therapeuten gedacht und zur Anregung ihrer Denkprozesse. Wir haben es in der Regel unterlassen Laboruntersuchungen einzubeziehen und haben uns stattdessen auf Rezepturen oder Methoden konzentriert, die täglich in der Klinik eingesetzt werden können, um so Therapeuten einen praktischeren Ansatz zur Verfügung zu stellen. So weit wie möglich haben wir neuere Untersuchungen einbezogen, da sie im Allgemeinen besser aufgebaut sind. Man sollte jedoch berücksichtigen, dass sie nicht immer den Kriterien westlicher medizinischer Forschung entsprechen; sie sollten daher als nützliche Tipps anstatt als strikte Regeln gesehen werden.

Das Buch stellt dann einige der am häufigsten bei Krebspatienten zu beobachtenden Komplikationen in den Mittelpunkt. Auch hier finden sich wieder umfassende Musteridentifizierungen, Behandlungsprinzipien und Rezepturen mit Erklärungen. Wie auch in vielen Büchern der Westlichen Medizin beschrieben, können die Komplikationen selbst oft mit Methoden behandelt werden, die man für dieselben Beschwerden bei anderen Krankheiten einsetzt; viele andere sind spezifisch auf unterschiedliche Krebsarten bezogen.

Obwohl Therapeuten eine Menge tun können, um Patienten mit Krebs zu helfen, können Patienten auch sich selbst helfen. Die nächsten beiden Kapitel über Qigong und Diättherapie sind darauf ausgerichtet, Patienten in die Lage zu versetzen, mehr Verantwortung für ihre eigene Gesundheit zu übernehmen. Therapeuten können Anleitungen für diese beiden Therapieaspekte anbieten und Patienten ermutigen, regelmäßig zu üben und sich gesund zu ernähren.

Im letzten Kapitel erläutert das Buch elf Krebstypen mit festen Tumoren und schlägt eine Vielzahl von Methoden vor, die bei der Behandlung der Krebserkrankung selbst helfen und die Nebenwirkungen von chirurgischer Behandlung, Strahlen- und Chemotherapie lindern. Dieser Teil des Buches erweitert den Blickwinkel, indem er die klinischen Erfahrungen und Fallbeispiele einer Reihe von führenden TCM-Ärzten einbezieht, die sich auf Onkologie

spezialisiert haben. Als Ergebnis davon können Therapeuten die Wirkung verschiedener Ansätze sehen und sie in ihrer eigenen Behandlungspraxis berücksichtigen.
Das Buch bietet daher ein breites Spektrum von Behandlungsoptionen zum Einsatz in der Onkologie an, unter Einbeziehung von Arzneimitteln, Akupunktur, Qigong und Diättherapie. Nach meiner Erfahrung kann damit den Krebspatienten eine beträchtliche Verbesserung in ihrer Lebensqualität ermöglicht werden und versetzt sie in die Lage, mit mehr Entschiedenheit gegen ihre Krankheit zu kämpfen.

Eine Anmerkung zu Namen und rechtlichem Status

Arzneien werden im ganzen Buch nach ihrem chinesischen Namen in Pinyin und ihrem pharmazeutischen Namen in Latein benannt. Verschiedene Therapeuten sind an unterschiedliche Bezeichnungssysteme gewöhnt; durch die Nennung sowohl von Pinyin als auch von Latein sollte die Identifizierung der Arzneien eindeutig sein.
Es ist an dieser Stelle wichtig, den rechtlichen Status einiger in diesem Buch erwähnter Kräuter anzusprechen. Obwohl sie alle in China erhältlich sind, sind einige wenige Kräuter Exportbeschränkungen unterworfen und andere werden als zu toxisch betrachtet, um sie in einigen westlichen Ländern einzusetzen.
Die Situation bezüglich Restriktionen und Verbote kann sich von Zeit zu Zeit und von Land zu Land ändern.

Im Anhang sind solche Arzneien mit einem* gekennzeichnet, die in der Vereinbarung über Internationalen Handel mit vom Aussterben bedrohter Fauna und Flora (Convention on International Trade in Endangered Species of Wild Fauna and Flora, CITES) erwähnt sind, genau wie Arzneien, die in einigen Ländern infolge ihrer Toxizität Einschränkungen oder Verboten unterliegen. Andere tierische oder mineralische Arzneien sind mit dem Symbol‡ markiert – in einigen Ländern dürfen diese Substanzen nicht in unlizensierten medizinischen Zubereitungen als Kräuter verkauft werden. Die Leser sollten bezüglich der neuesten Entwicklungen die zuständigen Behörden in ihren eigenen Ländern konsultieren. Die Auflistung von Arzneien in diesem Buch bedeutet nicht, dass ihr Gebrauch in allen Ländern und unter allen Begleitumständen erlaubt ist.
Manche Arzneien, die unter diese Kategorien fallen, werden in China regelmäßig zur Behandlung von Krebspatienten eingesetzt, besonders *Bie Jia** (Carapax Amydae Sinensis) und *E Jiao*‡ (Gelatinum Corii Asini). Wo möglich, sind in den Rezepturen alternative Arzneien als Ersatz verwendet oder potenzielle Ersatzstoffe vorgeschlagen worden. Jedoch sind aus Respekt gegenüber der Arbeit des ursprünglichen Rezeptur-Verfassers keine Änderungen der Rezepturen in den klinischen Beobachtungsberichten oder Fallbeispielen vorgenommen worden.

Li Peiwen
TCM-Onkologieabteilung, Sino-Japanisches Friendship Hospital, Beijing, Juni 2003

Danksagung

Dieses Buch hätte nicht geschrieben werden können ohne die beständige Hilfe und Ermutigung meiner Lehrer, Kollegen und Freunde.

Jedes Buch ist eine gemeinschaftliche Anstrengung und dieses ist keine Ausnahme. Ich bin Cheng Zhiqiang und Du Xiuping zu tiefem Dank verpflichtet für ihre fachkundige Unterstützung bei der Durchsicht des Materials für dieses Buch und ebenso ihren Kollegen aus dem Herausgebergremium des Sino-Japanischen Friendship Hospital in Beijing: Hao Yingxu, Huang Jinchang, Jia Liqun, Li Liya, Li Xue, Tan Huangying, Tong Ling, Wang Ruiping, Yu Lili und Zu Shijie.

Mein Dank geht ebenfalls an meine Kollegen Zhang Daizhao, Liu Weisheng, Gu Zhendong, Liao Jinbiao, Wang Jinhong, Shi Yulin, Zheng Sunmo, Yu Rencun, Sun Guizhi, Zhang Mengnong und Sun Bingyan für ihre Erlaubnis, ihre klinischen Erfahrungen und ihre Fallbeispiele in diesem Buch zu verwenden.

Ich bin auch Herrn Giovanni Maciocia sehr dankbar für seine Bereitschaft, ein Vorwort für diesen Band zu verfassen.

Darüber hinaus konnte dieses Buch nicht zusammengestellt werden ohne die Unterstützung meiner Übersetzer Mao Shuzhang und Bao Liling. Wang Wei leistete unschätzbare Hilfe in den Buchpassagen über Akupunktur und meine Kollegen in Großbritannien Trina Ward und Dr. Robert Dickie leisteten einen entscheidenden Beitrag für die endgültige Version in englischer Sprache.

Zu guter Letzt hätte dieses Buch in seiner vorliegenden Form niemals fertig gestellt werden können ohne die rückhaltlose Energie, Förderung und Unterstützung von Yanping Li vom Verlag Donica.

Ihnen allen drücke ich von Herzen meine Dankbarkeit aus.

Dieses Buch ist allen im Gesundheitsbereich tätigen Fachleuten in der ganzen Welt gewidmet, die sich am unablässigen Kampf gegen den Krebs beteiligen.

Li Peiwen

Kapitel 1

Ursprung und Entwicklung der Krebstheorie in der Traditionellen Chinesischen Medizin

In allen Epochen der Menschheitsgeschichte stellten bösartige Tumoren eine der ernsthaftesten Bedrohungen für Gesundheit und Leben dar. Im Verlauf von Jahrhunderten haben Ärzte der Traditionellen Chinesischen Medizin (TCM) ein breites Spektrum an Erfahrung und Wissen über die Ätiologie, Pathologie, Diagnose, Musteridentifizierung und Behandlung von Tumoren und Krebs erlangt. Obgleich die chinesischen Ärzte keine eigene medizinische Fachrichtung für diese Art der Erkrankung geschaffen haben, sind in der medizinischen Literatur eine Vielzahl von detaillierten Analysen, Berichten über typische Fälle und Maßnahmen für die Vermeidung und Behandlung von Tumoren neben Theorien über die besten Maßnahmen zur Gesundheitsvorsorge und Lebensverlängerung dokumentiert. Diese Informationsfülle bildet die Basis einer onkologischen Fachrichtung in der modernen TCM.

1.1 Ursprünge einer Krebstheorie

Der Begriff *liu* (Tumor) kann bis zu Inschriften auf Knochen und Schildkrötenpanzern in der Shang-Dynastie (16.–11. Jh. v. Chr.) zurückverfolgt werden. Im *Zhou Li* [Rituale der Zhou], einem in der Qin-Dynastie (221–207 v. Chr.) verfassten Buch, wurden die Ärzte unterteilt in Diätspezialisten, Spezialisten für innere Erkrankungen, solche für Wunden und Verletzungen oder Veterinäre. Eine der Erkrankungen, die von einem Spezialisten für Wunden und Verletzungen behandelt wurde, war eine Art bösartiger Wunde mit Schwellung, aber ohne Ulzeration. Einige dieser „geschwollenen Wunden“ scheinen dem Haut-, Brust-, Schilddrüsen- und Peniskarzinom sowie Tumoren von Kopf, Nacken, Mund, Augen, Nase und Hals sehr ähnlich.

In den antiken Wörterbüchern *Shuo Wen Jie Zi* [Schriftzeichen erläutern und Wörter erklären] und *Zheng Zi Tong* [Eine umfassende Erläuterung über den richtigen Gebrauch von Schriftzeichen] wird der Unterschied zwischen *zhong* (Schwellung) und *liu* (Tumor) erläutert.

Zhong wird als eine Art von Abszess beschrieben, während *liu* als Synonym mit seiner homophonen Bedeutung „fließen“ angesehen wurde; das Ansammeln von fließendem Blut führte daher zu einem geschwollenen Tumor *(zhong liu)*; im modernen Chinesisch verwendet für Tumor oder Neoplasma. Es scheint auch, dass in den älteren Schriften *liu* und *you* (Warze) in dieselbe Kategorie eingeordnet wurden; *you* wächst jedoch mit dem Fleisch, während *liu* das graduelle Fortschreiten einer Erkrankung ist. Es wurde daher vermutet, dass die Wucherung von Gewebe aufgrund der Ansammlung von fließendem Qi und Blut die Ursache für Tumorbildung darstellen könnte.

Tumoren wurden ebenfalls ausführlich im frühesten Buch über Chinesische Medizin, dem *Huang Di Nei Jing* [Der innere Klassiker des Gelben Kaisers], beschrieben, und damit die Grundlage für das Studium der Onkologie in der TCM gelegt. Die Beschreibungen von *ge zhong* (Dysphagie), *xia ge* (Schwellungen unterhalb des Diaphragmas durch Blutstase), *shi jia* (Stein-ähnliche Verdichtungen im Uterus), *chang tan* (zäher Schleim in den Eingeweiden, heute als Ovarialtumoren oder -zysten gedeutet), *xi rou* (Polypen), *ge sai* (Blockierung des Diaphragmas), *chang liu* (Intestinaltumoren) und *jin liu* (Tumoren der Sehnen) sind den klinischen Manifestationen von Tumoren in der modernen Onkologie sehr ähnlich.

Im *Su Wen: Xie Qi Zang Fu Bing Xing* [Einfache Fragen: Über die Form der Erkrankungen durch pathogenes Qi in den Zang-Fu-Organen] heißt es: „Schmerz vor dem Herzen oder am Mageneingang wird durch Blockierungen in Diaphragma und Kehle verursacht, die die Abwärtsbewegung von Nahrung und Flüssigkeit behindern. Ein schwacher und drängender Milz-Puls weist auf *ge zhong* hin, wobei aufgenommene Nahrung und Flüssigkeit in schaumiger Konsistenz mit Gewalt hinausbefördert werden. *Xia ge* wird charakterisiert durch Nahrung in expektoriertem Material.“ Diese Beschreibung ähnelt sehr den Symptomen bei Tumoren im Ösophagus-, Magen- und Kardiabereich.

Im *Ling Shu: Shui Zhang* [Das Zentrum des Wirkvermögens: über Wasseraufblähung] heißt es: „*Shi jia* (Stein-ähnliche Verdichtungen im Uterus) werden im Uterus erzeugt, wenn pathogene Kälte das Tor des Kindes (Zervix des Uterus) angreift, um es zu blockieren und die Bewegungen des Qi zu behindern; sie werden täglich größer, in der Form einem Fetus ähnlich, und können zu verzögerter Menstruation führen.“ Diese Beschreibung der Geschwulstbildung ähnelt sehr der von Uterustumoren.

Das gleiche Kapitel beschreibt *chang tan*: „Was ist *tan* der Eingeweide? Wenn es sich erstmals bildet, ist es so groß wie ein Hühnerei, im Folgenden erreicht es die Größe eines Fetus, es fühlt sich beim Palpieren hart an und ist beweglich." Dieser Zustand erinnert an die Beschreibung von Ovarial- oder Beckentumoren. Auf die Frage, warum sich *tan* der Eingeweide bildete, antwortete Qi Bo: „Pathogene Kälte lässt sich außerhalb der Eingeweide nieder und kämpft mit dem Wei Qi (Abwehr-Qi). Das Qi kann nicht genährt werden und stagniert, so dass sich Verdichtungen im Innern bilden, pathogenes Qi wird erweckt und Polypen entstehen."

Das *Nei Jing* beschreibt einige ätiologische Faktoren wie z. B. unterdrückte Bewegung des Ying Qi (Nähr-Qi) und Wei Qi (Abwehr-Qi), übermäßige Freude oder Ärger und unverhältnismäßige Kälte oder Wärme, die sich als unterschwellige pathogene Faktoren anhäufen. Dies bedeutet, dass ein Zustand der Überemotionalität, Fülle oder Mangel der Sechs Exzesse und unterdrückte Bewegung oder Stagnation von Qi und Blut allesamt Faktoren darstellen, die das Entstehen und die Bildung von Tumoren fördern können.

Im *Ling Shu: Ci Jie Zhen Xie* [Das Zentrum des Wirkvermögens: Feinheiten des Nadelns in Bezug auf das Aufrechte Qi und pathogene Faktoren] steht: „Pathogene Faktoren werden tief in das Innere einer Person mit einer konstitutionellen Leere eindringen. Pathogene Kälte und Hitze kämpfen und verbleiben dort, um *jin liu* (Tumoren der Sehnen), *chang liu* (intestinale Tumoren) oder *rou ju* (Abszesse im Fleisch) zu verursachen." Es stellt auch fest, dass die Pathogene Wind und Kälte wichtige Faktoren in der Ätiologie und Pathologie von Schwellungen sind. Pathogene Hitze und Feuer sind ebenfalls beteiligt. Im Kapitel über *ju*-Abszesse wird ausgesagt: „Übermäßige pathogene Hitze dringt tief in die Muskulatur ein und schädigt die Sehnen und das Knochenmark. Wenn die fünf Zang-Organe beteiligt sind, werden sich Qi und Blut erschöpfen und es werden sich *yong*-Abszesse bilden. Allmählich werden Sehnen, Knochen und das gesunde Fleisch verschwinden und einen *ju*-Abszess zurücklassen." Pathogene Faktoren dringen jedoch nur ein, wenn eine geschwächte Konstitution vorliegt, eine wesentliche Voraussetzung für die Entstehung und Entwicklung von Tumoren.

Das *Nan Jing* [Klassiker über medizinische Probleme] entwickelte die im *Nei Jing* benannten Theorien weiter, indem es eine Zusammenfassung der Ätiologie und eine ausführliche Differenzierung lieferte. Im 55. Problem steht: „*Ji* (Anhäufung von Masse) und *ju* (Verdichtungen ohne Form) sind unterschiedlich, obgleich sich beide auf Qi-Pathologien beziehen. *Ji* ist eine Störung der Zang-Organe, bezieht sich auf das Yin Qi, tritt in genauer Lokalisation auf und hat eine feste Form; *ju* ist eine Störung der Fu-Organe, bezieht sich auf das Yang Qi und hat weder eine feste Lokalisation noch eine bestimmte Form." In moderner Terminologie könnte *ji* maligne Tumoren mit schlechter Prognose (nicht entfernbar) bezeichnen, *ju* hingegen gutartige Tumoren.

Das 56. Problem führt die Diskussion weiter und betont, dass Anhäufung von Masse *(ji)* in den Zang-Organen unterschiedlich ist. „Anhäufung von Masse in der Leber wird *fei qi* (fettes Qi) genannt; geformt wie umgedrehte Tassen, mit Händen und Füßen, ist sie unterhalb des linken Hypochondriums zu lokalisieren. Anhäufung von Masse im Bereich des Herzens wird *fu liang* (tief liegende Balken) genannt; sie erstreckt sich wie Arme vom Bauchnabel bis an die untere Grenze des Herzens. Sie ist schwer zu behandeln, schränkt die Beweglichkeit der Gliedmaßen ein, behindert die Umwandlung von Nahrung und Flüssigkeiten in Fleisch und verursacht Gelbsucht. Anhäufung von Masse in der Lunge wird *xi ben* (schnelles Atmen) genannt; geformt wie umgedrehte Tassen und unterhalb des rechten Hypochondriums lokalisiert, löst sie intermittierende Kälte- und Fieberschauer, Husten und Keuchen sowie Stauungslunge aus. Anhäufung von Masse in den Nieren wird *ben tun* (laufende Schweinchen) genannt; sie beginnt im unteren Abdomen und läuft durch die Brust nach oben wie Schweinchen. Anhäufung von Masse im Bereich der Milz nennt man *pi qi* (Qi mit fokaler Ausdehnung); geformt wie umgedrehte Tassen ist sie etwas mehr auf der rechten Magenseite im rechten Hypochondrium zu finden und verursacht Schmerzen im oberen Rücken und Herzen, eine reduzierte Nahrungsaufnahme und Blähungen."

Im *Jin Kui Yao Lue* [Synopsis der Goldenen Kammer] schrieb Zhang Zhongjing (ca. 150–219 v. Chr.): „Ein saitenförmiger Puls, mangelndes Magen-Qi, was am Morgen gegessen wird, wird am Abend erbrochen oder was am Abend gegessen wird, wird am Morgen als unverdaute Nahrung erbrochen, all dies deutet einen Zustand von Magenreflux an." Diese Symptome ähneln sehr einer Pylorusstenose verursacht durch Tumoren im Antrumbereich des Magens.

Im Kapitel *Fu Ren* [Über die Frauen] beschrieb er Frauenerkrankungen folgendermaßen: „Leere, Schwellungen und Kälte, die zur Bindung von Qi führen, ergeben ein Ausbleiben der Menstruation.

In späteren Jahren wird sich Blut-Kälte ansammeln und sich am Tor des Uterus (die Öffnung der Cervix uterina) festsetzen und die Kanäle und Netzgefäße schädigen. Typische Symptome sind ein schäumender vaginaler Ausfluss, unregelmäßige Menstruation, ziehende Schmerzen im Schambereich, Abneigung gegen Kälte im unteren Abdomen oder akute Schmerzen in der Lendenwirbelsäule, die sich nach unten bis zur Region von Qichong (Ma 30) erstrecken, Schmerzen in den Knien und der Tibia oder plötzlicher Schwindel und Erbleichen oder Ängste oder Melancholie. All dies gehört zu den 36 Arten von Frauenerkrankungen und ihren zahlreichen Variationen. Längerfristig kommt es zwangsläufig zu Auszehrung und einem Leere-Puls."

Obwohl dies eine allgemeine Beschreibung der 36 Arten von Frauenerkrankungen ist, sind darin eindeutig Tumoren des Uterus eingeschlossen. Die Beschreibung von Schmerzen im unteren Abdomen und den unteren Gliedmaßen ähnelt sehr den Symptomen von Metastasen und Infiltrationen bösartiger Tumoren im Beckenbereich. Der Satz „Längerfristig kommt es zwangsläufig zu Auszehrung" entspricht dem Zustand der Kachexie von Krebspatienten im Endstadium.

Hua Tuo (gestorben 208), ein weiterer berühmter Arzt und Zeitgenosse von Zhang Zhongjin, betonte im *Zhong Zang Jing* [Ein Schatzhaus der Chinesischen Medizin], dass eine Fehlfunktion der Zang-Fu-Organe auch eine wichtige Rolle bei der Bildung einiger Tumoren spiele, da diese zur Anhäufung von Toxinen im Körper führe und die Bewegung von Qi und Blut im Körper behindere. Dieses zeigt, dass die Ärzte des alten China nicht nur erkannten, dass Tumoren eine lokale pathologische Manifestation einer systemischen Erkrankung darstellten (in diesem Sinn beschrieb die TCM später Ursprung und Entwicklung von Tumoren), sondern dass innere Ursachen wesentlich zu deren Entstehung beitragen.

Hua Tuo ist bekannt als der Begründer der Chirurgie in der Chinesischen Medizin. Im *Hua Tuo Zhuan* [Eine Biographie des Hua Tuo], einem Kapitel im *San Guo Zhi* [Geschichte der Drei Reiche], findet sich die wahrscheinlich erste erhaltene Beschreibung einer chirurgischen Tumorresektion. „Wenn Anhäufungen im Innern zu Krankheit führen und nicht durch Nadeln oder Kräuter erreicht werden können, müssen sie herausgeschnitten werden. Als erstes den Patienten bitten, *Ma Fei San* zu sich zu nehmen (Anästhesie-Kochpulver [enthält *Yang Zhi Zhu* (Flos Rhododendri Mollis), *Mo Li Hua* (Flos Jasmini), *Dang Gui* (Radix Angelicae Sinensis) und *Shi Chang Pu* (Rhizoma Acori Graminei), wurde zu jener Zeit als Anästhetikum während der chirurgischen Behandlung eingesetzt]). Er wird bald ganz unter dem Einfluss der Drogen stehen und das Bewusstsein verlieren.

Dann schneide den Bauch auf und entferne die Eingeweide, wasche mit einer Kräuterabkochung aus, vernähe die Wunde und bedecke sie mit einer anästhetischen Salbe. Vier oder fünf Tage später wird der Schmerz aufhören, während der Patient sich immer noch in einem komatösen Zustand befindet; der Zustand wird innerhalb eines Monats geheilt sein."

1.2 Krebstheorie der TCM in den Jin-, Sui- und Tang-Dynastien

Basierend auf den Grundlagen der als Pioniere geltenden Ärzte in der Qin- und Han-Dynastie (221 v. Chr.–220 n. Chr.), wurden die Ätiologie, Pathologie und Behandlung von Tumoren in der Periode der Drei Reiche und in den Jin-, Sui-, und Tang-Dynastien (220–907 n. Chr.) weiter erforscht und studiert. In dem 259 n. Chr. zur Zeit der Drei Reiche veröffentlichten *Zhen Jiu Jia Yi Jing* [Der Klassiker des ABC in Akupunktur und Moxibustion] schrieb Huangfu Mi über den Gebrauch von Akupunktur und Moxibustion zur Behandlung zahlreicher Beschwerden, die heute als Krebssymptome gelten. Er war z. B. der Meinung, dass Symptome wie Schwierigkeiten beim Schlucken und Blockierungen im Bereich des Diaphragmas auf pathogene Faktoren im Epigastrium hinweisen. Waren diese im oberen Epigastrium lokalisiert, empfahl er die Behandlung durch Akupunktur von Ren 13 Shangwan; für das untere Epigastrium empfahl er die Behandlung durch Akupunktur von Ren 10 Xiawan.

Ge Hong (281–341 n. Chr.) schrieb in seinem Buch *Zhou Hou Bei Ji Fang* [Ein Handbuch für Notfallrezepte], dass „Verhärtung sich allmählich entwickelt. Wird sie bemerkt, so ist sie normalerweise schon sehr groß geworden und wird schwierig zu heilen sein. Knoten und Verdichtungen im Abdomen werden die Verdauung stören und schließlich zu Auszehrung führen." Dieser Zustand wird heute als Kachexie bezeichnet. Er führte auch aus, dass die Entstehung und die Entwicklung von Tumoren generell einem typischen Verlauf folgen, Patienten diesem aber nicht viel Aufmerksamkeit schenken, bis sie das Endstadium erreicht haben, in dem die Prognose dann schlecht ist. Er drängte die Patienten, beim Auftreten von Beschwerden einen Arzt aufzusuchen, um den Zustand diagnostizieren und behandeln zu lassen und so das Fortschreiten oder Ausbreiten des Zustandes zu verhindern.

Im Rahmen einer ausführlichen Erläuterung von Tumoren und vergleichbaren Erkrankungen beschreibt Chao Yuanfang im *Zhu Bing Yuan Hou Lun* [Eine allgemeine Abhandlung über die Ursachen und Symptome von Krankheiten] aus dem Jahr 610 die Ätiologie von Tumoren als das Eindringen von pathogenen Windfaktoren von außen und ihre Pathologie als Schwäche der Zang-Fu-Organe, die es dem eindringenden Wind erlaubt, diese Organe zu bekämpfen und sich dort festzusetzen. Da die Zang-Fu-Organe geschwächt sind, sammeln sich die pathogenen Faktoren im Lauf der Zeit an und führen schließlich zur Entstehung von Tumoren.

In einem Kapitel über Tumoren beschreibt er zwei Kategorien. Eine der Kategorien, *liu*, ähnelt dem, was wir heute unter gutartigen Tumoren verstehen. Sie sind charakterisiert durch Schwellung oder Verdichtung in Haut oder Gewebe, die langsam wachsen, weder jucken noch schmerzhaft sind und sich nicht verhärten, jedoch lokalisiert bleiben. Werden sie nicht behandelt, wachsen sie weiter, bis sie sehr groß werden, und obwohl sie nicht lebensbedrohlich sind, dürfen sie nicht aufgebrochen werden.

Die zweite Kategorie, *shi yong* (Stein-*yong*-Abszesse) benannt, wird von anderen Autoren als *shi yan* (Fels) bezeichnet. Die Beschreibung Chaos von *ru shi yong* (Bruststein-*yong*-Abszesse) ähnelt sehr den Symptomen von bösartigen Tumoren der Brüste. „*Ru shi yong* ist eine Verdichtung, die sehr fest ist, aber nicht groß; sie ist nicht rot, aber schmerzt ein wenig und ist heiß, und ihr Kern ist hart wie ein Stein. Später verhärtet sich die Schwellung; wenn sie bewegt wird, scheint sie eine Wurzel zu haben und ihr Kern ist eng mit der Haut in Kontakt. Die der Verdichtung am nächsten befindliche Haut ist hart wie Ochsenhaut." Diese Beschreibung ähnelt sehr der Hautinfiltration durch Mammakarzinom und der Orangenhaut, die in diesem Stadium sichtbar ist.

Chao Yuanfang unterschied auch zwischen unbeweglichen *(zheng)* und beweglichen abdominalen Schwellungen *(jia)*. Er zeigte auf, dass *zheng* harte, unbewegliche Massenansammlungen seien, die sich allmählich im Abdomen entwickelten. Sie verursachen eine Vergrößerung des Abdomens, behindern die Nahrungsaufnahme, führen zu Auszehrung und enden mit dem Tod. Seine Beschreibung von beweglichen Schwellungen, *jia*, ähnelt der Beschreibung von gutartigen Tumoren im Bereich von Abdomen und Becken.

Die ersten Abhandlungen über Diättherapie wurden in den Sui- und Tang-Dynastien (581–907 n. Chr.) verfasst, unter anderem das *Shi Jing* [Der Klassiker zur Diätetik], verfasst von Cui Hao, und *Yang Sheng Yao Ji* [Essenzielles zur Erhaltung der Gesundheit] von Zhang Zhan.

In einem Kapitel über Diättherapie im *Qian Jin Yao Fang* [Rezepte für den Notfall, die 1000 Goldstücke wert sind] von ca. 625 gab Sun Simiao Beispiele für Nahrungsmittel, die er zur Behandlung verschiedener Krankheitszustände einsetzte, einschließlich der Schilddrüsen von Ziegen zur Behandlung der Struma. Sun Simiao war der erste Autor, der Tumoren in sieben Kategorien einteilte: *ying liu* (Strumabildungen und Tumoren des Nackens), *gu liu* (Knochentumoren), *zhi liu* (Tumoren des Fettgewebes [Lipome]), *shi liu* (Steintumoren), *rou liu* (Gewebetumoren), *nong liu* (Eitertumoren) und *xue liu* (Bluttumoren [Angiome]).

Er beschrieb auch diverse Tumoren in der Brust unter der Bezeichnung *lu ru* (Brustofen), als „kleine, hohle, heiße und juckende Wunden mit einem gelblichen Exsudat, die auf den Brustwarzen von Frauen aller Altersklassen erscheinen. Die Wunden wachsen allmählich, bleiben über Jahre bestehen und nichts kann sie heilen." Dieser Zustand ähnelt sehr dem Morbus Paget der Mamille.

In antiken Medizinbüchern waren Frauenkrankheiten als *dai xia* oder vaginaler Ausfluss bekannt und es gab schon seit der Frühlings- und Herbstperiode der Streitenden Reiche (770–221 v. Chr.) Gynäkologen, die sich *dai xia yi* nannten. Große Mengen von unregelmäßigen Menstruationsblutungen wurden als *beng* (starke Blutungen), kleine Mengen von unaufhörlichen Blutungen als *lou* (Schmierblutungen) bezeichnet. In einer Diskussion über starke und Schmierblutungen beschrieb Sun Simiao Fälle, in denen „die Blutung rot, weiß, grünblau oder schwarz, verdorben und übel riechend ist, die Farbe des Gesichtes ist dunkel und glanzlos, die Haut ist eng am Knochen anliegend, die Menstruation ist unregelmäßig; es gibt Krampfgefühle im unteren Abdomen oder einen Angina-ähnlichen Schmerz, Ziehen und Schmerzen im Hypochondrium; die Nahrung wird nicht in Gewebe umgewandelt, Wundheitsgefühle im Rücken und unteren Rücken strahlen ins Hypochondrium aus, der Patient kann nicht lange stehen und möchte sich immer hinlegen, und es gibt eine Schwellung in der Genitalregion, die wie eine Wunde aussieht. An einem Tag ist die Ausscheidung zähflüssig, am nächsten ist das Blut sehr dunkel, am dritten Tag ist es wie purpurner Saft; am vierten Tag ist es wie rotes Fleisch und am fünften erscheinen Eiter und Blut." Die unregelmäßigen vaginalen Blutungen mit den verschiedenen Farben der vaginalen Ausscheidungen und dem fauligen Geruch, die Anämie, Auszehrung und Schmerzen im unteren Rücken und Abdomen und die allgemeine Müdigkeit erinnern sehr an die Symptome im Endstadium von Uterus- und Zervixkarzinom.

1.3 Krebstheorie der TCM von der Song- bis zur Qing-Dynastie

Theorien über Tumoren entwickelten sich schnell während der Dynastien der Song, Yuan, Ming und Qing (960–1911), besonders in den Song- und Yuan-Dynastien (960–1368) zusammen mit dem in dieser Periode gesammelten und aufgezeichneten Wissen über andere Erkrankungen.

Der Song-Kaiser Hui Zong befahl die Erstellung des Buches *Sheng Ji Zong Lu* [Allgemeine Sammlung für die Heilige Wohltat], das zwischen 1111 und 1117 erschien. Darin wurden Tumoren als *liu* definiert: „Das Zeichen *liu* bedeutet Stagnation und fehlende Bewegung. Der normale Fluss von Qi und Blut ist behindert und der Körper verliert sein harmonisches Gleichgewicht. Wenn es zu Stagnation, Bindung, Zusammenballung und Blockierung kommt, nutzen pathogene Faktoren den Zustand des Mangels aus und es entsteht Krankheit.“ Dieses zeigt deutlich, dass Stagnation und fehlende Bewegung eine Hauptursache für Tumoren ist. Das Zeichen *liu* hat zwei strukturelle Bestandteile – der morbide Zustand von Ansammlung und Stagnation wird durch das Homonym *liu* repräsentiert, was „am Platz halten“ bedeutet; das Radikal des Zeichens (der obere und linke Bestandteil) bedeutet Übelkeit.

Im *Wei Ji Bao Shu* [Ein Schatz der Wohltat und Behandlung], ein Buch verfasst von Dongxuan Jushi und 1171 erschienen, heißt es: „Der Beginn von Krebs wird häufig ignoriert oder nur als eine Erkrankung der inneren Hitze angesehen. Nach ein bis zwei Wochen wechselt die Farbe zu Purpur oder Rot mit leichter Schwellung und Schmerz. Die Farbe wird allmählich dunkler, aber es gibt keine Ulzerationen. Sie [die Erkrankung] sollte mit *Da Che Ao San* (Wagenzangen-Pulver) zerstreut, dann mit Arzneien behandelt werden, die die Toxine herausziehen, den Eiter freisetzen und das Innere tonisieren; ist es einmal aufgebrochen, decke es mit *She Xiang Gao* (Moschuspflaster) ab.“ Dies ist das erste Mal, dass das Wort *ai* (Krebs) in der TCM-Literatur auftaucht.

Im *Ren Zhai Zhi Zhi Fu Yi Fang* [Die Indikationen von Ren Zhai mit einem Anhang von Vergessenen Rezepturen] wurde Krebs beschrieben als „hoch nach oben wachsend und tief nach unten, einem Stein ähnelnd mit Hohlräumen und sich aufbauenden Schichten; dieses resultiert aus Toxinen tief im Innern.“ Es wurde auch angemerkt, dass Krebs charakterisiert ist durch „Perforation und Penetration nach innen“, mit anderen Worten, in moderner Terminologie, er kann infiltrieren und metastasieren. Das Zeichen *ai* ↑ (Krebs) bedeutet eine unebene Oberfläche und eine Konsistenz, die hart wie Stein ist; daher wurde auch das Zeichen *yan* ↑ (Fels) in den Song- und Yuan-Dynastien als Synonym für *ai* verwendet.

Im *Chuang Yang Jing Yan Quan Shu* [Ein vollständiges Handbuch über Erfahrungen in der Behandlung von Wunden] beschreibt Dou Hanqing *ru yan* (Mamma-Stein oder Brustkrebs) mit den Worten: „Wenn es nicht aufgebrochen ist, kann der Patient gerettet werden, wenn es aber aufgebrochen ist, wird die Behandlung schwierig. Beim Palpieren ist es hart wie Stein, daher der Name. Wird es zu spät behandelt, wird es ulzerieren und auf die Zang-Organe übergreifen und ist dann tödlich.“

Im Kapitel über Schwellungen im *Ji Sheng Fang* [Rezepte, um den Kranken beizustehen], erschienen 1253, beschrieb Yan Yonghe die Ansammlung von Masse mit Bezug zum Herzen, *fu liang* (tiefliegender Balken), als „so groß wie ein Arm, beginnend von unterhalb des Bauchnabels nach oben an die untere Grenze des Herzens wie ein Balken quer durch die Brust und das Diaphragma. Die Symptome sind Hitzegefühl im Abdomen, gerötetes Gesicht, trockene Kehle, Reizbarkeit, und, in schwierigeren Fällen, Hämoptyse, Appetitmangel und Auszehrung.“ Diese Beschreibung ähnelt sehr den Symptomen im Endstadium von Leber- und Magenkarzinom.

Die Ansammlung von Masse mit Bezug zur Lunge, bekannt als *xi ben* (schnelle Atmung), wird von Yan Yonghe beschrieben als „lokalisiert im rechten Hypochondrium und geformt wie umgedrehte Tassen. Der Puls ist schwach, oberflächlich und leer, und die Gesichtsfarbe ist weiß. Die Symptome schließen gegenläufiges Qi und Qi-Mangel, ein pfeifendes Atemgeräusch, Rückenschmerzen, Vergesslichkeit, schwere Augen und Kälte sowie intermittierende Schmerzen in der Haut ein.“ Dieses könnte die Beschreibung eines Bronchialkarzinoms im Endstadium sein.

Im *San Yin Fang* [Rezepturen für die drei Kategorien ätiologischer Faktoren] teilte Chen Wuze die *ying liu* (Strumabildungen und Tumoren des Nackens) in fünf Arten von *ying* und sechs Arten von *liu* ein.

Er unterteilte die *ying* in *shi ying* (Steinstruma), die hart und unbeweglich ist, *rou ying* (Gewebestruma), deren Farbe normal ist, *jin ying* (Sehnenstruma), bei der die Sehnen und Gefäße frei und durcheinander liegen, *xue ying* (Blutstruma), wobei die roten Blutgefäße ein verwobenes Muster bilden, und *qi ying* (Qi-Struma), die auftaucht und verschwindet je nach Angstzustand des Patienten. Er betonte, dass keine dieser Strumabildungen mit Gewalt aufgebrochen werden sollte, sonst würden Eiter und Blut austreten, was tödlich sein könnte. Er beschrieb die sechs Arten von Tumoren als *gu liu* (Knochentumoren), *zhi liu* (Tumoren des Fettgewebes), *qi liu*, (Qi-Tumoren), *rou liu* (Gewebetumoren), *nong liu* (Eitertumoren) und *xue liu* (Bluttumoren), d. h. also sehr ähnlich wie in Sun Simiaos Klassifizierung (siehe oben). In der TCM schließen die *ying liu* gutartige Tumoren des Thymus und andere Tumoren im Halsbereich, sowie die Hyperthyreose und das Schilddrüsenkarzinom ein.

Die beiden großen Ärzte der Jin- und Yuan-Dynastien, Zhang Congzheng (1156–1228 n. Chr.) und Zhu Danxi (1281–1358 n. Chr.), beschäftigten sich mit der Frage nach den für die Tumorbildung wichtigen Krankheitsmustern. Im *Ru Men Shi Qin* [Pflichten der Konfuzianer gegenüber ihren Eltern], schreibt Zhang, dass „Tumoren sich durch Ansammlungen oder durch plötzliche Veränderungen aufgrund von Zorn, Freude, Trauer, Nachdenklichkeit und Angst bilden.“ Der berühmte Arzt der Qing-Dynastie You Zaijing (1749 verstorben) führte später diese Theorie weiter und schrieb: „… wenn Trauer, Nachdenklichkeit, Depression und Zorn bestehen bleiben und nicht aufgelöst werden, wird dies in den meisten Fällen solche (Krebs-)Erkrankungen auslösen.“ Ihre Ausführungen unterstrichen die Beziehung zwischen mentalen und emotionalen Faktoren und der Entstehung von Tumoren. Leider ist die Bedeutung dieser Beziehung in der Westlichen Medizin bis vor wenigen Jahren viel zu lange vernachlässigt worden.

In seinem Buch *Dan Xi Xin Fa* [Danxis experimentelle Therapie] gab Zhu Danxi eine relativ genaue Beschreibung von Entstehung, Symptomen, Entwicklung, Prognose und Behandlung von *ru yan* (Mamma-Stein) und *ye ge* (Dysphagie und Oklusion des Diaphragmas). Seine Analyse legt einen Vergleich zu dem nahe, was heute als Tumoren von Brust, Ösophagus und Magenfundus oder -kardia bezeichnet wird. Er schrieb: „Wenn die betroffene Stelle sich gerade unter dem Larynx befindet und Flüssigkeiten passieren können, aber keine Nahrung, wird der Zustand *ye* (Dysphagie) genannt; wenn sie tiefer, näher am Magen lokalisiert ist und die Nahrung, obgleich sie aufgenommen werden kann, später wieder ausgeworfen wird, bezeichnet man den Zustand als *ge* (Oklusion des Diaphragmas).“ Nach dieser Beschreibung könnte *ye* dem Ösophaguskarzinom entsprechen und *ge* dem Fundus- oder Kardiakarzinom.

In seinem anderen großen Werk *Ge Zhi Yu Lun* [Über die Untersuchung der Natur der Dinge] von 1347 schreibt Zhu Danxi: „Wenn sich Tag und Nacht Trauer, Wut und Depression ansammeln, wird sich das Milz-Qi zerstreuen und mutlos werden und das Leber-Qi zum transversalen Gegenfluss gezwungen. Als Konsequenz wird sich allmählich ein verborgener Knoten bilden, so groß wie ein Zähler im Go-Spiel; der Knoten ist weder schmerzhaft noch juckend. Jahrzehnte später wird er als ein eingesunkenes Geschwür erscheinen, bekannt als *ru yan* (Mamma-Stein) aufgrund seines Aussehens ähnlich einem Stein mit Eindrücken oder Aushöhlungen. Zu diesem Zeitpunkt ist es für die Behandlung zu spät.“ Der verborgene Knoten könnte ein zunächst gutartiger Tumor sein, der sich später zum Krebs entwickelt. In seinem Buch führt Zhu Danxi auch aus, dass Knoten, die sich im oberen, mittleren oder unteren Teil des Körpers zeigen, in den meisten Fällen durch Schleim hervorgerufen werden. „Schleim, der substanziell ist, folgt dem Qi nach oben und unten; es gibt keinen Platz, wo er nicht hingelangt.“

Gao Bingjun fügte in seinem 1805 publizierten Buch *Yang Ke Xin De Ji* [Eine Sammlung von Erfahrungen in der Behandlung von Geschwüren] hinzu: „*Ai* (Krebs) and *liu* (Tumoren) werden nicht durch das Binden und Anschwellen von Yin, Yang oder dem Aufrechten Qi (Zheng Qi) verursacht, sondern durch Blut-Stase, schlechtes Qi und Schleimstagnation in den Zang-Organen.“

In der Yuan-Dynastie beschrieben TCM-Ärzte Zustände wie *tuo ju* (sich ablösender *ju*-Abszess), *tan he* (Schleimknoten), *jie he* (subkutane Knoten), *shi rong* (Verlust des Glanzes [maligner Tumor der zervikalen Lymphknoten mit Kachexie]) und *ma dao ye ying* (Säbel- und Perlenketten-Skrofula [geschwollene zervikale und axillare Lymphknoten, deren Anordnung einem Säbel oder einer Perlenkette ähnelt]) als *guai bing* (komplizierte Erkrankungen) und stellten eine Klassifikation in „komplizierte Erkrankungen hauptsächlich aufgrund von Schleim“ und „komplizierte Erkrankungen hauptsächlich aufgrund von Blut-Stase“ auf. Diese Beschreibungen bildeten eine theoretische Basis für die Bedeutung des Zusammenklebens und Festsetzens von Schleim und der Blutstase in der Pathologie von Tumoren. Zhi Danxi zog auch in Betracht, dass Ansammlungen und Verklumpungen mit fokaler Ausdehnung durch Schleim-Flüssigkeiten, Qi-Stagnation und Blutgerinnsel verursacht werden könnten, und durch Ausleiten des Feuers nach unten, Klären des Schleims und Mobilisierung alter Blutgerinnsel behandelt werden sollten. „Sind die Verklumpungen einmal beseitigt, sollten tonisierende Arzneien großzügig eingesetzt werden; heftig nach unten ausleitende Arzneien sind jedoch kontraindiziert, da sie das Aufrechte Qi (Zheng Qi) schädigen und so die Krankheit verschlimmern. Arzneien zur Auflösung von Ansammlungen werden die Verklumpungen erweichen und die Krankheitsursache beseitigen." Die von ihm erwähnten Verklumpungen mit fokaler Ausdehnung beziehen sich nicht ausschließlich auf Tumoren, sondern schließen auch andere Krankheiten ein.

Zhu Danxi empfahl *Ren Shen* (Radix Ginseng) als Haupttonikum; für das Auflösen der Ansammlungen und zur Förderung des Blutflusses hingegen riet er zum Einsatz der folgenden Arzneien:

- *Da Huang* (Radix et Rhizoma Rhei)
- *Po Xiao*‡ (Mirabilitum Non-Purum), kleine Dosis, zubereitet als Paste oder Pille, um Hartes zu erweichen, ohne Durchfall auszulösen
- *San Leng* (Rhizoma Sparganii Stoloniferi)
- *E Zhu* (Rhizoma Curcumae)
- *Shi Jian* (Alkali Herbae)
- *Tao Ren* (Semen Persicae)
- *Hong Hua* (Flos Carthami Tinctorii)
- *Shui Zhi*‡ (Hirudo seu Whitmania)
- *Nao Sha*‡ (Sal Ammoniacum)
- *Bie Jia** (Carapax Amydae Sinensis)
- *Lai Fu Zi* (Semen Raphani Sativi)
- *Tian Nan Xing* (Rhizoma Arisaematis)

Die Wirkung von *Nao Sha*‡ (Sal Ammoniacum) bei der Behandlung des Ösophaguskarzinoms, *Bie Jia** (Carapax Amydae Sinensis) bei der Behandlung des hepatozellulären Karzinoms sowie *San Leng* (Rhizoma Sparganii Stoloniferi) und *E Zhu* (Rhizoma Curcumae) bei der Behandlung des Zervixkarzinoms gibt allen Anlass, an die Richtigkeit von Zhu Danxis Ansichten zu glauben.

Li Gao (1180–1251) schrieb im *Pi Wei Lun* [Eine Abhandlung über Milz und Magen], dass „bei den Menschen das Magen-Qi die Wurzel bildet; das Ursprungs-Qi (Yuan Qi), Getreide-Qi (Gu Qi), Nähr-Qi (Ying Qi oder Rong Qi), Abwehr-Qi (Wei Qi) und das Qi, das Yang erzeugt, sind Synonyme, die die Aufwärtsbewegung des Magen-Qi bei der Verdauung von Nahrung beschreiben." Obwohl dies eine Vereinfachung der Pathologie darstellt, nach der „alle Erkrankungen aus einer Schwäche des Milz- und Magen-Qi resultieren", ist sie wichtig bei der Karzinombehandlung.

Nach Li Gao sind die einzigen Optionen, die den Ärzten bei der Krebsbehandlung offen stehen, die aggressive Behandlung und die allgemeine Tonisierung. Die Entscheidung, welche als Hauptbehandlungsmethode und welche unterstützend eingesetzt wird, hängt vom Zustand des Magen-Qi ab. Allgemein gesehen ist die Mehrheit der Krebspatienten älter und die Erkrankung hat bereits das Spätstadium erreicht; als Folge davon werden Milz- und Magen-Qi schwach sein. Darüber hinaus ist Krebs eine maligne und konsumierende Erkrankung und sollte daher nicht nur durch aggressives Vorgehen behandelt werden. Maßnahmen, um das Aufrechte Qi (Zheng Qi) zu stützen und die Wurzel zu konsolidieren, sind essenziell bei der Behandlung von Krebs. In der Praxis bedeutet dies, das Milz- und Magen-Qi zu stützen, und wenngleich dies nicht die einzige Behandlungsmaßnahme ist, so wird dennoch ihr Einsatz die Symptome lindern sowie das Fortschreiten verlangsamen und dadurch mehr Gelegenheit schaffen, den Patienten mit anderen Maßnahmen zu behandeln, sowie die Lebensqualität zu steigern.

Li Gaos Schüler, Zhang Yuansu, äußerte ebenfalls, dass „eine robuste Person nicht unter Ansammlungen leiden wird, ein Zustand, der diejenigen befällt, die schwach sind." Obwohl er nicht auf den Bereich der Krebserkrankungen beschränkt ist, schließt der Begriff „Ansammlungen" die Tumorbildung ein. In diesem Fall bezieht sich Schwäche auf eine Schwäche des Milz- und Magen-Qi.

Beider Schüler, Luo Tianyi, schrieb dazu im *Wei Sheng Bao Jian* [Der kostbare Spiegel der Hygiene], dass „Schwäche von Milz und Magen, übermäßiges Essen oder das übermäßige Konsumieren von zu kalten und rohen Nahrungsmitteln bedeutet, dass die Nahrung nicht richtig verdaut werden kann, mit der Folge von Anhäufung und Massenbildung."

Basierend auf ihren klinischen Beobachtungen kamen Ärzte in der Jin- und Yuan-Dynastie zu dem Schluss, dass gutartige Tumoren wie Warzen und Polypen die normalen physiologischen Funktionen nicht beeinträchtigen; sie entwickeln sich langsam und breiten sich nicht aus oder metastasieren. Weitere Beobachtungen zeigten jedoch, dass einige gut-

artige Tumoren bösartig werden konnten. In seinem Buch *Wai Ke Jing Yi* [Die Essenz äußerer Erkrankungen] von 1335 erklärte Qi Dezhi, dass „einige Tumoren und Warzen aus dem Innern ulzerieren und kanzerös werden, wenn der Patient älter wird."
Im *Nei Ke Zhai Yao* [Eine Übersicht über Innere Erkrankungen] erinnert Xue Lizhai (ca. 1486–1558) an die zu berücksichtigenden Hauptpunkte bei der Behandlung von gutartigen Tumoren. Er schreibt: „Warzen sind den Leber- und Gallenblasenleitbahnen zuzuordnen und werden durch Wind-Hitze und Blut-Trockenheit verursacht, oder aber durch Zorn, der das Leber-Feuer entfacht, oder durch übermäßiges Qi aus der Umgebung, das sich in der Leber festsetzt. Hitze in der Leber und austrocknendes Wasser führen zu einer Mangelernährung des Nieren-Qi, folglich wird die Essenz zusammenbrechen und die Sehnen werden hyperton. Dieser Zustand sollte mit *Di Huang Wan* (Rehmannia-Pille) behandelt werden, um das Nieren-Wasser zu vermehren und Leber-Blut zu erzeugen. Möglicherweise ist dieser Zustand ähnlich wie bei den Knoten durch Blut-Trockenheit; wenn äußerliche Behandlungsmethoden zur Abschwellung verwendet werden, und Kräutermedizin innerlich verabreicht wird, um das Blut zu trocknen und die Toxizität aufzulösen, werden Essenz und Blut sogar noch mehr in einen Mangelzustand geraten, die Lebersehnen werden geschädigt, die Wunde wird invertieren und sich plötzlich öffnen und die Toxine werden im Körper verbleiben."
Im *Jing Yue Quan Shu* [Die gesammelten Werke von Zhang Jingyue] von 1624 warnt Zhang Jiebin, „wenn ein Tumor oder eine Warze groß geworden ist, ist es sehr gefährlich, ihn aufzubrechen, es sei denn, er ist voller Eiter; ist er einmal aufgebrochen, werden alle Leitbahnen betroffen sein und Qi und Blut erschöpfen sich. Wenn dies passiert, kann der Zustand nicht mehr behandelt werden." In seiner Beschreibung weist er auch darauf hin, dass gutartige Tumoren, einschließlich Warzen, Male und Polypen, sehr sorgfältig behandelt und nicht mit Messern, Scheren, Moxibustion oder ätzenden Arzneien behandelt werden sollten. Obwohl in der TCM heute manchmal warmes Nadeln oder ätzende Arzneien wie *Ya Dan Zi* (Fructus Bruceae Javanicae) eingesetzt werden, um diese gutartigen Tumoren zu behandeln, wird diese Art der Behandlung mit großer Vorsicht eingesetzt; radikale chirurgische Resektion ist die heutzutage in China bevorzugte Behandlungsform.

Zur Zeit der Ming- und Qing-Dynastien hatten die Ärzte detailliertere Erfahrungen mit Krebssymptomen gesammelt, ihre Diagnosestellung war eindeutiger und die Behandlungen konkreter und spezifischer.
In einem Kapitel über *yong*-Abszesse in der Brust im *Wai Ke Zheng Zong* [Ein orthodoxes Handbuch über äußere Erkrankungen] von 1617 schreibt Chen Shigong: „Wenn sich Metastasen in den Leitbahnen und Netzgefäßen ansammeln, werden sie sich zu Knoten verdichten, die anfangs die Größe einer Sojabohne haben und dann über Monate und Jahre wachsen ohne Schmerzen oder Jucken zu verursachen. Wenn der Schmerz schließlich eintritt, kann keine Maßnahme ihn beseitigen. In der Folge wächst die Schwellung an und ähnelt einem Haufen von Hirse oder einer umgedrehten Schüssel; sie ist von purpurner Farbe und sondert einen fauligen Geruch ab. Schließlich ulzeriert sie und ihre tieferen Anteile wirken wie Höhlen in einem Berg und der hervorstehende Teil wie eine Lotusblume, die gerade verblüht und abfällt. Der Schmerz ist so stark, als wäre das Herz aufgerissen worden und das abgesonderte Blut hat einen fauligen Geruch. Zu diesem Zeitpunkt sind die Zang-Organe leer und der Zustand kann nicht behandelt werden. Die Krankheit ist bekannt als *ru yan* (Mamma-Stein), eine der vier großen unheilbaren Krankheiten." Andere Symptome sind „eine Wucherung von Wunden in der Region der Brustwarzen mit harter Geschwürsbildung, Taubheit und Schmerzen. In einigen Fällen, wo diese Geschwüre bei Menschen mit einer schwachen Konstitution ulzerieren, entstehen massive Blutungen, die zum Tod führen."
Seine Beschreibung von *jian chun* (Kokon-Lippen) ähnelt sehr den Symptomen bei Lippenkarzinom: „Die Kokon-Lippe wird durch das Essen von zu viel pfannengebratener, frittierter oder geräucherter Nahrung begleitet von exzessivem Denken und Zerstreutheit verursacht. Der Schleim wandert mit dem Feuer und setzt sich in den Lippen fest; anfangs erscheint ein erbsengroßer Knoten, der allmählich auf die Größe eines Kokons anwächst. Der Knoten ist prominent, angeschwollen und hart; in schweren Fällen kann er schmerzhaft sein."
Chen Shigong beschrieb auch die Symptome von *shi rong* (Verlust des Glanzes) mit folgenden Worten: „*Shi rong* zeigt sich generell an der Schulter. Zu Beginn gibt es eine leichte Schwellung ohne Veränderung der Hautfarbe. Sie wird allmählich größer und hart wie ein Stein und unbeweglich. Nach wei-

teren sechs bis zwölf Monaten entsteht ein dumpfer Schmerz, Qi und Blut werden allmählich schwach, der Körper wird ausgezehrt, purpurne Flecken entstehen und die Geschwüre brechen auf und scheiden Blut und wässrige Flüssigkeit aus.
Alternativ kann sich die Schwellung gleichmäßig in Form einer Lotusblume mit gehäuftem Auftreten von Flecken ausbreiten; wenn sie sich ausbreitet, wird sie härter und eine Heilung ist sehr selten. *Shi rong* tritt auch vor dem Ohr oder im Nacken auf, anfangs in der Größe eines Schleimknotens, dann allmählich fester werdend und auf die Größe eines Steines anwachsend. Wenn er aufbricht, gibt es keinen Eiter, aber es kann sich eine kleine Menge von blutigem oder wässrigem Exsudat zeigen, begleitet von nicht zu ertragenden Schmerzen; dieser Zustand ist fast immer tödlich." Wie diese beiden Auszüge zeigen, tritt *shi rong* charakteristischerweise im Nacken und in der supraklavikulären Region auf.
Es ist ein äußerst maligner Zustand, der sehr stark den malignen Tumoren des lymphatischen Systems oder metastasierenden Lymphomen in der modernen Biomedizin ähnelt.
Symptome, Ätiologie, Pathologie und Prognose von Krebs werden in Shen Douyuan's *Wai Ke Qi Xuan* [Enthüllungen des Geheimnisses von äußeren Erkrankungen] von 1604 beschrieben:
„Im Anfangsstadium gibt es keine Wahrnehmung von Kälte, Hitze oder Schmerz; die betroffene Region ist purpurschwarz gefärbt, aber sie ist nicht hart. Die Erosion tritt von innen her auf.
Der Zustand wird durch Hitze-Ansammlung aufgrund von sexueller Unausgeglichenheit ab dem 20. Lebensjahr verursacht, oder durch Blut-Leere und Qi-Mangel aufgrund von übermäßigem Verzehr von reichhaltigem und fettem Essen ab dem 40. Lebensjahr. Die Überlebensrate beträgt nur 10–20%. Wenn die Haut schwarz wird, wird der Patient sterben."
Einige klassische Darstellungen der TCM schließen auch Beschreibungen von Mammakarzinom bei Männern ein. Im *Wai Ke Quan Sheng Ji* [Ein Leben rettendes Handbuch der Diagnose und Behandlung von äußeren Erkrankungen], berichtet Wang Weide, dass *ru yan* (Mamma-Steine) Frauen und Männer befallen kann. Schon 1602 beschreibt Wang Kentang im *Zheng Zhi Zhun Sheng* [Standard der Diagnose und Behandlung] den Fall eines Mannes, der wiederholt durch die staatliche Beamtenprüfung gefallen war und sehr depressiv und unglücklich wurde. Kurz danach begannen kleine Mengen an Flüssigkeit regelmäßig über seine linke Brustwarze zu sezernieren. Dann zeigte sich eine Schwellung. Da der Mann nicht rechtzeitig einen Arzt zur Diagnose und Behandlung aufsuchte, vergrößerte sich die Schwellung und ulzerierte schließlich.
Seine Beschreibung ähnelt sehr den Symptomen und dem Verlauf des Mammakarzinoms und zeigt, dass dieser Zustand nicht auf Frauen beschränkt ist.
Im *Yang Ke Xin De Ji* [Eine Sammlung von Erfahrungen bei der Behandlung von Wunden] beschreibt Gao Bingjun *shen yan fan hua* (Nierenfels-Blume) mit Worten, die den Symptomen des Peniskarzinoms sehr nahe kommen: „[es] beginnt im Mund des Pferdes [an der Urethraöffnung] als ein pillengroßes, hartes und fleischiges Gewächs, das aufrecht steht; ein oder zwei Jahre später (oder manchmal erst fünf oder sechs Jahre später) tritt ein Schmerz im Herzen auf, der Penis schwillt allmählich an und das fleischige Gewächs an der Urethraöffnung nimmt die Form einer aufgehenden Blume an, vergleichbar mit einem reifen Granatapfel. Dies wird als *shen yan* bezeichnet. Nach und nach ulzeriert und erodiert der Penis und zeigt eine unebene Oberfläche; der Schmerz ist nicht auszuhalten. In schweren Fällen tritt frisches Blut aus, das Bedürfnis zu essen schwindet und der Patient ist körperlich und geistig erschöpft; alternativ kann der Penis als Folge von zwei oder drei Blutungen stark erodieren. Wenn keine Nahrung zur Essenz und den Körperflüssigkeiten herangeführt werden kann, wird der Patient sterben." Diese Beispiele zeigen, dass TCM-Ärzte bereits vor langer Zeit die schlechte Prognose bei malignen Tumoren erkannten.
Die TCM betrachtet die Ursache und das Wachstum von Tumoren normalerweise in Bezug zu den Zang-Fu-Organen, den Leitbahnen und den Netzgefäßen. So besteht zum Beispiel eine Verbindung zwischen den Symptomen der starken Blutung, der Schmierblutung und des vaginalen Ausflusses (die allgemein den Symptomen bei Uteruskarzinom und bei anderen Tumoren des weiblichen reproduktiven Systems entsprechen) mit den außerordentlichen Gefäßen Chong Mai und Ren Mai.
In einem Kapitel über vaginalen Ausfluss im *Zhu Bing Yuan Hou Lun* [Eine Abhandlung über Ursachen und Symptome von Erkrankungen] steht:
„Die außerordentlichen Gefäße Chong Mai und Ren Mai beginnen im Uterus. Das Gefäßgeflecht des Uterus wird geschädigt, wenn Yin oder Yang im Übermaß sind. Unter solchen Bedingungen wird pathogener Wind in den Uterus eindringen und die

außerordentlichen Gefäße *Chong Mai* und *Ren Mai* sowie das Taiyang- und Taiyin-Blut schädigen. Schlechte Körperflüssigkeiten und Blut werden aus dem Gefäßgeflecht des Uterus nach unten fließen und bei Kälte-Mustern weißlich und bei Hitze-Mustern rötlich erscheinen."

Ru yan (Mamma-Stein) steht generell in Verbindung zu Leber und Milz. Im *Yi Zong Jin Jian* [Der goldene Spiegel der Medizin] von1742 wies Wu Qian darauf hin, dass „dieser Zustand auf eine Schädigung von Leber und Milz zurückgeht, was zu einer Unterdrückung und Verklumpung des Qi führt. Es beginnt mit einem dattelgroßen Knoten in der Brust, der sich allmählich zu der Größe eines Go-Zählers vergrößert; es gibt keine Rötung oder Hitzeempfindung, aber es kann ein intermittierender dumpfer Schmerz auftreten. Wenn der Zustand andauert, gibt es Wechselfieber, Abneigung gegen Kälte und starke Schmerzen im Bereich der Brust und Achselhöhlen. Die Schwellung ist hart und sieht wie eine umgedrehte Schüssel aus. Sie steht hervor wie die Oberfläche eines Steines mit einer glänzenden purpurroten Spitze und enthält feine, fadenförmige Blutgefäße. Zunächst fault sie, ulzeriert dann mit intermittierenden Exsudaten von verdorbenen Flüssigkeiten oder übel riechendem Blut. Wenn die Ulzeration tief ist, ähnelt sie Felsspalten. Der Schmerz ist so stark, dass es sich anfühlt, als sei das Herz geschädigt. Ungeduld oder Zorn wird zum Bluten von hell getöntem Blut und zu weiterem Hartwerden der Wurzel der Schwellung führen. Schließlich werden alle Zang-Organe leer werden und die Krankheit wird zum Tode führen."

Bei der Beschreibung der Bildung von *she jun* (Zungen-Pilz [Zungenkarzinom]) erklärt Wu Qian, dass die Zungenspitze in Beziehung zum Herzen steht und die -wurzel zur Milz.

„Reizbarkeit erzeugt Feuer; übermäßiges Denken schädigt die Milz und führt zur Unterdrückung von Qi. Es ist die starke Unterdrückung, die zur Bildung von Zungen-Pilz führt." Diese Beschreibung zeigt, dass Tumoren des Mundraumes in Verbindung zu den Leitbahnen von Herz und Milz stehen. Wu Qian ging auch davon aus, dass Larynxtumoren aus Hitze in der Lungen-Leitbahn und aus übermäßigem Reden, das das Qi schädigt, resultieren. Durch Erkennen der Beziehung zwischen dem Tumor und den beteiligten Zang-Fu-Organen, Leitbahnen und Netzgefäßen kann eine korrekte Musteridentifizierung und spezielle Prognose durchgeführt werden. Über die Jahrhunderte haben viele verschiedene Ärzte eine Vielzahl von wirksamen Methoden und Rezepten zur Behandlung von Tumoren auf der Basis ihrer eigenen klinischen Erfahrungen entwickelt. Zhu Danxi ging davon aus, dass *ye ge* (Dysphagie und Oklusion des Diaphragmas) und *fan wei* (Magenreflux) ihre Ursache in Blut-Trockenheit und Austrocknung der Körperflüssigkeiten haben, einem Yin-Mangel, der Hitze erzeugt und Schleim im Diaphragma, der die normale Auf- und Abwärtsbewegung verhindert. Er schlug daher als Hauptbehandlungsprinzipien vor, die Körperflüssigkeiten zu befeuchten und das Blut zu nähren, das Feuer nach unten auszuleiten und die Verhärtungen aufzulösen.

Zhang Jiebin (1563–1640) befürwortete andererseits, Milz und Nieren vorrangig zu behandeln, da die Milz hauptsächlich verantwortlich sei für *ye ge* im Oberen Erwärmer und die Nieren für das Binden im Unteren Erwärmer. Die Behandlung sollte daher nach seiner Ansicht auf der Basis von Wärmen, Nähren, Anreichern und Befeuchten stattfinden. Bei *fan wei* empfahl er, das Aufrechte Qi (Zheng Qi) zu stützen und zu verstärken sowie Milz und Magen zu tonisieren. In Fällen schwerer innerer Schädigung und Nahrungsansammlung von nicht verdauter Nahrung im Magen trotz genügendem Magen-Qi betonte er, dass die Behandlung auch das Beseitigen der Stagnation einschließen müsse; denn in Fällen von gegenläufigem Qi müssen Unterdrückung und Bindung ausgeleitet werden.

Obwohl die beiden Ansichten unterschiedlich scheinen, sehen sie die Dinge nur aus einem unterschiedlichen Blickwinkel. Einer sieht den Feuer erzeugenden Yin-Mangel als die Hauptpathologie an, der andere hingegen begründet seine Behandlung auf der Schädigung von Milz und Magen. Zhu Danxi sah die Entstehung von Feuer als Folge der Yin-Schwäche an, Zhang Jiebin hingegen war der Ansicht, dass ein Übermaß an Yin als Folge der pathologischen Veränderungen durch eine Milz-Schwäche entsteht. Die beiden Methoden können daher kombiniert werden, um eine umfassende Behandlung zu erzielen.

Wang Qingren erklärte in *Yi Lin Gai Cuo* [Korrekturen der Irrtümer in Medizinischen Werken] die Indikationen von *Ge Xia Zhu Yu Tang* (Dekokt, um eine Stase unterhalb des Diaphragmas auszuleiten). Er schrieb, dass „Schwellungen im Abdomen geformtes Blut sein müssen", mit anderen Worten, es entstehen abdominale Tumoren generell als eine Folge von Qi-Stagnation und Blut-Stase, die zu

Schwellungen führt. Dies ist die theoretische Basis, die spätere Generationen zur Tumorenbehandlung durch Stärken des Blutes und Umwandlung von Blut-Stase übernahmen.

In jüngeren Jahren empfahl Zhang Xichun (1860–1933) im *Yi Xue Zhong Zhong Can Xi Lu* [Aufzeichnungen von eingesetzten Kombinationen Traditioneller Chinesischer und Westlicher Medizin] *Shen Zhe Pei Qi Tang* (Codonopsis- und Haematitum-Dekokt, um das Qi zu kultivieren [*Ren Shen* (Radix Ginseng) 18 g, *Rou Cong Rong* (Herba Cistanches Deserticolae) 12 g, *Tian Men Dong* (Radix Asparagi Cochinchinensis) 12 g, *Dai Zhe Shi*‡ (Haematitum) 24 g, *Qing Ban Xia* (Rhizoma Pinelliae Ternatae Depurata) 9 g, *Dang Gui* (Radix Angelicae Sinensis) 9 g, *Zhi Mu* (Rhizoma Anemarrhenae Asphodeloidis) 15 g, *Shi Shuang Bing* (Rotundula Kaki Sacchari) 15 g, dem fertigen Dekokt beigefügt]) als eines der vierzehn Rezepte für die Behandlung von *ge shi* (Nahrungsobstruktion im Diaphragma). Er erklärte, dass der menschliche Körper von den *fei men* (fliegenden Türen oder Lippen) bis hinunter nach *po men* (körperliches Seelentor oder Anus) von einem einzigen Qi abhängig ist oder regiert wird. Wo das Qi im Mittleren Erwärmer übermäßig vorhanden ist, sind die *ben men* (Einfallstore oder Kardia) weit offen und können Flüssigkeiten und Getreide empfangen und sie nach unten zu den *you men* (das dunkle Tor oder Pylorus) und zum Dünndarm und Dickdarm weiterleiten.

Was ist dann die Ursache von Krankheiten? Wenn das Qi im Mittleren Erwärmer geschwächt und erschöpft ist, kann es von innen heraus nicht richtig unterstützen, mit dem Ergebnis, dass Kardia, Pylorus und Eingeweide sich zusammenziehen werden. Beobachte in schweren Fällen den ausgeschiedenen Stuhl; er ist so klein wie die Exkremente von Schafen. Obwohl dies auf mangelnden Körperflüssigkeiten beruht, sind sicher auch die Gedärme verengt. Zusätzlich kann das Magen-Qi nicht länger nach unten weitergeleitet werden, da es dem Qi im Mittleren Erwärmer an Kraft fehlt, und das Qi in der Chong-Mai-Leitbahn die Situation nutzen wird, um gemeinsam mit Schleim und Speichel nach oben zu steigen, die diesem gegenläufigen Qi folgen und die Kardia blockieren.

„Wenn die Kardia geschrumpft und durch Schleim und Speichel blockiert ist, wie kann sie dann Nahrung aufnehmen und nach unten weiterleiten? Der einzige Weg, solche Fälle zu behandeln, ist eine größere Tonisierung des Qi im Mittleren Erwärmer zu beginnen. *Ren Shen* (Radix Ginseng) erfüllt diesen Zweck in der Rezeptur. *Dai Zhe Shi* (Haematitum), *Qing Ban Xia* (Rhizoma Pinelliae Ternatae Depurata) und *Shi Shuang Bing* (Rotundula Kaki Sacchari) werden zur Unterstützung beigefügt und senden die Arzneimittel zur Umkehrung des Gegenflusses nach unten, beruhigen den *Chong Mai*, klären Schleim und regulieren das Qi. Da *Ren Shen* (Radix Ginseng) sehr heiß ist und *Ban Xia* (Rhizoma Pinelliae Ternatae) trocken, werden *Zhi Mu* (Rhizoma Anemarrhenae Asphodeloidis), *Tian Men Dong* (Radix Asparagi Cochinchinensis), *Dang Gui* (Radix Angelicae Sinensis) und *Shi Shuang Bing* (Rotundula Kaki Sacchari) hinzugefügt, um die Hitze zu klären, die Trockenheit zu befeuchten und Körperflüssigkeiten und Blut zu erzeugen. *Rou Cong Rong* (Herba Cistanches Deserticolae) tonisiert die Nieren und verhindert so im *Chong Mai*, dass Qi aufsteigt, und unterstützt das Nach-Unten-Leiten des Magen-Qi.

Die Kombination von *Rou Cong Rong* (Herba Cistanches Deserticolae), *Dang Gui* (Radix Angelicae Sinensis) und *Dai Zhe Shi*‡ (Haematitum) befeuchtet den Darm und befreit Festgesetztes, da die meisten Patienten Schwierigkeiten mit dem Stuhlgang haben. Wenn diese Rezeptur nach mehreren Gaben keine deutliche Wirkung zeigt, muss eine Blut-Stase in der Kardia vorliegen. In dieser Situation sollten *San Leng* (Rhizoma Sparganii Stoloniferi) und *Tao Ren* (Semen Persicae) hinzugefügt werden.“

Diese ausführliche Beschreibung von Ätiologie, Pathologie und Prinzipien der Erstellung einer Rezeptur für Ösophoguskarzinom und Kardiakarzinom skizziert die Methode der Tonisierung des Mittleren Erwärmers und des Ausleitens von Blut-Stase und bildet eine sichere Grundlage für den modernen Ansatz, das Aufrechte Qi (Zheng Qi) zu stützen, die Wurzel zu kultivieren und pathogene Faktoren zu zerstreuen.

Die Prinzipien „vor dem Auftreten einer Krankheit soll man vorbeugende Maßnahmen ergreifen“ und „tritt eine Krankheit in Erscheinung, soll man Maßnahmen ergreifen, um ihr Fortschreiten zu verhindern“ lässt sich bis zum *Nei Jing* [Klassiker der Inneren Medizin] zurückverfolgen. Die Bedeutung der frühen Entdeckung und Behandlung von Tumoren erlebte einen Höhepunkt in den Ratschlägen, die im *Yi Xue Tong Zhi* [Allgemeine Prinzipien der Medizin], zusammengestellt von Ye Wenling in der

Ming-Dynastie, gegeben wurden. „Alkohol, Mehl, fettgebackene und klebrige Nahrung sind schwer verdaulich; sie stagnieren im Mittleren Erwärmer und schädigen Milz und Magen, führen allmählich zu fokaler Ausdehnung und Völle und saurem Aufstoßen. In schweren Fällen kann es zu *ye ge* (Dysphagie und Oklusion des Diaphragmas) oder *fan wei* (Magenreflux) kommen. Um diese ernsten Zustände zu vermeiden, sollten diese Symptome frühzeitig behandelt werden."

Diese Meinung wurde im 1687 von Li Yongcui verfassten *Zheng Zhi Bu Hui* [A Supplement to Diagnosis and Treatment] unterstrichen: „Obwohl saures Aufstoßen eine geringere Bedeutung hat, wenn es nur zeitweise auftritt, kann es sich, wenn es bestehen bleibt und ignoriert wird, zu Dysphagie und Oklusion des Diaphragmas oder zu Magenreflux entwickeln." Beide Zitate machen deutlich, dass Zustände wie chronische Gastritis oder peptische Ulzera so früh wie möglich behandelt werden sollten, um zu verhindern, dass sie kanzerogen werden (diese Zustände können hervorgerufen werden durch Infektionen mit *Helicobacter pylori*, von der WHO als Karzinogen der Klasse 1 eingestuft).

Durch alle Zeitalter haben viele TCM-Ärzte die Meinung vertreten, dass nicht alle Krebsarten unheilbar sind. Im *Yi Zong Jin Jian* [Der goldene Spiegel der Medizin] schrieb Wu Qian, dass die Erkrankung heilbar sei, wenn Patienten mit Brustkrebs ihr Herz klären, Angst loswerden und still ruhen könnten, um zu genesen. Wenn „früh und richtig behandelt würde", könnte ein Patient mit präkanzerogenen Symptomen (wie persistierenden, nicht heilenden Ulzera, chronischer Entzündung, wiederholten Traumata oder verschiedenen gutartigen Tumoren) trotz der Erkrankung eine natürliche Lebensspanne erfahren."

In der Chinesischen Medizin gilt die Meinung, dass die folgenden Aspekte während der Genesung von Krebs wichtig sind:

- Meide Ängste, Grübeln, Depression und Ärger
- Verbanne Anspannung, strebe das Überleben an und bleibe optimistisch
- Lebe in einer friedlichen und abgeschirmten Umgebung
- Eigne dir einen regelmäßigen Ablauf in deinen täglichen Aktivitäten an
- Praktiziere Qigong und andere Freizeit- und Sportaktivitäten
- Achte auf deine Ernährung und vermeide alle Nahrungsmittel, die kontraindiziert sind.

Im Laufe der Jahre haben chinesische Ärzte zahlreiche Kriterien entwickelt, um Musteridentifizierung und Behandlung zu evaluieren und Prognosen für eine Vielzahl von Schwellungen zu erstellen, einschließlich Geschwüren, *yong*-Abszessen, *ju*-Abszessen, Strumabildungen und Tumoren des Nackens, Skrofula, Schleimknoten und Schwellungen im Bereich des Abdomens (Tumoren fallen zweifelsohne unter diese Krankheitszustände). Diese Kriterien sind bekannt als die fünf günstigen und die sieben ungünstigen Zeichen.

Im *Zhong Guo Ming Ci Shu Yu Jie Shi* [Deutung chinesischer Wörter und Redewendungen] sind die fünf günstigen Zeichen für Geschwüre (eigentlich eine Prognose) aufgezeichnet:

- das Führen eines friedlichen und ruhigen Lebens bei gutem Appetit
- normales Wasserlassen und regelmäßiger Stuhlgang
- cremiger Eiter bei normaler Farbe der umgebenden Haut und des Gewebes
- guter Stimmung sein und das Sprechen mit einer lauten und klaren Stimme
- Verbesserungen nach der Einnahme von Medizin.

Mit anderen Worten: ist der Zustand nicht ernst oder eher oberflächlich, und wird mit Aufmerksamkeit und entsprechender Diät angemessen behandelt, ist die Prognose gut.

Qi Dezhi beschrieb die sieben ungünstigen Zeichen im *Wai Ke Jing Yi* [Die Essenz äußerer Erkrankungen]:

- Reizbarkeit und Ruhelosigkeit, zeitweiliges Husten, Bauchschmerzen und starker Durst; ständiger Durchfall; unkontrolliertes Wasserlassen
- Zunahme der Schwellung bei Ausscheidung von Blut oder übel riechendem Eiter, Schmerz, der sich bei leichtestem Druck verschlimmert
- verschlechterte Sehfähigkeit, zusammengezogene Pupillen, blaue oder rote Skleren mit nach oben gerichteten Pupillen (Hypertropie)
- raues Keuchen und Kurzatmigkeit, mentale Zerstreutheit und Somnolenz
- eingeschränkte Beweglichkeit der Schultern und des Rückens und schwere Gliedmaßen
- Unfähigkeit, Nahrung oder Kräuterdekokte zu sich zu nehmen, fehlender Geschmackssinn
- raue Stimme, eingefallene Gesichtszüge, blaugrüne Lippen und Nase und aufgedunsene Schwellungen von Gesicht und Augen.

Im *Wai Ke Zheng Zong* [Ein orthodoxes Handbuch äußerer Erkrankungen] fasst Chen Shigong, basierend auf den klinischen Manifestationen von Tumoren, die sieben ungünstigen Zeichen zusammen:

- geistige Verwirrung und unzusammenhängende Äußerungen, Reizbarkeit und trockener Mund, purpur-schwarze Geschwüre
- steife Körperhaltung, Schielen, Palpitationen hervorgerufen durch Angst, Wunden mit Exsudaten aus Blut und wässriger Flüssigkeit
- Auszehrung, keine Erinnerung an Schmerzen, klarer und übel riechender Eiter, weiche und eingesunkene Wunden
- eingefallene Haut, geblähte Nasenflügel und raue Stimme, übermäßiger Schleim und schnelles, pfeifendes Atmen
- ein elender Gesichtsausdruck, Durst und ein zusammengezogenes Skrotum
- generalisierte Ödeme, Borborygmus, Übelkeit und Erbrechen und andauernder Durchfall
- eingesunkene bösartige Wunden, gegenläufige Kälte in den Gliedmaßen und spontanes Austreten von verdorbenen Flüssigkeiten.

In den meisten Fällen sind diese ungünstigen Zeichen Folgen eines Mangels an Ursprungs-Qi (Yuan Qi) oder eines schweren Mangels an Qi und Blut, nachdem der Tumor mit viel Exsudat von Blut und Eiter ulzeriert ist. Zusätzlich kann eine zu hohe Dosis von kalten oder kühlenden Arzneien aggressiver Natur ebenfalls eine Disharmonie von Qi und Blut erzeugen und Magen und Milz schädigen, so dass daraus ein Mangel folgt. Daher wurden diese günstigen und ungünstigen Zeichen nicht nur dazu verwendet, um eine Prognose für Tumoren zu erstellen, sondern auch um die Möglichkeit der Malignität zu ernieren, so dass eine frühe und schnelle Behandlung eingeleitet werden konnte.

1.4 Integration der TCM in die Westliche Medizin bei der Behandlung von Krebs

Seit 1949 sind in China zahlreiche Einrichtungen zur Krebsforschung auf nationaler, regionaler und kommunaler Ebene gegründet worden. Es wurden groß angelegte klinische und labortechnische Untersuchungen über Prävention, Diagnose und Behandlung von Krebs mit Chinesischer Medizin, mit Westlicher Medizin sowie mit integrierter Chinesischer und Westlicher Medizin durchgeführt. Dies hat nicht nur die theoretische Forschung in China beflügelt, sondern auch den internationalen Austausch erweitert. In ihrem Ansatz zu Forschung und Therapie steht bei der Westlichen Biomedizin das Beseitigen lokaler Tumoren und das Abtöten der Tumorzellen im Vordergrund. Chirurgie, Bestrahlung und Chemotherapie schädigen mehr oder weniger den Körper und seine unterschiedlichen Organismen; im Extremfall werden sowohl der Tumor als auch der Patient getötet. Auf der anderen Seite hat die Chinesische Medizin ihre eigenen Besonderheiten bei der Vorbeugung und Behandlung von Tumoren. Sie berücksichtigt die Gesamtverfassung des Patienten, indem sie das Yin und Yang reguliert und bei der Behandlung der Krankheit die Musteridentifizierung berücksichtigt; die Nebenwirkungen sind gering, sie ist weniger invasiv und daher generell akzeptabler für Patienten. Bei einigen Tumoren, die weniger auf die Behandlung durch Westliche Medizin ansprechen wie z. B. das hepatozelluläre Karzinom, das Pankreaskarzinom und das nicht-kleinzellige Bronchialkarzinom, hat die Chinesische Medizin gewisse Vorteile. Sie ist besonders wirksam zur Aktivierung des Immunsystems und der Stärkung der Widerstandsfähigkeit des Körpers, indem das Aufrechte Qi *(Zheng Qi)* gestützt und die Wurzel kultiviert wird; sowie bei der Vorbeugung, Behandlung und Reduzierung iatrogener Schmerzen, die in Folge von chirurgischer Behandlung, Strahlen- und Chemotherapie auftreten.

Die TCM arbeitet synergistisch mit Methoden der Westlichen Medizin, um Symptome zu verbessern, unabhängig von der physischen Konstitution des Patienten, dem Krankheitsstadium, der Pathologie und möglichen Komplikationen. Wenn sie pathogene Faktoren zerstreut, schädigt sie dabei nicht das Aufrechte Qi; umgekehrt verstärkt sie nicht die pathogenen Faktoren, wenn sie das Aufrechte Qi stützt.[1]

Durch Einbeziehung von Akupunktur, Moxibustion, Qigong-Übungen und Diättherapie in die umfassende Behandlungsstrategie verbessern sich die Heilungschancen des Patienten. Wird sie wirkungsvoll integriert, so kann die TCM helfen, bestimmten Tumoren vorzubeugen oder sie zu eliminieren, oder sie kann es Patienten ermöglichen, ohne Schmerzen oder Leiden länger zu leben. Bei der Erforschung von Maßnahmen zur Vorbeugung und Behandlung von Tumoren haben TCM-Ärzte auf Quellen zurückgegriffen, die ihnen von ihren Vorfahren vererbt wurden, und diese mit moderner Technologie und den Errungenschaften der modernen Westlichen Biomedizin kombiniert. Die Erfahrung hat auch gezeigt, dass die Einbeziehung von Qigong und Diättherapie wirkungsvoll der Tumorbildung vorbeugt, da diese die Immunkraft steigern und Yin und Yang ausgleichen.[2] Die Verwendung chinesischer Kräutermedizin kann die Entartung einiger präkanzerogener Zustände wie fortgeschrittene Zellhyperplasie des Ösophagus und der Zervix, chronisch atrophische Gastritis, Rhinitis, gutartige Tumoren der Schilddrüse, virale Hepatitis, Leberzirrhose, Veränderungen der Hautpigmentierung und Strahlenschäden verhindern; durch ihre Wirkungsweise normalisiert sie das Gewebe und reduziert so das Auftreten maligner Veränderungen.

Es wurden umfangreiche klinische und experimentelle Studien über die innerliche und äußerliche Anwendung von Arzneimitteln zur Stützung des Aufrechten Qi und Kultivierung der Wurzel, zur Klärung von Hitze und Milderung der Toxizität, zur Stärkung des Blutes und zur Transformation von Blut-Stase, zur Erweichung von Hartem und Zerstreuung von Verklumpungen durchgeführt. Studien über die Anwendung von Akupunktur, Moxibustion, Qigong-Massage und Diättherapie bei der Behandlung von Krebs lieferten interessante Ergebnisse. Einzelrezepturen, neu zusammengesetzte und empirische Rezepturen sowie Patentrezepturen sind ebenfalls systematisch untersucht worden und einige aktive Anti-Krebs-Komponenten wurden durch moderne Techniken isoliert.[3] Eine kleine Auswahl dieser Forschungsergebnisse ist in den folgenden Kapiteln zu finden.

Die TCM kann durch Stützen des Aufrechten Qi, Konsolidieren der Wurzel, Balancierung von Yin und Yang und Korrigieren der Disharmonie zwi-

schen den Zang-Fu-Organen das spezifische und das unspezifische Immunsystem aktivieren; auf der anderen Seite arbeitet sie langsam und ist nicht so unmittelbar wirksam und direkt wie westliche biomedizinische Methoden. Letztere neigen jedoch dazu, relativ starke Nebenwirkungen hervorzurufen. Chinesische Onkologen haben die starken Seiten der Chinesischen und der Westlichen Medizin kombiniert und die Schwachstellen jeder Methode ausgeglichen, um eine integrierte Behandlung zu erhalten, die effektiver ist als jedes System für sich allein.
Der Einsatz der Chinesischen Medizin neben chirurgischer Behandlung, Strahlentherapie, Chemotherapie und Immuntherapie bedeutet, dass Musteridentifizierung mit Krankheitsidentifizierung, lokale Behandlung mit systemischer Behandlung, Karzinomtherapie mit Behandlung zur Stützung des Aufrechten Qi und Kurzzeitbehandlung mit Langzeitbehandlung kombiniert werden können. Die Integration von Chinesischer Medizin mit Westlicher Biomedizin verbessert die therapeutischen Langzeiteffekte, besonders für Patienten mit Krebs im mittleren oder Spätstadium, durch Erleichterung ihrer Beschwerden, Verbesserung der Lebensqualität und eine Reduzierung der Rezidiv- und Metastasierungsrate. Diese Art der Integration ist gängige Praxis in China und die folgenden Kapitel dieses Buches machen deutlich, wie das reiche Erbe der Chinesischen Medizin als ein Teil der übergreifenden Behandlungsstrategie eingesetzt werden kann, um Krebspatienten neue Hoffnung zu bringen.

Literatur

1. Yu Cunren et al., *Zhong Yi Yao Kang Ai De Mian Yi Ji Li* [Cancer-Inhibiting Immune Mechanism of Chinese Materia Medica], *Zhong Guo Zhong Liu* [Chinese Oncology Journal] 2, 9 (1993): 20–21.
2. Li Yan, *Zhong Liu Lin Cheng Bei Yao* [Essentials of Clinical Pattern Identification of Tumors], 2nd edition (Beijing: People's Medical Publishing House, 1998), 109.
3. Zhang Yize et al., *Zhong Yao Zai E Xing Zhong Liu Fang Liao Zhong De Jian Du Zeng Xiao Zuo Yong* [The Role of Chinese Materia Medica in Increasing the Effectiveness and Reducing the Toxicity of Chemotherapy in the Treatment of Malignant Tumors], *Shan Dong Zhong Yi Za Zhi* [Shandong Journal of Traditional Chinese Medicine] 17, 11 (1998): 488–9

Kapitel 2

Ätiologie, Pathologie, Diagnose und Therapie von Tumoren in der Traditionellen Chinesischen Medizin

2.1 Ätiologie und Pathologie von Tumoren

Obwohl noch nicht alle Tumor-erzeugenden ätiologischen Faktoren identifiziert wurden, zeigt die Erfahrung in der klinischen Praxis, dass Tumoren die Folge von qualitativen und irreversiblen Veränderungen in der Struktur oder Funktion der Zang-Fu-Organe, von Qi und Blut oder der Körperflüssigkeiten sind. Tumoren entstehen aus einem Ungleichgewicht innerhalb des Körpers oder zwischen dem Körper und der äußeren Umgebung.

Ätiologische Faktoren

Die Sechs Exzesse

Die Rolle des Eindringens der Sechs Exzesse (pathogene Faktoren) bei der Entstehung von Karzinomen wurde schon in der Antike erkannt. Nach der TCM-Theorie kann das Eindringen eines externen pathogenen Faktors die Funktionen der Zang-Fu-Organe stören und die Zirkulation von Qi und Blut blockieren, was zu Qi-Stagnation und Blut-Stase und zum Verfestigen und Akkumulieren von Schleim-Feuchte und schließlich zur Bildung von Tumoren führt. Die Sechs Exzesse zählen zu den äußeren Hauptfaktoren bei der Tumorentstehung.

Pathogener Wind befällt die Lungen

Äußerer Wind ist der wichtigste pathogene Faktor, da es für ihn leicht ist, den Körper zu befallen, entweder allein oder in Kombination mit anderen pathogenen Faktoren (wie Kälte, Feuchtigkeit, Trockenheit und Hitze), gemäß der Maxime: „Wind ist der Anführer von hundert Krankheiten.“ Viele Umweltkarzinogene, einschließlich der Luftverschmutzung, können unter pathogenem Wind eingeordnet werden. Sowohl für Bronchial- als auch des Ösophaguskarzinom gilt die Luftverschmutzung als eine mögliche Ursache.

Als pathogener Faktor mit Yang-Charakter durchdringt äußerer Wind die Haut und behindert die Bewegungen des Wei Qi (Abwehr-Qi); Wind wandert schnell und verändert sich rasch; er neigt dazu, sich nach oben und nach außen zu bewegen. Er befällt generell die oberen Körperpartien, blockiert die Lungen-Leitbahn und breitet sich dann im Köper aus. Äußerer Wind kann sich mit Wärme verbinden, um den Körper anzugreifen. Äußere Wind-Wärme wandelt sich zu Hitze; extreme Hitze wiederum erzeugt Wind, so dass die beiden pathogenen Faktoren sich gegenseitig ineinander verwandeln. Wenn sie im Innern verbleiben und sich ansammeln, erzeugen sie schließlich Hitze-Toxine, die die Zang-Fu-Organe, Leitbahnen und Netzgefäße angreifen, um so verschiedene pathologische Veränderungen hervorzurufen.

Im *Ling Shu* [Das Zentrum des Wirkvermögens] steht: „Die acht Winde der vier Jahreszeiten lassen sich in den Leitbahnen und Netzgefäßen nieder, um Tumoren zu erzeugen.“

Invasion pathogener Kälte

Äußere pathogene Kälte schädigt hauptsächlich die Haut und das Fleisch, kann aber auch die Zang-Fu-Organe direkt betreffen. Kälte ist ein pathogener Faktor mit Yin-Charakter und schädigt das Yang Qi. Die Ansammlung von Kälte führt zu einem Yin-Übermaß mit einer Schwächung des Yang. Die körperlichen Funktionen des Wärmens und der Qi-Transformation sind gestört und manifestieren sich als Yin-Kälte-Muster.

Wenn die Kälte Milz und Magen schädigt, wird das Milz-Yang verletzt, was Kälte und Schmerzen in Magen und Abdomen, Erbrechen und Diarrhö zur Folge hat; dies sind allgemeine Symptome, die mit Karzinomerkrankungen des Verdauungsstrakts assoziiert werden.

Wenn die Kälte Milz und Nieren schädigt, werden Milz- und Nieren-Yang schwach; das Milz-Yang kann die Nahrung nicht im Körper verteilen, und eine Schwäche des Nieren-Yang bedeutet, dass es dem Feuer im Tor des Lebens nicht mehr gelingt, den Körper zu wärmen. Unter diesen Umständen treten Kälte und Schmerzen im unteren Rücken und in der Wirbelsäule sowie Aszites und Ödeme auf; dies sind allgemeine Symptome, die mit Leber- oder Nierenkarzinom assoziiert werden.

Im *Ling Shu* [Das Zentrum des Wirkvermögens] steht: „Bei Leere-Mustern dringen pathogene Faktoren tief in den Körper ein und der Kampf zwischen Kälte und Hitze wird bei Fortbestehen das Gewebe schädigen. Wenn die pathogenen Faktoren nicht ausgeleitet werden können, wird dies zur Bildung von Tumoren in den Sehnen oder in den Eingeweiden

führen." Diese Beschreibung zeigt, dass Kälte Tumoren erzeugen kann.
Kälte ist von Natur aus verfestigend und stagnierend; sie erzeugt Kontraktion und Spannung und führt zu Schmerzen. Schwerfällige Bewegungen, Obstruktion, Kontraktion und Spannung in den Leitbahnen und Gefäßen sind alles Folgen von Kälte, die die Bewegung von Qi und Blut verfestigt und blockiert. Diese pathologischen Veränderungen sind den Mechanismen der tumorenbedingten Schmerzen sehr ähnlich. Im klinischen Bereich wird daher das Prinzip, Kälte zu zerstreuen und damit Schmerzen zu lindern, häufig zur Behandlung dieses Zustands angewendet.
Pathogene Kälte, die in die Haut und das Gewebe eindringt, veranlasst die Haarfollikel sich zusammenzuziehen und blockiert das Wei Yang (Abwehr-Yang), was zu einer Abneigung gegen Kälte und zu Fieber führt. Hartnäckiges hohes Fieber im Spätstadium von Krebserkrankungen kann oftmals sehr wirkungsvoll durch die Behandlung von Kälte angegangen werden. Kälte, die sich in den Gelenken ansammelt, führt zu hypertonen Leitbahnen und Gefäßen, Behinderungen beim Beugen und Strecken oder Kälte- und Taubheitsgefühl.
Die klinische Erfahrung in China mit der Zerstreuung von Kälte und Erwärmung des Yang bei der Therapie der oben beschriebenen Symptome bei Tumoren des Rückenmarks und anderer Tumoren im Spätstadium, die das Nervensystem beeinträchtigen, zeigt, dass pathogene Kälte einer der ätiologischen Faktoren bei der Tumorentstehung ist.

Pathogene Sommerhitze schädigt das Qi

Als ein pathogener Yang-Faktor mit brennend heißem Charakter schädigt die Sommerhitze die Körperflüssigkeiten und zehrt das Qi auf; wenn die Körperflüssigkeiten geschädigt sind, treten Mangel und Leere der Yin-Flüssigkeiten auf und behindern in Folge die Bewegungen von Qi und Blut. Qi-Stagnation und Blut-Stase können zur Tumorbildung führen.
Sommerhitze verkompliziert sich gewöhnlich durch Feuchtigkeit, besonders in den Regionen, in denen die Sommer feucht sind. Diese beiden Faktoren schließen sich zusammen und verdampfen, um Hitze zu erzeugen; extreme Hitze wandelt sich zu Feuer, und Feuer-Toxine greifen den Körper an und verursachen eine Vielzahl von Störungen. Einige Karzinompatienten leiden unter hohem Fieber und heftigem Schwitzen, so z. B. bei Leukämie. Solche Symptome können wirkungsvoll behandelt werden mit *Ren Shen Bai Hu Tang* (Dekokt des Weißen Tigers mit Ginseng), um das Qi zu vermehren, Körperflüssigkeiten zu erzeugen, Hitze zu klären und das Blut zu kühlen.

Eindringen von Feuchte-Toxinen

Feuchtigkeit ist ein pathogener Yin-Faktor; er blockiert die Funktionen des Qi und schädigt das Yang Qi. Feuchtigkeit ist schwer, trübe und klebrig und neigt dazu, im Körper zu verbleiben. Wenn sie in den Körper eindringt, stagniert sie häufig in den Zang-Fu-Organen und den Leitbahnen und Netzgefäßen, als Folge davon entstehen ein Druckgefühl in der Brust, fokale Aufblähung im Epigastrium, Schwierigkeiten beim Wasserlassen und Stuhlgang mit einem Gefühl der unvollständigen Entleerung. Die Ansammlung von Feuchtigkeit erzeugt Hitze und Schleim. Wenn sich Schleim-Hitze-Toxine ansammeln, ist es schwierig, sie umzuwandeln oder zu zerstreuen.
Wenn Feuchtigkeit in die Milz-Erde eindringt, wird das Milz-Yang geschwächt und so die Transport- und Transformationsfunktion der Milz gestört. Flüssigkeiten und Feuchtigkeit sammeln sich an und verursachen Diarrhö, Ödeme und Aszites.
Pathogene Feuchtigkeit, die in die Haut und das Gewebe eindringt, führt zu einer Disharmonie zwischen dem Ying Qi (Nähr-Qi) und dem Wei Qi (Abwehr-Qi); da sich das Wei Qi auch im Mittleren Erwärmer ausbreitet, kann das klare Yang nicht aufsteigen, was sich als Gefühl der Schwere und Benommenheit im Kopf, als allgemeine Erschöpfung und schmerzende Gliedmaßen zeigt.
Abgestandene, trübe Feuchtigkeit, die in Milz und Nieren eindringt, verursacht trüben Urin, häufiges und möglicherweise schmerzhaftes Wasserlassen und starken vaginalen Ausfluss.
Zeigen sich solche Symptome bei Karzinompatienten im Endstadium, ist die Prognose schlecht.

Trockenheit-Hitze schädigt die Körperflüssigkeiten

Als ein pathogener Yang-Faktor neigt Trockenheit dazu, die Körperflüssigkeiten zu verbrauchen und zu einem Mangel und einer Leere an Yin-Flüssigkeiten zu führen. Die Lungen beherrschen das Verteilen

und das Nach-Unten-Leiten. Trockenheit schädigt normalerweise das Lungen-Yin und behindert so die Verteilung der Körperflüssigkeiten. Die Netzgefäße der Lunge sind fein und fragil; werden sie durch Trockenheit geschädigt, so stört dies die Bewegung des Blutes in den Gefäßen. Aus diesen Gründen stellt sich beim Bronchialkarzinom mit Trockenheit-Hitze, die die Körperflüssigkeiten schädigt, oft ein trockener Husten mit von Blut durchsetztem Schleim ein.
Die Strahlen-Pneumonitis, eine Nebenwirkung der Strahlentherapie des Bronchial-, Mamma- oder Ösophaguskarzinoms, wird ebenfalls durch Trockenheit-Hitze, die die Körperflüssigkeiten schädigt, hervorgerufen.

Feuer-Toxine versengen das Yin

Pathogenes Feuer kann von außen angreifen. Feuer ist eine extreme Form von Hitze; es neigt zum Brennen, Versengen und Nach-Oben-Schlagen. Wenn es angreift, verursacht es oft hohes Fieber, Reizbarkeit und Durst, Schwitzen sowie einen wogenden und schnellen Puls. In schweren Fällen beeinträchtigt es den Geist und führt zu manischer Unruhe, geistiger Verwirrung und delirösem Reden.
Feuer oder Hitze, das/die das Blut reizt, führt zu heftigen Bewegungen des Blutes. Daher werden mit diesem Muster Tumoren, bei denen massive Blutungen auftreten, durch Klären von Hitze, Nach-Unten-Leiten des Feuers, Kühlen des Blutes und Stoppen der Blutungen behandelt. Karzinome der Mamma, der Zervix und der Haut werden oft durch Ausleiten von Feuer und Beseitigen der Toxizität behandelt. Im *Yi Zong Jin Jian* [Der goldene Spiegel der Medizin] steht, dass *jian chun* (Kokon-Lippen, mit Symptomen wie bei Lippenkarzinom) eine Folge der Ansammlung von Schleim und Feuer ist, was auf der Tatsache beruht, dass pathogenes Feuer auch ein ätiologischer Faktor bei der Bildung von Karzinomen ist.

Verschiedene äußere Faktoren

In unserem Zeitalter können externe pathogene Faktoren auch physikalische, chemische und biologische Faktoren einschließen, wie z. B. Luftverschmutzung, industrielle Chemikalien, Strahlung und bestimmte Viren.[1] Die Weltgesundheitsorganisation (WHO) weist darauf hin, dass die Exposition am Arbeitsplatz oder in der Umwelt gegenüber einer Reihe von Chemikalien Karzinome an unterschiedlichen Stellen auslösen kann. Übermäßiger Alkoholkonsum steigert das Risiko für Karzinome im Bereich von Mundhöhle, Pharynx und Ösophagus und steht in den Industrieländern in engem Zusammenhang mit dem hepatozellulären Karzinom. Enge Zusammenhänge bestehen auch zwischen einer Reihe von Infektionen und bestimmten Karzinomarten: virale Hepatitis B steht im Zusammenhang mit hepatozellulärem Karzinom und eine Infektion mit dem menschlichen Papilloma-Virus mit Zervixkarzinom. In einigen Ländern erhöht eine parasitäre Infektion mit Schistosomiasis deutlich das Risiko von Blasenkarzinom. Es ist auch bekannt, dass die Belastung mit einigen Formen ionisierter und starker ultravioletter Strahlung, besonders Sonne, zur Karzinomgenese beiträgt, vor allem auf der Haut. Tabelle 2-1 listet mögliche Karzinogene aus der Umwelt auf.

Unangemessene Ernährung

Essen und Trinken sind die Haupternährungsquellen des Körpers und lebenswichtig zur Erhaltung der Vitalfunktionen; eine unangemessene Ernähung kann Erkrankungen verursachen. Die Ernährung ist eng mit Milz und Magen verbunden, und eine schlechte Ernährung kann direkt das Auf- und Absteigen, die Transport- und Transformationsfunktion dieser Organe beeinträchtigen und zu Krankheit führen. Im Laufe der Zeit wandelt sich die Anhäufung von Feuchtigkeit in Hitze, bringt Schleim hervor und kann die Zang-Fu-Organe angreifen.
Die Ernährung kann auf verschiedene Arten zur Tumorenentstehung beitragen.

Diätetische Unregelmäßigkeiten

Am besten ist es, eine angemessene Nahrungsmenge zu regelmäßigen Essenszeiten zu sich zu nehmen. Übermäßiger Hunger, Überessen oder das unregelmäßige Essen können allesamt Krankheit verursachen. Übermäßiger Hunger führt dazu, dass Nährstoffe ungenügend absorbiert werden, was zu einer Schwächung der Quelle der Erzeugung und Transformation von Qi und Blut führt. Werden Qi und Blut nicht genügend genährt, so werden sie allmählich schwächer und erschöpfen sich und führen so

Tabelle 2-1 Potenzielle Umweltkarzinogene und ihr Zusammenhang mit bestimmten Karzinomen

Krebsarten	Potenzielle Umweltkarzinogene
Blase	Benzin, aromatische Amine, Tabak, Alkylate, Schistosomiasis
Cervix uteri	Menschliches Papilloma-Virus
Ösophagus	Tabak, Alkohol
Niere	Radium, Thorium
Larynx	Tabak, Alkohol, Äthylcarbinol, Senfgas
Leukämie	Ionisierte Strahlung, Benzene, Alkylate
Leber (Angiosarkom) (Hepatozelluläres Karzinom)	Aflatoxine, Alkohol Vinylchloride, Arsen Hepatitis-Viren
Lunge	Tabak, Asbest, Arsen, Chrom, Senfgas, Strahlung
Nasenraum und Nasennebenhöhlen	Isopropanol, Benzene, Nickel, Epstein-Barr-Virus
Peritoneum	Asbest
Pharynx	Tabak, Alkohol
Pleura	Asbest
Nierenbecken	Farben wie Auramine und Fuchsin (rubin)
Haut	Ultraviolette Strahlung, Teer
Magen	*Helicobacter-pylori*-Infektion
Ureter	Benzidine, β-Naphthylamine (besonders betroffen sind Arbeiter in der Gummi- und Kabelindustrie)

zu einer Schwächung des Aufrechten Qi (Zheng Qi) und einer verminderten Abwehrkraft gegen externe pathogene Faktoren. Übermäßiges Essen und Trinken schädigt das Verdauungssystem und führt zur Ansammlung und Stagnation von Nahrung und zu einer Schädigung von Milz und Magen. Im *Su Wen: Bi Lun* [Einfache Fragen: Über Bi-Syndrome] heißt es: „Die zweifache Menge an Nahrung schädigt Milz und Magen."

Wenn Milz und Magen geschädigt sind, dann sind Transformation, Transport und Verteilung der Essenz von Getreide und Flüssigkeiten gestört und die Zang-Fu-Organe, die Leitbahnen und Netzgefäße funktionieren nicht richtig. Die Bewegungen von Qi und Blut werden blockiert mit der Folge von Qi-Stagnation und Blut-Stase; Qi und Blut verbinden sich und bilden Tumoren oder Knoten. Wenn Nahrung stagniert, kann sie sich auch in Hitze verwandeln und die Feuchtigkeit bei der Schleimproduktion unterstützen; ein Zustand, in dem das Aufrechte Qi geschwächt ist und die pathogenen Faktoren im Übermaß sind.

Im *Su Wen: Sheng Qi Tong Tian Lun* [Einfache Fragen: Über das Erzeugen von Qi und das Befreien des Himmels] steht: „Der Wechsel zu fettem Fleisch und feinem Getreide ist ausreichend, um eine große klaffende Wunde hervorzubringen." Hier bezieht sich „der Wechsel zu fettem Fleisch und feinem Getreide" auf allgemeine diätetische Unregelmäßigkeiten, die zur Blockade von Qi und Blut und zur Bildung toxischer Abszesse und Geschwüre führen können, wie man bei einigen Tumoren, wie z. B. dem Hautkarzinom beobachten kann.

Ungesunde Ernährung

Eine ungesunde Ernährung kann den Gastrointestinaltrakt sowie den ganzen Körper schädigen. Verdorbene, verfaulte, vergiftete oder verschimmelte Bestandteile in der Nahrungszubereitung gelten als unsaubere Nahrungsmittel, die zur Entstehung von Karzinom beitragen können; eine Ernährung mit viel konservierter, sauer eingelegter, geräucherter und gebratener Nahrung erhöht das Magenkarzinomrisiko. In den USA trat Magenkarzinom in den 1930er-Jahren viermal häufiger auf als heute; es wird angenommen, dass dies auf den heute niedrigeren Konsum von eingelegten und verdorbenen Nahrungsmitteln zurückzuführen ist.[2]

Im *Jin Kui Yao Lue* [Synopsis der Goldenen Kammer] steht: „Das Essen von verdorbenem Reis, Fleisch und Fisch wird den Körper schädigen, da diese giftig sind." Gelangt diese verdorbene Nahrung erst einmal in den Magen-Darm-Trakt, wird sie sich stauen und festsetzen und kann nicht verdaut werden. Unter diesen Bedingungen wird sie sich in Hitze wandeln und Toxine erzeugen, sie wird das Magen-Qi überwältigen und als ein pathogener Faktor im Körper verborgen verbleiben, um später, zum Beispiel als Karzinom im Bereich des Verdauungstraktes maligne zu entarten.

Vorlieben für bestimmte Nahrungsmittel

Dies bedeutet, eine Vorliebe für gewisse Nahrungsmittel zu haben oder Nahrungsmittel zu bevorzugen, die zu heiß oder zu kalt sind. Auf lange Sicht werden diese Vorlieben ein Nährstoffungleichgewicht oder ein Fehlen von Nährstoffen verursachen und ein Übermaß oder eine Schwächung von Yin und Yang und den Zang-Fu-Organen. Alkoholkonsum, das Essen von Nahrungsmitteln, die zu hart, zu kalt, zu heiß sind oder frittiert oder geräuchert wurden, ein Übermaß an Fisch, Meerestieren, Käse und reichhaltige, süße oder fette Nahrungsmittel sowie zu schnelles Essen oder das Herunterschlingen des Essens sind allesamt Faktoren, die zur Tumorenentstehung beitragen können.

Im *Yan Hou Mai Zheng Tong Lun* [Eine allgemeine Abhandlung über die Pulsqualitäten am Hals] steht: „*Hou jun* (Hals-Pilz, oder Larynxkarzinom) ist ein wie ein Pilz geformter Knoten im Hals, der aufgrund des Essens von zu viel reichhaltiger, frittierter oder geräucherter Nahrung entstanden ist. Hitze-Toxine, die sich in den Leitbahnen von Herz und Milz sammeln, strömen nach oben und bilden Knoten im Hals."

Das *Wai Ke Zheng Zong* [Ein orthodoxes Handbuch äußerer Erkrankungen] schreibt: „*Jian chun* (Kokon-Lippe) ist eine Yangming-Erkrankung der Magen-Leitbahn, verursacht durch das Essen von zu viel pfannengebratener, frittierter oder geräucherter Nahrung, begleitet von exzessivem Denken und Grübeln. Schleim bewegt sich zusammen mit Feuer nach oben, um Knoten zu bilden, die sich in den Lippen niederlassen."

Übermäßiger Genuss von Alkohol und frittierten, fetten oder reichhaltigen Nahrungsmitteln kann Milz und Magen schädigen; Toxine sammeln sich im Innern und zurückgehaltene Hitze schädigt die Körperflüssigkeiten und verdichtet sich, um Schleim zu erzeugen und schließlich zur Entstehung maligner Tumoren zu führen.

Moderne Entsprechungen

Der Begriff unangemessene Ernährung, der in älteren TCM-Werken erscheint, kann auch mögliche karzinogene Substanzen in heutigen Nahrungsmitteln, wie z. B. Nitrosamine, Bakterien, Pilze und Viren, umfassen, genauso wie die oben erwähnten ungesunden Essgewohnheiten, die die Verdauungsfunktion stören und zu einem Nährstoffungleichgewicht führen. Es besteht ein Zusammenhang zwischen dem übermäßigen Verzehr von fetten, reichhaltigen und süßen Nahrungsmitteln, der Aufnahme von zu viel Proteinen oder Fett sowie einem Nährstoffungleichgewicht und der Entstehung maligner Tumoren.

Die gemeinsame Expertenkommission der WHO und der Organisation für Nahrungsmittel und Landwirtschaft kommt in seiner Beratung über Ernährung, Nahrungsmittel und die Vorbeugung chronischer Erkrankungen zu dem Ergebnis, dass in den letzten Jahren deutliche Zusammenhänge zwischen übermäßigem Gewicht und bestimmten Karzinomen, z. B. des Ösophagus, des Kolons, der Mamma, des Endometriums und der Nieren festgestellt werden konnten. Sie empfiehlt daher nachhaltig, das Gewicht zu kontrollieren und eine Gewichtszunahme im Erwachsenenalter durch Reduzierung der Kalorienaufnahme und Aufnahme sportlicher Aktivitäten entgegenzuwirken.

Sie betont auch die Bedeutung der Zusammensetzung der Ernährung, da Obst und Gemüse möglicherweise eine schützende Wirkung haben, indem sie das Risiko für einige Karzinome, z. B. der Mundhöhle, des Ösophagus, des Magens und des Rektrums vermindern. Ein hoher Konsum von konserviertem oder rotem Fleisch könnte mit einem erhöhten Risiko für Rektumkarzinom einhergehen. Des Weiteren erhöht ein hoher Konsum von alkoholischen Getränken eindeutig das Risiko für Karzinome des Oropharynx, des Ösophagus, der Leber und der Mamma.

2

Nichtumwandlung von Schleim-Feuchte, Qi-Stagnation und Blut

Stagnation von Schleim-Flüssigkeiten

Scheim-Flüssigkeiten *(tan yin)* können sich auf verschiedene Arten manifestieren:

- Schleim, der die Lunge verstopft, erzeugt oft Husten und Keuchen mit Auswurf von Schleim.
- Schleim, der die Herzgefäße verschließt, führt zu Druck in der Brust, Palpitationen, geistiger Verwirrung, manischem Verhalten und Rückzug.
- Schleim, der sich im Magen sammelt, zeigt sich als Schwindel und Erbrechen mit fokaler Blähung, Völlegefühl und Unwohlsein.
- Schleim-Flüssigkeiten, die nach oben den Kopf attackieren, führen zu Benommenheit oder verschwommenem Sehen.
- Flüssigkeiten, die sich in Haut und Gewebe ausbreiten, führen zu Ödemen.
- Flüssigkeiten, die sich in der Brust und im Hypochondrium sammeln, erzeugen lokale Schmerzen, die sich beim Husten verschlimmern.
- Flüssigkeiten über dem Diaphragma manifestieren sich als Husten und der Patient kann nicht flach liegen.
- Flüssigkeiten in den Eingeweiden manifestieren sich als aufgeblähtes Abdomen, verminderter Appetit und Borborygmus.

Schleim-Flüssigkeiten, die im Innern stagnieren, führen zu einer Vielzahl von Erkrankungen. Im *Yang Ke Xin De Ji* [Eine Sammlung von Erfahrungen in der Behandlung von Wunden] steht: „Krebs und Tumoren werden nicht durch das Festbinden von Yin, Yang oder dem Aufrechten Qi (Zheng Qi) gebildet, sondern durch Blut-Stase in den fünf Zang-Organen und Stagnation von trübem Qi oder Schleim.“ Daher werden in der Klinik oft übermäßiger Schleim, Husten und Keuchen, Knotenbildung und Flüssigkeitsansammlungen in den Körperhöhlen sowie einige feste Tumoren im Spätstadium bei komatösen Patienten nach dem Prinzip des Transformierens, Zerstreuens, Herausbeförderns oder Entfernen von Schleim behandelt.

Schleim ergießt sich in die Leitbahnen und Netzgefäße

Schleim-Flüssigkeiten *(tan yin)*, die sich über einen langen Zeitraum ansammeln und nicht zerstreut werden, fließen in die Leitbahnen und Netzgefäße. Wenn sie dort verbleiben, wandeln sie sich in Toxine um und führen zu einer Zusammenballung von Schleim und Anhäufung von Toxinen, die die Leitbahnen und Netzgefäße blockieren und die Qi-Transformation im Dreifachen Erwärmer behindern, so dass sich Schleim-Toxine festsetzen. Im unteren Teil des Nackens führt dies zur Entwicklung einer Struma, im Nacken zu Skrofula oder *shi rong* (Verlust des Glanzes oder maligne Tumoren der zervikalen Lymphknoten), im Hals entsteht Pflaumen-Stein-Qi (Globus hystericus) und in Haut und Gewebe in den verschiedenen Teilen des Körpers werden Schleimknoten gebildet.

Im *Dan Xi Xin Fa* [Danxis Experimentelle Therapie] heißt es: „Die meisten Knotenbildungen im oberen, mittleren oder unteren Teil des Körpers beruhen auf Schleim. Da Schleim substanziell ist, kann er dem Qi nach unten und nach oben folgen und überallhin gelangen.“ Aus diesem Grund werden oberflächliche benigne oder maligne Tumoren und maligne Primär- und Sekundärtumoren des lymphatischen Systems von Anfang an mit Methoden zur Schleimbeseitigung behandelt.

Qi-Stagnation und Blut-Stau

Qi und Blut nähren und befeuchten den Körper: die Zang-Fu-Organe im Innern und Haut, Gewebe, Sehnen und Knochen im Äußeren. Sie sind auch die materielle Basis für mentale Aktivitäten. Im *Su Wen: Ba Zheng Shen Ming Lun* [Einfache Fragen: Über die acht Vitalen und das Verstehen des Geistes] steht geschrieben: „Blut und Qi sind der Geist des menschlichen Körpers und sollten mit großer Sorgfalt genährt werden.“ Eine Disharmonie von Qi und Blut zeigt sich oft als Qi-Stagnation und Blut-Stase, die längerfristig als Knotenbildung und Akkumulationen auftreten.

Im *Gu Jin Yi Tong* [Antike und Moderne Medizin] kann man lesen: „Wenn die Nahrung auf Umwegen nach unten in den Magen zu gelangen scheint, begleitet von Schmerzen, zeigt dies das Vorhandensein von totem Blut.“ In modernerer Terminologie ausgedrückt bedeutet dies, dass Blut-Stase eine der Pathologien des Ösophaguskarzinoms ist. Das *Yi Lin*

Gai Cuo [Korrekturen von Irrtümern in Medizinischen Werken] beschreibt auch, dass Knoten im Abdomen auf Blut zurückgehen, das Form angenommen hat.

Zu allen Zeiten hat die TCM-Literatur das Mammakarzinom in Beziehung zur Leber und Milz gesehen. Es entsteht aufgrund von Depression und Wut, die die Leber schädigen und zu eingezwängtem Leber-Qi führen, sowie von zu übermäßigem Denken und Grübeln, die die Milz schädigen und die Transport- und Transformationsfunktion der Milz behindern, und so zur Ansammlung von Schleim-Feuchte im Innern, gegenseitiger Bindung von Qi und Schleim, Qi-Stagnation und Blut-Stase führen. Im *Yi Zong Jin Jian* [Der goldene Spiegel der Medizin] heißt es: „Harte Knoten in der Brust sind die Folge von Zurückbleiben, Festbinden und Stagnieren des Qi in den Leitbahnen von Leber und Milz. In leichten Fällen nehmen sie die Form von Lotusblumen in den Mammae an *(ru lian),* in schweren Fällen werden sie zu Mamma-Steinen *(ru yan)*." Daher wird Mammakarzinom in den Anfangsstadien durch Ausleiten der Leber und Regulieren des Qi behandelt. Wenn der Tumor wächst und härter wird, werden Arzneimittel zur Stärkung des Blutes und zur Umwandlung der Blut-Stase hinzugefügt. Viele Arten von festen Karzinomen sind das Ergebnis von Qi-Stagnation und Blut-Stase und können daher nach den Prinzipien des Regulierens von Qi, Stärken des Blutes und Transformation der Blut-Stase behandelt werden.

Innere Schäden verursacht durch die Sieben Emotionen

Innere Schäden durch die Sieben Emotionen sind ein wichtiger Faktor bei der Karzinomentstehung. Das *Yi Zong Bi Du* [Erforderliche Lektüre für medizinische Berufe] schreibt: „*Ye ge* (Dysphagie und Verengung des Diaphragmas, eines der Hauptsymptome des Ösophaguskarzinoms) ist das Ergebnis einer Leere und einer Schädigung von Qi und Blut. Sorgen, Angst und übermäßiges Denken und Grübeln schädigen Milz und Magen, verbrauchen das Blut und die Körperflüssigkeiten, bringen das Qi zum Stagnieren und erzeugen so Schleim. Hat sich einmal Schleim gebildet, wird er die Transportwege verstopfen; Qi kann auf-, aber nicht absteigen und die Nahrungsaufnahme ist behindert." Im *Ding Bu Ming Yi Zhi Zhang* [Ein überarbeitetes Medizinisches Handbuch] heißt es: „In den meisten Fällen entsteht *Ye ge* aufgrund von Ängsten und Depressionen, die das Qi in der Brust binden und Schleim erzeugen. Schleim verdichtet sich und bildet Knoten, setzt sich im Oberen Erwärmer fest und erzeugt auf diese Weise die Krankheit."

Das *Fu Ren Da Quan Liang Fang* [Vollständige Wirkungsvolle Rezepte für Frauenkrankheiten] schreibt: „*Ru Yan* (Mamma-Steine) beruht auf Unterdrückung und Wut in Leber und Milz sowie einer Leere und Schädigung von Qi und Blut." Das *Dan Xi Xin Fa* [Danxis Experimentelle Therapie] schreibt: „Eine Frau, die über einen langen Zeitraum in einem Zustand von Angst und Depression gewesen ist, wird eine Blockierung des Milz-Qi und einen transversalen Gegenfluss des Leber-Qi aufweisen. Dieses wird allmählich ruhende Knoten entstehen lassen."

Im *Wai Ke Zheng Zong* [Ein orthodoxes Handbuch äußerer Erkrankungen] findet sich: „Sorgen und Depression schädigen die Leber, und Denken und Grübeln schädigen die Milz. Wenn sich Wünsche über eine lange Zeit im Herzen ansammeln und nicht erfüllt werden können, sind die Bewegungen in den Leitbahnen und Netzgefäßen nicht reibungslos. Akkumulation resultiert in Schleimknoten, die sich allmählich zu Krebs entwickeln."

Das *Wai Ke Zheng Zong* beschreibt auch die Ätiologie von *shi rong* (Wunde durch Verlust des Glanzes) als „das Versagen, die sechs Begierden zu befriedigen, und Schädigung des Qi im Mittleren Erwärmer zusammen mit wechselseitigem Verschmelzen von Depression und Feuer, die dem Schleim folgen, um die Transportwege zu blockieren."

Das *Chuang Yang Jing Yan Quan Shu* [Ein vollständiges Handbuch der Erfahrungen in der Behandlung von Wunden] beschreibt *jian chun* (Kokon-Lippen oder Lippenkarzinom) als Folge der gegenseitigen Beeinflussung der Sechs Pathogenen Faktoren und der Sieben Emotionen oder als Folge von übermäßigem Denken und Ängstlichkeit, die zu intensivem Herz-Feuer führen.

Im *Yang Ke Xin De Ji* [Eine Sammlung von Erfahrungen in der Behandlung von Wunden] steht: „Gan-Geschwüre der Zunge, die sich allmählich zu Krebs entwickeln können, sind die Folge von Reizbarkeit im Herzen, die Feuer erzeugt, oder von Denken und Grübeln, die die Milz schädigen und Qi-Stagnation verursachen. Dies erzeugt eine Ansammlung von Körperflüssigkeiten, die sich durch Feuer verdichten und einen hartnäckigen Schleim erzeugen, der sehr ernste Symptome verursachen kann."

Das *Wai Ke Wen Da* [Fragen und Antworten bei Äußeren Erkrankungen] schreibt: „Tumoren der Sehnen sind eine Störung aufgrund von Depression und Wut, die die Leber schädigen, und von Ängsten und Gedanken, die Milz und Lunge schädigen."

Die in der TCM-Literatur beschriebenen emotionalen Faktoren schließen die Funktionskreise des neurohumoralen Systems der Westlichen Medizin ein. Emotionale Veränderungen können das Nervensystem stimulieren oder inhibieren, die Produktion bestimmter Hormone erhöhen oder erniedrigen, die Balance der Körperflüssigkeiten stören und die Ansammlung metabolischer Stoffe verursachen. Diese Veränderungen bilden eine Ausgangsbasis für die Entstehung von Karzinomzellen. Emotionale Faktoren können auch das Immunsystem beeinträchtigen und die Empfänglichkeit für bestimmte Karzinome erhöhen.

Schwäche und Leere der Zang-Fu-Organe

Die Zang-Fu-Organe bilden ein funktionelles System aus den fünf Zang-(Yin-)Organen und den sechs Fu-(Yang-)Organen sowie den außerordentlichen Organen, wobei Essenz, Qi, Blut und Körperflüssigkeiten die materielle Basis bilden, und die Leitbahnen und Netzgefäße als Kommunikationswege fungieren. Schwäche und Leere der Zang-Fu-Organe bedeuten nicht nur einen Mangel der vorgeburtlichen Konstitution (Früherer Himmel) oder Schwäche der erworbenen Konstitution (Späterer Himmel) aufgrund von Ernährungsmangel, es schließt auch eine Schädigung der Organfunktionen durch die Sechs Exzesse und eine innere Schädigung durch die Sieben Emotionen und Unregelmäßigkeiten in der Ernährung mit ein.

Unter normalen Bedingungen fördern und kontrollieren sich die Funktionen der fünf Zang-Organe untereinander, die sechs Fu-Organe kooperieren miteinander und die Zang- und Fu-Organe stehen in einem Innen-Außen-Verhältnis zueinander. Die Zang-Organe regieren die Gliedmaßen, die fünf Sinnesorgane und die neun Öffnungen. Alle Teile des Körpers funktionieren vernünftig und harmonisch, um den Körper gesund zu erhalten und in die Lage zu versetzen, sich gegen das Eindringen äußerer pathogener Faktoren zur Wehr zu setzen. Nur wenn die Organe schwach sind oder nicht richtig funktionieren, können pathologische Faktoren zur Entstehung von Tumoren führen.

Das *Zhu Bing Yuan Hou Lun* [Eine allgemeine Abhandlung über die Ursachen und Symptome von Erkrankungen] bemerkt: „Ansammlungen werden verursacht durch eine Disharmonie zwischen Yin und Yang und eine Schwäche der Zang-Fu-Organe, die durch das Eindringen von pathogenem Wind, der mit dem Qi der Zang-Fu-Organe ringt, verkompliziert wird."

Das *Jing Yue Quan Shu* [Die vollständigen Werke von Zhang Jingyue] weist darauf hin, dass jeder Mensch mit einer Schwäche von Milz und Magen oder mit einer Störung der Funktionen von Milz und Magen wahrscheinlich unter Krankheiten leiden wird, die auf Ansammlungen beruhen.

In einer Erörterung von Ansammlungen schreibt das *Zhi Fa Ji Yao* [Behandlungsgeheimnisse]: „Ansammlungen betreffen nicht die starken Menschen, nur die, die an einer Schwäche leiden. Sie treten auf, wenn eine Schwäche von Milz und Magen vorliegt, eine Leere von Qi und Blut sowie eine externe Zusammenballung von pathogenen Faktoren in allen vier Jahreszeiten."

Diese Auszüge zeigen, dass Schwäche und Leere der Zang-Fu-Organe eine innere Ursache für Tumoren sind; mit anderen Worten stellen sie eine Prädisposition für verschiedene Karzinogene dar.

Generell sind Schwäche und Leere der Zang-Fu-Organe abhängig von Alter und Geschlecht. Wenn die Menschen älter werden, erschöpft sich ihr Nieren-Qi und die Zang-Fu-Organe werden schwächer. Daher besteht hier eine größere Wahrscheinlichkeit der Entstehung von Tumoren.

Im *Jing Yue Quan Shu* [Die vollständigen Werke von Zhang Jingyue] steht: „*Ye ge* (Dysphagie und Blockade des Diaphragmas) treten selten bei jungen Menschen auf, eher bei Menschen im mittleren Lebensalter, deren Qi und Blut sich erschöpft haben oder beschädigt sind." Das *Wai Ke Qi Xuan* [Enthüllungen des Geheimnisses äußerer Erkrankungen] drückt deutlich aus, dass „Krebs bei Personen im Alter von 40 Jahren oder älter mit einer Leere von Blut und einer Schwäche des Qi und einer Vorliebe für reichhaltige Nahrungsmittel auftritt."

Frauen und Männer weisen eine deutlich unterschiedliche Physis auf und so unterscheiden sich auch Typus und Lokalisation des Krebses. Im *Ling Shu: Shui Zhong* [Das Zentrum des Wirkvermögens: Über Ödeme] ist die Äußerung von Qi Bo aufgezeichnet: „*Shi jia* (eine Stein-ähnliche Masse) findet sich im Uterus und betrifft daher nur Frauen." Im *Ren Zhai Zhi Zhi Fang* [Direkte Indikationen

für Ren Zhais Rezepturen] steht: „Bei Männern befällt der Krebs eher die Milz; bei Frauen die Brust.“
Man sollte daher bei der Suche nach den Ursachen von Krebs die Konstitution der Person sowie ihr Alter und Geschlecht berücksichtigen, da diese Faktoren Mangel und Leere in den Zang-Fu-Organen verursachen können.
Die TCM-Definition von Schwäche und Leere der Zang-Fu-Organe bezieht eine Reihe von Ursachen ein, die in der Westlichen Medizin als „vererbte Faktoren“ bezeichnet werden, so z. B. angeborene Defekte, genetische Faktoren, Immunschwäche, eine schwächere Konstitution, die mit fortschreitendem Alter assoziiert wird, und eine höhere Neigung zu bestimmten Karzinomarten bei jungen Menschen (möglicherweise mit Bezug auf eine genetische Prädisposition).
In den letzten Jahren haben sich die Forscher vermehrt auf die Rolle der genetischen und Immunfaktoren bei der Entstehung von Karzinomen konzentriert. Viele Karzinompatienten haben eine geschwächte Immunfunktion. Genetische Faktoren erhöhen möglicherweise auch das Risiko für bestimmte benigne oder maligne Tumoren oder bestimmte Karzinome wie z. B. multiple Neurofibrome, Retinoblastome, Nephroblastome, multiple Lipome sowie Leberzell-, Mamma-, Kolon- und Uteruskarzinom.[3]
Epidemiologische Untersuchungen haben gezeigt, dass das Auftreten von Karzinomen und genetischer Prädisposition je nach Rassenzugehörigkeit und Individuum variiert, während Statistiken nachweisen konnten, dass das Auftreten außerdem in Bezug steht zum Alter und in verschiedenen Altersgruppen auch zum Geschlecht.[4] Diese Ergebnisse bestätigen die Theorie, dass Mangel und Leere der Zang-Fu-Organe, wie sie in der klassischen TCM-Literatur beschrieben werden, auslösende Faktoren für die Karzinogenese sind.

Schlussfolgerung

Die Chinesische Medizin geht daher davon aus, dass die Entwicklung von Karzinom in enger Beziehung steht zu externen pathogenen Faktoren, zur Ernährung und zu emotionellen Ursachen, zu der fehlenden Umwandlung von Schleim-Feuchte und einer Schwäche und Leere der Zang-Fu-Organe. Diese ätiologischen Faktoren sind für sich allein normalerweise kein Krankheitsgrund, aber sie reagieren auf innere und äußere Faktoren, die den Körper befallen und zu Yin-Yang-Ungleichgewicht, Disharmonie von Qi und Blut, Fehlfunktionen der Zang-Fu-Organe und zu einer lokaler Manifestation von toxischen äußeren Faktoren führen. Schwäche und Leere der Zang-Fu-Organe sind ein unvermeidliches Ergebnis von vielen unterschiedlichen pathogenen Faktoren und gleichzeitig eine Voraussetzung für die Entstehung von Krebs. Daher ist es von essenzieller Bedeutung, die Theorie des Mangels an Aufrechtem Qi (Zheng Qi) bei der begleitenden Krebsbehandlung zu berücksichtigen, indem das Aufrechte Qi und die Wurzel kultiviert, die Funktionen der Zang-Fu-Organe reguliert und die Balance zwischen Yin und Yang wiederhergestellt werden.

2

2.2 Diagnose und Therapie von Tumoren

Hauptprinzipien

Holismus

Holismus ist ein wichtiges Konzept bei der Musteridentifizierung und Therapieentscheidung für die Behandlung von Tumoren mit Chinesischer Medizin. In der TCM bedeutet Holismus die Einheit und Integrität des menschlichen Körpers und seine Beziehung zur natürlichen Umwelt. Bei der Diagnose und Behandlung von Tumoren betrachtet die Chinesische Medizin mehr die Gesamtkonstitution des Patienten, als sich ausschließlich auf den Krebs oder seine Symptome im Einzelnen zu konzentrieren.

Die ätiologischen Faktoren, die zur Krebsentstehung führen, sind weiter oben bereits ausführlich vorgestellt worden. Bezüglich der Pathologie sind die meisten TCM-Experten der Meinung, dass die drei Schlüsselelemente bei der Entwicklung von Tumoren Qi-Stagnation und Blut-Stase, Anhäufung und Bindung von Hitze-Toxinen und Mangel an Aufrechtem Qi (Zheng Qi) sind. Als Folge davon haben sich im Laufe der Zeit allmählich drei Ansätze bei der Behandlung von Tumoren herausgebildet: die Unterstützung des Aufrechten Qi und das Kultivieren der Wurzel; das Stärken des Blutes und die Transformation der Blut-Stase; und das Klären von Hitze und Vermindern der Toxizität. Bei Krebs im Spätstadium ist es die wichtigste Maßnahme, das Aufrechte Qi zu stützen und die Wurzel zu kultivieren.

Eine weitere wichtige Theorie bei der Entstehung von Krebs ist die der Anhäufung und des Zusammenballens von Schleim-Feuchte. Redewendungen in den medizinischen Büchern wie „alle Erkrankungen entstehen aus Schleim" und „die meisten Knotenbildungen im oberen, mittleren oder unteren Teil des Körpers beruhen auf Schleim" illustrieren diesen Punkt. Für einige Autoren gilt daher das Transformieren von Schleim und das Erweichen von Hartem als das vierte Hauptbehandlungsprinzip.

Diagnose und Therapie von Tumoren in der Chinesischen Medizin basieren auf der Lokalisierung der Erkrankung, der Art der Muster (Hitze oder Kälte, Leere oder Fülle, Wurzel oder Manifestation) und anderen Faktoren, die bei der Behandlung wichtig sind, wie z. B. die Jahreszeit, Umweltbedingungen und die Charakteristika des individuellen Patienten. Im Spätstadium der Krebserkrankung ist es für die Patienten oft schwierig, Maßnahmen wie Strahlen- oder Chemotherapie zu tolerieren, da das Aufrechte Qi (Zheng Qi) Tag für Tag schwächer wird und die Immunfunktionen und die Kraft allgemein nachlassen. Das Stützen des Aufrechten Qi und das Kultivieren der Wurzel ist in diesem Stadium von besonderer Bedeutung, da die relative Stärke oder Schwäche des Aufrechten Qi und der pathogenen Faktoren über die weitere Entwicklung des Zustandes entscheiden.

Der Ausspruch „wenn das Aufrechte Qi vorherrscht, werden die pathogenen Faktoren vermindert; wenn die pathogenen Faktoren im Übermaß sind, wird das Aufrechte Qi geschwächt" ist nicht nur eine Verlaufsbeschreibung der Erkrankung in Abhängigkeit von diesen Veränderungen, sondern bestehende Tumoren können nach diesem Prinzip auch behandelt werden. Die moderne Forschung hat gezeigt, dass Arzneien zur Stützung des Aufrechten Qi und Kultivierung der Wurzel die Immunfunktion stärken und das Wachstum der Tumorzellen kontrollieren können (siehe Kapitel 4).

Die Muster identifizieren und die Ursachen der Erkrankung suchen

Der Therapeut muss den „Widerspruch" im spezifischen Charakter einer Krankheit oder eines Tumors auf der Basis einer Analyse des allgemeinen Krankheitszustandes lösen. Gewöhnlich haben Krebspatienten einen tastbaren Tumor oder Knoten, was der Bildung von Masse *(zheng jia)* oder Anhäufungen *(ji ju)* der Chinesischen Medizin entspricht. Die Ätiologie und Pathologie von Tumoren ist jedoch sehr variabel. Die Musteridentifizierung bei der Suche nach der Krankheitsursache erlaubt es daher dem Therapeuten, das Hauptmuster *(zhu zheng)* festzulegen, das die grundsätzliche Natur der Erkrankung reflektiert und ihre Entwicklung vorzeichnet, unabhängig davon, wie zahlreich oder schwerwiegend die Symptome sind.

Bei Diagnose und Therapie von Tumoren muss das Hauptmuster aus der komplexen Gruppe klinischer Manifestationen identifiziert werden. Hierbei genügt es nicht, sich nur auf die Anzahl und das Vorhandensein von Symptomen zu verlassen, sondern

es müssen ebenfalls die Ätiologie und Pathologie verglichen werden.
So werden zum Beispiel Patienten mit einem Tumor im Spätstadium ein relativ kompliziertes Krankheitsmuster aufweisen. Neben dem Tumor selbst können die Symptome Müdigkeit, Appetitmangel und Auszehrung sowie andere Manifestationen einer Milz-Leere einschließen. Wenn einmal die Milz-Leere als Hauptmuster identifiziert worden ist, kann das Prinzip des Regulierens von Milz und Magen mit entsprechenden Modifikationen angewendet werden und die Symptome werden sich verbessern.
In anderen Fällen zeigt sich vielleicht ein schmerzhafter Tumor, ein bitterer Geschmack im Mund, Völlegefühl und Blähung im Abdomen und Obstipation. Obwohl sich auch andere Muster zeigen, weist die Analyse der Befunde auf das Hauptprinzip der Blut-Stase und innerlich festsitzende Toxine hin, deren Behandlung eine Verminderung der Toxizität und Auflösung der Blut-Stase erfordert.
Es sollte dennoch beachtet werden, dass das ursprüngliche Hauptmuster im Verlauf der Erkrankung nicht immer das Hauptmuster bleibt; in einigen Fällen kann es zu drastischen Veränderungen kommen, in anderen Fällen kann es durch ein anfänglich untergeordnetes Muster ersetzt werden.
So sind zum Beispiel beim Magenkarzinom die Symptome Magenschmerz mit Verschlimmerung bei Druckausübung, Aufblähung, Völlegefühl und Unwohlsein im Magen, Knoten im Magen und verminderter Appetit Zeichen eines Blut-Stase-Musters im Innern, das durch Regulieren von Milz und Magen in Kombination mit Auflösung der Blut-Stase behandelt werden sollte. Wenn es während der Behandlung jedoch zu vermehrtem Auftreten von Blut im Stuhl oder Hämatemesis kommt, begleitet von Müdigkeit und einer blassen Gesichtsfarbe, so zeigt dies, dass sich das Hauptmuster von Blut-Stase zur Blutung gewandelt hat und nun nach dem Prinzip „die Blutungen stoppen" sowie „Qi und Blut tonisieren und vermehren" behandelt werden sollte.

Dieselbe Krankheit mit verschiedenen Methoden behandeln und verschiedene Krankheiten mit derselben Methode behandeln

Dieselbe Krankheit kann nach unterschiedlichen Prinzipien behandelt werden, wenn die Ätiologie und Pathologie oder ihre klinische Manifestation unterschiedlich sind. Der gleiche Tumor kann unterschiedliche Charakteristika und klinische Manifestation bei unterschiedlichen Patienten oder auch bei demselben Patienten zu unterschiedlichen Zeiten oder in unterschiedlichen Stadien der Krankheit aufweisen. Entsprechend der Chinesischen Medizin sind hier unterschiedliche Muster beteiligt und sollten dementsprechend behandelt werden.
Beim Bronchialkarzinom zum Beispiel werden Art und Manifestation des Karzinoms je nach Konstitution des Patienten, den Stadien der Krankheit (frühes, mittleres oder spätes) oder des zugrunde liegenden histologischen Typs (z. B. Plattenepithel- oder Adeno-Karzinom) unterschiedlich sein. Einige Patienten können trockenen Husten mit wenig Schleim, Brustschmerzen, Trockenheit in Mund und Kehle, subfebrile Temperaturen und Kraftlosigkeit aufweisen; das Hauptbehandlungsprinzip sollte daher hier das Nähren des Yin sein. Andere Patienten können einen Husten mit reichlich Schleim, Schmerzen und Druck in der Brust, aber ohne einen trockenen Mund aufweisen. Dies ist ein Schleim-Feuchte-Muster, das die Lungen blockiert, und das Hauptbehandlungsprinzip sollte sein, den Schleim umzuwandeln und die Lungen zu diffundieren.
Auf der anderen Seite können unterschiedliche Krankheiten, mit derselben Ätiologie, Pathologie oder klinischen Manifestation, nach denselben Prinzipien behandelt werden. Verschiedene häufig vorkommende Tumoren können dieselben Manifestationen oder Symptome haben. Muster von toxischen pathogenen Faktoren, die sich im Innern festsetzen, können zum Beispiel beim Leberzell- und Bronchialkarzinom sowie bei anderen Karzinomen auftreten; sie können alle nach dem Prinzip „pathogene Faktoren vertreiben" und „Toxizität vermindern" behandelt werden. Krebspatienten im Spätstadium mit Stase-Zeichen auf der Zunge und Tumoren im Innern zeigen die Charakteristika eines Blut-Stase-

Musters. Sie können nach dem Prinzip „das Blut stärken und Blut-Stase transformieren" behandelt werden, unabhängig von der Art des zugrundeliegenden Tumors.

Behandlung nach Person, Zeit und Ort

2

Wie auch bei anderen Krankheiten sollten Tumoren unter Berücksichtigung von Person, Zeit und Ort behandelt werden; d. h. es sollten Jahreszeit, Aufenthaltsort, Konstitution und Alter der Patienten Berücksichtigung finden. Unterschiede in der Umgebung und im Lebensstil, einschließlich Ernährungsvarianten scheinen sich auf die Physiologie, Pathologie und das Auftreten von Karzinomen auszuwirken. Anhand von Daten zeigt sich, dass die höchste Rate an Magenkarzinom in Japan zu finden ist, gefolgt von Chile und Finnland, während die USA weiter unten auf Platz 24 ist; jedoch zeigen sich viel höhere Raten an Dickdarmkarzinom in europäischen Ländern und in den USA als in Fernost.

Behandlung unter Berücksichtigung der Person

Behandlung entsprechend der Person bezieht das Alter des Patienten, das Geschlecht, die Konstitution und den Lebensstil mit ein. Männer und Frauen haben unterschiedliche physiologische und pathologische Charakteristika, und daher wird auch die Behandlung unterschiedlich sein. Bei der Behandlung von Karzinomen, die das weibliche reproduktive System betreffen, wie zum Beispiel Uterus, Zervix, Ovarien, Vagina oder Tuben und bei Trophoblastomen muss beim Einsatz der Arzneien oder Fertigarzneien mit Vorsicht vorgegangen werden. Wenn zum Beispiel Arzneien zum Aufbrechen der Blut-Stase verschrieben werden, muss während der Menstruation sehr vorsichtig behandelt werden, um Menorrhagien zu vermeiden.

Die Leber ist ein außerordentlich wichtiges Organ bei Frauen, die zu sich festsetzender Unterdrückung des Leber-Qi und Stagnation und Mangel von Leber-Blut neigen. Es sollten daher Arzneien, die die Leber ausleiten und das Qi regulieren, das Blut nähren und die Leber besänftigen, verwendet werden.

Die Essenz ist sehr wichtig für Männer, die zu Prostata- und Hodenkarzinom neigen. Es sollten daher Arzneien zur Vermehrung der Essenz eingesetzt werden.

Die physiologischen Funktionen und pathologischen Veränderungen variieren mit dem Lebensalter, und daher ist auch die Behandlung unterschiedlich. Tumoren treten häufiger bei älteren Menschen auf, da ihre Konstitution als Folge eines Mangels an Qi und Blut und einer Schädigung der Zang-Fu-Organe allmählich schwächer wird. Die meisten, bei älteren Menschen vorkommenden, Karzinome beruhen auf einer Schwächung des Aufrechten Qi (Zheng Qi), und daher sollte den Maßnahmen zur Stützung des Aufrechten Qi die besondere Aufmerksamkeit zukommen.

Auf der anderen Seite sind bei Kindern Qi und Blut noch nicht voll entwickelt und die Pathologie ändert sich schnell von Leere- zu Füllemustern. Das Auftreten von Karzinomen bei Kindern hat generell eine genetische Ursache und sollte durch Anreichern und Tonisieren des Nieren-Yin, Stärken der Milz und Vermehren des Qi, um das Aufrechte Qi zu unterstützen, sowie durch Klären der Hitze und Umwandeln von Schleim, um pathogene Faktoren auszuleiten, behandelt werden.

Individuen unterscheiden sich stark in ihrer Konstitution und ihrer Anfälligkeit für Kälte oder Hitze. Dieses reflektiert die funktionalen und pathologischen Charakteristika der Zang-Fu-Organe sowie von Qi und Blut in jedem Individuum und sollte entsprechend behandelt werden. Erkrankt ein Patient mit normaler Konstitution, wird er sich wahrscheinlich relativ schnell erholen und wenig oder keine Folgeerscheinungen aufweisen. Krankheiten, die diese Menschen befallen, werden am besten durch frühzeitiges Behandeln der pathogenen Faktoren therapiert, um so das Aufrechte Qi wiederherzustellen.

Qi und Blut stagnieren leicht bei Patienten mit einer melancholischen Disposition, die nach den Prinzipien „das Qi bewegen", „das Blut stärken" und „Blut-Stase transformieren" behandelt werden sollten. Bei Patienten, die unter Müdigkeit leiden, sind Qi und Blut wahrscheinlich geschädigt und erschöpft; hier sollten Maßnahmen zur Vermehrung des Qi und Nähren des Blutes (besonders durch Tonisieren von Milz und Nieren) zur Anwendung kommen.

Schleim-Feuchte kann bei übergewichtigen und inaktiven Menschen leicht stagnieren (sie ermüden leicht und scheinen wenig Kraft zu haben); die Behandlung sollte darauf abzielen, die Feuchtigkeit zu zerstreuen oder zu trocknen und den Schleim auszuleiten. Auf der anderen Seite leiden Menschen mit einer heißen oder trockenen Konstitution an einem Mangel an Yin-Flüssigkeiten und sollten daher durch Anreichern des Yin, Erzeugen von Körperflüssigkeiten und Befeuchten von Trockenheit behandelt werden. Das Behandlungsprinzip des Wärmens und Tonisierens von Yang Qi sollte bei jenem Menschen eingesetzt werden, die kälteempfindlich und lethargisch sind, da sie wahrscheinlich unter einer Schwäche des Yang Qi leiden.

Behandlung unter Berücksichtigung von Zeit und Ort

Die Behandlung unter Berücksichtigung des Ortes bezieht sich auf die geographische Lage, Umweltbedingungen und Verfügbarkeit von Nahrungsmitteln; die Behandlung unter Berücksichtigung der Zeit hingegen bedeutet, Klimaschwankungen miteinzubeziehen.

Krankheiten, die in kalter und trockener Umgebung in größerer Höhe auftreten, zeigen sich gewöhnlich als Trockenheit-Kälte-Muster und sollten mit scharfen und befeuchtenden Arzneien behandelt werden; obwohl die Schärfe Kälte zerstreut, kann sie Trockenheit erzeugen, die deswegen durch befeuchtende Arzneien ausgeglichen werden muss. Zusätzlich erhöht die wiederholte Exposition gegenüber starkem Sonnenlicht, besonders in großer Höhe, höchstwahrscheinlich das Risiko an Hautkrebs zu erkranken. Krankheiten, die in warmer oder heißer und feuchter Umgebung in tieferen Lagen auftreten, zeigen sich gewöhnlich als Feuchte-Hitze-Muster und sollten durch Klären der Hitze und Transformieren der Feuchtigkeit behandelt werden.

Wenn das Wetter wärmer wird, steigt das Yang Qi und die Gewebszwischenräume *(cou li)* sind locker und geöffnet. Unter diesen Bedingungen sollten scharfe, warme und zerstreuende Arzneien sehr vorsichtig eingesetzt werden, auch bei Patienten mit Kältemustern, um den Verbrauch von Qi und eine Verletzung des Yin durch Hervorrufen von zu viel Schwitzen zu vermeiden. In Herbst und Winter, wenn das Wetter kälter wird, nimmt das Yin stark zu, und das Yang schwächt sich mehr ab; die Gewebszwischenräume *(cou li)* schließen sich, das Yang Qi wird zurückgedrängt und im Innern verschlossen.

In diesen Jahreszeiten sollten, außer bei hohem Fieber, kalte und kühlende Arzneien sehr vorsichtig verschrieben werden, um so zu verhindern, dass das Bitter-Kalte das Yang verletzt.

Tritt dieselbe Erkrankung in derselben Jahreszeit, aber an unterschiedlichen geographischen Orten auf, so ist auch die Behandlung unterschiedlich. Bei schweren Kälte-Mustern in Nordwestchina, wo das Klima das ganze Jahr über trocken und im Winter sehr kalt ist, werden oft hohe Dosen von *Fu Zi** (Radix Lateralis Aconiti Carmichaeli Praeparata) und *Rou Gui* (Cortex Cinnamomi Cassiae) eingesetzt, während in Südostchina, wo das Klima mild und feucht ist, *Ba Ji Tian* (Radix Morindae Officinalis) und *Yin Yang Huo* (Herba Epimedii) ausgewählt werden.

Der Kontakt mit Karzinogenen wie Blei, Cadmium, Aluminium, Arsen, Phosphor, Fluorinen oder Asbest sollte ebenfalls berücksichtigt werden.

2

Allgemeine Methoden der Tumortherapie mit Chinesischer Medizin

Als allgemein geltende Regel sollte die Basistherapie bei Karzinomen im Früh- oder mittleren Stadium der Zerstreuung pathogener Faktoren dienen, da diese Patienten noch eine relativ starke Konstitution haben und das Aufrechte Qi (Zheng Qi) noch nicht so geschwächt ist.

Wenn sich das Karzinom vom mittleren zum Spätstadium entwickelt, wird das Aufrechte Qi schwächer und leerer und hier sollte durch gleichzeitiges Supplementieren und Angreifen, d. h. durch Stützen des Aufrechten Qi und Ausleiten der Krebstoxine, behandelt werden. Der Schwerpunkt kann sich jederzeit je nach der speziellen Situation der Krankheit ändern: das Hauptbehandlungsprinzip kann das Supplementieren des Mangels sein, begleitet durch das Stützen des Aufrechten Qi oder anders herum; oder beiden Prinzipien wird gleiche Bedeutung beigemessen.

Im Karzinomspätstadium wird das Aufrechte Qi bereits stark vermindert und zu schwach sein, um einer aggressiven Behandlung zu widerstehen; das Hauptbehandlungsprinzip wird daher sein, das Aufrechte Qi zu stützen, unter zusätzlicher Verabreichung geringer Mengen an Arzneien zur Vertreibung pathogener Faktoren.

Die Konstitution von Karzinompatienten, bei denen der Tumor bereits chirurgisch entfernt wurde, oder die sich einer Strahlen- oder Chemotherapie unterzogen haben, wird zwangsläufig bis zu einem gewissen Grad geschädigt sein, auch wenn der Tumor entfernt oder unter Kontrolle gebracht wurde; unter diesen Umständen sollte die Behandlung darauf abzielen, das Aufrechte Qi zu unterstützen und Milz und Magen zu regulieren.

Außer in Fällen einer kompletten chirurgischen Entfernung des Karzinoms in einem frühen Stadium können Krebstoxine nach chirurgischer Behandlung, Strahlen- oder Chemotherapie zurückbleiben und so ein Rezidiv oder eine Metastasierung des Karzinoms verursachen. Unter diesen Umständen ist es besser, die Behandlungsprinzipien „Stützen des Aufrechten Qi“ und „Zerstreuen pathogener Faktoren“ zu kombinieren.
Darüber hinaus vermindert die Anwendung von Maßnahmen zur Stützung des Aufrechten Qi und Regulierung von Milz und Magen während einer Strahlen- oder Chemotherapie nicht nur die Nebenwirkungen der Behandlung, sondern sie stärkt auch die Immunitätslage des Patienten. Durch Hinzufügen kleiner Mengen an Arzneien zur Verminderung der Toxizität kann zudem auch die Wirkung der Strahlen- und Chemotherapie bei der Karzinombehandlung verstärkt werden.

Arzneitherapie

Das Aufrechte Qi (Zheng Qi) stützen und die Wurzel kultivieren

Das Behandlungsprinzip „das Aufrechte Qi (Zheng Qi) stützen und die Wurzel kultivieren“, ist abgeleitet von den allgemeinen Behandlungsprinzipien, eine Schwäche durch Ergänzen sowie eine Leere und eine Schädigung durch Tonisieren oder Stärken zu behandeln. Die klinische Praxis zeigt, dass das Supplementieren der Schwäche und die Stützung des Aufrechten Qi dazu beitragen können, die Karzinomentwicklung zu kontrollieren.

Das Qi ergänzen und das Blut nähren

Theoretische Basis: Qi und Blut sind die Basissubstanzen, die den menschlichen Körper ausmachen und am Leben erhalten. Sie entspringen der Essenz von Wasser und Getreide und der Qi-Essenz der Nieren und sind physiologisch voneinander abhängig. Qi ist der Befehlshaber des Blutes und das Blut ist die Mutter des Qi. Die normalen Aktivitäten des menschlichen Körpers hängen von der Harmonie zwischen Qi und Blut ab. Wenn sich ein maligner Tumor gebildet hat, wird Qi ständig verbraucht und das Blut ununterbrochen geschädigt. Chirurgische Behandlung, Strahlen- und Chemotherapie schädigen das Aufrechte Qi (Zheng Qi) und führen zu einem Mangel an Qi und Blut. Das Behandlungsprinzip, Qi zu ergänzen und Blut zu nähren, basiert auf der Theorie, dass Qi und Blut eine gemeinsame Quelle haben und dass das Yin anwächst, wenn das Yang entsteht. Das Ergänzen von Qi und Blut nährt den Körper und stärkt die physiologischen Funktionen. Daher wird dieses Behandlungsprinzip oft bei der Behandlung von Tumoren eingesetzt.
Indikationen: Mangel an Qi und Blut, zum Beispiel als Folge des Verbrauches von Qi und Blut im mittleren und späten Krebsstadium mit Symptomen wie Schwindel, Kurzatmigkeit, geringe Neigung zu sprechen, Mangel an Kraft, spontanes Schwitzen, eine blassweiße oder fahlgelbe Gesichtsfarbe, Palpitationen, Schlaflosigkeit, blasse Lippen, Zunge und Nägel, trockenes Haar oder Haarausfall, eine blasse und weiche Zunge und ein fadenförmiger und schwacher Puls.
Dieses Behandlungsprinzip ist auch indiziert bei einem Verbrauch von Qi und Blut nach chirurgischer Behandlung, Strahlen- oder Chemotherapie und einer daraus resultierenden Schwäche und Leere von Qi und Blut.

Häufig verwendete Arzneien

- *Ren Shen* (Radix Ginseng) oder
- *Hong Shen* (Radix Ginseng Rubra) oder
- *Bai Shen* (Radix Ginseng Alba) als Alternativen
- *Xi Yang Shen** (Radix Panacis Quinquefolii)
- *Dang Shen* (Radix Codonopsitis Pilosulae)
- *Huang Qi* (Radix Astragali seu Hedysari)
- *Bai Zhu* (Rhizoma Atractylodis Macrocephalae)
- *Fu Ling* (Sclerotium Poriae Cocos)
- *Huang Jing* (Rhizoma Polygonati)
- *Shan Yao* (Rhizoma Dioscoreae Oppositae)
- *Dang Gui* (Radix Angelicae Sinensis)
- *Bai Shao* (Radix Paeoniae Lactiflorae)
- *Gou Qi Zi* (Fructus Lycii)
- *Shu Di Huang* (Radix Rehmanniae Glutinosae Conquita)
- *E Jiao*‡ (Gelatinum Corii Asini)
- *Dan Shen* (Radix Salviae Miltiorrhizae)
- *Da Zao* (Fructus Ziziphi Jujubae)
- *Zhi He Shou Wu* (Radix Polygoni Multiflori Praeparata)
- *Long Yan Rou* (Arillus Euphoriae Longanae)
- *Gan Cao* (Radix Glycyrrhizae)

Anwendungen

- Das Prinzip, Qi zu ergänzen und das Blut zu nähren, ist geeignet, einen Mangel sowohl von Qi als auch von Blut zu behandeln. Da jedoch das

Sammel-Qi *(Zong Qi)* unzureichend ist, ist das Qi zu schwach, um zu bewegen, und eine Qi-Stagnation wahrscheinlich. Daher können kleine Mengen an Arzneien, die das Qi bewegen, hinzugefügt werden.
- Da ein Qi-Mangel in der Regel zu einer Blut-Stase führt, sollten Arzneien zur Stärkung des Blutes und Umwandlung von Blut-Stase hinzugefügt werden. Sie verstärken nicht nur den Effekt, das Qi zu tonisieren und Blut zu erzeugen, sondern sie verbessern auch die Blutzirkulation und schränken das Wachstum und die Entwicklung des Tumors ein.
- Bei einer Fülle von pathogenen Faktoren sollten Arzneien zur Ausleitung pathogener Faktoren dem Rezept hinzugefügt werden.

Das Yin anreichern und das Blut nähren

Theoretische Basis: Die Nieren bewahren die Essenz auf und beherbergen das Wahre Yin (Nieren-Yin) und das Wahre Yang (Nieren-Yang). Das Nieren-Yin ist die Grundlage aller Yin-Flüssigkeiten im Körper; es nährt und befeuchtet den Körper und die Zang-Fu-Organe, füllt und nährt Gehirn, Knochenmark und Knochen und kontrolliert das Aufflammen des Feuers aufgrund von Yang-Hyperaktivität, um die normalen Aktivitäten des Körpers aufrecht zu erhalten. In den späteren Krebsstadien ist die Yin-Essenz fast völlig verbraucht. Das Behandlungsprinzip, das Yin anzureichern und das Blut zu nähren, ist abgeleitet von dem Grundprinzip, eine Schwäche der Essenz mit entsprechenden Arzneien zu supplementieren.

Indikationen: Muster von Blut- und Nieren-Yin-Mangel, die sich im mittleren oder Spätstadium der Krebserkrankung mit Symptomen wie Fieber, Infektion, Toxinen im Blut, ulzerierenden Tumoren mit Exsudat zeigen und schließlich zu einer Leere der Yin-Flüssigkeiten führen; diese Symptome können durch Hämoptysis, Blut im Stuhl, Epistaxis oder andere Blutungsmuster begleitet werden.

Dieses Behandlungsprinzip ist auch indiziert für Mangelmuster von Yin und Blut mit Symptomen und Zeichen wie intermittierendem Fieber, Trockenheit von Mund und Kehle, Hitzegefühlen in der Brust, an den Fußsohlen und Handflächen, Schwindel und Tinnitus, Verstopfung, erniedrigten Blutwerten (Blutbild) und einem roten Zungenkörper ohne Belag.

Häufig verwendete Arzneien

- *Shu Di Huang* (Radix Rehmanniae Glutinosae Conquita)
- *Dang Gui* (Radix Angelicae Sinensis)
- *Bai Shao* (Radix Paeoniae Lactiflorae)
- *Nü Zhen Zi* (Fructus Ligustri Lucidi)
- *Zhi He Shou Wu* (Radix Polygoni Multiflori Praeparata)
- *Long Yan Rou* (Arillus Euphoriae Longanae)
- *Da Zao* (Fructus Ziziphi Jujubae)
- *Ji Xue Teng* (Caulis Spatholobi)
- *Zi He Che*‡ (Placenta Hominis)
- *Gou Qi Zi* (Fructus Lycii)
- *Gui Ban Jiao** (Gelatinum Plastri Testudinis)
- *Xuan Shen* (Radix Scrophulariae Ningpoensis)
- *Sha Shen* (Radix Glehniae seu Adenophorae)

Anwendungen

- Das Prinzip „Yin anreichern und Blut nähren" ist geeignet, Muster von Blut-Mangel und einen Mangel an Nieren-Yin zu behandeln. Die meisten für diesen Zweck eingesetzten Arzneien sind klebrig, schwer in ihrer Substanz und von kühler Natur; sie können den Magen blockieren und die Feuchtigkeit verstärken, wenn sie über lange Zeit eingenommen werden. Daher werden normalerweise Arzneien zur Stärkung der Milz und zur Regulation des Qi hinzugefügt, um Blähungen des Abdomens und eine Minderung des Appetits zu vermeiden.
- In Fällen von Leere-Hitze sollten der Rezeptur Arzneien zur Klärung von Leere-Hitze hinzugefügt werden.
- Dieses Behandlungsprinzip ist kontraindiziert bei Patienten mir einer Milz-Schwäche und weichem Stuhl.

Das Yin nähren und Körperflüssigkeiten erzeugen

Theoretische Basis: Hat sich ein Tumor einmal gebildet, werden sich zäher Schleim und stagnierendes Blut festsetzen und Hitze-Toxine im Innern akkumulieren. Die Schädigung und Erschöpfung der Yin-Flüssigkeiten wird sich durch ihren Verbrauch und unzureichende Ernährung im Verlauf der Krankheit weiter verschlimmern, oder durch den Verlust von Körperflüssigkeiten während einer chirurgischen Behandlung, durch Erbrechen und Durchfall während einer Chemotherapie und durch Strahlentherapie, die Feuer verursacht, welches das Yin versengt. Erschöpfung und Schädigung der Yin-Flüssigkeiten können den Krebs verstärken. Dies führte zu der

Aussage: „So lange die Körperflüssigkeiten bewahrt werden, sind die Überlebenschancen besser." Das Behandlungsprinzip, das Yin zu nähren und Körperflüssigkeiten zu erzeugen, wird daher in der Karzinomtherapie eingesetzt, um das Yin zu nähren, Hitze zu klären, Körperflüssigkeiten zu erzeugen und Trockenheit zu befeuchten.
Indikationen: Bei Mustern innerer Hitze aufgrund von Yin-Mangel in der Spätphase von Krebserkrankungen, in der der Körper erschöpft ist und Hitze-Toxine im Übermaß vorhanden sind, oder nachdem eine Strahlentherapie die Yin-Flüssigkeiten versengt hat. Die Symptome sind u. a. Auszehrung, subfebrile Temperaturen am Nachmittag, Hitzesensationen in den Handflächen und Fußsohlen, Trockenheit in Mund und Kehle (möglicherweise zusammen mit Blut durchsetztem Schleim), Obstipation, rötlicher Urin, Schlafstörungen, ein roter Zungenkörper mit dünnem Belag und ein fadenförmiger, drahtiger und schneller Puls.

Häufig verwendete Arzneien

- *Bei Sha Shen* (Radix Glehniae Littoralis)
- *Tian Men Dong* (Radix Asparagi Cochinchinensis)
- *Mai Men Dong* (Radix Ophiopogonis Japonici)
- *Tian Hua Fen* (Radix Trichosanthis)
- *Shi Hu** (Herba Dendrobii)
- *Yu Zhu* (Rhizoma Polygonati Odorati)
- *Xuan Shen* (Radix Scrophulariae Ningpoensis)
- *Shan Yao* (Rhizoma Dioscoreae Oppositae)
- *Sheng Di Huang* (Radix Rehmanniae Glutinosae)
- *Gou Qi Zi* (Fructus Lycii)
- *Zhi Mu* (Rhizoma Anemarrhenae Asphodeloidis)
- *Bie Jia** (Carapax Amydae Sinensis)
- *Wu Mei* (Fructus Pruni Mume)
- *Wu Wei Zi* (Fructus Schisandrae)

Anwendungen

- Diese Methode ähnelt dem Anreichern von Yin und Nähren des Blutes, sie wird aber häufiger bei unzureichenden Körperflüssigkeiten verwendet, um etwa bei Bronchialkarzinom sowie Karzinomen von Nasopharynx, Larynx und Ösophagus das Yin von Lunge und Magen zu nähren.
- Arzneien, die das Yin nähren, sind nährstoffreich und schwer und sollten bei Patienten mit einer Schwäche von Milz und Magen, innerer Blockierung durch Schleim-Feuchte, geblähtem Abdomen und weichen Stühlen nur vorsichtig eingesetzt werden.
- Arzneien zur Stärkung der Milz und Regulation des Qi können hinzugefügt werden, um die Rezeptur reichhaltig zu gestalten, ohne schwer zu werden, und zu supplementieren, ohne eine Stagnation hervorzurufen.

Die Nieren wärmen und das Yang stärken

Theoretische Basis: Das Leben manifestiert sich nicht nur in der materiellen Form des physischen Körpers, sondern auch in der immateriellen Form des Yang Qi. Entstehung und Entwicklung von Krebs stehen in Beziehung zu einer Schwäche des Yang Qi, die wiederum auf einer Nierenschwäche beruht, welche die Funktion des Immunsystems beeinträchtigt. Das Behandlungsprinzip, die Nieren zu wärmen und das Yang zu stärken, trägt dazu bei, die Krankheitssymptome zu verbessern und das Immunsystem zu stärken und kann die Entwicklung von Tumoren verhindern.
Indikationen: Schwäche des Nieren-Yang bei Karzinomen im mittleren oder Spätstadium, nach Chemo- oder Strahlentherapie oder bei älteren Patienten nach chirurgischer Behandlung von an den Krebs angrenzenden Strukturen wie z. B. beim Ovarialkarzinom. Die Symptome sind u. a. typischerweise ein kalter Körper und kalte Gliedmaßen, mentale und physische Erschöpfung, generalisierte Schmerzen, Kälte und Schmerzen im unteren Rücken, häufiges Wasserlassen mit klarem Urin, dünne und weiche Stühle, ein blasser und vergrößerter Zungenkörper mit dünnem weißen Belag und ein tiefer und fadenförmiger Puls.

Häufig verwendete Arzneien

- *Fu Zi** (Radix Lateralis Aconiti Carmichaeli Praeparata)
- *Yin Yang Huo* (Herba Epimedii)
- *Xian Mao* (Rhizoma Curculiginis Orchioidis)
- *Ba Ji Tian* (Radix Morindae Officinalis)
- *Bu Gu Zhi* (Fructus Psoraleae Corylifoliae)
- *Rou Cong Rong* (Herba Cistanches Deserticolae)
- *Dong Chong Xia Cao*‡ (Cordyceps Sinensis)
- *Du Zhong* (Cortex Eucommiae Ulmoidis)
- *Xu Duan* (Radix Dipsaci)

Anwendungen

- „Diejenigen, die erfahren im Stärken des Yang sind, müssen das Yang im Yin suchen." Wenn im Spätstadium der Karzinomerkrankung eine Yang-Schwäche von einer Yin-Schwäche begleitet wird, sollten Arzneien zur Wärmung der Nieren und Stärken

des Yang gleichzeitig mit Arzneien, die Yin supplementieren und die Nieren stärken, verschrieben werden, so dass das Yang Unterstützung findet.
- Da aber andererseits die Arzneien zum Wärmen der Nieren und Stärken des Yang warm und trocken sind, sollten sie bei Mustern mit übermäßiger Yin-Leere-Hitze mit Vorsicht eingesetzt werden, um nicht das Feuer beim Ersticken des Yin zu unterstützen.

Die Milz stärken und den Magen harmonisieren

Theoretische Basis: Milz und Magen sind die Quelle der Transformation von Qi und Blut, die Wurzel des Späteren Himmels. Im *Zhu Bing Yuan Hou Lun* [Eine allgemeine Abhandlung über die Ursachen und Symptome von Krankheiten] steht: „Menschen mit einer Schwäche oder gestörten Funktionen von Milz und Magen leiden wahrscheinlicher an einer Krankheit aufgrund von Stauungen.“
Das Regulieren von Milz und Magen funktioniert nicht nur bei der Behandlung pathologischer Veränderungen in diesen beiden Organen, sondern auch bei Schwächung oder Schädigung anderer Zang-Fu-Organe. Nach Li Gao (1180–1251), Autor des *Pi Wei Lun* [Eine Abhandlung über Milz und Magen], „beruhigt die Behandlung von Milz und Magen die fünf Zang-Organe. Ein erfahrener Therapeut muss in der Lage sein, Milz und Magen zu regulieren und zu harmonisieren.“ Dies erklärt, warum TCM-Therapeuten die Bedeutung des Milz-Mangels bei Knoten und Schwellungen, wie sie bei Krebs beobachtet werden, betonen und solche Zustände durch Stärken der Milz und Vermehren des Qi behandeln.
Das Prinzip, die Milz zu stärken und den Magen zu harmonisieren, sollte während der Karzinomtherapie beibehalten werden, besonders bei Krebs im Spätstadium oder nach chirurgischer Behandlung, Strahlen- oder Chemotherapie, da große Mengen an Qi und Blut verbraucht worden sind und Nahrung sich angesammelt und im Magen gestaut haben wird.
Indikationen: Mangel-Muster von Milz- und Magen-Qi; zum Beispiel wenn die Funktionen dieser Organe im mittleren und Spätstadium der Karzinomentwicklung oder nach einer Chemotherapie gestört sind. Die Symptome beinhalten verminderten Appetit, geblähtes Abdomen nach dem Essen, Übelkeit und Erbrechen, Mattigkeit, Kurzatmigkeit, weiche Stühle, einen blassen und vergrößerten Zungenkörper mit Zahneindrücken am Rand, einen dünnen, weißen Belag und einen fadenförmigen und schwachen Puls.
Dieses Behandlungsprinzip kann auch vor einer chirurgischen Behandlung angewendet werden, um die Wurzel zu kultivieren und den Körper zu stärken, und danach, um Komplikationen des Verdauungssystems zu reduzieren.

Häufig verwendete Arzneien

- *Dang Shen* (Radix Codonopsitis Pilosulae)
- *Ren Shen* (Radix Ginseng)
- *Tai Zi Shen* (Radix Pseudostellariae Heterophyllae)
- *Huang Qi* (Radix Astragali seu Hedysari)
- *Bai Zhu* (Rhizoma Atractylodis Macrocephalae)
- *Shan Yao* (Rhizoma Dioscoreae Oppositae)
- *Chao Bai Bian Dou* (Semen Dolichoris Lablab, pfannengebraten)
- *Fu Ling* (Sclerotium Poriae Cocos)
- *Yi Yi Ren* (Semen Coicis Lachryma-jobi)
- *Chen Pi* (Pericarpium Citri Reticulatae)
- *Da Zao* (Fructus Ziziphi Jujubae)
- *Zhi Gan Cao* (Radix Glycyrrhizae, gebraten mit Honig)

Anwendungen

- Das Prinzip, die Milz zu stärken und den Magen zu harmonisieren, ist darauf ausgerichtet, einen Mangel an Milz- und Magen-Qi zu behandeln; ein Milz-Mangel zeigt sich jedoch auch in einer Störung der normalen Funktion des Transportierens und Transformierens von Wasser und Feuchtigkeit.
- Bei Milz-Mangel mit stagnierender Feuchtigkeit und einer Störung der funktionalen Qi-Aktivitäten füge man Arzneien zur Umwandlung der Feuchtigkeit und zum Bewegen des Qi hinzu.
- Bei Milz-Mangel und Ansammlung von Feuchtigkeit, die sich als Ödeme, Pleuraerguss oder Aszites zeigen, füge man Arzneien, die das Wasser bewegen, hinzu.
- Bei Milz-Mangel mit Schleimentstehung füge man Arzneien zur Umwandlung von Schleim hinzu.
- Bei Milz-Mangel mit sinkendem Qi füge man Arzneien hinzu, die das Qi nach oben bringen.
- Bei mangelndem Magen-Yin nach Strahlen- oder Chemotherapie sollten der Rezeptur Arzneien zum Nähren des Magen-Yin hinzugefügt werden.
- Arzneien zum Regulieren des Qi und Zerstreuen von Nahrungsstau werden oft ebenfalls denjenigen Mitteln hinzugefügt, die die Milz stärken und den Magen harmonisieren.
- Dieses Behandlungsprinzip ist kontraindiziert bei Fülle-Mustern.

Die Milz stärken und die Nieren tonisieren

Theoretische Basis: Die Nieren sind die Wurzel der angeborenen Konstitution (Früherer Himmel), beherbergen das Wahre Yin (Nieren-Yin) und das Wahre Yang (Nieren-Yang) und sind die Quelle von Yin Qi und Yang Qi. Die Milz ist die Wurzel der erworbenen Konstitution (Späterer Himmel) und die Quelle der Erzeugung und Transformation von Qi und Blut.

Die kontinuierliche Wiederauffüllung und Transformation des Essenz-Qi in den Nieren hängt von der erworbenen Essenz durch Getreide und Wasser ab, die Milz hingegen, die Transport und Transformation dieser Essenz regiert, hängt von der wärmenden Bewegung des Yang Qi in den Nieren ab. Mangel und Schädigung in Milz und Nieren haben einen direkten Bezug zu Entstehung und Entwicklung von Tumoren, da die Milz Feuchtigkeit und Schleim hervorbringt und Blut-Stase erzeugt, die Qi und Blut ihrer Quelle berauben.

Immer wenn die Zang-Organe geschädigt werden, sind die Nieren unweigerlich betroffen. Wenn die Nieren schwach sind, werden sie ihre Funktion des Wärmens und Transformierens verlieren, und Wasser und Feuchtigkeit werden sich unkontrolliert ausbreiten. Zusätzlich werden die durch die Milz verursachte Qi-Stagnation und Blut-Stase die den Krebs betreffenden pathologischen Veränderungen verschlimmern. Eine Schwäche von Milz und Nieren wird schließlich zu Schwäche und Leere des Aufrechten Qi (Zheng Qi) und einem Übermaß an pathogenen Faktoren führen. Dieses Muster ist sehr deutlich sichtbar im Spätstadium von Krebs.

Ein Stärken der Milz verhilft dazu, die Funktionen von Milz und Magen wieder so zu normalisieren, dass die Essenz von Wasser und Getreide im ganzen Körper verteilt wird und die Quelle der Transformation von Qi und Blut gut gefüllt ist. Das Tonisieren der Nieren ermöglicht dem Wahren Yin und dem Wahren Yang zu den Nieren zurückzukehren, das Milz-Qi wird gewärmt und gestärkt, und die Nieren-Essenz füllt das Knochenmark. Das Supplementieren und Tonisieren von Milz und Nieren trägt zur Erholung des Wahren Qi und zur Resistenz gegen pathogene Faktoren bei und hilft dem Körper, den Krebs zu bekämpfen.

Indikationen: Muster von Milz- und Nieren-Schwäche, zum Beispiel Erschöpfung nach langer Krankheit wie bei Krebs im Spätstadium oder Schädigung von Milz und Nieren, Mangel an Qi und Blut und das Unvermögen der Essenz, den Marksee (Gehirn) nach chirurgischen Eingriffen, Strahlen- oder Chemotherapie zu nähren. Die Symptome sind u. a. Auszehrung, Mangel an Kraft, eine gelblich-fahle Gesichtsfarbe, Schwindel, Tinnitus, mentale Unruhe, Kurzatmigkeit und geringe Neigung zu sprechen, verminderter Appetit, geblähtes Abdomen und kalte Extremitäten, eine aufgedunsene Schwellung der Glieder und weiche Stühle, eine blasse Zunge mit einem schmierigen Belag und ein tiefer und fadenförmiger Puls.

Häufig verwendete Arzneien

- *Ren Shen* (Radix Ginseng)
- *Dang Shen* (Radix Codonopsitis Pilosulae)
- *Bai Zhu* (Rhizoma Atractylodis Macrocephalae)
- *Fu Ling* (Sclerotium Poriae Cocos)
- *Huang Qi* (Radix Astragali seu Hedysari)
- *Shan Yao* (Rhizoma Dioscoreae Oppositae)
- *Gan Cao* (Radix Glycyrrhizae)
- *Rou Gui* (Cortex Cinnamomi Cassiae)
- *Rou Cong Rong* (Herba Cistanches Deserticolae)
- *Yin Yang Huo* (Herba Epimedii)
- *Tu Si Zi* (Semen Cuscutae)
- *Bu Gu Zhi* (Fructus Psoraleae Corylifoliae)
- *Ba Ji Tian* (Radix Morindae Officinalis)
- *Gou Qi Zi* (Fructus Lycii)
- *Nü Zhen Zi* (Fructus Ligustri Lucidi)
- *He Shou Wu* (Radix Polygoni Multiflori)
- *Shu Di Huang* (Radix Rehmanniae Glutinosae Conquita)
- *Huang Jing* (Rhizoma Polygonati)
- *Zi He Che*‡ (Placenta Hominis)
- *Shan Zhu Yu* (Fructus Corni Officinalis)
- *Sheng Di Huang* (Radix Rehmanniae Glutinosae)

Anwendungen

Dieses Behandlungsprinzip ist ausgerichtet auf Mangelmuster von Milz und Nieren; bei der Auswahl jener Arzneien, die denjenigen zur Stärkung von Milz und Nieren hinzugefügt werden sollen, muss bestimmt werden, ob die Milz-Schwäche oder die Nieren-Schwäche vorherrscht und ob die Nieren-Yin- oder die Nieren-Yang-Schwäche stärker ist.

Das Yang darf nicht übermäßig supplementiert werden, um das Yin nicht zu schädigen und das Blut nicht zu reizen; genauso sollten bei der Supplementierung des Yin reichhaltige und überladene Arzneien nicht übermäßig eingesetzt werden.

Arzneien zur Unterstützung der Verdauung sollten denjenigen zur Stärkung der Milz hinzugefügt werden, so dass sich die angeborene und die erworbene

Konstitution gegenseitig stärken und Qi, Blut, Essenz und Mark erzeugt und transformiert werden können. Auf diese Weise wird das Aufrechte Qi (Zheng Qi) wiederhergestellt und pathogene Faktoren entfernt.
Die Behandlungsmethode, das Aufrechte Qi (Zheng Qi) zu stützen und die Wurzel zu kultivieren, ist in der Karzinomtherapie sehr wichtig, da die Stärke des Aufrechten Qi über die Überlebenschancen des Patienten entscheidet. Die oben beschriebenen Behandlungsprinzipien können – abhängig von der speziellen Konstitution des Patienten – modifiziert oder mit anderen Prinzipien kombiniert werden, zum Beispiel durch gleichzeitiges Supplementieren von Lunge und Milz, Leber und Nieren oder Qi und Blut. Das Stützen des Aufrechten Qi und das Konsolidieren der Wurzel stärkt die physiologischen Funktionen von Yin und Yang, Qi und Blut, den Leitbahnen, den Netzgefäßen und den Zang-Fu-Organen und damit die Immunfunktionen des Körper, so dass auf diese Weise sowohl das Aufrechte Qi gestützt als auch pathogene Faktoren ausgeleitet werden können.

Pathogene Faktoren ausleiten, um das Karzinom zu bekämpfen

Die TCM betrachtet Tumoren als die lokale Manifestation einer systemischen Krankheit. Obwohl eine Schwäche des Aufrechten Qi (Zheng Qi) der grundlegende Faktor bei der Entstehung von Tumoren ist, sind andere Ursachen wie Qi-Stagnation, Blut-Stase, Verfestigung von Schleim und Bindung von Hitze-Toxinen beteiligt. Daher sind Maßnahmen, die auf eine Regulierung der Körperfunktionen durch Stützen des Aufrechten Qi und Kultivieren der Wurzel abzielen, allein nicht ausreichend, um einen befriedigenden Behandlungserfolg zu erzielen. Andere Maßnahmen müssen hinzugefügt werden, um „Fülle durch Ausleiten, pathogene Faktoren durch direkten Angriff, Festgesetztes durch Zerstreuen und Härte durch Aufweichen" zu behandeln, um pathogene Faktoren auszuleiten und das Aufrechte Qi wiederherzustellen.

Die Leber ausleiten und das Qi regulieren

Theoretische Basis: In der TCM ist eine innere Schädigung durch die Sieben Emotionen ein bedeutsamer Faktor bei der Entstehung und Entwicklung von Karzinomen. Klinische Beobachtungen weisen darauf hin, dass lang andauernde emotionale Stimuli oder plötzliche, starke emotionale Störungen zu Leberzell-, Mamma- und Ovarialkarzinom prädisponieren; zahlreiche Fallstudien konnten einen Zusammenhang mit emotionalen Faktoren belegen. Wurde ein Tumor diagnostiziert, erfahren viele Patienten intensive Emotionen wie z. B. Angst; sie schlafen schlecht und ihr Appetit ist vermindert. Die Körperabwehr ist daher geschwächt und die Krankheit wird weiter fortschreiten. In der Zwischenzeit wird die gebildete Wucherung die Leitbahnen und Netzgefäße blockieren, das Auf- und Absteigen, das Öffnen und Schließen des Qi stören und die Situation verschlechtern. Daher sind Unterdrückung und Stagnation des Qi als Folge einer inneren Schädigung durch die Sieben Emotionen ein weiterer wichtiger Faktor bei der Entstehung und Entwicklung von Karzinomen.
Die Leber auszuleiten und das Qi zu regulieren kann die funktionalen Aktivitäten des Qi regulieren, so dass Qi und Blut wieder frei fließen können; wenn Qi und Blut in Harmonie sind, können pathogene Faktoren beseitigt und der Körper beim Kampf gegen das Karzinom unterstützt werden.
Indikationen: Muster von Qi-Unterdrückung und -Stagnation bei Karzinompatienten wie Depression und Festsitzen des Leber-Qi, was sich durch eine depressive, pessimistische oder verzweifelte Stimmung zeigt, ebenso durch Druck in der Brust mit häufigem Seufzen, Blähungen und Völlegefühl oder Schmerz im Hypochondrium, vermindertem Appetit, Blähungen und Völlegefühl im Epigastrium oder Abdomen, Reizbarkeit und Ruhelosigkeit, Schlaflosigkeit, menstruellen Unregelmäßigkeiten und Ziehen und Schmerzen in der lumbosakralen Region.
Dieses Behandlungsprinzip ist auch geeignet bei fokaler Blähung und Völlegefühl in Brust und Epigastrium, Aufstoßen sowie Übelkeit und Erbrechen bei Magen- und Ösophaguskarzinom; bei Blähungen und Völlegefühl im unteren Abdomen und bei Tenesmus durch Kolonkarzinom; bei Schmerzen in der Leberregion, ziehenden Schmerzen in der Brust und geschwollenen Lymphknoten beim Mammakarzinom.

Häufig verwendete Arzneien

- *Chen Pi* (Pericarpium Citri Reticulatae)
- *Ju Ye* (Folium Citri Reticulatae)
- *Zhi Ke* (Fructus Citri Aurantii)

- *Fo Shou* (Fructus Citri Sarcodactylis)
- *Chuan Lian Zi* (Fructus Meliae Toosendan)
- *Xiang Fu* (Rhizoma Cyperi Rotundi)
- *Xiang Yuan* (Fructus Citri Medicae seu Wilsonii)
- *Qing Pi* (Pericarpium Citri Reticulatae Viride)
- *Zhi Shi* (Fructus Immaturus Citri Aurantii)
- *Mu Xiang** (Radix Aucklandiae Lappae)
- *Yan Hu Suo* (Rhizoma Corydalis Yanhusuo)
- *Da Fu Pi* (Pericarpium Arecae Catechu)
- *Yu Jin* (Radix Curcumae)
- *Dao Dou Zi* (Semen Canavaliae)
- *Ba Yue Zha* (Fructus Akebiae)
- *Da Hui Xiang* (Fructus Anisi Stellati)
- *Chen Xiang* (Lignum Aquilariae Resinatum)
- *Hou Po* (Cortex Magnoliae Officinalis)
- *Ding Xiang* (Flos Caryophylli)
- *Bai Dou Kou* (Fructus Amomi Kravanh)
- *Mei Gui Hua* (Flos Rosae Rugosae)
- *Gou Qi Zi* (Fructus Lycii)
- *Jiu Xiang Chong*‡ (Aspongopus)

Anwendungen

Das Behandlungsprinzip, die Leber auszuleiten und das Qi zu regulieren, wird eingesetzt bei Unterdrückung und Stagnation des Leber-Qi und Schädigung der funktionalen Qi-Aktivitäten und sollte nach dem Muster der Erkrankung modifiziert oder mit anderen Behandlungsprinzipien kombiniert werden:

- Bei Leber-Unterdrückung, die sich in Hitze wandelt, kombiniere man mit Arzneien, die die Hitze aus der Leber klären und Feuer ausleiten.
- Bei Leber-Unterdrückung, die zur Schwäche tendiert, kombiniere man mit Arzneien, die das Qi supplementieren und das Blut nähren.
- Bei Qi-Stagnation und Blut-Stase kombiniere man mit Arzneien, die das Blut stärken und Blut-Stase transformieren.
- Bei Qi-Stagnation und festsitzendem Schleim kombiniere man mit Arzneien, die Schleim transformieren und Härte aufweichen.
- Bei Qi-Stagnation und Blockierung durch Feuchtigkeit kombiniere man mit Arzneien, die Feuchtigkeit transformieren und das Trübe abstoßen.
- Bei Nahrungsstagnation kombiniere man mit Arzneien, die Ansammlungen auflösen und Stagnation ausleiten.

Arzneien, die das Qi regulieren, sind generell scharf, aromatisch und trocken. Wenn sie in hohen Dosen und über einen langen Zeitraum verwendet werden, können sie Trockenheit erzeugen, das Yin schädigen und das Feuer verstärken.

Das Blut stärken und Blut-Stase transformieren

Theoretische Basis: Die TCM betrachtet Blut-Stase im Innern als eine der wichtigsten Ursachen von malignen Tumoren. Im *Yi Lin Gai Cuo* [Korrekturen von Irrtümern in Medizinischen Werken] heißt es: „Knoten in der Leber und im Abdomen müssen von Blut, das Form angenommen hat, herrühren." Die grundlegende Basis für das Stärken des Blutes und die Transformation von Blut-Stase ist ein aggressives Behandeln der pathogenen Faktoren und ein Auflösen von Festgesetztem, mit dem Ziel, Blut-Stase und durch Tumoren verursachte Blockierungen des Blut-Flusses nach den Prinzipien „Blut-Stase transformieren und Knoten zerstreuen", „Blut vitalisieren und die Leitbahnen befreien", „Blut-Stase ausleiten und neues Blut erzeugen" zu behandeln.

Indikationen: Alle Arten von Blut-Stase-Mustern bei Karzinompatienten. Diese Muster können sich zeigen als:

- feste, unbewegliche, unebene und wachsende Tumoren auf der Körperoberfläche oder im Innern mit stechendem, brennendem, schneidendem, wiederkehrendem, aufreißendem oder krampfartigem Schmerz mit einer festen Lokalisation
- wiederkehrende, intermittierende Blutungen mit dunkel-lividem oder geronnenem Blut.
- anhaltende subfebrile Temperaturen mit einer fahl-gelben oder dunklen Gesichtsfarbe und trockener und schuppiger Haut.

Dieses Muster kann sich auch als Dysphagie, Ikterus, aufgeblähtes Abdomen, Harnverhalt oder Spasmen, abhängig vom lokalisierten Ort des stagnierenden Blutes, manifestieren. Der Zungenkörper ist dunkel-livide mit Stasezeichen oder blau und livide mit Varizen der Unterzungenvene; der Puls ist rau und stagnierend. Biomedizinische Befunde zu diesem Muster schließen Hyperviskosität und Hyperkoagulabilität des Blutes, anormale Mikrozirkulation bei Inspektion von Zunge und Nägeln und Fibrose des Bindegewebes ein.[5, 6]

Häufig verwendete Arzneien

- *Dang Gui* (Radix Angelicae Sinensis)
- *Chuan Xiong* (Rhizoma Ligustici Chuanxiong)
- *Dan Shen* (Radix Salviae Miltiorrhizae)
- *Chi Shao* (Radix Paeoniae Rubrae)
- *Yi Mu Cao* (Herba Leonuri Heterophylli)

- *Yue Ji Hua* (Flos et Fructus Rosae Chinensis)
- *Ling Xiao Hua* (Flos Campsitis)
- *Tao Ren* (Semen Persicae)
- *Hong Hua* (Flos Carthami Tinctorii)
- *Ji Xue Teng* (Caulis Spatholobi)
- *San Qi* (Radix Notoginseng)
- *Ru Xiang* (Gummi Olibanum)
- *Mo Yao* (Myrrha)
- *San Leng* (Rhizoma Sparganii Stoloniferi)
- *E Zhu* (Rhizoma Curcumae)
- *Pu Huang* (Pollen Typhae)
- *Wu Ling Zhi*‡ (Excrementum Trogopteri)
- *Shi Jian Chuan* (Herba Salviae Chinensis)
- *Ma Bian Cao* (Herba cum Radice Verbenae)
- *Hu Zhang* (Radix et Rhizoma Polygoni Cuspidati)
- *Zhong Jie Feng* (Ramulus et Folium Sarcandrae)
- *Xi Shu* (Fructus seu Radix Camptothecae)
- *Shui Hong Hua Zi* (Fructus Polygoni)
- *Liu Ji Nu* (Herba Artemisiae Anomalae)
- *Niu Xi* (Radix Achyranthis Bidentatae)
- *Zao Jiao Ci* (Spina Gleditsiae Sinensis)
- *Gui Jian Yu* (Lignum Suberalatum Euonymi)
- *Chuan Shan Jia** (Squama Manitis Pentadactylae)
- *Tu Bie Chong*‡ (Eupolyphaga seu Steleophaga)
- *Shui Zhi*‡ (Hirudo seu Whitmania)
- *Meng Chong*‡ (Tabanus)
- *Xue Jie* (Resina Draconis)

Anwendungen

Abhängig von Ursache, Symptomen und Lokalisation der Blut-Stase sollte das Behandlungsprinzip, das Blut zu stärken und Blut-Stase zu transformieren, modifiziert oder mit anderen Behandlungsprinzipien kombiniert werden:

- Bei Blut-Stase aufgrund von Kälte sollte mit Arzneien kombiniert werden, die das Yang wärmen und die Kälte vertreiben, so dass das Blut gewärmt und die Stase aufgelöst wird.
- Bei Blut-Stase aufgrund von Qi-Stagnation sollten Qi-bewegende Arzneien hinzugefügt werden, um eine Fehlfunktion von Magen und Darm zu beseitigen oder zu reduzieren und die Wirkung derjenigen Arzneien zu verstärken, die das Blut stärken und die Blut-Stase transformieren, um die Blutzirkulation zu fördern.
- Bei Blut-Stase aufgrund von Qi-Mangel sollte mit Qi-tonisierenden Arzneien kombiniert werden, um das Aufrechte Qi (Zheng Qi) wiederherzustellen und Blut-Stase zu beseitigen und so den negativen Effekt der das Blut stärkenden und die Blut-Stase transformierenden Arzneien auf das Aufrechte Qi zu vermindern.
- Bei Blut-Stase, die sich mit zähem Schleim verbindet, sollten Arzneien, die Schleim transformieren und Knoten auflösen, hinzugefügt werden, um einen verstärkten Effekt zu erzielen.
- Bei Stase von Blut und Schleim, die sich durch Hitze-Toxine verkompliziert hat, sollten Arzneien, die Hitze klären und Toxizität vermindern, hinzugefügt werden, um Schmerzen zu lindern, Entzündungen zu verhindern und Schwellungen aufzulösen.

Viele der Arzneien, die eingesetzt werden, um das Blut zu stärken und Blut-Stase zu transformieren, sind relativ aggressiv und sollten nicht zu oft verschrieben werden. Arzneien, die das Blut aufbrechen und Blut-Stase eliminieren, können auch zu Hämorrhagien führen. Neue Studien legen nahe, dass die Verwendung von Blut-stärkenden Arzneien während einer Strahlentherapie das Risiko von Fernmetastasen erhöhen kann, besonders wenn hohe Dosen verwendet werden. Anscheinend kann jedoch diese Wirkung durch den Zusatz anderer Arzneien zur Stützung des Aufrechten Qi (Zheng Qi) und Stärkung des Blutes (siehe Kapitel 3 zu weiteren Details dieser Studie) ausgeglichen werden.[7]

Schleim transformieren und Feuchtigkeit ausleiten

Theoretische Basis: Das Verfestigen von Schleim und die Ansammlung von Feuchtigkeit sind ebenfalls wichtige Faktoren bei der Ätiologie und Pathologie von Tumoren. Diese Faktoren können durch Situationen ausgelöst werden, die die normale Verteilung und Ausscheidung von Körperflüssigkeiten beeinträchtigen, wie etwa das Eindringen äußerer pathogener Faktoren oder Fehlfunktionen von Lunge, Milz und Nieren. Wenn das Verfestigen von Schleim und die Ansammlung von Feuchtigkeit die Zang-Fu-Organe beeinträchtigt, bilden sie Yin-Toxine; setzen sich Schleim und Feuchtigkeit im Innern fest, so kommt es zu Skrofulose und Strumabildung; diese entsprechen Tumoren im Verständnis der modernen Biomedizin. Das Prinzip „Schleim transformieren und Feuchtigkeit ausleiten" ist darauf ausgerichtet, Tumoren zu behandeln, die aus dem Verfestigen von Schleim und der Ansammlung von Feuchtigkeit entstehen.

Indikationen: Dieses Prinzip kann eingesetzt werden, um alle Erscheinungsformen, die sich auf das Verfestigen von Schleim und die Ansammlung von

Feuchtigkeit beziehen, zu behandeln. Die Symptome variieren je nach Lokalisation der Schleim-Feuchte:

- Bei Tumoren im Verdauungstrakt umfassen die Symptome fokale Blähung und Druck in Brust und Epigastrium, fokale Blähung und Völlegefühl im Abdomen, verminderten Appetit, Übelkeit und Erbrechen, Ausspucken von Schleim und Speichel, Aszites, ödematöse Füße, Ikterus und dünne und weiche Stühle.
- Bei Ansammlungen von Flüssigkeit im Perikardium oder in der Pleurahöhle durch Bronchial- oder andere Karzinomarten umfassen die Symptome Völlegefühl in Brust und Hypochondrium aufgrund eines Übermaßes an Flüssigkeit, Aushusten von Schleim, schnelles, pfeifendes Atmen, das ein Flachliegen unmöglich macht, Palpitationen und Dyspnoe.

In beiden Fällen ist die Zunge blassrot mit einem dicken und schmierigen Belag und der Puls ist träge oder schlüpfrig.

Die Muster können sich auch als zahlreiche persistierende Schwellungen manifestieren, die weder schmerzhaft noch juckend sind, oder als Schleimknoten, die allmählich an Größe und Anzahl zunehmen.

Häufig verwendete Arzneien

- *Gua Lou* (Fructus Trichosanthis)
- *Zao Jiao Ci* (Spina Gleditsiae Sinensis)
- *Fa Ban Xia* (Rhizoma Pinelliae Ternatae Praeparata)
- *Bai Jie Zi* (Semen Sinapis Albae)
- *Dan Nan Xing*‡ (Pulvis Arisaematis cum Felle Bovis)
- *Shan Ci Gu* (Pseudobulbus Shancigu)
- *Zhe Bei Mu* (Bulbus Fritillariae Thunbergii)
- *Ting Li Zi* (Semen Lepidii seu Descurainiae)
- *Qian Hu* (Radix Peucedani)
- *Xing Ren* (Semen Pruni Armeniacae)
- *Cang Zhu* (Rhizoma Atractylodis)
- *Fu Ling* (Sclerotium Poriae Cocos)
- *Huo Xiang* (Herba Agastaches seu Pogostemi)
- *Pei Lan* (Herba Eupatorii Fortunei)
- *Yi Yi Ren* (Semen Coicis Lachryma-jobi)
- *Che Qian Zi* (Semen Plantaginis)
- *Jin Qian Cao* (Herba Lysimachiae)
- *Bi Xie* (Rhizoma Dioscoreae)
- *Tong Cao* (Medulla Tetrapanacis Papyriferi)
- *Zhu Ling* (Sclerotium Polypori Umbellati)
- *Mu Gua* (Fructus Chaenomelis)
- *Du Huo* (Radix Angelicae Pubescentis)

Anwendungen

Diese Methode wird häufig mit Arzneien kombiniert, die die Milz stärken und das Qi vermehren. Therapeuten sollten sich immer daran erinnern, dass Schleim sowohl ein pathogener Faktor als auch das Ergebnis verschiedener pathologischer Veränderungen ist. Daher muss er hinsichtlich der Frage, ob es sich um einen primären oder sekundären Faktor handelt, lokalisiert und analysiert werden. Dann können Maßnahmen eingeleitet werden, um den Schleim durch Ausnutzung der Bewegung des Qi und/oder durch das Ausleiten von Hitze aufzulösen.

Hartes erweichen und Knoten auflösen

Theoretische Basis: Das Prinzip, Hartes zu erweichen und Knoten aufzulösen, beseitigt die Anhäufung und Festsetzung pathogener Faktoren und erweicht feste, harte Knoten. Hat sich ein Tumor gebildet, vergrößert er sich und setzt sich fest, um hart wie ein Stein zu werden; dieses erklärt die Vielzahl von Namen für Tumoren in der TCM wie z. B. *shi jia* (eine Stein-ähnliche Masse im Uterus), *shi ju* (eine Stein-ähnliche Masse in Nacken, Lenden oder Leisten), *ru yan* (Mamma-Stein oder Mammakarzinom), *shi ying* (Steinstruma oder Schilddrüsenkarzinom) oder *shen yan fan hua* (Nieren-Fels-Blume oder Peniskarzinom).

Bei der Behandlung von Tumoren sollte ein systemisches Vorgehen beachtet werden durch Stützen des Aufrechten Qi (Zheng Qi) und Kultivieren der Wurzel und gleichzeitiges Regulieren von Qi, Stärken des Blutes, Minderung der Toxizität und Umwandeln von Schleim; die Symptome werden ebenfalls durch das Erweichen von Hartem und das Auflösen von Knoten behandelt.

Im *Yi Zong Jin Jian* [Der Goldene Spiegel der Medizin] riet Wu Qian, dass bei der Behandlung von *ru yan* (Mamma-Stein) im Anfangsstadium *Shen Xiao Gua Lou San* (Wundersam Wirkendes Trichosanthes-Pulver) verschrieben werden sollte; gefolgt von *Qing Gan Jie Yu Tang* (Dekokt zum Klären der Leber und Erleichtern der Depression).

Im *Ming Yi Zhi Zhang* [Ein Führer über berühmte Ärzte] schrieb Huang Fuzhong, dass *Po Jie San* (Pulver, um Knoten aufzubrechen) für die fünf Strumaarten indiziert sei und *Kun Bu Wan* (Seetang-Pille) für alle Arten von Struma und Tumoren im Nacken, ob erst seit kurzem oder schon länger bestehend.

Obwohl Arzneien zur Erweichung von Hartem und Lösung von Knoten selten allein eingesetzt werden, können sie als Teil einer umfassenden Behandlungsstrategie für Tumoren einbezogen werden.
Indikationen: Dieses Prinzip kann zur Behandlung fester Tumoren, bei denen es weder Schmerz noch Juckreiz gibt und die Hautfarbe normal ist, eingesetzt werden; z. B. bei Struma, Skrofulose und den meisten Formen von Mammakarzinom.

Häufig verwendete Arzneien

- *Kun Bu* (Thallus Laminariae seu Eckloniae)
- *Hai Zao* (Herba Sargassi)
- *Fu Hai Shi*‡ (Os Costaziae seu Pumex)
- *Hai Ge Ke*‡ (Concha Meretricis seu Cyclinae)
- *Mu Li*‡ (Concha Ostreae)
- *Xia Ku Cao* (Spica Prunellae Vulgaris)
- *Teng Li Gen* (Radix Actinidiae Chinensis)
- *Shi Jian Chuan* (Herba Salviae Chinensis)
- *E Zhu* (Rhizoma Curcumae)
- *Ba Yue Zha* (Fructus Akebiae)
- *Gua Lou* (Fructus Trichosanthis)
- *Tu Bie Chong*‡ (Eupolyphaga seu Steleophaga)
- *Jiang Can*‡ (Bombyx Batryticatus)

Anwendungen

Arzneien zur Erweichung von Hartem und Auflösung von Knoten werden gewöhnlich in Kombination eingesetzt, um ihre Wirkung zu erhöhen. Sie können mit Arzneien kombiniert werden, die Hitze klären, um festsitzende Hitze zu behandeln; mit Arzneien, die die Toxizität vermindern, um festsitzende Toxine zu behandeln; mit Arzneien, die das Qi regulieren, um festsitzendes Qi zu behandeln; oder mit Arzneien, die Blut-Stase umwandeln, um festsitzendes Blut zu behandeln.

Hitze klären und Toxizität vermindern

Theoretische Basis: Die TCM ist der Meinung, dass die Ansammlung und Bindung von Hitze-Toxinen ein weiterer wichtiger Faktor bei der Ätiologie und Pathologie der Bildung von malignen Tumoren ist. Das *Su Wen: Yu Zhen Yao Da Lun* [Einfache Fragen: Über Essenzielle Wahrheit] sagt aus: „Alle schmerzhaften und juckenden Geschwüre werden dem Herzen zugeordnet.“ Im *Yi Zong Jin Jian* [Der Goldene Spiegel der Medizin] hingegen steht: „*Yong*- und *ju*-Abszesse werden durch Feuer-Toxine verursacht, die durch das Verfestigen von Qi und Blut entstehen, welches Leitbahnen und Netzgefäße blockiert.“

Im *Wai Ke Zheng Zong* [Ein Orthodoxes Handbuch äußerer Erkrankungen] findet sich:
„Skrofulose entsteht durch Feuer-Toxine aufgrund von Sommerhitze, die bei sehr heißem Wetter die drei Yang-Leitbahnen angreifen, oder durch innere Schädigung aufgrund von zu viel fetter oder reichhaltiger Nahrung.“ Diese Toxine setzten sich im Innern fest, um eine Schleim-Blockierung und Qi-Stagnation zu verursachen, um schließlich eine Skrofulose zu bilden.
Im *Yi Zong Jin Jian* [Der Goldene Spiegel der Medizin] heißt es auch: „*Shi rong* (Verlust des Glanzes) ist eine Art von Geschwür, das vor oder hinter dem Ohr oder auf der Schulter oder im Nacken auftritt. Es zeigt sich anfangs als ein unbeweglicher Schleimknoten, hart wie ein Stein, mit keinerlei Farbveränderung der darüberliegenden Haut und wächst dann allmählich. Dies ist ein tödlicher Zustand, hervorgerufen durch Angst, übermäßiges Denken, Wut, Groll, Qi-Unterdrückung, Blut-Gegenfluss und Verfestigung von Feuer.“
Diese Auszüge zeigen, dass eine Beziehung besteht zwischen Tumoren und in Inneren festsitzenden Feuer-Toxinen. Der mechanische Druck des Tumors wird auf die Blutgefäße oder das Lumen verschiedener Organe drücken oder sie verengen und so Organfehlfunktionen hervorrufen und den Fluss von Qi und Blut reduzieren, was wiederum ein prädisponierender Faktor für Infektionen ist. Ungenügende Blutversorgung im Tumor selbst führt zu Nekrose, Verflüssigung, Ulzeration oder Entzündung. Die metabolischen Stoffwechselprodukte wirken auf die Temperaturregelung im Körper und erzeugen Fieber, dem in der TCM die Anhäufung und Festsetzung von Hitze-Toxinen oder das Überhandnehmen von Hitze-Toxinen entspricht.
Die Therapie erfolgt gemäß dem Prinzip, Hitze mit Kälte behandeln; d. h. es werden kühle oder kalte Arzneien verschrieben, die Hitze klären und Toxizität vermindern und so die Fieber erzeugenden Faktoren durch das Reduzieren oder Ausleiten von toxischen Faktoren aus dem Innern eliminieren und die Entzündung zerstreuen, so dass das Feuer ausgeleitet, die Toxizität vermindert, Hitze geklärt und Knoten aufgelöst werden.
Neuere Studien haben gezeigt, dass Arzneien zur Klärung von Hitze und Verminderung der Toxizität antiphlogistische, antibakterielle und antipyretische Eigenschaften haben und das Immunsystem stärken können.[8, 9] Da Entzündung und Infektion den Verfall

oder das Fortschreiten der Krankheit beschleunigen, ist dieses Prinzip bei der Behandlung von malignen Tumoren wichtig.

Indikationen: Muster von Anhäufung und Übermaß von Hitze-Toxinen bei Karzinompatienten, die sich als Fieber, Kopfschmerzen, rote Augen, gerötetes Gesicht, Trockenheit in Mund und Kehle, Hitzesensationen in Brust, Fußsohlen und Handflächen, gelber Urin, Obstipation und versengende Hitze und Schmerzen in der Tumorregion manifestieren. Der Zungenkörper ist rot mit einem dünnen gelben Belag; der Puls ist schnell oder fadenförmig.

2

Häufig verwendete Arzneien

- *Bai Hua She She Cao* (Herba Hedyotidis Diffusae)
- *Jin Yin Hua* (Flos Lonicerae)
- *Ye Ju Hua* (Flos Chrysanthemi Indicae)
- *Lian Qiao* (Fructus Forsythiae Suspensae)
- *Ban Bian Lian* (Herba Lobeliae Chinensis cum Radice)
- *Ban Zhi Lian* (Herba Scutellariae Barbatae)
- *Chong Lou* (Rhizoma Paridis)
- *Pu Gong Ying* (Herba Taraxaci cum Radice)
- *Zi Hua Di Ding* (Herba Violae Yedoensitis)
- *Yu Xing Cao* (Herba Houttuyniae Cordatae)
- *Ban Lan Gen* (Radix Isatidis seu Baphicacanthi)
- *Bai Jiang Cao* (Herba Patriniae cum Radice)
- *Huang Qin* (Radix Scutellariae Baicalensis)
- *Huang Lian* (Rhizoma Coptidis)
- *Huang Bai* (Cortex Phellodendri)
- *Ku Shen* (Radix Sophorae Flavescentis)
- *Shan Dou Gen* (Radix Sophorae Tonkinensis)
- *Long Dan Cao* (Radix Gentianae Scabrae)
- *Shi Shang Bai* (Herba Selaginellae Doederleinii)
- *Tu Fu Ling* (Rhizoma Smilacis Glabrae)
- *Bi Xie* (Rhizoma Dioscoreae)
- *Zhi Mu* (Rhizoma Anemarrhenae Asphodeloidis)
- *Da Qing Ye* (Folium Isatidis seu Baphicacanthi)
- *Ma Chi Xian* (Herba Portulacae Oleraceae)
- *Bai Tou Weng* (Radix Pulsatillae Chinensis)
- *Ren Gong Niu Huang*‡ (Calculus Bovis Syntheticus)
- *Ya Dan Zi* (Fructus Bruceae Javanicae)
- *Tian Hua Fen* (Radix Trichosanthis)

Anwendungen

- Dieses Prinzip ist darauf ausgerichtet, pathogenes Feuer und Hitze-Toxine zu behandeln, die sich bei Karzinompatienten im Innern ansammeln. Diese pathogenen Faktoren neigen dazu, das Yin zu schädigen und das Blut zu reizen; daher wird es je nach Konstitution des Patienten notwendig sein, das Yin zu nähren, Blut zu kühlen oder Blutungen zu stoppen.
- Kühle und kalte Arzneien neigen dazu, das Magen-Qi zu schädigen; wo zusätzlich eine Milz- und Magen-Schwäche mit Kälte auftritt, sollten sie mit Arzneien kombiniert werden, die die Milz stärken und den Magen harmonisieren.

Bei Krebs im Spätstadium mit einer Schwäche des Aufrechten Qi (Zheng Qi) können diese Arzneien entsprechend dem zugrunde liegenden Muster mit supplementierenden und tonisierenden Arzneien kombiniert werden.

Akupunktur und Moxibustion

Akupunktur mit der filiformen Nadel

Akupunktur mit der filiformen Nadel ist zur Behandlung von Krebs in allen Stadien indiziert und ist besonders wirksam bei der Behandlung von Immunschwäche, Nebenwirkungen während einer Strahlen- und Chemotherapie, Tumorschmerzen und bei deutlicher konstitutioneller Schwäche und Leere im Spätstadium.

Filiforme Nadeltechnik bei Karzinompatienten: Nach Einführen der Nadel führe man so lange eine Manipulation mit Heben und Senken aus, bis das Qi erreicht ist (eine Wahrnehmung beim Nadeln von generellem Schmerz, Taubheit, ziehendem oder ausstrahlendem Schmerz). Die Nadeln verbleiben 20–30 Minuten. Sie können während des Verbleibs ab und zu manipuliert werden, um das Nadelungsgefühl zu verstärken. Die besten Ergebnisse werden durch tägliches oder zweitägliches Behandeln erzielt.

Es sollte beachtet werden, dass Karzinompatienten oft einen Mangel an Aufrechtem Qi (Zheng Qi) und ein Übermaß an pathogenen Faktoren aufweisen. In diesen Fällen sollte die Stimulation nicht zu stark sein; eine Stimulation im Rahmen des Toleranzbereiches des Patienten ist normalerweise ausreichend.

Moxibustion

Moxibustion wird eingesetzt, um Krankheiten durch die Wärme von entzündetem Moxa zu behandeln, so dass die Leitbahnen und Netzgefäße frei werden und Qi und Blut ungestört zirkulieren können.

Bei der Behandlung von malignen Tumoren erfüllt die Moxibustion die Aufgabe, zu wärmen und zu zerteilen, Hartes aufzubrechen, Festsitzendes zu öffnen und Toxine auszuleiten. Die durch Moxibustion erzeugte Hitze kann auch die Tumorzellen direkt beeinflussen und den lokalen Metabolismus durch Anregung der Mikrozirkulation verstärken.
Die Wirkung der Moxibustion durch Stärkung der Konstitution oder Stützung des Aufrechten Qi (Zheng Qi) ist von besonderer Bedeutung bei der Tumorbehandlung. Das Ergänzen des Yang Qi durch die Wärme der Moxibustion könnte der Tumorbekämpfung zugrunde liegende Mechanismus sein. Biomedizinische Untersuchungen haben auch gezeigt, dass die Moxibustion das Immunsystem aktivieren kann, um so die Entstehung und Entwicklung von Tumoren zu verhindern.[10]
Moxibustion kann zur Tumorbehandlung in allen Krebsstadien eingesetzt werden. Es bietet sich besonders an bei Immunschwäche, bei durch Strahlen- und Chemotherapie verursachter Leukopenie, squamösen Zellkarzinomen, deutlicher Schwäche und Leere des Aufrechten Qi (Zheng Qi) und bei Tumoren und Schwellungen durch Yin-Muster.
Unterschiedliche Moxibustionstechniken haben unterschiedliche Indikationen:

- **Sanfte Moxibustion:** Man appliziere eine Moxarolle (ca. 2–3 cm lang) auf dem ausgewählten Punkt, entzünde das distale Ende und lasse es abbrennen, bis die Haut sich brennend-heiß anfühlt und sich rötet. Dies ist die gebräuchlichste Moxibustionsmethode und kann bei allen Tumoren eingesetzt werden.
- **Vogel-Pick-Methode:** Die entzündete Moxarolle oder -zigarre wird über dem Akupunkturpunkt wiederholt auf und ab bewegt wie ein Vogel, der nach Futter pickt.
  Indikationen: Leukopenie bei Kindern als Folge von Strahlen- oder Chemotherapie.
- **Weizenkorn-Moxibustion:** Eine der direkten Moxibustionsmethoden, bei der ein Weizenkorngroßer Moxakegel auf dem ausgewählten Punkt oder dem Areal, in dem der Tumor lokalisiert ist, platziert wird. Fühlt sich die Haut brennend-heiß an, ersetzt man den Kegel durch einen neuen. Drei bis acht Kegel werden normalerweise in einer Behandlung eingesetzt. Die Haut darf sich röten, aber nicht verbrennen.
  Indikationen: Leukopenie als Folge von Strahlen- oder Chemotherapie, Ösophagus- und Magenkarzinom im Spätstadium.
- **Suppurative (Eiter erzeugende) Moxibustion:** Eine weitere Methode der direkten Moxibustion, bei der die Kegel ganz abbrennen und so lokale Brandblasen setzen. Eine Woche nach der Blasenbildung tritt die Eiterung ein; fünf bis sechs Wochen danach wird die Wunde verschwunden sein und eine Narbe zurückbleiben.
  Indikation: einige Tumoren des Verdauungstrakts, wie z. B. Magen- oder Ösophaguskarzinom von immunschwachen Patienten; die suppurative Moxibustion hat eine sehr stark stimulierende Wirkung auf Akupunkturpunkte, so dass sie für diesen Patiententyp sehr geeignet ist.
- **Moxibustion mit Ingwer:** Man lege eine Scheibe Ingwerwurzel auf die Haut und brenne drei bis fünf Moxakegel ab, bis die Haut sich rötet.
  Indikation: Leukopenie als Folge von Strahlen- oder Chemotherapie
- **Warmes Nadeln und Moxibustion:** Diese Methode kombiniert Akupunktur und Moxibustion mit einer 1–2 cm langen Moxarolle oder einem Streifen Moxawolle, die am Ende der Nadel angebracht und entzündet werden.

Warnungen

- Es muss besonders darauf geachtet werden, dass die Haut nicht verbrannt wird.
- Wenn die suppurative Moxibustion eingesetzt wird, schütze man die Läsionen vor bakteriellen Infektionen.

Häufig verwendete Akupunkturpunkte

In der klinischen Praxis können die häufig eingesetzten Akupunkturpunkte zur Inhibierung der Tumorentwicklung in zwei Hauptkategorien unterteilt werden:

- 1. Punkte zur Stützung des Aufrechten Qi (Zheng Qi) und Stärkung der Konstitution; abhängig vom Krankheitsstadium und den erkennbaren Symptomen können diese Punkte weiter unterteilt werden in solche,
  - die das Yang wärmen und das Qi tonsieren, um die Immunfunktion zu stärken
  - die die Milz und Nieren regulieren und supplementieren, um die Entwicklung von Tumoren zu verhindern
  - die das Qi vermehren und das Yin nähren
  - die das Blut supplementieren und die Zahl der Leukozyten anheben.
- 2. Punkte, die pathogene Faktoren vertreiben. Sie lassen sich weiter unterteilen in solche,

– die das Blut vitalisieren und Blut-Stase umwandeln
– die das Qi bewegen und Schmerzen erleichtern
– die Schleim transformieren, Hartes erweichen und Knoten lösen
– die Hitze klären und Toxizität vermindern.

Punkte aus diesen beiden Kategorien werden häufig kombiniert eingesetzt, um ihre Wirkung durch gegenseitige Ergänzung zu verstärken.

Punkte zum Wärmen des Yang und Vermehren des Qi

- Ren 4 Guanyuan
- Du 14 Dazhui
- Ren 6 Qihai
- Du 4 Mingmen
- Ma 36 Zusanli
- Ren 8 Shenque
- Bl 43 Gaohuang
- EX-B 2 Jiaji
- Rücken-*shu*-Punkte

Diese Punkte wärmen und tonisieren das Yang Qi, um den Körper zu stärken. Laboruntersuchungen haben gezeigt, dass das Nadeln oder Moxen von Punkten, die das Yang erwärmen und das Qi tonisieren, die Immunfunktionen stärken, die Phagozytose stimulieren und die Rate der Lymphoblasten-Transformation erhöhen kann.[11] Dieselben Untersuchungen zeigen ebenfalls, dass diese Punkte das Wachstum von Tumoren verhindern, ihre Größe reduzieren, den Körper stärken und Mangel-Symptome verbessern können.

Punkte zum Regulieren und Tonisieren von Milz und Nieren

- Ma 36 Zusanli
- Bl 20 Pishu
- Bl 21 Weishu
- Ren 12 Zhongwan
- Mi 6 Sanyinjiao
- Pe 6 Neiguan
- Mi 4 Gongsun
- Le 13 Zhangmen
- Mi 10 Xuehai
- Bl 23 Shenshu
- Du 4 Mingmen
- Ren 6 Qihai
- Ren 4 Guanyuan
- Ni 3 Taixi

Das Nadeln dieser Punkte nährt die Wurzel des Späteren Himmels durch Stärken der Milz und die Wurzel des Früheren Himmels durch Tonisieren der Nieren. Durch Stützen des Aufrechten Qi *(Zheng Qi)*, Kultivieren des Ursprungs-Qi *(Yuan Qi)* und Konsolidieren der Wurzel wird der Körper bei der Tumorbekämpfung und der Verhinderung ihrer Entstehung und Entwicklung unterstützt.

Biomedizinische Studien haben gezeigt, dass Punkte zur Stärkung der Milz und Tonisierung der Nieren die Immunfunktionen verstärken, das retikulo-endotheliale System von Leber und Milz aktivieren, die Gesamtzahl der Leukozyten und neutrophilen Granulozyten im Blut erhöhen und die Phagozytose fördern können.[12]

In der klinischen Praxis können diese Punkte gegen Nebenwirkungen von Strahlen- und Chemotherapie, die das Aufrechte Qi (Zheng Qi) schädigen, eingesetzt werden, indem sie die Gesamtverfassung des Körpers und des Immunsystems verbessern.

Punkte zum Vermehren des Qi und Nähren des Yin

- Mi 6 Sanyinjiao
- Ma 36 Zusanli
- Ni 3 Taixi
- Ni 1 Yongquan
- Bl 23 Shenshu
- Bl 18 Ganshu
- Le 3 Taichong
- Ni 6 Zhaohai
- Ren 6 Qihai
- Di 11 Quchi

Das Nadeln dieser Punkte vermehrt das Qi, nährt das Yin, erzeugt Körperflüssigkeiten und befeuchtet Trockenheit. Sie können eingesetzt werden bei Feuer-Toxinen, die das Innere angreifen und Hitze-Toxinen, die das Yin als Folge einer Strahlen- oder Chemotherapie schädigen, und um Symptome zu verbessern, die aus Yang-Mangel, der das Yin angreift, und Qi- und Blut-Mangel im Spätstadium von Krebs entstehen.

Punkte zum Supplementieren des Blutes und Anheben der Leukozytenzahl

- Du 14 Dazhui
- Gb 39 Xuanzhong
- Bl 17 Geshu
- Mi 10 Xuehai
- Bl 23 Shenshu
- Ren 4 Guanyuan
- Du 4 Mingmen
- Du 15 Yamen
- Bl 11 Dazhu

- Ni 3 Taixi
- Ma 36 Zusanli
- Bl 20 Pishu
- Mi 6 Sanyinjiao
- Le 3 Taichong
- Ren 6 Qihai
- Pe 6 Neiguan
- Bl 18 Ganshu
- Bl 21 Weishu

Das Nadeln dieser Punkte stärkt die Milz, nährt das Blut, tonisiert die Nieren, erzeugt Knochenmark und ist sehr wirksam bei Leukopenie nach einer Strahlen- oder Chemotherapie. Biomedizinische Studien haben gezeigt, dass diese Punkte unter normalen wie auch pathologischen Bedingungen die hämatopoetische Funktion des Knochenmarks schützen oder aktivieren können.[12]

Punkte zur Vitalisierung des Blutes und Umwandlung von Blut-Stase

- Mi 6 Sanyinjiao
- Di 4 Hegu
- Mi 10 Xuehai
- Bl 17 Geshu
- Di 11 Quchi
- Bl 40 Weizhong
- Lu 5 Chize
- Ma 36 Zusanli
- Bl 20 Pishu
- Le 3 Taichong
- Ma 44 Neiting
- Le 14 Qimen
- Gb 34 Yanglingquan
- Du 14 Dazhui
- Bl 22 Sanjiaoshu
- Du 20 Baihui
- *Ah-Shi*-Punkte
- *Xi*-(Spalt-)Punkte

Diese Punkte werden gewählt bei Tumoren, die als Folge von Qi-Stagnation und Blut-Stase entstanden sind. Das Nadeln dieser Punkte zerteilt und zerstreut Tumoren und erleichtert Schmerzen durch Stärken des Blutes, Umwandeln von Blut-Stase, Zerteilen von Knoten und Ausleiten von Stagnation.

In biomedizinischen Untersuchungen konnte gezeigt werden, dass Punkte zur Vitalisierung des Blutes und Umwandlung von Blut-Stase es den immunkompetenten Zellen erleichtern können, in den Tumor und das umgebende Gewebe einzudringen, um das Wachstum des Tumors durch Verbesserung der lokalen Blut-Zirkulation (durch Erweiterung der Kapillaren und Zunahme des Blutflusses) zu verhindern. Die Punkte können auch den lokalen Metabolismus steigern, die Thrombozytenaggregation hemmen und Wachstum und Metastasierung von Tumoren durch Förderung der Fibrinolyse verhindern; zusätzlich wirken sie schmerzlindernd durch Verbesserung der Sauerstoffversorgung des lokalen Gewebes.[12]

Punkte zum Bewegen des Qi und zur Schmerzlinderung

- Pe 6 Neiguan
- Di 4 Hegu
- Ma 36 Zusanli
- Bl 40 Weizhong
- Le 3 Taichong
- Ma 44 Neiting
- Le 14 Qimen
- Gb 34 Yanglingquan
- Bl 22 Sanjiaoshu
- *Ah-Shi*-Punkte

Diese Punkte werden gewählt bei Tumoren, die als Folge einer Blockierung der Qi-Bewegung entstehen. Das Zusammenziehen von Tumorgewebe behindert oft die Funktionen des Qi und führt zu Qi-Stagnation und Blut-Stase. Das Nadeln dieser Punkte bewegt das Qi und vitalisiert das Blut, um Tumoren aufzulösen und Schmerz zu lindern. Wird erst das Qi bewegt, kann auch das Blut bewegt werden.

Punkte zur Transformation von Schleim, Erweichung von Hartem und Auflösung von Knoten

- Ma 40 Fenglong
- Mi 4 Gongsun
- Le 2 Xingjian
- Mi 9 Yinlingquan
- Lu 10 Yuji
- He 3 Shaohai
- 3E 10 Tianjing
- Pe 5 Jianshi
- 3E 5 Waiguan
- Di 4 Hegu
- Di 11 Quchi
- Bl 20 Pishu
- Bl 13 Feishu
- *Ah-Shi*-Punkte

Diese Punkte werden gewählt bei Ansammlung und Festsetzen von trübem Schleim, einem wichtigen Mechanismus bei Entstehung und Wachstum von Tumoren. Das Nadeln dieser Punkte transformiert Schleim, zerteilt festsitzenden Schleim, erweicht

Hartes und löst Knoten auf. Sie sind indiziert bei Skrofulose, Schleimknoten, Struma, Stein-ähnlichen Schwellungen und Brustknoten. Biomedizinische Untersuchungen haben gezeigt, dass sie die Lymphgefäße befreien können, um so den Lymphfluss zu fördern, und das Immunsystem durch Steigerung der Phagozytose stärken.[13]

Punkte zur Klärung von Hitze und Verminderung der Toxizität

- Mi 6 Sanyinjiao
- Di 4 Hegu
- Mi 10 Xuehai
- EX-UE 11 Shixuan
- Di 1 Shangyang
- Lu 11 Shaoshang
- Di 11 Quchi
- Bl 40 Weizhong
- Lu 5 Chize
- Ma 36 Zusanli
- Le 3 Taichong
- Ma 44 Neiting
- Le 14 Qimen
- Gb 34 Yanglingquan
- Du 14 Dazhui
- Bl 22 Sanjiaoshu
- *Ah-Shi*-Punkte

Diese Punkte werden gewählt bei Patienten mit Krebs, der sich durch Hinzuziehen von äußerlichen pathogenen Hitze-Toxinen oder einer Infektion aufgrund von überschießender Yang-Hitze verkompliziert hat. Das Nadeln dieser Punkte klärt Hitze, kühlt das Blut und vermindert die Toxizität, um so Yin und Yang zu regulieren und Knoten aufzulösen.

Die Rolle der Chinesischen Medizin bei der ganzheitlichen Karzinomtherapie

Das Stützen des Aufrechten Qi (Zheng Qi) und das Kultivieren der Wurzel ist das Grundprinzip der Tumorbehandlung in der TCM und hat sich als sehr wirksam erwiesen. Jedoch sollten Therapeuten sich bei ihrer Arbeit nicht der Illusion hingeben, dass die Arzneien der Chinesischen Medizin bei der Karzinomheilung genauso wirksam sind wie chirurgische Behandlung, Strahlen- oder Chemotherapie. Nichtsdestoweniger bedeutet das relative Fehlen von Nebenwirkungen und schädlichen Reaktionen, dass die Arzneien eingesetzt werden können, um den Körper in seinem Kampf gegen den Krebs zu stärken und den Nebenwirkungen von invasiveren Therapien zu widerstehen.

Der Langzeiteinsatz von Arzneien zur Stützung des Aufrechten Qi und Kultivierung der Wurzel stärkt die Immunfunktionen des Körpers, stellt die Balance des endokrinen Systems wieder her, fördert die Blutproduktion, schützt das Knochenmark und die Funktionen von Herz, Leber und Nieren, verbessert die Absorption im Verdauungstrakt, stärkt den Stoffwechsel, stimuliert den Selbstregulationsmechanismus des Körpers und reduziert die Nebenwirkungen von chirurgischer Behandlung, Strahlen- und Chemotherapie, während er gleichzeitig ihre Wirkung verbessert. Jedoch ist ihre direkte Anti-Krebs-Wirkung mäßig. Westliche Medizin funktioniert zwar besser bei der Kontrolle von Tumoren und im direkten Angriff auf den Krebs, die angewendeten Behandlungsmethoden schädigen jedoch auch das Immunsystem und reduzieren daher die Fähigkeit des Körpers, Infektionen zu bekämpfen.

Meine eigene langjährige Erfahrung in der Behandlung von Tumoren am Sino-Japanese Friendship Hospital in Beijing ist, dass die Kombination von chinesischen und westlichen Behandlungsmaßnahmen in gegenseitiger Ergänzung weitaus besser wirkt als die Anwendung von chinesischer oder westlicher Therapie allein für sich. Diese Erfahrung kann wie folgt zusammengefasst werden:

- Liegen präkanzerogene pathologische Veränderungen vor, kann die Chinesische Medizin helfen, diese Veränderungen zu blockieren. Zum Beispiel kann *Liu Wei Di Huang Wan* (Rehmannia-Pille mit sechs Bestandteilen), ein Präparat zum Nähren des Yin und Tonisieren des Qi, eingesetzt werden, um schwere Hyperplasien des Ösophagusepithels zu behandeln; oder eine Rezeptur zur Stärkung der Milz und Tonisierung des Qi, Klärung von Hitze, Verminderung der Toxizität, Erweichung von Hartem und Transformation von Schleim kann verschrieben werden, um atypische Hyperplasien der Magenschleimhaut zu behandeln.
- Die Behandlung von Patienten mit chinesischen Arzneien vor einem chirurgischen Eingriff verbessert ihren allgemeinen Ernährungszustand und erhöht die Chancen einer erfolgreichen Operation. Nach der Operation können Arzneien zur Stützung des Aufrechten Qi (Zheng Qi) die Gene-

sung fördern, indem sie die Symptome mildern, die Konstitution stärken und die hämatopoetische Funktion schützen. Dieses gibt ihnen dann eine bessere Ausgangsbasis für die anschließende Strahlen- und Chemotherapie.

Die angewendeten Hauptbehandlungsprinzipien beinhalten das Tonisieren von Qi und Nähren des Blutes, Stärken der Milz und Vermehren von Qi, Nähren und Tonisieren der Leber und Nieren. Häufig verwendete Rezepturen schließen *Si Jun Zi Tang* (Dekokt der vier Edlen), *Ba Zhen Tang* (Acht-Schätze-Dekokt), *Shi Quan Da Bu Tang* (Perfektes Großes Tonisierungs-Dekokt), *Bao Yuan Tang* (Dekokt zur Bewahrung des Ursprungs), *Liu Wei Di Huang Tang* (Rehmannia-Dekokt mit sechs Bestandteilen) and *Shen Ling Bai Zhu San* (Pulver mit Ginseng, Poria und Weißem Atractylodes) ein.

- Eingesetzt vor und nach einer Strahlen- und Chemotherapie kann die Chinesische Medizin die dabei oft entstehenden schädlichen Nebenwirkungen reduzieren. Unsere Erfahrungen zeigen, dass die Kombination von TCM-Präparaten zur Stützung des Aufrechten Qi und Minderung der Toxizität mit einem ersten Behandlungszyklus von Chemotherapie die unerwünschten Nebenwirkungen, besonders im Verdauungstrakt, stark reduzieren kann; die Steigerung des Appetits und die Verringerung der Müdigkeit sind besonders signifikant.
- Bei Patienten im mittleren und späten Karzinomstadium, besonders im Spätstadium mit seinen vielen schweren Symptomen und einer allgemein geschwächten Konstitution, ist es unser vorrangiges Ziel, die schwersten Leiden und Symptome, besonders den Tumorschmerz, zu lindern und die Lebensqualität zu verbessern. Die Betonung liegt daher auf dem Stützen des Aufrechten Qi sowie dem Zerstreuen pathogener Faktoren. Dieses Vorgehen stellt sicher, dass festsitzende pathogene Faktoren ausgeleitet werden, ohne das Aufrechte Qi zu schädigen, und dass beim Stützen des Aufrechten Qi keine pathogenen Faktoren zurückbleiben. Der Zustand kann daher stabilisiert werden.
- Rehabilitationsmaßnahme wie Diättherapie, Qigong und Taijiquan sind ebenfalls wichtige Elemente einer ganzheitlichen Behandlung. Unserer Erfahrung nach ist es am besten, „das Physische mit Bewegung und das Mentale mit Ruhe" zu behandeln. Da Patienten im mittleren oder späten Krebsstadium im Allgemeinen eine geschwächte Konstitution haben, raten wir ihnen, sofern es ihr Zustand erlaubt, ein bestimmtes Maß an physischen Aktivitäten zu unternehmen; wie z. B. Qigong, Taijiquan, Callisthenics oder Gehen in einem entspannten Tempo. Passende Übungen können die Leitbahnen und Gefäße befreien, die Bewegung von Qi und Blut fördern, den Appetit steigern und den Patienten helfen, besser zu schlafen. Gleichzeitig sollte der mentale Aspekt nicht vernachlässigt werden. Patienten sollten ermutigt werden, optimistisch zu bleiben, Ruhe zu bewahren und die Idee, dass Krebs automatisch Sterben bedeutet, zu verbannen und darauf zu vertrauen, dass ihr Körper den Krebs bekämpfen kann.

Literatur

1. Li Yan, *Zhong Liu Lin Chuang Bei Yao* [Essentials of Clinical Pattern Identification of Tumors], 2nd edition (Beijing: People's Medical Publishing House, 1998), 12.
2. Robert Berkow, *The Merck Manual of Medical Information* (New York: Simon & Schuster, 1999), 867.
3. Han Rui, *Zhong Liu Hua Xue Yu Fang Ji Yao Wu Zhi Liao* [Chemical Drugs and Preparations in the Prevention and Treatment of Tumors] (Beijing: Beijing Medical University and Peking Union Medical University Joint Press, 1992), 38.
4. Cao Guangwen et al., *Xian Dai Ai Zheng Sheng Wu Zhi Liao Xue* [Current Biological Treatment of Cancer] (Beijing: People's Military Press, 1995), 2.
5. Sun Qingjing et al., *Dan Shen Dui Gan Ai Zhuan Yi Fu Fa Fang Zhi Zuo Yong De Yan Jiu* [Study of *Dan Shen* (Radix Salviae Miltiorrhizae) in the Prevention and Treatment of the Metastasis and Recurrence of Primary Liver Cancer], *Zhong Guo Zhong Xi Yi Jie He Za Zhi* [Journal of Integrated TCM and Western Medicine] 19, 5 (1999): 292–5.
6. Huang Lizhong et al., *Yuan Fa Xing Gan Ai Zhong Yi Zhi Fa De Lin Chuang Yan Jiu* [Clinical Study of Primary Liver Cancer with TCM Treatment Methods], *Hu Nan Zhong Yi Xue Yuan Xue Bao* [Journal of Hunan TCM College] 16, 3 (1996): 14–17.

7. Xian Yusheng et al., *Fang She Liao Fa Lian He Ying Yong Huo Xue Yu Fu Zheng Huo Xue Zhong Yao Zhi Liao Bi Yan Ai De Dui Bi Yan Jiu* [Comparative Study into the Effect on Nasopharyngeal Carcinoma of Radiotherapy Combined with Materia Medica for Invigorating the Blood and Materia Medica for Supporting Vital Qi and Invigorating the Blood], *Zhong Guo Zhong Xi Yi Jie He E Bi Hou Ke Za Zhi* [Journal of Integrated TCM and Western Medicine Otolaryngology] 10, 2 (2002): 72–73.
8. Bi Liqi et al., *Zhong Yao Tian Hua Fen Dan Bai Dui Hei Se Su Xi Bao Ji Xi Bao Zhou Qi De Ying Xiang* [Effect of the Proteins in *Tian Hua Fen* (Radix Trichosanthis) on Melanocytes and the Cell Cycle], *Zhong Guo Zhong Xi Yi Jie He Za Zhi* [Journal of Integrated TCM and Western Medicine] 18, 1 (1998): 35–37.
9. Zhang Liping et al., *Ku Shen Jian Dui K562 Xi Bao Zhu Huo Xing He Xi Bao Zhou Qi De Ying Xiang* [Effect of Matrine on the Activity of K562 Cell Strains and the Cell Cycle], *Zhong Hua Zhong Liu Za Zhi* [Chinese Oncology Journal] 20, 5 (1998): 328–9.
10. Tian Fei et al., *Wen Zhen Jiu Dui E Xing Zhong Liu Huan Zhe De Mian Yi Sheng Wu Tiao Gong* [Warm Needling in Regulation of the Immune Biology of Patients with Malignant Tumors], *Zhen Jiu Lin Chuang Za Zhi* [Clinical Journal of Acupuncture and Moxibustion] 15, 5 (1999): 48–50.
11. Li Juan et al., *Zhen Jiu Dui E Xing Zhong Liu Bing Ren T Lin Ba Xi Bao Ya Qun De Ying Xiang* [The Effect of Acupuncture on the T-Lymphocyte Subpopulation in Patients with Malignant Tumors], *Zhong Guo Zhen Jiu* [Chinese Journal of Acupuncture and Moxibustion] 2 (1991): 39–42.
12. Chen Liangliang et al., *Zhen Jiu Jia Xue Wei Fu Tie Dui Ai Zheng Huan Zhe De Mian Yi Tiao Jie Zuo Yong* [Immune Regulating Actions of Acupuncture and the Application of Medicated Dressings at Acupuncture Points in Cancer Patients], *Shan Dong Zhong Yi Xue Yuan Xue Bao* [Shandong Journal of Traditional Chinese Medicine] 20, 3 (1996): 182–3.
13. Bao Fei et al., *Zhen Jiu Zai E Xing Zhong Liu Zhi Liao Zhong De Ying Yong* [Application of Acupuncture in the Treatment of Malignant Tumors], *Yi Xue Yan Jiu Tong Xun* [Medical Research Bulletin] 26, 3 (1997): 36–38.

Kapitel 3

Die Rolle der Chinesischen Medizin im Umgang mit den Nebenwirkungen bei Krebsbehandlungen

3.1 Einführung

Am Ende des letzten Kapitels wurde hervorgehoben, dass sowohl die Chinesische als auch die Westliche Medizin bei der Krebsbehandlung ihre eigenen Vorteile haben. Durch Stützen des Aufrechten Qi *(zheng qi)* und Kultivieren der Wurzel ist die Chinesische Medizin sehr wirkungsvoll hinsichtlich der Stärkung der Immunfunktion und hilft gleichzeitig das Wachstum des Tumors zu bekämpfen. Die Behandlung mit Westlicher Medizin ist wirksam bei der Entfernung von Tumoren oder bei der Hemmung ihres Wachstums durch chirurgische Behandlung, Strahlen- und Chemotherapie. Diese eher invasiven Methoden behindern jedoch oft die Immunfunktion und verringern die Widerstandsfähigkeit des Körpers. Die Praxis hat bewiesen, dass eine effektive Kombination von TCM und Westlicher Medizin die Vorteile beider Vorgehensweisen bieten kann, um die Lebensqualität zu erhöhen, das Auftreten von Rezidiven und Metastasen zu reduzieren und die Überlebenszeit zu verlängern.[1]

Wie ausführlich im vorangehenden Kapitel erläutert, werden heute in China in der Onkologie eine Reihe von TCM-Behandlungsprinzipien in Verbindung mit Westlicher Medizin allgemein anerkannt:

- Qi ergänzen und das Blut nähren
- Yin anreichern und das Blut nähren
- Yin nähren und Körperflüssigkeiten erzeugen
- die Nieren wärmen und das Yang stärken
- die Milz stärken und den Magen harmonisieren
- die Milz stärken und die Nieren tonisieren
- die Leber ausleiten und das Qi regulieren
- das Blut stärken und Blut-Stase transformieren
- Schleim transformieren und Nässe ausleiten
- Hartes erweichen und Knoten auflösen
- Hitze klären und Toxizität vermindern.

Die ersten sechs Behandlungsprinzipien konzentrieren sich angesichts der defizienten und schwachen Konstitution von Krebspatienten auf das Stützen des Aufrechten Qi *(zheng qi)* und das Kultivieren der Wurzel; die nachfolgenden fünf stellen das lokale Management des Krebses durch Ausleiten pathogener Faktoren und Verminderung der Toxizität in den Mittelpunkt.

Obwohl die Stadieneinteilung je nach Tumorart variieren und örtlich spezifiziert sein kann, wird Krebs normalerweise in drei Stadien klassifiziert – frühes Stadium oder örtlich begrenzt, mittleres Stadium oder direkte Ausbreitung und spätes Stadium oder metastasierend. Die Klärung der Behandlung basiert auf dem erreichten Stadium und der Patientenkonstitution sowie dem Allgemeinzustand:

- Bei Patienten im frühen Krebsstadium mit lokal begrenztem Tumor, der sich auf das Ursprungsgewebe beschränkt, und deren Allgemeinzustand und Konstitution relativ gut sind, sollte die Hauptbehandlungsstrategie darauf abzielen, pathogene Faktoren auszuleiten und die Toxizität zu vermindern, begleitet vom Stützen des Aufrechten Qi *(zheng qi)* und Kultivieren der Wurzel.
- Bei Patienten im mittleren Stadium, in dem sich Krebszellen vom Tumor ins Nachbargewebe oder in die regionalen Lymphknoten ausgebreitet haben, aber deren Allgemeinzustand und Konstitution immer noch relativ gut sind, sollte die Hauptbehandlungsstrategie auf einer Kombination der Prinzipien „pathogene Faktoren ausleiten und Toxizität vermindern" und dem Prinzip, das Aufrechte Qi *(zheng qi)* zu stützen und die Wurzel zu kultivieren, bestehen.
- Bei Patienten im Spätstadium, in dem die Krebszellen vom Ursprungsort zu entfernten Körperpartien gewandert sind, und deren Allgemeinzustand und Konstitution mit einem Mangel an Qi und Blut vergleichsweise schwach sind, sollte die Hauptbehandlungsstrategie darauf abzielen, das Aufrechte Qi *(zheng qi)* zu stützen und die Wurzel zu kultivieren, begleitet vom Ausleiten pathogener Faktoren und Vermindern der Toxizität.

Im mittleren und Spätstadium sind die meisten Patienten physisch schwach mit einem geschwächten Immunsystem. Die zellulare Immunität ist bei 85% der Krebspatienten unterhalb des Normbereiches, eine Situation des „Mangels an Aufrechtem Qi *(zheng qi)* und der Überfülle an pathogenen Faktoren". Die körperliche Widerstandskraft ist vermindert, während der Tumor sich weiter im Körper ausbreitet. Die TCM-Behandlung von Tumoren in diesen Stadien sollte, besonders in relativ schweren Fällen, nicht darauf abzielen, den Tumor zu entfernen, sondern eher auf eine Besserung der Symptome, Linderung des Leidens und Verbesserung der Lebensqualität. Daher konzentriert sich das Behandlungsprinzip auf das Stützen des Aufrechten Qi *(zheng qi)* und Kultivieren der Wurzel, begleitet vom Ausleiten pathogener Faktoren und der Verminderung der Toxizität. Das Aufrechte Qi muss gestützt werden, ohne die pathogenen Faktoren zu nähren; beim Ausleiten pathogener Faktoren darf das Aufrechte Qi nicht geschädigt werden.

Die Behandlung mit TCM und Westlicher Medizin kann in alle Stadien der Krebsentwicklung integriert werden. Die Einbeziehung der Behandlung ist ein dynamischer Prozess der Musteridentifizierung und Krankheitsdifferenzierung. So zählt zum Beispiel in der TCM ein Krebs in den frühen Stadien allgemein zu den Yin-Kälte-Mustern und wird mit Arzneien zum Wärmen des Yang und Befreien der Stagnation oder zum Zerstreuen von Kälte behandelt, wie z. B. *Yang He Tang* (Harmonisches Yang-Dekokt).

Im mittleren oder späten Stadium der Krankheit weisen Patienten jedoch oft Zeichen von Hitze auf, wie z. B. innere Hitze als Folge einer lang andauernden Erkrankung, die in Yin-Mangel mündet. Dieser Zustand ist gekennzeichnet durch subfebrile Temperaturen oder Fülle-Hitze (die sich bei Infektionen als hohes Fieber zeigt), trockene Stühle, gelben oder rötlichen Urin, einen gelben und schmierigen oder gelben, dicken und schmierigen Zungenbelag und einen gespannten, schlüpfrigen und schnellen Puls. Daher sollte die Krebsbehandlung in diesem Stadium auf Musteridentifizierung basieren und Arzneien zur Klärung von Hitze und Verminderung der Toxizität einbeziehen. Unabhängig vom erreichten Stadium sollte während der gesamten Behandlung die Notwendigkeit, die Funktionen von Milz und Magen zu regeln, im Blick behalten werden.

3.2 Chinesische Medizin als Ergänzungstherapie bei Chirurgischer Behandlung, Chemo- und Strahlentherapie

Chinesische Medizin kann in Kombination mit Westlicher Medizin eingesetzt werden, um die Nebenwirkungen ihrer invasiveren Techniken bei der Krebsbehandlung zu mildern. Wenn sie als ergänzende Therapie zu chirurgischer Behandlung, Chemo- und Strahlentherapie eingesetzt wird, hat sich die Chinesische Medizin bei der Behandlung von Krebs als sehr wirkungsvoll erwiesen.

Chirurgische Behandlung

Vor der Operation

Die chirurgische Behandlung ist heute eine der Hauptbehandlungsmethoden bei Krebs. Labortests und klinische Erfahrung weisen darauf hin, dass die intramuskuläre oder intravenöse Injektion von *Huang Qi* (Radix Astagali seu Hedysari) vor einer Operation bei Karzinomen im Bereich des Gastrointestinaltraktes die Zahl der Leukozyten (WBC) im Blut erhöhen und die Aktivitäten der T-Lymphozyten steigern kann. Dies zeigt, dass Arzneien zur Stützung des Aufrechten Qi die Widerstandskraft des Patienten gegen Infektionen stärken und die Zellvermittelte Immunität erhöhen können.[3]

Unsere Erfahrungen bei der Behandlung von tausenden von Karzinompatienten am Sino-Japanese Friendship Hospital in Beijing haben gezeigt, dass die Verabreichung von chinesischen Arzneien, die das Qi ergänzen und das Blut nähren, die Milz stärken und das Qi vermehren und Leber wie Nieren nähren und tonisieren, die Fähigkeit des Körpers erhöht, die chirurgische Behandlung zu überstehen, die postoperativen Komplikationen und Folgeerscheinungen vermindert, den Verlauf der Erkrankung besser kontrollierbar macht und die postoperative Rehabilitation begünstigt. Empfohlene Rezepturen beinhalten u. a. *Si Jun Zi Tang* (Dekokt der vier Edlen), *Ba Zhen Tang* (Acht-Schätze-Dekokt), *Bao Yuan Tang* (Den Ursprung bewahrendes Dekokt), *Shi Quan Da Bu Tang* (Perfektes Großes Tonisierungsdekokt) and *Liu Wei Di Huang Wan* (Rehmannia-Pille mit sechs Bestandteilen).

Nach der Operation

Nach Ansicht der TCM schädigt ein chirurgischer Eingriff Qi und Blut und beeinträchtigt die Funktion der Zang-Fu-Organe. Während der postoperativen Periode zeigt sich dieser Zustand als Leere und Schädigung von Qi und Blut, Disharmonie des *ying qi* (Nähr-Qi) und *wei qi* (Abwehr-Qi) und Milz-Magen-Disharmonie. Die Behandlung mit chinesischen Arzneien kann die Möglichkeit eines Rezidivs und einer Metastasierung reduzieren und eine günstige Voraussetzung für zukünftige Strahlen- oder Chemotherapie herstellen.

3

Therapeutische Prinzipien

Die Milz regulieren und den Magen harmonisieren

Eine Operation, besonders im Verdauungstrakt, verursacht normalerweise gastrointestinale Dysfunktionen, die sich als schlechter Appetit, ein aufgeblähtes Abdomen und Obstipation als Folge von Anästhesie, Blutungen und Trauma während der Operation zeigen. In diesem Stadium sollte das Behandlungsprinzip „die Milz stärken und den Magen harmonisieren" eingesetzt werden.

- Bei im Vordergrund stehender Milz-Schwäche, Qi-Mangel und Disharmonie von Milz und Magen sollte *Xiang Sha Liu Jun Zi Tang* (Dekokt der sechs Edlen mit Rx. Aucklandia and Fr. Amomi) verschrieben werden.
- Bei deutlichen Zeichen von konstitutioneller Schwäche sollte *Bu Zhong Yi Qi Tang* (Dekokt, das die Mitte tonisiert und das Qi vermehrt) zusammen mit Arzneien, die den Appetit steigern und Nahrungsansammlung zerstreuen, wie *Bai Zhu* (Rhizoma Atractylodis Macrocephalae) und *Ji Nei Jin*‡ (Endothelium Corneum Gigeriae Galli), eingesetzt werden.
- Bei einem postoperativ deutlich aufgeblähten Abdomen und Obstipation mit fehlendem Stuhlgang über mehrere Tage, trockenem Mund und einem trockenen, gelben und schmierigen Zungenbelag sollte *Zeng Ye Cheng Qi Tang* (Dekokt zur Vermehrung der Körperflüssigkeiten und

Erhaltung des Qi) verschrieben werden, um das Yin anzureichern, Körperflüssigkeiten zu erzeugen, das Qi zu regulieren, Stagnation zu transformieren, die Fu-Organe zu befreien und Hitze auszuleiten.

Das Qi vermehren und das Äußere befestigen

Patienten mit einer postoperativen Disharmonie von *ying qi* (Nähr-Qi) und *wei qi* (Abwehr-Qi), begleitet von einer Schwäche im Äußeren, die durch Schwitzen aufgrund von Leere, Abneigung gegen Kälte, Müdigkeit und fehlende Kraft charakterisiert ist, sollte eine Rezeptur verordnet werden, um das Qi zu vermehren und das Äußere zu befestigen, die auf *Yu Ping Feng San* (Jade-Windschutz-Pulver) basiert.

Häufig verwendete Arzneien

- *Huang Qi* (Radix Astragali seu Hedysari)
- *Bai Zhu* (Rhizoma Atractylodis Macrocephalae)
- *Dang Shen* (Radix Codonopsitis Pilosulae)
- *Yin Yang Huo* (Herba Epimedii)
- *Fang Feng* (Radix Ledebouriellae Divaricatae)
- *Cang Er Zi* (Fructus Xanthii Sibirici)

Das Yin nähren und Körperflüssigkeiten erzeugen

Patienten mit einer starken Schädigung des Magen-Yin und einer Leere der Körperflüssigkeiten, charakterisiert durch trockenen Mund und Zunge, Schwindel, Appetitmangel, trockenen Stuhl und roten Zungenkörper ohne Belag und einen tiefen und fadenförmigen Puls, sollten Arzneien, die das Yin nähren und Körperflüssigkeiten erzeugen, verschrieben werden. Diese Zeichen sind oft nach einer Krebsoperation im Verdauungstrakt zu beobachten. Es wird empfohlen, eine Rezeptur zu erstellen, die auf *Sha Shen Mai Dong Tang* (Dekokt mit Rx. Adenophorae/Glehniae und Rx. Ophiopogonis) oder *Wu Zhi Yin* (Fünf-Säfte-Getränk) basiert.

Häufig verwendete Arzneien

- *Sheng Di Huang* (Radix Rehmanniae Glutinosae)
- *Xuan Shen* (Radix Scrophulariae Ningpoensis)
- *Mai Men Dong* (Radix Ophiopogonis Japonici)
- *Tian Men Dong* (Radix Asparagi Cochinchinensis)
- *Bei Sha Shen* (Radix Glehniae Littoralis)
- *Shi Hu** (Herba Dendrobii)
- *Gui Ban** (Plastrum Testudinis)
- *Yu Zhu* (Rhizoma Polygonati Odorati)
- *Huang Jing* (Rhizoma Polygonati)
- *Tian Hua Fen* (Radix Trichosanthis)
- *Zhi Mu* (Rhizoma Anemarrhenae Asphodeloidis)
- *Bai Mao Gen* (Rhizoma Imperatae Cylindricae)
- *Bai Mu Er* (Tremella)

Das Qi vermehren und Toxizität vermindern

Patienten mit eiternden Wunden, die nach einer Operation nur langsam verheilen, sollten Arzneien, die das Qi vermehren und Toxizität vermindern, verschrieben werden.

Empfohlene Arzneien

- *Zhi Huang Qi* (Radix Astragali seu Hedysari, unter Rühren kurz angebraten mit Honig)
- *Dang Gui* (Radix Angelicae Sinensis)
- *Jin Yin Hua* (Flos Lonicerae)
- *Mu Dan Pi* (Cortex Moutan Radicis)
- *Lian Qiao* (Fructus Forsythiae Suspensae)
- *Zao Jiao Ci* (Spina Gleditsiae Sinensis)
- *Dang Shen* (Radix Codonopsitis Pilosulae)

Klinische Beobachtungsberichte

Shen Mai Zhu She Ye (Rx.-Ginseng- und Rx.-Ophiopogonis-Injektion)

Liu et al. haben die Wirkung von *Shen Mai Zhu She Ye* (Rx.-Ginseng- und Rx.-Ophiopogonis-Injektion) zur Förderung der postoperativen Erholung bei Mammakarzinompatientinnen untersucht.[4]

Gruppen: Achtzig Patientinnen, die sich einer Operation zur Behandlung eines Mammakarzinoms unterzogen, ohne begleitenden Diabetes, Hyptertonie, Herzerkrankungen oder Blutungsstörungen wurden unter den Patienten der brustchirurgischen Abteilung in der Klinik des Verfassers ausgewählt und nach dem Zufallsprinzip in der Reihenfolge der Einweisung in die Klinik des Verfassers in zwei Gruppen unterteilt:

- 40 Patientinnen im Alter von 29 bis 70 (mittleres Alter: 48,2 ± 9,4) bildeten eine Gruppe TCM plus

Chemotherapie; 34 Patientinnen davon hatten sich einer modifizierten radikalen Mastektomie unterzogen. Eine großzügige lokale Exzision mit zusätzlicher axillärer Lymphknotenclearance wurde in den anderen sechs Fällen vorgenommen. Die mittlere Menge an verlorenem Blut betrug 444 ± 199 ml. Das postoperative Staging, basierend auf der TNM-Klassifikation der WHO, führte bei acht Fällen zur Einordnung $T_1N_0M_0$, bei elf zu $T_2N_0M_0$, bei zehn zu $T_1N_1M_0$, bei neun zu $T_2N_1M_0$, und bei zwei zu $T_3N_0M_0$.

- Die anderen 40 Patientinnen im Alter zwischen 30 und 69 Jahren (mittleres Alter: 47,1 ± 9,8) erhielten ausschließlich Chemotherapie; 34 Patientinnen hatten sich einer modifizierten radikalen Mastektomie unterzogen. Eine großzügige lokale Exzision mit zusätzlicher axillärer Lymphknotenclearance wurde in den anderen sechs Fällen vorgenommen. Die mittlere Menge an verlorenem Blut während der Operation betrug 378 ± 175 ml. Das postoperative Staging, basierend auf der TNM-Klassifikation der WHO, führte bei sieben Fällen zur Einordnung $T_1N_0M_0$, bei elf zu $T_2N_0M_0$, bei neun zu $T_1N_1M_0$, bei zehn zu $T_2N_1M_0$, und bei drei zu $T_3N_0M_0$.

Methode: Die Gruppe mit TCM plus Chemotherapie erhielt beginnend mit dem Tag der Operation sieben Tage lang über 1,5 Stunden intravenöse Infusionen mit 60 ml *Shen Mai Zhu She Ye* (Rx.-Ginseng- and Rx.-Ophiopogonis-Injektion) aufgelöst in 300 ml 10%iger Glukose. Die von der Hangzhou Zheng Da Qing Chun Bao Pharmaceutical Company hergestellte Infusionslösung bestand aus *Ren Shen* (Radix Ginseng) und *Mai Men Dong* (Radix Ophiopogonis Japonici). Sobald die Operationswunden verheilt waren, wurde die erste Dosis Chemotherapie gegeben. 18 Patientinnen erhielten Cyclophosphamide, Methotrexat und 5-Fluorouracil (CMF), 15 erhielten Doxorubicin (Adriamycin®), und sieben erhielten Cyclophosphamide, Doxorubicin (Adriamycin®) und Cisplatin (CAP). Der Behandlungszyklus dauerte zwei Wochen, an die sich eine Ruhephase von zwei Wochen anschloss, gefolgt vom zweiten Chemotherapiezyklus.
Die Gruppe, die ausschließlich mit Chemotherapie behandelt wurde, erhielt Chemotherapie ohne TCM-Behandlung über den gleichen Zeitraum wie die Gruppe mit TCM plus Chemotherapie; 18 Patientinnen erhielten cmF, 16 Doxorubicin (Adriamycin®) und 6 erhielten CAP.
Die Komplikationen (einschließlich Hautlappennekrosen, Pleuraergüssen und Infektionen) wurden aufgezeichnet, und das postoperative Drainagevolumen wurde gemessen, ebenso die Wundheilungszeit und die Blutwerte (einschließlich Leukozytenzahl, Hb-Wert und Thrombozyten) vor der Operation, am dritten und am neunten postoperativen Tag und eine Woche vor dem zweiten Chemotherapiezyklus. NK-Zellen und T-Lymphozyten-Untergruppen (CD_3, CD_4, CD_8) wurden von 22 Patientinnen in jeder Gruppe vor der Operation und am neunten Tag nach der Operation gemessen. Der *t*-Test wurde für statistische Zwecke genommen.

Ergebnisse:

- Komplikationen: vier Patientinnen mit Pleuraerguss und eine mit Wundinfektion in der TCM plus Chemotherapie-Gruppe; sieben Patientinnen mit Pleuraerguss und eine mit Wundinfektionen und zwei mit Hautlappennekrosen in der Gruppe, die nur mit Chemotherapie behandelt wurde.
- Die Wundheilungszeit in der Gruppe „TCM plus Chemotherapie" war kürzer als in der Gruppe mit Chemotherapie allein ($P < 0,05$): die postoperativen Drainagemengen waren nicht signifikant unterschiedlich (siehe Tabelle 3-1).
- Die Blutwerte waren vor der Operation und am dritten Tag danach nicht signifikant unterschiedlich zwischen den beiden Gruppen; die Anzahl der Leukozyten und Thrombozyten zeigte am

Tabelle 3-1 Vergleich der postoperativen Drainagemengen und der Wundheilungszeit

Gruppe	Anzahl der Patientinnen	Postoperatives Drainagevolumen (ml)	Wundheilungszeit (Tage)
Gruppe TCM plus Chemotherapie	40	131,25 ± 77,36	10,05 ± 1,75[§]
Gruppe mit Chemotherapie allein	40	123,75 ± 65,13	12,68 ± 3,45

[§] Im Vergleich zur Nur-Chemotherapie-Gruppe, $P < 0,05$.

neunten Tag nach der Operation und nach dem ersten Chemotherapiezyklus zwischen den beiden Gruppen keinen signifikanten Unterschied; aber der Haemoglobinwert in der Gruppe TCM plus Chemotherapie kehrte signifikant schneller zum Normalwert zurück als in der Gruppe mit Chemotherapie allein $P < 0{,}05$ (siehe Tabelle 3-2).

- NK-Zellen, CD_4 und das CD_4/CD_8 Verhältnis in der Gruppe TCM plus Chemotherapie wuchs signifikant schneller als in der nur-Chemotherapie-Gruppe (siehe Tabelle 3-3).

Schlussfolgerung: Die Verfasser sind der Auffassung, dass die Injektion von *Shen Mai Zhu She Ye* (Rx. Ginseng- and Rx. Ophiopogonis-Injektion) für die postoperative Erholung der Immunfunktion bei Patientinnen mit Brustkrebs nützlich ist, das Auftreten von Komplikationen reduziert und eine günstige Basis für den frühzeitigen Beginn der postoperativen Chemotherapie schafft.

3

Chang Ai Kang Fu Tang (Anti-Rückfall-Dekokt)

Li et al. berichteten über die Wirkung von *Chang Ai Kang Fu Tang* (Anti-Rückfall-Dekokt bei kolorektalem Karzinom) auf die postoperative Immunität bei Patienten mit kolorektalem Karzinom. Das Dekokt wurde zusammengestellt von Professor Wang Pei von der Beijing TCM-Universität.[5]

Gruppen: Die Verfasser beobachteten von Mai 1997 bis Dezember 1998 48 Patienten nach der chirurgischen Behandlung von kolorektalem Karzinom. Sie unterteilten die Patienten nach dem Zufallsprinzip in drei Gruppen nach der Reihenfolge ihrer Aufnahme in die Klinik:

- Gruppe A mit 16 Patienten im Alter von 31 bis 70 Jahren (Altersdurchschnitt: 54,65) wurde mit Chang Ai Kang Fu Tang (Anti-Rückfall-Dekokt bei kolorektalem Karzinom) behandelt.

Tabelle 3-2 Vergleich der prä- und postoperativen Blutwerte

Gruppe	Stadium	Hb-Wert (g/L)	Leukozyten ($x10^9/L$)	Thrombozyten ($x10^9/L$)
TCM plus Chemotherapie (40 Patienten)	Vor der Operation	129,1 ± 10,2	5,4 ± 1,2	206,1 ± 45,7
	Am dritten Tag danach	100,5 ± 14,3	6,8 ± 1,5	198,7 ± 56,1
	Am neunten Tag danach	119,5 ± 14,9§	6,4 ± 2,0	249,9 ± 79,8
	Nach dem ersten Chemotherapiezyklus	124,9 ± 11,2§	5,3 ± 1,3	204,8 ± 53,8
Chemotherapie allein (40 Patienten)	Vor der Operation	127,3 ± 10,7	5,8 ± 1,4	220,7 ± 47,3
	Am dritten Tag danach	105,2 ± 12,9	7,2 ± 2,0	231,7 ± 78,9
	Am neunten Tag danach	107,9 ± 11,6	5,6 ± 1,6	260,3 ± 59,7
	Nach dem ersten Chemotherapiezyklus	110,8 ± 10,8	4,7 ± 1,2	212,4 ± 55,2

§ Im Vergleich zur Nur-Chemotherapie-Gruppe, $P < 0{,}05$.

Tabelle 3-3 Vergleich der Aktivitäten von NK-Zellen und T-Lymphozyten-Untergruppen

Gruppe	Stadium	Aktivität der NK-Zellen (%)	CD_3 (%)	CD_4 (%)	CD_8 (%)	CD_4/CD_8
TCM plus Chemotherapie (22 Patientinnen)	Vor der Operation	18,11 ± 3,24	60,15 ± 8,63	33,86 ± 4,67	23,21 ± 5,45	1,47 ± 0,36
	Nach der Operation	23,54 ± 7,85§	61,11 ± 9,79	35,15 ± 5,21§	21,42 ± 4,38	1,65 ± 0,36§
Chemotherapie allein (22 Patientinnen)	Vor der Operation	18,29 ± 3,33	62,48 ± 7,79	32,09 ± 3,16	20,94 ± 2,02	1,59 ± 0,18
	Nach der Operation	20,05 ± 3,20	61,71 ± 7,76	29,49 ± 3,92	19,34 ± 2,04	1,57 ± 0,18

§ Im Vergleich zur nur-Chemotherapie-Gruppe, $P < 0{,}05$.

- Gruppe B mit 17 Patienten im Alter von 26 bis 65 Jahren (Altersdurchschnitt: 51,23) wurde mit Chemotherapie behandelt.
- Gruppe C mit 15 Patienten im Alter von 32 bis 68 Jahren (Altersdurchschnitt: 56,31) wurde sowohl mit Chang Ai Kang Fu Tang (Anti-Rückfall-Dekokt bei kolorektalem Karzinom) als auch mit Chemotherapie behandelt.

Symptome: Die allgemeinen postoperativen Symptome wiesen auf eine Schwäche von Milz und Nieren hin und beinhalteten Gewichtsverlust, Abneigung gegen Kälte, kalte Gliedmaßen, mangelnden Appetit, ein aufgeblähtes Abdomen und eine Vorliebe für Warmes, eine glanzlose Gesichtsfarbe, geistige Erschöpfung und geringe Neigung zu sprechen, weiche Stühle, eine blasse und vergrößerte Zunge mit weißem Belag und einen tiefen und fadenförmigen Puls.

Methode:

- **Gruppe A** nahm das Dekokt *Chang Ai Kang Fu Tang* (Anti-Rückfall-Dekokt bei kolorektalem Karzinom) in der ersten Woche nach der Operation zu sich (ein abgekochtes Päckchen zweimal am Tag, morgens und abends); nach sechs Tagen folgte ein Tag Pause, die Verabreichung wurde drei Monate fortgesetzt.

  Behandlungsprinzip: Qi und Blut nähren und ergänzen, Krebs verhindern und Tumoren zerteilen.

  Bestandteile des Dekokts:
- *Zhi Huang Qi* (Radix Astragali seu Hedysari, unter Rühren kurz angebraten mit Honig) 20 g
- *Chao Bai Zhu* (Rhizoma Atractylodis Macrocephalae, pfannengerührt 10 g
- *Tai Zi Shen* (Radix Pseudostellariae Heterophyllae) 15 g
- *Dang Gui* (Radix Angelicae Sinensis) 10 g
- *Zhu Ling* (Sclerotium Polypori Umbellati) 10 g
- *Fu Ling* (Sclerotium Poriae Cocos) 10 g
- *Bu Gu Zhi* (Fructus Psoraleae Corylifoliae) 10 g
- *Zhi Bie Jia** (Carapax Amydae Sinensis, unter Rühren kurz angebraten mit Honig) 10 g
- *Chuan Shan Jia*‡ (Squama Manitis Pentadactylae) 20 g
- *E Zhu* (Rhizoma Curcumae) 6 g
- *Ban Zhi Lian* (Herba Scutellariae Barbatae) 30 g
- *Ban Bian Lian* (Herba Lobeliae Chinensis cum Radice) 30 g
- *Qing Hao* (Herba Artemisiae Chinghao) 10 g
- *Chai Hu* (Radix Bupleuri) 10 g
- *Gan Cao* (Radix Glycyrrhizae) 6 g
- **Gruppe B** wurde einen Tag vor der Operation eine intravenöse Infusion mit 500 mg/m² 5-Fluorouracil aufgelöst in 500 ml 0,9% Kochsalzlösung verabreicht; während der Operation wurden 1000 mg 5-Fluorouracil in die Bauchhöhle eingebracht; eine intravenöse Infusion mit 500 mg/m² 5-Fluorouracil wurde zwei bis acht Stunden lang am ersten Tag nach der Operation gegeben. Die Chemotherapie begann in der zweiten postoperativen Woche mit einer intravenösen Infusion über zwei bis acht Stunden mit 500 mg/m² 5-Fluorouracil aufgelöst in 500 ml 5% Glukose und 2 mg/m² Mitomycin aufgelöst in 500 ml 5% Glukose, abhängig vom Zustand des Patienten ein- bis zweimal wöchentlich über einen Zeitraum von drei Wochen. Nach dem ersten Durchgang pausierten die Patienten einen Monat. Danach wurde ein zweiter Durchlauf mit denselben Medikamenten durchgeführt.
- **Gruppe C** kombinierte die Behandlung von Gruppe A und Gruppe B.

Ergebnisse: Die Werte der T-Lymphozyten-Untergruppen und NK-Zellen wurden vor der Operation, in der ersten postoperativen Woche und im ersten, zweiten und dritten postoperativen Monat aufgezeichnet (siehe Tabelle 3-4).

CD_3^+ and CD_4^+: in der ersten postoperativen Woche sanken die durchschnittlichen Werte für CD_3^+ and CD_4^+ in allen drei Gruppen im Vergleich mit den Messwerten vor der Operation.

Einen Monat nach der OP waren CD_3^+ and CD_4^+ in Patientengruppe A höher als der voroperative Stand, aber sie waren immer noch darunter in den Gruppen B und C. CD_3^+ kehrte zum voroperativen Stand bei den Patienten der Gruppe C nach dem zweiten postoperativen Monat zurück, aber dies geschah nicht vor dem dritten Monat bei den Patienten der Gruppe B. Die Werte für CD_3^+ and CD_4^+ bei Patienten der Gruppe B waren noch nach drei Monaten unter den Normalwerten.

CD_8^+: In allen drei Gruppen stieg CD_8^+ in der ersten postoperativen Woche, bevor sie sich im ersten postoperativen Monat wieder normalisierten, ohne sich danach zu verändern. Dies zeigt, dass die zelluläre Immunität von Patienten mit Kolonkarzinom immunsuppressiv reagierte.

CD_4^+/CD_8^+-Verhältnis: Vor der chirurgischen Behandlung war das CD_4^+/CD_8^+-Verhältnis in allen Gruppen niedriger als normal und fiel weiter in der ersten postoperativen Woche. Es normalisierte sich im ersten postoperativen Monat bei

3

Tabelle 3-4 Vergleich der Aktivitäten von T-Lymphozyten und NK-Zellen

Gruppe	Stadium	CD_3^+ (%)	CD_4^+ (%)	CD_8^+ (%)	CD_4^+/CD_8^+
A (16)	Vor der Operation	56,7 ± 9,8	35,5 ± 7,0	39,9 ± 7,2	1,09 ± 0,44
	Erste Woche postoperativ	52,7 ± 9,1	33,4 ± 8,8	44,3 ± 9,3	1,06 ± 0,43
	Erster Monat postoperativ	59,3 ± 8,7	38,3 ± 9,7	30,5 ± 9,0	1,50 ± 0,64
	Zweiter Monat postoperativ	63,3 ± 7,2	39,0 ± 5,7	27,5 ± 9,0	1,70 ± 0,58
	Dritter Monat postoperativ	66,5 ± 6,5	39,3 ± 6,7	32,2 ± 6,4	1,45 ± 0,34
B (17)	Vor der Operation	57,8 ± 7,4	36,3 ± 7,6	38,5 ± 6,3	1,12 ± 0,37
	Erste Woche postoperativ	53,8 ± 8,3	34,3 ± 6,6	45,7 ± 9,7	0,89 ± 0,70
	Erster Monat postoperativ	51,1 ± 4,2§	29,6 ± 8,7§	33,4 ± 7,7	1,09 ± 0,35§
	Zweiter Monat postoperativ	55,7 ± 8,4	35,6 ± 4,8	31,3 ± 8,8	1,46 ± 0,60
	Dritter Monat postoperativ	57,2 ± 9,8	37,8 ± 7,4	30,5 ± 7,6	1,40 ± 0,74
C (15)	Vor der Operation	55,9 ± 8,7	36,8 ± 6,5	37,9 ± 6,2	1,29 ± 0,35
	Erste Woche postoperativ	51,9 ± 8,7	34,7 ± 5,7	47,7 ± 8,5	0,98 ± 0,44
	Erster Monat postoperativ	52,1 ± 4,9§	35,6 ± 4,8§§§	32,4 ± 6,9	1,12 ± 0,52§
	Zweiter Monat postoperativ	58,9 ± 7,9	35,3 ± 5,5	29,6 ± 7,6	1,60 ± 0,63
	Dritter Monat postoperativ	65,9 ± 7,9	38,8 ± 8,3	33,4 ± 9,0	1,56 ± 0,45

§ $P<0,05$, §§ $P<0,01$ im Vergleich zu Gruppe A; §§§ $P<0,05$ im Vergleich zu Gruppe B.

Patienten der Gruppe A, aber nicht vor dem zweiten Monat bei den anderen beiden Gruppen ($P<0,05$).

NK-Zellen: Vor der chirurgischen Behandlung war die Zahl der NK-Zellen in allen Gruppen niedriger als normal und fiel weiter in der ersten postoperativen Woche. Sie normalisierte sich im ersten postoperativen Monat bei Patienten der Gruppe A, aber nicht vor dem zweiten Monat bei den anderen zwei Gruppen ($P<0,01$ im Vergleich zwischen Gruppe A und B).

Erklärung von *Chang Ai Kang Fu Tang* (Anti-Rückfall-Dekokt bei kolorektalem Karzinom):

- *Zhi Huang Qi* (Radix Astragali seu Hedysari, unter Rühren kurz angebraten mit Honig), *Chao Bai Zhu* (Rhizoma Atractylodis Macrocephalae, pfannengerührt), *Tai Zi Shen* (Radix Pseudostellariae Heterophyllae), *Fu Ling* (Sclerotium Poriae Cocos), *Zhu Ling* (Sclerotium Polypori Umbellati) und *Gan Cao* (Radix Glycyrrhizae) stärken die Milz und vermehren das Qi.
- *Dang Gui* (Radix Angelicae Sinensis) und *E Zhu* (Rhizoma Curcumae) stärken das Blut und transformieren Blut-Stase.
- *Zhi Bie Jia** (Carapax Amydae Sinensis, unter Rühren kurz angebraten mit Honig) und *Chuan Shan Jia*‡ (Squama Manitis Pentadactylae) erweichen Hartes und lösen Verklumpungen.
- *Bu Gu Zhi* (Fructus Psoraleae Corylifoliae) wärmt Milz und Nieren.
- *Ban Zhi Lian* (Herba Scutellariae Barbatae), *Ban Bian Lian* (Herba Lobeliae Chinensis cum Radice), *Qing Hao* (Herba Artemisiae Chinghao) und *Chai Hu* (Radix Bupleuri) klären Hitze, vermindern Toxizität und haben anti-kanzerogene Eigenschaften.

Schlussfolgerung: Die Verfasser sind der Meinung, dass *Chang Ai Kang Fu Tang* (Anti-Rückfall-Dekokt bei kolorektalem Karzinom) die postoperative Immunität von Patienten mit kolorektalem Karzinom steigern kann.

Akupunktur und Moxibustion

Sun et al. berichteten über die Wirkungen von Akupunktur und Moxibustion bei der Wiederherstellung der Blasenfunktion nach chirurgischer Behandlung eines Zervixkarzinoms.[6]

Gruppen: Die Verfasser unterteilten 92 Patientinnen in zwei Gruppen:

- 62 Patientinnen im Alter zwischen 20 und 60 (Altersdurchschnitt: 49,21) bildeten die Akupunkturgruppe; bei 57 Patientinnen wurde ein Plattenepithelkarzinom diagnostiziert, bei vieren

Adenokarzinome und bei einer Patientin ein adenosquamöses Karzinom; 30 Fälle wurden in Stadium Ib, 28 in Stadium IIa und vier in Stadium IIb eingestuft.

- 30 Patientinnen im Alter zwischen 21 und 62 (Altersdurchschnitt 50,23) bildeten eine Vergleichsgruppe; bei 24 Patientinnen wurde ein Plattenepithelkarzinom diagnostiziert, bei dreien ein Adenokarzinom und bei dreien ein adenosquamöses Karzinom; 16 Fälle wurden in Stadium Ib, 13 in IIa und einer in IIb eingestuft.

Methode: Alle Patientinnen in beiden Gruppen hatten sich einer radikalen Hysterektomie unter Epiduralanästhesie zur Behandlung eines Zervixkarzinoms unterzogen. Postoperativ wurde routinemäßig ein Dauerkatheter gelegt; täglich wurden 250 ml 0,2% Nitrofurazone zur Blasenspülung verabreicht, um eine Entzündung des Harntraktes zu verhindern.

- In der Gruppe mit TCM-Behandlung wurde am fünften Tag nach der Operation Akupunktur an den Punkten Bl 23 Shenshu, Bl 28 Pangguangshu, Bl 54 Zhibian, Bl 32 Ciliao, Ma 36 Zusanli, Mi 6 Sanyinjiao, und Bl 60 Kunlun (alle beidseitig) angewendet.
- Filiforme Nadeln (30 mm × 0,25 mm) wurden in eine Tiefe von 1–1,5 cun eingestochen. Die gleichmäßige Methode wurde mit Rotation, Heben und Senken angewendet. Die Nadeln verblieben 30 Minuten, alle 10 Minuten wurde manipuliert. Nachdem die Nadeln herausgezogen waren, legte sich die Patientin in Rückenlage für die Moxibustionsbehandlung. Eine Moxarolle wurde in fünf gleich große Stücke zerteilt, die gleichmäßig in einer Moxabox verteilt wurden. Nach Anzünden des Moxa wurde die Box auf dem unteren Abdomen platziert, um so Ren 3 Zhongji, Ren 4 Guanyuan, Ren 6 Qihai und Ren 2 Qugu 20–30 Minuten lang zu moxen. Akupunktur und Moxibustion wurden 15 Tage lang einmal täglich angewendet.
- In der Vergleichsgruppe wurden weder Akupunktur noch Moxibustion angewendet, um so eine neutrale Regeneration der Blasenfunktion zuzulassen.

Ergebnisse: In der Gruppe mit TCM-Behandlung wurde eine deutliche Wirkung bei 32 Patientinnen beobachtet, eine geringere Wirkung bei 26 und keine Wirkung bei 4 Patientinnen; in der Vergleichsgruppe wurde eine deutliche Wirkung bei zwei Patientinnen, geringere Wirkung bei 17 und keine Wirkung bei 11 Patientinnen beobachtet.

- Deutliche Wirkung: die Restharnmenge betrug nach fünf bis neun Behandlungen mit Akupunktur und Moxibustion weniger als 100 ml/Tag; postoperative Symptome wie Harnverhalt verschwanden vollständig.
- Geringere Wirkung: die Restharnmenge betrug nach 10 bis 14 Behandlungen mit Akupunktur und Moxibustion weniger als 100 ml/Tag, allmähliches Zurückgehen des Harnverhaltes.
- Keine Wirkung: die Restharnmenge betrug nach 15 Behandlungen mit Akupunktur und Moxibustion mehr als 100 ml/Tag, kein signifikanter Unterschied bei den Symptomen.

Diskussion und Schlussfolgerung: Die Verfasser sind der Meinung, dass die postoperative Blasenfunktionsstörung durch eine Leere und Schädigung von Qi und Blut und eine Blockierung der Blasenleitbahn während der Operation zustande gekommen ist und dadurch die Qi-Transformation im Unteren Erwärmer behindert wurde.

Da Milz und Magen in einem Außen-Innen-Verhältnis zueinander stehen, stärkt die Kombination von Ma 36 Zusanli, der *he*-(Meer-)Punkt der Magenleitbahn, und Mi 6 Sanyinjiao nicht nur die Milz und vermehrt das Qi, sondern transformiert auch das Qi und fördert die Blasenentleerung.

Bl 23 Shenshu, Bl 28 Pangguangshu, Bl 54 Zhibian, Bl 32 Ciliao und Bl 60 Kunlun leiten aus und regulieren das Qi in der Blasenleitbahn, um so der Blase die Transformation von Qi und das Öffnen und Schließen im angemessenen Ausmaß zu ermöglichen. Insbesondere da Bl 23 Shenshu, Bl 28 Pangguangshu, Bl 54 Zhibian und Bl 32 Ciliao sich nahe der Blase befinden, können die Punkte ihren Sympathikusnerv durch lokale Stimulation reizen, um so die Kontraktions- und Miktionsfähigkeit zu vergrößern.

Ren 3 Zhongji, der Alarm-*mu*-Punkt der Blase, und Ren 4 Guanyuan, der Alarm-*mu*-Punkt des Dünndarms sowie Ren 6 Qihai sind Schlüsselpunkte zur Bewahrung der Gesundheit. Da sie oberhalb der chirurgischen Inzision liegen kann die Moxibustion dieser Punkte nicht nur die Gesundung der Blasenfunktion verbessern, sondern auch helfen, die chirurgische Wunde zu heilen und die Immunfunktion zu verbessern.

Strahlen- und Chemotherapie

Die Chinesische Medizin bei der Reduzierung der Nebenwirkungen und Steigerung der Wirkung von Strahlen- und Chemotherapie

Die Kombination von Chinesischer Medizin mit Strahlen- und Chemotherapie bei der Behandlung von Tumoren bringt eine Reihe von Vorteilen mit sich und hat in den letzten Jahren wachsendes Interesse auf sich gezogen. Durch Verminderung der toxischen Reaktionen und der unerwünschten Nebenwirkungen, die bei Strahlen- und Chemotherapie anzutreffen sind, können die Chinesische Kräutermedizin, Akupunktur und Moxibustion die Hämatopoese verbessern, die Nieren- und Leberfunktion schützen und die gastrointestinalen Nebenwirkungen reduzieren. Sie können ebenfalls eine Strahlenpneumonitis, -proktitis und -zystitis lindern und Erbrechen als Folge der Chemotherapie reduzieren (diese spezifischen Nebenwirkungen werden in Kapitel 4 erörtert). Allgemein gesprochen fördert die Chinesische Medizin die Immunfunktion und steigert die Langzeitüberlebensrate von Krebspatienten.[7]

Therapeutische Prinzipien

Die Chinesische Medizin spielt eine wichtige Rolle als Begleitbehandlung zur Reduzierung unerwünschter Nebenwirkungen von Strahlen- und Chemotherapie. Es gibt zwei Hauptbehandlungsprinzipien, die bei der inneren Behandlung mit chinesischen Arzneien allgemein eingesetzt werden:

- Die Milz stärken und die Nieren tonisieren, um das Aufrechte Qi *(zheng qi)* zu stützen und die Wurzel kultivieren. Dies stellte lange die Hauptbehandlungsmethode dar.
- Das Qi vermehren und das Blut stärken, um Blut-Stase zu transformieren. Dies wurde in den letzten Jahren aktiver erforscht.

Die TCM vertritt die Meinung, dass die toxischen oder andere unerwünschte Nebenwirkungen während einer Strahlen- oder Chemotherapie die Folgen von übermäßig vorhandenen Hitze-Toxinen, Schädigung der Erzeugung von Körperflüssigkeiten, Disharmonie zwischen und Schädigung von Qi und Blut, Milz-Magen-Disharmonie und Leere und Schädigung von Leber und Nieren sind.

Die meisten der unerwünschten Nebenwirkungen bei der Strahlentherapie sind Hitze-Muster, bei denen das Yin durch Hitze-Toxine schwer geschädigt wird. Der Zustand sollte daher behandelt werden nach den Prinzipien der Hitze-Klärung und der Verminderung der Toxizität, der Erzeugung von Körperflüssigkeiten und der Befeuchtung von Trockenheit, der Ergänzung von Qi und Blut mit Arzneien kalter oder kühler Natur, der Stärkung der Milz und Harmonisierung des Magens, der Nährung und Ergänzung von Leber und Nieren und des vorsichtigen Einsatzes von Arzneien, um das Blut zu stärken und Blut-Stase zu transformieren.

Bei der Chemotherapie zeigen sich die meisten unerwünschten Nebenwirkungen als Muster der Schädigung von Qi und Blut, als Milz-Magen-Disharmonie und Leere von Leber und Nieren; allesamt eine Folge der Anhäufung von Medikamenten, die während der Therapie verwendet werden. Die Muster mit Hitze-Toxinen und Schädigung des Yin sind nicht so schwerwiegend wie in der Strahlentherapie. Bei Patienten, die sich einer Chemotherapie unterziehen, sollte das Behandlungsprinzip der Stützung des Aufrechten Qi *(zheng qi)* angewendet werden, mit anderen Worten: stütze das Qi, nähre das Blut, stärke die Milz, harmonisiere den Magen und nähre und tonisiere Leber und Nieren. Wenn eine Entzündungsreaktion wie z. B. Mundulzera oder Phlebitis auftritt, können Arzneien zur Klärung von Hitze und Minderung der Toxizität der Behandlung hinzugefügt werden.

Statistische Daten aus den letzten Jahrzehnten zeigen, dass 70–90% der Patienten, die sich einer Strahlen- oder Chemotherapie kombiniert mit innerer Behandlung durch chinesische Arzneien unterzogen hatten, ihren Behandlungszyklus abschlossen; im Vergleich zu 50–70%, die sich diesen Therapien ohne TCM-Behandlung unterzogen hatten.[7]

Die Fünf-Jahres-Überlebensrate für Patienten mit innerer Behandlung durch chinesische Arzneien liegt bei 50–60% für Patienten mit Magenkarzinom (mittleres Stadium, postoperativ) und bei mehr als 60% für Patienten mit Nasopharynxkarzinom; im Vergleich zu 20–30% bzw. 40% für Patienten ohne Behandlung mit Chinesischer Medizin.

Die Überlebensrate für Patienten mit Zervix- oder Vulvakarzinom, mit Mamma- und Lungenkarzinom wächst um 5–10 Jahre, wenn sie langfristig mit zusätzlicher Behandlung durch Arzneien zur Stützung des Aufrechten Qi *(zheng qi)* kombiniert wird.[7] Dies zeigt, dass die Kombination von TCM und Westlicher Medizin die Konstitution der Patienten verbessern und ihre Lebensqualität erhöhen kann.

Experimentelle Untersuchungen in den letzten zwei Jahrzehnten haben gezeigt, dass einige chinesische Arzneien, die häufig in Kombination mit Strahlen- und Chemotherapie eingesetzt werden, das Immunsystem durch Förderung der Phagozytose stärken, das Knochenmark schützen und die Hämatopoese fördern sowie Leukopenie und Thrombozytopenie verhindern können.[7]

Rezepturen sind u. a. *Fu Zheng Jie Du Chong Ji* (Lösliches Granulat zum Stützen des Aufrechten Qi und Verminderung der Toxizität) (siehe unten) and *Jian Pi Yi Shen Chong Ji* (Lösliches Granulat zur Stärkung der Milz und Tonisierung der Nieren), bestehend aus 15 g *Dang Shen* (Radix Codonopsitis Pilosulae), 15 g *Gou Qi Zi* (Fructus Lycii), 15 g *Tu Si Zi* (Semen Cuscutae), 15 g *Nü Zhen Zi* (Fructus Ligustri Lucidi) und 15 g *Bu Gu Zhi* (Fructus Psoraleae Corylifoliae).

Andere Arzneien zur Klärung von Hitze und Verminderung der Toxizität haben bakteriostatische, bakterizide, antipyretische oder viruzide Wirkungen. Einige Arzneien zur Stärkung des Blutes und Transformation von Blut-Stase verbessern die Mikrozirkulation und steigern die Permeabilität der Blutgefäße zur Reduzierung örtlicher Hypoxie.[8]

Das Aufrechte Qi *(zheng qi)* stützen und die Wurzel kultivieren

Das Aufrechte Qi *(zheng qi)* stützen und die Wurzel kultivieren bezieht sich auf die Anwendung der Behandlungsprinzipien „Stärken der Milz“, „Tonisieren der Nieren“, „Vermehren des Qi“ und „Ergänzen des Blutes“. Die Nieren liefern die materielle Basis für die angeborene Konstitution (Früherer Himmel) und die Milz liefert die materielle Basis für die erworbene Konstitution (Späterer Himmel). Daher ist das Ergänzen und Tonisieren von Milz und Nieren synonym mit dem Stützen des Aufrechten Qi *(zheng qi)*.

Die Chinesische Medizin folgt der Theorie des *bian zheng lun zhi,* um die Behandlung nach den identifizierten Mustern auszuwählen und so die Balance von Yin und Yang im Körper wiederherzustellen und die Zang-Fu-Organe zu harmonisieren. Aus Sicht der TCM ist das Aufrechte Qi *(zheng qi)* synonym mit den Immunfunktionen und die Theorie der Zang-Fu-Organe ist eng verknüpft mit dem Immunsystem, insbesondere mit Milz, Nieren und Lungen. Diese Sicht drückt sich in der Redewendung aus: „Wenn das Aufrechte Qi im Innern bewahrt wird, wie können dann pathogene Faktoren angreifen?“

Als Wurzel der erworbenen Konstitution (Späterer Himmel) und Quelle der Erzeugung und Umwandlung produziert die Milz in großen Mengen Lymphozyten und Makrophagen.

Als Wurzel der angeborenen Konstitution (Früherer Himmel) regieren die Nieren die Knochen und erzeugen Knochenmark. Eine Schwäche der Nieren wird die Immunfunktion behindern, da sich immunkompetente Zellen aus pluripotenten Stammzellen bilden, die sich im Knochenmark bilden. Wenn die TCM behauptet, dass die Nieren das Knochenmark erzeugen bezieht sich dies auf die Produktion immunkompetenter Zellen und ihre regulatorische Funktion; Arzneien zur Tonisierung der Nieren sind daher in der Lage, die Produktion immunkompetenter Zellen zu fördern.

Die Lungen regieren das Qi, kontrollieren die hundert Gefäße, die sich in der Lunge treffen, und stehen in Verbindung mit Haut und Haaren. Das Lungen-Qi steht in direktem Bezug zum *wei qi* (Abwehr-Qi), sowohl in seiner Funktion, die Gewebszwischenräume *(cou li)* zu konsolidieren, als auch in der starken Phagozytose der alveolaren Makrophagen. Das Ergänzen des Lungen-Qi ist auch ein wichtiger Aspekt bei der Stützung des Aufrechten Qi *(zheng qi)*, um den Körper gegen das Eindringen von externen pathogenen Faktoren zu schützen.

Die immunstärkende Wirkung von Arzneien, die das Aufrechte Qi *(zheng qi)* stützen, wird allgemein anerkannt.[9] Moderne pharmakologische Studien haben gezeigt, dass ca. 200 chinesische Arzneien aktiv die Immunfunktion regulieren und daher von Vorteil sind, wenn es um die Behandlung von Nebenwirkungen der Strahlen- und Chemotherapie geht.[2]

Arzneien mit tonisierender Wirkung zur Behandlung von Schwäche- und Leere-Mustern ergänzen den Mangel und stützen das Aufrechte Qi *(zheng qi)*. Sie wirken in verschiedener Weise auf das Immunsystem ein:

3

Arzneien und Rezepturen, die die Produktion und Funktion von Leukozyten und Makrophagen fördern und verstärken

Arzneien

- *Ren Shen* (Radix Ginseng)
- *Dang Shen* (Radix Codonopsitis Pilosulae)
- *Huang Qi* (Radix Astragali seu Hedysari)
- *Dang Gui* (Radix Angelicae Sinensis)
- *Shu Di Huang* (Radix Rehmanniae Glutinosae Conquita)
- *He Shou Wu* (Radix Polygoni Multiflori)
- *E Jiao*‡ (Gelatinum Corii Asini)
- *Gou Qi Zi* (Fructus Lycii)
- *Ji Xue Teng* (Caulis Spatholobi)
- *Mai Men Dong* (Radix Ophiopogonis Japonici)
- *Huang Jing* (Rhizoma Polygonati)
- *Nü Zhen Zi* (Fructus Ligustri Lucidi)
- *Shi Hu** (Herba Dendrobii)
- *Sang Shen* (Fructus Mori Albae)
- *Lu Rong*‡ (Cornu Cervi Parvum)
- *Yin Yang Huo* (Herba Epimedii)
- *Tu Si Zi* (Semen Cuscutae)
- *Bu Gu Zhi* (Fructus Psoraleae Corylifoliae)
- *Dong Chong Xia Cao*‡ (Cordyceps Sinensis)
- *Suo Yang* (Herba Cynomorii Songarici)
- *Ba Ji Tian* (Radix Morindae Officinalis)
- *Yi Zhi Ren* (Fructus Alpiniae Oxyphyllae)
- *Du Zhong* (Cortex Eucommiae Ulmoidis)

Rezepturen

- *Bu Zhong Yi Qi Tang* (Dekokt, das die Mitte tonisiert und das Qi vermehrt)
- *Liu Wei Di Huang Wan* (Rehmannia-Pille mit sechs Bestandteilen)
- *Mai Men Dong Tang* (TB. Ophiopogonis Japonici-Dekokt)
- *Tu Si Zi Yin* (Sm. Cuscutae-Getränk)
- *He Che Da Zao Wan* (Placenta-Pille der Großen Schöpfung)

Arzneien und Rezepturen zur Förderung der Erzeugung und Funktionsverstärkung von T-Lymphozyten

Arzneien

- *Hong Shen* (Radix Ginseng Rubra)
- *Dang Shen* (Radix Codonopsitis Pilosulae)
- *Huang Qi* (Radix Astragali seu Hedysari)
- *Ling Zhi* (Ganoderma)
- *Dang Gui* (Radix Angelicae Sinensis)
- *He Shou Wu* (Radix Polygoni Multiflori)
- *Gou Qi Zi* (Fructus Lycii)
- *Huang Jing* (Rhizoma Polygonati)
- *Nü Zhen Zi* (Fructus Ligustri Lucidi)
- *Tian Men Dong* (Radix Asparagi Cochinchinensis)
- *Han Lian Cao* (Herba Ecliptae Prostratae)
- *Sang Shen* (Fructus Mori Albae)
- *Yin Yang Huo* (Herba Epimedii)
- *Tu Si Zi* (Semen Cuscutae)
- *Suo Yang* (Herba Cynomorii Songarici)
- *Sha Yuan Zi* (Semen Astragali Complanati)

Rezepturen

- *Yu Ping Feng San* (Jade-Windschutz-Pulver)
- *Si Jun Zi Tang* (Dekokt der vier Edlen)
- *Sheng Mai San* (Puls erzeugendes Pulver)
- *Xiang Sha Liu Jun Zi Tang* (Dekokt der sechs Edlen mit Rx. Aucklandiae and Fr. Amomi)
- *Huang Qi Jian Zhong Tang* (Astragalus-Dekokt zur Stärkung der Mitte)
- *Bu Zhong Yi Qi Tang* (Dekokt, das die Mitte tonisiert und das Qi vermehrt)
- *Dang Gui Bu Xue Tang* (Rx. Angelicae Sinensis-Dekokt zur Tonisierung des Blutes)

Arzneien und Rezepturen, die die humorale Immunität fördern

Arzneien

- *Ren Shen* (Radix Ginseng)
- *Dang Shen* (Radix Codonopsitis Pilosulae)
- *Ling Zhi* (Ganoderma)
- *Gou Qi Zi* (Fructus Lycii)
- *Mai Men Dong* (Radix Ophiopogonis Japonici)
- *Huang Jing* (Rhizoma Polygonati)
- *Nü Zhen Zi* (Fructus Ligustri Lucidi)
- *Tian Men Dong* (Radix Asparagi Cochinchinensis)
- *Shi Hu** (Herba Dendrobii)
- *Sang Shen* (Fructus Mori Albae)
- *Lu Rong*‡ (Cornu Cervi Parvum)
- *Yin Yang Huo* (Herba Epimedii)
- *Tu Si Zi* (Semen Cuscutae)
- *Bu Gu Zhi* (Fructus Psoraleae Corylifoliae)
- *Suo Yang* (Herba Cynomorii Songarici)
- *Xian Mao* (Rhizoma Curculiginis Orchioidis)

Rezepturen

- *Si Jun Zi Tang* (Dekokt der vier Edlen)
- *Bu Zhong Yi Qi Tang* (Dekokt, das die Mitte tonisiert und das Qi vermehrt)
- *Sheng Mai San* (Puls erzeugendes Pulver)
- *Yu Ping Feng San* (Jade-Windschutz-Pulver)
- *Liu Wei Di Huang Tang* (Rehmannia-Dekokt mit sechs Bestandteilen)
- *Wu Ji Bai Feng Wan* (Pille des Schwarzen Huhns und des Weißen Phoenix)

Die moderne Pharmakologie und Immunopharmakologie hat die Grundlagen für die weitere Erforschung der TCM-Theorien geliefert. Die Theorie der Stützung des Aufrechten Qi *(zheng qi)* und der Kultivierung der Wurzel und die damit verbundenen Behandlungsprinzipien sind eng mit der Immuntherapie verknüpft. Mangel-Muster sind das Ergebnis eines Mangels an Aufrechtem Qi *(zheng qi)*, der aus Autoimmunerkrankungen in Folge von überschießenden Immunreaktionen entstanden sein könnte oder als eine Folge von Immunschwäche aufgrund von schlechter immunologischer Reaktion auf Antigene und einer verminderten Fähigkeit, Infektionen zu bekämpfen.

Das Blut vitalisieren und Blut-Stase transformieren

Aus Sicht der TCM sind Tumoren Massen, Anhäufungen oder Stasen als Folge von Kälte, Hitze, Nässe, Qi-Stagnation und Schleim. Laborversuche haben gezeigt, dass Arzneien zur Vitalisierung des Blutes und Transformation von Blut-Stase die Funktion haben, den Krebs zu inhibieren, die Mikrozirkulation zu verbessern, das Volumen des Blutflusses zu erhöhen, um die Ansprechbarkeit des Tumors auf Bestrahlung zu verbessern, und sowohl die vaskuläre Permeabilität als auch die Thrombozytenaggregation zu vermindern.[10]

Arzneien zur Vitalisierung des Blutes fördern die Blutzirkulation, indem sie die Blutgefäße befreien und Stase und Blutstagnation auflösen. Diese Arzneien können abhängig von ihrer Stärke in verschiedene Kategorien eingeteilt werden:

Arzneien zur Harmonisierung des Blutes, die das Blut nähren und die Blutgefäße harmonisieren

- *Dang Gui* (Radix Angelicae Sinensis)
- *Mu Dan Pi* (Cortex Moutan Radicis)
- *Dan Shen* (Radix Salviae Miltiorrhizae)
- *Sheng Di Huang* (Radix Rehmanniae Glutinosae)
- *Chi Shao* (Radix Paeoniae Rubrae)
- *Ji Xue Teng* (Caulis Spatholobi).

Arzneien, die das Blut bewegen und Blut-Stase auflösen

- *Chi Shao* (Radix Paeoniae Rubra)
- *Hong Hua* (Flos Carthami Tinctorii)
- *Yi Mu Cao* (Herba Leonuri Heterophylli)
- *Su Mu* (Lignum Sappan)
- *Yan Hu Suo* (Rhizoma Corydalis Yanhusuo)
- *Ru Xiang* (Gummi Olibanum)
- *Mo Yao* (Myrrha)
- *Wang Bu Liu Xing* (Semen Vaccariae Segetalis)
- *Pu Huang* (Pollen Typhae)
- *Jiang Huang* (Rhizoma Curcumae Longae)
- *Ze Lan* (Herba Lycopi Lucidi)
- *Niu Xi* (Radix Achyranthis Bidentatae)
- *Gui Jian Yu* (Lignum Suberalatum Euonymi)
- *Qi Cao*‡ (Vermiculus Holotrichiae)
- *Ling Xiao Hua* (Flos Campsitis).

Arzneien zur Zerstreuung von Blut-Stase

Sie brechen die Blut-Stase auf und zerstreuen Ansammlungen. Dies sind u. a.:

- *Shui Zhi*‡ (Hirudo seu Whitmania)
- *Meng Chong*‡ (Tabanus)
- *San Leng* (Rhizoma Sparganii Stoloniferi)
- *Xue Jie* (Resina Draconis)
- *Tao Ren* (Semen Persicae)
- *Tu Bie Chong*‡ (Eupolyphaga seu Steleophaga).

Arzneien zur Vitalisierung des Blutes und Umwandlung von Blut-Stase werden in großem Umfang in der Klinik eingesetzt, je nach identifizierten Mustern kombiniert mit anderen Arzneien zur Regulierung und Supplementierung von Qi, Klärung von Hitze, Nähren des Yin, Wärmen des Yang oder Erweichen von Hartem. Zur weiteren Information siehe die klinischen Beobachtungsprotokolle weiter unten und andere Berichte im Abschnitt über Chemo- und Strahlentherapie dieses Kapitels.

3

Klinische Beobachtungsberichte

Untersuchung über Dekokte zur Stützung des Aufrechten Qi (Zheng Qi) und Vitalisierung des Blutes

Xia et al. führten eine vergleichende Studie über die Wirkung von Dekokten zur Stärkung des Blutes und Dekokten zur Stützung des Aufrechten Qi *(zheng qi)* und Vitalisieren des Blutes kombiniert mit Strahlentherapie bei Nasopharynxkarzinom durch.[11]

Gruppen: 98 Patienten, die kurz zuvor zur Behandlung von Nasopharynxkarzinom stationär aufgenommen worden waren, wurden nach dem Zufallsprinzip in der Reihenfolge ihrer Klinikeinlieferung in drei Gruppen aufgeteilt. Alle drei Gruppen wurden im Behandlungszeitraum routinemäßig mit Strahlentherapie behandelt. Zusätzlich wurde Gruppe II (33 Patienten) mit einem Kräuterdekokt zur Vitalisierung des Blutes und Gruppe III (34 Patienten) mit einem Kräuterdekokt zur Stützung des Aufrechten Qi *(zheng qi)* und Vitalisierung des Blutes behandelt. Die 31 Patienten der Gruppe I wurden ausschließlich mit Strahlentherapie behandelt.
Die Wirkungen der Kombinationstherapie wurden bei allen Patienten in einer Folgeperiode von fünf Jahren evaluiert.

Rezeptur für Gruppe II:
***Huo Xue Tang* (Dekokt zur Vitalisierung des Blutes)**

- *Tao Ren* (Semen Persicae) 6 g
- *Hong Hua* (Flos Carthami Tinctorii) 6 g
- *Dan Shen* (Radix Salviae Miltiorrhizae) 15 g
- *Dang Gui* (Radix Angelicae Sinensis) 15 g
- *Chuan Xiong* (Rhizoma Ligustici Chuanxiong) 10 g

Rezeptur für Gruppe III:
***Fu Zheng Huo Xue Tang* (Dekokt zur Stützung des Aufrechten Qi und Vitalisieren des Blutes)**

- *Dang Shen* (Radix Codonopsitis Pilosulae) 15 g
- *Huang Qi* (Radix Astragali seu Hedysari) 15 g
- *Mai Men Dong* (Radix Ophiopogonis Japonici) 15 g
- *Xuan Shen* (Radix Scrophulariae Ningpoensis) 20 g
- *She Gan* (Rhizoma Belamcandae Chinensis) 12 g
- *Shu Di Huang* (Radix Rehmanniae Glutinosae Conquita) 12 g
- *Nü Zhen Zi* (Fructus Ligustri Lucidi) 12 g
- *Tao Ren* (Semen Persicae) 6 g
- *Hong Hua* (Flos Carthami Tinctorii) 6 g
- *Dan Shen* (Radix Salviae Miltiorrhizae) 15 g
- *Dang Gui* (Radix Angelicae Sinensis) 15 g
- *Chuan Xiong* (Rhizoma Ligustici Chuanxiong) 15 g

Ergebnisse:

- Es gab keinen signifikanten Unterschied in der kurzfristigen Remissionsrate zwischen den Gruppen.
- Die Nebenwirkungen der Strahlentherapie wie lokale Erosionen der Mukosa, Mundulzera, Ödeme und deutliche Schmerzen bei der Nahrungsaufnahme waren signifikant deutlicher in Gruppe I als in den Gruppen II und III ($P < 0,01$).
- Die Fünfjahresüberlebensraten waren 35,5 %, 51,5 % und 61,8 % jeweils für die Gruppen I, II und III mit einer signifikant kleineren Rate in Gruppe I ($P < 0,01$).
- Die Metastasierungsraten waren 19,35 %, 27,27 % und 11,76 % jeweils für die drei Gruppen mit einer signifikant höheren Rate in Gruppe II ($P < 0,05$).
- In Gruppe II lag ein signifikanter Abfall in der Anzahl der CD_3 and CD_4 T-Zellen-Unterpopulation und in der Anzahl der NK-Zellen vor ($P < 0,05$).

Schlussfolgerung: Arzneien zur Stützung des Aufrechten Qi *(zheng qi)* und Vitalisierung des Blutes können die Langzeit-Überlebensrate von Patienten mit Nasopharynxkarzinom in der Kombination mit Strahlentherapie verbessern. Jedoch sollte berücksichtigt werden, dass die Kombination von Arzneien zur Stärkung des Blutes mit Strahlentherapie das Risiko der Metastasierung für diese Patienten erhöhen kann. Die Verfasser regen an, dass Arzneien zur Stärkung des Aufrechten Qi der Rezeptur hinzugefügt werden sollten, um diesem Risiko zu begegnen.

Störungen im Gastrointestinaltrakt durch Strahlen- und Chemotherapie

Wang et al. berichteten über die Wirkungen von Arzneien zur Vermehrung des Qi und Vitalisierung des Blutes in Bezug auf Reaktionen im Gastrointestinaltrakt (Übelkeit, Diarrhö, Anorexie), die durch Strahlen- und Chemotherapie bei Patienten mit inoperablem Pankreaskarzinom im mittleren und Spätstadium verursacht wurden.[12]

Gruppen: Von März 1994 bis November 1997 beobachteten die Autoren 58 Patienten während ihrer Strahlen- und Chemotherapie zur Behandlung von Pankreaskarzinom. Sie unterteilten sie nach dem Zufallsprinzip in der Reihenfolge der Einweisung in die Klinik in zwei Gruppen:

- Gruppe A bestand aus 28 Patienten, 21 männlichen und 7 weiblichen im Alter von 32 bis 65 Jahren (Durchschnittsalter 49,7 ± 4,1); nach WHO-Klassifikation waren 19 Patienten im Stadium II und 9 im Stadium III. Diese Patienten wurden mit einer Kombination von Strahlen- und Chemotherapie in Form von arterieller Perfusion behandelt.
- Gruppe B bestand aus 30 Patienten, 22 männlichen und 8 weiblichen im Alter von 31 bis 66 Jahren (Durchschnittsalter: 48,2 ± 5,7); 19 Patienten wurden als Stadium II und 11 als Stadium III klassifiziert. Zusätzlich zur Strahlen- und Chemotherapie wurde Gruppe B auch mit Arzneien zur Vermehrung des Qi und Vitalisierung des Blutes behandelt.

Die hauptsächlichen klinischen Symptome in beiden Gruppen waren Bauchschmerzen und cholestatischer Ikterus. CT und MRT zeigten, dass das Pankreaskarzinom benachbarte große Gefäße und das Duodenum befallen hatte.

Behandlung:

- **Strahlentherapie:** linearer Beschleuniger; 4–6 MV Röntgenstrahlen, externe Strahlentherapie mit einem bestrahlten Gebiet 1–2 cm über den Fokus des Pankreaskarzinoms hinaus, tägliche Dosis von 1,8–2,0 Gy, fünf Behandlungen wöchentlich mit einer Gesamtdosis von 50–60 Gy in 6–7 Wochen. Die Strahlentherapie wurde während der Chemotherapie unterbrochen und danach wieder aufgenommen.
- **Chemotherapie** durch Infusion: nach einer Woche Strahlentherapie (Dosis 10 Gy) wurde die Chemotherapie mit wöchentlich 1000 mg 5-Fluorouracil, 10 mg Mitomycin and 80 mg Cisplatin begonnen. Es gab eine Unterbrechung von 4–5 Wochen zwischen den Chemotherapiezyklen. Die Chemotherapie wurde den 28 Patienten in Gruppe A 45-mal verabreicht (1,61-mal je Patient) und 52-mal den 30 Patienten in Gruppe B 52-mal (1,73-mal je Patient).

TCM-Rezeptur: *Si Jun Zi Tang Jia Jian* (Dekokt der vier Edlen, mit Modifikationen)

- *Huang Qi* (Radix Astragali seu Hedysari) 30 g
- *Tai Zi Shen* (Radix Pseudostellariae Heterophyllae) 30 g
- *Fu Ling* (Sclerotium Poriae Cocos) 15 g
- *Bai Zhu* (Rhizoma Atractylodis Macrocephalae) 10 g
- *Dan Shen* (Radix Salviae Miltiorrhizae) 30 g
- *Chi Shao* (Radix Paeoniae Rubra) 30 g
- *San Leng* (Rhizoma Sparganii Stoloniferi) 10 g
- *Ji Xue Teng* (Caulis Spatholobi) 30 g
- *Qian Cao Gen* (Radix Rubiae Cordifoliae) 30 g
- *Gan Cao* (Radix Glycyrrhizae) 10 g

Modifikationen:

- Bei deutlichen Bauchschmerzen wurden 10 g *Bai Ji** (Rhizoma Bletillae Striatae) dem Dekokt hinzugefügt.
- Bei Ikterus aufgrund von schwerer Nässe-Hitze wurden 20 g Yin Chen Hao (Herba Artemisiae Scopariae) hinzugefügt.
- Bei aufgeblähtem Abdomen und Appetitmangel aufgrund von Milz-Schwäche und Blockierung durch Nässe wurden 15 g Jiao Shan Zha (Fructus Crataegi, scharf gebraten), 15 g Jiao Shen Qu (Massa Fermentata, scharf gebraten) und 15 g Jiao Mai Ya (Fructus Hordei Vulgaris Germinatus, scharf gebraten) hinzugefügt.

Ein Beutel wurde für ein Dekokt mit 500 ml Wasser zubereitet und heruntergekocht zu einer konzentrierten Menge von 100 ml, wovon 50 ml zweimal täglich eingenommen wurden. Mit dem Dekokt wurde eine Woche vor der Chemotherapie begonnen und bis zwei Wochen nach dem Abschluss des Chemotherapiezyklus fortgefahren. Bei schweren gastrointestinalen Reaktionen während der zwischenzeitlichen radiologischen Behandlung wurde durch eine Nasensonde ernährt.

Ergebnisse (χ^2 Test für statistische Zwecke):

- Die Einjahres- und Zweijahresüberlebensraten waren mit 80,0% und 46,6% signifikant höher in Gruppe B als in Gruppe A, wo die entsprechenden Zahlen 50,0% und 21,4% betrugen ($\chi^2 = 5{,}66$ beziehungsweise 4,19, $P < 0{,}05$).
- Die Bauchschmerzen verschwanden vollständig bei 16 von 28 Patienten (57,1%) in Gruppe A und bei 25 von 30 Patienten (83,3%) in Gruppe B. Der Unterschied zwischen den beiden Gruppen war signifikant ($\chi^2 = 4{,}37$, $P < 0{,}05$).
- Der Ikterus verbesserte sich signifikant im Vergleich zur Situation vor der Behandlung bei 14 von 28 Patienten (50,0%) in Gruppe A und bei 23 Patienten von 30 (76,7%) in Gruppe B ($\chi^2 = 4{,}55$ and $P < 0{,}05$).
- Gastrointestinale Reaktionen wie Übelkeit, Diarrhö, Anorexie und Ulzera wurden nach der

3

WHO-Klassifikation gastrointestinaler Reaktionen eingestuft. Elf Patienten in Gruppe A waren über Grad II im Vergleich zu vier Patienten in der Gruppe B ($\chi^2 = 4{,}93$ und $P < 0{,}05$).

Diskussion: Eine Strahlen- mit zusätzlicher Chemotherapie durch arterielle Perfusion kann die Wirksamkeit der Therapie des Pankreaskarzinoms steigern. Jedoch weisen die Nachbarorgane des Pankreas wie Dünndarm, Leber und Nieren eine relativ geringe Toleranz gegenüber der Strahlentherapie auf; zusätzlich verursacht die Chemotherapie mittels Perfusion lokale Ödeme und verstärkt die Nebenwirkungen im Gastrointestinaltrakt, reduziert dadurch die Behandlungswirkung und beeinträchtigt die Lebensqualität.

Arzneien zur Vitalisierung des Blutes und Transformation von Blut-Stase wie *Dan Shen* (Radix Salviae Miltiorrhizae), *Chi Shao* (Radix Paeoniae Rubrae), *Qian Cao Gen* (Radix Rubiae Cordifoliae), *Ji Xue Teng* (Caulis Spatholobi) und *San Leng* (Rhizoma Sparganii Stoloniferi) begrenzen das Ausmaß der Schädigung des Gewebes im Umfeld des Gastrointestinaltraktes und Pankreas, durch Strahlen- und Chemotherapie hervorgerufene Ödeme; sie reduzieren eine Blockierung der Gallenwege, hervorgerufen durch direkte Kompression durch den Tumor und des umliegenden Gewebes, und sie fördern die Gallensekretion. Diese Kräuter können auch analgetisch wirken.

Qian Cao Gen (Radix Rubiae Cordifoliae) and *Bai Ji** (Rhizoma Bletillae Striatae) reduzieren eine Schädigung des Gastrointestinaltraktes durch Strahlen- und Chemotherapie und verbessern die Regeneration der Schädigung.

Arzneien zur Stärkung der Milz und Vermehrung des Qi wie *Huang Qi* (Radix Astragali seu Hedysari), *Tai Zi Shen* (Radix Pseudostellariae Heterophyllae), *Fu Ling* (Sclerotium Poriae Cocos), *Bai Zhu* (Rhizoma Atractylodis Macrocephalae), *Chi Shao* (Radix Paeoniae Rubrae), *Jiao Shan Zha* (Fructus Crataegi, scharf gebraten), *Jiao Shen Qu* (Massa Fermentata, scharf gebraten) und *Jiao Mai Ya* (Fructus Hordei Vulgaris Germinatus, scharf gebraten) verbessern weiter die gastrointestinalen Funktionen und steigern die Nahrungsaufnahme. Wenn sich die Konstitution weiter verbessert, reduzieren sich die unerwünschten Nebenwirkungen der Strahlen- und Chemotherapiezyklen.

3.3 Die Chinesische Medizin in Behandlungsstrategien bei Strahlen- und Chemotherapie

Strahlen- und Chemotherapie vernichten nicht nur Tumorzellen, sondern können auch normales Gewebe schädigen. Patienten erleiden Nebenwirkungen wie Knochenmarkssuppression, gastrointestinale Reaktionen und allgemeine Schwäche, wenn sie sich einem Behandlungszyklus unterziehen. In den letzten 30 Jahren sind viele Untersuchungen durchgeführt worden über den Beitrag, den die Chinesische Medizin zur Minderung der toxischen Nebenwirkungen von Strahlen- und Chemotherapie leisten kann. Die Integration von Chinesischer Medizin in das Behandlungskonzept hat einer großen Menge von Patienten geholfen, ihre Therapie abzuschließen und die therapeutischen Langzeitwirkungen zu stabilisieren.

Präventivmaßnahmen

Arzneitherapie

Die Nebenwirkungen von Strahlen- und Chemotherapie können reduziert und die Wahrscheinlichkeit, den Behandlungszyklus abzuschließen, kann erhöht werden durch präventive Behandlung mit chinesischen Arzneien in Form von innerer Anwendung durch Dekokte. Unsere Erfahrung am Sino-Japanese Friendship Hospital in Beijing zeigt, dass diese Art der Behandlung allgemein am besten funktioniert, wenn der Patient das Dekokt eine Woche vor Beginn der Strahlen- oder Chemotherapie einzunehmen beginnt und dies bis eine Woche nach dem Ende des Behandlungszyklus fortsetzt. Einige Ärzte bevorzugen es, die TCM-Behandlung gleichzeitig mit dem Strahlen- oder Chemotherapiebehandlungszyklus zu beginnen, abhängig vom Allgemeinzustand des Patienten (für ein Beispiel dieses Vorgehens siehe den klinischen Beobachtungsbericht über *Fu Zheng Zeng Xiao Fang* [Synergistische Rezeptur zur Stützung des Aufrechten Qi] später in diesem Kapitel). Unabhängig vom gewählten Ansatz ist die Behandlung weniger wirksam, sobald sich Nebenwirkungen einzustellen beginnen.

Prävention ist der Schlüssel, um die besten therapeutischen Resultate bei der Behandlung von Nebenwirkungen einer Strahlen- oder Chemotherapie zu erhalten. Basierend auf den Erfahrungen in unserem Krankenhaus haben wir zwei Basisrezepturen erstellt:

Fang Zhi Hua Liao Du Fu Fan Ying De Chang Yong Ji Ben Fang **(Häufig verwendete Basisrezeptur zur Verhinderung toxischer Reaktionen und Nebenwirkungen der Chemotherapie):**

- *Huang Qi* (Radix Astragali seu Hedysari) 15 g
- *Dang Shen* (Radix Codonopsitis Pilosulae) 10 g
- *Bai Zhu* (Rhizoma Atractylodis Macrocephalae) 10 g
- *Fu Ling* (Sclerotium Poriae Cocos) 15 g
- *Fa Ban Xia* (Rhizoma Pinelliae Ternatae Praeparata) 10 g
- *Chen Pi* (Pericarpium Citri Reticulatae) 10 g
- *Ji Nei Jin*‡ (Endothelium Corneum Gigeriae Galli) 10 g
- *Jiao Shen Qu* (Massa Fermentata) 15 g
- *Nü Zhen Zi* (Fructus Ligustri Lucidi) 15 g
- *Gou Qi Zi* (Fructus Lycii) 15 g
- *Tu Si Zi* (Semen Cuscutae) 30 g

Fang Zhi Fang Liao Du Fu Fan Ying De Chang Yong Ji Ben Fang **(Häufig verwendete Basisrezeptur zur Verhinderung toxischer Reaktionen und Nebenwirkungen der Strahlentherapie):**

- *Huang Qi* (Radix Astragali seu Hedysari) 15 g
- *Sheng Di Huang* (Radix Rehmanniae Glutinosae) 15 g
- *Jin Yin Hua* (Flos Lonicerae) 15 g
- *Huang Lian* (Rhizoma Coptidis) 10 g
- *Mai Men Dong* (Radix Ophiopogonis Japonici) 10 g
- *Shi Hu** (Herba Dendrobii) 10 g
- *Chen Pi* (Pericarpium Citri Reticulatae) 10 g
- *Qing Ban Xia* (Rhizoma Pinelliae Ternatae Depurata) 10 g
- *Bai Zhu* (Rhizoma Atractylodis Macrocephalae) 10 g
- *Fu Ling* (Sclerotium Poriae Cocos) 15 g
- *Zhu Ru* (Caulis Bambusae in Taeniis) 10 g
- *Ji Nei Jin*‡ (Endothelium Corneum Gigeriae Galli) 10 g
- *Nü Zhen Zi* (Fructus Ligustri Lucidi) 15 g

Bei beiden Rezepturen wird ein Päckchen am Tag zur Bereitung eines Dekokts verwendet und dreimal täglich eingenommen.

Akupunktur und Moxibustion

Akupunktur und Moxibustion haben grundsätzlich eine regulierende Funktion. Bei der Korrektur eines Zustandes anormaler Funktionalität stören sie nicht die normalen physiologischen Abläufe; d. h. sie verfügen über eine wohltuende Wirkung bei der Wiederherstellung von Abläufen zu ihrem normalen physiologischen Zustand. Ihr Einsatz zielt auf Linderung des Leidens und Verlängerung der Überlebenszeit ab.
Akupunktur und Moxibustion können helfen, die durch Tumore verursachten Symptome zu lindern und die Symptome, die aus Schwäche und Mangel des Aufrechten Qi *(zheng qi)* resultieren, zu reduzieren. Beide sind sehr wirksam bei der Behandlung von Symptomen wie brennenden Schmerzen, ziehenden Schmerzen, Schmerzen begleitet von Taubheit, aufgeblähtem Abdomen, Ödeme, Erschöpfung und kalten Gliedern, die die Westliche Medizin oft nicht erfolgreich behandeln kann. So kann zum Beispiel die Akupunktur es dem Patienten ermöglichen, Nahrung auf natürliche Weise aufzunehmen, wo eine Stenose (zum Beispiel beim Ösophaguskarzinom) dies erschwert; sie kann auch Dyspnoe und Druckgefühl in der Brust dadurch reduzieren, dass sie die Körperfunktionen reguliert.
Biomedizinische Untersuchungen haben gezeigt, dass Akupunktur und Moxibustion die Regulationssysteme des Körpers stimulieren oder sein intrinsisches Potenzial für die Normalisierung anormaler Funktionen unterstützen können. Der von der Akupunktur ausgehende Stimulus kann auf das Zentralnervensystem einwirken und das Transmittersystem veranlassen, multiple Transmitter oder Hormone freizusetzen. Es kann auch das endokrine System und das Immunsystem regulieren und kontrollieren, so dass es zur Freisetzung von Hormonen und immunkompetenten Faktoren kommt. Diese Faktoren wirken auf die Effektor-Zellen, das Gewebe und die Organe ein, eine Homöostase wiederherzustellen.[13, 14]
Obwohl chirurgische Behandlung, Strahlen- und Chemotherapie die Hauptmethoden bei der Behandlung maligner Tumore bleiben, fehlt ihnen Spezifität; bei der Vernichtung von Krebszellen werden gleichzeitig auch normale Zellen zerstört, insbesondere die Stammzellen und hämatopoetischen Zellen des Knochenmarks, die aktiv die Leukozyten im peripheren Kreislauf vermehren und produzieren. Als Folgeerscheinung treten eine Reihe von Schwäche- und Leeresymptomen auf, die möglicherweise das Aussetzen der Strahlen- und Chemotherapie erzwingen.
Akupunktur und Moxibustion können die Haematopoese fördern, die Proliferation der haemotopoetischen Zellen aktivieren und die Anzahl der Leukozyten steigern, was wiederum die Toleranz gegenüber Strahlen- und Chemotherapie erhöht. Akupunktur und Moxibustion werden heute in chinesischen Krebskliniken während der Strahlen- und Chemotherapie häufig als eine wirksame Zusatzbehandlung eingesetzt.
Bei et al. haben gezeigt, dass Akupunktur und Moxibustion, die eine Woche vor der Strahlen- und Chemotherapie begonnen und während der Behandlung fortgesetzt werden, eine Leukopenie verhindern und die Blutwerte stabil halten kann.[15] Klinische Untersuchungen weisen darauf hin, dass während der Chemotherapie eine täglich einmalige Akupunkturbehandlung der Punkte Ma 36 Zusanli, Dü 11 Quchi und Di 4 Hegu die Zahl der Leukozyten (WBC), des Hämoglobins und der Thrombozyten im Vergleich zu Batylalkohol, Leukogen oder Inosin signifikant steigern kann ($P<0,01$; $P<0,05$ bzw. $P<0,01$).[16]

Chemotherapie

Allgemeine Behandlungsprinzipien

Die Chinesische Medizin ist der Auffassung, dass chemotherapeutische Mittel Qi und Blut schädigen, eine Disharmonie von Milz und Magen und eine Schwäche von Leber und Nieren verursachen, mit der Folge unterschiedlicher schädlicher Nebenwirkungen. In dieser Situation sollte die Behandlung daher auf dem Prinzip basieren, das Aufrechte Qi *(zheng qi)* zu stützen und die Wurzel zu kultivieren durch Tonisieren von Qi und Nähren von Blut, Stärken der Milz und Harmonisieren des Magens und Anreichern und Tonisieren von Leber und Nieren. Jedoch sollte das Stadium der Erkrankung und der aktuelle Zustand des Patienten Berücksichtigung finden. So treten zum Beispiel Übelkeit, Erbrechen und Appetitmangel im Allgemeinen zu Beginn des Chemotherapiezyklus oder in der ersten Woche auf, während die Suppression des Knochenmarks und ein Abfall der Leukozyten und der Thrombozytenzahl in der zweiten oder dritten Woche auftreten.

Das Basisbehandlungsprinzip der Stützung des Aufrechten Qi *(zheng qi)* und des Kultivierens der Wurzel wird umgesetzt durch das Supplementieren von Qi und Stärken der Milz und das Anreichern und Tonisieren von Leber und Nieren. Eine Stärkung der Konstitution kann das Auftreten von Nebenwirkungen minimieren oder verhindern:

- Um Nebenwirkungen im Verdauungstrakt zu verhindern, modifiziere man *Fang Zhi Hua Liao Du Fu Fan Ying De Chang Yong Ji Ben Fang* (Häufig verwendete Basisrezeptur zur Vermeidung toxischer Reaktionen und Nebenwirkungen durch Chemotherapie) durch Entfernen von *Huang Qi* (Radix Astragali seu Hedysari) und Hinzufügen von
- *Huang Lian* (Rhizoma Coptidis)
- *Zhu Ru* (Caulis Bambusae in Taeniis)
- *Pi Pa Ye* (Folium Eriobotryae Japonicae)
- *Su Geng* (Caulis Perillae Frutescentis)
- Bei schwerem Erbrechen während der Chemotherapie empfehlen wir, *Xuan Fu Dai Zhe Tang* (Dekokt mit Inula und Hematitum) zu verschreiben und es häufig in kleinen Mengen einnehmen zu lassen.
- Während und nach der Chemotherapie ist es ratsam, Qi zu tonisieren, Blut zu nähren, die Nieren zu tonisieren und die Essenz aufzufüllen. *Fang Zhi Hua Liao Du Fu Fan Ying De Chang Yong Ji Ben Fang* (Häufig verwendete Basisrezeptur zur Vermeidung toxischer Reaktionen und Nebenwirkungen durch Chemotherapie) sollte durch Hinzufügen der folgenden Arzneien modifiziert werden, um die Haematopoese zu steigern:
- *He Shou Wu* (Radix Polygoni Multiflori)
- *Shu Di Huang* (Radix Rehmanniae Glutinosae Conquita)
- *Dang Gui* (Radix Angelicae Sinensis)
- *Rou Cong Rong* (Herba Cistanches Deserticolae)
- *Bu Gu Zhi* (Fructus Psoraleae Corylifoliae)
- *Lu Jiao Jiao*‡ (Gelatinum Cornu Cervi)
- *E Jiao*‡ (Gelatinum Corii Asini)
- *Gui Ban Jiao** (Gelatinum Plastri Testudinis)

Klinische Beobachtungsberichte: Arzneitherapie

Fu Zheng Pai Du Kang Ai Fang (Rezeptur zur Stützung des Aufrechten Qi, Ausleiten von Toxinen und Inhibierung von Krebs)

Li et al. berichteten über die Wirkung von *Fu Zheng Pai Du Kang Ai Fang* (Rezeptur zur Stützung des Aufrechten Qi, Ausleiten von Toxinen und Inhibierung von Krebs) zur Reduzierung von Nebenwirkungen der Chemotherapie bei der Behandlung von nicht-kleinzelligem Bronchialkarzinom.[17]

Gruppen: Die Studie umfasste 114 Patienten mit der histologischen und zytologischen Diagnose von nicht-kleinzelligem Bronchialkarzinom im Spätstadium. Vor der Behandlung war die allgemeine Verfassung der Patienten größer als 50 auf der Karnofsky-Skala (einer Skala zur Einstufung der täglichen Aktivitäten einer Person; sie wird eingesetzt, um den Fortschritt im Anschluss an eine Therapie evaluieren zu können), und die Untersuchung der Blutwerte und Nierenfunktion sowie ein Elektrokardiogramm zeigten keine Kontraindikationen zur Chemotherapie.

Die Patienten wurden nach dem Zufallsprinzip in zwei Gruppen unterteilt, je nach Aufnahmezeitpunkt in die Klinik des Verfassers (gerade oder ungerade Tage):

- 63 Patienten, 51 Männer und 12 Frauen im Alter von 29 bis 78 Jahren (Durchschnittsalter 54,5), bildeten die Gruppe TCM plus Chemotherapie; 42 Patienten waren mit einem Plattenepithelkarzinom diagnostiziert worden, 18 mit einem Adenokarzinom und 3 mit einem adenosquamösen Karzinom. Nach der UICC Stadieneinteilung waren 11 Fälle im Stadium IIIa, 30 Fälle im Stadium IIIb und 22 Fälle im Stadium IV.
- 51 Patienten, 39 Männer und 12 Frauen im Alter von 32 bis 81 Jahren (Durchschnittsalter 55,3), wurden der Gruppe mit alleiniger Chemotherapie zugeordnet: 31 Patienten waren mit einem Plattenepithelkarzinom diagnostiziert worden und 20 mit einem Adenokarzinom. Nach den Kriterien der UICC Stadieneinteilung waren 10 Fälle im Stadium IIIa, 26 Fälle im Stadium IIIb und 15 Fälle im Stadium IV.

3

Methode: Beiden Gruppen wurde die gleiche Chemotherapie verabreicht:

- CAP: Intravenöse Injektion von 700 mg/m² CTX (Cyclophosphamid) und 40 mg/m² ADR (Adriamycin®) am ersten Tag einer jeden Woche, intravenöse Injektion von 40 mg/m² DDP (Cisplatin) am ersten bis dritten Tag.
- CE: Intravenöse Injektion von 400 mg/m² CBP (Carboplatin) am ersten Tag einer jeden Woche, zusätzlich intravenöse Infusion von 100 mg VP16 (Etoposid) vom ersten bis zum fünften Tag.

Ein Zyklus bestand aus 3–4 Wochen. Das CAP-System wurde im ersten Zyklus eingesetzt und das CE-System im zweiten. Die Ergebnisse wurden nach zwei Zyklen festgehalten.

TCM-Behandlung: Die TCM-Gruppe erhielt Fu Zheng Pai Du Kang Ai Fang (Rezeptur zur Stützung des Aufrechten Qi, Ausleiten von Toxinen und Inhibierung von Krebs), um die Chemotherapie zu unterstützen. Diese Verschreibung wurde von der Abteilung des Verfassers erstellt.

Bestandteile:

- *Huang Qi* (Radix Astragali seu Hedysari) 15 g
- *Huang Jing* (Rhizoma Polygonati) 10 g
- *Ren Shen* (Radix Ginseng) 10 g
- *Xian He Cao* (Herba Agrimoniae Pilosae) 90–120 g
- *Yu Xing Cao* (Herba Houttuyniae Cordatae) 30 g
- *Da Huang* (Radix et Rhizoma Rhei) 15 g
- *Zhu Ling* (Sclerotium Polypori Umbellati) 20 g
- *Ban Bian Lian* (Herba Lobeliae Chinensis cum Radice) 10 g
- *Bai Hua She She Cao* (Herba Hedyotidis Diffusae) 15 g
- *Tian Nan Xing* (Rhizoma Arisaematis) 30 g
- *Yi Yi Ren* (Semen Coicis Lachryma-jobi) 20 g
- *Tao Ren* (Semen Persicae) 15 g
- *Gua Lou* (Fructus Trichosanthis) 15 g
- *Xia Ku Cao* (Spica Prunellae Vulgaris) 10 g

Modifikationen:

1. Bei der Expektoration von Blut wurden *Bai Ji** (Rhizoma Bletillae Striatae) und *Ou Jie* (Nodus Nelumbinis Nuciferae Rhizomatis) hinzugefügt.
2. Bei Brustschmerz wurden *Yan Hu Suo* (Rhizoma Corydalis Yanhusuo) and *Yu Jin* (Radix Curcumae) hinzugefügt.

Ein Päckchen wurde zur Bereitung eines Dekokts verwendet, es wurde zweimal täglich eingenommen, beginnend eine Woche vor der Chemotherapie bis zwei Wochen nach dem Ende des Zyklus.

Ergebnisse: Die Ergebnisse (s. Tabelle 3-5) zeigen, dass die Gruppe mit TCM und Chemotherapie signifikant besser als die Gruppe mit Chemotherapie allein abschnitt, in Bezug auf Gewichtsverlust, Leukozytenzahl, Hämoglobin, Übelkeit und Erbrechen; der Unterschied zwischen den beiden Gruppen war weniger deutlich in Bezug auf die Thrombozyten (der *t*-Test wurde für statistische Zwecke verwendet).

Tabelle 3-5 Vergleich der Nebenwirkungen zwischen den beiden Gruppen

Gruppe	Grad der Toxizität§	Gewichtsverlust	Übelkeit und Erbrechen	Abfall des Hb-Wertes	Anstieg der Leukozytenzahl	Abnahme der Thrombozyten	Zunahme der Transaminase	Zunahme des BUN-Wertes (Harnstoff-Stickstoff-Verhältnis)
TCM mit Chemotherapie (63 Patienten)	0	45	22	15	34	25	1	3
	1	15	20	18	20	35		
	2	2	15	23	7	3		
	3	1	4	6	2	0		
	4	0	2	1	0	0		
Chemotherapie allein (51 Patienten)	0	3	4	2	7	16	3	7
	1	17	2	3	10	27		
	2	20	13	24	22	8		
	3	9	17	19	12	0		
	4	2	15	3	0	0		
P		<0,01	<0,01	<0,01	<0,01	<0,05		

§ Der Toxizitätsgrad basiert auf der UICC Chemotherapie-Toxizitäts-Klassifikation.

Diskussion und Schlussfolgerung: Die Forschung zur Chemotherapie bei nicht-kleinzelligen Bronchialkarzinom geht weiter mit der Einführung neuer Medikamente. Sogar Cisplatin und Etoposid, die zum Zeitpunkt der Untersuchung als die besten Mittel der Chemotherapie anerkannt waren, haben nur eine klinische Responserate von 10–40% und erzielen selten eine komplette Remission sicher. Die Nebenwirkungen sind auch heftig.
Die Verfasser glauben, dass die Behandlungsstrategie sich auf zwei Aspekte fokussieren sollte – die Toxizität zu reduzieren und die Wirksamkeit der Chemotherapie zu steigern. Die Reduzierung der Toxizität sollte durch den gleichzeitigen Einsatz von Arzneien zur Stützung des Aufrechten Qi *(zheng qi)*, zur Eliminierung von Fäulnis und Ausleitung der Toxizität erreicht werden und so die Wurzel und die Manifestationen gleichzeitig behandeln. Die Steigerung der Wirksamkeit der Chemotherapie sollte durch den gleichzeitigen Einsatz von Arzneien zur Zerstreuung des Tumors und Stützen des Aufrechten Qi erreicht werden.

Erklärung der Rezeptur

- *Huang Qi* (Radix Astragali seu Hedysari), *Huang Jing* (Rhizoma Polygonati) und *Ren Shen* (Radix Ginseng) ergänzen das Qi und stützen das Aufrechte Qi *(zheng qi)*.
- *Da Huang* (Radix et Rhizoma Rhei), *Zhu Ling* (Sclerotium Polypori Umbellati), *Yu Xing Cao* (Herba Houttuyniae Cordatae) und *Bai Hua She She Cao* (Herba Hedyotidis Diffusae) leiten die Toxizität aus und vermindern sie.
- *Xian He Cao* (Herba Agrimoniae Pilosae), *Ban Bian Lian* (Herba Lobeliae Chinensis cum Radice), *Bai Hua She She Cao* (Herba Hedyotidis Diffusae), *Tian Nan Xing* (Rhizoma Arisaematis), *Yi Yi Ren* (Semen Coicis Lachryma-jobi), *Tao Ren* (Semen Persicae), *Gua Lou* (Fructus Trichosanthis) und *Xia Ku Cao* (Spica Prunellae Vulgaris) hemmen die Krebsentwicklung und zerstreuen Tumoren.

Die Verfasser zogen das Fazit, dass diese Rezeptur die Nebenwirkungen der Chemotherapie vermindert, während sie diese bei der Bekämpfung des Krebses unterstützt.

Behandlung von Bronchialkarzinomen im Spätstadium nach Musteridentifizierung

Chen et al. behandelten 78 Fälle von Bronchialkarzinom im Spätstadium (nicht eingeschlossen Patienten mit undifferenzierten kleinzelligen Bronchialkarzinomen).[18]
Gruppen: Die Verfasser teilten die Patienten in zwei Gruppen:

- 41 Patienten in Gruppe A, behandelt mit TCM plus Chemotherapie
- 37 Patienten in Gruppe B, behandelt mit Chemotherapie allein.

Elf Patienten (sechs in Gruppe A und fünf in Gruppe B) wurden aufgrund des Wiederauftretens ihres Krebses nach vorheriger chirurgischer Behandlung mit Chemotherapie behandelt; die übrigen erhielten zum erstenmal Chemotherapie, da eine chirurgische Behandlung für ihren Zustand nicht angemessen war.
Methode: Alle Patienten beider Gruppen wurden mit dem CAP-System von Cyclophosphamid, Doxorubicin (Adriamycin®) und Cisplatin behandelt. Gruppe A wurde zusätzlich auf der Basis der TCM-Musteridentifizierung in Untergruppen unterteilt und mit zusätzlichen TCM-Verschreibungen behandelt, beginnend sieben Tage vor der Chemotherapie bis sieben Tage nach der Beendigung von zwei jeweils 21-tägigen Zyklen. Die Behandlung wurde eine Woche nach dem Ende des zweiten Durchlaufs der Chemotherapie ausgewertet.
Das Behandlungsprinzip variierte nach der Musteridentifizierung:

Milz-Schwäche und Nässe-Schleim (7 Fälle)
Therapeutisches Prinzip: Die Milz stärken und Nässe eliminieren, Schleim transformieren und Verklumpungen auflösen.
Rezeptur: *Liu Jun Zi Tang He Hai Zao Yu Hu Wan Jia Jian* (Dekokt der sechs Edlen kombiniert mit Hb. Sargassi-Pille für die Jadeflasche, mit Modifikationen)

- *Dang Shen* (Radix Codonopsitis Pilosulae) 24 g
- *Bai Zhu* (Rhizoma Atractylodis Macrocephalae) 15 g
- *Fu Ling* (Sclerotium Poriae Cocos) 15 g
- *Hai Zao* (Herba Sargassi) 9 g
- *Fa Ban Xia* (Rhizoma Pinelliae Ternatae Praeparata) 9 g
- *Chen Pi* (Pericarpium Citri Reticulatae) 6 g

- *Yi Yi Ren* (Semen Coicis Lachryma-jobi) 15 g
- *Mu Li*‡ (Concha Ostreae) 24 g, 20–30 Minuten abgekocht vor Hinzufügen der anderen Zutaten
- *Chuan Bei Mu* (Bulbus Fritillariae Cirrhosae) 15 g
- *Bai Hua She She Cao* (Herba Hedyotidis Diffusae) 18 g

Innere Hitze aufgrund von Yin-Mangel (9 Fälle)
Therapeutisches Prinzip: Das Yin nähren und Hitze klären, Hartes erweichen und Knoten auflösen.
Rezeptur: *Bai He Gu Jin Tang Jia Jian* (Bb.-Lilii-Dekokt zur Erhaltung des Metalls, mit Modifikationen)

- *Bai He* (Bulbus Lilii) 15 g
- *Sheng Di Huang* (Radix Rehmanniae Glutinosae) 24 g
- *Xuan Shen* (Radix Scrophulariae Ningpoensis) 30 g
- *Mai Men Dong* (Radix Ophiopogonis Japonici) 15 g
- *Bei Sha Shen* (Radix Glehniae Littoralis) 24 g
- *Chong Lou* (Rhizoma Paridis) 9 g
- *Huang Qin* (Radix Scutellariae Baicalensis) 10 g
- *Shan Zha* (Fructus Crataegi) 15 g
- *Ban Zhi Lian* (Herba Scutellariae Barbatae) 30 g

Mangel an Qi und Yin (11 Fälle)
Therapeutisches Prinzip: Das Qi vermehren und das Yin nähren, Hitze klären und Toxizität vermindern.
Rezeptur: *Si Jun Zi Tang He Sha Shen Mai Dong Tang Jia Jian* (Dekokt der vier Edlen kombiniert mit Rx. Adenophorae seu Glehnia- und Tb. Ophiopogonis-Dekokt, mit Modifikationen)

- *Dang Shen* (Radix Codonopsitis Pilosulae) 30 g
- *Bai Zhu* (Rhizoma Atractylodis Macrocephalae) 15 g
- *Fu Ling* (Sclerotium Poriae Cocos) 15 g
- *Sha Shen* (Radix Glehniae seu Adenophorae) 24 g
- *Mai Men Dong* (Radix Ophiopogonis Japonici) 15 g
- *Yu Zhu* (Rhizoma Polygonati Odorati) 9 g
- *Bai Hua She She Cao* (Herba Hedyotidis Diffusae) 30 g
- *Tai Zi Shen* (Radix Pseudostellariae Heterophyllae) 18 g
- *Xia Ku Cao* (Spica Prunellae Vulgaris) 15 g

Qi-Stagnation und Blut-Stase (5 Fälle)
Therapeutisches Prinzip: Qi bewegen und Blut-Stase transformieren, Hartes erweichen und Knoten auflösen.
Rezeptur: *Xue Fu Zhu Yu Tang Jia Jian* (Dekokt, das Stasen aus dem Haus des Blutes treibt, mit Modifikationen)

- *Dang Gui* (Radix Angelicae Sinensis) 9 g
- *Sheng Di Huang* (Radix Rehmanniae Glutinosae) 24 g
- *Tao Ren* (Semen Persicae) 10 g
- *Dan Shen* (Radix Salviae Miltiorrhizae) 15 g
- *Chi Shao* (Radix Paeoniae Rubra) 15 g
- *Zhi Ke* (Fructus Citri Aurantii) 10 g
- *Yu Jin* (Radix Curcumae) 9 g
- *Chuan Lian Zi* (Fructus Meliae Toosendan) 9 g
- *Chong Lou* (Rhizoma Paridis) 9 g
- *Bie Jia** (Carapax Amydae Sinensis) 15 g

Überschießende Hitze-Toxine (4 Fälle)
Therapeutisches Prinzip: Hitze klären und Feuer ausleiten, Toxizität vermindern und Schwellungen auflösen.
Rezeptur: *Bai Hu Cheng Qi Tang Jia Jian* (Dekokt des Weißen Tigers zur Erhaltung des Qi, mit Modifikationen)

- *Shi Gao*‡ (Gypsum Fibrosum) 30 g
- *Zhi Mu* (Rhizoma Anemarrhenae Asphodeloidis) 15 g
- *Da Huang* (Radix et Rhizoma Rhei) 9 g
- *Huang Lian* (Rhizoma Coptidis) 3 g
- *Yu Xing Cao* (Herba Houttuyniae Cordatae) 30 g
- *Pu Gong Ying* (Herba Taraxaci cum Radice) 15 g
- *Juan Bai* (Herba Selaginellae) 15 g
- *Xian He Cao* (Herba Agrimoniae Pilosae) 15 g
- *Gua Lou* (Fructus Trichosanthis) 15 g
- *Huang Qin* (Radix Scutellariae Baicalensis) 10 g

Qi- und Blut-Mangel (5 Fälle)
Therapeutisches Prinzip: Qi vermehren und Blut nähren.
Rezeptur: *Si Wu Tang Jia Jian* Vier-Arzneien-Dekokt, mit Modifikationen)

- *Huang Qi* (Radix Astragali seu Hedysari) 30 g
- *Dang Gui* (Radix Angelicae Sinensis) 15 g
- *Dang Shen* (Radix Codonopsitis Pilosulae) 15 g
- *Bai Zhu* (Rhizoma Atractylodis Macrocephalae) 15 g
- *Bu Gu Zhi* (Fructus Psoraleae Corylifoliae) 15 g
- *Shu Di Huang* (Radix Rehmanniae Glutinosae Conquita) 18 g
- *Zi He Che*‡ (Placenta Hominis) 9 g

Ergebnisse: Siehe Tabelle 3-6.
Schlussfolgerung: Diese Ergebnisse legen nahe, dass bei einer Chemotherapie eine zusätzliche Behandlung mit chinesischen Arzneien zur Stärkung der

Tabelle 3-6 Ergebnisse der Studie von Chen et al.18

	Gruppe A (41 Patienten)	Gruppe B (37 Patienten)
Unmittelbare Wirkung (nach WHO-Kriterien)[a]		
Vollständige Genesung	0	0
Teilweise Genesung	17	13
Keine Veränderung	9	7
Verschlechterung des Zustandes	15	17
Verbesserung der Symptome nach zweimaliger Chemotherapie		
Deutliche Verbesserung: Husten, Druck und Schmerz in der Brust, Keuchen, Fieber, Nachtschweiß und Kraftlosigkeit verschwanden oder besserten sich beträchtlich	10	7
Geringe Wirkung: geringe Verbesserung der obigen Symptome	18	8
Keine Wirkung: keine Veränderung oder Verschlechterung der Symptome	13	22
Abfall der Leukozyten[b] (WHO-Kriterien)		
Grad I	9	14
Grad II	8	12
Grad III	3	7
Übelkeit und Erbrechen[b]		
Grad I	11	19
Grad II	9	11
Grad III	3	5
Lebensqualität (nach der Karnofsky-Skala)[b,c]		
Stabilisiert oder Verbessert	23	11
Verschlechtert	18	26

a) $P>0{,}05$; b) $P<0{,}05$; c) die Karnofsky-Skala ist eine Skala zur Einstufung der täglichen Aktivitäten einer Person; sie wird eingesetzt, um den Fortschritt nach einer Therapie auszuwerten.

Milz, Nähren von Yin und Blut, Klären von Hitze, Eliminieren von Nässe, Transformation von Schleim und Blut-Stase das Aufrechte Qi *(zheng qi)* unterstützen und pathogene Faktoren ausleiten kann, um so im Spätstadium von Bronchialkarzinom die Symptome zu bessern und das Immunsystem zu stärken.

Ein alternativer Ansatz, wenn die erwartete Überlebenszeit kurz ist

Huang et al. behandelten in der Zeit von 1990–1998 55 Fälle von Kolonkarzinom im Spätstadium, 38 mit Chemotherapie und chinesischen Arzneien und 17 ausschließlich mit chinesischen Arzneien.[19]
Sie verwendeten das Behandlungsprinzip „die Milz stärken, Blut-Stase transformieren und Toxizität vermindern". Die Basisrezeptur setzte sich zusammen aus

- *Dang Shen* (Radix Codonopsitis Pilosulae) 15 g
- *Bai Zhu* (Rhizoma Atractylodis Macrocephalae) 10 g
- *Fu Ling* (Sclerotium Poriae Cocos) 12 g
- *Yi Yi Ren* (Semen Coicis Lachryma-jobi) 15 g
- *Pu Huang* (Pollen Typhae) 12 g
- *Wu Ling Zhi*‡ (Excrementum Trogopteri) 12 g
- *Zhi Shi* (Fructus Immaturus Citri Aurantii) 10 g
- *Yan Hu Suo* (Rhizoma Corydalis Yanhusuo) 12 g
- *Bai Jiang Cao* (Herba Patriniae cum Radice) 15 g
- *Pu Gong Ying* (Herba Taraxaci cum Radice) 15 g
- *Ban Zhi Lian* (Herba Scutellariae Barbatae) 15 g
- *Bai Hua She She Cao* (Herba Hedyotidis Diffusae) 15 g
- *Chong Lou* (Rhizoma Paridis) 15 g

Modifikationen:

1. Bei Blut-Mangel wurden 10 g *Dang Gui* (Radix Angelicae Sinensis), 10 g *Bai Shao* (Radix Paeoniae Lactiflorae) und 15 g *Ji Xue Teng* (Caulis Spatholobi) hinzugefügt.

2. Bei Yin-Schwäche wurden 15 g *Han Lian Cao* (Herba Ecliptae Prostratae), 12 g, *Sheng Di Huang* (Radix Rehmanniae Glutinosae), 12 g *Bei Sha Shen* (Radix Glehniae Littoralis) und 10 g *Mai Men Dong* (Radix Ophiopogonis Japonici) hinzugefügt.
3. Bei Nieren-Schwäche wurden 12 g *Gou Qi Zi* (Fructus Lycii) und 10 g *Xu Duan* (Radix Dipsaci) hinzugefügt.
4. Bei Qi-Stagnation wurden 15 g *Lai Fu Zi* (Semen Raphani Sativi) und 10 g *Hou Po* (Cortex Magnoliae Officinalis) und 10 g *Mu Xiang** (Radix Aucklandiae Lappae) hinzugefügt.
5. Bei aufsteigendem Gegenfluss des Magen-Qi wurden 12 g *Fa Ban Xia* (Rhizoma Pinelliae Ternatae Praeparata) und 10 g *Chen Pi* (Pericarpium Citri Reticulatae) hinzugefügt.
6. Bei starker Blut-Stase wurden 10 g *Tao Ren* (Semen Persicae) und 8 g *Hong Hua* (Flos Carthami Tinctorii) hinzugefügt.
7. Bei Blutungen wurden 10 g *Qian Cao Gen* (Radix Rubiae Cordifoliae), 12 g *Bai Ji** (Rhizoma Bletillae Striatae) und 15 g *Xian He Cao* (Herba Agrimoniae Pilosae) hinzugefügt.

Pro Tag wurde ein Päckchen zur Bereitung eines Dekokts verwendet, das zweimal täglich eingenommen wurde. Patienten in der Gruppe mit Chemotherapie plus TCM tranken im Durchschnitt das Dekokt 88 Tage lang, jene in der Gruppe mit ausschließlicher TCM-Behandlung durchschnittlich 92 Tage lang.

Ergebnisse: Siehe Tabelle 3-7.

Diskussion: Alle Patienten in der Studie waren bereits chirurgisch behandelt worden und hatten die Endphase des Kolonkarzinom erreicht. Nach Erfahrung des Verfassers ist die Ansprechbarkeit auf Chemotherapie in diesem Stadium gering. Obwohl Chemotherapie in Kombination mit TCM als palliative Behandlung für einige Kolonkarzinompatienten im Spätstadium eingesetzt werden kann, kann die Behandlung mit TCM allein nach dem oben beschriebenen Prinzip manchmal genauso wirksam sein wie eine Behandlung mit der Kombination TCM plus Chemotherapie und wird zudem auch keine Nebenwirkungen aufweisen. Nach Meinung des Verfassers könnte dies einer der seltenen Fälle sein, in denen erwogen werden kann, die TCM allein einzusetzen, da sich durch Vermeiden der Nebenwirkungen der Chemotherapie die Lebensqualität in der zu erwartenden relativ kurzen Überlebenszeit des Patienten verbessern wird.

Empirische Rezeptur

Zhang et al. behandelten 182 Krebspatienten mit Chemotherapie;[7] 98 erhielten auch ein Dekokt bestehend aus

- *Ren Shen* (Radix Ginseng) 10 g
- *Huang Qi* (Radix Astragali seu Hedysari) 30 g
- *Bai Zhu* (Rhizoma Atractylodis Macrocephalae) 15 g
- *Fu Ling* (Sclerotium Poriae Cocos) 12 g
- *Gan Cao* (Radix Glycyrrhizae) 6 g
- *Gou Qi Zi* (Fructus Lycii) 12 g
- *Nü Zhen Zi* (Fructus Ligustri Lucidi) 15 g
- *Tu Si Zi* (Semen Cuscutae) 12 g
- *Dang Gui* (Radix Angelicae Sinensis) 12 g
- *Shu Di Huang* (Radix Rehmanniae Glutinosae Conquita) 15 g

Tabelle 3-7 Ergebnisse der Studie von Huang et al.[19]

	Gruppe Chemotherapie plus TCM (38 Patienten)	Nur TCM-Gruppe (17 Patienten)
Unmittelbare Wirkung (nach WHO-Kriterien)		
Vollständige Genesung	2	0
Teilweise Genesung	2	1
Keine Veränderung	15	12
Verschlechterung des Zustandes	19	4
Überlebenszeit	1–14 Monate	1–50 Monate
Mittlere Überlebenszeit	6,2 Monate	6,6 Monate
Sechs-Monate-Überlebensrate	54,7%	60,5%
Zwölf-Monate-Überlebensrate	10,7%	20,2%

Überlebenszeit gemessen vom Beginn der Behandlung bis zum Tod.

- *Shan Yao* (Rhizoma Dioscoreae Oppositae) 15 g
- *Chen Pi* (Pericarpium Citri Reticulatae) 9 g
- *Mu Xiang** (Radix Aucklandiae Lappae) 6 g
- *Dan Shen* (Radix Salviae Miltiorrhizae) 20 g
- *Bei Sha Shen* (Radix Glehniae Littoralis) 10 g
- *Mai Men Dong* (Radix Ophiopogonis Japonici) 10 g
- *E Zhu* (Rhizoma Curcumae) 10 g
- *Bai Hua She She Cao* (Herba Hedyotidis Diffusae) 30 g

Modifikationen:

1. Bei mangelndem Appetit wurden 15 g *Jiao Shan Zha* (Fructus Crataegi, scharf gebraten), 15 g *Jiao Shen Qu* (Massa Fermentata, scharf gebraten) und 10 g *Jiao Mai Ya* (Fructus Hordei Vulgaris Germinatus, scharf gebraten) hinzugefügt; 6 g *Sha Ren* (Fructus Amomi) wurden ebenfalls 10 Minuten vor Ende des Kochprozesses hinzugefügt.
2. Bei Leukopenie wurden 30 g *Ji Xue Teng* (Caulis Spatholobi), 10 g *Zi He Che*‡ (Placenta Hominis) und 30 g *Huang Qi* (Radix Astragali seu Hedysari) hinzugefügt, mit der Beigabe von 20 g *E Jiao*‡ (Gelatinum Corii Asini) in das fertig bereitete Dekokt.
3. Bei Blutungen im Verdauungs- oder Respirationtrakt wurden separate Beigaben von je 3 g *Yun Nan Bai Yao* (Yunnan White) und *San Qi* (Radix Notoginseng) hinzugefügt.
4. Bei Schmerzen in den Gliedmaßen und Knochen wurden je 3 g gebackenes und pulverisiertes *Quan Xie*‡ (Buthus Martensi) und *Wu Gong*‡ (Scolopendra Subspinipes) hinzugefügt, die nach der Vermischung des Pulvers mit warmem Wasser separat eingenommen werden.
5. Bei Ikterus wurden 30 g *Yin Chen Hao* (Herba Artemisiae Scopariae) hinzugefügt.
6. Bei Übelkeit und Erbrechen wurden 10 g *Jiang Ban Xia* (Rhizoma Pinelliae Ternatae cum Zingibere Praeparatum) und 10 g *Ding Xiang* (Flos Caryophylli) hinzugefügt.

Täglich wurde ein Päckchen in 800 ml Wasser zubereitet, heruntergekocht auf 200 ml und in 100 ml Portionen aufgeteilt, die morgens und abends eingenommen wurden.

Nach 28 Tagen hatten sich die Leukopenie und Thrombozytenie bei den Patienten in der Gruppe mit Chemotherapie plus TCM-Behandlung beträchtlich reduziert. Der Appetit hatte sich gebessert, das Körpergewicht zugenommen und die Werte auf der Karnofsky-Skala waren höher. Die Nachfolgeuntersuchung nach fünf Jahren zeigte Raten an Rezidiven und Metastasierung von 10% und Sterblichkeit von 8% in der Gruppe mit Chemotherapie plus TCM-Behandlung, signifikant niedriger als in der Gruppe mit Chemotherapie allein (35% bzw 20%, $P<0{,}05$). Die Ergebnisse legten nahe, dass Arzneien zur Stützung des Aufrechten Qi *(zheng qi)* und Vermehrung des Qi in Kombination mit der Chemotherapie wirksam sind und effektiv die schädlichen Nebenwirkungen der Behandlung reduzieren.

Klinischer Beobachtungsbericht: Akupunktur und Moxibustion

3

Du et al. stellten fest, dass eine mit Strahlen- und Chemotherapie kombinierte Akupunkturbehandlung, die mit der verstärkenden Methode an Bl 20 Pishu, Du 14 Dazhui, Ma 36 Zusanli und Mi 6 Sanyinjiao angewendet wurde, sich bei der Überprüfung drei Wochen nach Ende der Chemotherapie als wirksam bei der Verhinderung oder Reduzierung von Leukopenie und Thombozytenie zeigte.[16]

Die Autoren ordneten 57 Patienten zwei Gruppen zu – 30 wurden der ersten Gruppe zugeteilt, bei der die Akupunkturbehandlung fünf Tage vor dem Beginn der Chemotherapie begonnen wurde, und 27 einer zweiten Gruppe, bei der die Akupunkturbehandlung am ersten Tag der Chemotherapie begann. Die Behandlung wurde in beiden Gruppen täglich bis 15 Tage nach Ende des Chemotherapiezyklus fortgesetzt. Obwohl die Akupunktur in beiden Gruppen wirksam war, war die Besserung in der ersten Gruppe deutlicher als in der zweiten Gruppe, was nahe legt, die Akupunkturbehandlung zur Erzielung optimaler Ergebnisse eher vor als während der Chemotherapie zu beginnen.

Chen et al. verglichen drei Methoden der Behandlung von durch Chemotherapie verursachter Leukopenie:

- Tägliches, warmes Nadeln über die Dauer von 21 Tagen an den Hauptpunkten Ma 36 Zusanli (beidseitig) und Mi 6 Sanyinjiao (beidseitig) und den Hilfspunkten Pe 6 Neiguan (beidseitig), Mi 9 Yinlingquan (beidseitig), Mi 10 Xuehai (beidseitig), Du 6 Qihai und Ren 4 Guanyuan; die Nadeln werden dabei 30 Minuten in den Punkten belassen.
- Moxibustion auf Ingwerscheiben einmal täglich, auf Bl 17 Geshu, Bl 20 Pishu, Bl 21 Weishu, Bl 23

Shenshu (alle beidseitig) und Du 14 Dazhui, drei Kegel je Punkt, bis sich die Hautstelle rötet und befeuchtet.
- Orale Verabreichung von 100 mg Batylalkohol und 20 mg Leukogen dreimal täglich.

Dann maß er die Wirkung auf die Anzahl der Leukozyten. Die Leukozytenzahl stieg um $4{,}0 \times 10^9$/L an bei 88,4% der Patienten in der Gruppe mit warmer Nadelung (N = 121) und bei 90,9% in der Gruppe mit Moxibustion auf Ingwerscheiben (N = 117). Der Unterschied zwischen diesen beiden Gruppen und der Gruppe mit Batylalkohol (38,2%, N = 34) war signifikant ($P < 0{,}01$). Die Verfasser verweisen darauf, dass Akupunktur und Moxibustion wirksamer sein können bei der Anregung der hämatopoetischen Funktion des Knochenmarks als Batylalkohol und Leukogen.[20]

3

Xia et al. fanden heraus, dass Akupunktur während der Chemotherapie an den Punkten Pe 6 Neiguan, Di 11 Quchi and Ma 36 Zusanli mit Heben, Senken und Drehen der Nadeln die unerwünschten Nebenwirkungen im Verdauungstrakt reduzieren kann, indem sie die Schwere der Symptome wie z. B. Appetitmangel, Erbrechen, Übelkeit, aufgeblähtes Abdomen und Diarrhö minderten. Die Akupunktur wurde am gleichen Tag wie die Chemotherapie begonnen und dauerte bis zum Ende des Behandlungszyklus. Behandelt wurde einmal alle zwei Tage und die Nadeln wurden 30 Minuten in den Punkten belassen. Die Verfasser stellten auch fest, dass Akupunktur in den Punkten Pe 6 Neiguan, Du 20 Baihui, Ma 8 Touwei, He 7 Shenmen, Ma 36 Zusanli, Le 3 Taichong und Mi 6 Sanyinjiao mit Heben, Senken, und Drehen der Nadel die unerwünschten Nebenwirkungen wie Schwindel, Schlaflosigkeit und Erschöpfung reduzieren kann. Die Akupunktur wurde am gleichen Tag wie die Chemotherapie begonnen und dauerte bis zum Ende des Behandlungszyklus. Behandelt wurde einmal alle zwei Tage und die Nadeln wurden 30 Minuten in den Punkten belassen.[21]

Strahlentherapie

Allgemeine Behandlungsprinzipien

Strahlentherapie verursacht oft Nebenwirkungen wie Trockenheit in Mund und Rachen, Fieber, Übelkeit, Erbrechen, Appetitmangel, Erschöpfung und erniedrigte Blutwerte. Die Chinesische Medizin ist der Ansicht, dass diese Symptome hauptsächlich die Folge von überschießenden inneren Hitze-Toxinen, Schädigung der Körperflüssigkeiten, Milz-Magen-Disharmonie, Schädigung von Qi und Blut und Leere von Leber und Nieren sind. Sie sollten durch Klären der Hitze und Verminderung der Toxizität, Erzeugen von Körperflüssigkeiten und Befeuchten von Trockenheit, Ergänzen von Qi und Blut mit Arzneien von kühler oder kalter Natur, Stärken der Milz und Harmonisieren des Magens und Nähren und Tonisieren von Leber und Nieren behandelt werden. Die Symptome unterscheiden sich je nachdem, welches Areal bestrahlt wurde:

- Wenn Kopf und Nacken der Strahlung ausgesetzt wurden (bei der Behandlung von Nasopharynx- oder Larynxkarzinom), sind ein relativ stark entzündeter Hals und Trockenheit von Mund und Zunge wahrscheinlich. Diese Symptome sind die Folge von Hitze-Toxinen, die das Yin im Oberen Erwärmer schädigen; das empfohlene Behandlungsprinzip besteht im Nähren des Yin, Erzeugen von Körperflüssigkeiten, Klären von Hitze im Hals und Verminderung der Toxizität. Um solche Fälle zu behandeln, wird Fang Zhi Fang Liao Du Fu Fan Ying De Chang Yong Ji Ben Fang (Häufig verwendete Basisrezeptur zur Verhinderung toxischer Reaktionen und Nebenwirkungen durch Strahlentherapie) modifiziert durch Hinzufügen von Xuan Shen (Radix Scrophulariae Ningpoensis), Tian Hua Fen (Radix Trichosanthis), Ban Lan Gen (Radix Isatidis seu Baphicacanthi) und Shan Dou Gen (Radix Sophorae Tonkinensis).
- Wenn der Brustraum der Strahlung ausgesetzt wird (bei der Behandlung von Ösophagus-, Bronchial- oder Mammakarzinom) verbrennen und verletzten Hitze-Toxine das Lungen-Yin. Eine Beeinträchtigung der verteilenden und nach unten führenden Funktion der Lungen hat Husten mit wenig Schleim zur Folge. Fang Zhi Fang Liao Du Fu Fan Ying De Chang Yong Ji Ben Fang (Häufig verwendete Basisrezeptur zur Verhinderung toxischer Reaktionen und Nebenwirkungen durch Strahlentherapie) sollte durch Hinzufügen von Arzneien zum Nähren des Yin, Klären der Lungen und Transformieren von Schleim wie Sha Shen (Radix Glehniae seu Adenophorae), Bai He (Bulbus Lilii), Gua Lou (Fructus Trichosanthis), Lu Gen (Rhizoma Phragmitis Communis) und Xing Ren (Semen Pruni Armeniacae) modifiziert werden.

- Muster von Nässe-Hitze im Unteren Erwärmer treten auf, wenn bei der Behandlung von Rektum-, Blasen- und Zervixkarzinom die Beckenregion Strahlen ausgesetzt wird. Fang Zhi Fang Liao Du Fu Fan Ying De Chang Yong Ji Ben Fang (Häufig verwendete Basisrezeptur zur Verhinderung toxischer Reaktionen und Nebenwirkungen durch Strahlentherapie) sollte durch Hinzufügen von Tu Fu Ling (Rhizoma Smilacis Glabrae), Di Yu (Radix Sanguisorbae Officinalis), Qu Mai (Herba Dianthi), Tong Cao (Medulla Tetrapanacis Papyriferi) und Yi Yi Ren (Semen Coicis Lachryma-jobi) modifiziert werden, um Hitze zu klären und zu helfen, die Nässe zu bewegen.

Klinischer Beobachtungsbericht: Arzneitherapie

Fu Zheng Zeng Xiao Fang (Synergistische Rezeptur zur Stützung des Aufrechten Qi)

Zhang beschrieb die Wirkung von *Fu Zheng Zeng Xiao Fang* (Synergistische Rezeptur zur Stützung des Aufrechten Qi) als Ergänzung zur Strahlentherapie (linearer Beschleuniger; 6–15 MV Röntgen-Strahl; Elektronen Strahl ^{60}Co γ, 200 cGY/Behandlung; fünf Behandlungen pro Woche über 4–6 Wochen mit einer Gesamtdosis von 4000–6000 cGY).[22]

Behandlung: Der Verfasser stellte fest, dass sich bei Kombination der Behandlungsprinzipien „Stützung des Aufrechten Qi *(zheng qi)* und Kultivieren der Wurzel" mit dem „Vitalisieren des Blutes und der Transformation von Blut-Stase" die Ansprechbarkeit auf Strahlen erhöhen, die unerwünschten Nebenwirkungen vermindern und durch Stärkung des Immunsystems die Überlebenszeit verlängern ließen.

Fu Zheng Zeng Xia Fu Zheng Zeng Xiao Fang (Synergistische Rezeptur zur Stützung des Aufrechten Qi) besteht aus folgenden Bestandteilen:

- *Huang Qi* (Radix Astragali seu Hedysari) 30 g
- *Ji Xue Teng* (Caulis Spatholobi) 15 g
- *Tai Zi Shen* (Radix Pseudostellariae Heterophyllae) 10 g
- *Bai Zhu* (Rhizoma Atractylodis Macrocephalae) 10 g
- *Tian Men Dong* (Radix Asparagi Cochinchinensis) 10 g
- *Tian Hua Fen* (Radix Trichosanthis) 10 g
- *Gou Qi Zi* (Fructus Lycii) 15 g
- *Nü Zhen Zi* (Fructus Ligustri Lucidi) 15 g
- *Hong Hua* (Flos Carthami Tinctorii) 10 g
- *Su Mu* (Lignum Sappan) 10 g

Die Behandlung begann am ersten Tag der Strahlentherapie und wurde während des Zyklus weitergeführt. Täglich wurde ein Päckchen zur Herstellung eines Dekokts verwendet, das zwei- oder dreimal täglich eingenommen wurde.

Indikationen: maligne Tumore von Kopf, Nacken und Brustraum (einschließlich primäres Bronchialkarzinom und Ösophaguskarzinom mit Lymphknotenmetastasen, die eine radikale Strahlentherapie erfordern).

Ergebnisse:

- Von den Patienten mit primärem Bronchialkarzinom waren 22 von 32 in der Gruppe TCM plus Strahlentherapie in der Lage, die Strahlenbehandlung abzuschließen (69%); im Vergleich zu 25 von 82 Patienten in der Gruppe, die nur Strahlentherapie erhielt (31%); die Ausmaße des Tumors waren in der Gruppe TCM plus Strahlentherapie deutlicher verringert als in der Gruppe mit Strahlentherapie allein.
- Von den Patienten mit Ösophaguskarzinom waren 14 von 18 in der Gruppe TCM plus Strahlentherapie in der Lage, die Strahlenbehandlung abzuschließen (78%); im Vergleich zu 6 von 18 Patienten in der Gruppe, die nur Strahlentherapie erhielt (33%). Die Ausmaße des Ösophaguskarzinoms waren in der Gruppe TCM mit Strahlentherapie deutlicher verringert als in der Gruppe mit Strahlentherapie allein.

Diskussion: Die Bildung von Tumoren steht in engem Zusammenhang mit Blut-Stase. Feste Tumoren sprechen weniger auf die Strahlentherapie an, da sie häufig der Blutversorgung entwachsen und daher schlecht mit Sauerstoff versorgt sind (hypoxämisch). Zusätzlich können von den Tumorzellen abgesonderte chemische Substanzen zu einer gesteigerten Sensibilität gegenüber exogenen und endogenen Gerinnungsfaktoren führen und durch Beeinträchtigung der Fibrinolyse und Thrombozytenaggregation eine Hyperkoagulabilität des Blutes verursachen. Unter diesen Umständen können Arzneien zur Vitalisierung des Blutes und Transformation von Blut-Stase die Strahlentherapie durch Steigerung des lokalen Blutflusses und Reduzierung der Hypoxie sowie durch eine Unterbindung der Reparatur der durch die Strahlentherapie beschädigten Krebszellen ergänzen, indem sie die Ansiedlung von Proteinen auf der Zelloberfläche behindern.

Dieser Bericht ist ein Beispiel für das alternative Vorgehen, die TCM-Behandlung zur gleichen Zeit wie die Strahlentherapie zu beginnen, was in den beschriebenen Fällen von Prof. Zhang zu einem guten Ergebnis führte. Diese Untersuchung sollte zusammen mit dem bereits in diesem Kapitel erwähnten Bericht von Xia Yusheng über die Vorteile der Kombination von Arzneien zur Stützung des Aufrechten Qi und Arzneien zur Vitalisierung des Blutes gelesen werden, um mögliche Risiken bei der Verwendung von Arzneien zur Vitalisierung des Blutes während einer Strahlentherapie auszuschließen. Diese Untersuchung wurde lange vor Xian Yushengs Beobachtungen verfasst, aber die Kombination der beiden Behandlungsprinzipien wird in dem späteren Bericht behandelt.

Fu Zheng Jie Du Chong Ji (Lösliches Granulat zur Stützung des Aufrechten Qi und Verminderung der Toxizität)

Von 1992 bis 1994 führte die Onkologie-Abteilung des Sino-Japanese Friendship Hospital in Beijing eine klinische Untersuchung über *Fu Zheng Jie Du Chong Ji* (Lösliches Granulat zur Stützung des Aufrechten Qi und Verminderung der Toxizität) durch.

Gruppen: 131 Krebspatienten (49 mit Bronchialkarzinom, 29 mit Ösophaguskarzinom, 29 mit Mammakarzinom und 24 mit Nasopharynxkarzinom) wurden nach dem Zufallsprinzip in zwei Gruppen eingeteilt:

- Gruppe A (mit 71 Patienten) wurde mit Strahlentherapie, unterstützt durch *Fu Zheng Jie Du Chong Ji* (Lösliches Granulat zur Stützung des Aufrechten Qi und Minderung der Toxizität), behandelt.
- Gruppe B (mit 60 Patienten) wurde nur mit Strahlentherapie behandelt.

Methode: Die Patienten in Gruppe A nahmen die kräutermedizinische Verschreibung eine Woche vor der Strahlentherapie bis eine Woche nach Beendigung des Zyklus ein.

Bestandteile:

- *Huang Qi* (Radix Astragali seu Hedysari) 15 g
- *Shu Di Huang* (Radix Rehmanniae Glutinosae Conquita) 15 g
- *Jin Yin Hua* (Flos Lonicerae) 15 g
- *Huang Lian* (Rhizoma Coptidis) 10 g
- *Mai Men Dong* (Radix Ophiopogonis Japonici) 10 g
- *Shi Hu** (Herba Dendrobii) 10 g
- *Chen Pi* (Pericarpium Citri Reticulatae) 10 g
- *Ji Nei Jin*‡ (Endothelium Corneum Gigeriae Galli) 10 g
- *Zhu Ru* (Caulis Bambusae in Taeniis) 10 g
- *Gou Qi Zi* (Fructus Lycii) 15 g
- *Nü Zhen Zi* (Fructus Ligustri Lucidi) 15 g

Ergebnisse: Siehe Tabelle 3-6.

Yi Qi Yang Yin Tang (Dekokt, um das Qi zu vermehren und das Yin zu nähren)

Li beobachtete die Wirkung von *Yi Qi Yang Yin Tang* (Dekokt, um das Qi zu vermehren und das Yin zu nähren) bei der Behandlung von Nasopharynxkarzinom.[23]

Methode: Der Verfasser unterteilte 272 Patienten mit Nasopharynxkarzinom nach dem Zufallsprinzip in zwei Gruppen, Gruppe A (N = 138) und Gruppe B (N = 134). Alle Patienten wurden mit Strahlentherapie behandelt (6000–7000 cGy für Primärläsionen, 5500–7000 cGy für zervikale Metastasen und 4500–5000 cGy im Nacken zur Prävention von Metastasen.

In der Gruppe A wurde die Strahlentherapie mit Yi Qi Yang Yin Tang (Dekokt, um das Qi zu vermehren und das Yin zu nähren) kombiniert, das mit den folgenden Bestandteilen als Basisrezeptur je nach individueller Patientenkonstitution modifiziert wurde:

- *Tai Zi Shen* (Radix Pseudostellariae Heterophyllae) 30 g
- *Xuan Shen* (Radix Scrophulariae Ningpoensis) 15 g
- *Mai Men Dong* (Radix Ophiopogonis Japonici) 15 g
- *Sheng Di Huang* (Radix Rehmanniae Glutinosae) 15 g
- *Nü Zhen Zi* (Fructus Ligustri Lucidi) 15 g
- *Shi Hu** (Herba Dendrobii) 20 g
- *Tian Hua Fen* (Radix Trichosanthis) 20 g
- *Bai Hua She She Cao* (Herba Hedyotidis Diffusae) 30 g
- *Ban Zhi Lian* (Herba Scutellariae Barbatae) 30 g
- *Gan Cao* (Radix Glycyrrhizae) 6 g

Modifikationen:

1. Bei trockenem Mund wurden 10 g *Jin Yin Hua* (Flos Lonicerae) und 10 g *Lian Qiao* (Fructus Forsythiae Suspensae) hinzugefügt, um Hitze zu

klären und die Toxizität durch überschießende Hitze-Toxine als Folge der Strahlentherapie zu vermindern.
2. Bei Appetitmangel wurden 10 g *Jiao Shen Qu* (Massa Fermentata, scharf gebraten), 10 g *Jiao Mai Ya* (Fructus Hordei Vulgaris Germinatus, scharf gebraten) und 10 g *Jiao Shan Zha* (Fructus Crataegi, scharf gebraten) hinzugefügt.

Ergebnisse: Siehe Tabelle 3-8.

Die Patienten begannen einen Monat vor jedem Strahlentherapiezyklus mit der Einnahme des Dekokts dreimal täglich und setzten dies fort bis einen Monat nach Abschluss des Zyklus.

Schlussfolgerung:

- Die Fünfjahresstudie zeigte, dass die Rezidivrate in der Gruppe mit TCM plus Strahlentherapie (Gruppe A) signifikant niedriger war als in der Gruppe mit Strahlentherapie allein (Gruppe B): 11,6% im Vergleich zu 38,1% ($P<0,01$).
- Die Dreijahres- und Fünfjahresüberlebensraten in der Gruppe TCM plus Strahlentherapie waren signifikant höher als in der Gruppe mit Strahlentherapie allein (87,0% im Vergleich zu 66,4%, beziehungsweise 67,4% im Vergleich zu 47,8%; $P<0,01$).

Tong Qiao Huo Xue Tang (Dekokt, das Blockaden in den Körperöffnungen auflöst und das Blut vitalisiert)

Liao et al. erforschten die Wirkung von *Tong Qiao Huo Xue Tang* (Dekokt, das Blockaden in den Sinnesöffnungen auflöst und das Blut vitalisiert) über einen Strahlentherapie-Zeitraum von 50 Tagen bei einer Strahlendosis täglich.[24]

Die Ergebnisse zeigten, dass bei Erreichung der ^{60}Co-Dosis von 45 Gy, die Größe des Tumors bei Patienten in der Gruppe mit Strahlentherapie plus

3

Tabelle 3-8 Tabelle der Messergebnisse von Li[23]

	Gruppe A	Gruppe B	P
Prozentsatz der Patienten mit abgeschlossener Strahlentherapie	84,5%	63,3%	<0,01
Anzahl der Patienten mit Gewichtsveränderung:			
Zunahme	26	9	<0,05[a]
Stabilität	23	25	
Abnahme	8	23	
Anzahl der Patienten mit Müdigkeit und Kraftlosigkeit:			
Keine	27	12	<0,01[b]
Gering	30	26	
Stark	14	22	
Aktivität (nach Karnofsky-Kriterien)[c]	Gut	Allmählich abnehmend	<0,01
Gastrointestinale Reaktionen	Gering	Stark	<0,05
Prozentsatz von Patienten mit Leukozytenzahl unter $2,0 \times 10^9/L$ nach Behandlungsbeginn	38,0%	53,3% (in der zweiten Woche)	<0,001
Prozentsatz von Patienten mit Thrombozytenzahl niedriger als $100 \times 10^9/L$ nach der Strahlentherapie	8,5%	25,0%	<0,05
Lymphozyten-Transformationstest	Keine Veränderung	Signifikante Abnahme	<0,05
Rosettentest	Keine Veränderung	Signifikante Abnahme	<0,05
Lysozym-Aktivität	Geringe Zunahme	Abnahme	<0,01

a. Bezieht sich auf die Gesamtzahl von Patienten mit Gewichtsveränderungen.
b. Bezieht sich auf die Gesamtzahl von Patienten mit Müdigkeit und Kraftlosigkeit.
c. Die Karnofsky-Skala ist eine Auswertungsskala für die täglichen Aktivitäten einer Person; sie wird eingesetzt, um den Fortschritt nach einer Therapie zu evaluieren.

TCM (N=31) eine deutlichere Verringerung aufwies als bei Patienten in der Gruppe mit Strahlentherapie allein (N=26, $P<0{,}05$).

Die Rezeptur bestand aus:

- *Chi Shao* (Radix Paeoniae Rubrae) 5 g
- *Chuan Xiong* (Rhizoma Ligustici Chuanxiong) 5 g
- *Tao Ren* (Semen Persicae) 5 g
- *Hong Hua* (Flos Carthami Tinctorii) 5 g
- *Dang Gui* (Radix Angelicae Sinensis) 5 g
- *E Zhu* (Rhizoma Curcumae) 5 g
- *Bai Zhi* (Radix Angelicae Dahuricae) 5 g
- *Chong Lou* (Rhizoma Paridis) 10 g
- *Shan Dou Gen* (Radix Sophorae Tonkinensis) 10 g
- *Sheng Jiang* (Rhizoma Zingiberis Officinalis Recens) 10 g
- *Da Zao* (Fructus Ziziphi Jujubae) 15 g

Klinischer Beobachtungsbericht: Akupunktur

Li et al. berichteten über Akupunktur bei der Behandlung von Aufstoßen, verursacht durch Strahlentherapie zur Behandlung von Ösophaguskarzinom.[25]

Gruppe: Die Behandlungsgruppe bestand aus 100 Patienten, 76 männlichen und 24 weiblichen, mit histologisch bestätigtem Ösophaguskarzinom, der in der Klinik des Verfassers mit Strahlentherapie behandelt wurde.

Methode:

Strahlentherapie: 200 cGy einmal täglich, fünf Tage in der Woche über sieben Wochen lang; die Gesamtdosis betrug daher 7000 cGy.

Das Aufstoßen begann gewöhnlich nach 4000 cGy und Akupunktur wurde in diesem Stadium in die Behandlung einbezogen.

Punkte: Bl 17 Geshu, Pe 6 Neiguan, Ma 36 Zusanli, und Bl 21 Weishu.

Technik: Eine 50 mm Nadel wurde senkrecht in Bl 17 Geshu und eine 25 mm lange Nadel senkrecht in Pe 6 Neiguan eingestochen. In Bl 21 Weishu und Ma 36 Zusanli wurden 40 mm lange Nadeln eingestochen, mit nachfolgendem Heben, Senken und Drehen. Die Nadeln wurden 20–30 Minuten in den Punkten belassen. Die Behandlung wurde 10 Tage fortgeführt.

Ausmaß des Aufstoßens:

- wenig (41 Fälle) – Aufstoßen ein- oder zweimal stündlich
- moderat (23 Fälle) – Aufstoßen fünf- bis zehnmal in der Stunde
- stark (36 Fälle) – Aufstoßen mehr als zehnmal in der Stunde

Ergebnisse: Siehe Tabelle 3-9

Tabelle 3-9 Ergebnisse der Studie von Li et al.[25]

	Wenig	Moderat	Stark
Zahl der Patienten	41	23	36
Deutliche Verbesserung	18	12	14
Geringe Verbesserung	12	11	20
Keine Verbesserung	11	0	2

Deutliche Verbesserung	Das Aufstoßen verschwand vollständig und der Patient konnte die Strahlentherapie sofort wieder aufnehmen.
Geringe Verbesserung	Das Aufstoßen besserte sich, verschwand aber nicht; jedoch konnte der Patient die Strahlentherapie wieder aufnehmen.
Keine Verbesserung	Die Häufigkeit des Aufstoßens änderte sich nicht.

Diskussion: Die Verfasser erklären, dass der Mechanismus des Aufstoßens in Beziehung steht zu Spasmen des Diaphragmas und Aktivitäten des Vagusnerves. Nach ihren Erfahrungen kann die Strahlentherapie des Ösophaguskarzinoms verschiedene Symptome wie zum Beispiel Aufstoßen in der Region des Diaphragmas hervorrufen. Die Kombination der ausgewählten Punkte kann die Nervenenden stimulieren, Impulse zum Zentralnervensystem übertragen, die Funktion des Vagusnerves wiederherstellen, Spasmen im Diaphragma eliminieren und das Aufstoßen vermindern.

In der Terminologie der Chinesischen Medizin schädigen die Strahlen Qi und Blut und beeinträchtigen die Harmonisierung und das Nach-Unten-Leiten des Magen-Qi.

Punktefunktionen:

- Bl 17 Geshu, der *hui*-Punkt des Blutes und der Rücken-Transport-*shu*-Punkt des Diaphragmas reguliert die Bewegungen von Qi und Blut, um Blut-Stase zu zerteilen und das Diaphragma zu öffnen.
- Pe 6 Neiguan, der Durchgangs-*luo*-Punkt der Perikard-Leitbahn, die durch das Diaphragma und die Brust verläuft, öffnet die Brust und senkt das gegenläufige Qi nach unten ab.
- Bl 21 Weishu und Ma 36 Zusanli regulieren den Magen um die funktionalen Aktivitäten des Qi zu befreien, harmonisieren den Magen und senken das gegenläufige Qi nach unten ab, um das Aufstoßen zu eliminieren.

Literatur

1. Zhang Daizhao et al., Zhang Dai Zhao Zhi Ai Jing Yan Ji Yao [A Collection of Zhang Daizhao's Experiences in the Treatment of Cancer] (Beijing: China Medicine and Pharmaceutical Publishing House, 2001), 163–8.
2. Yu Guiqing, Zhong Guo Chuan Tong Yi Xue Zai Zhong Liu Zhi Liao Zhong De Zuo Yong [The Role of Traditional Chinese Medicine in the Treatment of Tumors], Zhong Guo Zhong Liu [Chinese Oncology Journal] 2, 9 (2000): 18.
3. Wang Yusheng et al., Zhong Yao Yao Li Yu Ying Yong [Pharmacology and Application of Chinese Materia Medica] (Beijing: People's Medical Publishing House, 1998), 983.
4. Liu Peng et al., Shen Mai Zhu She Ye Cu Jin Ru Xian Ai Huan Zhe Shu Hou Hui Fu De Lin Chuang Guan Cha [Clinical Observation of Shen Mai Zhu She Ye (Ginseng and Ophiopogon Injection) in Promoting Postoperative Recovery of Patients with Breast Cancer] Zhong Guo Zhong Xi Yi Jie He Za Zhi [Journal of Integrated TCM and Western Medicine] 20, 8 (2000): 328–9.
5. Li Huashan et al., Chang Ai Kang Fu Tang Dui Da Chang Ai Huan Zhe Shu Hou Mian Yi Gong Neng De Ying Xiang [Effects of Chang Ai Kang Fu Tang (Colorectal Cancer Anti-Relapse Decoction) on Postoperative Immunity of Patients with Colorectal Cancer] Zhong Guo Zhong Xi Yi Jie He Za Zhi [Journal of Integrated TCM and Western Medicine] 20, 8 (2000): 580–2.
6. Sun Shuxia et al., Zhen Jiu Zhi Liao Gong Jing Ai Shu Hou Pang Guang Ma Bi 62 Li Lin Chuang Guan Cha [Clinical Observation of Acupuncture and Moxibustion in the Treatment of 62 Cases of Cystoparalysis of the Bladder after Surgery for Cervical Cancer] Zhong Guo Zhen Jiu [Chinese Acupuncture and Moxibustion] 20, 12 (2000): 713–4.
7. Zhang Yize et al., Zhong Yao Zai E Xing Zhong Liu Fang Liao Zhong De Jian Du Zeng Xiao Zuo Yong [The Role of Chinese Materia Medica in Increasing the Effectiveness and Reducing the Toxicity of Chemotherapy in the Treatment of Malignant Tumors], Shan Dong Zhong Yi Za Zhi [Shandong Journal of Traditional Chinese Medicine] 17, 11 (1998): 488–9.
8. Zhang Daizhao et al., Zhang Dai Zhao Zhi Ai Jing Yan Ji Yao, 167–8.
9. Zhang Daizhao et al., Fu Zheng Zeng Xiao Fang Dui Fei Ai Fang Liao Zeng Jin Zuo Yong De Lin Chuang Guang Cha [Clinical Observation of Fu Zheng Zeng Xiao Fang (Synergistic Formula for Supporting Vital Qi) in Increasing the Effectiveness of Radiotherapy for Lung Cancer], Zhong Guo Zhong Xi Yi Jie He Wai Ke Za Zhi [Integrated TCM and Western Medicine Journal of Surgery] 20 (1998), 75–77.
10. Gao Jin et al., Xiao Shu Wei Ai Pi Xia Yi Zhi Hou Zhong Liu Fa Zhan Gou Cheng Zhong Xue Ye Liu Bian Xue De Guan Cha [Study of Blood Rheology During Tumor Development after Hypodermic Implantation of Stomach Cancer in Mice], Zhong Hua Zhong Liu Za Zhi [Chinese Journal of Oncology] 6 (1989): 429.
11. Xia Yusheng et al., Fang She Liao Fa Lian He Ying Yong Huo Xue Yu Fu Zheng Huo Xue Zhong Yao Zhi Liao Bi Yan Ai De Dui Bi Yan Jiu [Comparative Study into the Effect on Nasopharyngeal Carcinoma of Radiotherapy Combined with Materia Medica for Invigorating the Blood and Materia Medica for Supporting Vital Qi and Invigorating the Blood], Zhong Guo Zhong Xi Yi Jie He E Bi Hou Ke Za Zhi [Journal of Integrated TCM and Western Medicine Otolaryngology] 10, 2 (2002): 72–73.
12. Wang Bingsheng et al., Yi Qi Huo Xue Zhong Yao Zai Zhong Wan Qi Yi Xian Ai Fang Hua Liao Zhong De Zuo Yong [Effects of Materia Medica for Augmenting Qi and Invigorating the Blood During Radiotherapy and Chemotherapy Given to Patients with Intermediate-Stage and Late-Stage Pancreatic Cancer] Zhong Guo Zhong Xi Yi Jie He Za Zhi [Journal of Integrated TCM and Western Medicine] 20, 10 (2000): 736–8.
13. Yang Jinhong et al., Fang Hua Liao Dui E Xing Zhong Liu Huan Zhe Nei Fen Mi Gong Neng De Ying Xiang Ji Zhen Ci Tiao Jie Zuo Yong [The Effect of Radiotherapy and Chemotherapy on the Endocrine Function of Patients with Malignant Tumors and the Regulating Action of Acupuncture], Zhen Ci Yan Jiu [Acupuncture Research] 20, 1 (1995): 1–4.
14. Zhao Rong et al., Zhen Ci Dui Fang Hua Liao Huan Zhe Mian Yi Gong Neng De Tiao Jie Zuo Yong [The Regulating Action of Acupuncture on

3

3

the Immune Function of Cancer Patients Undergoing Radiotherapy and Chemotherapy], Zhong Guo Zhen Jiu [Chinese Acupuncture and Moxibustion] 14, 3 (1996): 38–40.

15. Bei Meijuan et al., Zhen Ci Zhi Liao Fang Hua Liao Suo Zhi Zao Xue Gong Neng Sun Hai De Lin Chuang Guan Cha [Clinical Observation of Acupuncture Treatment of Damage to the Hematopoietic Function Caused by Radiotherapy and Chemotherapy], Zhong Guo Zhen Jiu [Journal of Chinese Acupuncture] 14, 5 (1994): 4–6.
16. Du Xidian et al., Bu Tong Shi Ji Dui Huan Jie Hua Liao Yao Wu Su Zhi Xue Xiang Sun Hai Zuo Yong De Bi Jiao [Comparison of the Role of Acupuncture in Relieving Damage to Peripheral Blood Values Caused by Chemotherapeutic Agents at Different Times], Zhong Guo Zhen Jiu [Journal of Chinese Acupuncture] 14, 5 (1994): 1–3.
17. Li Daoyang et al., Fu Zheng Pai Du Kang Ai Fang Dui Fei Xiao Xi Bao Fei Ai Hua Liao Zeng Xiao Jian Du Zuo Yong De Lin Chuang Guan Cha [Clinical Observation of the Effects of Fu Zheng Pai Du Kang Ai Fang (Formula for Supporting Vital Qi, Expelling Toxins and Inhibiting Cancer) on the Side-Effects of Chemotherapy in the Treatment of Non-Small-Cell Lung Cancer], Zhong Guo Zhong Xi Yi Jie He Za Zhi [Journal of Integrated TCM and Western Medicine] 20, 8 (2000): 208–9.
18. Chen Naijie et al., Zhong Yi Bian Zheng Bei He Hua Liao Zhi Liao Wan Qi Fei Xiao Xi Bao Fei Ai 41 Li [Application of Chinese Materia Medica According to Pattern Identification in Combination with Chemotherapy in the Treatment of 41 Cases of Late-Stage Non-Small-Cell Lung Cancer], Zhe Jiang Zhong Xi Yi Jie He Za Zhi [Zhejiang Journal of Integrated TCM and Western Medicine] 10, 1 (2000): 6–8.
19. Huang Zhaoming et al., Jian Pi Hua Yu Jie Du Fa Jia Hua Liao Zhi Liao Wan Qi Da Chang Ai Liao Xiao Fen Xi [Analysis of the Effectiveness of the Principle of Fortifying the Spleen, Transforming Blood Stasis and Relieving Toxicity in Combination with Chemotherapy in the Treatment of Late-Stage Colon Cancer], Zhe Jiang Zhong Xi Yi Jie He Za Zhi [Zhejiang Journal of Integrated TCM and Western Medicine] 10, 6 (2000): 332–3.
20. Chen Huiling et al., Zhen Jiu Zhi Liao Hua Liao Sui Zhi Bai Xi Bao Jian Shao Zheng 176 Li Liao Xiao Guan Cha [Observation of the Effectiveness of Acupuncture in the Treatment of 176 Cases of Leukopenia Caused by Chemotherapy], Zhong Guo Zhen Jiu [Journal of Chinese Acupuncture] 6 (1990): 1–3.
21. Xia Yuxian et al., (untitled) Zhong Guo Zhong Liu [Chinese Oncology Journal] 4, 6 (1984): 6.
22. Zhang Daizhao, Zhong Yi Yao Yu Fang She Xiang Jie He De Zhi Liao [Treatment with a Combination of Chinese Materia Medica and Radiotherapy], Zhong Guo Zhong Liu [Chinese Oncology Journal] 2, 9 (1993): 15.
23. Li Lianhua et al., Yi Qi Yang Yin Tang Bei He Fang She Zhi Liao Bi Yan Ai Huan Zhe Yuan Qi Liao Xiao Guan Cha [Study of the Long-Term Effect of Yi Qi Yang Yin Tang (Decoction for Augmenting Qi and Nourishing Yin) in Combination with Radiotherapy in the Treatment of Nasopharyngeal Cancer], Zhong Yi Za Zhi [Journal of Traditional Chinese Medicine] 5 (1991): 32–33.
24. Liao Yuping et al., Tong Qiao Huo Xue Tang Jia Jian Pei He Fang Liao Zhi Liao Bi Yan Ai [Modified Tong Qiao Huo Xue Tang (Decoction for Freeing the Orifices and Invigorating the Blood) Combined with Radiotherapy in the Treatment of Nasopharyngeal Cancer], Zhong Xi Yi Jie He Za Zhi [Journal of Integrated TCM and Western Medicine] 7, 4 (1987): 214–6.
25. Li Ling et al., Zhen Ci Zhi Liao Shi Dao Ai Fang Liao Hou E Ni [Acupuncture in the Treatment of Belching Caused by Radiotherapy for Esophageal Cancer], Zhen Jiu Lin Chuang Za Zhi [Clinical Journal of Acupuncture and Moxibustion] 17, 3 (2001): 17.

Kapitel 4

Die Chinesische Medizin bei der Behandlung häufiger Nebenwirkungen von Strahlen- und Chemotherapie

4.1 Knochenmark-suppression

Strahlen- und chemotherapeutische Behandlungsverfahren können die hämatopoetische Funktion des Knochenmarks schädigen und zu einer Abnahme der Leukozyten führen. Wenn die Anzahl der Leukozyten unter $4{,}0 \times 10^9/L$ fällt, wird dies als Leukopenie und wenn die Anzahl der Granulozyten (neutrophile, eosinophile und basophile) weniger als $1{,}5–1{,}8 \times 10^9/L$ beträgt, wird dies als Granulozytopenie bezeichnet. Neutropenie, bei der die Zahl der Neutrophilen unter $1{,}5 \times 10^9/L$ fällt, tritt häufig als Nebenwirkung von Strahlen- und Chemotherapie auf.

Unter normalen Bedingungen haben gereifte weiße Blutzellen eine relativ kurze Lebensspanne (Granulozyten überleben nur sieben Stunden im Blutkreislauf) und es besteht ein Gleichgewicht zwischen Differenzierung, Reifung und Freisetzung der Granulozyten aus dem Knochenmark. Eine Verminderung der Zahl der Granulozyten, die aus dem Knochenmark freigesetzt werden (Knochenmarksuppression) kann während der Behandlung verschiedener Tumorarten mit Strahlen- oder Chemotherapie zu Tage treten. Das Knochenmark reagiert sehr sensibel auf verschiedene Arten der Bestrahlung. Dabei unterdrücken die Strahlen nicht nur das Knochenmark, sondern töten oder zerstören die Granulozyten auch direkt oder verursachen Veränderungen in den Chromosomen. Darüber hinaus braucht die geschädigte Mikrozirkulation eine relativ lange Zeit, um sich zu erholen. Das Ausmaß der Schädigung am Knochenmark ist abhängig von Dosis, Intensität und Dauer der Bestrahlung.

Chemotherapeutische Medikamente zerstören einerseits Tumorzellen durch Inhibition der DNA-Teilung und Proliferation in verschiedenen Stadien ihres Proliferationszyklus, wirken jedoch auch negativ auf einige normale Knochenmarkszellen, besonders in der Granulozytenabstammungslinie.[1]

In den letzten Jahren konnte gezeigt werden, dass viele TCM-Arzneien Stammzellen schützen und die Immunität der roten Blutzellen fördern.

- Moderne pharmakologische Studien haben gezeigt, dass Catalposid, Zucker und Aminosäuren, die in *Shu Di Huang* (Radix Rehmanniae Glutinosae Conquita) enthalten sind, das hämatopoetische System stimulieren können, rote und weiße Blutzellen zu produzieren, die Lymphoblastentransformation zu steigern und die Funktionen von Leukozyten und Thrombozyten zu fördern. Eingesetzt während einer Strahlen- oder Chemotherapie, kann dieses Heilkraut das Ausmaß einer Leukopenie und Thrombopenie (Reduzierung der Anzahl der Thrombozyten) vermindern und darüber hinaus auch die Immunfunktion steigern.[1]
- *Ren Shen* (Radix Ginseng) enthält einen die Protein-Synthese fördernden Faktor und wirkt positiv auf die Biosynthese der Ribonukleinsäuren (RNA), Proteine und Lipide. Es stimuliert die Teilung der hämatopoetischen Zellen im Knochenmark und führt zu einer Erhöhung von Hämoglobin, Erythrozyten und Leukozyten. Zusätzlich haben das Panaxin, die Ginsenoide und Polysaccharide aus dem Heilkraut eine krebshemmende Wirkung. Panaxin und Ginsenoide hemmen das Wachstum der Krebszellen sowohl direkt als auch durch Stärkung des Immunsystems. Chloropanaxydiol, kürzlich im Ginseng entdeckt, kann das Wachstum von L_{1210}-Zellen hemmen und 20 (R)-Ginsenosid-Th2 hat eine hemmende Wirkung auf HL-60 bei promyelozytärer Leukämie.[2, 3]
- *Huang Qi* (Radix Astragali seu Hedysari) fördert die Phagozytose im retikulo-endothelialen System, regt die Produktion des Anti-Krebs-Faktors Interferon an, erhöht die Rate der Lymphoblasten-Transformation, steigert die Anti-Tumor Aktivität von LAK-(Lymphokin-aktivierte Killer-)Zellen und senkt das Ausmaß des toxischen Interleukin-2.[4]
- Das in *E Jiao*‡ (Gelatinum Corii Asini) enthaltene Knochenkollagen fördert bei Hydrolisierung die Bildung von Hämoglobin und das Wachstum von Blutzellen.[5]
- Die in *Zi He Che*‡ (Placenta Hominis) enthaltenen Proteine haben einen hemmenden Effekt auf Fibrosarkome und können sowohl die allgemeine Widerstandskraft des Körpers gegen Erkrankungen stärken als auch die Leukozyten- und Hämoglobinwerte erhöhen.[6]
- In-Vitro-Experimente belegen, dass *Nü Zhen Zi* (Fructus Ligustri Lucidi) die Proliferation von Lymphozyten fördern kann. Bei Mäusen, die täglich mit 40 g/kg einer Ligustrosid-Zubereitung des Heilkrautes gefüttert wurden, konnte eine durch Cyclophosphamiden hervorgerufene Leukopenie deutlich vermindert werden.[7]
- *Dang Gui* (Radix Angelicae Sinensis) enthält Vitamin B_{12}, Nikotinsäure und Folsäure und verhindert die Entstehung einer Anämie; es kann in

4

Fällen von durch Strahlen- oder Chemotherapie verursachter Leukopenie eingesetzt werden.[4]
- In Versuchen konnte gezeigt werden, dass die flüchtigen Öle Psoralen und Bakuchiol, die in *Bu Gu Zhi* (Fructus Psoraleae Corylifoliae) enthalten sind, Lymphzellen aktivieren können, die Phagozytoseaktivität von Makrophagen erhöhen und die Rate im Rosettentest steigern kann; dieses Arzneimittel kann bei Leukopenie und zur Beeinflussung des Hämoglobinspiegels nach einer Strahlen- und Chemotherapie eingesetzt werden.[8]

Ätiologie und Pathologie

In der TCM wird Leukopenie als Muster *xu lao* (Erschöpfung) oder *xue xu* (Blut-Leere) betrachtet. Das Blut ist die Essenz von Getreide und Wasser und die Quelle seiner Erzeugung und Transformation liegt in der Milz. Im *Su Wen* [Einfache Fragen] heißt es: „Der Mittlere Erwärmer empfängt Qi und extrahiert den Saft; dieser wird in eine rote Substanz umgewandelt, welche das Blut ist.“ Wo die Milz schwach ist, gibt es keine Quelle der Erzeugung und Transformation. Die Nieren regieren die Knochen und erzeugen das Knochenmark. Sie bewahren die Essenz, aus der das Blut gebildet wird. Wo die Nieren schwach sind, kann das Mark nicht zur Fülle gelangen und das Blut nicht umgewandelt werden. Daher steht dieser Zustand eng mit Milz und Nieren in Verbindung.

Klinische Symptome

Zeichen einer Leukopenie sind Schwindel, Kraftlosigkeit, trüb-weiße oder fahl-gelbliche Gesichtsfarbe, müde und schmerzende Gliedmaßen, Appetitmangel, häufige Erkältungen, Palpitationen und Schlaflosigkeit. Der Zungenkörper ist blass oder blass-rötlich und der Puls ist tief und fadenförmig.

Allgemeine Behandlungsmethoden

Die *Quelle der Erzeugung* von Blut ist die Umwandlung von Qi in Milz und Magen und die in den Nieren aufbewahrte Essenz. Blut-Leere wird demnach nach den Prinzipien „Qi vermehren und das Blut nähren, die Milz stärken und die Nieren tonisieren“ behandelt.

Häufig verwendete Arzneien

- *Huang Qi* (Radix Astragali seu Hedysari)
- *Dang Shen* (Radix Codonopsitis Pilosulae)
- *Huang Jing* (Rhizoma Polygonati)
- *Shu Di Huang* (Radix Rehmanniae Glutinosae Conquita)
- *Dang Gui* (Radix Angelicae Sinensis)
- *Bai Shao* (Radix Paeoniae Lactiflorae)
- *Long Yan Rou* (Arillus Euphoriae Longanae)
- *E Jiao*‡ (Gelatinum Corii Asini)
- *Lu Jiao Jiao*‡ (Gelatinum Cornu Cervi)
- *Gui Ban Jiao** (Gelatinum Plastri Testudinis)
- *Ji Xue Teng* (Caulis Spatholobi)
- *Gou Qi Zi* (Fructus Lycii)
- *Tu Si Zi* (Semen Cuscutae)
- *Zi He Che*‡ (Placenta Hominis)
- *Nü Zhen Zi* (Fructus Ligustri Lucidi)
- *He Shou Wu* (Radix Polygoni Multiflori)

Häufig verwendete Akupunkturpunkte

- Ma 36 Zusanli
- Bl 20 Pishu
- Bl 17 Geshu
- Mi 6 Sanyinjiao
- Gb 39 Xuanzhong
- Bl 43 Gaohuang
- Bl 18 Ganshu
- Bl 21 Weishu
- Bl 23 Shenshu
- Ren 4 Guanyuan

Viele Anti-Tumor-Medikamente, Strahlen- und Chemotherapie können Knochenmarksuppression verschiedenen Ausmaßes hervorrufen, die sich als Leukopenie (besonders Granulozytopenie), Thrombopenie und in schweren Fällen in Form einer Reduktion von Hämoglobin (Hb) oder anderer Blutwerte zeigt. Alle zytotoxisch wirkenden Medikamente außer Bleomycin und Vincristin weisen Knochenmarksuppression als Nebenwirkung auf, die allgemein zwischen sieben und zehn Tagen nach Verabreichung auftritt, aber bei bestimmten Mitteln wie Carmustin und Lomustin später eintreten kann.

Ausmaß, Beginn und Dauer der Knochenmarksuppression unterscheiden sich je nach Anti-Tumor-Medikament. So verursachen zum Beispiel Chlormethin-Hydrochlorid (N-Lost), Cyclophosphamid (CTX) und Cisplatin (DDP) einen schnellen Abfall der Leukozytenzahl, gefolgt von einer schnellen Erholung; Cyclophosphamid hat eine sehr geringe Wirkung auf die Thrombozyten und Mitomycin

(MMC) bewirkt eine verzögerte, aber umfassende Unterdrückung der Leukozyten und Thrombozyten mit einer langsamen Erholung.
Unsere klinische Erfahrung am Sino-Japanischen Friendship Hospital in Beijing hat gezeigt, dass der Einsatz von chinesischen Arzneien, basierend auf der Musteridentifizierung, bei der Behandlung dieser Zustände von Nutzen ist:

- Bei Leukopenie setzen wir oft das Prinzip „Qi tonisieren und die Milz stärken, Leber und Nieren nähren und tonisieren" ein, indem wir Arzneien wie *Huang Qi* (Radix Astragali seu Hedysari), *Dang Shen* (Radix Codonopsitis Pilosulae), *Huang Jing* (Rhizoma Polygonati), *Ji Xue Teng* (Caulis Spatholobi), *Gou Qi Zi* (Fructus Lycii), *Tu Si Zi* (Semen Cuscutae), *Zi He Che*‡ (Placenta Hominis), *Dang Gui* (Radix Angelicae Sinensis), *Hu Zhang* (Radix et Rhizoma Polygoni Cuspidati), *Shan Yao* (Rhizoma Dioscoreae Oppositae), *Shan Zhu Yu* (Fructus Corni Officinalis) und *Nü Zhen Zi* (Fructus Ligustri Lucidi) in Kombination mit Akupunktur von Du 14 Dazhui verwenden.
- Bei einem Abfall der Thrombozytenzahl, der sich als eine Leere von Qi und Blut mit einem Versagen des Qi, das Blut zu kontrollieren, zeigt und so zu einer Blut-Leere führt, die Hitze und damit unkontrollierbare Bewegungen des Blutes erzeugt, setzen wir das therapeutische Prinzip „Qi tonisieren und das Blut kontrollieren, das Blut kühlen und die Blutungen stoppen" ein. Wir verwenden Arzneien wie *Xiang Cai* (Herba cum Radice Coriandri), *Da Zao* (Fructus Ziziphi Jujubae), *Juan Bai* (Herba Selaginellae), *Sheng Ma* (Rhizoma Cimicifugae), *Nü Zhen Zi* (Fructus Ligustri Lucidi), *Yi Yi Ren* (Semen Coicis Lachryma-jobi), *Bai Ji* * (Rhizoma Bletillae Striatae), *Huang Qi* (Radix Astragali seu Hedysari), *Zi He Che*‡ (Placenta Hominis), *Sheng Di Huang* (Radix Rehmanniae Glutinosae), *Xuan Shen* (Radix Scrophulariae Ningpoensis), *Lu Jiao Jiao*‡ (Gelatinum Cornu Cervi), *Gui Ban Jiao* * (Gelatinum Plastri Testudinis), *Hua Sheng Yi* (Testa Arachidis) und *Qian Cao Gen* (Radix Rubiae Cordifoliae) in Kombination mit Akupunktur von Ma 36 Zusanli mit der stärkenden Technik.
- Bei einem Abfall des Hämoglobins, der sich als Mangel von Qi und Blut zeigt, wenden wir das therapeutische Prinzip „Qi vermehren und das Blut nähren" an und verwenden Arzneien wie *Huang Qi* (Radix Astragali seu Hedysari), *Shu Di Huang* (Radix RehmanniaeGlutinosae Conquita), *Dang Gui* (Radix Angelicae Sinensis), *Ji Xue Teng* (Caulis Spatholobi), *Zi He Che*‡ (Placenta Hominis), *E Jiao*‡ (Gelatinum Corii Asini), *Da Zao* (Fructus Ziziphi Jujubae), *Long Yan Rou* (Arillus Euphoriae Longanae), *Bai Shao* (Radix Paeoniae Lactiflorae), and *He Shou Wu* (Radix Polygoni Multiflori).

Unsere Erfahrung bei der Behandlung von Blutwerten unterhalb der Normgrenzen zeigt, dass der Einsatz von Arzneien nach dem identifizierten Muster und mit einer nachweisbaren Verbesserung der Blutwerte ein besseres Ergebnis hervorbringt als allgemein zum Nähren des Blutes eingesetzte Arzneien. So sind zum Beispiel bei Blasenkrebs mit einem als Nässe-Hitze im Unteren Erwärmer identifizierten Muster *Long Kui* (Herba Solani Nigri) and *Ku Shen* (Radix Sophorae Flavescentis) wirksamer als *Dang Gui* (Radix Angelicae Sinensis) und *E Jiao*‡ (Gelatinum Corii Asini), wenn es um die Behandlung von Leukopenie nach einer lokalen Applikation chemotherapeutischer Mittel geht.

Musteridentifizierung und therapeutische Prinzipien

Herz- und Milz-Mangel

Hauptsymptome

Palpitationen, Kurzatmigkeit, Erschöpfung und Kraftlosigkeit, Schwindel, verringerte Nahrungsaufnahme, eine glanzlose Gesichtsfarbe und Schlaflosigkeit. Der Zungenkörper ist blass mit Zahneindrücken und einem weißen Belag; der Puls ist fadenförmig und schwach.

Arzneitherapie

Therapeutisches Prinzip

Herz und Milz ergänzen und tonisieren, Blut nähren und den Geist beruhigen.

Rezeptur

***Gui Pi Tang Jia Jian* (Dekokt, das die Milz wiederherstellt, mit Modifikationen)**

- *Bai Zhu* (Rhizoma Atractylodis Macrocephalae) 10 g
- *Ren Shen* (Radix Ginseng) 6 g, mindestens 60 Minuten separat abgekocht und dem fertigen Dekokt hinzugefügt

- *Huang Qi* (Radix Astragali seu Hedysari) 15 g
- *Dang Gui* (Radix Angelicae Sinensis) 10 g
- *Gan Cao* (Radix Glycyrrhizae) 6 g
- *Fu Shen* (Sclerotium Poriae Cocos cum Ligno Hospite) 10 g
- *Yuan Zhi* (Radix Polygalae) 10 g
- *Long Yan Rou* (Arillus Euphoriae Longanae) 10 g
- *Da Zao* (Fructus Ziziphi Jujubae) 9 g
- *E Jiao*‡ (Gelatinum Corii Asini) 10 g, dem fertigen Dekokt hinzugefügt

Erklärung

- *Bai Zhu* (Rhizoma Atractylodis Macrocephalae), *Ren Shen* (Radix Ginseng), *Huang Qi* (Radix Astragali seu Hedysari), *Da Zao* (Fructus Ziziphi Jujubae) und *Gan Cao* (Radix Glycyrrhizae) stärken die Milz und vermehren Qi. Ein gesundes Milz-Qi liefert die Quelle der Transformation von Qi und Blut.
- *Dang Gui* (Radix Angelicae Sinensis), *E Jiao*‡ (Gelatinum Corii Asini) und *Long Yan Rou* (Arillus Euphoriae Longanae) nähren und tonisieren das Blut.
- *Fu Shen* (Sclerotium Poriae Cocos cum Ligno Hospite) und *Yuan Zhi* (Radix Polygalae) nähren das Herz und beruhigen den Geist.

Modifikationen

1. Bei deutlich verringerter Nahrungsaufnahme füge man 30 g *Jiao Gu Ya* (Fructus Setariae Italicae Germinatus, gebraten), 30 g *Jiao Mai Ya* (Fructus Hordei Vulgaris Germinatus, scharf gebraten), und 30 g *Jiao Shen Qu* (Massa Fermentata, scharf gebraten) hinzu.
2. Bei geblähtem Abdomen füge man 10 g *Jiao Zhi Ke* (Fructus Citri Aurantii, scharf gebraten) und 6 g *Mu Xiang** (Radix Aucklandiae Lappae) hinzu.
3. Bei einer Leere von Qi und Blut aufgrund mangelnder Nachsorge nach einer Krankheit oder unangemessener Behandlung während einer längeren Erkrankung sollte zur Tonisierung von Qi und Blut *Ba Zhen Tang* (Acht-Schätze-Dekokt) anstelle von *Gui Pi Tang* (Dekokt, das die Milz wiederherstellt) verordnet werden.

Akupunktur

Therapeutisches Prinzip

Herz und Milz ergänzen und tonisieren, Blut nähren und den Geist beruhigen.

Punkte

Bl 15 Xinshu, Bl 20 Pishu, Ma 36 Zusanli, Du 20 Baihui, Pe 6 Neiguan, Ren 14 Juque und Le 13 Zhangmen.

Technik

Man verwende filiforme Nadeln mit der stärkenden Technik. Die Nadeln werden 20–30 Minuten in den Punkten belassen. Man behandle einmal täglich während der gesamten Dauer der Strahlen- oder Chemotherapie.

Erklärung

- Bl 15 Xinshu, Bl 20 Pishu, Ren 14 Juque und Le 13 Zhangmen, die Rücken-*shu*- und die Alarm-*mu*-Punkte von Herz und Milz tonisieren und vermehren deren Qi.
- Ma 36 Zusanli nährt die Quelle der Transformation von Qi und Blut durch Stärkung der Milz und Vermehren von Qi.
- Du 20 Baihui vermehrt Qi und beruhigt den Geist.
- Pe 6 Neiguan nährt das Herz und beruhigt den Geist.

Leber- und Nieren-Yin-Mangel

Hauptsymptome

Schwindel, Tinnitus, Müdigkeit und Schmerzen im unteren Rücken und in den Knien, Hitzesensationen in den Handflächen und Fußsohlen, Schlaflosigkeit und ausgeprägtes Träumen. Der Zungenkörper ist leicht rötlich mit wenig Belag; der Puls ist fadenförmig und schnell.

Arzneitherapie

Therapeutisches Prinzip

Das Yin nähren, das Blut kühlen, Leber und Nieren tonisieren.

Rezeptur

Gui Shao Di Huang Tang Jia Jian
(Dekokt aus Rx. Angelicae Sinensis, Rx. Paeoniae Lactiflorae und Rx. Rehmanniae Glutinosae, mit Modifikationen)

- *Dang Gui* (Radix Angelicae Sinensis) 10 g
- *Bai Shao* (Radix Paeoniae Lactiflorae) 10 g

- *Sheng Di Huang* (Radix Rehmanniae Glutinosae) 15 g
- *Shan Yao* (Rhizoma Dioscoreae Oppositae) 15 g
- *Shan Zhu Yu* (Fructus Corni Officinalis) 10 g
- *Mu Dan Pi* (Cortex Moutan Radicis) 10 g
- *Fu Ling* (Sclerotium Poriae Cocos) 15 g
- *Ze Xie* (Rhizoma Alismatis Orientalis) 15 g
- *Tu Si Zi* (Semen Cuscutae) 30 g
- *Nü Zhen Zi* (Fructus Ligustri Lucidi) 15 g
- *Ji Xue Teng* (Caulis Spatholobi) 30 g
- *Gui Ban Jiao** (Gelatinum Plastri Testudinis) 15 g, geschmolzen und separat beigefügt

Erklärung

- *Dang Gui* (Radix Angelicae Sinensis), *Bai Shao* (Radix Paeoniae Lactiflorae) und *Ji Xue Teng* (Caulis Spatholobi) nähren und tonisieren das Blut.
- *Shan Yao* (Rhizoma Dioscoreae Oppositae) und *Fu Ling* (Sclerotium Poriae Cocos) tonisieren die Milz und vermehren Qi.
- *Gui Ban Jiao** (Gelatinum Plastri Testudinis), *Sheng Di Huang* (Radix Rehmanniae Glutinosae), *Mu Dan Pi* (Cortex Moutan Radicis) und *Nü Zhen Zi* (Fructus Ligustri Lucidi) nähren das Yin und klären Hitze.
- *Tu Si Zi* (Semen Cuscutae), *Shan Zhu Yu* (Fructus Corni Officinalis) und *Ze Xie* (Rhizoma Alismatis Orientalis) tonisieren die Nieren.

Modifikation

Bei deutlicher Leere-Hitze füge man 10 g *Di Gu Pi* (Cortex Lycii Radicis), 10 g *Zhi Mu* (Rhizoma Anemarrhenae Asphodeloidis) und 6 g *Huang Bai* (Cortex Phellodendri) hinzu, um das Yin zu nähren und Hitze zu klären.

Akupunktur

Therapeutisches Prinzip

Das Yin nähren, Hitze klären und das Blut kühlen sowie die Leber und die Nieren tonisieren.

Punkte

Bl 18 Ganshu, Bl 23 Shenshu, Ni 3 Taixi, Mi 6 Sanyinjiao, Du 20 Baihui, und Pe 7 Daling.

Technik

Man verwende filiforme Nadeln mit der stärkenden Technik in allen Punkten außer Pe 7 Daling, wo die ableitende Technik eingesetzt werden sollte. Die Nadeln werden 20–30 Minuten belassen. Man behandle einmal täglich während der gesamten Dauer der Strahlen- oder Chemotherapie.

Erklärung

- Bl 18 Ganshu und Bl 23 Shenshu nähren und tonisieren das Leber- und Nieren-Yin.
- Ni 3 Taixi, der *yuan*-(Ursprungs-)*Punkt* der Nieren-Leitbahn, nährt das Yin des ganzen Körpers; wird er mit Mi 6 Sanyinjiao kombiniert, intensivieren sich die Vorgänge des Klärens von Hitze und Nähren des Yins.
- Pe 7 Daling, der *yuan*-(Ursprungs-)Punkt der Perikard-Leitbahn, klärt Hitze und beruhigt den Geist.
- Du 20 Baihui vermehrt und hebt Qi, um den Geist zu beruhigen.

Milz- und Nieren-Yang-Mangel

Hauptsymptome

Körperliche und geistige Erschöpfung, eine matte weiße Gesichtsfarbe, Abneigung gegen Kälte, kalte Gliedmaßen, mangelnder Appetit, weiche Stühle und Schlappheit und Schmerzen im unteren Rücken und in den Knien. Der Zungenkörper ist blass und vergrößert mit einem dünnen, weißen Belag; der Puls ist fadenförmig und langsam.

Arzneitherapie

Therapeutisches Prinzip

Milz und Nieren wärmen und tonisieren, Qi vermehren und die Essenz auffüllen.

Rezeptur

***You Gui Yin Jia Jian* (Dekokt, das die Rechte (Niere) wiederherstellt, mit Modifikationen)**

- *Shu Di Huang* (Radix Rehmanniae Glutinosae Conquita) 10 g
- *Shan Yao* (Rhizoma Dioscoreae Oppositae) 15 g
- *Shan Zhu Yu* (Fructus Corni Officinalis) 10 g
- *Rou Gui* (Cortex Cinnamomi Cassiae) 6 g, am Ende des Kochprozesses hinzugefügt
- *Tu Si Zi* (Semen Cuscutae) 15 g
- *Gou Qi Zi* (Fructus Lycii) 15 g
- *Gan Cao* (Radix Glycyrrhizae) 6 g

4

- *Du Zhong* (Cortex Eucommiae Ulmoidis) 15 g
- *Bu Gu Zhi* (Fructus Psoraleae Corylifoliae) 15 g
- *Dang Gui* (Radix Angelicae Sinensis) 10 g
- *Huang Qi* (Radix Astragali seu Hedysari) 15 g

Erklärung

- *Rou Gui* (Cortex Cinnamomi Cassiae) wärmt die Nieren und stärkt das Yang.
- *Dang Gui* (Radix Angelicae Sinensis) und *Shu Di Huang* (Radix Rehmanniae Glutinosae Conquita) wärmen das Yang und nähren das Blut.
- *Gan Cao* (Radix Glycyrrhizae), *Shan Yao* (Rhizoma Dioscoreae Oppositae) und *Huang Qi* (Radix Astragali seu Hedysari) stärken die Milz und vermehren das Qi.
- *Du Zhong* (Cortex Eucommiae Ulmoidis), *Bu Gu Zhi* (Fructus Psoraleae Corylifoliae), *Tu Si Zi* (Semen Cuscutae), *Shan Zhu Yu* (Fructus Corni Officinalis) und *Gou Qi Zi* (Fructus Lycii) tonisieren das Nieren-Qi.

4

Modifikation

Bei Diarrhö füge man 30 g *Chao Yi Yi Ren* (Semen Coicis Lachryma-jobi, pfannengerührt, 10 g, *Chao Bai Zhu* (Rhizoma Atractylodis Macrocephalae, pfannengerührt), 10 g *Fu Ling* (Sclerotium Poriae Cocos) und 3 g *Pao Jiang* (Rhizoma Zingiberis Officinalis Praeparata) hinzu.

Akupunktur

Therapeutisches Prinzip

Milz und Nieren wärmen und tonisieren, Qi vermehren und die Essenz auffüllen.

Punkte

Ren 4 Guanyuan, Bl 23 Shenshu, Bl 20 Pishu, Du 4 Mingmen und Ma 36 Zusanli.

Technik

Man verwende filiforme Nadeln mit der stärkenden Technik. Die Nadeln werden 20–30 Minuten in den Punkten belassen. Man behandle einmal täglich während der gesamten Dauer der Strahlen- oder Chemotherapie.

Erklärung

- Ren 4 Guanyuan, Du 4 Mingmen und Bl 23 Shenshu sind wichtige Punkte, um die Nieren zu wärmen und das Yang zu stärken; sie nähren das Qi des Früheren Himmels und wärmen und tonisieren das Nieren-Yang.
- Bl 20 Pishu und Ma 36 Zusanli wärmen und tonisieren das Milz-Yang und tonisieren die Wurzel des Späteren Himmels, um das Qi des Früheren Himmels zu nähren.

Moxibustion

- Moxibustion auf Brust und Abdomen: Ren 12 Zhongwan, Ren 4 Guanyuan und Ren 8 Shenque.
- Moxibustion auf dem Rücken: Bl 23 Shenshu (beidseitig), Bl 20 Pishu (beidseitig), Bl 17 Geshu (beidseitig) und Du 14 Da- zhui.

Technik

Man platziere eine Scheibe Ingwer auf die genannten Punkte und brenne drei Moxakegel auf dem Ingwer ab, bis die Haut sich rötet. Bei Ren 8 Shenque kann der Bauchnabel mit Salz gefüllt werden. Anstatt auf dem Ingwer können darauf die Moxakegel verbrannt werden.

Experimentelle Untersuchungen

Protektive Wirkung auf die Stromazellen des Knochenmarks

Es gibt drei Abstammungslinien der myeloischen Vorläuferzellen im Knochenmark – Granulozyten, Erythrozyten und Megakaryozyten. Die Zahl der myeloischen Zellen im Knochenmark gibt generell den Reifungsprozess der hämatopoetischen Zellen wieder. Abgesehen von Mitteln, die die Funktionen der myeloischen Zellen im Knochenmark fördern können wie *Huang Qi* (Radix Astragali seu Hedysari),[4] *Ren Shen* (Radix Ginseng),[2] *Lu Sun* (Fructus Asparagi Officinalis),[9] die Saponine aus Zweigen und Blättern von *Xi Yang Shen** (Radix Panacis Quinquefolii),[10] Jiaogulanoside,[11] Icariin,[11] und der Stamm von *Ci Wu Jia* (Radix Acanthopanacis Senticosi),[6] gibt es viele TCM-Rezepturen wie *Si Jun Zi Tang* (Dekokt der vier Edlen),[12] *Shi Quan Da* (Perfekte Große Tonisierungsflüssigkeit zum Einnehmen),[13] *Bu Zhong Yi Qi Tang* (Dekokt zur Stützung der Mitte und Vermehrung des Qi)[14] und *Dang Gui Bu Xue Tang* (Dekokt mit Rx. Angelicae

Sinensis zum Nähren des Blutes)[15], die die Blutwerte schützen können durch Vermehren von Qi, Nähren von Yang, Tonsisieren des Blutes, Stärken der Milz und Tonisieren der Nieren.
Für die Erforschung der dynamischen Veränderungen in den hämatopoetischen Zellen in den verschiedenen Stadien ist eine Abstrichuntersuchung des Knochenmarks eine einfachere Technik als das Zählen der myeloischen Zellen. Histopathologische Untersuchungen und Untersuchungen unter dem Transmissionselektronenmikroskop von Knochenmarkabschnitten können die schützende Wirkung von chinesischen Arzneien auf Knochenmarkstromazellen aufzeigen. Untersuchungen des Knochenmarkabstrichs weisen darauf hin, dass Arzneien zur Vermehrung von Qi und Nähren des Blutes eine schützende Wirkung auf unreife Granulozyten und Megakaryozyten haben. Die chemotherapeutische Unterdrückung der Regeneration, Proliferation und Reifung aller Abstammungslinien stellte sich als unbedeutend heraus, nachdem Arzneien zur Vermehrung von Qi und Nähren des Blutes, kombiniert mit Arzneien zur Stärkung der Milz und Tonisierung der Nieren, angewendet wurden.[14]
Xie et al. erforschten die feinstrukturellen Veränderungen des Knochenmarks unter dem Elektronenmikroskop nach einer Chemotherapie und stellten fest, dass chinesische Arzneien die Erholung der hämatopoetischen Zellen fördern können.[14] Arzneien zum Auffüllen der Essenz und Nähren des Blutes wie *Shu Di Huang* (Radix Rehmanniae Glutinosae Conquita), *Yin Yang Huo* (Herba Epimedii) und *Dang Gui* (Radix Angelicae Sinensis) sind in dieser Beziehung Arzneien zur Vitalisierung und Erzeugung von Blut wie *Chi Shao* (Radix Paeoniae Rubra), *Tao Ren* (Semen Persicae) und *Mu Dan Pi* (Cortex Moutan Radicis), die die Abstammungslinie der Granulozyten stark schädigen, überlegen. Basierend auf dem Verhältnis von myeloischen Zellen und der Zahl der unreifen und reifen Zellen und Megakaryozyten zogen Liao et al. die Schlussfolgerung, dass Arzneien zur Tonisierung der Nieren und Arzneien zur Stärkung des Blutes eine ähnlich schützende Wirkung auf die Stromazellen im Knochenmark erzielen.[16]

Protektive Wirkung auf hämatopoetische Vorläuferzellen

Xie et al. verwendeten auch Zellkulturen mit Granulozytenvorläufern, um die Formationsbildung in einer Diffusionskammer in vivo (CFU-D) und auf Agar in vitro (CFU-C) und die Wirkungsweise zweier Rezepturen – eine mit dem Schwerpunkt, das Yin anzureichern und die andere das Yang zu tonisieren – bei der Inhibierung der toxischen Nebenwirkungen von CTX (Cyclophosphamid) zu erforschen. Die Ergebnisse legten nahe, dass eine CFU-D Proliferation durch chinesische Arzneien hauptsächlich durch humorale Faktoren vermittelt wird.[14]
Einzelne chinesische Kräuter, traditionelle Rezepturen und empirische Rezepturen zur Stärkung der Milz, Tonisierung von Nieren-Yin und Nieren-Yang, Vermehren von Qi und Wärmen von Yang und Nähren und Stärken des Blutes sind ebenfalls als wirksam beim Inhibieren der toxischen Nebenwirkungen von CTX bezeichnet worden.[15] Beispiele dieser Arzneien und Rezepturen sind u. a. *He Shou Wu* (Radix Polygoni Multiflori), *Huang Lian* (Rhizoma Coptidis), *Sang Shen* (Fructus Mori Albae), *Mai Men Dong* (Radix Ophiopogonis Japonici), *Bu Gu Zhi* (Fructus Psoraleae Corylifoliae), *Ba Ji Tian* (Radix Morindae Officinalis), *Tu Si Zi* (Semen Cuscutae), *Shu Di Huang* (Radix Rehmanniae Glutinosae Conquita) und *He Che Da Zao Wan* (Placenta Great Creation Pill).
Andere Untersuchungen haben gezeigt, dass *Dong Chong Xia Cao*‡ (Cordyceps Sinensis) bei den so genannten „burst-forming"-Einheiten der Erythrozyten-Abstammungslinie (BFU-E), den Erythrozyteneinheiten, die Kolonien bilden (CFU-E), und CFU-D eine Schädigung durch *San Jian Shan* (Ramulus et Folium Cephalotaxi Fortunei), ein Heilkraut, das zur Zubereitung von chemotherapeutischen Medikamenten verwendet werden kann, verhindern konnte. *Er Xian Wen Shen Tang* (Dekokt der zwei Unsterblichen zum Wärmen der Nieren), das Milz und Nieren wärmt und tonisiert, hat eine schützende Wirkung auf die Kolonien bildende Einheit der Milz (CFU-S), CFU-D und CFU-C.[17]

4

Klinische Untersuchungsberichte

Behandlung mit *Yi Xue Sheng* (Tablette zur Vermehrung der Blutbildung)

Cheng et al. berichteten über die Wirkungen einer oralen Verabreichung von *Yi Xue Sheng* (Tablette zur Vermehrung der Blutbildung) bei der Behandlung von Knochenmarksuppression als Folge einer Chemotherapie zur Behandlung einer Leukämie. Die Tablette wurde produziert von der Jilin Aodong Donghai Pharmaceutical Company.[18]

Gruppen: 38 Patienten wurden nach Blutuntersuchung, Knochenmarkbiopsie und histochemischer Färbung mit Leukämie diagnostiziert. Sie wurden nach dem Zufallsprinzip (gerade oder ungerade Tage) in der Reihenfolge ihres Einweisungsdatums in die Klinik des Verfassers in zwei Gruppen unterteilt:

- 18 Patienten, 10 männliche und 8 weibliche, im Alter von 14 bis 66 (Durchschnittsalter: 30), wurden der Gruppe mit TCM-Behandlung zugeteilt; es gab sechs Fälle von akuter lymphatischer Leukämie und 12 Fälle von akuter nicht-lymphatischer Leukämie.
- 20 Patienten, 9 männliche und 11 weibliche, im Alter von 16 bis 60 (Durchschnittsalter: 28), wurden der Vergleichsgruppe zugewiesen; es gab acht Fälle von akuter lymphatischer Leukämie und 12 Fälle von akuter nicht-lymphatischer Leukämie.

Methode: Beide Gruppen erhielten eine Chemotherapie.

- Das VDCP-Regime (1,4 mg/m^2 Vincristin für Erwachsene und 75 µg/kg für die unter 18-Jährigen) wurde intravenös einmal die Woche verabreicht; 20–40 mg/m^2 Daunorubicin wurde täglich intravenös zwei bis vier Tage lang eingesetzt; orale Gabe von 100 mg Cyclophosphamid einmal täglich; und orale Anwendung von 40–60 mg Prednison (zwei oder dreimal täglich) wurde bei akuter lymphatischer Leukämie eingesetzt.
- Intravenöse Infusion von 50–75 mg Cytarabin zweimal täglich, und intravenöse Infusion von 1–4 mg Harringtonin einmal täglich, wurden zur Behandlung der akuten nicht-lymphatischen Leukämie eingesetzt.

Als während oder nach der Chemotherapie Knochenmarksuppression und Panzytopenie auftraten, erhielten beide Gruppen unterstützende Behandlung, einschließlich ultravioletter Bestrahlung (UVC, maximale Wellenlänge 253,7 nm) in einem sterilen Raum, 20–30 Minuten dreimal täglich, Dobells Lösung (eine zusammengesetzte Sodium-Bor-Lösung) als Gurgellösung viermal täglich und jeden Abend ein Bad mit einer Lösung von 1:5000 Potassium Permanganat.

TCM-Behandlung: Zusätzlich erhielten die Patienten in der TCM-Behandlungsgruppe *Yi Xue Sheng* (Tablette zur Vermehrung der Blutbildung), drei Tabletten dreimal täglich, vom Beginn der chemotherapeutischen Behandlung an bis zu dem Zeitpunkt, an dem die Blutwerte wieder im Normbereich waren (Hämoglobin > 100 g/L, Leukozyten $>4{,}0\times10^9$/L und Thrombozyten $>150\times10^9$/L). Das Knochenmark wurde nach Abschluss jedes Chemotherapiezyklus und der Rückkehr zu normalen Blutwerten untersucht.

Rezeptur

- *Niu Gu Sui*‡ (Medulla Ossium Bovis) 25 g
- *Lu Xue*‡ (Sanguis Cervi) 15 g
- *Zi He Che*‡ (Placenta Hominis) 10 g
- *Lu Rong*‡ (Cornu Cervi Parvum) 3 g
- *E Jiao*‡ (Gelatinum Corii Asini) 15 g
- *Lu Jiao Jiao*‡ (Gelatinum Cornu Cervi) 5 g
- *Gui Ban Jiao** (Gelatinum Plastri Testudinis) 10 g
- *Dang Shen* (Radix Codonopsitis Pilosulae) 15 g
- *Huang Qi* (Radix Astragali seu Hedysari) 20 g

Ergebnisse

- Nach der Chemotherapie wiesen alle Patienten Knochenmarksuppression auf (Leukozyten $\leq 2,0\times10^9$/L und Thrombozyten $\leq 50\times10^9$/L). Die Leukozytenzahl betrug $\leq 1{,}0\times10^9$/L bei 15 Patienten (83,3 %) in der TCM-Behandlungsgruppe und bei 16 Patienten (80 %) in der Vergleichsgruppe; die Thrombozytenzahl betrug $\leq 20\times10^9$/L bei 12 Patienten (66,7 %) in der TCM-Behandlungsgruppe und bei 18 Patienten (90 %) in der Vergleichsgruppe.
- Die Zeit bis zur Rückkehr des Knochenmarks zu aktiver Proliferation betrug 9–21 Tage (durchschnittlich 12,40 ± 4,99 Tage) in der TCM-Behandlungsgruppe und 14–35 Tage (durchschnittlich 17,70 ± 6,00 Tage) in der Vergleichsgruppe. Der Unterschied in der mittleren Regenerationszeit war signifikant ($t = 2{,}15$, $P < 0{,}05$).
- Weitere Ergebnisse werden in Tabelle 4-1 gezeigt.

Tabelle 4-1 Vergleich der Nebenwirkungen der Chemotherapie bei Leukämie (nach dem Auftreten)

	TCM-Behandlungsgruppe	Vergleichsgruppe
Infekte nach der Chemotherapie:[a]		
Akute Infekte des oberen Respirationstraktes	4	6
Akute Bronchitis	3	3
Pneumonie	2	3
Infekte der Gallenblase und des urogenitalen Systems	2	2
Perianale Abszesse	1	2
Sepsis	1	2
Blutungen:[b]		
Ekchymose	7	6
Nasenbluten	2	3
Zahnfleischbluten	1	2
Blutungen im Verdauungstrakt	2	3
Blutungen im Augenfundus	1	2
Intrakranielle Blutungen	2	2
Blut im Urin	2	2
Erforderliche Bluttransfusion:[c]		
Transfusion von Thrombozytenkonzentrat	6	9
Transfusion von Erythrozytenkonzentrat	14	18

Anmerkungen zur Tabelle (χ^2 und *t*-Tests wurden für statistische Zwecke verwendet):
a. Der Unterschied zwischen den beiden Gruppen war signifikant ($\chi^2 = 4{,}09$, $P<0{,}05$).
b. Blutungsmuster traten weniger häufig in der TCM-Behandlungssgruppe als in der Vergleichsgruppe ($\chi^2 = 4{,}66$, $P<0{,}05$) auf.
c. Obwohl die Zahl der Bluttransfusionen in der TCM-Behandlungssgruppe niedriger war als in der Vergleichsgruppe, war der Unterschied nicht signifikant ($\chi^2 = 3{,}68$, $P>0{,}05$).

Diskussion und Zusammenfassung: Chemotherapie ist heute die Hauptbehandlungsmethode bei Leukämie. Die Patienten erleiden eine Phase der Knochenmarksuppression nach der Chemotherapie, die sich als signifikanter Abfall in den Blutwerten und dem Auftreten von Anämie, Hämorrhagie, Infektion und, in den schwerwiegendsten Fällen, dem Eintreten des Todes zeigt. Eine Verkürzung der Phase der Knochenmarksuppression kann das Auftreten schwerer Infekte und Hämorrhagien verhindern und die Zeit bis zum Beginn des nächsten Behandlungszyklus verkürzen.

Während der Chemotherapie kann die sofortige orale Verabreichung von *Yi Xue Sheng* (Tablette zur Vermehrung der Blutbildung) die Phase der Knochenmarksuppression signifikant verkürzen, die Wahrscheinlichkeit von Infektion und Hämorrhagien reduzieren und den Bedarf an Bluttransfusionen senken.

Die Verfasser sind der Meinung, dass die Nebenwirkungen der Chemotherapie durch pathogene Toxine verursacht werden, die das Innere des Körpers befallen und Qi, Blut und Körperflüssigkeiten schädigen, um so eine Schwäche von Qi und Yin hervorzurufen. Die Hauptsymptome sind u. a. Kraftlosigkeit, Schwindel, Schlappheit und Schmerzen im unteren Rücken und in den Knien, Blutungsneigung, ein roter und vergrößerter Zungenkörper mit Zahneindrücken und ein fadenförmiger und schneller Puls.

Erklärung der Rezeptur

- *Huang Qi* (Radix Astragali seu Hedysari) und *Dang Shen* (Radix Codonopsitis Pilosulae) stärken die Milz und vermehren Qi.
- *E Jiao*‡ (Gelatinum Corii Asini), *Lu Jiao Jiao*‡ (Gelatinum Cornu Cervi) und *Gui Ban Jiao** (Gelatinum Plastri Testudinis) nähren und tonisieren Yin und Blut.
- *Niu Gu Sui*‡ (Medulla Ossium Bovis), *Lu Xue*‡ (Sanguis Cervi), *Zi He Che*‡ (Placenta Hominis) und *Lu Rong*‡ (Cornu Cervi Parvum) ergänzen die Essenz, vermehren das Mark und verstärken die Bluterzeugung.

Diese Kombination dient dem Stärken der Milz und dem Erzeugen von Blut, Tonisieren der Nieren und Wiederauffüllen des Markes. Die Verfasser kommen zu dem Schluss, dass sie die Nebenwirkungen der Chemotherapie reduzieren und den Patienten helfen kann, den Chemotherapiezyklus zu beenden.

Behandlung mit *Sheng Bai Pian* (Tablette, die das Weiße hebt)

Diese Tablette wurde an 46 Fällen von durch Chemotherapie verursachter Leukopenie im First Affiliated Hospital der Medizinischen Universität von Xi'an getestet. Die Untersuchung beinhaltet den Vergleich der Leukozytenzahlen nach alleiniger Chemotherapie und nach einer Kombination von Chemotherapie und Kräutertabletten.[19]

Wichtige Symptome: Die klinischen Zeichen infolge der Chemotherapie waren u. a. Kraftlosigkeit, Schwindel, Appetitmangel, Schwäche und Schmerzen in den Beinen, Hitzesensationen in Brust, Handflächen und Fußsohlen, Abneigung gegen Kälte, Schlaflosigkeit, Palpitationen, weiche Stühle, Anfälligkeit für Erkältungen, ein blasser Zungenkörper mit dünnem weißen Belag und ein tiefer und fadenförmiger Puls.

Methode: Während des ersten Behandlungszyklus wurden keine Medikamente zur Erhöhung der Leukozytenzahl gegeben; während des zweiten Behandlungszyklus wurden dreimal täglich fünf Tabletten *Sheng Bai Pian* (Tablette, die das Weiße hebt) verabreicht. Beide Behandlungszyklen dauerten zwei Wochen.

Rezepturbestandteile:

- *Bu Gu Zhi* (Fructus Psoraleae Corylifoliae) 30 g
- *Yin Yang Huo* (Herba Epimedii) 15 g
- *Zi He Che*‡ (Placenta Hominis) 15 g
- *Nü Zhen Zi* (Fructus Ligustri Lucidi) 60 g
- *Shan Zhu Yu* (Fructus Corni Officinalis) 15 g
- *Huang Qi* (Radix Astragali seu Hedysari) 30 g
- *Da Zao* (Fructus Ziziphi Jujubae) 30 g
- *Dang Gui* (Radix Angelicae Sinensis) 15 g
- *Dan Shen* (Radix Salviae Miltiorrhizae) 15 g
- *Ji Xue Teng* (Caulis Spatholobi) 60 g
- *San Qi Fen* (Pulvis Radicis Notoginseng) 9 g
- *Hu Zhang* (Rhizoma Polygoni Cuspidati) 30 g

Ergebnisse: Am Ende des ersten Behandlungszyklus mit Chemotherapie war die Leukozytenzahl aller Patienten unter dem Minimallevel von $4{,}0 \times 10^9/L$ (durchschnittlich: $2{,}8 \pm 0{,}2 \times 10^9/L$).

- Nach dem zweiten Behandlungszyklus mit Chemotherapie gab es eine deutliche Wirkung auf die Leukozytenzahl bei 26 Patienten, eine geringe Wirkung bei 18 Patienten und keine Wirkung bei zwei Patienten (durchschnittliche Leukozytenzahl: $5{,}4 \pm 0{,}3 \times 10^9/L$).

Kriterien:

- Deutliche Wirkung: Anstieg der Leukozytenzahl um mindestens $1{,}5 \times 10^9/L$ und Verbleiben der Zahl über $5{,}0 \times 10^9/L$.
- Geringe Wirkung: Anstieg der Leukozytenzahl um mindestens $1{,}0–1{,}5 \times 10^9/L$ und Verbleiben der Zahl über $4{,}0 \times 10^9/L$.
- Keine Wirkung: Die Leukozytenzahl erreicht nicht das Minimallevel.

Diskussion:

Die Verfasser betrachten Leukopenie als die Muster *xu lao* (Erschöpfung) und *xue xu* (Blut-Leere) der TCM und in enger Verbindung zu Milz und Nieren stehend. Ihr therapeutisches Prinzip beruhte daher auf der Tonisierung von Milz und Nieren mit dem Schwerpunkt auf der Tonisierung der Nieren; berücksichtig wurden auch das Nähren des Blutes und das Transformieren von Blut-Stase. Nach Meinung der Verfasser sollten sowohl das Nieren-Yin als auch das Nieren-Yang tonisiert werden, mit einer etwas stärkeren Betonung der Tonisierung des Nieren-Yang.

Erklärung der Rezeptur

- *Bu Gu Zhi* (Fructus Psoraleae Corylifoliae), *Yin Yang Huo* (Herba Epimedii), *Zi He Che*‡ (Placenta Hominis), *Nü Zhen Zi* (Fructus Ligustri Lucidi) und *Shan Zhu Yu* (Fructus Corni Officinalis) tonisieren die Nieren und füllen die Essenz wieder auf.
- *Huang Qi* (Radix Astragali seu Hedysari) und *Da Zao* (Fructus Ziziphi Jujubae) stärken die Milz und vermehren Qi.
- *Dang Gui* (Radix Angelicae Sinensis), *Dan Shen* (Radix Salviae Miltiorrhizae), *Ji Xue Teng* (Caulis Spatholobi), *San Qi Fen* (Pulvis Radicis Notoginseng) und *Hu Zhang* (Rhizoma Polygoni Cuspidati) nähren das Blut und transformieren Blut-Stase.

Akupunktur und Moxibustion

Chen et al. führten von 1987 bis 1990 eine klinische Beobachtung der Behandlung von Patienten mit durch Chemotherapie verursachter Leukopenie im mittleren oder späten Krebsstadium durch.[20]
Gruppen: Die Verfasser teilten die 91 Patienten (70 männliche und 21 weibliche im Alter von 16 bis 69, Durchschnittsalter: 55) nach dem Zufallsprinzip in zwei Gruppen ein: 57 Patienten wurden einer Gruppe mit Moxibustionsbehandlung zugeteilt und 34 einer Gruppe mit Behandlung durch Westliche Medizin.
Methode: Die Patienten in der Gruppe mit Westlicher Medizin wurden mit oralen Gaben von 100 mg Batylalkohol und 20 mg Leukogen dreimal täglich neun Tage lang behandelt.
Moxibustionsbehandlung:
- **Punkte:** Bl 17 Geshu, Bl 21 Weishu, Bl 20 Pishu, Bl 23 Shenshu (alle beidseitig) und Du 14 Dazhui.
- **Technik:** Eine Scheibe Ingwer mit einem Durchmesser von 2–3 cm und einer Dicke von 0,3 cm wurde für jeden der neun Punkte verwendet. Ein Moxakegel mit 1,5 cm Durchmesser und 2,0 cm Höhe wurde auf dem Ingwer platziert und dann angezündet. Drei Moxakegel wurden für jeden Punkt verwendet; sie wurden jeweils entfernt, wenn der Patient sie als zu heiß empfand. Eine Behandlung fand dreimal täglich über neun Tage statt.

Ergebnisse: Siehe Tabelle 4-2.
Diskussion: Da die Nieren die Knochen regieren und das Knochenmark hervorbringen und die Milz die Quelle der Erzeugung und Transformation von Qi und Blut ist, regen die Verfasser an, das Behandlungsprinzip darauf auszurichten, die Milz zu stärken, die Nieren zu tonisieren und das Blut zu nähren, um die Leukozytenzahl zu erhöhen.
- Bl 20 Pishu und Bl 21 Weishu regulieren Milz und Magen, um so die erworbene Konstitution (Späterer Himmel) zu stärken und eine Quelle für die Erzeugung und Transformation von Qi und Blut zur Verfügung zu stellen.
- Bl 23 Shenshu wärmt das Yang und stärkt die Nieren, tonisiert die Knochen und füllt das Knochenmark auf, um so die Wiederherstellung der hämatopoetischen Funktion zu verbessern.
- Du 14 Dazhui reguliert die anderen Leitbahnen und kann in Kombination mit Bl 17 Geshu direkt die Leukozytenzahl erhöhen.

He et al. führten eine klinische Studie über den Einsatz von Elektroakupunktur und Westlicher Medizin bei der Behandlung von 49 Fällen mit Leukopenie, die durch Strahlentherapie verursacht wurde, durch.[21]
Gruppen: Die Verfasser unterteilten die Patienten nach dem Zufallsprinzip in zwei Gruppen, jeweils nach dem Tag der Einweisung in die Klinik:
- 20 Patienten im Alter von 29 bis 67 (Durchschnittsalter: 55 Jahre) wurden der Gruppe mit Elektroakupunktur zugeteilt; fünf Patienten hatten Strahlentherapie wegen Rektumkarzinom erhalten, fünf wegen Brustkrebs, drei wegen Krebs der Speiseröhre, zwei wegen Hodenkarzinom und jeweils ein Patient wegen Karzinomen von Schilddrüse, Leber, Lunge und Mediastinum und einer wegen eines Lymphosarkoms.
- 29 Patienten im Alter zwischen 27 und 65 (Durchschnittsalter: 54 Jahre) wurden der Gruppe mit Westlicher Medizin zugeteilt; zehn Patienten hatten Strahlentherapie wegen Brustkrebs erhalten, fünf wegen Hodenkrebs, vier wegen Nasopharynxkarzinom, drei wegen Rektumkarzinom, zwei wegen Lungenkrebs und jeweils ein Patient wegen Krebs in Leber, Larynx und Mediastinum und jeweils ein Patient wegen metastasierendem Karzinom der supraklavikulären Lymphknoten und eines Lymphosarkoms.

Methode: Die Patienten in der Gruppe mit Westlicher Medizin wurden mit oralen Gaben von 100 mg Batylalkohol und 20 mg Leukogen dreimal täglich zehn Tage lang behandelt.

4

Tabelle 4-2 Auswirkungen auf die Leukozytenzahl in den beiden Gruppen

Gruppe	Anzahl der Patienten	Deutliche Wirkung (%)	Geringe Wirkung (%)	Keine Wirkung (%)
Gruppe mit Moxibustion	57	47 (82,5)	4 (7,0)	6 (10,5)
Gruppe mit Westlicher Medizin	34	5 (14,7)	8 (23,5)	21 (61,8)

Deutliche Wirkung: Leukozytenzahl $>4{,}0 \times 10^9$/L innerhalb von sechs Behandlungstagen
Geringe Wirkung: Leukozytenzahl $>4{,}0 \times 10^9$/L nach sieben bis neun Behandlungstagen
Keine Wirkung: Leukozytenzahl blieb unter $4{,}0 \times 10^9$/L nach neun Behandlungstagen

Elektro-Akupunkturbehandlung:

- **Punkte:** Ma 36 Zusanli und Mi 6 Sanyinjiao (beide beidseitig).
- **Technik:** Filiforme Nadeln von 1,5 cm Länge wurden in die Punkte eingestochen und mit einem elektrischen Stimulator verbunden, sobald sich ein Qi-Gefühl eingestellt hatte. Die Frequenz wurde auf 25–30 Zyklen eingestellt und die Intensität geregelt, bis der Patient ein Nadelungsgefühl, aber keinen Schmerz verspürte. Es wurde einmal täglich für 20 Minuten behandelt; ein Zyklus bestand aus zehn Sitzungen.

Ergebnisse:

- In der Gruppe, die mit Elektroakupunktur behandlet wurde, gab es einen signifikanten Unterschied in der Leukozytenzahl, die sich im Durchschnitt von $2{,}65 \times 10^9$/L vor der Behandlung bis zu $3{,}80 \times 10^9$/L nach der Behandlung erhöhte ($P < 0{,}01$). Die Leukozytenzahl wuchs in 18 von 20 Fällen nach fünf bis zehn Behandlungen mit Elektroakupunktur auf $> 3{,}5 \times 10^9$/L an.
- In der Gruppe, die mit Westlicher Medizin behandelt wurde, gab es auch einen signifikanten Unterschied in der Leukozytenzahl, die sich durchschnittlich von $3{,}32 \times 10^9$/L vor der Behandlung bis zu $3{,}84 \times 10^9$/L nach der Behandlung erhöhte ($P < 0{,}05$). Die Leukozytenzahl erhöhte sich auf $> 3{,}5 \times 10^9$/L in 24 von 29 Fällen nach fünf bis zehn Behandlungen mit Elektroakupunktur.

Zusammenfassung: Die Verfasser kamen zu dem Schluss, dass – obgleich es keinen signifikanten Unterschied zwischen Elektroakupunktur und Behandlung mit Westlicher Medizin gab – die Akupunktur keine Nebenwirkungen wie Medikamentenabhängigkeit und Schädigung der Leberfunktion, die sich häufig bei Batylalkohol und Leukogen einstellen, mit sich brachte.

Empirische Rezepturen

Diese empirischen Rezepturen wurden während der neunziger Jahre entwickelt und veröffentlicht und sollten von Therapeuten als allgemeine Leitlinien bei der Formulierung ihrer eigenen Rezepturen, die sich an den besonderen Mustern bei Patienten mit Leukopenie oder drohender Leukopenie während oder nach einer Strahlen- und Chemotherapie orientieren, angesehen werden. Allgemein werden diese empirischen Rezepturen eine Woche vor bis eine Woche nach der Behandlung mit Strahlen- oder Chemotherapie genommen.

Arzneitherapie

Leukopenie infolge von Strahlen- oder Chemotherapie[22]

Rezeptur:

- *Bai Shao* (Radix Paeoniae Lactiflorae) 12 g
- *Dan Shen* (Radix Salviae Miltiorrhizae) 15 g
- *Ji Xue Teng* (Caulis Spatholobi) 30 g
- *Dang Gui* (Radix Angelicae Sinensis) 9 g
- *Shu Di Huang* (Radix Rehmanniae Glutinosae Praeparata) 15 g
- *Rou Gui* (Cortex Cinnamomi Cassiae) 1,5 g
- *He Shou Wu* (Radix Polygoni Multiflori) 15 g
- *Dang Shen* (Radix Codonopsitis Pilosulae) 9 g
- *Da Zao* (Fructus Ziziphi Jujubae) 25 g

Ein Päckchen am Tag wurde zur Bereitung eines Dekokts verwendet und dieses zweimal täglich eingenommen.

Ergebnisse: Bei einer Gruppe von 70 Fällen mit Leukopenie aufgrund einer Strahlen- oder Chemotherapie kehrte die Leukozytenzahl in 57 Fällen nach drei Wochen der Einnahme des Dekoktes auf ein normales Niveau zurück.

Durch Strahlentherapie verursachte Leukopenie[23]

Rezeptur:

- *Huang Qi* (Radix Astragali seu Hedysari) 30 g
- *Ji Xue Teng* (Caulis Spatholobi) 30 g
- *Da Zao* (Fructus Ziziphi Jujubae) 30 g
- *Nü Zhen Zi* (Fructus Ligustri Lucidi) 12 g
- *Huang Jing* (Rhizoma Polygonati) 15 g
- *Dan Shen* (Radix Salviae Miltiorrhizae) 12 g

Ein Päckchen am Tag wurde zur Bereitung eines Dekoktes verwendet und dieses zweimal täglich eingenommen.

Ergebnisse: Eine Gruppe von 27 Patienten mit Leukopenie infolge einer Strahlentherapie nahm das Dekokt ein. Innerhalb von sieben Tagen begann die Leukozytenzahl zuzunehmen, im Durchschnitt um $1{,}4 \times 10^9$/L. Nach Einnahme des Dekoktes über weitere sechs Tage war die Leukozytenzahl bei 21 Patienten wieder auf Normalniveau zurückgekehrt. 20 Fälle setzten danach die Strahlentherapie fort, nachdem ihre Leukozytenzahl zugenommen hatte; sie setzten auch die Einnahme des Dekoktes fort. Ihre Leukozytengesamtzahl hielt sich über $5{,}0 \times 10^9$/L während des Strahlentherapiezyklus.

Anmerkung: Einige Patienten reagierten mit gelegentlichen Magenbeschwerden nach Einnahme des Dekoktes; die Dosierung wurde daher verringert.

Durch Strahlentherapie verursachte Leukopenie[24]

Rezeptur:

- *Huang Qi* (Radix Astragali seu Hedysari) 15 g
- *Dang Gui* (Radix Angelicae Sinensis) 15 g
- *Bai Shao* (Radix Paeoniae Lactiflorae) 12 g
- *Dan Shen* (Radix Salviae Miltiorrhizae) 15 g
- *Wu Yao* (Radix Linderae Strychnifoliae) 9 g
- *Ji Xue Teng* (Caulis Spatholobi) 30 g
- *Gan Di Huang* (Radix Rehmanniae Glutinosae Exsiccata) 30 g
- *Huang Qin* (Radix Scutellariae Baicalensis) 9 g
- *Zhi Gan Cao* (Radix Glycyrrhizae, unter Rühren kurz angebraten mit Honig) 5 g

Ein Päckchen am Tag wurde zur Bereitung eines Dekokts verwendet und dieses zweimal täglich eingenommen.

Ergebnisse: Nach 21 Tagen der Rezeptureinnahme erhöhte sich die Leukozytenzahl um $1{,}0–2{,}0 \times 10^9/L$ in 333 von 360 Fällen von Leukopenie infolge einer Strahlentherapie zur Behandlung von Tumoren.

Durch Chemotherapie verursachte Leukopenie[25]

Rezeptur:

- *Bu Gu Zhi* (Fructus Psoraleae Corylifoliae) 30 g
- *Yin Yang Huo* (Herba Epimedii) 15 g
- *Zi He Che*‡ (Placenta Hominis) 15 g, separat beigefügt
- *Nü Zhen Zi* (Fructus Ligustri Lucidi) 60 g
- *Shan Zhu Yu* (Fructus Corni Officinalis) 15 g
- *Huang Qi* (Radix Astragali seu Hedysari) 30 g
- *Da Zao* (Fructus Ziziphi Jujubae) 30 g
- *Dang Gui* (Radix Angelicae Sinensis) 15 g
- *Dan Shen* (Radix Salviae Miltiorrhizae) 15 g
- *Ji Xue Teng* (Caulis Spatholobi) 60 g
- *San Qi* (Radix Notoginseng) 9 g, separat beigefügt
- *Hu Zhang* (Rhizoma Polygoni Cuspidati) 30 g

Ein Päckchen am Tag wurde zur Bereitung eines Dekoktes verwendet und dieses zweimal täglich eingenommen.

Ergebnisse: Die Gruppe setzte sich zusammen aus 46 Patienten mit Leukopenie als Folge von Chemotherapie. Nach 21 Tagen der Rezeptureinnahme wurde eine deutliche Verbesserung (Leukozytenzahl $> 5{,}0 \times 10^9/L$) in 26 Fällen erzielt, geringe Verbesserung (Leukozytenzahl $4{,}0–5{,}0 \times 10^9/L$) in 18 Fällen und keine Wirkung in zwei Fällen.

Anmerkung: Einige Patienten berichteten über leichtes Unwohlsein nach Einnahme des Dekoktes mit Symptomen wie Mundtrockenheit und trockenen Augen.

Durch Chemotherapie verursachte Leukopenie[26]

Rezeptur:

- *Huang Qi* (Radix Astragali seu Hedysari) 30 g
- *Huang Jing* (Rhizoma Polygonati) 30 g
- *Yi Yi Ren* (Semen Coicis Lachryma-jobi) 30 g
- *Gou Qi Zi* (Fructus Lycii) 15 g
- *Bu Gu Zhi* (Fructus Psoraleae Corylifoliae) 10 g
- *Zhi Gan Cao* (Radix Glycyrrhizae, unter Rühren kurz angebraten mit Honig) 6 g

Modifikationen:

1. Bei reduzierter Nahrungsaufnahme, weichen Stühlen, Müdigkeit und Kraftlosigkeit, spontanem Schwitzen und einem aufgedunsenen Gesicht wurden 6 g *Dang Gui* (Radix Angelicae Sinensis), 10 g *Ji Xue Teng* (Caulis Spatholobi), 10 g *Nü Zhen Zi* (Fructus Ligustri Lucidi) und 10 g *Dang Shen* (Radix Codonopsitis Pilosulae) hinzugefügt.
2. Bei Schwindel und verschwommenem Sehen sowie Hitzesensationen in den Handflächen und Fußsohlen wurde *Yi Yi Ren* (Semen Coicis Lachryma-jobi) entfernt und 10 g *Nü Zhen Zi* (Fructus Ligustri Lucidi), 10 g *Zhi He Shou Wu* (Radix Polygoni Multiflori, präpariert), 10 g *Yu Zhu* (Rhizoma Polygonati Odorati) und 12 g *Gan Di Huang* (Radix Rehmanniae Glutinosae Exsiccata) hinzugefügt.
3. Bei Fällen mit bleicher Gesichtsfarbe, Abneigung gegen Kälte und kalten Gliedmaßen sowie Schwäche und Schmerzen im unteren Rücken und in den Knien wurden 3 g *Rou Gui* (Cortex Cinnamomi Cassiae) 10 g *Xu Duan* (Radix Dipsaci), 10 g *Ji Xue Teng* (Caulis Spatholobi) und 15 g *Dang Shen* (Radix Codonopsitis Pilosulae) hinzugefügt.

Ein Päckchen am Tag wurde zur Bereitung eines Dekoktes verwendet und dieses zweimal täglich eingenommen.

Ergebnisse: Die Leukozytenzahl normalisierte sich nach ein bis drei Wochen in 66 von 84 Fällen wieder; bei weiteren 12 Patienten war sie um 50% im Vergleich zur Höhe vor Einnahme der Rezeptur angestiegen.

Durch Chemotherapie verursachte Leukopenie und Thrombozytopenie[27]

Rezeptur:
- *Huang Qi* (Radix Astragali seu Hedysari) 30 g
- *Tai Zi Shen* (Radix Pseudostellariae Heterophyllae) 30 g
- *Ji Xue Teng* (Caulis Spatholobi) 30 g
- *Bai Zhu* (Rhizoma Atractylodis Macrocephalae) 10 g
- *Fu Ling* (Sclerotium Poriae Cocos) 10 g
- *Gou Qi Zi* (Fructus Lycii) 15 g
- *Nü Zhen Zi* (Fructus Ligustri Lucidi) 15 g
- *Tu Si Zi* (Semen Cuscutae) 15 g

Ein Päckchen am Tag wurde zur Bereitung eines Dekoktes verwendet und dieses zweimal täglich eingenommen.

Ergebnisse: Die Behandlungsgruppe bestand aus 53 Fällen von Magenkrebs im mittleren und späten Stadium, die das Dekokt während der Chemotherapie erhielten. Nach 21 Tagen hatten sich die Thrombozytenwerte von $14{,}16 \pm 1{,}43 \times 10^9$/L vor der Behandlung bis auf $17{,}05 \pm 1{,}88 \times 10^9$/L erhöht und das durchschnittliche Körpergewicht war von 58,5 kg auf 60,7 kg gestiegen. Kein signifikanter Abfall der Leukozyten wurde beobachtet.

Durch Chemotherapie verursachte Leukopenie und Thrombozytopenie[28]

Rezeptur:
- *Da Huang* (Radix et Rhizoma Rhei) 6–9 g, vor den anderen Bestandteilen abgekocht
- *Tu Bie Chong*‡ (Eupolyphaga seu Steleophaga) 4,5–6 g
- *Xiang Fu* (Rhizoma Cyperi Rotundi) 10 g
- *Bai Zhu* (Rhizoma Atractylodis Macrocephalae) 15 g
- *Fu Ling* (Sclerotium Poriae Cocos) 15 g
- *Huang Qi* (Radix Astragali seu Hedysari) 20 g
- *Sheng Di Huang* (Radix Rehmanniae Glutinosae) 30 g
- *Gan Cao* (Radix Glycyrrhizae) 15 g

Modifikationen:
1. Bei Appetitmangel wurden 15 g *Shan Zha* (Fructus Crataegi), 15 g *Shen Qu* (Massa Fermentata) und 6 g *Chen Pi* (Pericarpium Citri Reticulatae) hinzugefügt.
2. Bei Diarrhö wurden 10 g *Hou Po* (Cortex Magnoliae Officinalis) und 6 g *Huang Lian* (Rhizoma Coptidis) hinzugefügt.
3. Bei Obstipation wurde *Da Huang* (Radix et Rhei) mit den anderen Bestandteilen abgekocht oder 15 Minuten vor Ende des Kochens hinzugefügt.
4. Bei Schmerzen wurden 10 g *Yan Hu Suo* (Rhizoma Corydalis Yanhusuo), 10 g *Chuan Lian Zi* (Fructus Meliae Toosendan) und 10 g *Wu Yao* (Radix Linderae Strychnifoliae) hinzugefügt.
5. Bei Hämaturie wurden 10 g *Xian He Cao* (Herba Agrimoniae Pilosae) und 30 g *Hua Sheng Yi* (Testa Arachidis) hinzugefügt.
6. Bei Anämie wurden 10 g *Dang Gui* (Radix Angelicae Sinensis) und 10 g *Da Zao* (Fructus Ziziphi Jujubae) hinzugefügt.

Ein Päckchen am Tag wurde zur Bereitung eines Dekoktes verwendet und dieses zweimal täglich eingenommen.

Zusätzlich wurden einmal täglich 3 g *Ren Shen* (Radix Ginseng) eingenommen.

Ergebnisse: In 56 von 72 Fällen mit Leukopenie und Thrombozytopenie begann die Anzahl der Leukozyten und Thrombozyten nach zwei bis sieben Tagen zu steigen und erreichte innerhalb eines Monats normale oder fast normale Werte. In 14 weiteren Fällen begann die Anzahl der Leukozyten und Thrombozyten nach 8 bis 21 Tagen zu steigen und erreichte innerhalb von zwei Monaten normale oder fast normale Werte.

Abfall der Blutwerte aufgrund von Knochenmarksuppression während der Chemotherapie[29]

Rezeptur:
- *Gou Qi Zi* (Fructus Lycii) 30 g
- *He Shou Wu* (Radix Polygoni Multiflori) 30 g
- *Tu Si Zi* (Semen Cuscutae) 30 g
- *Du Zhong* (Cortex Eucommiae Ulmoidis) 30 g
- *Huang Qi* (Radix Astragali seu Hedysari) 50 g
- *Ji Xue Teng* (Caulis Spatholobi) 50 g
- *Gui Ban Jiao** (Gelatinum Plastri Testudinis) 20 g
- *Zi He Che*‡ (Placenta Hominis) 20 g, als Tee aufgegossen und separat eingenommen
- *Tai Zi Shen* (Radix Pseudostellariae Heterophyllae) 25 g
- *Bu Gu Zhi* (Fructus Psoraleae Corylifoliae) 25 g
- *Ba Ji Tian* (Radix Morindae Officinalis) 25 g

- *Dong Chong Xia Cao*‡ (Cordyceps Sinensis) 10 g
- *Hei Mu Er* (Exidia Plana) 20 g
- *Dang Gui* (Radix Angelicae Sinensis) 30 g

Modifikationen: Bei Leukozytenwerten niedriger als $3{,}0 \times 10^9$/L wurden 30 g *Nü Zhen Zi* (Fructus Ligustri Lucidi) hinzugefügt.

1. Bei Hämoglobinwerten niedriger als 90 g/L wurden 30 g *E Jiao*‡ (Gelatinum Corii Asini) hinzugefügt.
2. Bei Hämoglobinwerten niedriger als 60 g/L wurde die Dosis von *Huang Qi* (Radix Astragali seu Hedysari) auf 100 g erhöht.
3. Bei Thrombozytenwerten niedriger als 100×10^9/L wurden 20 g *Huang Bai* (Cortex Phellodendri) hinzugefügt.

Anwendungsmethode: Kapseln wurden mit pulverisiertem *Zi He Che*‡ (Placenta Hominis) gefüllt, 2,5 g die Kapsel. Zwei Kapseln wurden dreimal täglich eingenommen. Ein Päckchen mit der Tagesdosis der anderen Bestandteile wurde dreimal bei milder Hitze 30 Minuten abgekocht. Die drei Abkochungen (300 ml) wurden zusammengeschüttet, in gleiche Portionen aufgeteilt und dreimal täglich eingenommen.

Ergebnisse: Nach 21 Tagen war eine deutliche Verbesserung in 19 von 33 Fällen erzielt worden (Blutwerte im Normbereich, keine Infektion, der Patient konnte den Chemotherapiezyklus beenden). Geringe Wirkung war in 11 weiteren Fällen erzielt worden (Blutwerte hatten sich verbessert, waren aber immer noch etwas unter den Normwerten, es gab ein oder zwei Infektionsherde, die mit Antibiotika kontrolliert werden konnten und der Patient bekam die Möglichkeit, den Chemotherapiezyklus zu beenden).

Leukopenie, Thrombozytopenie; Schwäche, Schwindel, Mangel an Qi und Kraft aufgrund von Strahlen- oder Chemotherapie[30]

Rezeptur:

- *Tai Zi Shen* (Radix Pseudostellariae Heterophyllae) 15 g
- *Dang Gui* (Radix Angelicae Sinensis) 9 g
- *Qing Ban Xia* (Rhizoma Pinelliae Ternatae Depurata) 9 g
- *Chen Pi* (Pericarpium Citri Reticulatae) 9 g
- *Ji Xue Teng* (Caulis Spatholobi) 10 g
- *Bu Gu Zhi* (Fructus Psoraleae Corylifoliae) 10 g
- *Huang Jing* (Rhizoma Polygonati) 10 g
- *Gou Qi Zi* (Fructus Lycii) 10 g
- *Bai Zhu* (Rhizoma Atractylodis Macrocephalae) 12 g
- *He Shou Wu* (Radix Polygoni Multiflori) 15 g
- *Shi Wei* (Folium Pyrrosiae) 10 g
- *San Qi Fen* (Pulvis Radicis Notoginseng) 3 g, dem fertigen Dekokt beigefügt
- *Da Zao* (Fructus Ziziphi Jujubae) 20 g

Ein Päckchen am Tag wurde zur Bereitung eines Dekoktes verwendet und dieses zweimal täglich eingenommen.

Blutwerte unterhalb des Normbereichs bei Patienten mit einer Schwäche von Milz und Nieren und einem Mangel an Qi und Blut während der Chemotherapie maligner Tumoren[31]

Rezeptur:

- *Huang Qi* (Radix Astragali seu Hedysari) 15 g
- *Dang Shen* (Radix Codonopsitis Pilosulae) 15 g
- *Bai Zhu* (Rhizoma Atractylodis Macrocephalae) 10 g
- *Chen Pi* (Pericarpium Citri Reticulatae) 10 g
- *Gou Qi Zi* (Fructus Lycii) 12 g
- *Nü Zhen Zi* (Fructus Ligustri Lucidi) 12 g
- *Rou Cong Rong* (Herba Cistanches Deserticolae) 10 g
- *Bu Gu Zhi* (Fructus Psoraleae Corylifoliae) 10 g
- *Han Lian Cao* (Herba Ecliptae Prostratae) 15 g
- *Gan Cao* (Radix Glycyrrhizae) 5 g

Modifikationen: Bei Schmerzen im unteren Rücken und Tinnitus wurden 12 g *Yin Yang Huo* (Herba Epimedii) und 10 g *Shi Chang Pu* (Rhizoma Acori Graminei) hinzugefügt.

1. Bei Abneigung gegen Kälte und bei kalten Gliedmaßen wurden 10 g *Chen Pi* (Pericarpium Citri Reticulatae) und 10 g *Gan Jiang* (Rhizoma Zingiberis Officinalis) hinzugefügt.
2. Bei undulierendem Fieber und Nachtschweiß wurden 30 g *He Shou Wu* (Radix Polygoni Multiflori) und 15 g *Hei Zhi Ma* (Semen Sesami Indici) hinzugefügt.

Ein Päckchen mit der Tagesdosis wurde zur Bereitung eines Dekoktes verwendet und dieses zweimal täglich über 21 Tage eingenommen.

Durch Strahlen- und Chemotherapie verursachte Leukopenie und Thrombozytopenie[32]

Rezeptur:

- *Lu Rong*‡ (Cornu Cervi Parvum) 3 g
- *Ren Shen* (Radix Ginseng) 6 g
- *San Qi* (Radix Notoginseng) 6 g
- *E Jiao*‡ (Gelatinum Corii Asini) 6 g
- *Zi He Che*‡ (Placenta Hominis) 6 g

Die Bestandteile wurden zu Pulver zermahlen und über 21 Tage zweimal täglich eingenommen, jede Einnahme mit 1,5 g.

Akupunktur

Indikation: durch Chemotherapie verursachte Leukopenie.[33]
Hauptpunkte: Ma 36 Zusanli, Mi 6 Sanyinjiao, Gb 39 Xuanzhong, Mi 10 Xuehai, und Bl 17 Geshu.
Hilfspunkte: Le 3 Taichong und Ni 3 Taixi.
Technik: Es wurde die stärkende Technik eingesetzt (die ableitende Technik wurde gelegentlich eingesetzt, wenn es der Zustand des Patienten erforderte). Behandelt wurde einmal täglich. Ein Zyklus bestand aus sechs Sitzungen und die Behandlungsdauer betrug drei Zyklen.
Ergebnis: In 13 Fällen eine deutliche Verbesserung (Leukozytenzahl $> 5{,}0 \times 10^9$/L), in neun Fällen eine gewisse Verbesserung (Leukozytenzahl von $4{,}0–5{,}0 \times 10^9$/L), in zwei Fällen eine geringe Verbesserung (Leukozytenzahl von $3{,}0–4{,}0 \times 10^9$/L) und keine Verbesserung in einem Fall.

4

4.2 Schädigung der Leberfunktion

Alle Arten von Strahlen- und Chemotherapie können die Leberfunktion schädigen. Die Hepatozyten können sich entzünden, wobei der Pathomechanismus ein anderer ist als bei der viralen Hepatitis. Strahlung kann Schwellung und eine Loslösung der Gefäßendothelzellen sowie eine Einlagerung von Fibrin im Gefäßlumen verursachen, die besonders im venösen System zu Stenose, Blockierung und Pfortaderstau führt. Eine Störung der Blutzirkulation in der Leber verhindert eine normale Versorgung des Gewebes und führt als Sekundäreffekt zu Leberatrophie, Nekrose und Zerstörung der hepatischen Lobuli.

Einige Anti-Krebs-Medikamente können eine Nekrose und Entzündung der Hepatozyten bewirken und längerfristig zu einer Degeneration durch Verfettung, Granulationsbildung, eosinophile Infiltration und Fibrose führen. Methotrexat, Chlorambucil und 6-Mercaptopurin können eine toxische Hepatitis und Cholestase verursachen. Cytarabin und Nitrosourea können einen zeitweiligen Anstieg der Transaminasen auslösen. Zusätzlich kann der Langzeitgebrauch von Methotrexat zu Leberfibrose und schließlich Leberzirrhose führen, besonders nach Langzeitverabreichung kleiner Dosen oder intravenöser oder hepatoarterieller Applikation einer relativ hohen Dosis, die die Halbwertzeit des Medikamentes im Blutkreislauf erhöhen kann. Alle diese pathologischen Veränderungen schädigen die Leberfunktion.

Ätiologie und Pathologie

Pathogene Toxine, Hitze und Trockenheit schädigen die Leber und beeinträchtigen ihre Funktion, den geschmeidigen Fluss des Qi sicherzustellen. Disharmonie zwischen dem Auf- und Absteigen von Qi führt zu Leber-Qi-Stagnation mit Symptomen wie Spannung im Hypochondrium und Schmerz in der Lebergegend. Andauernde Stagnation des Leber-Qi beeinträchtigt die Transport- und Transformationsfunktion der Milz und führt zu einer Schwäche von Milz und Magen und zu innerer Nässe-Hitze mit Symptomen wie abdominalen Spannungen, Durchfall und Müdigkeit. Leber-Qi-Stagnation kann auch zu einer Störung der Blutzirkulation führen, die sich in einer Blut-Stase mit einem dunkel-lividen Zungenkörper, manchmal mit Stasezeichen und einer rußig-schwarzen oder dunklen Gesichtsfarbe zeigt.

Klinische Zeichen

In den meisten Fällen ist der Beginn akut und der Verlauf relativ kurz. Die Erholung setzt bald nach Absetzen der Medikamente ein, wobei die Erholung von einer Strahlenhepatitis langsamer erfolgt. Bei manchen Patienten kann eine Gelbsucht auftreten, begleitet von Übelkeit, abdominalen Spannungen, Durchfall, Müdigkeit und Schmerzen in der Lebergegend. Der Zungenkörper ist livide mit Stasezeichen oder dunkelrot; der Puls ist drahtig und fadenförmig. In einigen Fällen treten schwere Symptome im Verdauungstrakt auf, einschließlich Aszites und Hämorrhagie, die sich bis zum hepatischen Koma (hepatische Enzephalopathie) und schließlich zum Tod aufgrund von Leberversagen fortentwickeln können. Laboruntersuchungen zeigen abnorme Leberwerte wie die vorübergehende Erhöhung der Serum-Transaminase und eine Erhöhung der alkalischen Phosphatase und Gamma-Glutamyl-Transpeptidase (GGT).

Allgemeine Behandlungsmethoden

Da die Leber das Blut speichert und den geschmeidigen Fluss des Qi regiert, sollte die Behandlung von Lebererkrankungen auf die Behandlung des Blutes abzielen, besonders in Fällen der Schädigung der Leber durch Strahlen- oder Chemotherapie.

Die Hauptbehandlungsprinzipien sind die Leber besänftigen, das Blut nähren und Qi regulieren, unterstützt durch das Klären von Hitze und Vermindern der Toxizität.

Häufig verwendete Arzneien sind u. a.:

- *Dang Gui* (Radix Angelicae Sinensis)
- *Dan Shen* (Radix Salviae Miltiorrhizae)
- *Bai Shao* (Radix Paeoniae Lactiflorae)
- *Huang Jing* (Rhizoma Polygonati)
- *Sheng Di Huang* (Radix Rehmanniae Glutinosae)
- *Huang Qi* (Radix Astragali seu Hedysari)
- *Gan Cao* (Radix Glycyrrhizae)
- *Pu Gong Ying* (Herba Taraxaci cum Radice)
- *Huang Qin* (Radix Scutellariae Baicalensis)

- *Ji Nei Jin*‡ (Endothelium Corneum Gigeriae Galli)
- *Chai Hu* (Radix Bupleuri)
- *Wu Wei Zi* (Fructus Schisandrae)
- *Bai Hua She She Cao* (Herba Hedyotidis Diffusae)

Häufig verwendete Akupunkturpunkte sind u. a.:

- Bl 18 Ganshu
- Bl 19 Danshu
- Bl 20 Pishu
- Bl 21 Weishu
- Ni 3 Taixi
- Le 3 Taichong
- Le 14 Qimen
- Le 2 Xingjian
- Pe 6 Neiguan
- Mi 6 Sanyinjiao
- Gb 34 Yanglingquan
- Gb 39 Xuanzhong
- Du 14 Dazhui

Musteridentifizierung und therapeutische Prinzipien

Qi-Stagnation

Wichtige Symptome

Schmerz in der Lebergegend und Spannung und Unwohlsein im Hypochondrium. Die Zunge ist normal und der Puls drahtig. Wenn sich Qi-Stagnation in Hitze wandelt, ist der Zungenkörper rot mit einem gelben Belag.

Arzneitherapie

Therapeutisches Prinzip

Die Leber beruhigen und Depression erleichtern, die Leber besänftigen und das Blut nähren.

Rezeptur

***Chai Hu Shu Gan San He Si Wu Tang Jia Jian* (Rx. Bupleuri-Pulver, das die Leber verteilt, kombiniert mit Vier-Arzneien-Dekokt, mit Modifikationen)**

- *Chai Hu* (Radix Bupleuri) 6 g
- *Yu Jin* (Radix Curcumae) 10 g
- *Jiang Huang* (Rhizoma Curcumae Longae) 10 g
- *Gan Cao* (Radix Glycyrrhizae) 6 g
- *Huang Qin* (Radix Scutellariae Baicalensis) 10 g
- *Xiang Fu* (Rhizoma Cyperi Rotundi) 10 g
- *Dang Gui* (Radix Angelicae Sinensis) 10 g
- *Bai Shao* (Radix Paeoniae Lactiflorae) 15 g
- *Sheng Di Huang* (Radix Rehmanniae Glutinosae) 15 g
- *Chuan Xiong* (Rhizoma Ligustici Chuanxiong) 6 g
- *Yan Hu Suo* (Rhizoma Corydalis Yanhusuo) 10 g
- *Chuan Lian Zi* (Fructus Meliae Toosendan) 10 g

Erklärung

- *Chai Hu* (Radix Bupleuri) leitet die Leber aus und lindert Depression.
- *Huang Qin* (Radix Scutellariae Baicalensis) klärt Hitze.
- *Xiang Fu* (Rhizoma Cyperi Rotundi), *Yu Jin* (Radix Curcumae) und *Jiang Huang* (Rhizoma Curcumae Longae) bewegen Qi und vitalisieren das Blut.
- *Dang Gui* (Radix Angelicae Sinensis), *Bai Shao* (Radix Paeoniae Lactiflorae), *Gan Cao* (Radix Glycyrrhizae) und *Sheng Di Huang* (Radix Rehmanniae Glutinosae) besänftigen die Leber und nähren das Blut.
- *Chuan Xiong* (Rhizoma Ligustici Chuanxiong), *Yan Hu Suo* (Rhizoma Corydalis Yanhusuo) und *Chuan Lian Zi* (Fructus Meliae Toosendan) vitalisieren das Blut und lindern Schmerz.

Modifikation

Bei Qi-Stagnation, die sich in Hitze wandelt, füge man 10 g *Mu Dan Pi* (Cortex Moutan Radicis) 10 g and 10 g *Zhi Zi* (Fructus Gardeniae Jasminoidis) hinzu.

Akupunktur

Therapeutisches Prinzip

Die Leber beruhigen und Depression lindern, die Leber besänftigen und das Blut nähren, Qi regulieren und Schmerz lindern.

Punkte

Bl 18 Ganshu, Le 3 Taichong, Pe 6 Neiguan, Le 14 Qimen, Ren 17 Danzhong und Ren 6 Qihai.

Technik

Man verwende filiforme Nadeln und die ausgleichende Methode. Die Nadeln werden 20–30 Minuten in den Punkten belassen.

Erklärung

- Die Kombination von Bl 18 Ganshu und Le 14 Qimen, den Rücken-*shu-* und Alarm-*mu*-Punkten der Leber, mit Le 3 Taichong, dem Ursprungs-*yuan*-Punkt der Leber-Leitbahn, besänftigt die Leber, lindert Depression und nährt das Blut.
- Pe 6 Neiguan lockert die Brust und reguliert Qi.
- Ren 17 Danzhong und Ren 6 Qihai regulieren die funktionalen Aktivitäten von Qi im Oberen, Mittleren und Unteren Erwärmer, um das Blut zu vitalisieren und Qi zu regulieren.

Milz-Mangel

Wichtige Symptome

Kraftlosigkeit, aufgeblähtes Abdomen, Diarrhö und schlechter Appetit. Der Zungenkörper ist dunkel oder blass-rot mit einem schmierigen Belag; der Puls ist drahtig und fadenförmig oder tief und fadenförmig.

Arzneitherapie

Therapeutisches Prinzip

Die Milz stärken und Qi vermehren, den Magen harmonisieren und das Blut nähren.

Rezeptur

***Bu Zhong Yi Qi Tang He Si Jun Zi Tang Jia Jian* (Dekokt, das die Mitte tonisiert und das Qi vermehrt, kombiniert mit dem Dekokt der vier Edlen, mit Modifikationen)**

- *Huang Qi* (Radix Astragali seu Hedysari) 30 g
- *Bai Zhu* (Rhizoma Atractylodis Macrocephalae) 15 g
- *Chen Pi* (Pericarpium Citri Reticulatae) 6 g
- *Chai Hu* (Radix Bupleuri) 6 g
- *Dang Shen* (Radix Codonopsitis Pilosulae) 15 g
- *Gan Cao* (Radix Glycyrrhizae) 6 g
- *Dang Gui* (Radix Angelicae Sinensis) 10 g
- *Fu Ling* (Sclerotium Poriae Cocos) 15 g
- *Sha Ren* (Fructus Amomi) 6 g, 10 Minuten vor Ende des Kochprozesses hinzugefügt
- *Chao Ji Nei Jin*‡ (Endothelium Corneum Gigeriae Galli, pfannengerührt) 10 g
- *Shen Qu* (Massa Fermentata) 30 g
- *Shan Yao* (Rhizoma Dioscoreae Oppositae) 30 g

Erklärung

- *Si Jun Zi Tang* (Dekokt der vier Edlen [*Bai Zhu* (Rhizoma Atractylodis Macrocephalae), *Gan Cao* (Radix Glycyrrhizae), *Fu Ling* (Sclerotium Poriae Cocos), und *Dang Shen* (Radix Codonopsitis Pilosulae)]), *Huang Qi* (Radix Astragali seu Hedysari) und *Shan Yao* (Rhizoma Dioscoreae Oppositae) stärken die Milz und vermehren Qi.
- *Chai Hu* (Radix Bupleuri) hebt Yang Qi.
- *Dang Gui* (Radix Angelicae Sinensis), *Sha Ren* (Fructus Amomi), *Chao Ji Nei Jin*‡ (Endothelium Corneum Gigeriae Galli, pfannengerührt) und *Shen Qu* (Massa Fermentata) harmonisieren das Blut und nähren den Magen.
- *Chen Pi* (Pericarpium Citri Reticulatae) reguliert Qi und harmonisiert den Magen.

Modifikation

Bei starkem Durchfall füge man 30 g *Wei Ge Gen* (Radix Puerariae, geröstet in frischer Asche), 6 g *Mu Xiang** (Radix Aucklandiae Lappae) und 3 g *Huang Lian* (Rhizoma Coptidis) hinzu.

Akupunktur und Moxibustion

Therapeutisches Prinzip

Die Milz stärken, Qi vermehren, den Magen harmonisieren, den Mittleren Erwärmer tonisieren und das Blut nähren.

Punkte

Bl 20 Pishu, Bl 21 Weishu, Ma 36 Zusanli, Ren 12 Zhongwan, Ma 25 Tianshu und Le 13 Zhangmen.

Technik

Man verwende filiforme Nadeln und die stärkende Methode. Die Nadeln werden 20–30 Minuten in den Punkten belassen. Man wähle jedes Mal zwei oder drei Punkte, um Moxibustion einzusetzen, falls erforderlich.

Erklärung

- Die Kombination von Bl 20 Pishu, Bl 21 Weishu, Le 13 Zhangmen und Ren 12 Zhongwan, den Rücken-*shu-* and Alarm-*mu*-Punkten von Milz und Magen, stärkt die Milz und tonisiert den Magen, tonisiert Qi und nährt das Blut.
- Ma 25 Tianshu, der Alarm-*mu*-Punkt der Dickdarm-Leitbahn, reguliert Qi, löst Anspannung und beendet Durchfall.

- Ma 36 Zusanli ist ein Schlüsselpunkt zur Stärkung des Körpers; er tonisiert den Mittleren Erwärmer und vermehrt Qi.

Blut-Stase

Hauptsymptome: stechender Schmerz in der Lebergegend, eine rußig-schwarze Gesichtsfarbe, livide Lippen, Hepatomegalie und eine trockene und schuppige Haut. Der Zungenkörper ist dunkelrot mit Stasezeichen; der Puls ist drahtig oder rauh.

Arzneitherapie

Therapeutisches Prinzip

Die Leber ausleiten und Qi regulieren, das Blut vitalisieren und Blut-Stase besetigen.

Rezeptur

***Xiao Yao San He Ge Xia Zhu Yu Tang Jia Jian* (Umherstreifen Pulver kombiniert mit Dekokt, das Blut-Stasen unterhalb des Diaphragmas eliminiert, mit Modifikationen)**

- *Chai Hu* (Radix Bupleuri) 6 g
- *Dang Gui* (Radix Angelicae Sinensis) 10 g
- *Chi Shao* (Radix Paeoniae Rubra) 10 g
- *Bai Shao* (Radix Paeoniae Lactiflorae) 10 g
- *Dan Shen* (Radix Salviae Miltiorrhizae) 30 g
- *Gan Cao* (Radix Glycyrrhizae) 6 g
- *Chuan Xiong* (Rhizoma Ligustici Chuanxiong) 6 g
- *Mu Dan Pi* (Cortex Moutan Radicis) 10 g
- *Hong Hua* (Flos Carthami Tinctorii) 6 g, separat als Tee beigefügt
- *Xiang Fu* (Rhizoma Cyperi Rotundi) 10 g
- *Qing Pi* (Pericarpium Citri Reticulatae Viride) 6 g
- *Chen Pi* (Pericarpium Citri Reticulatae) 6 g
- *Yu Jin* (Radix Curcumae) 10 g
- *E Zhu* (Rhizoma Curcumae) 6 g
- *San Qi Fen* (Pulvis Radicis Notoginseng) 6 g, dem fertig bereiteten Dekokt beigefügt
- *Yan Hu Suo* (Rhizoma Corydalis Yanhusuo) 10 g
- *Bie Jia** (Carapax Amydae Sinensis) 15 g, 30 Minuten abgekocht vor Hinzufügen der übrigen Bestandteile.

Erklärung

Xiao Yao San (Umherstreifen-Pulver) leitet die Leber aus und reguliert Qi. *Ge Xia Zhu Yu Tang* (Dekokt, das Blut-Stasen unterhalb des Diaphragmas eliminiert) vitalisiert das Blut und beseitigt Blut-Stase. Wenn Qi und Blut frei zirkulieren können und in Harmonie sind, werden die Symptome zurückgehen.

- *Chai Hu* (Radix Bupleuri), *Xiang Fu* (Rhizoma Cyperi Rotundi), *Qing Pi* (Pericarpium Citri Reticulatae Viride), *Chen Pi* (Pericarpium Citri Reticulatae) und *Yu Jin* (Radix Curcumae) leiten die Leber aus und regulieren Qi.
- *Chi Shao* (Radix Paeoniae Rubra), *Bai Shao* (Radix Paeoniae Lactiflorae), *Dang Gui* (Radix Angelicae Sinensis), *Dan Shen* (Radix Salviae Miltiorrhizae), *Chuan Xiong* (Rhizoma Ligustici Chuanxiong), *Mu Dan Pi* (Cortex Moutan Radicis), *Hong Hua* (Flos Carthami Tinctorii), *E Zhu* (Rhizoma Curcumae) und *San Qi Fen* (Pulvis Radicis Notoginseng) vitalisieren das Blut und zerteilen Blut-Stase.
- *Yan Hu Suo* (Rhizoma Corydalis Yanhusuo) reguliert Qi und lindert Schmerz.
- *Bie Jia** (Carapax Amydae Sinensis) erweicht Hartes und zerteilt Verklumpungen.
- *Cao* (Radix Glycyrrhizae) reguliert und harmonisiert die Eigenschaften der übrigen Bestandteile.

Anmerkung

*Bie Jia** (Carapax Amydae Sinensis) kann durch 10 g *Jiang Can*‡ (Bombyx Batryticatus) oder 15 g *Gou Teng* (Ramulus Uncariae cum Uncis) ersetzt werden.

Akupunktur und Schröpftherapie

Therapeutisches Prinzip

Die Leber ausleiten und Qi regulieren, das Blut vitalisieren und Blut-Stase beseitigen.

Punkte

Bl 18 Ganshu, Bl 17 Geshu, Le 14 Qimen, Mi 6 Sanyinjiao, Le 3 Taichong, und Ren 17 Danzhong.

Technik

Man verwende filiforme Nadeln und die ausgleichende Methode. Die Nadeln werden 20–30 Minuten in den Punkten belassen. Man setzte die Schröpfkopftherapie für 5–8 Minuten über den Nadeln in den Rücken-*shu*-Punkten ein.

Erklärung

- Bl 18 Ganshu, Le 14 Qimen und Le 3 Taichong besänftigen die Leber und regulieren Qi.

- Bl 17 Geshu und Mi 6 Sanyinjiao vitalisieren das Blut und transformieren Blut-Stase.
- Ren 17 Danzhong reguliert Qi, um die Bewegung des Blutes zu unterstützen.

Feuchte-Hitze

Wichtige Symptome

Ikterus mit einer hellgelben Gesichtsfarbe, abdominalen Spannungen und gelbem Urin. Der Zungenkörper ist rot mit einem gelben Belag; der Puls ist drahtig.

Therapeutisches Prinzip

Hitze klären, die Bewegung der Feuchtigkeit unterstützen und Ikterus vermindern.

Arzneitherapie

Rezeptur

***Yin Chen Hao Tang Jia Jian* (Hb. Artemisia Yinchenhao-Dekokt, mit Modifikationen)**

- *Yin Chen Hao* (Herba Artemisiae Scopariae) 30 g
- *Zhi Zi* (Fructus Gardeniae Jasminoidis) 10 g
- *Yu Jin* (Radix Curcumae) 10 g
- *Jiang Huang* (Rhizoma Curcumae Longae) 10 g
- *Jin Qian Cao* (Herba Lysimachiae) 30 g
- *Chi Shao* (Radix Paeoniae Rubra) 10 g
- *Da Huang* (Radix et Rhizoma Rhei) 10 g
- *Gan Cao* (Radix Glycyrrhizae) 6 g
- *Che Qian Zi* (Semen Plantaginis) 10 g, eingepackt
- *Mu Dan Pi* (Cortex Moutan Radicis) 10 g
- *Da Fu Pi* (Pericarpium Arecae Catechu) 10 g

Erklärung

- *Yin Chen Hao* (Herba Artemisiae Scopariae), *Zhi Zi* (Fructus Gardeniae Jasminoidis) und *Jin Qian Cao* (Herba Lysimachiae) klären Hitze, fördern die Bewegung von Feuchtigkeit und vermindern Ikterus.
- *Yu Jin* (Radix Curcumae) und *Jiang Huang* (Rhizoma Curcumae Longae) vitalisieren das Blut und beseitigen Blut-Stase.
- *Chi Shao* (Radix Paeoniae Rubra) und *Mu Dan Pi* (Cortex Moutan Radicis) klären Hitze und kühlen das Blut.
- *Che Qian Zi* (Semen Plantaginis) und *Da Fu Pi* (Pericarpium Arecae Catechu) leiten Hitze aus und fördern die Bewegung der Nässe.
- *Da Huang* (Radix et Rhizoma Rhei) klärt Hitze und leitet nach unten aus.
- *Gan Cao* (Radix Glycyrrhizae) reguliert und harmonisiert die Eigenschaften der übrigen Bestandteile.

Modifikation

Bei Schmerzn in der Lebergegend füge 10 g *Yan Hu Suo* (Rhizoma Corydalis Yanhusuo) und 10 g *Chuan Lian Zi* (Fructus Meliae Toosendan) hinzu.

Akupunktur

Therapeutisches Prinzip

Hitze klären, die Bewegung der Nässe unterstützen und Ikterus vermindern.

Punkte

Bl 19 Danshu, Bl 20 Pishu, Mi 9 Yinlingquan, Gb 34 Yanglingquan, Ren 3 Zhongji, Bl 18 Ganshu und Gb 40 Qiuxu.

Technik

Man verwende filiforme Nadeln und die ableitende Methode. Die Nadeln werden 20–30 Minuten in den Punkten belassen.

Erklärung

- Bl 18 Ganshu, Bl 19 Danshu, Gb 34 Yanglingquan und Gb 40 Qiuxu leiten die Leber aus und vermindern Ikterus durch Förderung des Galleflusses.
- Bl 20 Pishu, Mi 9 Yinlingquan und Ren 3 Zhongji klären Hitze und fördern die Bewegung von Feuchtigkeit.

Asymptomatische Erhöhung der Transaminasenwerte

Wichtige Symptome

Keine sichtbaren/offensichtlichen.

Arzneitherapie

Therapeutisches Prinzip

Die Leber besänftigen und das Blut nähren, Hitze klären und Toxizität vermindern.

4

Rezeptur

***Dang Gui Liu Huang Tang Jia Jian* (Rx. Angelica Sinensis- und sechsmal Gelb-Dekokt, mit Modifikationen)**

- *Dang Gui* (Radix Angelicae Sinensis) 10 g
- *Sheng Di Huang* (Radix Rehmanniae Glutinosae) 15 g
- *Shu Di Huang* (Radix Rehmanniae Glutinosae Conquita) 10 g
- *Huang Qin* (Radix Scutellariae Baicalensis) 10 g
- *Huang Bai* (Cortex Phellodendri) 6 g
- *Huang Qi* (Radix Astragali seu Hedysari) 15 g
- *Xiao Hui Xiang* (Fructus Foeniculi Vulgaris) 6 g
- *Yu Jin* (Radix Curcumae) 10 g
- *Chai Hu* (Radix Bupleuri) 6 g
- *Dan Shen* (Radix Salviae Miltiorrhizae) 15 g
- *Gan Cao* (Radix Glycyrrhizae) 6 g
- *Pu Gong Ying* (Herba Taraxaci cum Radice) 30 g
- *Wu Wei Zi* (Fructus Schisandrae) 15 g
- *Bai Hua She She Cao* (Herba Hedyotidis Diffusae) 30 g

4

Erklärung

- *Dang Gui* (Radix Angelicae Sinensis), *Sheng Di Huang* (Radix Rehmanniae Glutinosae) und *Shu Di Huang* (Radix Rehmanniae Glutinosae Conquita) besänftigen die Leber und nähren das Blut.
- *Yu Jin* (Radix Curcumae) und *Chai Hu* (Radix Bupleuri) leiten die Leber aus und regulieren Qi.
- *Huang Qin* (Radix Scutellariae Baicalensis), *Huang Bai* (Cortex Phellodendri), *Pu Gong Ying* (Herba Taraxaci cum Radice) und *Bai Hua She She Cao* (Herba Hedyotidis Diffusae) klären Hitze und vermindern die Toxizität.
- *Dan Shen* (Radix Salviae Miltiorrhizae) vitalisiert das Blut.
- *Wu Wei Zi* (Fructus Schisandrae) und *Huang Qi* (Radix Astragali seu Hedysari) vermehren Qi und adstringieren Yin.
- *Xiao Hui Xiang* (Fructus Foeniculi Vulgaris) bewegt Qi und zerstreut Kälte.
- *Gan Cao* (Radix Glycyrrhizae) reguliert und harmonisiert die Eigenschaften der übrigen Bestandteile.

Experimentelle Studien

Auswirkung auf die Leber-Funktion

Moderne pharmakologische Studien zeigen, dass eine Reihe von chinesischen Arzneien sehr wirksam die Leberfunktionen schützen, indem sie ein Ansteigen der Transaminasen und einen Abfall des Leberglykogens verhindern.

- *Gan Cao* (Radix Glycyrrhizae) inhibiert die Alaninaminotransferase (ALT) und Aspartataminotransferase (AST).[34]
- *Long Dan Cao* (Radix Gentianae Scabrae) verhindert einen Abfall des Leberglykogens.[35]
- *Bai Zhu* (Rhizoma Atractylodis Macrocephalae) verhindert einen Abfall des Leberglykogens und einen Anstieg der Transaminasen und der Laktathydrogenase (LDH).[36]
- *Sheng Di Huang* (Radix Rehmanniae Glutinosae) verhindert einen Abfall des Leberglykogens.[37]
- *Dang Gui* (Radix Angelicae Sinensis) verhindert einen Abfall des Leberglykogens und schützt die Adenosin-Triphosphat-Enzyme (ATP).[38]
- *Lian Qiao* (Fructus Forsythiae Suspensae) reduziert ALT und fördert die Regeneration von Leberglykogen.[39]
- *Ling Zhi* (Ganoderma) reduziert ALT.[40]
- *Bai Jiang Cao* (Herba Patriniae cum Radice) steigert die Gallenblasensekretion.[41]
- *Yin Chen Hao* (Herba Artemisiae Scopariae) reduziert ALT, AST und Bilirubin im Serum.[42]
- *Fu Ling* (Sclerotium Poriae Cocos) reduziert ALT.[43]
- *Hou Po* (Cortex Magnoliae Officinalis) reduziert ALT.[44]
- *Chai Hu* (Radix Bupleuri) steigert die Gallensekretion und reduziert ALT.[45]
- *Huang Qi* (Radix Astragali seu Hedysari) reduziert ALT.[46]
- *Pu Gong Ying* (Herba Taraxaci cum Radice) reduziert ALT.[47]
- *Bo He* (Herba Menthae Haplocalycis) reduziert ALT.[48]
- *Nü Zhen Zi* (Fructus Ligustri Lucidi) verhindert einen Abfall des Leberglykogens.[49]
- Zusätzlich hat in In Vitro-Versuch das Deoxyschizandrin und Gomisin A, B und C, das in *Wu Wei Zi* (Fructus Schisandrae) enthalten ist, den Anstieg von ALT infolge einer Leberschädigung reduziert.[50]

Auswirkung auf die Gallenblasenfunktion

Einige chinesische Arzneien wirken auch auf die Normalisierung der Gallenblasenfunktion.

- *San Ke Zhen* (Radix Berberidis) reduziert die Spannung in der Gallenblase, schränkt die Anzahl der Kontraktionen ein und steigert das Volumen des Galleflusses.[51]
- *Da Huang* (Radix et Rhizoma Rhei) steigert das Volumen des Gallenflusses, stärkt die Kontraktilität der Gallenblase und steigert die Menge an Gallensäuren.[52]
- *Long Dan Cao* (Radix Gentianae Scabrae) steigert das Volumen des Gallenflusses und verbessert die Miktion.[35]
- *Jin Qian Cao* (Herba Lysimachiae) steigert das Volumen des Gallenflusses, verstärkt die Sekretion von Galle und verhindert Cholelithiasis.[53]
- *Ban Bian Lian* (Herba Lobeliae Chinensis cum Radice) steigert das Volumen des Gallenflusses.[54]
- *Hu Zhang* (Radix et Rhizoma Polygoni Cuspidati) verstärkt die Sekretion von Galle und vermindert Spannung in der Gallenblase.[55]
- *Jin Yin Hua* (Flos Lonicerae) verstärkt die Sekretion von Galle.[56]
- *Huang Qin* (Radix Scutellariae Baicalensis) verstärkt die Sekretion von Galle.[57]

Klinische Beobachtungsberichte

Das Aufrechte Qi stützen und Blut-Stase zerstreuen

Zhou et al. berichteten über die Anwendung des Prinzips „das Aufrechte Qi (Zheng Qi) stützen und Blut-Stase zerstreuen" bei der Behandlung von Leberschäden infolge einer Chemotherapie.[58]

Gruppe: 30 Patienten, 22 männlich und 8 weiblich, im Alter von 29 bis 70 (Durchschnittsalter: 48): 8 Patienten mit Kardiakarzinom, 6 mit Magenkrebs, 4 mit Lungenkrebs, 4 mit Brustkrebs, 3 mit einem Hodgkin-Lymphom, 2 mit Ösophaguskarzinom und jeweils ein Patient mit Dickdarmkrebs, Osteosarkom und einem Seminom. Der Leberschaden zeigte sich durch sehr hohe Werte für Alaninaminotransferase (ALT) und über der Norm liegende Werte für die Alkalische Phosphatase (ALP) und Gamma-Glutamyl-Transpeptidase (GGT).

Wichtige Symptome: Niedergeschlagenheit, eine glanzlose Gesichtsfarbe, müde Gliedmaßen, Appetitlosigkeit, eine blasse Zunge mit lividen Rändern oder Stasezeichen und einem dünnen weißen Belag sowie einem drahtigen und fadenförmigen Puls.

Bestandteile der empirischen **Rezeptur:**

- *Zhi Huang Qi* (Radix Astragali seu Hedysari, pfannenrührt mit Honig) 20 g
- *Chao Dang Shen* (Radix Codonopsitis Pilosulae, pfannengerührt) 12 g
- *Chao Bai Zhu* (Rhizoma Atractylodis Macrocephalae, pfannengerührt) 9 g
- *Fu Ling* (Sclerotium Poriae Cocos) 9 g
- *Shan Yao* (Rhizoma Dioscoreae Oppositae) 12 g
- *Chen Pi* (Pericarpium Citri Reticulatae) 5 g
- *Dang Gui* (Radix Angelicae Sinensis) 9 g
- *Chi Shao* (Radix Paeoniae Rubrae) 9 g
- *Chuan Xiong* (Rhizoma Ligustici Chuanxiong) 5 g
- *Dan Shen* (Radix Salviae Miltiorrhizae) 30 g
- *Yu Jin* (Radix Curcumae) 9 g
- *Hong Hua* (Flos Carthami Tinctorii) 6 g
- *Tu Fu Ling* (Rhizoma Smilacis Glabrae) 30 g

Modifikationen: Bei Spannungen im Magen wurde *Zhi Huang Qi* (Radix Astragali seu Hedysari, unter Rühren kurz angebraten mit Honig) entfernt und 5 g *Mu Xiang** (Radix Aucklandiae Lappae), 6 g *Chao Zhi Ke* (Fructus Citri Aurantii, pfannengerührt) und 4 g *Zhi Ji Nei Jin*‡ (Endothelium Corneum Gigeriae Galli, pfannengerührt) hinzugefügt.

1. Bei weichen Stühlen wurden 9 g *Wei Mu Xiang** (Radix Aucklandiae Lappae, geröstet in frischer Asche) und 6 g *Wei Rou Dou Kou* (Semen Myristicae Fragrantis, geröstet in frischer Asche) hinzugefügt.
2. Bei starken Schmerzen im Hypochondrium wurden 9 g *Yan Hu Suo* (Rhizoma Corydalis Yanhusuo) hinzugefügt.
3. Bei Ikterus wurden 15 g *Yin Chen Hao* (Herba Artemisiae Scopariae), 9 g *Ze Xie* (Rhizoma Alismatis Orientalis) und 9 g *Che Qian Zi* (Semen Plantaginis), eingepackt, hinzugefügt.

Ein Päckchen am Tag wurde zur Zubereitung eines Dekoktes verwendet, das zweimal täglich eingenommen wurde.

Ergebnisse: Deutliche Verbesserung (die Symptome verschwanden und ALT fiel wieder auf den Normalwert, nachdem das Dekokt 2–4 Wochen eingenommen wurde) in 23 Fällen.

4

- Leichte Verbesserung (die Symptome verschwanden und ALT fiel wieder auf den Normalwert, nachdem das Dekokt 2–4 Wochen eingenommen wurde) in 3 Fällen.
- Keine Verbesserung (keine oder wenig Veränderung in den Symptomen und bezüglich ALT, nachdem das Dekokt 8 Wochen eingenommen wurde) in 4 Fällen.

Der Durchschnittswert für ALT vor der Behandlung betrug 153,57 IU/L; dieses erniedrigte sich auf 43,7 IU/L nach der Behandlung ($t = 3{,}63$, $P < 0{,}01$).

Diskussion: Die Verfasser sind der Meinung, dass maligne Tumoren ein Muster der Schwäche des Aufrechten Qi (Zheng Qi) und der Invasion pathogener Faktoren repräsentieren. Chemotherapeutische Mittel werden in der TCM als Toxine betrachtet, und ihr Langzeitgebrauch führt zur Anhäufung pathogener Toxine in der Leber mit den Folgen, dass die Leber den freien Fluss des Qi nicht sicherstellen kann und die funktionalen Aktivitäten von Qi blockiert werden, dass das Blut nicht frei in den Gefäßen fließen kann und es schließlich zu Blut-Stase und zum Festsetzen von Toxinen und daraus resultierend zu einer Schädigung der Leber kommt. Das Behandlungsprinzip sollte sich daher darauf konzentrieren, das Aufrechte Qi (Zheng Qi) zu stützen und Blut-Stase zu zerstreuen.

4

Erklärung der Rezeptur

- *Zhi Huang Qi* (Radix Astragali seu Hedysari, unter Rühren kurz angebraten mit Honig), *Chao Dang Shen* (Radix Codonopsitis Pilosulae, pfannengerührt), *Chao Bai Zhu* (Rhizoma Atractylodis Macrocephalae, pfannengerührt), *Fu Ling* (Sclerotium Poriae Cocos), *Shan Yao* (Rhizoma Dioscoreae Oppositae) und *Chen Pi* (Pericarpium Citri Reticulatae) vermehren Qi und stärken die Milz, um das Aufrechte Qi (Zheng Qi) zu stützen.
- *Dang Gui* (Radix Angelicae Sinensis), *Chi Shao* (Radix Paeoniae Rubrae), *Dan Shen* (Radix Salviae Miltiorrhizae), *Yu Jin* (Radix Curcumae), *Chuan Xiong* (Rhizoma Ligustici Chuanxiong) und *Hong Hua* (Flos Carthami Tinctorii) vitalisieren das Blut und zerteilen Blut-Stase; ist die Blut-Stase beseitigt, kann neues Blut erzeugt werden.
- Hohe Dosen von *Tu Fu Ling* (Rhizoma Smilacis Glabrae) vermindern Toxizität.

Leberschädigung

Ye et al. berichteten über die klinische Beobachtung von *Xiao Chai Hu Tang Jia Jian* (Kleines Bupleurum-Dekokt, mit Modifikationen) bei der Behandlung von Leberschäden durch die Lp-TAE-(Lipiodol-Transkatheter-Arterien-Embolisation) Methode zur Behandlung von Leberzellkarzinom.[59]

Hintergrund: Von 1988 bis 1998 behandelten die Verfasser 300 Patienten mit Leberschäden, entstanden nach der Behandlung wegen Leberzellkarzinom, mit der Lp-TAE-Methode. Diese Patienten wurden durch B-Utraschall, CT-, MRI- und AFP-Untersuchungen und durch die Laborwerte für die Leberfunktionen mit einem primären Leberzellkarzinom diagnostiziert.

Gruppen: Die Verfasser unterteilten die Patienten nach dem Zufallsprinzip in zwei Gruppen, dem Eintrittsdatum in die Klinik folgend:

- 150 Patienten, 143 männlich und 7 weiblich im Alter von 28 bis 73 (Durchschnittsalter: 55 Jahre) wurden der Gruppe mit TCM-Behandlung zugeteilt; der Durchmesser des Krebses in dieser Gruppe betrug zwischen 10 cm und 21 cm.
- 150 Patienten, 145 männlich und 5 weiblich im Alter von 18 bis 74 (Durchschnittsalter: 58 Jahre) wurden in eine Vergleichsgruppe eingeordnet; der Durchmesser des Krebses in dieser Gruppe betrug zwischen 10 cm und 19 cm.

Behandlungsmethode bei Leberzellkarzinom (Lp-TAE-Methode): Die Seldingertechnik wurde eingesetzt durch einen Katheter in der Femoralisarterie und einer Infusion in beide Leberarterien von 3–20 ml mit ultra-liquidem, mit Jod versetztem Öl, 50–70 mg/m^2 of Doxorubicin, 10–14 mg/m^2 of Mitomycin und einem Embolus in den Leberarterien durch kleine Stücke von Gelschaum (zu Sechsteln eines Gelschwamms geschnitten).

Die Patienten wurden im Durchschnitt 3,5-mal behandelt (von ein- bis achtmal) mit einer Pause von ein bis sechs Monaten zwischen den Behandlungszyklen.

Behandlung von Nebenwirkungen: Nach der Lp-TAE -Behandlung zeigte sich bei verschiedenen Patienten Fieber aufgrund von starker Nekrose des kanzerösen Lebergewebes und Absorption des Tumors, Schmerz in der Lebergegend, Erbrechen und gastrointestinale Blutungen.

Eine Standardbehandlung dieser Symptome mit westlichen Medikamenten wurde für Patienten in beiden Gruppen eingesetzt:

- Bei Patienten mit einer Temperatur höher als 38,5°C, wurden 25 mg Indomethacin oral verabreicht, ein bis dreimal täglich, begleitet von einer intravenösen Injektion von 5–10 mg Dexamethason, einmal alle zwei bis drei Tage, bis das Fieber zurückgegangen war.
- Patienten mit Erbrechen wurde 10–20 mg Metoclopramid dreimal täglich oral verabreicht, bis die Symptome sich gebessert hatten.
- Patienten mit Schmerzen erhielten 30–90 mg Bucinnazinhydrochlorid, einmal alle 4–6 Stunden, und intravenöse Injektionen von 50 mg Meperidin Hydrochlorid, die Häufigkeit abhängig von der Stärke der Schmerzen.
- Um Blutungen im Verdauungstrakt zu verhindern, wurde allen Patienten dreimal täglich 10 mg Aluminumhydroxid-Gel verabreicht und intravenöse Injektionen von 0,4 g Cimetidin zweimal täglich gegeben.

Zusätzlich erhielt die Gruppe mit TCM-Behandlung *Xiao Chai Hu Tang Jia Jian* (Kleines Bupleurum-Dekokt, mit Modifikationen).

Zutaten:

- *Dang Shen* (Radix Codonopsitis Pilosulae) 12 g
- *Chai Hu* (Radix Bupleuri) 12 g
- *Huang Qin* (Radix Scutellariae Baicalensis) 12 g
- *Fa Ban Xia* (Rhizoma Pinelliae Ternatae Praeparata) 12 g
- *Xian He Cao* (Herba Agrimoniae Pilosae) 12 g
- *Yu Jin* (Radix Curcumae) 20 g
- *Bie Jia** (Carapax Amydae Sinensis) 30 g
- *Bai Hua She She Cao* (Herba Hedyotidis Diffusae) 30 g
- *Gan Cao* (Radix Glycyrrhizae) 6 g
- *San Qi Fen* (Pulvis Radicis Notoginseng) 3 g, dem fertigen Dekokt beigefügt.

Modifikationen: Bei Schädigung von Yin durch starkes Fieber wurden *Di Gu Pi* (Cortex Lycii Radicis) und *Wu Wei Zi* (Fructus Schisandrae) hinzugefügt.

1. Bei überschießender Hitze wurden *Zhi Zi* (Fructus Gardeniae Jasminoidis), *Shi Gao*‡ (Gypsum Fibrosum), *Da Huang* (Radix et Rhizoma Rhei) und *Hu Zhang* (Radix et Rhizoma Polygoni Cuspidati) hinzugefügt.
2. Bei Blut-Stase aufgrund festsitzender Hitze wurden *Tao Ren* (Semen Persicae) und *Quan Xie*‡ (Buthus Martensi) hinzugefügt.
3. Blei Blut-Leere und Qi-Mangel wurden *Huang Qi* (Radix Astragali seu Hedysari) und *Ji Xue Teng* (Caulis Spatholobi) hinzugefügt.
4. Bei aufkommendem Wind aufgrund von überschiessender Hitze wurden *Ling Yang Jiao*‡ (Cornu Antelopis) und *Gou Teng* (Ramulus Uncariae cum Uncis) hinzugefügt.
5. Bei geistiger Verwirrung und delirösem Sprechen wurden *An Gong Niu Huang Wan* (Pille zur Beruhigung des Palastes mit Calculus Bovis) hinzugefügt.
6. Bei sich ansammelnder und dampfender Feuchte-Hitze wurden *Huang Lian* (Rhizoma Coptidis), *Yin Chen Hao* (Herba Artemisiae Scopariae), *Yi Yi Ren* (Semen Coicis Lachryma-jobi) und *Jin Qian Cao* (Herba Lysimachiae) hinzugefügt.
7. Bei starkem Schmerz wurde *Yan Hu Suo* (Rhizoma Corydalis Yanhusuo) hinzugefügt.
8. Bei starkem Erbrechen wurden *Xuan Fu Hua* (Flos Inulae), *Dai Zhe Shi*‡ (Haematitum) und *Zhu Ru* (Caulis Bambusae in Taeniis) hinzugefügt.

Die Patienten begannen das Dekokt am dritten Tag nach dem Beginn der Lp-TAE-Behandlung zu sich zu nehmen. Ein Päckchen am Tag wurde zur Bereitung eines Dekoktes verwendet, durch Hinzufügen von 1000 ml Wasser und Herunterkochen auf 50 ffl. Zwei gleiche Portionen wurden zweimal täglich getrunken. Die TCM-Behandlung wurde zwei Wochen lang fortgesetzt. Auch in der Vergleichsgruppe wurde mit den oben beschriebenen westlichen Medikamenten behandelt, wenn die Symptome auftraten.

Ergebnisse: Siehe Tabelle 4-3 und 4-4.

Schlussfolgerung: Die Verfasser beobachteten, dass nach der Behandlung von Patienten mit Leberzellkarzinom mit der Lp-TAE-Regime Symptome wie Fieber, Erbrechen, schlechter Appetit und Schmerz in der Lebergegend, die in der Beobachtungszeit auftraten, generell mit den Hauptsymptomen korrespondieren, die mit *Xiao Chai Hu Tang* (Kleines Bupleurum-Dekokt) behandelt werden.

Die Beobachtung zeigte, dass es der Gruppe mit TCM-Behandlung signifikant besser erging als der Vergleichsgruppe in Bezug auf die Verbesserung von Fieber, Erbrechen, Appetitmangel und Schmerz in der Lebergegend. Die durchschnittliche Erholungszeit in der Gruppe mit TCM-Behandlung war kürzer als in der Vergleichsgruppe und ermöglichte so den Patienten dieser Gruppe, den nächsten Behandlungszyklus früher zu beginnen.

Tabelle 4-3 Auftreten von Nebenwirkungen

	Durchschnittliche Zahl der Fiebertage	Anzahl der Patienten mit Erbrechen	Anzahl der Patienten mit Appetitmangel	Anzahl der Patienten mit gastrointestinalen Blutungen
TCM-Behandlungsgruppe	8,5 (48 Patienten)	9	25	15
Vergleichsgruppe	11,5 (112 Patienten)	42	79	20
P	<0,05	<0,01	<0,05	Kein signifikanter Unterschied

Tabelle 4-4 Schmerz in der Lebergegend

	Durchschnittliche Zahl der Tage mit Schmerzen Grad III§	Anzahl der Patienten mit Schmerzen Grad III Am Tag 3	Anzahl der Patienten mit Schmerzen Grad III Am Tag 7
TCM-Behandlungsgruppe	10,5	116	20
Vergleichsgruppe	14,4	114	50

§ Schmerzen eingeteilt nach WHO-Kriterien.
Am Tag 7 gab es einen signifikanten Unterschied zwischen den beiden Gruppen, $P<0{,}05$ (*t*-Test eingesetzt für statistische Zwecke).

4

4.3 Schädigung der Nierenfunktion

Einige Chemotherapeutika, die zur Krebsbehandlung eingesetzt werden, sind nephrotoxisch. Die toxische Wirkung kann sehr schnell mit dem Beginn der Behandlung, im Lauf einer Langzeitanwendung oder nach Beendigung der Behandlung auftreten. Die Medikamente, die mit großer Wahrscheinlichkeit Nebenwirkungen in den Nieren verursachen, sind u. a. Cisplatin (Cis-Diamminedichloroplatinum) und Methotrexat in hoher Dosierung. Der Langzeitgebrauch von Lomustin, Carmustin und Mitomycin kann ebenfalls zur Nierenschädigung führen.
Die Veränderungen in den Nieren zeigen sich meist in Form fokaler Nekrosen oder ausgeprägter Dilatation der renalen Tubuli und Zylinderbildung. Pathologische Veränderungen zeigen sich als glomeruläre Sklerose, Atrophie der Nierentubuli und interstitielle Fibrose; Nierenversagen kann die Folge sein.
Das Gefäßendothel der Nieren kann durch Strahlentherapie bei abdominellen Tumoren geschädigt werden, was zunächst zu einer Abnahme der Zellen in den proximalen Tubuli führt und später zu Nierenschäden aufgrund einer Abnahme der Zahl an Nierenstromazellen.

Ätiologie und Pathologie

In der TCM gibt es immer noch keine allgemein anerkannten Kriterien zur Einteilung der sehr komplexen Manifestationen von Nierenschäden, die durch Strahlen- und Chemotherapie verursacht werden.

Ödeme als klinisches Hauptsymptom

Die Nieren regieren das Wasser und kontrollieren Urin und Stuhl. Wenn die Nieren durch Hitzetoxine geschädigt werden, geraten sie in einen Mangelzustand; die Qi-Transformation bricht mit nachfolgendem Kontrollverlust über Urin und Stuhl zusammen. Dieses führt zur Ansammlung und Stagnation von Wasser und Feuchtigkeit, die die Absorptionsfunktion des Magens und die Transportfunktion der Milz beeinträchtigen und auf diese Weise das Auf- und Absteigen von Qi stören und Symptome wie Übelkeit und Erbrechen, Appetitmangel, Völle- und Spannungsgefühl im Magen hervorbringen. Wenn das Wasser-Qi das Herz bedroht, führt dies zu Beklemmung in der Brust, Palpitationen, Kraftlosigkeit und Schwindel.
In schweren Fällen, wenn das Nieren-Yin leer und das Nieren-Qi schwach ist, können die Nieren die Essenz nicht aufbewahren und das Wasser regieren. Dies zeigt sich in der Regel in Form von Schmerz im unteren Rücken, wenig Urin, und Ödemen oder Blut im Urin aufgrund von Hitze, die zum Unteren Erwärmer vordringt. In sehr schweren Fällen tritt aufgrund der Störung der Funktion der Nieren, nämlich die Knochen zu regieren und Knochenmark zu erzeugen, eine Anämie auf.
Während der Strahlentherapie führt eine Störung der lokalen Blutzirkulation zu einer Blut-Stase, die die Qi-Transformation im Dreifachen Erwärmer und die Funktion der Nieren, die Kontrolle über Öffnen und Schließen beeinträchtigt, was zu erschwertem Wasserlassen und Ödemen führt.

Blut im Urin als klinisches Hauptsymptom

Blut im Urin wird hauptsächlich verursacht durch pathogene Hitze oder Trockenheit, die die Blut- und Netzgefäße schädigt, oder durch Hitze, die in die Blut-Xue-Ebene eindringt und das Nieren-Yin schädigt und zu wilden Bewegungen des Blutes führt. Bei Leere-Mustern sollte nach dem Behandlungsprinzip „das Yin nähren und das Blut kühlen" vorgegangen werden; bei Fülle-Mustern behandle man durch Klären von Hitze und Ausleiten von Feuer.
Blut im Urin wird oft begleitet von Brennen oder Schmerz beim Wasserlassen mit spärlichem, dunkel-gefärbtem Urin. Blut kann manchmal mit bloßem Auge entdeckt werden oder nur unter dem Mikroskop sichtbar sein. Begleitsymptome sind trockener Mund, eine rote Zunge und ein schneller Puls.

Klinische Zeichen

Im frühen Stadium zeigt sich eine Schädigung der Nieren durch Ödeme, Anämie und Müdigkeit. In einigen Fällen kann es zu Schwindel, Übelkeit und Erbrechen, Bluthochdruck oder einer Neigung zu Blutungen kommen. Im akuten Stadium können Oligurie oder Polyurie auftreten. In schweren Fällen kann es zu Oligurie und Anurie und schließlich zu Nierenversagen kommen. Bei einigen Patienten kommt es zu Hämaturie.

4

Allgemeine Behandlungsmethoden

Arzneien, die das Wasserlassen fördern, werden eingesetzt, um Nierenschäden durch Strahlen- oder Chemotherapie zu verhindern. In der Chinesischen Medizin gibt es eine Reihe von Kräutern, die die Bewegung von Feuchtigkeit durch mildes Ausleiten fördern. Neuere pharmakologische Studien haben gezeigt, dass einige Arzneien, die zur Vitalisierung des Blutes und Transformation von Blut-Stase, Stärkung der Milz und Erhöhung von Qi, Wärmen und Tonisieren von Nieren-Yang, Klären von Hitze und Vermindern von Toxizität führen, andererseits auch diuretisch wirken.[60] Diese Erkenntnis steht im Einklang mit den TCM-Theorien über Behandlungsprinzipien und Musteridentifizierung.
Es ist schwierig, die notwendige Behandlungsdauer einzuschätzen; gering ausgeprägte Ödeme können nach 3–4 Wochen Behandlung verschwunden sein. Hingegen kann die Behandlung in schweren Fällen wie bei Ödemen, die auf einen behinderten Lymphrückfluss zurückgehen, bis zu zwei Jahren dauern. In sehr schweren Fällen kann die normale Funktion u. U. nicht wiederhergestellt werden kann.

4

Häufig verwendete Arzneien

Arzneien, die die Bewegung von Feuchtigkeit durch mildes Ausleiten fördern und zur Diurese führen:

- *Fu Ling* (Sclerotium Poriae Cocos)
- *Zhu Ling* (Sclerotium Polypori Umbellati)
- *Ze Xie* (Rhizoma Alismatis Orientalis)
- *Che Qian Zi* (Semen Plantaginis)
- *Che Qian Cao* (Herba Plantaginis)
- *Tong Cao* (Medulla Tetrapanacis Papyriferi)
- *Yu Mi Xu* (Stylus Zeae Mays)
- *Dan Zhu Ye* (Folium Lophatheri Gracilis)
- *Qu Mai* (Herba Dianthi)

Arzneien zur Vitalisierung des Blutes und Transformation von Blut-Stase mit diuretischer Wirkung:

- *San Qi* (Radix Notoginseng)
- *Da Huang* (Radix et Rhizoma Rhei)
- *Niu Xi* (Radix Achyranthis Bidentatae)
- *Sheng Di Huang* (Radix Rehmanniae Glutinosae)
- *Shu Di Huang* (Radix Rehmanniae Glutinosae Conquita)
- *Dang Gui* (Radix Angelicae Sinensis)

Arzneien zur Stärkung der Milz und Vermehren von Qi mit diuretischer Wirkung:

- *Dang Shen* (Radix Codonopsitis Pilosulae)
- *Bai Zhu* (Rhizoma Atractylodis Macrocephalae)
- *Huang Qi* (Radix Astragali seu Hedysari)

Arzneien zum Wärmen und Tonisieren von Nieren-Yang mit diuretischer Wirkung:

- *Lu Rong*‡ (Cornu Cervi Parvum)
- *Du Zhong* (Cortex Eucommiae Ulmoidis)
- *Rou Gui* (Cortex Cinnamomi Cassiae)

Arzneien zur Klärung von Hitze und Verminderung von Toxizität mit diuretischer Wirkung:

- *Bai Mao Gen* (Rhizoma Imperatae Cylindricae)
- *Ban Bian Lian* (Herba Lobeliae Chinensis cum Radice)
- *Lian Qiao* (Fructus Forsythiae Suspensae)
- *Ku Shen* (Radix Sophorae Flavescentis)
- *Jin Qian Cao* (Herba Lysimachiae)
- *Yu Xing Cao* (Herba Houttuyniae Cordatae)
- *Yin Chen Hao* (Herba Artemisiae Scopariae)
- *Huang Qin* (Radix Scutellariae Baicalensis)
- *Chan Su*‡ (Venenum Bufonis)

Andere Arzneien mit erwiesener diuretischer Wirkung:

- *Chang Chun Hua* (Herba Catharanthi Rosei)
- *Long Dan Cao* (Radix Gentianae Scabrae)
- *Cang Zhu* (Rhizoma Atractylodis)
- *Zhi Ke* (Fructus Citri Aurantii)
- *Chuan Shan Long* (Rhizoma Dioscoreae Nipponicae)
- *Qin Pi* (Cortex Fraxini)
- *Jie Geng* (Radix Platycodi Grandiflori)
- *Sang Bai Pi* (Cortex Mori Albae Radicis)
- *Sang Ji Sheng* (Ramulus Loranthi)
- *Ma Huang** (Herba Ephedrae)
- *Shang Lu* (Radix Phytolaccae)

Häufig verwendete Akupunkturpunkte

- Bl 20 Pishu
- Ma 36 Zusanli
- Ma 25 Tianshu
- Ren 12 Zhongwan
- Mi 9 Yinlingquan
- Ren 3 Zhongji
- Bl 28 Pangguangshu
- Bl 22 Sanjiaoshu
- Mi 6 Sanyinjiao
- Bl 40 Weizhong

Musteridentifizierung und Therapeutische Prinzipien

Ödeme als vorrangiges klinisches Zeichen

Milz-Mangel

Wichtige Symptome

Ödeme mit einer blass-gelben Gesichtsfarbe, Appetitmangel, Kraftlosigkeit, Spannung und Völle im Abdomen und weichen Stühlen. Der Zungenkörper ist blass mit Zahneindrücken; der Puls ist tief und fadenförmig.

Arzneitherapie

Behandlungsprinzip

Die Milz stärken, Qi vermehren und die Bewegung des Wassers fördern.

Rezeptur

Shen Ling Bai Zhu San He Wu Ling San Jia Jian **(Ginseng-, Poria- und [weißes] Atractylodes-Pulver kombiniert mit Fünf-Bestandteile-Pulver mit Sclerotium Poriae Cocos, mit Modifikationen)**

- *Dang Shen* (Radix Codonopsitis Pilosulae) 15 g
- *Fu Ling* (Sclerotium Poriae Cocos) 15 g
- *Bai Zhu* (Rhizoma Atractylodis Macrocephalae) 15 g
- *Chen Pi* (Pericarpium Citri Reticulatae) 10 g
- *Shan Yao* (Rhizoma Dioscoreae Oppositae) 30 g
- *Gan Cao* (Radix Glycyrrhizae) 6 g
- *Lian Zi* (Semen Nelumbinis Nuciferae) 30 g
- *Huang Qi* (Radix Astragali seu Hedysari) 15 g
- *Gui Zhi* (Ramulus Cinnamomi Cassiae) 6 g

Erklärung

- *Huang Qi* (Radix Astragali seu Hedysari), *Dang Shen* (Radix Codonopsitis Pilosulae), *Shan Yao* (Rhizoma Dioscoreae Oppositae), *Fu Ling* (Sclerotium Poriae Cocos), *Bai Zhu* (Rhizoma Atractylodis Macrocephalae), *Lian Zi* (Semen Nelumbinis Nuciferae) und *Gan Cao* (Radix Glycyrrhizae) stärken die Milz und vermehren Qi.
- *Chen Pi* (Pericarpium Citri Reticulatae) reguliert Qi und harmonisiert den Magen.
- *Gui Zhi* (Ramulus Cinnamomi Cassiae) wärmt Yang und transformiert Qi.

Modifikation

Bei ausgeprägten Ödemen füge man 10 g *Zhu Ling* (Sclerotium Polypori Umbellati) und 10 g *Ze Xie* (Rhizoma Alismatis Orientalis) hinzu, um die diuretische Wirkung zu steigern.

Akupunktur und Moxibustion

Behandlungsprinzip

Die Milz stärken, Qi vermehren und die Bewegung des Wassers fördern.

Punkte

Bl 20 Pishu, Le 13 Zhangmen, Ma 36 Zusanli, Ma 25 Tianshu, Ren 12 Zhongwan und Mi 9 Yinlingquan.

Technik

Man verwende filiforme Nadeln mit der ausgleichenden Methode. Die Nadeln werden 20–30 Minuten in den Punkten belassen. Man verwende Moxibustion, wenn nötig.

Erklärung

- Bl 20 Pishu und Le 13 Zhangmen, die Rücken-*shu*- and Alarm-*mu*-Punkte der Milz, stärken die Milz und vermehren Qi, um die Transport- und Transformationsfunktion der Milz zu unterstützen.
- Mi 9 Yinlingquan fördert die Bewegung von Feuchtigkeit im ganzen Körper und eliminiert Wasser und Feuchtigkeit.
- Ma 36 Zusanli, Ma 25 Tianshu und Ren 12 Zhongwan stärken die Milz und tonisieren den Magen, vermehren Qi und fördern die Bewegung des Wassers.
- Die Anwendung von Moxibustion in diesen Punkten wärmt Yang und transformiert Qi.

Blut-Stase

Wichtige Symptome

Eingeschränktes Wasserlassen und Ödeme; begleitende Zeichen sind u. a. eine dunkle Gesichtsfarbe, livide Lippen, Stasezeichen auf der Zunge und ein drahtiger und rauer Puls.

Arzneitherapie

Behandlungsprinzip

Das Blut vitalisieren, Blut-Stase transformieren und die Bewegung des Wassers fördern.

Rezeptur

***Shao Fu Zhu Yu Tang He Wu Pi Yin Jia Jian* (Dekokt, das Blut-Stasen im unteren Abdomen eliminiert, kombiniert mit Fünf-Schalen-Getränk, mit Modifikationen)**

- *Chuan Xiong* (Rhizoma Ligustici Chuanxiong) 6 g
- *Chi Shao* (Radix Paeoniae Rubra) 10 g
- *Dang Gui* (Radix Angelicae Sinensis) 10 g
- *Wu Ling Zhi*‡ (Excrementum Trogopteri) 10 g
- *Pu Huang* (Pollen Typhae) 10 g
- *Chuan Niu Xi* (Radix Achyranthis Bidentatae) 30 g
- *Chen Pi* (Pericarpium Citri Reticulatae) 6 g
- *Sheng Jiang Pi* (Cortex Zingiberis Officinalis Rhizomatis) 10 g
- *Sang Bai Pi* (Cortex Mori Albae Radicis) 10 g
- *Da Fu Pi* (Pericarpium Arecae Catechu) 10 g
- *Che Qian Zi* (Semen Plantaginis) 10 g, eingepackt
- *Shui Hong Hua Zi* (Fructus Polygoni) 10 g

Erklärung

- *Shao Fu Zhu Yu Tang Jia Jian* (Dekokt, das Blut-Xue-Stasen im unteren Abdomen eliminiert, mit Modifikationen), bestehend aus *Xiong* (Rhizoma Ligustici Chuanxiong), *Chi Shao* (Radix Paeoniae Rubrae), *Dang Gui* (Radix Angelicae Sinensis), *Wu Ling Zhi*‡ (Excrementum Trogopteri), *Chuan Niu Xi* (Radix Achyranthis Bidentatae) und *Pu Huang* (Pollen Typhae), vitalisiert das Blut und transformiert Blut-Stase.
- *Wu Pi Yin Jia Jian* (Fünf-Schalen-Dekokt, mit Modifikationen), bestehend aus *Chen Pi* (Pericarpium Citri Reticulatae), *Sheng Jiang Pi* (Cortex Zingiberis Officinalis Rhizomatis), *Sang Bai Pi* (Cortex Mori Albae Radicis), *Da Fu Pi* (Pericarpium Arecae Catechu), *Che Qian Zi* (Semen Plantaginis) und *Shui Hong Hua Zi* (Fructus Polygoni), fördert die Bewegung von Wasser und leitet Feuchtigkeit aus.

Modifikation

Bei starker Blut-Stase füge man 10 g *Tao Ren* (Semen Persicae) und 10 g *Hong Hua* (Flos Carthami Tinctorii) hinzu, um die Blut-vitalisierende Funktion zu stärken.

Akupunktur und Moxibustion

Behandlungsprinzip

Das Blut vitalisieren, Blut-Stase transformieren und die Bewegung des Wassers fördern.

Punkte

Ren 3 Zhongji, Ma 25 Tianshu, Ren 6 Qihai, Bl 23 Shenshu, Bl 28 Pangguangshu, Bl 22 Sanjiaoshu und Mi 6 Sanyinjiao.

Technik

Man verwende filiforme Nadeln mit der ausgleichenden Methode. Die Nadeln werden 20–30 Minuten in den Punkten belassen. Man verwende Moxibustion, wenn nötig.

Erklärung

- Ma 25 Tianshu, Ren 6 Qihai und Mi 6 Sanyinjiao regulieren Qi, vitalisieren das Blut und transformieren Blut-Stase.
- Ren 3 Zhongji, Bl 28 Pangguangshu, Bl 22 Sanjiaoshu und Bl 23 Shenshu fördern die Bewegung des Wassers, um Schwellungen zu beseitigen.
- Moxibustion kann eingesetzt werden, um die Blutzirkulation zu fördern und Schwellungen zu beseitigen.

Wasser und Feuchtigkeit

Wichtige Symptome

Ödeme, abdominale Fülle, weiche Stühle und erschwertes Wasserlassen. Der Zungenkörper ist blass mit einem schmierigen Belag; der Puls ist träge.

Arzneitherapie

Behandlungsprinzip

Die Bewegung von Feuchtigkeit fördern durch mildes Ausleiten und Beseitigen von Wasser.

Rezeptur

***Wu Ling San He Liu Yi San Jia Jian* (Fünf-Bestandteile-Pulver mit Sclerotium Poriae Cocos, kombiniert mit 6:1-Pulver, mit Modifikationen)**

- *Fu Ling* (Sclerotium Poriae Cocos) 15 g
- *Zhu Ling* (Sclerotium Polypori Umbellati) 15 g
- *Ze Xie* (Rhizoma Alismatis Orientalis) 30 g
- *Bai Zhu* (Rhizoma Atractylodis Macrocephalae) 15 g
- *Rou Gui* (Cortex Cinnamomi Cassiae) 6 g, am Ende des Kochprozesses hinzugefügt
- *Hua Shi*‡ (Talcum) 15 g, eingepackt
- *Gan Cao* (Radix Glycyrrhizae) 6 g
- *Yi Yi Ren* (Semen Coicis Lachryma-jobi) 30 g
- *Tong Cao* (Medulla Tetrapanacis Papyriferi) 6 g

Erklärung

- *Fu Ling* (Sclerotium Poriae Cocos), *Zhu Ling* (Sclerotium Polypori Umbellati), *Ze Xie* (Rhizoma Alismatis Orientalis) und *Tong Cao* (Medulla Tetrapanacis Papyriferi) fördern die Bewegung von Feuchtigkeit durch mildes Ausleiten.
- *Bai Zhu* (Rhizoma Atractylodis Macrocephalae) und *Yi Yi Ren* (Semen Coicis Lachryma-jobi) stärken die Milz und trocknen Feuchtigkeit.
- *Hua Shi*‡ (Talcum) and *Gan Cao* (Radix Glycyrrhizae) fördern die Bewegung von Wasser und befreien vom Lin-Syndrom.

Modifikation

Bei starkem Yang-Mangel füge man 10 g *Fu Pen Zi* (Fructus Rubi Chingii) hinzu, um die Wirkung durch Wärmen von Yang zu steigern.

Akupunktur und Moxibustion

Behandlungsprinzip

Die Bewegung von Feuchtigkeit fördern und Schwellungen beseitigen.

Punkte

Bl 20 Pishu, Mi 9 Yinlingquan, Ren 3 Zhongji, Ma 25 Tianshu, Ren 12 Zhongwan und Ma 36 Zusanli.

Technik

Man verwende filiforme Nadeln mit der ausgleichenden Methode. Die Nadeln werden 20–30 Minuten in den Punkten belassen. Man verwende Moxibustion, wenn nötig.

Erklärung

- Bl 20 Pishu und Mi 9 Yinlingquan fördern die Bewegung von Feuchtigkeit durch Stärken der Milz.
- Ren 3 Zhongji, der Alarm-*mu*-Punkt der Blase, beseitigt Schwellungen durch Fördern des Wasserlassens.
- Ma 25 Tianshu, Ren 12 Zhongwan und Ma 36 Zusanli stärken Milz und Magen, um Transport und Transformation von Wasser und Feuchtigkeit zu unterstützen.
- Moxibustion in diesen Punkten transformiert Qi und bewegt Wasser.

Blut im Urin als vorrangiges klinisches Zeichen

Leere-Hitze

Wichtige Symptome

Kleine Mengen von rötlichem Urin mit hellrotem Blut, manchmal begleitet von Tinnitus, geistiger Erschöpfung, einem trockenen Mund ohne das Bedürfnis zu trinken, Reizbarkeit aufgrund von Schwäche, Schlaflosigkeit, Mattigkeit und Schmerz im unteren Rücken und in den Knien. Der Zungenkörper ist rot mit wenig Belag; der Puls ist und schnell.

Arzneitherapie

Behandlungsprinzip

Yin nähren und das Blut kühlen.

Rezeptur

Xiao Ji Yin Zi Jia Jian
(Hb. Cephalanoplos-Dekokt, mit Modifikationen)

- *Xiao Ji* (Herba Cephalanoploris seu Cirsii) 15 g
- *Pu Huang Tan* (Pollen Typhae Carbonisatum) 10 g
- *Ou Jie* (Nodus Nelumbinis Nuciferae Rhizomatis) 10 g
- *Hua Shi*‡ (Talcum) 30 g, eingepackt
- *Tong Cao* (Medulla Tetrapanacis Papyriferi) 6 g
- *Sheng Di Huang* (Radix Rehmanniae Glutinosae) 15 g
- *Dang Gui* (Radix Angelicae Sinensis) 10 g
- *Zhi Zi* (Fructus Gardeniae Jasminoidis) 10 g
- *Gan Cao* (Radix Glycyrrhizae) 6 g
- *Dan Zhu Ye* (Folium Lophatheri Gracilis) 10 g
- *Bai Mao Gen* (Rhizoma Imperatae Cylindricae) 15 g

Erklärung

- *Xiao Ji* (Herba Cephalanoploris seu Cirsii), *Ou Jie* (Nodus Nelumbinis Nuciferae Rhizomatis), *Bai Mao Gen* (Rhizoma Imperatae Cylindricae), *Zhi Zi* (Fructus Gardeniae Jasminoidis) und *Pu Huang Tan* (Pollen Typhae Carbonisatum) klären Hitze, kühlen das Blut und stoppen Blutungen.
- *Hua Shi*‡ (Talcum) und *Tong Cao* (Medulla Tetrapanacis Papyriferi) fördern die Bewegung von Wasser und befreien vom Lin-Syndrom.
- *Sheng Di Huang* (Radix Rehmanniae Glutinosae) nährt Yin und kühlt das Blut.

- *Dang Gui* (Radix Angelicae Sinensis) nährt das Blut.
- *Dan Zhu Ye* (Folium Lophatheri Gracilis) klärt Leere-Hitze.
- *Gan Cao* (Radix Glycyrrhizae) reguliert und harmonisiert die Eigenschaften der übrigen Bestandteile.

Modifikation

Bei starker innerer Hitze aufgrund von Yin-Mangel füge man 10 g *Zhi Mu* (Rhizoma Anemarrhenae Asphodeloidis), 10 g *Huang Bai* (Cortex Phellodendri), 10 g *Xian He Cao* (Herba Agrimoniae Pilosae) und 6 g *San Qi Fen* (Pulvis Radicis Notoginseng), als Tee zubereitet, hinzu, um die Hitze-klärende Wirkung zu verstärken und Blutungen zu stoppen.

Akupunktur

Behandlungsprinzip

Hitze klären, das Blut kühlen und Blutungen stoppen.

Punkte

Ren 3 Zhongji, Mi 6 Sanyinjiao, Ni 3 Taixi, Bl 28 Pangguangshu, Bl 22 Sanjiaoshu und Bl 40 Weizhong.

Technik

Man verwende filiforme Nadeln mit der ausgleichenden Methode. Die Nadeln werden 20–30 Minuten in den Punkten belassen.

Erklärung

- Ren 3 Zhongji, Bl 28 Pangguangshu, Bl 22 Sanjiaoshu und Bl 40 Weizhong klären Feuchte-Hitze in der Blase und stoppen Blutungen.
- Mi 6 Sanyinjiao und Ni 3 Taixi nähren Yin und klären Hitze.

Fülle-Hitze

Wichtige Symptome

Heißer rötlicher Urin mit brennendem Schmerz, Reizbarkeit, Durst mit Bedürfnis nach Getränken, rote Gesichtsfarbe, Mundulzera und trockener Stuhl. Der Zungenkörper ist rot mit einem gelben Belag; der Puls ist drahtig und schnell.

Arzneitherapie

Behandlungsprinzip

Hitze klären und Feuer ausleiten.

Rezeptur

Dao Chi San Jia Jian **(Pulver, das das Rote hinausleitet, mit Modifikationen)**

- *Sheng Di Huang* (Radix Rehmanniae Glutinosae) 15 g
- *Tong Cao* (Medulla Tetrapanacis Papyriferi) 6 g
- *Gan Cao* (Radix Glycyrrhizae) 6 g
- *Dan Zhu Ye* (Folium Lophatheri Gracilis) 10 g
- *Da Huang* (Radix et Rhizoma Rhei) 10 g, 10 Minuten vor Ende des Kochprozesses hinzugefügt
- *Juan Bai* (Herba Selaginellae) 10 g
- *Hai Jin Sha* (Spora Lygodii Japonici) 15 g, eingepackt
- *Jin Qian Cao* (Herba Lysimachiae) 30 g
- *Ce Bai Ye Tan* (Cacumen Biotae Orientalis Carbonisatum) 10 g
- *Xue Yu Tan*‡ (Crinis Carbonisatus Hominis) 10 g
- *Huang Qin Tan* (Radix Scutellariae Baicalensis Carbonisata) 10 g

Erklärung

- *Sheng Di Huang* (Radix Rehmanniae Glutinosae) und *Juan Bai* (Herba Selaginellae) klären Hitze und kühlen das Blut.
- *Jin Qian Cao* (Herba Lysimachiae), *Hai Jin Sha* (Spora Lygodii Japonici) und *Tong Cao* (Medulla Tetrapanacis Papyriferi) klären Hitze und befreien vom Lin-Syndrom.
- *Ce Bai Ye Tan* (Cacumen Biotae Orientalis Carbonisatum), *Xue Yu Tan*‡ (Crinis Carbonisatus Hominis) und *Huang Qin Tan* (Radix Scutellariae Baicalensis Carbonisata) klären Hitze und stoppen Blutungen.
- *Da Huang* (Radix et Rhizoma Rhei) klärt Hitze und leitet nach unten aus.
- *Gan Cao* (Radix Glycyrrhizae) und *Dan Zhu Ye* (Folium Lophatheri Gracilis) leiten Hitze mit dem Urin aus.

Modifikation

Bei überschießender Hitze füge man *Zhi Zi* (Fructus Gardeniae Jasminoidis) und 6 g *Huang Lian* (Rhizoma Coptidis) hinzu, um die Hitze-klärende Wirkung zu stärken.

Akupunktur

Behandlungsprinzip

Hitze klären und Feuer ausleiten.

Punkte

Bl 27 Xiaochangshu, Bl 15 Xinshu, Ma 25 Tianshu, He 6 Yinxi, Ren 3 Zhongji, Bl 28 Pangguangshu und Bl 40 Weizhong.

Technik

Man verwende filiforme Nadeln mit der ableitenden Methode. Die Nadeln werden 20–30 Minuten in den Punkten belassen. Blutenlassen kann im Punkt Bl 40 Weizhong eingesetzt werden.

Erklärung

- Bl 27 Xiaochangshu und Bl 15 Xinshu leiten Feuer aus dem Herzen und Dünndarm aus.
- Ren 3 Zhongji und Bl 28 Pangguangshu klären Hitze in der Blase.
- Ma 25 Tianshu befreit die Därme und leitet Hitze aus.
- He 6 Yinxi, der Spalten-*xi*-Punkt der Herz-Leitbahn und Bl 40 Weizhong sind sehr wirksam zur Klärung von Hitze und Ausleiten von Feuer.

Klinische Beobachtungsberichte

Behandlung mit *Jian Pi Li Shi Ke Li* (Granulat zur Stärkung der Milz und Förderung der Bewegung von Feuchtigkeit)

Mai Guofeng et al. beobachteten die Wirkung von *Jian Pi Li Shi Ke Li* (Granulat zur Stärkung der Milz und Förderung der Bewegung von Feuchtigkeit), hergestellt von der Guangdong Yifang Pharmaceutical Company, als Schutz gegen mögliche Nierenschäden aufgrund von Cisplatin, das während der Chemotherapie verabreicht wird.[61]

Gruppen: Die Verfasser teilten 86 Patienten nach dem Zufallsprinzip in zwei Gruppen auf, dem Datum des Eintritts in die Klinik folgend:

- 43 Patienten, 12 männliche und 31 weibliche im Alter von 37 bis 63 (Durchschnittsalter: 57,3) wurden einer Gruppe mit TCM-Behandlung plus Chemotherapie zugeordnet. Es gab 18 Fälle mit nicht-kleinzelligem Lungenkrebs, 9 mit Brustkrebs, 2 mit Ovarialkrebs, 11 mit Nasopharynxkarzinom und 3 mit Ösophaguskarzinom.
  Die TCM-Behandlung bestand aus *Jian Pi Li Shi Ke Li* (Granulat zur Stärkung der Milz und Förderung der Bewegung von Feuchtigkeit).
- 43 Patienten, 22 männliche und 21 weibliche im Alter von 27 bis 62 (Durchschnittsalter: 53) wurden der Gruppe mit alleiniger Chemotherapie zugeordnet. Die Gruppe bestand aus 32 Fällen mit nicht-kleinzelligem Lungenkrebs und 11 mit Brustkrebs.

Chemotherapie-Regime (dreiwöchiger Zyklus):

- NP-Regime: 20–30 mg/m² NVB (Vinorelbin, auch bekannt als Navelbine®) einmal täglich acht Tage lang; 80 mg/m² DDP (Cisplatin) an den ersten und zweiten Tagen.
- CAP-Regime: 600 mg/m² CTX (Cyclophosphamid) einmal täglich über eine Woche; 50 mg/m² AMD (Doxorubicin) einmal täglich über eine Woche; 80 mg/m² DDP (Cisplatin) an den dritten und vierten Tagen.
- PFP-Regime: 80 mg/m² DDP (Cisplatin) an den ersten und zweiten Tagen, 400 mg/m² 5-Fu (5-Fluorouracil) einmal täglich für fünf Tage; 8 mg PYM (Ping-yangmycin) einmal alle zwei Tage, sechsmal insgesamt verabreicht.

Zusätzlich wurde beiden Gruppen eine Flüssigkeitsinfusion von 2000 ml Glukose und 0,9% Kochsalzlösung über 10–12 Stunden jeden Tag gegeben sowie eine intravenöse Infusion von 20 mg Furosemid vor und nach jeder Chemotherapiebehandlung. Während der Chemotherapie tranken die Patienten 1500 ml Wasser, um die toxischen Reaktionen zu vermindern und die Flüssigkeiten zu ergänzen.

TCM-Rezeptur: *Jian Pi Li Shi Ke Li* (Granulat zur Stärkung der Milz und Förderung der Bewegung von Feuchtigkeit)

- *Huang Qi* (Radix Astragali seu Hedysari) 10 g
- *Dang Shen* (Radix Codonopsitis Pilosulae) 10 g
- *Zhi Gan Cao* (Radix Glycyrrhizae, pfannengerührt mit Honig) 3 g
- *Hou Po* (Cortex Magnoliae Officinalis) 6 g
- *Huo Xiang* (Herba Agastaches seu Pogostemi) 20 g
- *Zhu Ling* (Sclerotium Polypori Umbellati) 20 g
- *Ze Xie* (Rhizoma Alismatis Orientalis) 20 g

4

- *Bai Bian Dou* (Semen Dolichoris Lablab) 30 g
- *Yi Yi Ren* (Semen Coicis Lachryma-jobi) 30 g
- *Da Huang* (Radix et Rhizoma Rhei) 6–18 g, abhängig von der Anzahl der Stuhlbewegungen am Tag (6 g bei einer Bewegung oder 18 g bei keiner Bewegung)

Ein Päckchen der Bestandteile wurde täglich verwendet, um das Granulat zu bereiten, das in 300 ml Wasser aufgelöst wurde; 150 ml der Flüssigkeit wurden morgens eingenommen und 150 ml nachmittags. Die Medikation wurde einen Tag vor Beginn der Chemotherapie begonnen und bis zum Tag nach dem Abschluss von jedem der vier dreiwöchigen Behandlungszyklen gegeben.

Ergebnisse: Die Ergebnisse der rountinemäßigen Nierenfunktionsprüfung vor und nach der Behandlung (siehe Tabelle 4-5) zeigten keinen signifikanten Unterschied im Serumharnstoffwert und Kreatininwert in der Gruppe mit TCM-Behandlung plus Chemotherapie ($P > 0{,}05$). Jedoch war der Unterschied signifikant in der Gruppe mit Chemotherapiebehandlung allein ($P < 0{,}01$).

Schlussfolgerung: Die Verfasser sind der Ansicht, dass die Arzneien zur Stärkung der Milz und Förderung der Bewegung von Feuchtigkeit in dieser Rezeptur eine Langzeitwirkung auf die Förderung des Wasserlassens haben und auch die Nierenfunktion schützen.

Erklärung der Rezeptur

- *Huang Qi* (Radix Astragali seu Hedysari), *Dang Shen* (Radix Codonopsitis Pilosulae) und *Zhi Gan Cao* (Radix Glycyrrhizae, unter Rühren kurz angebraten mit Honig) stärken die Milz in ihrer Fähigkeit, die Funktion der Nieren zu schützen.
- *Huo Xiang* (Herba Agastaches seu Pogostemi) transformiert Feuchtigkeit mit seinen aromatischen Bestandteilen.
- *Zhu Ling* (Sclerotium Polypori Umbellati), *Ze Xie* (Rhizoma Alismatis Orientalis), *Bai Bian Dou* (Semen Dolichoris Lablab) und *Yi Yi Ren* (Semen Coicis Lachryma-jobi) fördern die Bewegung von Wasser und leiten Feuchtigkeit aus, um Milz und Magen zu stärken und ihre Transportfunktion zu unterstützen.
- *Da Huang* (Radix et Rhizoma Rhei) und *Hou Po* (Cortex Magnoliae Officinalis) beseitigen Verstopfung aufgrund von Medikamenten der Chemotherapie, um Qi in den Fu-Organen zu befreien.

Empirische Rezepturen

In den letzten Jahren haben Arzneien zum Wärmen und Tonisieren von Nieren-Yang, zur Vitalisierung des Blutes und Transformation von Blut-Stase, Klären von Hitze und Verminderung von Toxizität in Laborversuchen im Rahmen der Behandlung von Schädigungen der Nierenfunktion mit Proteinurie und erhöhten Serumharnstoffwerten gute Ergebnisse erzielt. Diese Methode wird heute auch klinisch eingesetzt, zusätzlich zur Behandlung, die auf der Musteridentifizierung basiert.

Der Einsatz von *Yi Shen Tang* (Dekokt zum Tonisieren der Nieren), entwickelt vom **Shanxi TCM-Forschungsinstitut**, kann Kreatinin und Serumharnstoff signifikant reduzieren.[62]

Bestandteile:

- *Dang Gui* (Radix Angelicae Sinensis) 10 g
- *Chi Shao* (Radix Paeoniae Rubrae) 10 g
- *Chuan Xiong* (Rhizoma Ligustici Chuanxiong) 6 g
- *Tao Ren* (Semen Persicae) 10 g
- *Hong Hua* (Flos Carthami Tinctorii) 10 g
- *Dan Shen* (Radix Salviae Miltiorrhizae) 20 g
- *Yi Mu Cao* (Herba Leonuri Heterophylli) 30 g

Tabelle 4-5 Wirkung von of Jian Pi Li Shi Ke Li (Granulat zur Stärkung der Milz und Förderung der Bewegung von Feuchtigkeit) auf die Nierenfunktion von Patienten, die sich einer Chemotherapie unterziehen

Gruppe	Zeit	Nierenfunktion	
		Harnstoff (mmol/L)	Kreatinin (µmol/L)
Gruppe TCM plus Chemotherapie (43 Patienten)	Vor dem ersten Zyklus	4,86 ± 0,93	94,38 ± 25,68
	Zwei Wochen nach Ende des vierten Zyklus	5,13 ± 0,99	93,24 ± 25,31
Gruppe mit Chemotherapie allein (43 Patienten)	Vor dem ersten Zyklus	5,08 ± 0,95	94,03 ± 26,25
	Zwei Wochen nach Ende des vierten Zyklus	7,27 ± 1,87	123,31 ± 26,85

- *Jin Yin Hua* (Flos Lonicerae) 15 g
- *Bai Mao Gen* (Rhizoma Imperatae Cylindricae) 20 g
- *Ban Lan Gen* (Radix Isatidis seu Baphicacanthi) 15 g
- *Zi Hua Di Ding* (Herba Violae Yedoensitis) 15 g

Ein Päckchen täglich wurde zur Bereitung eines Dekoktes verwendet, das zweimal täglich eingenommen wurde.

Nach einmonatiger Einnahme des Dekoktes war die Proteinurie verschwunden und Kreatinin und Serumharnstoff waren wieder normal. Labortests zeigten, dass die Dekokt-Anwendung einer Kombination von Arzneien, die das Blut vitalisieren und Blut-Stase transformieren, und von Arzneien, die Hitze klären und Toxizität vermindern, den renalen Blutfluss erhöhen und Entzündung vermindern kann.

Die **TCM-Klinik in Tianjin** stellte die folgende Basisrezeptur zur Behandlung von Proteinurie zusammen:[63]

- *Yi Mu Cao* (Herba Leonuri Heterophylli) 10 g
- *Chan Tui*‡ (Periostracum Cicadae) 6 g
- *Hai Zao* (Herba Sargassi) 10 g
- *Kun Bu* (Thallus Laminariae seu Eckloniae) 10 g

Modifikationen: Bei Yang-Mangel wurden 10 g *Ba Ji Tian* (Radix Morindae Officinalis), 30 g *Tu Si Zi* (Semen Cuscutae), 10 g *Rou Cong Rong* (Herba Cistanches Deserticolae), 10 g *Xian Mao* (Rhizoma Curculiginis Orchioidis) und 10 g *Yin Yang Huo* (Herba Epimedii) hinzugefügt.

1. Bei Yin-Mangel wurden je 10 g *Sheng Di Huang* (Radix Rehmanniae Glutinosae), *Shu Di Huang* (Radix Rehmanniae Glutinosae Conquita), *Nü Zhen Zi* (Fructus Ligustri Lucidi), *Han Lian Cao* (Herba Ecliptae Prostratae), *Sang Shen* (Fructus Mori Albae), *Gou Qi Zi* (Fructus Lycii) and *E Jiao*‡ (Gelatinum Corii Asini) hinzugefügt.
2. Bei Feuchte-Hitze wurden 6 g *Huang Bai* (Cortex Phellodendri), 10 g *Che Qian Zi* (Semen Plantaginis), eingepackt, 15 g *Ze Xie* (Rhizoma Alismatis Orientalis), 15 g *Zhu Ling* (Sclerotium Polypori Umbellati), 10 g *Qu Mai* (Herba Dianthi), 10 g *Bian Xu* (Herba Polygoni Avicularis), 10 g *Ban Zhi Lian* (Herba Scutellariae Barbatae), 15 g *Lian Qiao* (Fructus Forsythiae Suspensae) und 20 g *Bai Hua She She Cao* (Herba Hedyotidis Diffusae) hinzugefügt.

Im **Xiyuan-Krankenhaus in Beijing** wurde Proteinurie mit einer Kombination aus *Dang Gui Shao Yao San Jia Jian* (Rx. Angelicae Sinensis- und Rx. Paeoniae-Pulver), *Gui Zhi Fu Ling Wan Jia Jian* (Ra. Cinnamomi Cassiae- und Scl. Poriae Cocos-Pille) und *Xue Fu Zhu Yu Tang Jia Jian* (Dekokt, das die Stase aus dem Haus des Blutes treibt), alle mit Modifikationen, behandelt.[64]

Bestandteile:

- *Dang Gui* (Radix Angelicae Sinensis) 10 g
- *Chi Shao* (Radix Paeoniae Rubrae) 10 g
- *Gui Zhi* (Ramulus Cinnamomi Cassiae) 10 g
- *Fu Ling* (Sclerotium Poriae Cocos) 15 g
- *Tao Ren* (Semen Persicae) 10 g
- *Hong Hua* (Flos Carthami Tinctorii) 10 g
- *Chuan Niu Xi* (Radix Cyathulae Officinalis) 10 g
- *Sheng Di Huang* (Radix Rehmanniae Glutinosae) 15 g
- *Jie Geng* (Radix Platycodi Grandiflori) 10 g
- *Chuan Xiong* (Rhizoma Ligustici Chuanxiong) 6 g

Ein Päckchen täglich wird zur Bereitung eines Dekoktes verwendet und dies zweimal täglich eingenommen.

Professor **Yue Meizhong** von der Akademie für Traditionelle Chinesische Medizin entwickelte eine Rezeptur zur Behandlung von Ödemen und Proteinurie, *Qian Shi He Ji* (Sm. Euryales-Mischung); diese Rezeptur tonisiert ebenfalls Milz und Nieren.[64]

Behandlungsprinzip: die Milz stärken und die Bewegung von Wasser fördern, die Nieren tonisieren und die Essenz befestigen.

Bestandteile:

- *Qian Shi* (Semen Euryales Ferocis) 30 g
- *Bai Zhu* (Rhizoma Atractylodis Macrocephalae) 15 g
- *Fu Ling* (Sclerotium Poriae Cocos) 15 g
- *Shan Yao* (Rhizoma Dioscoreae Oppositae) 15 g
- *Tu Si Zi* (Semen Cuscutae) 20 g
- *Pi Pa Ye* (Folium Eriobotryae Japonicae) 10 g
- *Dang Shen* (Radix Codonopsitis Pilosulae) 10 g
- *Huang Qi* (Radix Astragali seu Hedysari) 20 g
- *Jin Ying Zi* (Fructus Rosae Laevigatae) 15 g
- *Huang Jing* (Rhizoma Polygonati) 15 g
- *Bai He* (Bulbus Lilii) 15 g

Ein Päckchen täglich wurde zur Bereitung eines Dekokts verwendet, das zweimal täglich eingenommen wurde.

4

4.4 Strahlenpneumonitis

Strahlenschäden der Lunge können im Rahmen der Strahlentherapie im Bereich des Thorax bei folgenden Krebsarten vorkommen: Lungenkrebs, Speiseröhrenkrebs, Brustkrebs, Tumoren im Bereich des Mediastinums und Morbus Hodgkin. Die Strahlung wirkt dabei in erster Linie auf Typ-II-Zellen der Lungenalveolen und führen zu einer Reduktion der aktiven Substanzen in diesen Zellen, möglicherweise sogar zu ihrer kompletten Beseitigung. Dadurch kommt es zur Schwächung der Schutzfunktion und mitunter zur Atrophie der Alveolen.
Während der drei- bis vierwöchigen Strahlentherapie kommt es bei den meisten Patienten zur lokalen Exsudation, Infiltration von Entzündungszellen, Ödemen im interstitiellen Gewebe der Alveolen, Kollaps der Alveolen und Proliferation von Kollagenfasern. Wird die Strahlentherapie zu diesem Zeitpunkt ausgesetzt, kann der Entzündungsprozess gestoppt werden und das Lungengewebe normalisiert sich wieder. Bei fortgesetzter Schädigung kommt es zu fortschreitender Gefäßsklerosierung, bindegewebigem Ersatz des Lungengewebes (Lungenfibrose), Obstruktion der Bronchiolen durch Ansammlung von Sekreten und Verlust der Gewebeelastizität.

Ätiologie und Pathologie

Die Lungen sind ein empfindliches Organ und bevorzugen Feuchtigkeit. Sie regieren die Verteilung und das reinigende Nach-Unten-Leiten. In den meisten Fällen fällt eine Strahlenpneumonitis in die Kategorie des Lungen-Yin-Mangels, da die Strahlentoxine zu Lungenfibrose und sekundärer Entzündung führen, die das Lungen-Yin schädigen. Symptome wie trockener Husten und Blutauswurf bilden die Basis der Musteridentifizierung.

Klinische Symptome

Die klinischen Hauptsymptome sind trockener Husten, Blutauswurf, Schmerzen und Beklemmung in der Brust, Kurzatmigkeit und beschleunigtes Atmen. Wenn sie im Zusammenhang mit einer Infektion auftreten, entstehen Fieber und Husten mit grünem, gelbem oder weißem Schleim.

Allgemeine Behandlungsmethoden

Strahlenpneumonitis sollte nach dem Prinzip „Yin nähren und die Lunge befeuchten" behandelt werden.

Häufig verwendete Arzneien sind u.a.:

- *Bei Sha Shen* (Radix Glehniae Littoralis)
- *Sang Bai Pi* (Cortex Mori Albae Radicis)
- *Gua Lou* (Fructus Trichosanthis)
- *Sang Ye* (Folium Mori Albae)
- *Mai Men Dong* (Radix Ophiopogonis Japonici)
- *Bai He* (Bulbus Lilii)
- *Yu Zhu* (Rhizoma Polygonati Odorati)
- *Sheng Di Huang* (Radix Rehmanniae Glutinosae)
- *Xuan Shen* (Radix Scrophulariae Ningpoensis)

Häufig verwendete Akupunkturpunkte:

- Bl 13 Feishu
- Bl 15 Xinshu
- Bl 20 Pishu
- Ni 3 Taixi
- Du 14 Dazhui
- Lu 5 Chize
- Pe 6 Neiguan

Andere Muster, die beteiligt sein können, sind u.a. Blut-Trockenheit, Schleim-Hitze, die die Lunge blockiert, und Lungen-und Nieren-Schwäche.

Musteridentifizierung und therapeutische Prinzipien

Innere Hitze durch Yin-Mangel

Wichtige Symptome

Trockener Husten mit wenig Schleim, Durst mit fehlendem Verlangen zu trinken, trockene Kehle und Nase, generalisiertes Fieber und Reizbarkeit. Der Zungenkörper ist rot mit dünnem weißem Belag oder die Zunge ist trocken ohne Belag; der Puls ist fadenförmig und schnell.

Arzneitherapie

Therapeutisches Prinzip

Yin nähren, die Lungen befeuchten und Husten stoppen.

Rezeptur

***Qing Zao Jiu Fei Tang Jia Jian* (Dekokt, das die Trockenheit eliminiert und die Lunge rettet, mit Modifikationen)**

- *Shi Gao*‡ (Gypsum Fibrosum) 30 g, 15 Minuten abgekocht vor Hinzufügen der übrigen Bestandteile
- *Sang Ye* (Folium Mori Albae) 10 g
- *Gan Cao* (Radix Glycyrrhizae) 6 g
- *Bei Sha Shen* (Radix Glehniae Littoralis) 15 g
- *Hei Zhi Ma* (Semen Sesami Indici) 10 g
- *E Jiao*‡ (Gelatinum Corii Asini) 10 g, eingeschmolzen in das fertige Dekokt
- *Mai Men Dong* (Radix Ophiopogonis Japonici) 15 g
- *Xing Ren* (Semen Pruni Armeniacae) 10 g
- *Pi Pa Ye* (Folium Eriobotryae Japonicae) 10 g

Erklärung

- *Xing Ren* (Semen Pruni Armeniacae), *Sang Ye* (Folium Mori Albae) und *Pi Pa Ye* (Folium Eriobotryae Japonicae) belüften die Lungen und stoppen Husten.
- *Shi Gao*‡ (Gypsum Fibrosum), *Gan Cao* (Radix Glycyrrhizae) und *Mai Men Dong* (Radix Ophiopogonis Japonici) klären Feuer und erzeugen Körperflüssigkeiten.
- *Bei Sha Shen* (Radix Glehniae Littoralis) tonisiert und vermehrt Qi und Yin.
- *E Jiao*‡ (Gelatinum Corii Asini) und *Hei Zhi Ma* (Semen Sesami Indici) nähren Yin und befeuchten Trockenheit.

Modifikationen

Bei relativ schwerem Husten, der den Schlaf und die Ruhe beeinträchtigt, füge man Kräuter hinzu, die die Lunge adstringieren und das Husten stoppen wie 6 g *Wu Wei Zi* (Fructus Schisandrae), 10 g *Bai Bu* (Radix Stemonae), 10 g *Bai Guo* (Semen Ginkgo Bilobae) und 10 g *Wu Mei* (Fructus Pruni Mume).

Akupunktur

Therapeutisches Prinzip

Yin nähren, die Lungen befeuchten und Husten stoppen.

Punkte

Lu 7 Lieque, Ni 3 Taixi, Ni 6 Zhaohai, Bl 13 Feishu, He 6 Yinxi, und Bl 15 Xinshu.

Technik

Man verwende filiforme Nadeln und die ausgleichende Methode. Die Nadeln werden 20–30 Minuten in den Punkten belassen.

Erklärung

- Die Kombination von Lu 7 Lieque und Ni 6 Zhaohai, beides Einschalt-*jiao hui*-Punkte der Acht Außerordentlichen Meridiane, behandelt sehr wirkungsvoll Störungen in Kehle, Lungen und Oberem Erwärmer durch Nähren von Yin, Befeuchten der Lunge und Stoppen des Hustens.
- Die Kombination von Ni 3 Taixi und He 6 Yinxi klärt Hitze durch Anreichern von Yin.
- Bl 13 Feishu und Bl 15 Xinshu stoppen den Husten durch Regulieren von Qi im Unteren Erwärmer, in Herz und Lungen.

Schädigung des Yin durch Blut-Trockenheit

Wichtige Symptome

Jucken in der Kehle, trockener Husten, mit Blut durchsetzter Schleim, ziehende Schmerzen in Brust und Hypochondrium, brennende Hitzesensationen in Brust und Abdomen, Obstipation und kleine Mengen von gelbem oder rötlichem Urin. Der Zungenkörper ist rot mit gelbem Belag; der Puls ist drahtig, fadenförmig und schnell.

Arzneitherapie

Therapeutisches Prinzip

Das Blut kühlen und Trockenheit befeuchten.

Rezeptur

***E Jiao Huang Qin Tang Jia Jian* (Dekokt mit Eselshautgelatine und Rx. Scutellariae)**

- *E Jiao*‡ (Gelatinum Corii Asini) 10 g, eingeschmolzen in das fertige Dekokt
- *Huang Qin* (Radix Scutellariae Baicalensis) 10 g
- *Xing Ren* (Semen Pruni Armeniacae) 10 g
- *Sang Bai Pi* (Cortex Mori Albae Radicis) 10 g
- *Bai Shao* (Radix Paeoniae Lactiflorae) 10 g
- *Gan Cao* (Radix Glycyrrhizae) 6 g
- *Mu Dan Pi* (Cortex Moutan Radicis) 10 g

- *Sheng Di Huang* (Radix Rehmanniae Glutinosae) 15 g
- *Che Qian Cao* (Herba Plantaginis) 15 g
- *Bei Sha Shen* (Radix Glehniae Littoralis) 10 g

Erklärung

- *Xing Ren* (Semen Pruni Armeniacae), *Bei Sha Shen* (Radix Glehniae Littoralis) und *Sang Bai Pi* (Cortex Mori Albae Radicis) befeuchten die Lungen und erzeugen Körperflüssigkeiten.
- *Huang Qin* (Radix Scutellariae Baicalensis) klärt Hitze in den Lungen und im Dickdarm.
- *E Jiao*‡ (Gelatinum Corii Asini), *Mu Dan Pi* (Cortex Moutan Radicis) und *Sheng Di Huang* (Radix Rehmanniae Glutinosae) kühlen das Blut und stoppen Blutungen, klären Hitze und befeuchten Trockenheit.
- *Bai Shao* (Radix Paeoniae Lactiflorae) und *Gan Cao* (Radix Glycyrrhizae) transformieren Yin durch das Bittere, Saure und Süße.
- *Che Qian Cao* (Herba Plantaginis) leitet Hitze nach unten aus und ist sehr wirksam bei der Behandlung von Lungen-Trockenheit und Hitze in den Därmen.

Modifikationen

Bei überschießender Hitze füge man 30 g *Shi Gao*‡ (Gypsum Fibrosum) und 10 g *Xuan Shen* (Radix Scrophulariae Ningpoensis) hinzu, um die Hitze-klärende Wirkung zu steigern.

Akupunktur

Therapeutisches Prinzip

Yin nähren, Blut kühlen, Trockenheit befeuchten und Husten stoppen.

Punkte

Bl 13 Feishu, Bl 17 Geshu, Bl 15 Xinshu, Mi 6 Sanyinjiao, Ni 3 Taixi, Du 14 Dazhui und Lu 5 Chize.

Technik

Man verwende filiforme Nadeln und die ausgleichende Methode. Die Nadeln werden 20–30 Minuten in den Punkten belassen.

Erklärung

- Bl 13 Feishu und Bl 15 Xinshu stoppen Husten durch Regulieren von Qi im Oberen Erwärmer.
- Bl 17 Geshu ist der Treff-*hui*-Punkt des Blutes und nährt Yin durch Tonisieren des Blutes.
- Mi 6 Sanyinjiao und Ni 3 Taixi befeuchten Trockenheit durch Nähren von Yin.
- Du 14 Dazhui und Lu 5 Chize klären Hitze und beschützen die Körperflüssigkeiten.

Zurückgebliebene Hitze-Toxine in der Lunge

Wichtige Symptome

Generalisiertes Fieber, Durst, Reizbarkeit und Ruhelosigkeit, Obstipation. Der Zungenkörper ist rot mit einem dünnen, gelben Belag; der Puls ist drahtig, oder groß und brandend.

Arzneitherapie

Therapeutisches Prinzip

Hitze klären und das Blut auf der Ying-Ebene kühlen, um das Fieber zu mindern.

Rezeptur

Yu Nü Jian Jia Jian
(Jade-Frau-Dekokt, mit Modifikationen)

- *Shi Gao*‡ (Gypsum Fibrosum) 30 g, 15 Minuten vor den übrigen Bestandteilen abgekocht.
- *Zhi Mu* (Rhizoma Anemarrhenae Asphodeloidis) 10 g
- *Xuan Shen* (Radix Scrophulariae Ningpoensis) 10 g
- *Sheng Di Huang* (Radix Rehmanniae Glutinosae) 15 g
- *Mai Men Dong* (Radix Ophiopogonis Japonici) 15 g
- *Dan Zhu Ye* (Herba Lophatheri Gracilis) 10 g
- *Lu Gen* (Rhizoma Phragmitis Communis) 30 g

Erklärung

- *Shi Gao*‡ (Gypsum Fibrosum), *Dan Zhu Ye* (Herba Lophatheri Gracilis) und *Zhi Mu* (Rhizoma Anemarrhenae Asphodeloidis) klären Hitze auf der Qi-Ebene.
- *Xuan Shen* (Radix Scrophulariae Ningpoensis), *Sheng Di Huang* (Radix Rehmanniae Glutinosae) und *Mai Men Dong* (Radix Ophiopogonis Japonici) nähren Yin und kühlen das Blut auf der Ying-Ebene.
- *Lu Gen* (Rhizoma Phragmitis Communis) führt Hitze nach unten.

Modifikationen
Bei Verstopfung füge man zehn Minuten vor Ende des Kochprozesses 10 g *Da Huang* (Radix et Rhizoma Rhei) hinzu.

Akupunktur und Schröpftherapie

Therapeutisches Prinzip

Hitze klären und das Blut auf der Ying-Ebene kühlen, um das Fieber zu mindern.

Punkte

Bl 13 Feishu, Di 11 Quchi, Ma 25 Tianshu, Du 14 Dazhui, Di 4 Hegu, Bl 40 Weizhong und Pe 6 Neiguan.

Technik

Man verwende filiforme Nadeln und die ausgleichende Methode. Die Nadeln werden 20–30 Minuten in den Punkten belassen. Man setze einen Schröpfkopf über die Nadeln in Bl 13 Feishu.

Erklärung
- Die Lungen und der Dickdarm stehen in einer Innen-Außen Beziehung. Di 11 Quchi ist der Meer-*he*-Punkt, Ma 25 Tianshu der Alarm-*mu*-Punkt und Di 4 Hegu der Ursprungs-*yuan*-Punkt der Dickdarmleitbahn. Die Kombination dieser drei Punkte befreit die Fu-Organe und leitet Hitze aus den Gedärmen aus.
- Bl 13 Feishu und Du 14 Dazhui klären und leiten Hitze aus, die in den Lungen verblieben ist.
- Bl 40 Weizhong klärt Hitze auf der Blut-Ebene.
- Pe 6 Neiguan klärt Hitze und beseitigt Reizbarkeit.

Schleim-Hitze verlegt die Lungen

Ätiologie und Pathologie

Strahlenpneumonitis als Folge von Lungenfibrose und eingeschränkter Lungenfunktion tritt oft mit einer Sekundärinfektion zusammen auf. Dieser Zustand wird durch eine lang andauernde Stagnation pathogener Faktoren ausgelöst, die zu einem Zusammenbruch der Qi-Transformationsfunktion des Dreifachen Erwärmers und einer Anhäufung von Körperflüssigkeiten führt und somit zu Schleim-Flüssigkeiten. Er kann auch durch intensive Hitze entstehen, die sich mit Schleim verbindet und Schleim-Hitze hervorbringt, die die Körperflüssigkeiten zu trübem Schleim kondensiert. Wenn dieser bestehen bleibt, wandelt er sich in Hitze und erzeugt dieses Muster.

Wichtige Symptome

Husten mit gelbem Schleim, fokale Aufblähung und Beklemmung in Brust und Epigastrium, Übelkeit, Appetitmangel, ein roter Zungenkörper mit einem gelben und schmierigen Belag und ein drahtiger und schlüpfriger Puls.

Arzneitherapie

Therapeutisches Prinzip

Hitze klären und Schleim umwandeln, den Mittleren Erwärmer harmonisieren und Qi regulieren.

Rezeptur

Wen Dan Tang Jia Jian **(Dekokt, das die Gallenblase wärmt, mit Modifikationen)**
- *Chen Pi* (Pericarpium Citri Reticulatae) 6 g
- *Fa Ban Xia* (Rhizoma Pinelliae Ternatae Praeparata) 10 g
- *Fu Ling* (Sclerotium Poriae Cocos) 15 g
- *Gan Cao* (Radix Glycyrrhizae) 6 g
- *Zhi Shi* (Fructus Immaturus Citri Aurantii) 10 g
- *Zhu Ru* (Caulis Bambusae in Taeniis) 10 g
- *Huang Qin* (Radix Scutellariae Baicalensis) 10 g
- *Gua Lou* (Fructus Trichosanthis) 15 g
- *Dan Nan Xing*‡ (Pulvis Arisaematis cum Felle Bovis) 10 g
- *Chuan Bei Mu* (Bulbus Fritillariae Cirrhosae) 10 g

Erklärung
- *Dan Nan Xing*‡ (Pulvis Arisaematis cum Felle Bovis), *Fa Ban Xia* (Rhizoma Pinelliae Ternatae Praeparata) und *Chen Pi* (Pericarpium Citri Reticulatae) klären Hitze, transformieren Schleim und trocknen Feuchtigkeit.
- *Fu Ling* (Sclerotium Poriae Cocos) stärkt die Milz, fördert das Bewegen von Feuchtigkeit und transformiert Schleim.
- *Zhu Ru* (Caulis Bambusae in Taeniis) und *Gua Lou* (Fructus Trichosanthis) klären Hitze und transformieren Schleim.
- *Huang Qin* (Radix Scutellariae Baicalensis) klärt Hitze in der Lunge und leitet sie aus.

4

- *Chuan Bei Mu* (Bulbus Fritillariae Cirrhosae) stoppt Husten und transformiert Schleim.
- *Gan Cao* (Radix Glycyrrhizae) und *Zhi Shi* (Fructus Immaturus Citri Aurantii) harmonisieren den Mittleren Erwärmer, regulieren Qi und leiten Stagnation aus.

Modifikationen

1. Bei überschießender Hitze in den Lungen füge man 30 g *Yu Xing Cao* (Herba Houttuyniae Cordatae) hinzu, um die Hitze-klärende Wirkung in den Lungen zu steigern.
2. Bei Schleim mit Blutbeimengungen füge man 10 g *Bai Ji** (Rhizoma Bletillae Striatae), 10 g *Xian He Cao* (Herba Agrimoniae Pilosae) und 30 g *Bai Mao Gen* (Rhizoma Imperatae Cylindricae) hinzu.

Akupunktur

Therapeutisches Prinzip

Hitze klären und Schleim transformieren, den Magen harmonisieren und die Brust auflockern.

Punkte

Bl 13 Feishu, Lu 5 Chize, Ma 40 Fenglong, Bl 20 Pishu, Pe 6 Neiguan, Ren 12 Zhongwan und Lu 1 Zhongfu.

Technik

Man verwende filiforme Nadeln und die ausgleichende Methode. Die Nadeln werden 20–30 Minuten in den Punkten belassen.

Erklärung

- Die Kombination von Bl 13 Feishu und Lu 1 Zhongfu, die Alarm-*mu*- und die Rücken-*shu*-Punkte der Lunge mit Lu 5 Chize, dem Wasser-Punkt der Lungenleitbahn, klärt Hitze und transformiert Schleim durch Regulieren des Lungen-Qi.
- Ma 40 Fenglong ist ein Schlüsselpunkt zum Zerteilen von Schleim und Bl 20 Pishu schränkt die Schleimerzeugung ein, indem die Milz in ihrer Transport- und Transformationsfunktion von Wasser und Feuchtigkeit gestärkt wird.
- Pe 6 Neiguan und Ren 12 Zhongwan machen die Brust frei, regulieren Qi und harmonisieren den Magen.

Lungen- und Nieren-Qi-Mangel

Ätiologie und Pathologie

Fibrosierung im Verlauf einer Strahlenpneumonitis ist ein irreversibler Prozess. Längerfristig betrachtet wird die respiratorische Funktion eingeschränkt. Der Patient wird anfällig für Erkältungen und wird wahrscheinlich unter Husten, pfeifendem Atemgeräusch und Dyspnoe leiden. Eine fortbestehende Krankheit wird unweigerlich die Nieren betreffen und sich in Symptomen von Lungen- und Nieren-Qi-Mangel zeigen. Die Lungen regieren das Qi und die Nieren sind die Wurzel des Qi. Wenn beide Organe geschädigt sind, ist der Husten schwer zu behandeln; daher müssen sowohl die Lungen als auch die Nieren tonisiert werden.

Wichtige Symptome

Bleibender Husten mit wenig, aber klebrigem und salzigem Schleim, unproduktiver Husten, Qi-Mangel und Kraftlosigkeit und schnelles Keuchen bei Anstrengung. Der Zungenkörper ist rot oder blassrot mit einem dünnen Belag; der Puls ist tief und fadenförmig.

Arzneitherapie

Therapeutisches Prinzip

Die Lungen und die Nieren tonisieren.

Rezeptur

***Bai He Gu Jin Tang Jia Jian* (Bb.-Lilii-Dekokt zur Erhaltung des Metalls, mit Modifikationen)**

- *Bai He* (Bulbus Lilii) 15 g
- *Sheng Di Huang* (Radix Rehmanniae Glutinosae) 15 g
- *Shu Di Huang* (Radix Rehmanniae Glutinosae Conquita) 15 g
- *Xuan Shen* (Radix Scrophulariae Ningpoensis) 15 g
- *Sang Bai Pi* (Cortex Mori Albae Radicis) 15 g
- *Bai Bu* (Radix Stemonae) 10 g
- *Zhi Pi Pa Ye* (Folium Eriobotryae Japonicae, zubereitet) 15 g
- *Gan Cao* (Radix Glycyrrhizae) 6 g
- *Wu Wei Zi* (Fructus Schisandrae) 10 g
- *Sang Shen* (Fructus Mori Albae) 15 g
- *Sang Piao Xiao*‡ (Oötheca Mantidis) 10 g
- *Ge Jie*‡ (Gecko) 15 g

Erklärung

- *Bai He* (Bulbus Lilii) befeuchtet die Lungen und stoppt Husten.
- *Xuan Shen* (Radix Scrophulariae Ningpoensis) nährt Yin und klärt Hitze.
- *Sheng Di Huang* (Radix Rehmanniae Glutinosae) und *Shu Di Huang* (Radix Rehmanniae Glutinosae Conquita) tonisieren die Nieren und befeuchten Trockenheit.
- *Sang Bai Pi* (Cortex Mori Albae Radicis), *Bai Bu* (Radix Stemonae) und *Pi Pa Ye* (Folium Eriobotryae Japonicae) transformieren Schleim, um den Husten zu stoppen.
- *Sang Shen* (Fructus Mori Albae), *Sang Piao Xiao*‡ (Ootheca Mantidis) und *Ge Jie*‡ (Gecko) tonisieren Lungen und Nieren.
- *Gan Cao* (Radix Glycyrrhizae) harmonisiert den Mittleren Erwärmer und stärkt die Milz.
- *Wu Wei Zi* (Fructus Schisandrae) adstringiert die Lungen und stoppt Husten.

Modifikationen

1. Bei schwerem Qi-Mangel füge man 20 g *Huang Qi* (Radix Astragali seu Hedysari) und 15 g *Dang Shen* (Radix Codonopsitis Pilosulae) hinzu.
2. Bei starkem Schleim füge man 10 g *Fa Ban Xia* (Rhizoma Pinelliae Ternatae Praeparata), 10 g *Chen Pi* (Pericarpium Citri Reticulatae) und 20 g *Fu Ling* (Sclerotium Poriae Cocos) hinzu, um die Milz zu stärken, Husten zu stoppen und Schleim zu transformieren.

Akupunktur and Moxibustion

Therapeutisches Prinzip

Die Lungen und die Nieren tonisieren.

Punkte

Bl 13 Feishu, Bl 23 Shenshu, Ren 4 Guanyuan, Ma 36 Zusanli, Bl 20 Pishu, Ren 17 Danzhong, und Ren 6 Qihai.

Technik

Man verwende filiforme Nadeln und die ausgleichende Methode. Die Nadeln werden 20–30 Minuten in den Punkten belassen. Man wende Moxibustion in den Punkten Ren 4 Guanyuan, Ren 6 Qihai und Ma 36 Zusanli an.

Erklärung

- Ren 17 Danzhong, der Treff-*hui*-Punkt des Qi, tonisiert und reguliert Qi.
- Bl 23 Shenshu, Ren 4 Guangyuan und Ren 6 Qihai tonisieren das Nieren-Qi, beruhigen das Keuchen und fördern die Qi-Absorption.
- Bl 20 Pishu und Ma 36 Zusanli nähren das Lungen- und Nieren-Qi durch Stärken von Milz und Magen und Tonisieren des Späteren Himmels.
- Bl 13 Feishu tonisiert das Lungen-Qi, um so das Keuchen zu beruhigen und Husten zu stoppen.

Fallstudie

Eine 35-jährige Frau unterzog sich nach Diagnose von Zysten in der Thymusdrüse im April 1987 einer Thymusoperation, bei der der linke obere Lappen entfernt wurde. Der histopathologische Befund zeigte ein malignes Karzinom der Thymusdrüse mit Infiltration der Lungen.[65]

Mehrere Monate nach der Operation erhielt die Patientin eine Strahlentherapie mit maximal täglich 400 cGy; zwei Wochen nach Abschluss des Strahlentherapiezyklus begann ein zweiwöchiger Chemotherapiezyklus mit dem FCP-Regime (5-Fluorouracil, Cyclophosphamid, Cisplatin). Zwei Wochen nach Beendigung der Chemotherapie begann die Patientin zu husten, mit wenig blutigem Schleim. Andere Symptome waren Beklemmung in der Brust, Kurzatmigkeit, Trockenheit von Zunge und Mund, ein roter Zungenkörper mit wenig Belag und ein fadenförmiger und schneller Puls. Eine Röntgenuntersuchung zeigte eine Strahlenpneumonitis und einen linksseitigen Pleuraerguss.

Musteridentifizierung

Yin-Mangel von Lungen und Magen

Therapeutisches Prinzip

Hitze klären und Toxizität vermindern, Yin nähren und Trockenheit befeuchten.

Rezeptur

***Yang Yin Qing Fei Tang Jia Jian* (Dekokt zum Nähren des Yin und Klären der Lungen, mit Modifikationen)**

- *Sheng Di Huang* (Radix Rehmanniae Glutinosae) 20 g
- *Mai Men Dong* (Radix Ophiopogonis Japonici) 15 g

- *Xuan Shen* (Radix Scrophulariae Ningpoensis) 15 g
- *Chuan Bei Mu* (Bulbus Fritillariae Cirrhosae) 12 g
- *Bo He* (Herba Menthae Haplocalycis) 3 g
- *Chao Bai Shao* (Radix Paeoniae Lactiflorae, pfannengerührt) 20 g
- *Gan Cao* (Radix Glycyrrhizae) 9 g
- *Tian Hua Fen* (Radix Trichosanthis) 30 g
- *Shi Hu** (Herba Dendrobii) 20 g
- *Bei Sha Shen* (Radix Glehniae Littoralis) 20 g
- *Lu Gen* (Rhizoma Phragmitis Communis) 30 g
- *Bai Mao Gen* (Rhizoma Imperatae Cylindricae) 30 g

Ein Päckchen wurde zur Zubereitung eines Dekoktes verwendet und dreimal täglich eingenommen.
Nach 14 Päckchen des Dekokts waren die Symptome der Strahlenpneumonitis viel weniger ausgeprägt. Basierend auf dem Prinzip, eine erfolgreiche Rezeptur nicht zu verändern, wurde der Patientin geraten, das Dekokt weiter zu nehmen. Nach 23 Päckchen waren alle Symptome verschwunden.

Kommentar

Die TCM betrachtet radioaktive Strahlen als Hitze-Toxine, die das Lungen-Yin versengen und so die Körperflüssigkeiten und die Lunge austrocknen und allmählich zu einer Atrophie der Lungenlappen führen können. Die Rezeptur kann daher folgendermaßen erklärt werden:

- *Sheng Di Huang* (Radix Rehmanniae Glutinosae), *Mai Men Dong* (Radix Ophiopogonis Japonici), *Xuan Shen* (Radix Scrophulariae Ningpoensis), *Tian Hua Fen* (Radix Trichosanthis), und *Shi Hu** (Herba Dendrobii) nähren Yin, kühlen das Blut, stoppen Blutungen und senken Fieber.
- *Chuan Bei Mu* (Bulbus Fritillariae Cirrhosae) stoppt Husten und transformiert Schleim.
- *Bo He* (Herba Menthae Haplocalycis) klärt Hitze, belüftet die Lungen und wirkt sich positiv auf die Kehle aus mit seinen scharfen und zerteilenden Eigenschaften; es verhindert ebenfalls Stagnation, die durch nährende und befeuchtende Kräuter mit süßen und kalten Eigenschaften verursacht wurde.
- *Chao Bai Shao* (Radix Paeoniae Lactiflorae, senken) und *Gan Cao* (Radix Glycyrrhizae) klären Hitze und erzeugen Körperflüssigkeiten.
- *Bei Sha Shen* (Radix Glehniae Littoralis) befeuchtet die Lungen und erzeugt Körperflüssigeiten.
- *Lu Gen* (Rhizoma Phragmitis Communis) und *Bai Mao Gen* (Rhizoma Imperatae Cylindricae) klären Hitze und fördern das Wasserlassen, um die Hitze nach unten auszuleiten.

Klinische Beobachtungsberichte

Behandlung nach Musteridentifizierung

Lu et al. berichteten über die wirksame Behandlung von Strahlenpneumonitis mit Chinesischer Medizin auf der Basis der Musteridentifizierung.[66]
Gruppen: Die Verfasser behandelten von März 1994 bis September 1997 172 Patienten (91 männliche und 81 weibliche) mit Strahlenpneumonitis nach einer Strahlentherapie wegen Tumoren in der Brust. Von den 172 Patienten hatten sich 33 vor der Strahlentherapie einem chirurgischen Eingriff zur Beseitigung von Tumoren unterzogen, 56 hatten ebenfalls Chemotherapie erhalten, 25 wiesen eine chronische Bronchitis auf und 51 waren Raucher. Auf dem Karnofsky-Index erreichten 68 Patienten Werte zwischen 60–69, 104 Werte zwischen 70–90. Die Patienten wurden in zwei Gruppen unterteilt

- 112 Patienten im Alter von 32 bis 78 (Durchschnittsalter: 54,25 ± 10,8) wurden der Gruppe mit TCM-Behandlung zugeordnet.
- 60 Patienten im Alter von 35 bis 76 (Durchschnittsalter: 55,15 ± 9,8) wurden einer Vergleichsgruppe zugeordnet.

Methode: Alle Patienten unterzogen sich einer Co-Bestrahlung; der bestrahlte Bereich erstreckte sich von 75–225 cm^2 (durchschnittlich eine Fläche von 137,38 ± 56,26 cm^2). Die Strahlenpneumonitis trat 14–189 Tage nach Beginn der Strahlentherapie auf (durchschnittlich nach 54,05 ± 30,00 Tagen) nach Verabreichung einer Gesamtstrahlendosis von 20–78 Gy (durchschnittlich 90 ± 12,46 Gy). 67 Patienten waren während der Strahlentherapie von einer Strahlenpneumonitis betroffen, 105 nach der Strahlentherapie.
Kriterien zur Diagnose einer Strahlenpneumonitis:

- Strahlentherapie zur Behandlung von Tumoren im Brustraum in der Vergangenheit oder Gegenwart.
- Symptome, die sich nicht direkt der Primärerkrankung zuordnen lassen, u. a. trockener Reizhusten, Druckgefühl und Schmerz in der Brust, Dyspnoe, bei einigen Patienten schwerer Husten, Fieber und Atemschwierigkeiten.
- Die Auskultation weist auf trockenes und feuchtes Rasseln in der bestrahlten Region der Brust oder auf flaches Atmen hin.
- Das Röntgen zeigt einen undeutlichen Schatten auf den Lungen im bestrahlten Gebiet.

Beiden Gruppen wurde die gleiche allgemeine Behandlung zuteil, einschließlich Ruhe, intravenöser Ernährung und Inhalation von Sauerstoff. Die Strahlentherapie wurde bei zunehmender Schwere der Strahlenpneumonitis eingestellt.
Vergleichsgruppe: Bei Auftreten der Strahlenpneumonitis wurde mit Westlicher Medizin behandelt.
- Patienten mit schwerem Husten, Fieber und Atemschwierigkeiten erhielten eine orale Verabreichung von täglich 60 mg Prednisolon.
- Patienten mit trockenem Reizhusten, Beklemmung und Schmerzen in der Brust und Dyspnoe erhielten intravenös täglich 10 mg Dexamethason.

Die Behandlung wurde zwei Wochen lang fortgesetzt.
TCM-Behandlung: Innerhalb der Gruppe mit TCM-Behandlung wurden die Patienten nach ihren Mustern behandelt:

1. Schleim-Hitze verlegt die Lungen:
Wichtige Symptome: Fieber, Husten mit Auswurf von gelbem Schleim, Schmerzen in der Brust, schweres Atmen, ein roter Zungenkörper mit gelbem Belag und ein schneller Puls. Dieses ist ein Muster von Mangel in der Wurzel und Fülle in den Manifestationen.
Therapeutisches Prinzip: Hitze klären und Toxizität vermindern, Husten stoppen und Schleim zerteilen.
Bestandteile:
- *Gua Lou* (Fructus Trichosanthis) 15 g
- *Huang Qin* (Radix Scutellariae Baicalensis) 15 g
- *Qing Ban Xia* (Rhizoma Pinelliae Ternatae Depurata) 15 g
- *Zhe Bei Mu* (Bulbus Fritillariae Thunbergii) 10 g
- *Mai Men Dong* (Radix Ophiopogonis Japonici) 10 g
- *Chao Xing Ren* (Semen Pruni Armeniacae, pfannengerührt) 10 g
- *Jie Geng* (Radix Platycodi Grandiflori) 10 g
- *Jin Yin Hua* (Flos Lonicerae) 30 g
- *Yu Xing Cao* (Herba Houttuyniae Cordatae) 15 g
- *Chi Shao* (Radix Paeoniae Rubra) 15 g
- *Mu Dan Pi* (Cortex Moutan Radicis) 10 g
- *Gan Cao* (Radix Glycyrrhizae) 6 g

Modifikationen:
- Bei hohem Fieber wurden 30 g *Shi Gao*‡ (Gypsum Fibrosum) und 10 g *Chan Tui*‡ (Periostracum Cicadae) hinzugefügt.
- Bei Schmerzen in der Brust wurden 10 g *Yan Hu Suo* (Rhizoma Corydalis Yanhusuo) und 10 g *Chuan Lian Zi* (Fructus Meliae Toosendan) hinzugefügt.

2. Lungen-Yin-Mangel durch Ansammlung von Hitze-Toxinen:
Wichtige Symptome: Trockener Husten, subfebrile Temperaturen, Nachtschweiß, ein roter Zungenkörper mit wenig Belag und ein fadenförmiger und schneller Puls.
Therapeutisches Prinzip: Die Lungen befeuchten und das Husten stoppen.
Bestandteile:
- *Sheng Di Huang* (Radix Rehmanniae Glutinosae) 15 g
- *Mai Men Dong* (Radix Ophiopogonis Japonici) 12 g
- *Bai He* (Bulbus Lilii) 12 g
- *Xuan Shen* (Radix Scrophulariae Ningpoensis) 24 g
- *Chuan Bei Mu* (Bulbus Fritillariae Cirrhosae) 10 g
- *Jie Geng* (Radix Platycodi Grandiflori) 10 g
- *Chao Xing Ren* (Semen Pruni Armeniacae, pfannengerührt) 10 g
- *Dan Shen* (Radix Salviae Miltiorrhizae) 24 g
- *Chi Shao* (Radix Paeoniae Rubra) 15 g
- *Gan Cao* (Radix Glycyrrhizae) 6 g

Modifikationen:
- Bei subfebrilen Temperaturen wurden 10 g *Zhi Mu* (Rhizoma Anemarrhenae Asphodeloidis), 10 g *Di Gu Pi* (Cortex Lycii Radicis) und 12 g *Bie Jia** (Carapax Amydae Sinensis) hinzugefügt.
- Bei Schleim mit Blutbeimengung wurden 15 g *Xian He Cao* (Herba Agrimoniae Pilosae) und 10 g *Bai Mao Gen* (Rhizoma Imperatae Cylindricae) hinzugefügt.

3. Qi-und Yin-Mangel als Folge der Schädigung von Qi und Blut
Wichtige Symptome: Ein schwacher Husten, mentale Erschöpfung und wenig Neigung zu sprechen, Atemschwierigkeiten und spontanes Schwitzen.
Therapeutisches Prinzip: Qi vermehren und Yin nähren.
Bestandteile:
- *Dong Chong Xia Cao*‡ (Cordyceps Sinensis) 2 g
- *Xi Yang Shen** (Radix Panacis Quinquefolii) 6 g, separat abgekocht
- *Mai Men Dong* (Radix Ophiopogonis Japonici) 10 g
- *Wu Wei Zi* (Fructus Schisandrae) 6 g
- *Jie Geng* (Radix Platycodi Grandiflori) 10 g
- *Shi Hu** (Herba Dendrobii) 10 g
- *Dan Shen* (Radix Salviae Miltiorrhizae) 24 g
- *Chi Shao* (Radix Paeoniae Rubra) 15 g
- *Zhi Gan Cao* (Radix Glycyrrhizae, unter Rühren kurz angebraten mit Honig) 6 g

4

Modifikationen: Bei Atemschwierigkeiten und schwerem Keuchen bei Anstrengung wurden 6 g *Qing Dai* (Indigo Naturalis), eingepackt, und 15 g *Hai Ge Ke Fen*‡ (Concha Meretricis seu Cyclinae, pulverisiert) hinzugefügt.

4. Blut-Stase blockiert die Netzgefäße der Lunge:
Wichtige Symptome: Schwere stechende Schmerzen, ein matt-graues Gesicht, glanzlose livide Lippen und Nägel und Stasepunkte und -zeichen auf der Zunge.
Therapeutisches Prinzip: Das Blut vitalisieren und Blut-Stase transformieren.
Bestandteile:
- *Sheng Di Huang* (Radix Rehmanniae Glutinosae) 15 g
- *Chi Shao* (Radix Paeoniae Rubrae) 15 g
- *Dang Gui* (Radix Angelicae Sinensis) 10 g
- *Chuan Xiong* (Rhizoma Ligustici Chuanxiong) 5 g
- *Chuan Shan Jia*‡ (Squama Manitis Pentadactylae) 6 g
- *Huang Jing* (Rhizoma Polygonati) 15 g
- *Zhi Gan Cao* (Radix Glycyrrhizae, rührgerührt mit Honig) 6 g

Modifikationen:
- Bei schwerer Blut-Stase wurden jeweils 9 g *San Leng* (Rhizoma Sparganii Stoloniferi) und *E Zhu* (Rhizoma Curcumae) hinzugefügt.
- Bei allen Mustern wurde ein Päckchen täglich für ein Dekokt verwendet, das zweimal täglich ab dem ersten Auftreten der Strahlenpneumonitis zwei Wochen eingenommen wurde.

Ergebnisse: Die Hauptergebnisse finden sich in Tabelle 4-6.

Weitere Ergebnisse: Beendigung der Strahlentherapie: 67 Patienten waren während des Strahlentherapiezyklus von der Strahlenpneumonitis betroffen, 41 Patienten (36,6%) in der Gruppe mit TCM-Behandlung und 26 Patienten (43,3%) in der Vergleichsgruppe; 13 Patienten (11,6%) in der Gruppe mit TCM-Behandlung beendeten die Strahlentherapie vorzeitig und 16 (26,7%) in der Vergleichsgruppe ($P<0{,}05$).

4

Tabelle 4-6 Entwicklung der Symptome in den zwei Gruppen

Gruppe mit TCM-Behandlung (112 Patienten)				
Symptome	Zahl der Patienten	Symptome beseitigt (%)	Symptome gebessert (%)	Keine Verbesserung (%)
Husten	103	41,75	47,57	10,68
Beklemmung und Schmerz in der Brust	68	57,35	35,30	7,35
Aushusten von Schleim	67	55,21§	41,79	3,00
Fieber	79	68,35	27,85	3,80
Dyspnoe	33	38,71	51,61	9,68§
Aushusten von Blut	24	66,67§	25,00	8,33
Rasseln	83	32,53	56,63	10,84
Vergleichsgruppe (60 Patienten)				
Symptome	Zahl der Patienten	Symptome beseitigt (%)	Symptome gebessert (%)	Keine Verbesserung (%)
Husten	52	34,62	55,77	9,61
Beklemmung und Schmerz in der Brust	36	38,88	44,45	16,67
Aushusten von Schleim	33	33,33	54,55	12,12
Fieber	38	65,79	26,32	7,89
Dyspnoe	15	13,33	53,33	33,34
Aushusten von Blut	10	30,00	50,00	20,00
Rasseln	39	56,41	35,90	7,69

§ = $P<0{,}05$ im Verhältnis zur Vergleichsgruppe (der *t*-Test wurde für statistische Zwecke eingesetzt).

- Wiederauftreten: Die Nachfolgeuntersuchungen an 111 Patienten einen Monat nach Beendigung der Behandlung wegen Strahlenpneumonitis (73 in der Gruppe mit TCM-Behandlung und 38 in der Vergleichsgruppe) zeigte ein Wiederauftreten der Strahlenpneumonitis bei 14 Patienten (19,2%) in der Gruppe mit TCM-Behandlung und bei 17 Patienten (44,7%) in der Vergleichsgruppe ($P<0{,}01$).
- Tod durch den zugrundeliegenden Krebs: vier Patienten (3,6%) in der Gruppe mit TCM-Behandlung und sieben Patienten (11,7%) in der Vergleichsgruppe verstarben ($P<0{,}01$).

Zusammenfassung und Diskussion: Bezüglich der Verbesserung der Hauptsymptome, der Fähigkeit den Strahlentherapiezyklus zu beenden, des Wiederauftretens der Strahlenpneumonitis und der Todesrate sind die Verfasser der Meinung, dass die Patienten in der Gruppe mit TCM-Behandlung signifikant besser gestellt waren als jene in der Vergleichsgruppe.

Zur Zeit gibt es keine idealen Medikamente zur Behandlung der Strahlenpneumonitis. In der Westlichen Medizin ist die Behandlung mit Kortikosteroiden die Hauptmethode unter Zuhilfenahme von Antibiotika, um Infekte und Husten zu kontrollieren, und Sauerstoff-Inhalationen. Größere Dosen können die Symptome wirksam verbessern und das Fortschreiten der Lungenfibrose verzögern, aber die Nebenwirkungen können stark sein und schließen Komplikationen wie Infektionen, gastrointestinale Blutungen und ein Wiederauftreten nach Absetzen der Medikamente ein.

Die TCM betrachtet Strahlung als ein pathogenes Hitze-Toxin, das Krebszellen töten kann, das aber auch das Lungen-Yin verbraucht und schädigt und so das normale Lungengewebe angreift. Schädigung des Lungen-Yin und Versengen der Netzgefäße der Lunge ist die grundlegende Pathologie für Strahlenpneumonitis. Die vier oben ausgeführten Basisrezepturen wurden nach den Mustern zusammengestellt, die als Ursache der Strahlenpneumonitis identifiziert wurden; gleichzeitig enthalten alle Rezepturen Arzneien, die das Lungen-Yin anreichern und nähren, das Blut vitalisieren und Blut-Stase transformieren.

Erklärung der Rezepturen

Schleim-Hitze verlegt die Lungen:

- *Jin Yin Hua* (Flos Lonicerae), *Yu Xing Cao* (Herba Houttuyniae Cordatae) und *Huang Qin* (Radix Scutellariae Baicalensis) klären Hitze und vermindern die Toxizität.
- *Gua Lou* (Fructus Trichosanthis), *Qing Ban Xia* (Rhizoma Pinelliae Ternatae Depurata), *Zhe Bei Mu* (Bulbus Fritillariae Thunbergii), *Chao Xing Ren* (Semen Pruni Armeniacae, pfannengerührt) und *Jie Geng* (Radix Platycodi Grandiflori) stoppen Husten und zerteilen Schleim.
- *Mai Men Dong* (Radix Ophiopogonis Japonici) reichert das Lungen-Yin an und nährt es.
- *Chi Shao* (Radix Paeoniae Rubrae) und *Mu Dan Pi* (Cortex Moutan Radicis) kühlen und vitalisieren das Blut.
- *Gan Cao* (Radix Glycyrrhizae) harmonisiert die Eigenschaften der übrigen Bestandteile.

Lungen-Yin-Mangel:

- *Sheng Di Huang* (Radix Rehmanniae Glutinosae), *Mai Men Dong* (Radix Ophiopogonis Japonici), *Bai He* (Bulbus Lilii), *Xuan Shen* (Radix Scrophulariae Ningpoensis) und *Chuan Bei Mu* (Bulbus Fritillariae Cirrhosae) reichern das Lungen-Yin an und nähren es.
- *Jie Geng* (Radix Platycodi Grandiflori) und *Chao Xing Ren* (Semen Pruni Armeniacae, pfannengerührt) befeuchten die Lungen und stoppen Husten.
- *Dan Shen* (Radix Salviae Miltiorrhizae) und *Chi Shao* (Radix Paeoniae Rubrae) vitalisieren das Blut und transformieren Blut-Stase.
- *Gan Cao* (Radix Glycyrrhizae) harmonisiert die Eigenschaften der übrigen Bestandteile.

Qi-und Yin-Mangel:

- *Dong Chong Xia Cao*‡ (Cordyceps Sinensis), *Xi Yang Shen** (Radix Panacis Quinquefolii), *Mai Men Dong* (Radix Ophiopogonis Japonici), *Wu Wei Zi* (Fructus Schisandrae) und *Shi Hu** (Herba Dendrobii) vermehren Qi und nähren Yin.
- *Dan Shen* (Radix Salviae Miltiorrhizae) und *Chi Shao* (Radix Paeoniae Rubrae) vitalisieren das Blut und transformieren Blut-Stase.
- *Jie Geng* (Radix Platycodi Grandiflori) und *Zhi Gan Cao* (Radix Glycyrrhizae, unter Rühren kurz angebraten mit Honig) zerteilen Schleim und stoppen Husten.

Blut-Stase blockiert die Netzgefäße der Lunge:

- *Sheng Di Huang* (Radix Rehmanniae Glutinosae), *Chi Shao* (Radix Paeoniae Rubrae), *Dang Gui* (Radix Angelicae Sinensis), *Chuan Xiong* (Rhizoma Ligustici Chuanxiong) und *Chuan Shan Jia*‡ (Squama Manitis Pentadactylae) befreien die Gefäße, nähren und vitalisieren das Blut und transformieren Blut-Stase.
- *Huang Jing* (Rhizoma Polygonati) und *Zhi Gan Cao* (Radix Glycyrrhizae, pfannengerürt mit Honig) vermehren Qi und nähren Yin.

4.5 Kardiotoxizität

Kardiotoxizität ist eine Nebenwirkung der Chemotherapie und wird oft als Folge einer Therapie mit Doxorubicin (Adriamycin®) und anderen Anthrazyklinen betrachtet. Es wird allgemein angenommen, dass die Zelltoxizität dieser Mittel aus einer Kombination mit reiner oder natürlicher DNA durch Einschleusung in das DNA-Molekül entsteht und so die Replikation und Reparatur behindert wird. Diese Mittel inhibieren auch die Biosysnthese von Nukleinsäuren und können Komplexe mit DNA-Molekülen bilden, entweder allein oder mit Eisen kombiniert. Die durch eine Redox-Reaktion entstandenen starken freien Radikale reagieren mit den Lipiden der Zellmembran und verursachen Schäden, hauptsächlich am Myokard.

Zeichen einer Kardiotoxizität im Frühstadium sind temporäre und reversible Abweichung im Elektrokardiogramm (EKG) wie z. B. Tachykardie, Extrasystolen und Arrhythmien und später dann myokardiale Veränderungen, die in Abhängigkeit von der Gesamtmedikamentendosis stehen. Das Auftreten von Kardiomyopathien beträgt 3,5, 11 und 15 %, wenn die Gesamtmedikamentendosis 400 mg/m^2, 550 mg/m^2 und > 700 mg/m^2 der Körperoberfläche beträgt (aus diesen Gründen beschränkt man sich in der Praxis auf Höchstdosen von 400 mg/m^2).

Klinisches Symptom einer Kardiotoxizität ist die Arrhythmie, in schweren Fällen kann jedoch auch ein akutes oder progressives Herzversagen auftreten.

Ätiologie und Pathologie

Gemäß der Lehre der TCM regiert das Herz das Blut. Schwäche des Herz-Blutes führt zu ängstlichem Herzklopfen, wobei Ängste das Herz veranlassen, heftig zu schlagen. Wenn das Herz-Blut schwach ist, treten Palpitationen auf; das Herz ist unruhig und der Geist ist seiner Wohnstatt beraubt. Herzklopfen kann auf einen Mangel an Blut zurückgehen, das aus diesem Grund das Herz nicht angemessen versorgen kann; Mangel an Blut kann durch eine Vielzahl von Pathologien entstehen, die weiter unten beschrieben werden.

Klinische Erscheinungsformen

Die hauptsächlichen Erscheinungsformen sind Palpitationen, Angst, Brustschmerzen, Beklemmungsgefühl in der Brust, Dyspnoe und Arrhythmien. Das EKG zeigt Extrasystolen und Veränderungen in der ST-T-Strecke.

Allgemeine Behandlungsmethoden

Da dieser Zustand auf einem Mangel an Blut beruht, der dazu führt, dass das Herz nicht adäquat genährt wird, ist das Hauptbehandlungsprinzip das Nähren des Herzens und das Beruhigen des Geistes, während gleichzeitig die Ursachen, die zu diesem Zustand geführt haben, behandelt werden. Chemotherapie kann den Herzmuskel schädigen und in schweren Fällen Veränderungen im EKG hervorrufen; die Blut- und Sauerstoffversorgung des Myokards sollte daher zusätzlich gesteigert und die Mikrozirkulation verbessert werden.

In der TCM werden kardiale Arrhythmien normalerweise durch Messen des Pulses und Analysieren der subjektiven Symptome diagnostiziert. Springende, verknotete und regelmäßig unterbrochene Pulse teilen die allgemeinen Merkmale von Unregelmäßigkeit; diese Pulse werden oft von Palpitationen und ängstlichem Pochen begleitet. Daher können Abhandlungen in der TCM-Literatur über dieses Thema als Bezugspunkte für die Behandlung kardialer Arrhythmien dienen.

Unregelmäßige Pulse, Palpitationen und ängstliches Pochen haben viele Ursachen, besonders eine Disharmonie von Qi und Blut, Qi-Stagnation und Blut-Stase oder innere Ansammlung von Schleim-Flüssigkeiten. Ein unregelmäßiger Puls aufgrund einer Schädigung des Myokards durch chemotherapeutische Mittel ist jedoch sehr häufig auf eine Blockierung von Qi und Blut und einen Mangel an Herz-Blut zurückzuführen; er kann hauptsächlich durch Regulieren des Qi und Vitalisieren des Blutes, um das Herz-Blut zu nähren, behandelt werden.

In schweren Fällen von Kardiotoxizität, charakterisiert durch scharfen Schmerz im präkordialen Bereich, Fieber, Dyspnoe und Ödeme, sollten Arzneien zur Vitalisierung des Blutes und zur Transformation von Blut-Stase, zur Vermehrung von Qi und zum Beruhigen des Geistes verordnet werden.

Häufig verwendete Arzneien

- *Ren Shen* (Radix Ginseng)
- *Mai Men Dong* (Radix Ophiopogonis Japonici)
- *Wu Wei Zi* (Fructus Schisandrae)
- *Gan Cao* (Radix Glycyrrhizae)
- *Huang Qi* (Radix Astragali seu Hedysari)
- *Suan Zao Ren* (Semen Ziziphi Spinosae)
- *Dan Shen* (Radix Salviae Miltiorrhizae)
- *Gui Zhi* (Ramulus Cinnamomi Cassiae)
- *E Jiao*‡ (Gelatinum Corii Asini)
- *Chuan Xiong* (Rhizoma Ligustici Chuanxiong)
- *Da Zao* (Fructus Ziziphi Jujubae)
- *Bai Shao* (Radix Paeoniae Lactiflorae)
- *Dang Gui* (Radix Angelicae Sinensis)
- *Fu Ling* (Sclerotium Poriae Cocos)

Häufig verwendete Akupunkturpunkte

- He 6 Yinxi
- Ni 3 Taixi
- Pe 6 Neiguan
- Bl 15 Xinshu
- Bl 23 Shenshu
- Bl 20 Pishu
- Ma 36 Zusanli
- Ren 17 Danzhong
- Ren 14 Juque
- Le 13 Zhangmen
- Ren 6 Qihai
- Mi 6 Sanyinjiao
- Ren 4 Guanyuan
- Ma 25 Tianshu

Musteridentifizierung und therapeutische Prinzipien

Herz-Yin-Mangel

Wichtige Symptome

Palpitationen, Beklemmung in der Brust, Hitzesensationen in den Handflächen und Fußsohlen oder subfebrile Temperaturen, trockener Mund und Nachtschweiß. Der Zungenkörper ist rot mit wenig oder fehlendem Belag; der Puls ist fadenförmig oder fadenförmig und schnell.

Arzneitherapie

Therapeutisches Prinzip

Yin anreichern und das Blut nähren, das Herz tonisieren und den Geist beruhigen.

Rezeptur

Tian Wang Bu Xin Dan Jia Jian
(Besondere Pille des Himmlischen Kaisers, die das Herz tonisiert, mit Modifikationen)

- *Bai Zi Ren* (Semen Biotae Orientalis) 15 g
- *Suan Zao Ren* (Semen Ziziphi Spinosae) 30 g
- *Tian Men Dong* (Radix Asparagi Cochinchinensis) 15 g
- *Mai Men Dong* (Radix Ophiopogonis Japonici) 15 g
- *Dang Gui* (Radix Angelicae Sinensis) 10 g
- *Wu Wei Zi* (Fructus Schisandrae) 10 g
- *Sheng Di Huang* (Radix Rehmanniae Glutinosae) 15 g
- *Ren Shen* (Radix Ginseng) 6 g, separat abgekocht
- *Dan Shen* (Radix Salviae Miltiorrhizae) 15 g
- *Yuan Zhi* (Radix Polygalae) 10 g
- *Fu Shen* (Sclerotium Poriae Cocos cum Ligno Hospite) 10 g
- *Xuan Shen* (Radix Scrophulariae Ningpoensis) 10 g
- *Jie Geng* (Radix Platycodi Grandiflori) 10 g

Erklärung

- Sheng Di Huang (Radix Rehmanniae Glutinosae) reichert als Hauptarznei das Yin an und tonisiert die Nieren, es dringt in die Blut-Ebene ein, um das Blut zu nähren. Solange das Blut nicht trocken ist, werden die Körperflüssigkeiten spontan befeuchtet.
- *Tian Men Dong* (Radix Asparagi Cochinchinensis), *Mai Men Dong* (Radix Ophiopogonis Japonici) und *Xuan Shen* (Radix Scrophulariae Ningpoensis) reichern Yin an und befeuchten Trockenheit mit Kälte und Süße, um Leere-Feuer zu klären.
- Dan Shen (Radix Salviae Miltiorrhizae) und Dang Gui (Radix Angelicae Sinensis) tonisieren und nähren das Blut, ohne eine Stase hervorzurufen.
- *Fu Shen* (Sclerotium Poriae Cocos cum Ligno Hospite) und *Ren Shen* (Radix Ginseng) vermehren Qi und beruhigen das Herz.

- Wu Wei Zi (Fructus Schisandrae), Suan Zao Ren (Semen Ziziphi Spinosae), Bai Zi Ren (Semen Biotae Orientalis) und Yuan Zhi (Radix Polygalae) nähren das Herz und beruhigen den Geist.
- Jie Geng (Radix Platycodi Grandiflori) befördert die übrigen Bestandteile nach oben.

Akupunktur

Therapeutisches Prinzip

Yin anreichern und das Blut nähren, das Herz tonisieren und den Geist beruhigen.

Punkte

He 6 Yinxi, Ni 3 Taixi, Pe 6 Neiguan, Bl 15 Xinshu und Bl 23 Shenshu.

Technik

Man verwende filiforme Nadeln und die ausgleichende Methode. Die Nadeln werden 20–30 Minuten in den Punkten belassen.

Erklärung

- Bl 15 Xinshu und Bl 23 Shenshu, die Rücken-shu-Punkte von Herz und Nieren, nähren und tonisieren das Yin von Herz und Nieren, nähren das Blut und beruhigen den Geist.
- He 6 Yinxi klärt Hitze und beruhigt den Geist durch Tonisieren des Herz-Yin.
- Ni 3 Taixi, ein wichtiger Punkt zum Nähren von Yin im ganzen Körper, tonisiert das Yin von Herz und Nieren.
- Pe 6 Neiguan, einer der Einschalt-jiao hui-Punkte der Acht Außerordentlichen Meridiane, ist auch ein sehr wichtiger Punkt in der Behandlung von Störungen des Herzens und der Brust, da er das Herz tonisiert und den Geist beruhigt.

Herz-und Milz-Mangel

Wichtige Symptome

Palpitationen und Dyspnoe verschlechtert durch Anstrengung, ängstliches Herzklopfen (siehe Ätiologie und Pathologie), Vergesslichkeit, Müdigkeit und eine glanzlose Gesichtsfarbe. Der Zungenkörper ist blass und vergrößert mit einem dünnen und weißen oder einem weißen und schmierigen Belag; der Puls ist fadenförmig und schwach.

Arzneitherapie

Therapeutisches Prinzip

Qi vermehren und das Blut tonisieren, die Milz stärken und das Herz nähren.

Rezeptur

Gui Pi Tang Jia Jian **(Dekokt, das die Milz wiederherstellt, mit Modifikationen)**

- *Bai Zhu* (Rhizoma Atractylodis Macrocephalae) 15 g
- *Fu Ling* (Sclerotium Poriae Cocos) 15 g
- *Huang Qi* (Radix Astragali seu Hedysari) 30 g
- *Long Yan Rou* (Arillus Euphoriae Longanae) 15 g
- *Suan Zao Ren* (Semen Ziziphi Spinosae) 15 g
- *Ren Shen* (Radix Ginseng) 10 g, separat abgekocht
- *Mu Xiang** (Radix Aucklandiae Lappae) 6 g
- *Dang Gui* (Radix Angelicae Sinensis) 10 g
- *Yuan Zhi* (Radix Polygalae) 10 g
- *Zhi Gan Cao* (Radix Glycyrrhizae, unter Rühren kurz angebraten mit Honig) 6 g

Erklärung

- Huang Qi (Radix Astragali seu Hedysari), Ren Shen (Radix Ginseng), Zhi Gan Cao (Radix Glycyrrhizae, unter Rühren kurz angebraten mit Honig) und Bai Zhu (Rhizoma Atractylodis Macrocephalae) tonisieren die Milz und vermehren Qi mit Wärme und Süße.
- Dang Gui (Radix Angelicae Sinensis) nährt die Leber und tonisiert das Blut.
- Long Yan Rou (Arillus Euphoriae Longanae), Suan Zao Ren (Semen Ziziphi Spinosae) und Fu Ling (Sclerotium Poriae Cocos) nähren das Herz und beruhigen den Geist.
- Yuan Zhi (Radix Polygalae) fördert das Zusammenspiel von Herz und Nieren, beruhigt das Herz und stabilisiert das Denken.
- Mu Xiang* (Radix Aucklandiae Lappae) reguliert das Qi und veranlasst die Milz, die klebrigen und Stagnation hervorrufenden Eigenschaften der übrigen Bestandteile zu reduzieren.

Akupunktur und Moxibustion

Therapeutisches Prinzip

Qi vermehren und das Blut tonisieren, die Milz stärken und das Herz nähren.

Punkte

Bl 15 Xinshu, Bl 20 Pishu, Ma 36 Zusanli, Pe 6 Neiguan, Ren 17 Danzhong, Ren 14 Juque, und Le 13 Zhangmen.

Technik

Man verwende filiforme Nadeln und die ausgleichende Methode. Die Nadeln werden 20–30 Minuten in den Punkten belassen. Ma 36 kann moxibustiert werden.

Erklärung

- Bl 15 Xinshu, Bl 20 Pishu, Ren 14 Juque und Le 13 Zhangmen, die Kombination der Rücken-*shu*- und Alarm-*mu*-Punkte von Herz und Milz, stärken die Milz und nähren das Herz.
- Ma 36 Zusanli stärkt die Milz, um die Quelle der Erzeugung und Transformation von Blut und Qi zu nähren.
- Ren 17 Danzhong, Punkt des „Meeres des Qi", tonisiert Qi und nährt das Blut.
- Pe 6 Neiguan beruhigt das Herz und den Geist.

Qi- und Yin-Mangel

Wichtige Symptome

Palpitationen und ängstliches Pochen (siehe Ätiologie und Pathologie), Beklemmung in der Brust, Dyspnoe, Schlaflosigkeit, Trockenheit in Mund und Kehle, spontanes Schwitzen und nächtliches Schwitzen. Der Zungenkörper ist blassrötlich oder trocken; der Puls ist fadenförmig und schwach.

Arzneitherapie

Therapeutisches Prinzip

Qi vermehren und Körperflüssigkeiten erzeugen, Yin adstringieren und das Schwitzen beenden.

Rezeptur

Sheng Mai San Jia Jian
(Pulver, das den Puls erzeugt, mit Modifikationen)

- *Ren Shen* (Radix Ginseng) 10 g, separat abgekocht
- *Mai Men Dong* (Radix Ophiopogonis Japonici) 15 g
- *Wu Wei Zi* (Fructus Schisandrae) 15 g
- *Huang Qi* (Radix Astragali seu Hedysari) 15 g
- *Dan Shen* (Radix Salviae Miltiorrhizae) 15 g
- *E Jiao*‡ (Gelatinum Corii Asini) 10 g, eingeschmolzen in das fertige Dekokt

Erklärung

- Ren Shen (Radix Ginseng) und Huang Qi (Radix Astragali seu Hedysari) tonisieren besonders gut das Ursprungs-Qi (Yuan Qi).
- Mai Men Dong (Radix Ophiopogonis Japonici) nährt das Yin mit Kälte und Süße.
- Wu Wei Zi (Fructus Schisandrae), sauer im Geschmack, adstringiert die Lungen und beendet Schwitzen.
- Dan Shen (Radix Salviae Miltiorrhizae) vitalisiert das Blut und transformiert Blut-Stase.
- E Jiao‡ (Gelatinum Corii Asini) tonisiert und nährt das Blut.

Akupunktur

Therapeutisches Prinzip

Qi vermehren und Körperflüssigkeiten erzeugen, Yin adstringieren und das Schwitzen beenden.

Punkte

Ma 36 Zusanli, Ni 3 Taixi, Ren 6 Qihai, Pe 6 Neiguan, Mi 6 Sanyinjiao, Bl 15 Xinshu und Bl 23 Shenshu.

Technik

Man verwende filiforme Nadeln und die ausgleichende Methode. Die Nadeln werden 20–30 Minuten in den Punkten belassen.

Erklärung

- Ma 36 Zusanli und Ren 6 Qihai tonisieren Qi, nähren das Blut und erzeugen Körperflüssigkeiten.
- Ni 3 Taixi und Mi 6 Sanyinjiao nähren und adstringieren das Yin.
- Bl 23 Shenshu und Bl 15 Xinshu beenden Schwitzen und Palpitationen durch Regulieren und Tonisieren von Herz und Nieren.
- Pe 6 Neiguan beruhigt und reguliert den Geist und nährt das Herz.

Herz-Yang-Insuffizienz

Ätiologie

Dieses Muster tritt oft auf, wenn ein vorangehender Qi- und Yin-Mangel mit einer Schädigung des Yang durch das Yin vorliegt, besonders wenn eine Yang-Schwäche daraus hervorgeht. Chemotherapie kann das Herz-Yin und eine andauernde Schädigung des Herz-Yin kann das Herz-Yang schädigen.

Wichtige Symptome

Palpitationen, Dyspnoe, ein blasser und glanzloser Gesichtsausdruck, kalte Gliedmaßen, weiche Stühle und Kraftlosigkeit. Der Zungenkörper ist blass mit einem dünnen und feuchten Belag; der Puls ist fadenförmig.

Arzneitherapie

Therapeutisches Prinzip

Das Herz-Yang wärmen und tonisieren.

Rezeptur

Gui Zhi Gan Cao Tang Jia Jian
(Dekokt mit Ra. Cinnamomi Cassiae und Rx. Glycyrrhizae Uralensis, mit Modifikationen)

- *Gui Zhi* (Ramulus Cinnamomi Cassiae) 10 g
- *Bai Shao* (Radix Paeoniae Lactiflorae) 15 g
- *Zhi Gan Cao* (Radix Glycyrrhizae, unter Rühren kurz angebraten mit Honig) 10 g
- *Da Zao* (Fructus Ziziphi Jujubae) 15 g
- *Pao Fu Zi** (Radix Lateralis Aconiti Carmichaeli Tosta) 10 g, 30–60 Minuten abgekocht vor Hinzufügen der übrigen Bestandteile
- *Ren Shen* (Radix Ginseng) 10 g, separat abgekocht
- *Duan Long Gu*‡ (Os Draconis Calcinatum) 30 g, 30–60 Minuten abgekocht vor Hinzufügen der übrigen Bestandteile
- *Duan Mu Li*‡ (Concha Ostreae Calcinata) 30 g, 30–60 Minuten abgekocht vor Hinzufügen der übrigen Bestandteile

Erklärung

- *Gui Zhi* (Ramulus Cinnamomi Cassiae) und *Pao Fu Zi** (Radix Lateralis Aconiti Carmichaeli Tosta) wärmen und tonisieren das Herz-Yang.
- Ren Shen (Radix Ginseng), Zhi Gan Cao (Radix Glycyrrhizae, unter Rühren kurz angebraten mit Honig) und Da Zao (Fructus Ziziphi Jujubae) tonisieren die Milz und vermehren Qi.
- Bai Shao (Radix Paeoniae Lactiflorae) vermehrt Yin und nährt das Blut.
- Duan Long Gu‡ (Os Draconis Calcinatum) und Duan Mu Li‡ (Concha Ostreae Calcinata) befestigen und beruhigen den Geist.

Bemerkung

*Fu Zi** (Radix Lateralis Aconiti Carmichaeli Praeparata) kann in dieser Rezeptur durch 10 g *Fu Pen Zi* (Fructus Rubi Chingii) ersetzt werden.

Akupunktur und Moxibustion

Therapeutisches Prinzip

Herz-Yang wärmen und tonisieren.

Punkte

Bl 15 Xinshu, Ren 14 Juque, Ren 4 Guanyuan, Ma 36 Zusanli, Pe 6 Neiguan und Ma 25 Tianshu.

Technik

Man verwende filiforme Nadeln und die stärkende Methode. Die Nadeln werden 20–30 Minuten in den Punkten belassen. Wenn erforderlich, kann Moxibustion eingesetzt werden.

Erklärung

- Bl 15 Xinshu und Ren 14 Juque, die Rücken-*shu*- und Alarm-*mu*-Punkte des Herzens, regulieren und tonisieren das Herz-Yang.
- Ren 4 Guanyuan und Ma 36 Zusanli wärmen und tonisieren das Herz-Yang durch Kultivieren und Tonisieren des Ursprungs-Yang.
- Pe 6 Neiguan beruhigt den Geist, stabilisiert das Denken und beendet Palpitationen.
- Ma 25 Tianshu stärkt die Milz und vermehrt Qi.

Arrhythmien und Palpitationen: Muster 1

Wichtige Symptome

Unruhe in Herz und Geist, Palpitationen, ein mattpurpurner Zungenkörper, möglicherweise mit Stase-Zeichen, und ein verknoteter und regelmäßig unterbrochener Puls.

Arzneitherapie

Therapeutisches Prinzip

Das Blut tonisieren und Qi vermehren, Yin anreichern und Yang harmonisieren.

Rezeptur

Fu Mai Tang Jia Jian
(Dekokt, das den Puls wiederherstellt)

- *Ren Shen* (Radix Ginseng) 10 g, separat abgekocht
- *Zhi Gan Cao* (Radix Glycyrrhizae, unter Rühren kurz angebraten mit Honig) 10 g
- *Da Zao* (Fructus Ziziphi Jujubae) 15 g

- *Sheng Di Huang* (Radix Rehmanniae Glutinosae) 15 g
- *Mai Men Dong* (Radix Ophiopogonis Japonici) 15 g
- *E Jiao*‡ (Gelatinum Corii Asini) 10 g, eingeschmolzen in das fertige Dekokt
- *Gui Zhi* (Ramulus Cinnamomi Cassiae) 10 g
- *Dan Shen* (Radix Salviae Miltiorrhizae) 15 g
- *Bai Shao* (Radix Paeoniae Lactiflorae) 15 g
- *Chuan Xiong* (Rhizoma Ligustici Chuanxiong) 6 g

Erklärung

- *Ren Shen* (Radix Ginseng), *Zhi Gan Cao* (Radix Glycyrrhizae, unter Rühren kurz angebraten mit Honig) und *Da Zao* (Fructus Ziziphi Jujubae) tonisieren und vermehren das Milz-Qi.
- *Sheng Di Huang* (Radix Rehmanniae Glutinosae), *E Jiao*‡ (Gelatinum Corii Asini) und *Mai Men Dong* (Radix Ophiopogonis Japonici) nähren Yin und befeuchten Trockenheit, nähren das Herz und tonisieren das Blut.
- *Gui Zhi* (Ramulus Cinnamomi Cassiae) wärmt und befreit das Herz und die Gefäße.
- *Dan Shen* (Radix Salviae Miltiorrhizae), *Bai Shao* (Radix Paeoniae Lactiflorae) und *Chuan Xiong* (Rhizoma Ligustici Chuanxiong) nähren und bewegen das Blut.

Arrhythmien und Palpitationen: Muster 2

Wichtige Symptome

Palpitationen und ängstliches Pochen (siehe Ätiologie und Pathologie), Schmerzen und Beklemmung in der Brust. Der Zungenkörper ist matt-purpur oder dunkelrot mit Stasezeichen; der Puls ist verknotet und regelmäßig unterbrochen.

Therapeutisches Prinzip

Das Blut vitalisieren und Blut-Stase zerteilen, Qi regulieren und das Blut bewegen.

Rezeptur

Xue Fu Zhu Yu Tang Jia Jian
(Dekokt, das Stasen aus dem Haus des Blutes treibt, mit Modifikationen)

- *Dang Gui* (Radix Angelicae Sinensis) 10 g
- *Sheng Di Huang* (Radix Rehmanniae Glutinosae) 10 g
- *Tao Ren* (Semen Persicae) 10 g
- *Zhi Shi* (Fructus Immaturus Citri Aurantii) 10 g
- *Chi Shao* (Radix Paeoniae Rubrae) 10 g
- *Chai Hu* (Radix Bupleuri) 10 g
- *Gan Cao* (Radix Glycyrrhizae) 6 g
- *Jie Geng* (Radix Platycodi Grandiflori) 10 g
- *Chuan Xiong* (Rhizoma Ligustici Chuanxiong) 10 g
- *Niu Xi* (Radix Achyranthis Bidentatae) 10 g

Erklärung

- Dang Gui (Radix Angelicae Sinensis), Sheng Di Huang (Radix Rehmanniae Glutinosae), Chi Shao (Radix Paeoniae Rubrae), Niu Xi (Radix Achyranthis Bidentatae) und Tao Ren (Semen Persicae) vitalisieren das Blut und zerteilen Blut-Stase.
- Chuan Xiong (Rhizoma Ligustici Chuanxiong), Zhi Shi (Fructus Immaturus Citri Aurantii), Chai Hu (Radix Bupleuri) und Jie Geng (Radix Platycodi Grandiflori) leiten die Leber aus und transformieren Blut-Stase, regulieren Qi und vitalisieren das Blut.
- Gan Cao (Radix Glycyrrhizae) gleicht die Eigenschaften der übrigen Bestandteile aus und harmonisiert sie.

Akupunktur

Therapeutisches Prinzip

Das Blut tonisieren und Qi vermehren, Yin anreichern und Yang harmonisieren.

Punkte

Bl 15 Xinshu, Pe 6 Neiguan und Ren 17 Danzhong.

Technik

Man verwende filiforme Nadeln und die ausgleichende Methode. Die Nadeln werden 20–30 Minuten in den Punkten belassen.

Erklärung

Die Kombination dieser drei Punkte reguliert und beruhigt den Geist, nährt das Herz und reguliert damit den Herzschlag.

Anmerkung

Da das Herz das Blut und die Blutgefäße regiert und Blut-Stase bei allen Formen der kardialen Schädigung auftritt, können Arzneien zur Vitalisierung des Blutes und zur Transformation von Blut-Stase wie *Dan Shen* (Radix Salviae Miltiorrhizae), *Hong Hua* (Flos Carthami Tinctorii) und *Tao Ren* (Semen Persicae) allen oben beschriebenen Mustern hinzugefügt werden, um das Herz durch Förderung der Bewegung von Qi und Blut und durch das Befreien von Herz und Gefäßen zu schützen.

4.6 Strahlenzystitis

Die Strahlenzystitis ist eine späte Nebenwirkung der Strahlentherapie von Karzinomen von Zervix, Ovarien, Blase, Rektum oder der Beckenregion. Zu Krankheitssymptomen kommt es meist ein bis sechs Jahre nach der Bestrahlung, der Zeitpunkt des Auftretens ist dabei abhängig von der Gesamtbestrahlungsdosis und der Konstitution des Patienten; je größer die Gesamtdosis und je schwächer die Konstitution des Patienten, desto eher manifestiert sich eine Strahlenzystitis. Sofern die Blutungen (Hämaturie) unter Kontrolle gebracht werden können, können die meisten Patienten mit Bestrahlungszystitis innhalb von vier Jahren geheilt werden. Blutungen der kleinen Gefäße werden durch Stau und Ödemen in der Blasenmukosa verursacht und ihr wiederholtes Auftreten kann zur Bildung von Ulzera führen mit – in schweren Fällen – großen Mengen an Blut im Urin.

4

Ätiologie und Pathologie

Die Blase speichert Flüssigkeiten, die ausgeschieden werden, sobald sie durch Qi transformiert wurden. Die Nieren regieren das Wasser. Wenn Nieren-Qi-Mangel besteht, wird die Aufgabe der Niere, über das Öffnen und Schließen Urin und Stuhl zu kontrollieren, geschwächt. Die Nieren stehen in einer Innen-Außen-Beziehung mit der Blase. Obwohl sich Erkrankungen in der Blase manifestieren, liegt daher die Wurzel der Erkrankung in den Nieren. Eine Schwäche der Nieren stört die Transformation von Qi in der Blase und beeinträchtigt ihre Haltefunktion, was sich in häufigem Wasserlassen und Harndruck niederschlägt. Nierenschwäche führt zu häufigem Wasserlassen in der Nacht (Nykturie) und Schmerzen und Beschwerden im unteren Rücken. Wenn Hitze an die Blase weitergeleitet wird, werden schmerzhaftes Wasserlassen (Dysurie) und Blut im Urin (Hämaturie) die Folge sein. Die wichtigsten therapeutischen Prinzipien sind das Stärken des Nieren-Qi, Ausleiten von Hitze aus der Blase und die Förderung des Wasserlassens.

Klinische Erscheinungsformen

Die häufigsten Zeichen resultieren aus der Störung der Blasenfunktion und beinhalten häufiges Wasserlassen, Harndruck, Dsyurie und Hämaturie, die entweder mit bloßem Auge oder durch mikroskopische Untersuchung sichtbar ist. Begleitsymptome sind Schmerzen und Beschwerden im unteren Rücken oder Schmerzen im unteren Abdomen, die nach unten ausstrahlen.

Allgemeine Behandlungsmethoden

Die therapeutische Bestrahlung von benachbarten Gewebestrukturen kann das Blasengewebe direkt schädigen und zu lokalen Schwellungen oder Fibrosierung führen, die das Wasserlassen erschweren. Bei Behandlung nach den identifizierten Mustern können Arzneien, die das Blut stärken und Blut-Stase transformieren, bei Bedarf hinzugefügt werden, um die lokale Blutzirkulation zu verbessern und Entzündungen des Gewebes zu reduzieren. Zum Beispiel:

- *Dan Shen* (Radix Salviae Miltiorrhizae)
- *Da Huang* (Radix et Rhizoma Rhei)
- *Mu Dan Pi* (Cortex Moutan Radicis)
- *Bai Tou Weng* (Radix Pulsatillae Chinensis)
- *Chi Shao* (Radix Paeoniae Rubrae)
- *San Qi* (Radix Notoginseng)
- *E Zhu* (Rhizoma Curcumae)

Durch Hinzufügen dieser Arzneien zu denjenigen, die Hitze aus der Blase ausleiten und das Wasserlassen fördern, werden die klinischen Symptome reduziert und die Ergebnisse der Laboruntersuchungen verbessert.

Häufig verwendete Arzneien

- Für Steifigkeit und Schmerzen im unteren Rücken, begleitet von Müdigkeit und Schwäche, sollten Arzneien zur Tonisierung der Nieren, Bewegen des Blutes und Förderung der Ausleitung von Feuchtigkeit verordnet werden:
- *Sheng Di Huang* (Radix Rehmanniae Glutinosae)
- *Che Qian Cao* (Herba Plantaginis)
- *Gan Cao* (Radix Glycyrrhizae)
- *Sheng Jiang* (Rhizoma Zingiberis Officinalis Recens)

- *Da Zao* (Fructus Ziziphi Jujubae)
- *Sang Piao Xiao*‡ (Oötheca Mantidis)
- *Yi Zhi Ren* (Fructus Alpiniae Oxyphyllae)
- *Fu Ling* (Sclerotium Poriae Cocos)
- *Bai Zhu* (Rhizoma Atractylodis Macrocephalae)
- *Shan Yao* (Rhizoma Dioscoreae Oppositae)
- Bei häufigem Wasserlassen und Harndruck, Dysurie und Brennen beim Wasserlassen sollten Arzneimittel zur Klärung von Hitze, Förderung der Ausleitung von Feuchtigkeit und Tonisierung der Nieren verordnet werden:
- *Sheng Di Huang* (Radix Rehmanniae Glutinosae)
- *Lu Gen* (Rhizoma Phragmitis Communis)
- *Bai Mao Gen* (Rhizoma Imperatae Cylindricae)
- *Tong Cao* (Medulla Tetrapanacis Papyriferi)
- *Bian Xu* (Herba Polygoni Avicularis)
- *Zhi Zi* (Fructus Gardeniae Jasminoidis)
- *Hua Shi*‡ (Talcum)
- *Qu Mai* (Herba Dianthi)
- *Deng Xin Cao* (Medulla Junci Effusi)
- *Che Qian Zi* (Semen Plantaginis)
- *Gan Cao* (Radix Glycyrrhizae)
- *Dan Zhu Ye* (Folium Lophatheri Gracilis)
- *Ce Bai Ye* (Cacumen Biotae Orientalis)

Häufig verwendete Akupunkturpunkte

- Mi 6 Sanyinjiao
- Mi 9 Yinlingquan
- Bl 28 Pangguangshu
- Ren 3 Zhongji
- Bl 20 Pishu
- Ma 36 Zusanli
- Bl 23 Shenshu
- Ren 4 Guanyuan
- Mi 10 Xuehai
- Ren 6 Qihai
- Bl 40 Weizhong

Musteridentifizierung und therapeutische Prinzipien

Ansammlung und Bindung von Feuchte-Hitze

Wichtige Symptome

Harndruck und Dysurie, ziehende Schmerzen im unteren Rücken, durch mikroskopische Untersuchung bestätigte Hämaturie. Der Zungenkörper ist rot mit gelbem Belag; der Puls ist drahtig und schnell.

Arzneitherapie

Therapeutisches Prinzip

Hitze aus dem Unteren Erwärmer klären und das Wasserlassen fördern, vom Lin-Syndrom befreien und Blut kühlen.

Rezeptur

***Ba Zheng San Jia Jian* (Acht-Arzneien-Pulver zur Korrektur, mit Modifikationen)**

- *Tong Cao* (Medulla Tetrapanacis Papyriferi) 6 g
- *Che Qian Zi* (Semen Plantaginis) 10 g, eingepackt
- *Bian Xu* (Herba Polygoni Avicularis) 15 g
- *Qu Mai* (Herba Dianthi) 15 g
- *Hua Shi*‡ (Talcum) 30 g, eingepackt
- *Zhi Da Huang* (Radix et Rhizoma Rhei, mit Alkohol zubereitet) 10 g, 10 Minuten vor Ende des Kochprozesses hinzugefügt
- *Gan Cao* (Radix Glycyrrhizae) 10 g
- *Chao Zhi Zi* (Fructus Gardeniae Jasminoidis, pfannengerührt) 10 g
- *Deng Xin Cao* (Medulla Junci Effusi) 6 g
- *Sheng Di Huang* (Radix Rehmanniae Glutinosae) 15 g
- *San Qi* (Radix Notoginseng) 10 g

Erklärung

- *Bian Xu* (Herba Polygoni Avicularis), *Che Qian Zi* (Semen Plantaginis), *Tong Cao* (Medulla Tetrapanacis Papyriferi), *Hua Shi*‡ (Talcum) und *Qu Mai* (Herba Dianthi) fördern das Wasserlassen und befreien vom Lin-Syndrom, klären Hitze und fördern die Ausleitung von Feuchtigkeit.
- *Chao Zhi Zi* (Fructus Gardeniae Jasminoidis, pfannengerührt) klärt Hitze aus dem Dreifachen Erwärmer.
- *Da Huang* (Radix et Rhizoma Rhei) leitet Hitze und Feuer nach unten aus.
- *Deng Xin Cao* (Medulla Junci Effusi) leitet die Hitze nach unten aus.
- *Sheng Di Huang* (Radix Rehmanniae Glutinosae) and *San Qi* (Radix Notoginseng) kühlen das Blut und stoppen Blutungen.
- *Gan Cao* (Radix Glycyrrhizae) harmonisiert die Eigenschaften der anderen Rezepturbestandteile.

Modifizierung

Bei Blut im Urin füge man 30 g *Bai Mao Gen* (Rhizoma Imperatae Cylindricae) hinzu.

Akupunktur

Therapeutisches Prinzip

Hitze aus dem Unteren Erwärmer ausleiten und Wasserlassen fördern, vom Lin-Syndrom befreien und das Blut kühlen.

Punkte

Mi 6 Sanyinjiao, Mi 9 Yinlingquan, Bl 28 Pangguangshu und Ren 3 Zhongji.

Technik

Man verwende filiforme Nadeln mit ableitender Stichtechnik. Die Nadeln werden 20–30 Minuten in den Punkten belassen.

Erklärung

- Dieses Muster wird von Feuchte-Hitze in der Milz-Leitbahn verursacht, die sich in die Blase nach unten ergießt. Mi 6 Sanyinjiao und Mi 9 Yinlingquan leiten Feuchte-Hitze in der Milz-Leitbahn aus und fördern das Wasserlassen.
- Bl 28 Pangguangshu und Ren 3 Zhongji, die Rücken-*shu*- und Alarm-*mu*-Punkte der Blase, fördern die Bewegung von Feuchte-Hitze durch Ausleiten und Regulieren von Qi im Unteren Erwärmer.

Milz- und Nieren-Yang-Mangel

Wichtige Symptome und Zeichen

Dyspnoe, Müdigkeit und Schwäche, Schmerzen im unteren Rücken, häufiges Wasserlassen am Tag und in der Nacht, spontanes Schwitzen, kalte Gliedmaßen, vergrößerter Zungenkörper mit Zahneindrücken und weißem Zungenbelag und tiefer und fadenförmiger Puls. Diese Symptome erscheinen oft in chronischen Fällen, wo es aufgrund von Schädigungen der muskulären Schicht der Blase schwierig ist, die Blasenfunktion wiederherzustellen, nachdem die akuten Symptome von Strahlenzystitis (einschließlich Entzündung) unter Kontrolle gebracht worden sind.

Arzneitherapie

Therapeutisches Prinzip

Milz stärken und Nieren kräftigen, Yang erwärmen und stärken.

Rezeptur

***Shen Fu Tang He Shen Ling Bai Zhu San Jia Jian* (Dekokt mit Rx. Ginseng und Rx. Aconiti und Ginseng-, Poria- und [weißes] Atractylodes-Pulver, mit Modifizierungen)**

- *Ren Shen* (Radix Ginseng) 10 g, separat abgekocht
- *Fu Zi** (Radix Lateralis Aconiti Carmichaeli Praeparata) 10 g, vor den anderen Zutaten 30–60 Minuten abgekocht
- *Sheng Jiang* (Rhizoma Zingiberis Officinalis Recens) 6 g
- *Da Zao* (Fructus Ziziphi Jujubae) 15 g
- *Bai Zhu* (Rhizoma Atractylodis Macrocephalae) 15 g
- *Fu Ling* (Sclerotium Poriae Cocos) 15 g
- *Zhi Gan Cao* (Radix Glycyrrhizae, unter Rühren kurz angebraten mit Honig) 6 g
- *Chen Pi* (Pericarpium Citri Reticulatae) 6 g
- *Shan Yao* (Rhizoma Dioscoreae Oppositae) 30 g
- *Bai Bian Dou* (Semen Dolichoris Lablab) 15 g
- *Sang Piao Xiao*‡ (Ootheca Mantidis) 30 g
- *Yi Zhi Ren* (Fructus Alpiniae Oxyphyllae) 30 g

Erklärung

- *Ren Shen* (Radix Ginseng), *Bai Zhu* (Rhizoma Atractylodis Macrocephalae), *Fu Ling* (Sclerotium Poriae Cocos), *Shan Yao* (Rhizoma Dioscoreae Oppositae), *Zhi Gan Cao* (Radix Glycyrrhizae, unter Rühren kurz angebraten mit Honig) und *Bai Bian Dou* (Semen Dolichoris Lablab) vermehren das Qi und tonisieren die Milz.
- *Fu Zi** (Radix Lateralis Aconiti Carmichaeli Praeparata) wärmt die Nieren und tonisiert das Yang.
- *Sang Piao Xiao*‡ (Oötheca Mantidis) und *Yi Zhi Ren* (Fructus Alpiniae Oxyphyllae) festigen die Essenz und reduzieren das Wasserlassen.
- *Chen Pi* (Pericarpium Citri Reticulatae) reguliert Qi.
- *Sheng Jiang* (Rhizoma Zingiberis Officinalis Recens) und *Da Zao* (Fructus Ziziphi Jujubae) regulieren und harmonisieren die Wirkungen der übrigen Bestandteile.

Anmerkung

*Fu Zi** (Radix Lateralis Aconiti Carmichaeli Praeparata) kann durch 10 g *Pen Zi* (Fructus Rubi Chingii) ersetzt werden.

Akupunktur und Moxibustion

Therapeutisches Prinzip

Milz stärken und Nieren kräftigen, Yang erwärmen und tonisieren.

Punkte

Bl 28 Pangguangshu, Ren 3 Zhongji, Bl 20 Pishu, Ma 36 Zusanli, Bl 23 Shenshu und Ren 4 Guanyuan.

Technik

Man verwende filiforme Nadeln und die stärkende Nadlungsmethode. Die Nadeln werden 20–30 Minuten in den Punkten belassen. Moxibustion kann bei Bedarf an diesen Punkten eingesetzt werden.

Erklärung

- Bl 28 Pangguangshu und Ren 3 Zhongji, die Rücken-*shu*- und Alarm-*mu*-Punkte der Blase, regulieren die funktionale Aktivität von Qi in der Blase.
- Bl 20 Pishu und Ma 36 Zusanli stärken die Milz und vermehren Qi.
- Bl 23 Shenshu und Ren 4 Guanyuan wärmen und tonisieren Nieren-Yang.
- Moxibustion kann an diesen Punkten zur Behandlung eines Yang-Mangels eingesetzt werden.

Hitze-Toxine im Inneren binden

Wichtige Symptome

Druck in der Blase, Dysurie, gelber oder rötlicher Urin und trockene Kehle. Der Zungenkörper ist rot mit gelbem Zungenbelag, der Puls ist drahtig und schnell.

Arzneitherapie

Therapeutisches Prinzip

Hitze-Toxine klären und ausleiten.

Rezeptur

***Pang Guang Shi Re Fang Jia Jian* (Rezeptur für Fülle-Hitze in der Blase mit Modifikationen aus dem *Bei Ji Qian Jin Yao Fang* [Notfallrezepturen, die 1000 Goldstücke wert sind])**

- *Shi Gao*‡ (Gypsum Fibrosum) 30 g, 15–30 Minuten abgekocht vor Hinzufügen der übrigen Bestandteile
- *Zhi Zi* (Fructus Gardeniae Jasminoidis) 6 g
- *Fu Ling* (Sclerotium Poriae Cocos) 15 g
- *Zhi Mu* (Rhizoma Anemarrhenae Asphodeloidis) 10 g
- *Sheng Di Huang* (Radix Rehmanniae Glutinosae) 10 g
- *Dan Zhu Ye* (Folium Lophatheri Gracilis) 10 g
- *Ce Bai Ye* (Cacumen Biotae Orientalis) 10 g
- *Xuan Shen* (Radix Scrophulariae Ningpoensis) 15 g
- *Lu Gen* (Rhizoma Phragmitis Communis) 30 g
- *Bai Mao Gen* (Rhizoma Imperatae Cylindricae) 30 g

Erklärung

- *Shi Gao*‡ (Gypsum Fibrosum), *Zhi Zi* (Fructus Gardeniae Jasminoidis) und *Zhi Mu* (Rhizoma Anemarrhenae Asphodeloidis) klären und leiten innere Hitze aus.
- *Xuan Shen* (Radix Scrophulariae Ningpoensis), *Sheng Di Huang* (Radix Rehmanniae Glutinosae), *Dan Zhu Ye* (Folium Lophatheri Gracilis) und *Ce Bai Ye* (Cacumen Biotae Orientalis) kühlen das Blut und stoppen Blutungen.
- *Bai Mao Gen* (Rhizoma Imperatae Cylindricae) and *Lu Gen* (Rhizoma Phragmitis Communis) leiten Hitze mit dem Urin aus.
- *Fu Ling* (Sclerotium Poriae Cocos) stärkt die Milz und leitet Feuchtigkeit aus.

Modifikation

Bei schwerer Dysurie füge man 30 g *Hua Shi*‡ (Talcum), eingepackt, und 6 g *Gan Cao* (Radix Glycyrrhizae) hinzu.

Akupunktur

Therapeutisches Prinzip

Hitze-Toxine klären und ausleiten.

Punkte

Bl 40 Weizhong, Bl 28 Pangguangshu, Ren 3 Zhongji, Mi 6 Sanyinjiao, Bl 39 Weiyang und Bl 22 Sanjiaoshu.

Technik

Man verwende filiforme Standardnadeln und die ableitende Nadelungsmethode. Die Nadeln werden 20–30 Minuten in den Punkten belassen. Blutenlassen kann am Punkt Bl 40 Weizhong ausgeführt werden.

Erklärung

- Bl 40 Weizhong, der unterer Meer-*xia he*-Punkt der Blasen-Leitbahn, leitet Hitze-Toxine auf der Xue-/Blutebene aus.

- Die Kombination von Bl 28 Pangguangshu und Ren 3 Zhongji, *shu*-Punkt am Rücken und Alarm-*mu*-Punkt der Blase mit Bl 22 Sanjiaoshu und Bl 39 Weiyang, Rücken-*shu*-Punkt am Rücken und Alarm-*mu*-Punkt des Dreifachen Erwärmers, reguliert die funktionale Aktivität des Qi im Unteren Erwärmer und fördert das Wasserlassen.
- Mi 6 Sanyinjiao klärt Hitze, kühlt das Blut und wandelt Blut-Stase um.

Hitze schädigt die Blutgefäße

Wichtige Symptome

Stechende Schmerzen im unteren Abdomen, Dysurie, spärliches Tröpfeln von rötlichem Urin, brennende Hitze beim Wasserlassen, Hämaturie, Reizbarkeit, Durst und Schlaflosigkeit. Die Zunge ist dunkelrot mit gelbem Zungenbelag, der Puls ist schnell.

Arzneitherapie

Therapeutisches Prinzip

Hitze klären und Blut kühlen, Blut-Stase auflösen und Schmerzen beseitigen.

Rezeptur

Xiao Ji Yin Zi Jia Jian
(Hb. Cephalanoplos-Dekokt, mit Modifikationen)

- *Xiao Ji* (Herba Cephalanoploris seu Cirsii) 30 g
- *Ou Jie* (Nodus Nelumbinis Nuciferae Rhizomatis) 15 g
- *Sheng Di Huang* (Radix Rehmanniae Glutinosae) 15 g
- *Pu Huang* (Pollen Typhae) 10 g
- *Tong Cao* (Medulla Tetrapanacis Papyriferi) 6 g
- *Zhi Zi* (Fructus Gardeniae Jasminoidis) 10 g
- *Dan Zhu Ye* (Folium Lophatheri Gracilis) 10 g
- *Hua Shi*‡ (Talcum) 30 g, eingepackt
- *Dang Gui* (Radix Angelicae Sinensis) 10 g
- *Gan Cao* (Radix Glycyrrhizae) 6 g
- *Ce Bai Ye Tan* (Cacumen Biotae Orientalis Carbonisatum) 10 g
- *Bai Mao Gen* (Rhizoma Imperatae Cylindricae) 30 g

Erklärung

- *Xiao Ji* (Herba Cephalanoploris seu Cirsii), *Ou Jie* (Nodus Nelumbinis Nuciferae Rhizomatis), *Sheng Di Huang* (Radix Rehmanniae Glutinosae), *Ce Bai Ye Tan* (Cacumen Biotae Orientalis Carbonisatum) und *Pu Huang* (Pollen Typhae) kühlen das Blut und stoppen Blutungen.
- *Gan Cao* (Radix Glycyrrhizae), *Tong Cao* (Medulla Tetrapanacis Papyriferi) and *Hua Shi*‡ (Talcum) fördern die Bewegungen von Wasser und befreien vom Lin-Syndrom.
- *Dang Gui* (Radix Angelicae Sinensis) nährt das Blut.
- *Bai Mao Gen* (Rhizoma Imperatae Cylindricae) klärt Hitze und fördert das Wasserlassen.
- *Zhi Zi* (Fructus Gardeniae Jasminoidis) und *Dan Zhu Ye* (Folium Lophatheri Gracilis) klären und leiten innere Hitze aus.

Akupunktur

Therapeutisches Prinzip

Hitze klären und Blut kühlen, Blut-Stase auflösen und Schmerzen erleichtern.

Punkte

Mi 10 Xuehai, Mi 6 Sanyinjiao, Ren 3 Zhongji, Ren 6 Qihai und Bl 40 Weizhong.

Technik

Man verwende filiforme Nadeln mit ableitender Technik. Die Nadeln werden 20–30 Minuten in den Punkten belassen. Blutenlassen kann am Punkt Bl 40 Weizhong ausgeführt werden.

Erklärung

- Die Kombination von Ren 3 Zhongji, Alarm-*mu*-Punkt der Blase, mit Ren 6 Qihai fördert das Wasserlassen durch Freisetzen und Regulieren der funktionalen Aktivitäten von Qi im Unteren Erwärmer.
- Mi 10 Xuehai und Mi 6 Sanyinjiao vitalisieren das Blut, transformieren Blut-Stase und lindern Schmerzen.
- Bl 40 Weizhong, der untere Meer-*xiahe*-Punkt der Blasen-Leitbahn, klärt Hitze-Toxine auf der Xue-/Blutebene und kühlt das Blut, um Brennen beim Wasserlassen zu lindern.

4.7 Strahlenproktitis

Die Strahlenproktitis tritt während oder nach einer lokalen Bestrahlung zur Behandlung von malignen Tumoren in der Beckenregion auf (z. B. bei Krebs von Dickdarm, Zervix, Ovarien und Blase). Eine Strahlung von mehr als 40 Gy schädigt die Eingeweide einschließlich des Rektums und kann zu Übelkeit, Erbrechen, Diarrhö und abdominelle Schmerzen während des Strahlentherapiezyklus führen. Diese Symptome bessern sich gewöhnlich innerhalb von sechs Wochen nach Beendigung des Zyklus. Viele Patienten bemerken eine erhöhte Stuhlgangfrequenz.
Bestrahlung führt zu einer Atrophie der Muskelfasern, Ulzerationen aufgrund von Ischämie und einer Verengung des Darmtraktes, wo die Strahlung eine Fibrosierung verursacht. Wenn die Blutgefäße im oberen Granulationsgewebe zerstört sind, treten Blut oder große Mengen von Exsudat (Schleim) in die Darmpassage über und führen zu blutigem, mukösem und wässrigem Stuhl. Eine Fistelbildung kann auftreten.
Strahlenproktitis kann sich auch als eine späte Nebenwirkung von Strahlentherapie zeigen. 80 Prozent dieser Fälle treten sechs Monate bis zwei Jahre nach der Strahlentherapie auf; die meisten können erfolgreich innerhalb von drei Jahren durch konservative Behandlung behandelt werden.

Ätiologie und Pathologie

Die TCM ist der Ansicht, dass Durchfall-Muster mit Tenesmus durch Hitze entstehen. Bei der Strahlenproktitis dringen pathogene Hitze-Toxine direkt in das Innere vor und verursachen akute Diarrhö mit dünnen, weichen Absonderungen, die nach unten fließen. Die Wurzel für diesen Zustand liegt in Magen und Milz. Anhaltende oder rezidivierende Diarrhö schädigt die Nieren. Das Nieren-Qi kontrolliert die unteren Öffnungen, und wenn diese Funktion gestört ist, kommt es zu langwieriger Diarrhö. Dieser Zustand entwickelt sich zwangsläufig vom Taiyin zum Shaoyin, wo es ein intestinales Bi-Syndrom wird, das sich als Störung beim Wasserlassen, abdominelle Fülle und Diarrhö, größtenteils mit unverdauten Nahrungsresten im Stuhl, zeigt.

Klinische Erscheinungsformen

Symptome einer Strahlenproktitis sind Diarrhö mit erhöhter Stuhlfrequenz, Schleim und Blut im Stuhl, Tenesmus und ein dumpfer Schmerz im Unterbauch. Schwellung und Blockierung der Darmmukosa behindern die Wasserabsorption und führen zu weichen oder wässrigen Stühlen. Das Rektum ist sehr empfindlich gegenüber Reizungen, es kommt zu einer erhöhten Stuhlfrequenz.

Allgemeine Behandlungsmethoden

Obwohl bei der Strahlenproktitis die Erkrankung im Dickdarm lokalisiert ist, müssen Milz und Nieren ebenfalls behandelt werden. Die therapeutischen Prinzipien basieren auf dem Klären von Hitze und dem Kühlen des Blutes, dem Entspannen durch Süßes, dem Fördern der Kontraktion durch Saures, dem Adstringieren der Därme und dem Stoppen des Durchfalls. Da dieser Zustand oft kompliziert ist, wird eine umfassende und flexible Behandlung erforderlich.

Häufig verwendete Arzneien

- Bei Diarrhö mit Blut oder Schleim im Stuhl, häufigen Darmbewegungen, Tenesmus oder dumpfem Schmerz im unteren Abdomen sollten Arzneien zum Klären von Hitze, zum Kühlen und Vitalisieren des Blutes, zum Stoppen von Blutungen und Adstringieren und Stoppen des Durchfalls verordnet werden, die auf Rezepturen wie *Shen Ling Bai Zhu San* (Ginseng-, Poria- und (weißes) Atractylodes-Pulver), *Di Yu Huai Jiao San* (Rx. Sanguisorbae und Fl. Sophorae Japonicae-Pulver) und *Xiao Ji Yin Zi* (Hb. Cephalanoplos-Dekokt) basieren.
- *Dang Shen* (Radix Codonopsitis Pilosulae)
- *Bai Zhu* (Rhizoma Atractylodis Macrocephalae)
- *Fu Ling* (Sclerotium Poriae Cocos)
- *Di Yu* (Radix Sanguisorbae Officinalis)
- *Huai Hua* (Flos Sophorae Japonicae)
- *Xian He Cao* (Herba Agrimoniae Pilosae)
- *Xue Yu Tan** (Crinis Carbonisatus Hominis)
- *Chun Pi* (Cortex Ailanthi Altissimae)
- *Ma Chi Xian* (Herba Portulacae Oleraceae)
- *Xue Jian Chou* (Herba Galii)

- *Qian Shi* (Semen Euryales Ferocis)
- *Wu Wei Zi* (Fructus Schisandrae)
- *He Zi* (Fructus Terminaliae Chebulae)
- *Wu Mei* (Fructus Pruni Mume)
- *Gan Cao* (Radix Glycyrrhizae)
- *Bai Shao* (Radix Paeoniae Lactiflorae)

  Bei schwerer Strahlenproktitis, die gekennzeichnet ist durch Anämie, Fehlernährung und Gewichtsverlust, sollten Arzneien zur Klärung von Hitze und Verminderung der Toxizität, Kühlen des Blutes und Stoppen von Blutungen, Adstringieren der Därme und Stoppen des Durchfalls auf der Basis von Rezepturen wie *Bai Tou Weng Tang* (Rx. Pulsatillae-Dekokt) und *Ge Gen Qin Lian Tang* (Dekokt aus Rx. Puerariae, Rx. Scutellariae und Rz. Coptidis) verordnet werden.
- *Bai Tou Weng* (Radix Pulsatillae Chinensis)
- *Wei Ge Gen* (Radix Puerariae, geröstet)
- *Qin Pi* (Cortex Fraxini)
- *Sheng Ma* (Rhizoma Cimicifugae)
- *Yi Yi Ren* (Semen Coicis Lachryma-jobi)
- *Wu Mei* (Fructus Pruni Mume)
- *Huang Qin* (Radix Scutellariae Baicalensis)
- *Chi Shao* (Radix Paeoniae Rubra)
- *Bai Shao* (Radix Paeoniae Lactiflorae)
- *San Qi Fen* (Pulvis Radicis Notoginseng)
- *Bai Jiang Cao* (Herba Patriniae cum Radice)
- *Ma Chi Xian* (Herba Portulacae Oleraceae)
- *Di Yu Tan* (Radix Sanguisorbae Officinalis
- Carbonisata)
- *Gan Cao* (Radix Glycyrrhizae)

Häufig verwendete Akupunkturpunkte

- Ren 12 Zhongwan
- Ma 36 Zusanli
- Ma 25 Tianshu
- Ma 37 Shangjuxu
- Di 11 Quchi
- Ma 44 Neiting
- Di 4 Hegu
- Bl 20 Pishu
- Ren 4 Guanyuan
- Bl 23 Shenshu
- Bl 25 Dachangshu
- Mi 6 Sanyinjiao

Musteridentifizierung und therapeutische Prinzipien

Ansammlung von Hitze in Magen und Darm

Wichtige Symptome

Diarrhö mit weichen Stühlen oder Blut im Stuhl, ein brennendes Gefühl im Anus, trockener Mund und Durst. Der Zungenkörper ist rot oder tiefrot mit einem gelben Belag; der Puls ist drahtig und schnell oder fadenförmig und schnell.

Arzneitherapie

Therapeutisches Prinzip

Hitze klären und das Blut kühlen, Diarrhö stoppen.

Rezeptur

Qing Wei San Jia Jian
(Pulver, das den Magen klärt, mit Modifikationen)

- *Huang Lian* (Rhizoma Coptidis) 10 g
- *Dang Gui* (Radix Angelicae Sinensis) 10 g
- *Sheng Di Huang* (Radix Rehmanniae Glutinosae) 15 g
- *Mu Dan Pi* (Cortex Moutan Radicis) 10 g
- *Di Yu* (Radix Sanguisorbae Officinalis) 10 g
- *Huai Hua* (Flos Sophorae Japonicae) 10 g
- *Che Qian Zi* (Semen Plantaginis) 15 g, eingepackt

Erklärung

- *Huang Lian* (Rhizoma Coptidis) klärt den Magen und leitet Hitze aus, um die Diarrhö zu stoppen.
- *Sheng Di Huang* (Radix Rehmanniae Glutinosae), *Mu Dan Pi* (Cortex Moutan Radicis), *Di Yu* (Radix Sanguisorbae Officinalis) und *Huai Hua* (Flos Sophorae Japonicae) kühlen das Blut und stoppen Blutungen.
- *Che Qian Zi* (Semen Plantaginis) leitet Feuchtigkeit aus und stoppt Diarrhö.
- *Dang Gui* (Radix Angelicae Sinensis) nährt das Blut.

Akupunktur

Therapeutisches Prinzip

Hitze klären und das Blut kühlen, Diarrhö stoppen.

Punkte

Ren 12 Zhongwan, Ma 36 Zusanli, Ma 25 Tianshu, Ma 37 Shangjuxu, Di 11 Quchi, Ma 44 Neiting und Di 4 Hegu.

Technik

Man verwende filiforme Nadeln und die ableitende Methode. Die Nadeln werden 20–30 Minuten in den Punkten belassen.

Erklärung

- Die Kombination von Ma 25 Tianshu und Ma 37 Shangjuxu, dem Alarm-*mu*- und unteren Meer-*xiahe*-Punkt der Dickdarm-Leitbahn, mit Di 4 Hegu, dem Ursprungs-*yuan*-Punkt der Dickdarm-Leitbahn, befreit Qi im Dickdarm, um Qi zu regulieren und Stagnation zu bewegen.
- Di 11 Quchi, der Meer-*he*-Punkt der Dickdarm-Leitbahn und Ma 44 Neiting, der *ying*(Quell)-Punkt der Magen-Leitbahn klären und leiten angesammelte Hitze aus dem Magen und den Därmen aus, um das Blut zu kühlen.
- Ren 12 Zhongwan und Ma 36 Zusanli regulieren das Magen-Qi, um so die Transport- und Weiterleitungsfunktionen des Magens und der Därme zu fördern.

Milz-Mangel

Wichtige Symptome

Weiche Stühle, abdominale Schmerzen, Tenesmus mit einem häufigen und drängenden Bedürfnis zur Defäkation, Müdigkeit und Kraftlosigkeit. Der Zungenkörper ist vergrößert mit einem weißen Belag; der Puls ist tief und fadenförmig.

Arzneitherapie

Therapeutisches Prinzip

Die Milz stärken, Spannung abbauen und Diarrhö stoppen.

Rezeptur

Shen Ling Bai Zhu San Jia Jian
(Ginseng-, Poriae- und [weißes] Atractylodis-Pulver, mit Modifikationen)

- *Ren Shen* (Radix Ginseng) 10 g, separat abgekocht
- *Fu Ling* (Sclerotium Poriae Cocos) 15 g
- *Bai Zhu* (Rhizoma Atractylodis Macrocephalae) 15 g
- *Chen Pi* (Pericarpium Citri Reticulatae) 6 g
- *Zhi Gan Cao* (Radix Glycyrrhizae, unter Rühren kurz angebraten mit Honig) 6 g
- *Shan Yao* (Rhizoma Dioscoreae Oppositae) 30 g
- *Chao Bai Bian Dou* (Semen Dolichoris Lablab, pfannengerührt) 15 g
- *Lian Zi* (Semen Nelumbinis Nuciferae) 30 g
- *Sha Ren* (Fructus Amomi) 6 g, 10 Minuten vor Ende des Kochvorganges hinzugefügt
- *Chao Yi Yi Ren* (Semen Coicis Lachryma-jobi, pfannengerührt) 30 g
- *Qian Shi* (Semen Euryales Ferocis) 15 g
- *Wu Wei Zi* (Fructus Schisandrae) 6 g
- *Chi Shao* (Radix Paeoniae Rubrae) 10 g
- *Bai Shao* (Radix Paeoniae Lactiflorae) 10 g

Erklärung

- *Ren Shen* (Radix Ginseng), *Fu Ling* (Sclerotium Poriae Cocos), *Bai Zhu* (Rhizoma Atractylodis Macrocephalae), *Shan Yao* (Rhizoma Dioscoreae Oppositae), *Lian Zi* (Semen Euryales Ferocis), *Chao Bai Bian Dou* (Semen Dolichoris Lablab, pfannengerührt) und *Chao Yi Yi Ren* (Semen Coicis Lachryma-jobi, pfannengebraten) stärken die Milz und fördern die Bewegung von Feuchtigkeit.
- *Chen Pi* (Pericarpium Citri Reticulatae) und *Sha Ren* (Fructus Amomi) regulieren Qi und trocknen Feuchtigkeit.
- *Zhi Gan Cao* (Radix Glycyrrhizae, unter Rühren kurz angebraten mit Honig) harmonisiert den Mittleren Erwärmer und baut Spannungen ab.
- *Qian Shi* (Semen Euryales Ferocis) and *Wu Wei Zi* (Fructus Schisandrae) adstringieren die Därme und stoppen Diarrhö.
- *Chi Shao* (Radix Paeoniae Rubrae) und *Bai Shao* (Radix Paeoniae Lactiflorae) fördern die Kontraktion mit Saurem und bauen Spannungen ab.

Modifikation

Bei schweren abdominellen Schmerzen füge man 10 g *Yan Hu Suo* (Rhizoma Corydalis Yanhusuo) hinzu.

Akupunktur und Moxibustion

Therapeutisches Prinzip

Die Milz stärken, Spannung abbauen und Diarrhö stoppen.

Punkte

Ma 25 Tianshu, Ma 36 Zusanli, Ma 37 Shangjuxu, Ren 12 Zhongwan, Bl 20 Pishu und Ren 4 Guanyuan.

Technik

Man verwende filiforme Nadeln und die stärkende Methode. Die Nadeln werden 20–30 Minuten in den Punkten belassen. Anschließend sollte eine Moxibustion erfolgen.

Erklärung

- Ma 25 Tianshu und Ma 37 Shangjuxu, die Alarm-*mu*- und untere Meer-*xia he*-Punkte der Dickdarm-Leitbahn, regulieren die funktionalen Aktivitäten von Qi im Dickdarm, um Diarrhö zu stoppen.
- Bl 20 Pishu, Ren 12 Zhongwan und Ma 36 Zusanli stärken die Milz und tonisieren den Magen, um so das Yang Qi wieder zu beleben und die Transport- und Transformationsfunktion wieder herzustellen.
- Ren 4 Guanyuan vermehrt das Feuer im Tor des Lebens und stärkt das Nieren-Yang, um so das Milz-Yang zu wärmen.

Muster mit unkontrollierbarer Diarrhö als Hauptsymptom

Wichtige Symptome

Unaufhörliche Diarrhö mit Dutzenden von Darmbewegungen am Tag, keine Neigung zu essen und zu trinken, ein blasser oder blassroter Zungenkörper mit einem dünnen, weißen Belag und ein tiefer und fadenförmiger Puls.

Arzneitherapie

Therapeutisches Prinzip

Diarrhö stoppen durch Adstringieren.

Rezeptur

Zhen Ren Yang Zang Tang Jia Jian
(Dekokt des Wahren Mannes zur Nährung der Organe, mit Modifikationen)

- *He Zi* (Fructus Terminaliae Chebulae) 10 g
- *Wu Wei Zi* (Fructus Schisandrae) 10 g
- *Wu Mei* (Fructus Pruni Mume) 10 g
- *Dang Gui* (Radix Angelicae Sinensis) 10 g
- *Zhi Gan Cao* (Radix Glycyrrhizae, unter Rühren kurz angebraten mit Honig) 6 g
- *Chao Bai Zhu* (Rhizoma Atractylodis Macrocephalae, pfannengerührt) 15 g
- *Ren Shen* (Radix Ginseng) 10 g, separat abgekocht
- *Bai Shao* (Radix Paeoniae Lactiflorae) 10 g
- *Huang Lian* (Rhizoma Coptidis) 6 g

Erklärung

- *He Zi* (Fructus Terminaliae Chebulae), *Wu Wei Zi* (Fructus Schisandrae) and *Wu Mei* (Fructus Pruni Mume) adstringieren, um die Diarrhö zu stoppen.
- *Ren Shen* (Radix Ginseng), *Chao Bai Zhu* (Radix Atractylodis Macrocephatae, pfannengerührt) und *Zhi Gan Cao* (Radix Glycyrrhizae, unter Rühren kurz angebraten mit Honig) vermehren Qi und tonisieren die Milz.
- *Dang Gui* (Radix Angelicae Sinensis) und *Bai Shao* (Radix Paeoniae Lactiflorae) nähren das Blut und bauen Spannung ab.
- *Huang Lian* (Rhizoma Coptidis) sichert Yin durch Klären von Hitze und Feuchte-Hitze und Stoppen von Diarrhö.

Akupunktur und Moxibustion

Therapeutisches Prinzip

Diarrhö stoppen durch Adstringieren.

Punkte

Ma 25 Tianshu, Ma 36 Zusanli, Ma 37 Shangjuxu, Ren 4 Guanyuan, Ren 12 Zhongwan, Bl 20 Pishu und Bl 23 Shenshu.

Technik

Man verwende filiforme Nadeln und die stärkende Methode. Die Nadeln werden 20–30 Minuten in den Punkten belassen. Anschließend sollte eine Moxibustion erfolgen.

Erklärung

Die Kombination dieser Punkte wirkt auf Milz, Magen, Därme und Nieren, um die Kontraktion zu fördern und Diarrhö zu stoppen.

Muster mit Blut im Stuhl als Hauptsymptom

Wichtige Symptome

Frisches Blut im Stuhl oder blutige und wässrige Stühle, Tenesmus, ein dunkelroter Zungenkörper mit einem weißen oder gelben Belag und ein fadenförmiger und drahtiger Puls.

Arzneitherapie

Therapeutisches Prinzip

Das Blut vitalisieren und Blutungen stoppen, Qi regulieren und Schmerzen lindern.

Rezeptur

***Huai Hua San Jia Jian* (Fl. Sophorae Japonicae-Pulver, mit Modifikationen)**

- *Chao Huai Hua* (Flos Sophorae Japonicae, pfannengerüht) 10 g
- *Ce Bai Ye Tan* (Cacumen Biotae Orientalis Carbonisatum) 10 g
- *Jing Jie Tan* (Herba Schizonepetae Tenuifoliae Carbonisata) 10 g
- *Dang Gui* (Radix Angelicae Sinensis) 10 g
- *Mu Xiang** (Radix Aucklandiae Lappae) 6 g
- *E Jiao*‡ (Gelatinum Corii Asini) 10 g, eingeschmolzen in das fertige Dekokt
- *Chao Hei Zhi Ke* (Fructus Citri Aurantii, pfannengerührt, bis es schwarz ist) 10 g

Erklärung

- *Chao Huai Hua* (Flos Sophorae Japonicae, pfannengerührt), *Ce Bai Ye Tan* (Cacumen Biotae Orientalis Carbonisatum) and *Jing Jie Tan* (Herba Schizonepetae Tenuifoliae Carbonisata) kühlen das Blut und stoppen Blutungen.
- *Dang Gui* (Radix Angelicae Sinensis) und *E Jiao*‡ (Gelatinum Corii Asini) nähren das Blut und stoppen Blutungen.
- *Mu Xiang** (Radix Aucklandiae Lappae) und *Chao Hei Zhi Ke* (Fructus Citri Aurantii, pfannengerührt, bis es schwarz ist) regulieren Qi und lindern Schmerzen.

Akupunktur

Therapeutisches Prinzip

Das Blut vitalisieren und Blutungen stoppen, Qi regulieren und Schmerzen lindern.

Punkte

Ma 25 Tianshu, Bl 25 Dachangshu, Mi 6 Sanyinjiao und Ma 36 Zusanli.

Technik

Man verwende filiforme Nadeln und die ausgleichende Methode. Die Nadeln werden 20–30 Minuten in den Punkten belassen.

Erklärung

- Ma 25 Tianshu, Bl 25 Dachangshu und Ma 36 Zusanli regulieren die funktionalen Aktivitäten von Qi im Magen und in den Därmen.
- Wenn Mi 6 Sanyinjiao hinzugefügt wird, vitalisiert die Kombination das Blut, transformiert Blut-Stase und stoppt Blutungen.

Klinischer Beobachtungsbericht

Behandlung nach Musteridentifizierung

Von Januar 1980 bis März 1998 behandelten **Chen et al.** 58 Fälle von Strahlenproktitis mit empirischen Rezepturen nach Musteridentifizierung.[67]

Diagnose

Bei Patientinnen wurde Strahlenproktitis diagnostiziert, als sich zwei bis drei Monate nach der Strahlentherapie wegen Krebs der Zervix Symptome wie häufige Absonderung von blutigem, mukösem oder übel riechendem Stuhl, brennender Schmerz im Anus und Rektum und abdominaler Schmerz vor der Defäkation zeigten; eine bakterielle Infektion des Darmtraktes und Krebs im Rektum wurden vor Stellung der endgültigen Diagnose diagnostisch ausgeschlossen. Die 58 behandelten Fälle waren alle weiblich im Alter von 37 bis 62 (Durchschnittsalter: 56).
30 Patientinnen hatten weniger als ein Jahr an Strahlenproktitis gelitten, 18 über ein bis drei Jahre und zehn mehr als drei Jahre.

Musteridentifizierung

Feuchte-Hitze (28 Patientinnen), die sich als reichlich muköser Stuhl, brennender Schmerz im Anus, kurze Entleerungen von rötlichem Urin, ein roter Zungenkörper mit einem schmierigen Belag und schneller Puls zeigte.

Therapeutisches Prinzip

Hitze klären und Toxizität vermindern, die Bewegung von Feuchtigkeit fördern und Blut-Stase transformieren.

Bestandteile

- *Huang Qin* (Radix Scutellariae Baicalensis) 12 g
- *Lian Zi* (Semen Nelumbinis Nuciferae) 12 g
- *Huang Lian* (Rhizoma Coptidis) 10 g
- *Huang Bai* (Cortex Phellodendri) 10 g
- *Qin Pi* (Cortex Fraxini) 10 g
- *Chen Pi* (Pericarpium Citri Reticulatae) 10 g
- *Hou Po* (Cortex Magnoliae) 10 g
- *Bai Tou Weng* (Radix Pulsatillae Chinensis) 20 g
- *Ma Chi Xian* (Herba Portulacae Oleraceae) 30 g
- Bai Hua She She Cao (Herba Hedyotidis Diffusae) 30 g
- *Bai Shao* (Radix Paeoniae Lactiflorae) 20 g

Behinderung durch Feuchtigkeit aufgrund von Milz-Mangel (14 Patientinnen), der sich als blutiger Stuhl mit reichlich Schleim, als brennender Schmerz im Anus, Appetitverlust, Kraftlosigkeit, fahl-gelbe Gesichtsfarbe, als blasse und vergrößerte Zunge mit einem weißen Belag und in einem fadenförmigen und moderaten Puls zeigt.

4

Therapeutisches Prinzip

Feuchtigkeit auflösen, die Milz stärken und festsitzende Hitze klären.

Bestandteile

- *Shan Yao* (Rhizoma Dioscoreae Oppositae) 30 g
- *Ge Gen* (Radix Puerariae) 30 g
- *Xue Yu Tan*‡ (Crinis Carbonisatus Hominis) 30 g
- *Yi Yi Ren* (Semen Coicis Lachryma-jobi) 30 g
- *Fu Ling* (Sclerotium Poriae Cocos) 30 g
- *Dang Shen* (Radix Codonopsitis Pilosulae) 20 g
- *Bai Bian Dou* (Semen Dolichoris Lablab) 15 g
- *Bai Dou Kou* (Fructus Amomi Kravanh) 15 g
- *Bai Zhu* (Rhizoma Atractylodis Macrocephalae) 12 g
- *Zhi Ke* (Fructus Citri Aurantii) 12 g
- *Chen Pi* (Pericarpium Citri Reticulatae) 10 g
- *Sheng Ma* (Rhizoma Cimicifugae) 10 g

Milz- und Nieren-Schwäche (16 Fälle), die sich als stark ziehender Schmerz im Anus, Schwierigkeiten bei der Defäkation, stark blutiger Stuhl, verminderter Appetit, Kraftlosigkeit, Auszehrung, Anämie, trockene Kehle, roter Zungenkörper ohne Belag und tiefer, fadenförmiger und kraftloser Puls zeigt.

Therapeutisches Prinzip

Milz und Nieren kultivieren und tonisieren, das Blut nähren und pathogene Faktoren vertreiben.

Bestandteile

- *Dang Shen* (Radix Codonopsitis Pilosulae) 30 g
- *Huang Qi* (Radix Astragali seu Hedysari) 30 g
- *Sheng Di Huang Tan* (Radix Rehmanniae Glutinosae Carbonisata) 30 g
- *Ge Gen* (Radix Puerariae) 30 g
- *Sheng Ma* (Rhizoma Cimicifugae) 10 g
- *Gan Cao* (Radix Glycyrrhizae) 10 g
- *Wu Mei* (Fructus Pruni Mume) 15 g
- *E Jiao*‡ (Gelatinum Corii Asini) 15 g, eingeschmolzen in das fertige Dekokt
- *Dang Gui* (Radix Angelicae Sinensis) 12 g
- *Bai Zhu* (Rhizoma Atractylodis Macrocephalae) 12 g

Ein Päckchen wurde täglich verwendet, um ein Dekokt zuzubereiten, das zweimal täglich eingenommen wurde. Die Behandlung dauerte durchschnittlich acht Monate.

Ergebnisse

42 Patientinnen erholten sich vollständig (die Symptome verschwanden und traten innerhalb von acht Monaten nach Therapieende nicht wieder auf), acht erfuhren eine beträchtliche Verbesserung (alle Hauptsymptome verschwanden und es gab kein Wiederauftreten innerhalb von acht Monaten nach Therapieende), sieben zeigten eine leichte Verbesserung (die Symptome verbesserten sich, traten nach Therapieende aber wieder auf) und eine Patientin zeigte keine Verbesserung.

4.8 Übelkeit und Erbrechen

Übelkeit und Erbrechen sind die häufigsten Frühsymptome einer toxischen Reaktion bei Chemo- oder Strahlentherapie. Vornehmlich kommt es zu Übelkeit, Erbrechen ist Zeichen einer heftigen Reaktion. Exzessives Erbrechen kann zu Dehydration, Störungen im Elektrolythaushalt, Schwäche und Gewichtsverlust führen, was es dem Patienten möglicherweise schwer macht, die Therapie fortzusetzen. Der Einsatz von Chinesischer Medizin ein bis drei Tage vor und bis zu einer Woche nach einer Strahlen- oder Chemotherapie kann helfen, Erbrechen zu mindern oder ganz zu verhindern.
Die Symptome können akut (innerhalb der ersten 24 Stunden der Behandlung), verzögert (später als 24 Stunden nach der Behandlung) oder vorangehend (vor den Folgebehandlungen) auftreten. Frauen, Patienten unter 50, ängstliche Patienten und diejenigen, die unter Kinetose leiden, sind mit einer höheren Wahrscheinlichkeit betroffen.
Die Schwere von Übelkeit und Erbrechen ist abhängig von Dosierung und Verabreichungsart der Medikamente: Intravenöse Injektion oder Infusion von Cisplatin verursachen sehr wahrscheinlich schweres Erbrechen, genau wie die intravenöse Applikation von Dacarbazin und hohe Dosierungen von Cyclophosphamid. Doxorubicin, hohe Dosierungen von Methotrexat und niedrige Dosierungen von Cyclophosphamid können leichte Übelkeit und Erbrechen auslösen. Zu milderen Erscheinungen können 5-Fluorouracil, Vincaalkaloide, Etoposid und niedrigere Dosierungen von Methotrexat sowie eine Strahlentherapie des Bauchraums führen.

Ätiologie und Pathologie

In älteren Werken der chinesischen Medizin unterscheiden die Autoren Übelkeit und Erbrechen als *ou* (Übelkeit und Würgen), *fu* (stilles Erbrechen) und *gan ou e xin* (trockenes Würgen und Übelkeit). Da kein signifikanter Unterschied in Ätiologie und Pathologie oder den Mustern besteht, werden Übelkeit und Erbrechen als ein Symptom behandelt.
Erbrechen ist das Ergebnis eines aufsteigenden, gegenläufigen Qi, das entsteht, wenn der Magen in seiner absteigenden Funktion beeinträchtigt ist. Unabhängig von anderer beteiligter Pathologie steigt das Magen-Qi auf und führt immer dann zum Erbrechen, wenn der Magen beeinträchtigt ist.
Der Magen überwacht die Einnahme und die Zersetzung (Zerfall und Reifung) von Nahrung. Das Magen-Qi überwacht die normalerweise nach unten gerichtete Bewegung. Wenn pathogene Faktoren den Magen befallen oder die Harmonie des Magen gestört ist, entsteht ein aufsteigendes, gegenläufiges Qi, das Erbrechen hervorruft. Im *Sheng Ji Zong Lu* (Allgemeine Sammlung für die heilige Wohltat) heißt es: „Erbrechen entsteht, wenn das Magen-Qi aufsteigt statt abzusteigen."

Eindringen äußerer pathogener Faktoren

Äußere pathogene Faktoren wie Wind, Kälte, Sommerhitze oder Feuchtigkeit, oder verdorbenes Trübes greifen den Magen an und beeinträchtigen seine nach unten abführende Funktion. Nahrung folgt dem gegenläufigen Qi nach oben und führt so zum Erbrechen. Im *Gu Jin Yi Tong* [Klassische und Moderne Medizin] wird formuliert: „Plötzliches Erbrechen wird eindeutig durch pathogene Faktoren hervorgerufen, die den Magen befallen – Sommerhitze auf dem Höhepunkt des Sommers, Wind und Kälte im Herbst und Winter." In der TCM werden Chemo- oder Strahlentherapie als externe pathogene Faktoren betrachtet, die das Verdauungssystem schädigen und so Übelkeit und Erbrechen verursachen.

Unregelmäßigkeiten in der Ernährung

Ein Übermaß an Nahrung oder insbesondere der übermäßige Verzehr von rohen, kalten oder unreinen Speisen kann den Magen schädigen und zu Stagnation in der Milz mit stagnierender und nicht-umgewandelter Nahrung führen. Kann das Magen-Qi nicht absteigen, ruft der aufsteigende Gegenfluss Erbrechen hervor.
Krebspatienten weisen häufig Mangel und Schwäche in Magen und Milz auf, besonders während einer Chemo- oder Strahlentherapie. Eine angemessene Nahrungsmenge für eine gesunde Person kann für einen erkrankten Patienten ein Zuviel an Nahrung bedeuten und so zu Erbrechen führen.

Emotionale Störungen

Ärger schädigt die Leber und beeinträchtigt den harmonischen Qi-Fluss im Mittleren Erwärmer. Befällt ein quer verlaufender Gegenfluss den Magen, steigt das Magen-Qi gegenläufig auf. Ängstlichkeit oder Sorgen, die häufig bei Krebspatienten auftreten, schädigen die Milz und beeinträchtigen ihre normale Transport- und Transformationsfunktion. Angehäufte Nahrung ist schwer zu transformieren und behindert so die Funktion des Magens, nach unten zu leiten.

Milz- und Magen-Mangel

Tumorpatienten weisen einen Mangel an Aufrechtem Qi (Zheng Qi), Qi-Mangel und bei fortbestehender Erkrankung eine Yang-Schwäche im Mittleren Erwärmer auf. Bei einer zusätzlichen Strahlen- oder Chemotherapie werden Milz und Magen schwer geschädigt, so dass die Milz Nahrung nicht aufnehmen und der Magen nicht nach unten leiten kann.

Magen-Yin-Insuffizienz

Die radioaktive Strahlentherapie versengt und schädigt das Yin und die Körperflüssigkeiten, was zu einem Mangel an Magen-Yin führt. Verliert der Magen seine befeuchtende und nach unten leitende Funktionen, ist Erbrechen die Folge. Im *Zheng Zhi Bu Hui* [Eine Ergänzung zu Diagnose und Behandlung] heißt es: „Erbrechen wird nicht nur durch eine Erkrankung des Magens hervorgerufen, sie kann auch auf einem Yin-Mangel des Magens beruhen." Unabhängig von der Ursache kann daher jeder Zustand, der zu einem aufsteigenden Gegenfluss des Magen-Qi führt, Erbrechen auslösen. Die Ursachen und Unterschiede in der Konstitution von Patienten zeigen sich klinisch als Mangel-, Fülle-, Kälte- und Hitze-Muster.

Fülle-Muster werden durch das Eindringen pathogener Faktoren verursacht, Mangel-Muster durch Magen-Schwäche und Beeinträchtigung der normalen absenkenden Funktion des Magens. Mangel-Muster können in Yin-Mangel und Yang-Mangel unterteilt werden. Chemotherapie führt generell zu Fülle-Mustern, Strahlentherapie zu Mangel-(Yin-Mangel-)Mustern.

Allgemeine Behandlungsmethoden

Für die Behandlung des Erbrechens ist es äußerst wichtig, genau zwischen Mangel und Fülle zu unterscheiden. Fülle-Muster entstehen normalerweise durch das Eindringen externer pathogener Faktoren, durch falsche Ernährung oder Chemotherapie; sie treten akut auf und der Zustand verbessert sich relativ schnell. Da sie eine aufsteigende Gegenläufigkeit des Magen-Qi hervorrufen, bestehen die therapeutischen Prinzipien darin, die pathogenen Faktoren zu zerstreuen, das Trübe umzuwandeln, den Magen zu harmonisieren und den Gegenfluss nach unten zu leiten.

Mangel-Muster resultieren generell aus einer Störung der Transport- und Transformationsfunktion von Milz und Magen, aus einem schwachen Yang im Mittleren Erwärmer oder fehlendem Magen-Yin, was zu einer Störung des Magens und seiner nach unten leitenden Funktion führt. Sie entstehen langsam und brauchen lange, um sich zu bessern. Die therapeutischen Prinzipien sind das Stützen des Aufrechten Qi (Zheng Qi), das Wärmen des Mittleren Erwärmers und das Stärken des Magens oder das Anreichern und Nähren des Magen-Yins.

Häufig verwendete Arzneien

- *Chen Pi* (Pericarpium Citri Reticulatae)
- *Fa Ban Xia* (Rhizoma Pinelliae Ternatae Praeparata)
- *Fu Ling* (Sclerotium Poriae Cocos)
- *Zhu Ru* (Caulis Bambusae in Taeniis)
- *Huang Lian* (Rhizoma Coptidis)
- *Mai Men Dong* (Radix Ophiopogonis Japonici)
- *Huo Xiang* (Herba Agastaches seu Pogostemi)
- *Zi Su Ye* (Folium Perillae Frutescentis)
- *Pi Pa Ye* (Folium Eriobotryae Japonicae)
- *Zhi Gan Cao* (Radix Glycyrrhizae, unter Rühren kurz angebraten mit Honig)
- *Dang Shen* (Radix Codonopsitis Pilosulae)
- *Ding Xiang* (Flos Caryophylli)
- *Sheng Jiang* (Rhizoma Zingiberis Officinalis Recens)
- *Gan Jiang* (Rhizotma Zingiberis Officinalis)

Häufig verwendete Akupunkturpunkte

- Ma 36 Zusanli
- Bl 21 Weishu
- Bl 20 Pishu
- Pe 6 Neiguan
- Ren 12 Zhongwan

Zur Verringerung des Erbrechens während der Chemotherapie kann auch eine Kombination von Elektro- und Ohrakupunktur eingesetzt werden.

Haupt-Punkt: Ma 36 Zusanli (beidseitig).

Zusätzliche Hilfs-Punkte im Ohr: Shenmen, Gehirn, Mittelohr, Magen.

Technik: Die Behandlung findet 30 Minuten vor der Chemotherapie statt. Der Patient nimmt eine

liegende Position ein, es werden filiforme Nadeln beidseitig in Ma 36 (Zusanli) mit einer Stichtiefe von 1,0–1,5 cun gesetzt. Nach Eintreten des *deqi* werden die Nadeln mit einer Elektroakupunktur-Vorrichtung verbunden und die Frequenz für den Patienten angenehm eingeregelt. Die Nadeln 30 Minuten in den Punkten belassen.
Gleichzeitig werden Ohrsamen, *Wang Bu Liu Xing* (Semen Vaccariae Segetalis), auf die Hilfspunkte am Ohr geklebt. Der Patient wird gebeten, die Samen ca. 20-mal in der Stunde während und nach der Chemotherapie zu drücken, bis Wundheit, Taubheit oder Ausdehnung zu spüren sind. 10-mal täglich sollten die Samen, die alle drei Tage auf wechselnder Ohrseite erneuert werden, gedrückt werden.
Die Therapie wird zwei Tage nach Abschluss der Chemotherapie beendet.

Musteridentfizierung und therapeutische Prinzipien

Fülle-Muster

Externe pathogene Faktoren befallen den Magen

Wichtige Symptome

Plötzliches Erbrechen, manchmal von Fieber begleitet, Abneigung gegen Kälte, Kopfschmerzen oder allgemeines Schmerzgefühl, Völle- und Druckgefühle in Brust und Epigastrium. Die Zunge ist blass mit weißem und schmierigem Belag; der Puls träge und gleichmäßig.

Arzneitherapie

Therapeutisches Prinzip

Pathogene Faktoren ausleiten und die Oberfläche befreien, das Trübe mit aromatischen Arzneien umwandeln und das Erbrechen stoppen.

Rezeptur

***Huo Xiang Zheng Qi San* (Hb. Agastaches seu Pogostemi-Pulver, das das Qi korrigiert)**

- *Huo Xiang* (Herba Agastaches seu Pogostemi) 10 g
- *Zi Su Ye* (Folium Perillae Frutescentis) 10 g
- *Hou Po* (Cortex Magnoliae Officinalis) 10 g
- *Fa Ban Xia* (Rhizoma Pinelliae Ternatae Praeparata) 10 g
- *Chen Pi* (Pericarpium Citri Reticulatae) 6 g
- *Fu Ling* (Sclerotium Poriae Cocos) 15 g
- *Da Fu Pi* (Pericarpium Arecae Catechu) 10 g
- *Bai Zhu* (Rhizoma Atractylodis Macrocephalae) 15 g
- *Gan Cao* (Radix Glycyrrhizae) 6 g
- *Da Zao* (Fructus Ziziphi Jujubae) 15 g

Erklärung

- *Huo Xiang* (Herba Agastaches seu Pogostemi), *Zi Su Ye* (Folium Perillae Frutescentis) and *Hou Po* (Cortex Magnoliae Officinalis) leiten als Kaiserarzneien die pathogenen Faktoren aus und wandeln das Trübe um.
- *Fa Ban Xia* (Rhizoma Pinelliae Ternatae Praeparata), *Chen Pi* (Pericarpium Citri Reticulatae), *Fu Ling* (Sclerotium Poriae Cocos), and *Da Fu Pi* (Pericarpium Arecae Catechu) leiten den Gegenfluss nach unten und harmonisieren den Magen, um das Erbrechen zu stoppen.
- *Bai Zhu* (Rhizoma Atractylodis Macrocephalae), *Gan Cao* (Radix Glycyrrhizae) and *Da Zao* (Fructus Ziziphi Jujubae) stärken die Milz und harmonisieren den Magen.

Modifikationen

1. Bei Nahrungsstagnation, Druck in der Brust und abdominellen Blähungen werden *Bai Zhu* (Rhizoma Atractylodis Macrocephalae), *Gan Cao* (Radix Glycyrrhizae) und *Da Zao* (Fructus Ziziphi Jujubae) entfernt und jeweils 30 g *Shen Qu* (Massa Fermentata) und 15 g *Ji Nei Jin* (Endothelium Corneum Gigeriae Galli) hinzugefügt, um die Ansammlung aufzulösen und die Stagnation zu beseitigen.
2. Bei Fieber und Schüttelfrost ohne Schweißbildung, hervorgerufen durch externe pathogene Faktoren, füge man 10 g *Fang Feng* (Radix Ledebouriellae Divaricatae) und 10 g *Jing Jie* (Herba Schizonepetae Tenuifoliae) hinzu, um den Wind zu vertreiben und die Oberfläche zu befreien.
3. Bei Erbrechen mit Reizbarkeit und Durst aufgrund von zusammenziehender Feuchte-Sommerhitze werden die aromatischen, trockenen, süßen und warmen Bestandteile – *Hou Po* (Cortex Magnoliae Officinalis), *Fa Ban Xia* (Rhizoma Pinelliae Ternatae Praeparata), *Chen Pi* (Pericarpium Citri Reticulatae), *Bai Zhu* (Rhizoma Atractylodis Macrocephalae) und *Gan Cao* (Radix Glycyrrhizae) – entfernt und 6 g *Huang Lian*

(Rhizoma Coptidis), 10 g *Pei Lan* (Herba Eupatorii Fortunei)und 10 g *He Ye* (Folium Nelumbinis Nuciferae) hinzugefügt, um Sommerhitze zu klären und Feuchtigkeit umzuwandeln.
4. Bei plötzlichem Erbrechen aufgrund von schlechtem Trüben kann als Erstes *Yu Shu Dan* (Jade-Spindel-Spezialpille) genommen werden, um das Trübe abzuwehren und das Erbrechen zu stoppen.

Akupunktur

Therapeutische Prinzipien

Pathogene Faktoren ausleiten und die Oberfläche befreien, den Magen harmonisieren, den Gegenfluss nach unten leiten und das Erbrechen stoppen.

Punkte

Ren 12 Zhongwan, Pe 6 Neiguan, Ma 36 Zusanli, Di 4 Hegu, 3E 6 Zhigou und Du 14 Dazhui.

Technik

Man verwende filiforme Nadeln mit ableitender Technik. Die Nadeln werden 20–30 Minuten in den Punkten belassen.

Erklärung

- Die Kombination von Ren 12 Zhongwan und Ma 36 Zusanli, dem Alarm-*mu*-Punkt und dem unteren Meer-*xiahe*-Punkt des Magens, mit Pe 6 Neiguan, einem der Einschalt-*jiao hui*-Punkte der Acht Außerordentlichen Meridiane, ist wirkungsvoll zur Behandlung von Störungen in Magen, Herz und Brust indem der Magen harmonisiert und Erbrechen gestoppt wird.
- 3E 6 Zhigou reguliert im Dreifachen Erwärmer die funktionalen Qi-Aktivitäten des Nach-Unten-Leitens und des Umwandelns von Trübem.
- Die Kombination von of Di 4 Hegu und Du 14 Dazhui öffnet die Oberfläche und leitet pathogene Faktoren aus.

Nahrungs-Stagnation

Wichtige Symptome

Erbrechen von Saurem und Verdorbenem (wobei die Schnelligkeit der Reaktion mit der Menge der aufgenommenen Nahrung unmittelbar zusammenhängt), Erleichterung nach dem Erbrechen, Völle- und Druckgefühl im Epigastrium und Abdomen, Aufstoßen und Abneigung gegen Nahrung, übel riechende, ungeformte Stühle oder Obstipation. Der Zungenkörper ist blass mit dickem und schmierigem Belag; der Puls ist schlüpfrig und voll.

Arzneitherapie

Therapeutische Prinzipien

Die Nahrungsansammlung auflösen und die Stagnation transformieren, den Magen harmonisieren und den Gegenfluss nach unten leiten.

Rezeptur

***Bao He Wan* (Pille, die die Harmonie erhält)**
- *Shen Qu* (Massa Fermentata) 30 g
- *Shan Zha* (Fructus Crataegi) 15 g
- *Lai Fu Zi* (Semen Raphani Sativi) 10 g
- *Fu Ling* (Sclerotium Poriae Cocos) 15 g
- *Chen Pi* (Pericarpium Citri Reticulatae) 10 g
- *Fa Ban Xia* (Rhizoma Pinelliae Ternatae Praeparata) 10 g
- *Lian Qiao* (Fructus Forsythiae Suspensae) 10 g

Erklärung

- *Shen Qu* (Massa Fermentata), *Shan Zha* (Fructus Crataegi), *Lai Fu Zi* (Semen Raphani Sativi), und *Fu Ling* (Sclerotium Poriae Cocos) lösen Nahrungsansammlungen auf und harmonisieren den Magen.
- *Chen Pi* (Pericarpium Citri Reticulatae) und *Fa Ban Xia* (Rhizoma Pinelliae Ternatae Praeparata) regulieren Qi und leiten den Gegenfluss nach unten.
- *Lian Qiao* (Fructus Forsythiae Suspensae) klärt tief sitzende Hitze, die durch Akkumulation verursacht wurde.

Modifikationen und Alternativen

1. Bei relativ ausgeprägter Stagnation mit abdominaler Völle und Obstipation kombiniere man *Bao He Wan* (Pille, die die Harmonie erhält) mit *Xiao Cheng Qi Tang* (Kleines Qi-erhaltendes Dekokt), um das trübe Qi durch Herausführen der Stagnation und Befreien der Fu-Organe nach unten zu bewegen.

Bestandteile

- *Da Huang* (Radix et Rhizoma Rhei) 10 g, 10 Minuten vor Ende des Kochvorganges hinzugefügt.
- *Zhi Shi* (Fructus Immaturus Citri Aurantii) 10 g
- *Hou Po* (Cortex Magnoliae Officinalis) 10 g

2. Bei Erbrechen unmittelbar nach der Nahrungsaufnahme, schlechtem Atem und Durst, rotem Zungenkörper mit gelbem Belag und einem schnellen Puls aufgrund des Aufsteigens von akkumulierter Hitze im Magen ist es besser *Zhu Ru Tang* (Bambusspan-Dekokt) zu verwenden, um den Magen zu klären und den Gegenfluss nach unten zu leiten.

Bestandteile

- *Zhu Ru* (Caulis Bambusae in Taeniis) 10 g
- *Fa Ban Xia* (Rhizoma Pinelliae Ternatae Praeparata) 10 g
- *Gan Jiang* (Rhizoma Zingiberis Officinalis) 6 g
- *Gan Cao* (Radix Glycyrrhizae) 6 g
- *Sheng Jiang* (Rhizoma Zingiberis Officinalis Recens) 3 g, 5 Minuten vor dem Ende des Kochvorganges hinzugefügt
- *Da Zao* (Fructus Ziziphi Jujubae) 15 g

Akupunktur

Therapeutische Prinzipien

Nahrungsansammlung zerstreuen und Stagnation transformieren, den Magen harmonisieren und den Gegenfluss nach unten leiten.

Punkte

Ren 12 Zhongwan, Ma 36 Zusanli, Pe 6 Neiguan, Ren 10 Xiawan, Ma 44 Neiting, Mi 4 Gongsun und Ma 25 Tianshu.

Technik

Man verwende filiforme Nadeln mit ableitender Technik. Die Nadeln werden 20–30 Minuten in den Punkten belassen.

Erklärung

- Die Kombination von Ren 12 Zhongwan und Ma 36 Zusanli, dem Alarm-*mu*-Punkt und dem unteren Meer-*xiahe*-Punkt des Magens, mit Pe 6 Neiguan, einem der Einschalt-*jiao hui*-Punkte der Acht Außerordentlichen Meridiane, ist wirkungsvoll zur Behandlung von Störungen in Magen, Herz und Brust durch Harmonisieren des Magens und das Stoppen des Erbrechens.
- Die Kombination von Mi 4 Gongsun und Pe 6 Neiguan, beides Einschalt-*jiao hui*-Punkte der Acht Außerordentlichen Meridiane, harmonisiert den Magen, reguliert Qi und beseitigt pathogene Faktoren.
- Ren 10 Xiawan, Ma 44 Neiting und Ma 25 Tianshu zerstreuen die Ansammlung von Nahrung und leiten Stagnation aus, um den Magen in seiner nach unten leitenden Funktion zu unterstützen.

Innere Blockierung durch Schleim-Flüssigkeiten

Wichtige Symptome

Erbrechen von Klarem und Wässrigem oder Erbrechen von Schleim oder Speichel, Beklemmung im Epigastrium und fehlender Appetit, Schwindel und Palpitationen. Der Zungenkörper ist blass mit einem weißen und schmierigen Belag; der Puls ist schlüpfrig.

Arzneitherapie

Therapeutisches Prinzip

Schleim-Flüssigkeiten wärmen und transformieren, den Magen harmonisieren und das Gegenläufige nach unten leiten.

Rezeptur

Xiao Ban Xia Tang He Ling Gui Zhu Gan Tang Jia Jian **(Kleineres Rz. Pinelliae Ternatae-Dekokt kombiniert mit Scl. Poriae Cocos, Ra. Cinnamomi, Rz. Atractylodis Macro. und Rx. Glycyrrhizae, mit Modifikationen)**

- *Fa Ban Xia* (Rhizoma Pinelliae Ternatae Praeparata) 10 g
- *Sheng Jiang* (Rhizoma Zingiberis Officinalis Recens) 6 g, 5 Minuten vor Ende des Kochprozesses hinzugefügt.
- *Fu Ling* (Sclerotium Poriae Cocos) 15 g
- *Gui Zhi* (Ramulus Cinnamomi Cassiae) 10 g
- *Bai Zhu* (Rhizoma Atractylodis Macrocephalae) 10 g
- *Gan Cao* (Radix Glycyrrhizae) 10 g

Erklärung

- *Fa Ban Xia* (Rhizoma Pinelliae Ternatae Praeparata) und *Sheng Jiang* (Rhizoma Zingiberis Officinalis Recens) harmonisieren den Magen und leiten das Gegenläufige nach unten.
- *Fu Ling* (Sclerotium Poriae Cocos), *Gui Zhi* (Ramulus Cinnamomi Cassiae), *Bai Zhu* (Rhizoma Atractylodis Macrocephalae) und *Gan Cao* (Radix Glycyrrhizae) stärken die Milz und trocknen Feuchtigkeit, wärmen und transformieren Schleim-Flüssigkeiten.

Modifikationen und Alternativen

1. Bei Erbrechen von großen Mengen Wasser, Schleim oder Speichel füge man 2 g *Qian Niu Zi* (Semen Pharbitidis) und 2 g *Bai Jie Zi* (Semen Sinapis Albae) hinzu, die zu Pulver zermahlen und abgefüllt in Kapseln dreimal täglich eingenommen werden; dieses wird die Transformation von Schleim-Flüssigkeiten fördern.
2. Bei Schwindel, Reizbarkeit, Schlaflosigkeit, Übelkeit aufgrund von verbliebenem Schleim, der sich in Hitze wandelt und den Magen verlegt, um so die nach unten leitende Funktion des Magens zu beeinträchtigen, verordne man *Wen Dan Tang* (Dekokt, das die Gallenblase wärmt), um die Gallenblase zu klären und den Magen zu harmonisieren, Schleim zu eliminieren und Erbrechen zu stoppen.

Bestandteile

- *Fu Ling* (Sclerotium Poriae Cocos) 15 g
- *Zhu Ru* (Caulis Bambusae in Taeniis) 10 g
- *Zhi Shi* (Fructus Immaturus Citri Aurantii) 10 g
- *Fa Ban Xia* (Rhizoma Pinelliae Ternatae Praeparata) 10 g
- *Ju Pi* (Exocarpium Citri Reticulatae) 6 g
- *Sheng Jiang* (Rhizoma Zingiberis Officinalis Recens) 3 g, 5 Minuten vor Ende des Kochvorganges hinzugefügt
- *Da Zao* (Fructus Ziziphi Jujubae) 15 g

Akupunktur

Therapeutisches Prinzip

Die Milz stärken und Schleim transformieren, den Magen harmonisieren und das Gegenläufige nach unten leiten.

Punkte

Ren 12 Zhongwan, Ma 36 Zusanli, Pe 6 Neiguan, Ma 40 Fenglong, Bl 20 Pishu, Le 13 Zhangmen und Bl 21 Weishu.

Technik

Man verwende filiforme Nadeln mit ableitender Technik. Die Nadeln werden 20–30 Minuten in den Punkten belassen.

Erklärung

- Die Kombination von Ren 12 Zhongwan und Ma 36 Zusanli, dem Alarm-*mu*-Punkt und dem unteren Meer-*xiahe*-Punkt des Magens mit Pe 6 Neiguan, einem der Einschalt-*jiao hui*-Punkte der Acht Außerordentlichen Meridiane, als Hauptpunkte ist wirkungsvoll zur Behandlung von Störungen in Magen, Herz und Brust indem der Magen harmonisiert und Erbrechen gestoppt wird.
- Ma 40 Fenglong ist ein wichtiger Punkt zur Eliminierung von Schleim und zur Transformation von Schleim-Flüssigkeiten.
- Bl 20 Pishu, Bl 21 Weishu, Le 13 Zhangmen und Ren 12 Zhongwan, die Rücken-*shu*- und Alarm-*mu*-Punkte von Milz und Magen stärken Milz und Magen, in ihrer Transport- und Transformationsfunktion und beim Trocknen der Feuchtigkeit und Transformieren von Schleim.

Leber-Qi dringt in den Magen ein

Wichtige Symptome

Erbrechen, Regurgitieren von Säure, häufiges Aufstoßen und Beklemmung und Schmerz im Hypochondrium, ein roter Zungenrand mit einem dünnen und schmierigen Belag und ein drahtiger Puls.

Arzneitherapie

Therapeutisches Prinzip

Die Leber besänftigen und den Magen harmonisieren, Gegenläufiges nach unten leiten und Erbrechen stoppen.

Rezeptur

***Ban Xia Hou Po Tang He Zuo Jin Wan Jia Jian* (Rz. Pinelliae Ternatae- und Cx. Magnoliae Officinalis-Dekokt kombiniert mit Linkes-Metall-Pille, mit Modifikationen)**

- *Fa Ban Xia* (Rhizoma Pinelliae Ternatae Praeparata) 10 g
- *Hou Po* (Cortex Magnoliae Officinalis) 10 g
- *Zi Su Ye* (Folium Perillae Frutescentis) 10 g
- *Sheng Jiang* (Rhizoma Zingiberis Officinalis Recens) 6 g, 5 Minuten vor Ende des Kochprozesses hinzugefügt
- *Fu Ling* (Sclerotium Poriae Cocos) 15 g
- *Huang Lian* (Rhizoma Coptidis) 6 g
- *Wu Zhu Yu* (Fructus Evodiae Rutaecarpae) 10 g

Erklärung

- *Hou Po* (Cortex Magnoliae Officinalis) und *Zi Su Ye* (Folium Perillae Frutescentis) regulieren Qi und lockern den Mittleren Erwärmer.
- *Fa Ban Xia* (Rhizoma Pinelliae Ternatae Praeparata), *Sheng Jiang* (Rhizoma Zingiberis Officinalis Recens) und *Fu Ling* (Sclerotium Poriae Cocos) leiten Gegenläufiges nach unten, harmonisieren den Magen und stoppen Erbrechen.
- *Huang Lian* (Rhizoma Coptidis) und *Wu Zhu Yu* (Fructus Evodiae Rutaecarpae) ergänzen einander; *Wu Zhu Yu* (Fructus Evodiae Rutaecarpae) öffnet durch Scharfes, *Huang Lian* (Rhizoma Coptidis) klärt Hitze mit Bitterem und beide Kräuter leiten nach unten, um Erbrechen zu stoppen.

Modifikationen

1. Bei bitterem Geschmack im Mund, Magenleiden mit Regurgitieren von Säure und Obstipation füge man 10 g *Da Huang* (Radix et Rhizoma Rhei) 10 Minuten vor Ende des Kochprozesses hinzu sowie 10 g *Zhi Shi* (Fructus Immaturus Citri Aurantii), um die Fu-Organe zu befreien und Trübes nach unten zu leiten.
2. Bei relativ schwerem Fieber füge man 10 g *Zhu Ru* (Caulis Bambusae in Taeniis) und 10 g *Zhi Zi* (Fructus Gardeniae Jasminoidis) hinzu, um die Leber zu klären und das Feuer nach unten zu leiten.

Akupunktur

Therapeutisches Prinzip

Die Leber besänftigen und den Magen harmonisieren, Gegenläufiges nach unten leiten und Erbrechen stoppen.

Punkte

Ren 12 Zhongwan, Ma 36 Zusanli, Pe 6 Neiguan, Le 14 Qimen und Le 3 Taichong.

Technik

Man verwende filiforme Nadeln mit ableitender Technik. Die Nadeln werden 20–30 Minuten in den Punkten belassen.

Erklärung

- Die Kombination von Ren 12 Zhongwan und Ma 36 Zusanli, den Alarm-*mu*-Punkt und den unteren Meer-*xiahe*-Punkt des Magens mit Pe 6 Neiguan, einem der Einschalt-*jiao hui*-Punkte der Acht Außerordentlichen Meridiane, als Hauptpunkte ist wirkungsvoll zur Behandlung von Störungen in Magen, Herz und Brust indem der Magen harmonisiert und Erbrechen gestoppt wird.
- Le 14 Qimen und Le 3 Taichong, die Alarm-*mu*- und Ursprungs-*yuan*-Punkte der Leber-Leitbahn, leiten die Leber aus, regulieren Qi und leiten Gegenläufiges nach unten.

Leere-Muster

Mangel-Kälte von Milz und Magen

Wichtige Symptome

Wiederholtes oder intermittierendes Erbrechen nach dem Essen oder Trinken, helle weiße Gesichtsfarbe, Müdigkeit und Kraftlosigkeit, ein trockener Mund mit fehlender Neigung zu trinken, kalte Gliedmaßen und dünne und weiche Stühle. Der Zungenkörper ist blass mit einem dünnen, weißen Belag; der Puls ist träge und schwach.

Arzneitherapie

Therapeutisches Prinzip

Den Mittleren Erwärmer erwärmen und die Milz stärken, den Magen harmonisieren und Gegenläufiges nach unten leiten.

Rezeptur

***Li Zhong Wan* (Pille, die die Mitte reguliert)**

- *Ren Shen* (Radix Ginseng) 10 g, separat abgekocht
- *Bai Zhu* (Rhizoma Atractylodis Macrocephalae) 15 g
- *Gan Jiang* (Rhizoma Zingiberis Officinalis) 6 g
- *Gan Cao* (Radix Glycyrrhizae) 6 g

Erklärung

- *Ren Shen* (Radix Ginseng) und *Bai Zhu* (Rhizoma Atractylodis Macrocephalae) stärken die Milz und tonisieren den Magen.
- *Gan Jiang* (Rhizoma Zingiberis Officinalis) und *Gan Cao* (Radix Glycyrrhizae) harmonisieren den Mittleren Erwärmer durch Wärme und Süßes.

4

Modifikationen und Alternativen

1. Um Qi zu regulieren und Gegenläufiges nach unten zu leiten, füge man 6 g *Sha Ren* (Fructus Amomi), 10 g *Fa Ban Xia* (Rhizoma Pinelliae Ternatae Praeparata) und 6 g *Chen Pi* (Pericarpium Citri Reticulatae) hinzu.
2. Bei unaufhörlichem Erbrechen von Klarem und Wässrigem füge man 10 g *Wu Zhu Yu* (Fructus Evodiae Rutaecarpae) hinzu, um das Erbrechen durch Wärmen des Mittleren Erwärmers und Leiten des Gegenläufigen nach unten zu stoppen.
3. Bei anhaltendem Erbrechen aufgrund von Leber- und Nieren-Mangel und einem daraus folgenden aufsteigenden Gegenfluss von Qi im *Chong Mai*, verordne man *Lai Fu Dan* (Spezialpille der Wiederkehr), um den Gegenfluss zu beruhigen und Erbrechen zu stoppen.

Bestandteile

- *Xuan Jing Shi*‡ (Selenitum) 3 g
- *Po Xiao*‡ (Mirabilitum Non-Purum) 3 g
- *Liu Huang*‡ (Sulphur) 3 g
- *Chen Pi* (Pericarpium Citri Reticulatae) 6 g
- *Qing Pi* (Pericarpium Citri Reticulatae Viride) 6 g
- *Wu Ling Zhi*‡ (Excrementum Trogopteri) 6 g

Akupunktur and Moxibustion

Therapeutisches Prinzip

Den Mittleren Erwärmer erwärmen und die Milz stärken, den Magen harmonisieren und Gegenläufiges nach unten leiten.

Punkte

Ren 12 Zhongwan, Ma 36 Zusanli, Pe 6 Neiguan, Bl 20 Pishu, Bl 21 Weishu, Ren 4 Guanyuan und Le 13 Zhangmen.

Technik

Man verwende filiforme Nadeln mit der stärkenden Technik. Die Nadeln werden 20–30 Minuten in den Punkten belassen. Eine Moxibustion von Ren 4 Guanyuan schließt sich an.

Erklärung

- Die Kombination von Ren 12 Zhongwan und Ma 36 Zusanli, dem Alarm-*mu*-Punkt und dem unteren Meer-*xiahe*-Punkt des Magens, mit Pe 6 Neiguan, einem der Einschalt-*jiao hui*-Punkte der Acht Außerordentlichen Meridiane als Hauptpunkte ist wirkungsvoll zur Behandlung von Störungen in Magen, Herz und Brust durch Harmonisieren des Magens und Stoppen des Erbrechens.
- Bl 20 Pishu, Bl 21 Weishu, Le 13 Zhangmen und Ren 12 Zhongwan, die Rücken-*shu*- und Alarm-*mu*-Punkte von Milz und Magen, tonisieren Milz und Magen, um Leere-Kälte zu eliminieren.
- Moxibustion von Ren 4 Guanyuan kultiviert und tonisiert das Ursprungs-Qi (Yuan Qi), um Milz-Yang zu wärmen.

Magen-Yin-Insuffizienz

Wichtige Symptome

Wiederkehrende Anfälle von Erbrechen, gelegentliches trockenes Würgen, Trockenheit von Mund und Kehle und keine Neigung zu essen trotz Hungergefühls. Der Zungenkörper ist rot mit wenig Belag; der Puls ist fadenförmig und schnell. Dieses Muster tritt oft bei Strahlentherapie auf.

Arzneitherapie

Therapeutisches Prinzip

Magen-Yin anreichern und nähren, Gegenläufiges nach unten leiten und Erbrechen stoppen.

Rezeptur

Mai Men Dong Tang
(Tb. Ophiopogonis Japonici-Dekokt)

- *Ren Shen* (Radix Ginseng) 10 g, separat abgekocht.
- *Mai Men Dong* (Radix Ophiopogonis Japonici) 15 g
- *Jing Mi* (Oryza Sativa) 30 g
- *Gan Cao* (Radix Glycyrrhizae) 6 g
- *Fa Ban Xia* (Rhizoma Pinelliae Ternatae Praeparata) 10 g

Erklärung

- *Ren Shen* (Radix Ginseng), *Mai Men Dong* (Radix Ophiopogonis Japonici), *Jing Mi* (Oryza Sativa) und *Gan Cao* (Radix Glycyrrhizae) nähren und reichern Magen-Yin an.
- *Fa Ban Xia* (Rhizoma Pinelliae Ternatae Praeparata) leitet Gegenläufiges nach unten und beendet Erbrechen.

Modifikation

Bei schwerem Flüssigkeitsverlust reduziere man die Dosis von *Fa Ban Xia* (Rhizoma Pinelliae Ternatae Praeparata) auf 3 g und füge je 10 g *Shi Hu** (Herba Dendrobii), *Tian Hua Fen* (Radix Trichosanthis), *Zhi Mu* (Rhizoma Anemarrhenae Asphodeloidis) und *Zhu Ru* (Caulis Bambusae in Taeniis) hinzu, um Körperflüssigkeiten zu erzeugen und den Magen zu nähren.

Akupunktur

Therapeutisches Prinzip

Magen-Yin anreichern und nähren, Gegenläufiges nach unten leiten und Erbrechen stoppen.

Punkte

Ren 12 Zhongwan, Ma 36 Zusanli, Pe 6 Neiguan, Ma 21 Liangmen, Ni 3 Taixi, Mi 6 Sanyinjiao und Pe 7 Daling.

Technik

Man verwende filiforme Nadeln und die ausgleichende Technik. Die Nadeln werden 20–30 Minuten in den Punkten belassen.

Erklärung

- Die Kombination von Ren 12 Zhongwan und Ma 36 Zusanli, dem Alarm-*mu*-Punkt und dem unteren Meer-*xiahe*-Punkt des Magens mit Pe 6 Neiguan, einem der Einschalt-*jiao hui*-Punkte der Acht Außerordentlichen Meridiane als Hauptpunkte ist wirkungsvoll zur Behandlung von Störungen in Magen, Herz und Brust indem der Magen harmonisiert und Erbrechen gestoppt wird.
- Ma 21 Liangmen leitet Magen-Qi nach unten.
- Pe 7 Daling klärt und leitet Leere-Hitze aus dem Magen aus.
- Ni 3 Taixi und Mi 6 Sanyinjiao nähren das Yin von Nieren, Milz und Magen.

Zusammenfassung

Erbrechen kann in Leere- und Fülle-Muster eingeteilt werden. Plötzliches Einsetzen von Erbrechen wird gewöhnlich durch Fülle-Muster von pathogenen Faktoren verursacht und sollte durch Zerstreuen der beteiligten pathogenen Faktoren behandelt werden. Äußere pathogene Faktoren, die den Magen befallen, werden von einem äußeren Muster begleitet.
Nahrungsstagnation ist gekennzeichnet durch Erbrechen, Aufblähung im Epigastrium, Abneigung gegen Nahrung, übel riechendes Aufstoßen und Regurgitieren von Säure; Leber-Qi, das den Magen befällt, ist gekennzeichnet durch Erbrechen und Aufblähung, die sich bis zum Hypochondrium ausbreitet, und innere Blockierung durch Schleim-Flüssigkeiten mit Erbrechen von klarem Wasser, Schleim oder Speichel.
Erbrechen, das länger krankhaft bestehen bleibt, reflektiert generell einen Mangel an Wahrem Qi (Zheng Qi) und erfordert eine Stützung des Aufrechten Qi. Yang-Schwäche von Milz und Magen zeichnet sich aus durch Erbrechen, begleitet von übermäßiger Müdigkeit, Schwäche, Mattigkeit, kalten Gliedmaßen und weichen Stühlen; Mangel an Magen-Yin durch Würgen mit Trockenheit in Mund und Kehle.
Erbrechen in Mangelmustern von Aufrechtem Qi tritt meist in den späten Stadien einer Erkrankung oder nach einer Behandlung auf und neigt dazu, intermittierend zurückzukehren. Der Ausbruch kann ausgelöst werden durch Faktoren wie ungenügende Beachtung der Ernährung oder leichter Müdigkeit. Längerfristig beeinträchtigt Erbrechen die Aufnahme der Nahrungsessenz und führt so zu einer Insuffizienz der Quelle der Transformation und zu einer Verschlimmerung der Erkrankung. Eine Behandlung sollte zügig erfolgen, um den Gesundheitszustand im Ganzen wieder herzustellen.

Klinischer Beobachtungsbericht

Kombination von TCM-Behandlung mit Ondansetron

Yang et al. berichteten über die Wirkung einer Kombination von TCM mit Ondansetron im Vergleich mit der Wirkung von Ondansetron allein bei der Behandlung von Erbrechen infolge einer Chemotherapie in der Zeit von September 1998 bis Juni 2000.[68]

Gruppen: 100 Patienten wurden nach dem Zufallsprinzip in der Reihenfolge ihrer Einweisung in die Klinik in zwei gleich große Gruppen eingeteilt.

4

- Die Gruppe TCM plus Ondansetron mit 50 Patienten im Alter von 25 bis 76 (Durchschnittsalter: 58,5) setzte sich aus 30 Fällen mit Lungenkrebs, 10 mit ösophagealem Krebs, 5 mit nasopharyngealem Krebs und 5 mit Dickdarmkrebs zusammen.
- Die Gruppe mit Ondansetron allein bestand aus 50 Patienten im Alter von 26 bis 75 (Durchschnittsalter 57,5) und setzte sich aus 31 Fällen von Lungenkrebs, 9 mit ösophagealem Krebs, 5 mit pharyngealem Krebs und 5 mit Dickdarmkrebs zusammen.

Methode

- Die Gruppe mit TCM plus Ondansetron wurde mit *Xiang Sha Liu Jun Zi Tang He Zhi Shi Xiao Pi Wan Jia Jian* (Dekokt der Sechs Edlen mit Rx. Aucklandiae und Fr. Amomi kombiniert mit der Fr. Immaturus Citri Aurantii-Pille zur Zerteilung fokaler Aufblähung, mit Modifikationen) in Kombination mit Chemotherapie durch Cisplatin und Injektion von Ondansetron behandelt.
- Die Gruppe mit ausschließlich Ondansetron wurde allein durch Chemotherapie mit Cisplatin und Injektion von Ondansetron behandelt.

Chemotherapie bestand aus intravenöser Injektion von 8 mg Ondansetron, die 20 Minuten vor der intravenösen Injektion von 20 mg Cisplatin, aufgelöst in 30 ml physiologischer Kochsalzlösung, gegeben wurde; 4 Stunden später wurden weitere 8 mg Ondansetron intravenös injiziert.

TCM-Behandlung

Rezeptur

***Xiang Sha Liu Jun Zi Tang He Zhi Shi Xiao Pi Wan Jia Jian* (Dekokt der Sechs Edlen mit Rx. Aucklandiae und Fr. Amomi kombiniert mit der Fr. Immaturus Citri Aurantii-Pille zur Zerteilung fokaler Aufblähung, mit Modifikationen)**

- *Ren Shen* (Radix Ginseng) 10 g
- *Fu Ling* (Sclerotium Poriae Cocos) 30 g
- *Bai Zhu* (Rhizoma Atractylodis Macrocephalae) 20 g
- *Zhi Shi* (Fructus Immaturus Citri Aurantii) 10 g
- *Mu Xiang** (Radix Aucklandiae Lappae) 20 g
- *Sha Ren* (Fructus Amomi) 5 g, 5 Minuten vor Ende des Kochprozesses hinzugefügt.
- *Chen Pi* (Pericarpium Citri Reticulatae) 10 g
- *Hou Po* (Cortex Magnoliae Officinalis) 15 g
- *Da Fu Pi* (Pericarpium Arecae Catechu) 15 g
- *Jiang Ban Xia* (Rhizoma Pinelliae Ternatae cum Zingibere Praeparatum) 12 g
- *Dai Zhe Shi*‡ (Haematitum) 30 g
- *Zhu Ru* (Caulis Bambusae in Taeniis) 10 g
- *Mai Ya* (Fructus Hordei Vulgaris Germinatus) 30 g
- *Sheng Jiang* (Rhizoma Zingiberis Officinalis Recens) 10 g, 5 Minuten vor Ende des Kochprozesses hinzugefügt
- *Zhi Gan Cao* (Radix Glycyrrhizae, unter Rühren kurz angebraten mit Honig) 8 g

Ein Päcken am Tag wurde verwendet, um ein Dekokt zuzubereiten, das zweimal täglich über sechs Tage getrunken wurde, beginnend einen Tag vor der Chemotherapie.

Ergebnisse

Die Hauptergebnisse sind in Tabelle 4-7 unten zu sehen.

Tabelle 4-7 Anzahl der Patienten mit Übelkeit oder Erbrechen in den Behandlungsgruppen

Gradeinteilung	Gruppe TCM und Ondansetron plus Chemotherapie (Zahl der Patienten)	Gruppe mit Ondansetron allein plus Chemotherapie (Zahl der Patienten)
0	45	36
1	3	4
2	1	5
3	1	4
4	0	1

Gradeinteilung nach WHO-Klassifikation: 0 = keine Reaktion; 1 = nur Übelkeit; 2 = Erbrechen über einen bestimmten Zeitraum; 3 = Erbrechen, das eine Behandlung erfordert; 4 = andauerndes Erbrechen

Erörterung und Zusammenfassung

Die Verfasser sind der Ansicht, dass die in der Chemotherapie eingesetzten Medikamente toxisch genug sind, um pathogene Faktoren zu vertreiben und Krebs zu hemmen, sie aber auch das Aufrechte Qi (Zheng Qi) verletzen und Milz und Magen schädigen und so zu einer Beeinträchtigung der Transport- und Transformationsfunktion führen. Störung der normalen Aufwärts- und Abwärtsbewegung von Qi führt zu Trübem, das nach oben attackiert und so Erbrechen erzeugt.

Daher hilft die Rezeptur in Kombination mit den anderen Behandlungen dabei, Übelkeit und Erbrechen zu reduzieren und ihre Schwere zu begrenzen.

Erklärung der Rezeptur

- *Ren Shen* (Radix Ginseng), *Fu Ling* (Sclerotium Poriae Cocos), *Bai Zhu* (Rhizoma Atractylodis Macrocephalae) und *Zhi Gan Cao* (Radix Glycyrrhizae, unter Rühren kurz angebraten mit Honig), die Bestandteile von *Si Jun Zi Tang* (Dekokt der vier Edlen), stärken die Milz und vermehren Qi, stützen das Aufrechte Qi (Zheng Qi) und festigen die Wurzel.
- *Zhi Shi* (Fructus Immaturus Citri Aurantii), *Mu Xiang** (Radix Aucklandiae Lappae), *Sha Ren* (Fructus Amomi), *Chen Pi* (Pericarpium Citri Reticulatae), *Hou Po* (Cortex Magnoliae Officinalis) und *Da Fu Pi* (Pericarpium Arecae Catechu) bewegen Qi und zerstreuen Akkumulation.
- *Jiang Ban Xia* (Rhizoma Pinelliae Ternatae cum Zingibere Praeparatum), *Dai Zhe Shi*‡ (Haematitum), *Zhu Ru* (Caulis Bambusae in Taeniis) und *Sheng Jiang* (Rhizoma Zingiberis Officinalis Recens) leiten Gegenläufiges nach unten und stoppen Erbrechen.
- *Mai Ya* (Fructus Hordei Vulgaris Germinatus) zerteilt Nahrungsansammlungen und stärkt den Magen.

Behandlung mit Xuan Fu Dai Zhe Tang Jia Wei (Dekokt mit Fl. Inula und Haematitum, mit Zusätzen)

Wang et al. erforschten die klinischen Wirkungen von *Xuan Fu Dai Zhe Tang Jia Wei* (Dekokt mit Fl. Inula und Haematitum, mit Zusätzen) bei der Vorbeugung und Behandlung von Erbrechen als Folge von Chemotherapie.[69]

Gruppen: Die klinische Beobachtung umfasste den Zeitraum von Oktober 1996 bis April 1997 und schloss 72 Patienten ein, 45 männliche und 27 weibliche, im Alter von 12 bis 71 (Durchschnittsalter 51,1), die wegen einer Chemotherapie stationär aufgenommen wurden. Von diesen Patienten wurden 9 wegen Morbus Hodgkin, 12 wegen Dickdarmkrebs, 14 wegen Magenkrebs, 10 wegen Lungenkrebs, 12 wegen Ösophaguskarzinom, 6 wegen Nasopharynxkarzinom, 7 wegen Brustkrebs, 1 wegen Gelenkentzündung des Knies und 1 wegen Karzinom der paranasalen Sinus behandelt.

Methode

41 Patienten wurde eine Chemotherapie mit Cisplatin verabreicht; eine Chemotherapie ohne Cisplatin wurde den anderen 31 Patienten verordnet (Cisplatin verursacht gewöhnlich schweres Erbrechen). Die Chemotherapie-Regime waren wie folgt:

- bei malignen Lymphomen CHOP (Cyclophosphamid, Doxorubicin, Vincristin, Prednison) oder CMOP (Cyclophosphamid, Mechlorethamin, Vincristin, Prednison)
- bei Krebs des Dickdarms, FCF (5-Fluorouracil und Calcium Folinate) oder PF (Cisplatin und 5-Fluorouracil)
- bei Krebs des Magens PF (Cisplatin and 5-Fluorouracil) oder FAM (5-Fluorouracil, Doxorubicin und Mitomycin)
- bei Krebs der Lunge CAP (Cyclophosphamide, Doxorubicin, Cisplatin), EP (Cisplatin und Etoposid) oder MVP (Mitomycin, Vindesin, Cisplatin)
- bei Ösophaguskarzinom BFP (Bleomycin, 5-Fluorouracil, Cisplatin)
- bei Nasopharynxkarzinom, PF (Cisplatin und 5-Fluorouracil)
- bei Brustkrebs CMF (Cyclophosphamid, Methotrexat, 5-Fluorouracil) oder CAF (Cyclophosphamid, Doxorubicin, 5-Fluorouracil)
- bei Gelenkentzündung und Karzinom der paranasalen Sinus AD (Doxorubicin and Dacarbazin).

Jeder Patient unterzog sich zwei Chemotherapiezyklen, mit einer Unterbrechung von zwei oder drei Wochen zwischen den Zyklen.

Die 72 Patienten wurden nach dem Zufallsprinzip in der Reihenfolge ihres Eintritts in die Klinik in zwei gleiche Gruppen unterteilt, die AB-Gruppe und die BA-Gruppe. Jeder Patient erhielt dasselbe Chemotherapieregime im zweiten wie im ersten Zyklus, der einzige Unterschied bestand in den verabreichten Antiemetika.

Die Patienten in der AB-Gruppe erhielten das Antiemetikaregime A (TCM-Behandlung) im ersten Chemotherapiezyklus und Regime B (Ondansetron) im zweiten Zyklus.

Die Patienten in der BA-Gruppe erhielten das Antiemetikaregime B (Ondansetron) im ersten Chemotherapiezyklus und Regime A (TCM-Behandlung) im zweiten Zyklus.

Antiemetische Behandlung

- **Regime A:** Alle 72 Patienten erhielten die TCM-Behandlung über den gleichen Zeitraum wie den relevanten Chemotherapiezyklus (den ersten Zyklus für die AB-Gruppe und den zweiten Zyklus für die BA-Gruppe).

Therapeutisches Prinzip

Qi vermehren, um den Mangel des Aufrechten Qi (Zheng Qi) zu ergänzen, Qi nach unten leiten, um den Gegenfluss nach oben zu beruhigen.

Vorbereitungen

10 g *Ren Shen* (Radix Ginseng) wurde in dünne Scheiben geschnitten, in 200 ml Wasser gelegt und bei geringer Hitze eine Stunde lang abgekocht, um eine konzentrierte Flüssigkeit (100 ml) zu erhalten. Die erweichten Scheiben *Ren Shen* (Radix Ginseng) wurden gekaut und eine Stunde vor der Chemotherapie mit dem Dekokt heruntergeschluckt.

4

Rezeptur

***Xuan Fu Dai Zhe Tang Jia* (Dekokt mit Fl. Inulae und Haematitum, mit Zusätzen)**

- *Xuan Fu Hua* (Flos Inulae) 10 g, eingepackt
- *Dai Dai Hua* (Flos Citri Aurantii) 10 g
- *Dai Zhe Shi*‡ (Haematitum) 45 g, 20 Minuten gekocht vor Hinzufügen der übrigen Bestandteile
- *Fa Ban Xia* (Rhizoma Pinelliae Ternatae Praeparata) 15 g
- *Chen Pi* (Pericarpium Citri Reticulatae) 10 g
- *Fu Ling* (Sclerotium Poriae Cocos) 15 g
- *Sheng Jiang* (Rhizoma Zingiberis Officinalis Recens) 10 g
- *Dang Shen* (Radix Codonopsitis Pilosulae) 20 g
- *Da Zao* (Fructus Ziziphi Jujubae) 15 g
- *Zhi Gan Cao* (Radix Glycyrrhizae, unter Rühren kurz angebraten mit Honig) 5 g

Modifikationen

1. Bei Vorherrschen von Feuchtigkeit, gekennzeichnet durch einen schmierigen Zungenbelag und einen schlüpfrigen Puls, wurden *Hou Po* (Cortex Magnoliae Officinalis), *Bai Dou Kou* (Fructus Amomi Kravanh) und *Huo Xiang* (Herba Agastaches seu Pogostemi) hinzugefügt, um Qi zu bewegen und Feuchtigkeit zu transformieren.
2. Bei Vorherrschen von Hitze, gekennzeichnet durch einen gelben Zungenbelag und einen schnellen Puls, wurden *Zhu Ru* (Caulis Bambusae in Taeniis), *Lian Qiao* (Fructus Forsythiae Suspensae) und *Huang Lian* (Rhizoma Coptidis) hinzugefügt, um den Mittleren Erwärmer zu klären und den Magen zu beruhigen.
3. Bei übermäßiger Kälte, die sich als Magen-Kälte zeigt, wurden *Wu Zhu Yu* (Fructus Evodiae Rutaecarpae) und *Ding Xiang* (Flos Caryophylli) hinzugefügt, um den Mittleren Erwärmer zu wärmen und die Kälte zu zerstreuen.

Ein Päckchen wurde am Tag zweimal abgekocht und das Dekokt vier und acht Stunden nach Abschluss der Chemotherapie an jedem Tag des Chemotherapiezyklus eingenommen.

- **Regime B:** Allen 72 Patienten wurden westliche Antiemetika über den gleichen Zeitraum wie der relevante Chemotherapiezyklus verabreicht (der erste Zyklus für die BA-Gruppe und der zweite Zyklus für die AB-Gruppe). Die Behandlung bestand in langsamer intravenöser Injektion von 8 mg Ondansetron aufgelöst in 60 ml von 0,9% Sodiumchlorid über 15 Minuten. Die Injektion wurde 20 Minuten vor Beginn der Chemotherapie und vier und acht Stunden nach Abschluss der Chemotherapie an jedem Tag des Chemotherapiezyklus gegeben.

Ergebnisse

Die Ergebnisse der beiden Gruppen wurden addiert, um zu einem Gesamtergebnis für die beiden antiemetischen Regime zu kommen (s. Tab. 4-8).

Zusammenfassung

Es gab keinen signifikanten Unterschied zwischen *Xuan Fu Dai Zhe Tang Jia Wei* (Dekokt mit Fl. Inula und Haematitum, mit Zusätzen) und Ondansetron bei der Vorbeugung und Behandlung von Übelkeit und Erbrechen als Folge von Chemotherapie ($P > 0{,}05$; der t-Test wurde für statistische Zwecke benutzt.). Die Nebenwirkungen während der Verabreichung von Ondansetron zeigten sich jedoch bei fünf Patienten als Schwindel, bei drei als Kopfschmerzen, bei vier als Obstipation, bei drei als nicht-steuerbare Bewegungen (Zappeligkeit) und bei drei weiteren als Diarrhö. Keine Nebenwirkungen wurden während der Verabreichung von *Xuan Fu Dai Zhe Tang Jia Wei* (Dekokt mit Fl. Inula und Haematitum, mit Zusätzen) beobachtet. Die TCM-Behandlung war genauso wirksam wie Ondansetron, verursachte aber keine Nebenwirkungen. Die Patienten fühlten sich geistig und körperlich stark, verspürten guten Appetit und schliefen gut.

Tabelle 4-8 Wirkung der antiemetischen Behandlung (Zahl der Patienten)

	Regime A		Regime B	
	Behandlung mit Cisplatin	Behandlung ohne Cisplatin	Behandlung mit Cisplatin	Behandlung ohne Cisplatin
Signifikante Wirkung	35	31	23	25
Deutliche Wirkung	3	5	4	4
Wenig Wirkung	3	5	3	1
Keine Wirkung	0	0	1	1

Signifikante Wirkung: weder Übelkeit noch Erbrechen nach der Chemotherapie.
Deutliche Wirkung: Erbrechen trat ein- oder zweimal innerhalb von 24 Stunden auf.
Wenig Wirkung: schwere Übelkeit, 3- bis 5-maliges Erbrechen innerhalb von 24 Stunden.
Keine Wirkung: schwere Übelkeit, mehr als 5-maliges Erbrechen innerhalb von 24 Stunden.

Erörterung

Bezüglich der Muster-Identifizierung ist Erbrechen als Folge von Chemotherapie ein Leere-Fülle-Komplex mit Mangel an Aufrechtem Qi (Zheng Qi) als Hauptfaktor.

- Das Einsetzen von *Rhen Shen* (Radix Ginseng) allein vor der Chemotherapie zielt auf das Wiederherstellen des Urspungs-Qi (Yuan Qi) des Körpers, um die Fähigkeit, der Chemotherapie zu widerstehen, zu erhöhen.
- *Xuan Fu Hua* (Flos Inulae) leitet Qi nach unten und zerteilt Schleim; in Kombination mit *Dai Hua* (Flos Citri Aurantii) harmonisiert es den Magen und leitet Magen-Qi nach unten, um Erbrechen und Gegenläufigkeit zu beseitigen.
- *Dai Zhe Shi*[‡] (Haematitum) beruhigt Gegenläufigkeit.
- *Fa Ban Xia* (Rhizoma Pinelliae Ternatae Praeparata) transformiert Schleim, zerteilt Verklumpungen, leitet gegenläufiges Qi nach unten und harmonisiert den Magen.
- *Sheng Jiang* (Rhizoma Zingiberis Officinalis Recens) ist ein Hauptkraut für das Stoppen von Erbrechen; es wird auch benutzt, um die Toxizität von *Fa Ban Xia* (Rhizoma Pinelliae Ternatae Praeparata) zu vermindern; in Kombination mit *Fu Ling* (Sclerotium Poriae Cocos) stärkt es die Milz und fördert die Bewegung des Wassers.
- *Dang Shen* (Radix Codonopsitis Pilosulae), *Da Zao* (Fructus Ziziphi Jujubae) und *Zhi Gan Cao* (Radix Glycyrrhizae) wärmen und vermehren Qi, tonisieren die Milz, nähren den Magen und behandeln die Wurzel durch Stützen von Qi im Mittleren Erwärmer, der bereits geschädigt worden ist.
- *Chen Pi* (Pericarpium Citri Reticulatae) bewegt Qi, transformiert Schleim, vertreibt pathogene Faktoren und beruhigt den Magen, um Qi nach unten zu leiten und Erbrechen zu stoppen.
- Die gesamte Rezeptur vermehrt Qi, harmonisiert den Magen, leitet Gegenläufiges nach unten und beendet Erbrechen.

Empirische Rezepturen

Arzneitherapie

1. Indikation: Übelkeit und Erbrechen als Folge von Strahlen- oder Chemotherapie.[70]

Bestandteile

- *Dang Shen* (Radix Codonopsitis Pilosulae) 30 g
- *Bai Zhu* (Rhizoma Atractylodis Macrocephalae) 15 g
- *Fu Ling* (Sclerotium Poriae Cocos) 15 g
- *Chen Pi* (Pericarpium Citri Reticulatae) 15 g
- *Fa Ban Xia* (Rhizoma Pinelliae Ternatae Praeparata) 15 g
- *Sha Ren* (Fructus Amomi) 10 g, 10 Minuten vor Ende des Kochprozesses hinzugefügt
- *Ding Xiang* (Flos Caryophylli) 10 g
- *Wu Zhu Yu* (Fructus Evodiae Rutaecarpae) 12 g
- *Gan Cao* (Radix Glycyrrhizae) 10 g
- *Sheng Jiang* (Rhizoma Zingiberis Officinalis Recens) 20 g

Ein Päcken am Tag wurde verwendet, um ein Dekokt zu bereiten, das dreimal täglich eingenommen wurde, beginnend mit dem Tag vor dem Start des Chemotherapiezyklus. Die Behandlung wurde während der Chemotherapie fortgesetzt, bis die Symptome verschwanden.

2. Indikation: Übelkeit und Erbrechen als Folge von Strahlen- oder Chemotherapie (mit Modifikationen für trockenen Mund, abdominale Aufblähung und Schmerzen).[71]

Bestandteile

- *Dang Shen* (Radix Codonopsitis Pilosulae) 15 g
- *Bai Zhu* (Rhizoma Atractylodis Macrocephalae) 10 g
- *Fu Ling* (Sclerotium Poriae Cocos) 10 g
- *Chen Pi* (Pericarpium Citri Reticulatae) 10 g
- *Fa Ban Xia* (Rhizoma Pinelliae Ternatae Praeparata) 10 g
- *Sha Ren* (Fructus Amomi) 10 g, 5 Minuten vor Ende des Kochprozesses hinzugefügt
- *Xuan Fu Hua* (Flos Inulae) 10 g, eingepackt
- *Huo Xiang* (Herba Agastaches seu Pogostemi) 10 g
- *Mu Xiang** (Radix Aucklandiae Lappae) 15 g
- *Gan Cao* (Radix Glycyrrhizae) 5 g

Modifikationen

1. Bei trockenem Mund und einem roten Zungenkörper wurden 15 g *Mai Men Dong* (Radix Ophiopogonis Japonici) und 12 g *Shi Hu** (Herba Dendrobii) hinzugefügt.
2. Bei Müdigkeit und Schläfrigkeit aufgrund einer Blockierung durch Feuchtigkeit wurden 10 g *Pei Lan* (Herba Eupatorii Fortunei) und 20 g *Yi Yi Ren* (Semen Coicis Lachryma-jobi) hinzugefügt.
3. Bei abdominalen Aufblähungen und Schmerzen wurden dem fertigen Dekokt 5 g *Chen Xiang* (Lignum Aquilariae Resinatum) und 15 g *Xiang Fu* (Rhizoma Cyperi Rotundi) hinzugefügt.

3. Indikation: Übelkeit und Erbrechen infolge einer Chemotherapie.[71]

Rezeptur

Zhi Ou He Ji **(Mixtur, die das Erbrechen stoppt)**

- *Ren Shen* (Radix Ginseng) 15 g
- *Xuan Fu Hua* (Flos Inulae) 10 g
- *Jiang Ban Xia* (Rhizoma Pinelliae Ternatae cum Zingibere Praeparatum) 15 g
- *Sheng Jiang* (Rhizoma Zingiberis Officinalis Recens) 10 g
- *Da Zao* (Fructus Ziziphi Jujubae) 15 g
- *Zhi Gan Cao* (Radix Glycyrrhizae, unter Rühren kurz angebraten mit Honig) 10 g
- *Huang Lian* (Rhizoma Coptidis) 10 g
- *Wu Zhu Yu* (Fructus Evodiae Rutaecarpae) 10 g
- *Dai Zhe Shi*‡ (Haematitum) 40 g, abgekocht vor den anderen Bestandteilen

Ein Päcken am Tag wurde verwendet, um ein Dekokt zu bereiten, das zweimal täglich eingenommen wurde, beginnend zwei Tage vor dem Start des Chemotherapiezyklus.

Modifikationen

1. Bei schweren Feuchte-Mustern mit einem weißen und schmierigen Zungenbelag und einem schlüpfrigen Puls wurden *Huo Xiang* (Herba Agastaches seu Pogostemi) und *Bai Zhu* (Rhizoma Atractylodis Macrocephalae) hinzugefügt.
2. Bei Hitzezeichen, begleitet von einem roten Zungenkörper mit gelbem Belag und einem schnellen Puls, wurden *Zhu Ru* (Caulis Bambusae in Taeniis) und *Huang Qin* (Radix Scutellariae Baicalensis) hinzugefügt.
3. Bei Qi- und Blut-Mangel mit einem blassen Zungenkörper und geringem Belag und einem fadenförmigen und schwachen Puls wurden *Dang Gui* (Radix Angelicae Sinensis) and *Huang Qi* (Radix Astragali seu Hedysari) hinzugefügt.

4. Indikation: Erbrechen infolge einer Chemotherapie.[72]

Bestandteile

- *Jiang Ban Xia* (Tuber Pinelliae Ternatae cum Zingibere Praeparatum) 12 g
- *Sheng Jiang* (Rhizoma Zingiberis Officinalis Recens) 9 g, 5 Minuten vor Ende des Kochprozesses hinzugefügt.
- *Fu Ling* (Sclerotium Poriae Cocos) 10 g
- *Chen Pi* (Pericarpium Citri Reticulatae) 6 g

Modifikationen

1. Bei Erbrechen, begleitet von Schwindel, Palpitationen, Appetitmangel und einem schmierigen Zungenbelag, wurden je 10 g *Cang Zhu* (Rhizoma Atractylodis), *Bai Zhu* (Rhizoma Atractylodis Macrocephalae), *Ze Xie* (Rhizoma Alismatis Orientalis) und *Shi Chang Pu* (Rhizoma Acori Graminei) hinzugefügt.
2. Bei Erbrechen unmittelbar nach Nahrungsaufnahme, begleitet von einem gelben Zungenbelag, wurde die Dosis von *Jiang Ban Xia* (Rhizoma Pinelliae Ternatae cum Zingibere Praeparatum) auf 6 g reduziert und es wurden 10 g *Zhu Ru* (Caulis Bambusae in Taeniis), 10 g *Huo Xiang* (Herba Agastaches seu Pogostemi) und 6 g *Huang Qin* (Radix Scutellariae Baicalensis) hinzugefügt.

3. Bei mildem Erbrechen, begleitet von Regurgitationen, Übelkeit, Beklemmung in der Brust und Reizbarkeit, wurde die Dosis von *Jiang Ban Xia* (Rhizoma Pinelliae Ternatae cum Zingibere Praeparatum) auf 6 g reduziert und die Dosis von *Sheng Jiang* (Rhizoma Zingiberis Officinalis Recens) auf 10 g erhöht. Dann wurden 10 g *Fo Shou* (Fructus Citri Sarcodactylis) oder 10 g *Fo Shou Hua* (Flos Citri Sarcodactylis), 6 g *Dai Dai Hua* (Flos Citri Aurantii), 6 g *Mei Hua* (Flos Pruni Mume) und 10 g *Xuan Fu Hua* (Flos Inulae), verpackt, hinzugefügt.
4. Bei reduzierter Nahrungsaufnahme nach dem Erbrechen, Magenschmerzen und einem roten Zungenkörper mit wenig Belag wurde die Dosis von *Jiang Ban Xia* (Rhizoma Pinelliae Ternatae cum Zingibere Praeparatum) auf 6 g reduziert und die Dosis von *Sheng Jiang* (Rhizoma Zingiberis Officinalis Recens) auf 10 g erhöht. Dann wurden 10 g *Shan Yao* (Rhizoma Dioscoreae Oppositae), 10 g *Mai Men Dong* (Radix Ophiopogonis Japonici), 6 g *Ji Nei Jin*‡ (Endothelium Corneum Gigeriae Galli), 10 g *Gu Ya* (Fructus Setariae Italicae Germinatus) und 10 g *Mai Ya* (Fructus Hordei Vulgaris Germinatus) hinzugefügt.
5. Bei normalem Appetit nach dem Erbrechen, aber mit Unwohlsein nach dem Essen und Völle und Aufblähung im Epigastrium und Abdomen, wurde die Dosis von *Jiang Ban Xia* (Rhizoma Pinelliae Ternatae cum Zingibere Praeparatum) auf 6 g reduziert und die Dosis von *Sheng Jiang* (Rhizoma Zingiberis Officinalis Recens) auf 10 g erhöht. Dann wurden je 10 g *Dang Shen* (Radix Codonopsitis Pilosulae), *Bai Zhu* (Rhizoma Atractylodis Macrocephalae), *Bai Bian Dou* (Semen Dolichoris Lablab) und *Shan Yao* (Rhizoma Dioscoreae Oppositae) hinzugefügt.
6. Bei Erbrechen und Regurgitieren von Säure, begleitet von Kopfschmerzen und einem drahtigen Puls, wurde die Dosis von *Jiang Ban Xia* (Rhizoma Pinelliae Ternatae cum Zingibere Praeparatum) auf 6 g reduziert und die Dosis von *Sheng Jiang* (Rhizoma Zingiberis Officinalis Recens) auf 10 g erhöht. Dann wurden je 10 g *Wu Zhu Yu* (Fructus Evodiae Rutaecarpae) und *Qing Pi* (Pericarpium Citri Reticulatae Viride) hinzugefügt.

5. Indikation: Übelkeit, Erbrechen und Aufstoßen infolge einer Chemotherapie.[73]

- *Dang Shen* (Radix Codonopsitis Pilosulae) 15 g
- *Bai Zhu* (Rhizoma Atractylodis Macrocephalae) 12 g
- *Fu Ling* (Sclerotium Poriae Cocos) 12 g
- *Gan Cao* (Radix Glycyrrhizae) 5 g
- *Chen Pi* (Pericarpium Citri Reticulatae) 10 g
- *Fa Ban Xia* (Rhizoma Pinelliae Ternatae Praeparata) 10 g
- *Xuan Fu Hua* (Flos Inulae) 10 g, eingepackt
- *Dai Zhe Shi*‡ (Haematitum) 30 g, abgekocht vor den anderen Bestandteilen
- *Sheng Jiang* (Rhizoma Zingiberis Officinalis Recens) 5 g, 5 Minuten vor Ende des Abkochens hinzugefügt
- *Da Zao* (Fructus Ziziphi Jujubae) 10 g

Modifikationen

1. Bei ausgeprägter Schwäche wurde *Dang Shen* (Radix Codonopsitis Pilosulae) durch 10 g separat abgekochtes *Ren Shen* (Radix Ginseng) ersetzt.
2. Bei mangelndem Magen-Yin wurden 15 g *Mai Men Dong* (Radix Ophiopogonis Japonici), 12 g *Sheng Di Huang* (Radix Rehmanniae Glutinosae) und 12 g *Shi Hu** (Herba Dendrobii) hinzugefügt.
3. Bei einer Schwäche von Milz- und Nieren-Yang wurden 5 g *Rou Gui* (Cortex Cinnamomi Cassiae), 5 g *Gan Jiang* (Rhizoma Zingiberis Officinalis), 6 g *Wu Zhu Yu* (Fructus Evodiae Rutaecarpae) und 6 g *Ding Xiang* (Flos Caryophylli) hinzugefügt.
4. Bei abdominalen Blähungen und einem schmierigen Zungenbelag wurden 10 g *Huo Xiang* (Herba Agastaches seu Pogostemi),10 g *Zi Su Ye* (Folium Perillae Frutescentis) und 10 g *Hou Po* (Cortex Magnoliae Officinalis) hinzugefügt.

Ein Päckchen am Tag wurde verwendet, um ein Dekokt zu bereiten, das dreimal täglich eingenommen wurde. Bei schwerem Erbrechen kann das Dekokt konzentriert und von Zeit zu Zeit in kleinen Portionen eingenommen werden, solange bis die Symptome verschwinden.

6. Indikation: Übelkeit und Erbrechen aufgrund von Milz- und Magen-Schwäche während einer Chemotherapie für maligne Tumoren im mittleren und späten Stadium.[74]

Bestandteile

- *Jiang Ban Xia* (Rhizoma Pinelliae cum Zingibere Praeparatum) 15 g
- *Zhi Shi* (Fructus Immaturus Citri Aurantii) 15 g
- *Chen Pi* (Pericarpium Citri Reticulatae) 15 g
- *Fu Ling* (Sclerotium Poriae Cocos) 20 g
- *Zhu Ru* (Caulis Bambusae in Taeniis) 20 g
- *Sheng Jiang* (Rhizoma Zingiberis Officinalis Recens) 20 g, 5 Minuten vor Ende des Abkochens hinzugefügt
- *Gan Cao* (Radix Glycyrrhizae) 10 g
- *Hong Shen* (Radix Ginseng Rubra) 15 g or *Dang Shen* (Radix Codonopsitis Pilosulae) 20 g

Modifikationen

1. Bei abdominalen Blähungen, die Druck vertragen, wurden 15 g *Sha Ren* (Fructus Amomi), 15 g *Shan Zha* (Fructus Crataegi) und 15 g *Shen Qu* (Massa Fermentata) hinzugefügt.
2. Bei Qi-Schwäche und starkem Schwitzen wurden 15 g *Huang Qi* (Radix Astragali seu Hedysari) und 10 g *Bai Zhu* (Rhizoma Atractylodis Macrocephalae) hinzugefügt.
3. Bei Säurereflux mit einem bitteren Geschmack oder gastrischen Beschwerden wurden 6 g *Huang Lian* (Rhizoma Coptidis) hinzugefügt.

4

7. Indikation: Übelkeit und Erbrechen aufgrund von Feuchte-Hitze in Milz und Magen nach einer Chemotherapie.[75]

Bestandteile

- *Huang Lian* (Rhizoma Coptidis) 10 g
- *Mu Xiang** (Radix Aucklandiae Lappae) 10 g
- *Sha Ren* (Fructus Amomi) 10 g
- *Zhi Ke* (Fructus Citri Aurantii) 10 g
- *Cao Guo* (Fructus Amomi Tsaoko) 10 g
- *Fu Ling* (Sclerotium Poriae Cocos) 15 g
- *Fa Ban Xia* (Rhizoma Pinelliae Ternatae
- Praeparata) 15 g
- *Chen Pi* (Pericarpium Citri Reticulatae) 5 g
- *Gan Jiang* (Rhizoma Zingiberis Officinalis) 5 g
- *Gan Cao* (Radix Glycyrrhizae) 5 g

Modifikationen

1. Bei schwerer Übelkeit und Erbrechen wurden 10 g *Zi Su Ye* (Folium Perillae Frutescentis) und 30 g *Huo Xiang Geng* (Caulis Agastaches seu Pogostemi) hinzugefügt.
2. Bei abdominalen Schmerzen wurden 20–30 g *Bai Shao* (Radix Paeoniae Lactiflorae) hinzugefügt.
3. Bei trockenem Mund mit dem Wunsch zu trinken wurden 15 g *Shi Hu** (Herba Dendrobii) und 30 g *Tai Zi Shen* (Radix Pseudostellariae Heterophyllae) hinzugefügt.

Ein Päckchen am Tag wurde verwendet, um ein Dekokt zu bereiten und es auf 250–300 ml herunterzukochen; in Portionen aufgeteilt wurde es 3- bis 6-mal täglich eingenommen.

8. Indikation: Übelkeit und Erbrechen aufgrund von Nahrungsansammlung und -stagnation nach einer Chemotherapie.[76]

Bestandteile

- *Shen Qu* (Massa Fermentata) 10 g
- *Shan Zha* (Fructus Crataegi) 10 g
- *Chen Pi* (Pericarpium Citri Reticulatae) 10 g
- *Fa Ban Xia* (Rhizoma Pinelliae Ternatae
- Praeparata) 10 g
- *Lai Fu Zi* (Semen Raphani Sativi) 10 g
- *Ji Nei Jin*‡ (Endothelium Corneum Gigeriae Galli) 5 g
- *Gan Cao* (Radix Glycyrrhizae) 5 g
- *Shan Yao* (Rhizoma Dioscoreae Oppositae) 30 g
- *Gu Ya* (Fructus Setariae Italicae Germinatus) 30 g
- *Mai Ya* (Fructus Hordei Vulgaris Germinatus) 30 g

9. Indikation: Übelkeit, Erbrechen und abdominelle Schmerzen aufgrund von festsitzender Unterdrückung des Leber-Qi infolge einer Chemotherapie.[77]

Bestandteile

- *Bai Shao* (Radix Paeoniae Lactiflorae) 30 g
- *Bai Bian Dou* (Semen Dolichoris Lablab) 30 g
- *Yi Yi Ren* (Semen Coicis Lachryma-jobi) 30 g
- *Bai Zhu* (Rhizoma Atractylodis Macrocephalae) 15 g
- *Fang Feng* (Radix Ledebouriellae Divaricatae) 10 g
- *Gan Cao* (Radix Glycyrrhizae) 10 g
- *Chen Pi* (Pericarpium Citri Reticulatae) 10 g
- *Chai Hu* (Radix Bupleuri) 5 g
- *Chuan Xiong* (Rhizoma Ligustici Chuanxiong) 5 g
- *Xiang Fu* (Rhizoma Cyperi Rotundi) 5 g

Modifikation

Bei schlechtem Appetit trotz nachlassender abdomineller Schmerzen wurden *Xiang Fu* (Rhizoma Cyperi Rotundi) und *Chuan Xiong* (Rhizoma Ligustici Chuanxiong) durch je 10 g *Shen Qu* (Massa Fermentata) und *Shan Zha* (Fructus Crataegi) ersetzt.

10. Indikation: Übelkeit und Erbrechen aufgrund von starker Hitze infolge einer Chemotherapie.[78]

Bestandteile

- *Shi Gao*‡ (Gypsum Fibrosum) 100 g, abgekocht vor den übrigen Bestandteilen
- *Ma Huang** (Herba Ephedrae) 10 g
- *Xing Ren* (Semen Pruni Armeniacae) 10 g
- *Gan Cao* (Radix Glycyrrhizae) 10 g
- *Chen Pi* (Pericarpium Citri Reticulatae) 10 g
- *Xuan Fu Hua* (Flos Inulae) 10 g, eingepackt
- *Dai Zhe Shi*‡ (Haematitum) 30 g, abgekocht vor den übrigen Bestandteilen
- *Da Zao* (Fructus Ziziphi Jujubae) 30 g
- *Zhu Ru* (Caulis Bambusae in Taeniis) 5 g
- *Hou Po* (Cortex Magnoliae Officinalis) 6 g

11. Indikation: Übelkeit, Erbrechen und Obstipation bei Fülle-Mustern infolge einer Chemotherapie.[79]

Bestandteile

- *Dai Zhe Shi*‡ (Haematitum) 30 g, abgekocht vor den übrigen Bestandteilen
- *Fu Ling* (Sclerotium Poriae Cocos) 30 g
- *Da Zao* (Fructus Ziziphi Jujubae) 30 g
- *Xuan Fu Hua* (Flos Inulae) 10 g, eingepackt
- *Fa Ban Xia* (Rhizoma Pinelliae Ternatae Praeparata) 10 g
- *Sha Shen* (Radix Glehniae seu Adenophorae) 10 g
- *Zhu Ru* (Caulis Bambusae in Taeniis) 10 g
- *Gan Cao* (Radix Glycyrrhizae) 10 g
- *Da Huang* (Radix et Rhizoma Rhei) 6 g, 10 Minuten vor Ende des Kochvorganges hinzugefügt
- 10 ml *Sheng Jiang Zhi* (Succus Rhizomatis Zingiberis Officinalis Recens) wurden 5 Minuten vor Ende des Abkochens hinzugefügt

Modifikation

Wenn sich die Darmbewegungen befreiten, wurde *Da Huang* (Radix et Rhizoma Rhei) entfernt und 10 g *Chen Pi* (Pericarpium Citri Reticulatae) hinzugefügt.

Andere Behandlungsmethoden

Moxibustion

Indikation

Übelkeit, Erbrechen, abdominelle Schmerzen und Diarrhö während der Chemotherapie.[80]

Punkte

Gruppe 1 (Patienten in Rückenlage): Pe 6 Neiguan, Ren 12 Zhongwan, Ma 36 Zusanli, Ma 25 Tianshu, Ren 4 Guanyuan und Ren 8 Shenque.
Gruppe 2 (Patienten in einer sitzenden Position): Bl 23 Shenshu, Bl 20 Pishu und Bl 17 Geshu.

Technik

Moxibustion auf Ingwer wurde für 15–30 Minuten angewendet, bis die Haut sich örtlich zu röten begann. Die Ingwerscheiben und Moxakegel wurden ausgewechselt, wenn der Patient ein Brennen verspürte.

Verlauf

- Bei milden Nebenwirkungen (Übelkeit und zeitweiliges Erbrechen, die nicht länger als zwei Tage nach Ende der Chemotherapie andauerten und für die Patienten erträglich waren) wurde Moxibustion auf Ingwer einmal nach Ende der Chemotherapiebehandlung angewendet.
- Bei mäßigen Nebenwirkungen (verstärkte Übelkeit und Erbrechen, die für die Patienten schwer zu tolerieren waren und Behandlung erforderten sowie bis drei Tage nach Ende der Chemotherapie anhielten) wurde Moxibustion an drei aufeinander folgenden Tagen nach der Chemotherapie angewendet.
- Bei schweren Nebenwirkungen (anhaltendes Erbrechen, starke abdominale Schmerzen und Diarrhö) wurde Moxibustion vor und nach jeder Chemotherapiesitzung angewendet, bis der Zyklus abgeschlossen war.

Beobachtung der Ergebnisse

- In 32 Fällen mit milden Nebenwirkungen verschwanden die Symptome vollständig.
- In 51 Fällen mit mäßigen Nebenwirkungen zeigten die Symptome eine deutliche Verbesserung bei 24 Patienten, leichte Verbesserung bei 21 Patienten und keine Verbesserung bei 6 Patienten.
- In fünf von acht Fällen mit schweren Nebenwirkungen zeigte sich eine deutliche Verbesserung.

Ohr-Akupunktur

Indikation

Übelkeit, Erbrechen und Unwohlsein im Magen und Abdomen infolge einer Chemotherapie.[81]

Punkte

Sympathikus, Magen, Milz, Kardia (oder Ösophagus) und Shenmen (oder Gehirn).

Technik

Nach der routinemäßigen Desinfektion wurden *Wang Bu Liu Xing* (Semen Vaccariae Segetalis) Samen auf einem 6 mm^2 Stück von selbstklebendem Pflaster aufgebracht und dann auf die Ohrpunkte geklebt. Die Patienten wurden angewiesen, die Samen fünf- bis sechsmal täglich eine Minute lang zu drücken und einen leichten Schmerz auszulösen. Die Samen wurden nach drei Tagen entfernt. Die Behandlung wurde wiederholt, wenn der Patient sich noch unwohl in Magen und Abdomen fühlte.

4.9 Anorexie

Anorexie oder Appetitlosigkeit ist eine häufige Komplikation bei der Tumorbehandlung. Bleibt sie unbehandelt, kann sie unmittelbar die Behandlung und Rehabilitation des Patienten erschweren. Schlechter oder verminderter Appetit ist ein sehr häufiges Symptom im Rahmen einer Strahlen- und Chemotherapie. Die Wirkung der Strahlen oder der chemotherapeutischen Mittel beeinträchtigt zusammen mit den vom Tumor abgesonderten Toxinen die Körperfunktionen und führt zu Veränderungen im Verdauungssystem. Der Appetitverlust ist fortschreitend und kann von abdomineller Spannung oder Unwohlsein nach dem Essen begleitet sein. Der Zustand wird sich mit Fortsetzung der Strahlen- oder Chemotherapie verschlechtern.

Ätiologie und Pathologie

Obwohl sich mangelnder Appetit hauptsächlich im Magen manifestiert, ist seine Pathologie eng mit Milz, Leber und Nieren verbunden. Mangelnder Appetit korreliert mit funktionellen Störungen der Zang-Fu-Organe, besonders von Milz und Magen. Die Auswirkungen der Strahlen- und Chemotherapie erzeugen lokale Gewebeödeme und beeinträchtigen die Funktionen des Verdauungstraktes indem sie jegliche abweichende Reaktionen verschlimmern.

Schädigung von Milz und Magen

Werden Milz und Magen bei der Chemo- oder Strahlentherapie geschädigt, sind ihre Transport- und Transformationsfunktionen beeinträchtigt und die Nahrung wird nicht richtig verdaut. Zusätzlich führen diätetische Unregelmäßigkeiten zu Störungen der nach unten ausleitenden Funktion des Magens. Tumorpatienten weisen generell eine geschwächte Konstitution auf, die es äußeren pathogenen Faktoren erleichtert, Milz und Magen zu befallen und ihre Funktionen zu stören. Vermag die Milz nicht zu transportieren und zu transformieren und der Magen nicht harmonisch nach unten zu leiten, ist die Verdauung beeinträchtigt und der Appetit reduziert.

Emotionale Störungen

Tumorpatienten, besonders bei Behandlung mit Strahlen- oder Chemotherapie, leiden aufgrund der Nebenwirkungen dieser Therapien häufig unter emotionalen Störungen und Stimmungsschwankungen; diese emotionalen Störungen beeinträchtigen die Funktion der Leber, den harmonischen Qi-Fluss zu gewährleisten. Wenn das sich quer stellende Leber-Qi den Magen befällt, entsteht eine Disharmonie zwischen Leber und Magen und die harmonische Funktion des Magen-Qi nach unten zu leiten wird behindert. Ängstlichkeit und Sorgen schwächen die Milz und führen zu einer fehlerhaften Transport- und Transformationsfunktion. Nahrung wird nicht richtig verdaut und der Appetit ist reduziert.

Milz- und Magen-Mangel

Eine lang bestehende Erkrankung wie Krebs schwächt Milz und Magen. Unzureichendes Magen-Yin nach einer Chemo- oder Strahlentherapie beeinträchtigt die befeuchtende Funktion des Magens. Milz-Mangel beeinträchtigt die Nieren und führt zu einer Schwächung des Feuers im Tor des Lebens. Ist das Nieren-Yang geschwächt, können die Nieren Milz und Magen beim Verdauen und Transformieren von Nahrung und Flüssigkeiten nicht unterstützen. Flüssigkeiten wandeln sich zu Feuchtigkeit und die Nahrung stagniert. Feuchtigkeit und Trübes sammeln sich im Innern, beeinträchtigen die Auf- und Abwärtsbewegungen des Qi und verhindern die Trennung des Klaren vom Trüben. Alle diese Faktoren können mangelnden Appetit verursachen.

Allgemeine Behandlungsmethoden

Mangelnder Appetit tritt sowohl akut wie chronisch auf und kann lang oder kurz andauern. Ein akuter Zustand von kurzer Dauer wird häufig durch einen Befall pathogener Faktoren und exzessives Essen und Trinken ausgelöst und ist ein Fülle-Muster. Sind die pathogenen Faktoren beseitigt, wird sich die Nahrungsaufnahme wieder normalisieren. Obwohl in der TCM eine durch Chemo- oder Strahlentherapie hervorgerufene Anorexie keine besondere Erwähnung findet, kann die übliche Anorexiebehandlung, die auf der im Folgenden beschriebenen Musterdifferenzierung basiert, durchgeführt werden. Chronische Zustände werden oftmals durch Leere und Schwäche in Milz und Magen, Leere von Milz- und Nieren-Yang oder emotionale Störungen erzeugt. Diese können sich als Leere-Muster des Aufrichtigen Qi (Zheng Qi) zeigen oder sich durch Fülle-Muster mit pathogenen Faktoren verkompli-

zieren. Solche Zustände sind langwierig, rezidivierend und von wechselndem Schweregrad.
Leere- und Fülle-Muster können sich wechselseitig hervorbringen. Fülle-Muster können sich zu Leere-Mustern wandeln, wenn sie nicht oder falsch behandelt werden oder wenn eine hohe Dosis an Arzneien zur Bändigung von Milz und Magen eingesetzt wird, so dass sich das Aufrechte Qi (Zheng Qi) erschöpft. Werden Leere-Muster falsch behandelt oder kommt es zu einem Befall pathogener Faktoren, wird sich der Zustand verschlechtern und in schweren Fällen kann der Appetit ganz ausbleiben.

Häufig verwendete Arzneien

- *Dang Shen* (Radix Codonopsitis Pilosulae)
- *Chen Pi* (Pericarpium Citri Reticulatae)
- *Fa Ban Xia* (Rhizoma Pinelliae Ternatae Praeparata)
- *Fu Ling* (Sclerotium Poriae Cocos)
- *Bai Zhu* (Rhizoma Atractylodis Macrocephalae)
- *Gan Cao* (Radix Glycyrrhizae)
- *Mu Xiang** (Radix Aucklandiae Lappae)
- *Sha Ren* (Fructus Amomi)
- *Zhi Ke* (Fructus Citri Aurantii)
- *Shen Qu* (Massa Fermentata)
- *Bai Shao* (Radix Paeoniae Lactiflorae)
- *Chai Hu* (Radix Bupleuri)

Häufig verwendete Akupunkturpunkte

- Ma 36 Zusanli
- Bl 21 Weishu
- Bl 20 Pishu
- Pe 6 Neiguan
- Ren 12 Zhongwan
- Mi 9 Yinlingquan
- Ren 6 Qihai

Musteridentifizierung und therapeutische Prinzipien

Wie bereits beschrieben beeinträchtigt die Strahlen- und Chemotherapie zusammen mit dem aus den behandelten Tumoren freigesetzten toxischen Material die Körperfunktionen und verändert das Verdauungssystem. Da es keine für diese Therapien spezifischen Muster des Appetitverlustes gibt, können nach den Musteridentifizierungen zusammengestellte allgemeine Rezepturen als Basis für die im Folgenden beschriebene Behandlung eingesetzt werden.

Äußere pathogene Faktoren befallen den Magen

Pathologie

Während einer Chemo- oder Strahlentherapie ist der Allgemeinzustand des Patienten schwach. Äußere pathogene Faktoren können leicht den Körper befallen, das Äußere blockieren und den Magen stören, so dass es zu Störungen in der Funktion des Magens nach unten auszuleiten und in der Transportfunktion der Milz kommt.

Wichtige Symptome und Zeichen

Plötzlicher Appetitverlust.

- Mit dem Eindringen von Wind-Kälte gehen begleitende Symptome und Zeichen wie Abneigung gegen Kälte, Fieber, Kopfschmerzen, fehlende Schweißbildung, ein blasser Zungenkörper mit dünnem weißen Belag und ein oberflächlicher und gespannter Puls einher.
- Mit dem Eindringen von Wind-Hitze gehen begleitende Symptome und Zeichen wie Abneigung gegen Kälte, Fieber, Kopfschmerzen und Schwitzen, ein roter Zungenkörper mit einem dünnen gelben Belag und einem schnellen Puls einher.
- Befall durch Sommerhitze-Feuchtigkeit tritt in langen Sommern auf und ist gekennzeichnet durch Übelkeit und Erbrechen, Fieber, Schwitzen, Durst, ein allgemeines Schweregefühl, Druck in der Brust, einen roten Zungenkörper mit gelbem und fettigem Belag und einen sanften und schnellen Puls.

Arzneitherapie

Therapeutisches Prinzip

Äußere pathogene Faktoren ausleiten, den Magen anregen und die Milz bewegen.

Rezeptur

Huo Xiang Zheng Qi San Jia Jian
(Hb. Agastaches seu Pogostemi-Pulver, das das Qi korrigiert, mit Modifikationen)

- *Huo Xiang* (Herba Agastaches seu Pogostemi) 10 g
- *Zi Su Ye* (Folium Perillae Frutescentis) 10 g
- *Chen Pi* (Pericarpium Citri Reticulatae) 6 g
- *Fa Ban Xia* (Rhizoma Pinelliae Ternatae Praeparata) 10 g

- *Fu Ling* (Sclerotium Poriae Cocos) 15 g
- *Bai Zhu* (Rhizoma Atractylodis Macrocephalae) 15 g
- *Da Fu Pi* (Pericarpium Arecae Catechu) 10 g
- *Hou Po* (Cortex Magnoliae Officinalis) 10 g
- *Bai Zhi* (Radix Angelicae Dahuricae) 10 g
- *Sheng Jiang* (Rhizoma Zingiberis Officinalis Recens) 6 g, 5 Minuten vor Ende des Kochvorganges hinzugefügt
- *Da Zao* (Fructus Ziziphi Jujubae) 15 g

Erklärung

- Diese Rezeptur ist angezeigt bei Störungen durch Eindringen von Wind, Kälte und/oder Feuchtigkeit.
- *Huo Xiang* (Herba Agastaches seu Pogostemi), *Zi Su Ye* (Folium Perillae Frutescentis) und *Bai Zhi* (Radix Angelicae Dahuricae) leiten pathogene Faktoren aus, befreien die Oberfläche und transformieren Feuchtigkeit mit ihren aromatischen Bestandteilen.
- *Chen Pi* (Pericarpium Citri Reticulatae), *Bai Zhu* (Rhizoma Atractylodis Macrocephalae) und *Fu Ling* (Sclerotium Poriae Cocos) stärken die Milz und fördern das Ausleiten von Feuchtigkeit.
- *Da Fu Pi* (Pericarpium Arecae Catechu), *Hou Po* (Cortex Magnoliae Officinalis) und *Fa Ban Xia* (Rhizoma Pinelliae Ternatae Praeparata) bewegen Qi und trocknen die Feuchtigkeit.
- *Sheng Jiang* (Rhizoma Zingiberis Officinalis Recens) und *Da Zao* (Fructus Ziziphi Jujubae) harmonisieren den Magen.

Modifikation

Bei Fieber und Abneigung gegen Kälte werden 10 g *Jing Jie* (Herba Schizonepetae Tenuifoliae) und 10 g *Fang Feng* (Radix Ledebouriellae Divaricatae) hinzugefügt.

Alternative Rezepturen

- Bei Wind-Hitze, die den Magen befällt, wird mit *Yin Qiao San Jia Jian* (Fl. Lonicerae- und Fr. Forsythiae-Pulver, mit Modifikationen) behandelt.
- *Lian Qiao* (Fructus Forsythiae Suspensae) 9 g
- *Jin Yin Hua* (Flos Lonicerae) 9 g
- *Jie Geng* (Radix Platycodi Grandiflori) 6 g
- *Bo He* (Herba Menthae Haplocalycis) 6 g
- *Dan Zhu Ye* (Herba Lophatheri Gracilis) 6 g
- *Gan Cao* (Radix Glycyrrhizae) 5 g
- *Jing Jie Sui* (Spica Schizonepetae Tenuifoliae) 5 g
- *Dan Dou Chi* (Semen Sojae Praeparatum) 5 g
- *Niu Bang Zi* (Fructus Arctii Lappae) 9 g
- *Sheng Jiang* (Rhizoma Zingiberis Officinalis Recens) 6 g
- *Fa Ban Xia* (Rhizoma Pinelliae Ternatae Praeparata) 10 g
  Bei schlechtem Appetit aufgrund von Sommerhitze-Feuchtigkeit wird mit *Xin Jia Xiang Ru Yin Jia Jian* (Neu zusammengestelltes aromatisches Krappwurzel-Getränk, mit Modifikationen) behandelt.
- *Xiang Ru* (Herba Elsholtziae seu Moslae) 6 g
- *Jin Yin Hua* (Flos Lonicerae) 9 g
- *Xian Bai Bian Dou* (Semen Dolichoris Lablab Recens) 9 g
- *Hou Po* (Cortex Magnoliae Officinalis) 6 g
- *Lian Qiao* (Fructus Forsythiae Suspensae) 9 g
- *Da Fu Pi* (Pericarpium Arecae Catechu) 10 g
- *Fa Ban Xia* (Rhizoma Pinelliae Ternatae Praeparata) 10 g

Akupunktur und Moxibustion

Behandlungsprinzip

Äußere pathogene Faktoren ausleiten, den Magen anregen und die Milz bewegen.

Hauptpunkte

Ren 12 Zhongwan, Ma 36 Zusanli, Ma 21 Liangmen, Ren 10 Xiawan und Bl 21 Weishu.

Hilfspunkte

- Bei Befall durch Wind-Kälte zusätzlich Ma 25 Tianshu und 3E 5 Waiguan.
- Bei Befall durch Wind-Hitze zusätzlich Di 4 Hegu und Du 14 Dazhui.
- Bei Befall durch Wind-Feuchtigkeit zusätzlich Mi 9 Yinlingquan und 3E 6 Zhigou.

Technik

Man verwende filiforme Nadeln mit ableitender Technik. Die Nadeln werden 20–30 Minuten in den Punkten belassen. Ist Kälte eingedrungen, werden die Punkte mit Moxa behandelt; bei Befall durch Hitze werden über die Nadeln Schröpfköpfe gesetzt.

Erklärung

Die Kombination von Ren 12 Zhongwan und Bl 21 Weishu, dem Alarm-*mu*-Punkt und dem Rücken-Transport-*shu*-Punkt des Magens, mit Ma 36 Zusanli stärkt die Milz und harmonisiert den Magen, um den Appetit zu fördern.

4

- Die lokalen Punkte Ma 21 Liangmen und Ren 10 Xiawan regulieren die funktionalen Aktivitäten von Qi im Magen und in den Därmen.
- 3E 5 Waiguan, ein wichtiger Punkt zur Zerstreuung von Wind und zur Befreiung der Oberfläche, leitet äußere pathogene Faktoren aus.
- Ma 25 Tianshu, der Alarm-*mu*-Punkt des Dickdarms, reguliert die Därme.
- Di 4 Hegu und Du 14 Dazhui leiten Wind aus und klären Hitze.
- Mi 9 Yinglingquan und 3E 6 Zhigou eliminieren Feuchtigkeit und regulieren das Qi des Dreifachen Erwärmers.

Ansammlung und Stagnation von Nahrung und Getränken

Pathologie

Nahrung schädigt den Magen, stagniert im Mittleren Erwärmer und beeinträchtigt so die Transportfunktion der Milz und behindert die funktionalen Aktivitäten von Qi.

Wichtige Symptome

Keine Neigung etwas zu essen, Aufblähung, Fülle und Schmerzen in Epigastrium und Abdomen, Aufstoßen und Regurgitieren von Säure, übel riechende weiche Stühle oder Obstipation. Der Zungenkörper ist blass mit einem dicken schmierigen Belag; der Puls ist schlüpfrig.

Arzneitherapie

Therapeutisches Prinzip

Nahrungsansammlung verteilen und Stagnation auflösen, Milz und Magen harmonisieren.

Rezeptur

Zhi Shi Dao Zhi Wan Jia Jian
(Fr. Immaturus Citri Aurantii-Pille, die Stagnation nach außen leitet, mit Modifikationen)

- *Zhi Shi* (Fructus Immaturus Citri Aurantii) 10 g
- *Zhi Da Huang* (Radix et Rhizoma Rhei, mit Alkohol zubereitet) 10 g, 10 Minuten vor Ende des Kochvorganges hinzugefügt
- *Huang Lian* (Rhizoma Coptidis) 6 g
- *Huang Qin* (Radix Scutellariae Baicalensis) 10 g
- *Bai Zhu* (Rhizoma Atractylodis Macrocephalae) 15 g
- *Shen Qu* (Massa Fermentata) 30 g
- *Fu Ling* (Sclerotium Poriae Cocos) 15 g
- *Mu Xiang** (Radix Aucklandiae Lappae) 6 g
- *Jiao Shan Zha* (Fructus Crataegi, pfannengerührt) 15 g

Erklärung

- *Zhi Shi* (Fructus Immaturus Citri Aurantii) bewegt Qi und löst Stagnation auf.
- *Da Huang* (Radix et Rhizoma Rhei), *Huang Lian* (Rhizoma Coptidis) und *Huang Qin* (Radix Scutellariae Baicalensis) klären Hitze, zerstreuen Nahrungsansammlung und lösen Stagnation auf.
- *Bai Zhu* (Rhizoma Atractylodis Macrocephalae) und *Fu Ling* (Sclerotium Poriae Cocos) stärken die Milz.
- *Shen Qu* (Massa Fermentata), *Mu Xiang** (Radix Aucklandiae Lappae) und *Jiao Shan Zha* (Fructus Crataegi, pfannengerührt) bewegen Qi und harmonisieren den Magen.

Modifikationen

1. Bei Erbrechen füge man 10 g *Fa Ban Xia* (Rhizoma Pinelliae Ternatae Praeparata) und 6 g *Chen Pi* (Pericarpium Citri Reticulatae) hinzu.
2. Bei Schädigung aufgrund von Alkohol füge man 10 g *Ge Hua* (Flos Puerariae) hinzu.
3. Bei Schädigung durch Weizennahrung füge man 30 g *Chao Gu Ya* (Fructus Setariae Italicae Germinatus, pfannengerührt) und 30 g *Chao Mai Ya* (Fructus Hordei Vulgaris Germinatus, pfannengerührt) hinzu.
4. Bei Schädigung durch rohe und kalte Nahrungsmittel ersetzte man *Huang Qin* (Radix Scutellariae Baicalensis) und *Huang Lian* (Rhizoma Coptidis) durch 6 g *Gan Jiang* (Rhizoma Zingiberis Officinalis) und 6 g *Sha Ren* (Fructus Amomi), die 10 Minuten vor Ende des Kochvorganges hinzugefügt werden.

Akupunktur

Therapeutisches Prinzip

Nahrungsansammlung verteilen und Stagnation auflösen, Milz und Magen harmonisieren.

Punkte

Ren 12 Zhongwan, Ma 36 Zusanli, Pe 6 Neiguan, Mi 4 Gongsun, Ren 10 Xiawan und Ma 44 Neiting.

Technik

Man verwende filiforme Nadeln mit ableitender Technik. Die Nadeln werden 20–30 Minuten in den Punkten belassen.

Erklärung

- Ren 12 Zhongwan und Ma 36 Zusanli, die Alarm-*mu-* und untere Meer-*xiahe*-Punkte des Magens, regulieren Milz und Magen.
- Pe 6 Neiguan und Mi 4 Gongsun, beides Einschalt-*jiao-hui*-Punkte der Acht Außerordentlichen Meridiane, sind sehr wirksam bei der Behandlung von Störungen in Magen und Därmen.
- Ren 10 Xiawan und Ma 44 Neiting zerteilen Nahrungsansammlung und lösen Stagnation auf.

Leber-Qi befällt den Magen

Pathologie

Eingezwängtes Leber-Qi führt zu transversaler Gegenläufigkeit, die den Magen befällt, seine harmonische Funktion des nach unten Leitens beeinträchtigt und die Transportfunktion der Milz stört.

Wichtige Symptome

Beklemmung in der Brust und Schmerz im Hypochondrium während emotionaler Störungen (besonders Depressionen), Appetitverlust, Völlegefühl im Magen nach dem Essen, häufiges Aufstoßen mit einem nachfolgenden Gefühl des Unwohlseins; ein roter Zungenrand mit einem dünnen Zungenbelag und ein drahtiger Puls.

Arzneitherapie

Therapeutisches Prinzip

Die Leber ausleiten und Qi regulieren, den Magen harmonisieren und die Milz stärken.

Rezeptur

Si Ni San He Si Qi Tang Jia Jian
(Kaltes Extremitätenpulver kombiniert mit Vier-Sieben Dekokt, mit Modifikationen)

- *Chai Hu* (Radix Bupleuri) 10 g
- *Zhi Ke* (Fructus Citri Aurantii) 10 g
- *Bai Shao* (Radix Paeoniae Lactiflorae) 10 g
- *Fa Ban Xia* (Rhizoma Pinelliae Ternatae Praeparata) 10 g
- *Hou Po* (Cortex Magnoliae Officinalis) 10 g
- *Zi Su Ye* (Folium Perillae Frutescentis) 10 g
- *Fu Ling* (Sclerotium Poriae Cocos) 15 g
- *Gan Cao* (Radix Glycyrrhizae) 6 g
- *Mu Gua* (Fructus Chaenomelis) 15 g

Erklärung

- *Chai Hu* (Radix Bupleuri) und *Zhi Ke* (Fructus Citri Aurantii) leiten die Leber aus und regulieren Qi.
- *Bai Shao* (Radix Paeoniae Lactiflorae) besänftigt die Leber und lindert Schmerzen.
- *Fa Ban Xia* (Rhizoma Pinelliae Ternatae Praeparata), *Hou Po* (Cortex Magnoliae Officinalis) und *Zi Su Ye* (Folium Perillae Frutescentis) trocknen Feuchtigkeit und bewegen Qi.
- *Fu Ling* (Sclerotium Poriae Cocos) und *Gan Cao* (Radix Glycyrrhizae) stärken die Milz und fördern die Bewegung von Feuchtigkeit.
- *Mu Gua* (Fructus Chaenomelis) transformiert Feuchtigkeit und harmonisiert den Magen.

Modifikationen

1. Bei festsitzender Unterdrückung des Leber-Qi, die sich in Hitze mit Regurgitieren von Säure wandelt, füge man *Zuo Jin Wan* (Linke Metall-Pille) hinzu.
2. Bei Schädigung des Yin füge man 10 g *Shi Hu** (Herba Dendrobii) und 15 g *Sha Shen* (Radix Glehniae seu Adenophorae) hinzu.
3. Bei Qi-Stagnation und Blut-Stase füge man 15 g *Dan Shen* (Radix Salviae Miltiorrhizae) und 15 g *Shan Zha* (Fructus Crataegi) hinzu.
4. Bei Milz-Mangel mit weichen Stühlen und Kraftlosigkeit füge man 30 g *Shan Yao* (Rhizoma Dioscoreae Oppositae) und 30 g *Chao Bai Bian Dou* (Semen Dolichoris Lablab, pfannengebraten) hinzu.

Akupunktur

Therapeutisches Prinzip

Die Leber ausleiten und Qi regulieren, den Magen harmonisieren und die Milz stärken.

Punkte

Bl 18 Ganshu, Le 14 Qimen, Ren 12 Zhongwan, Ma 36 Zusanli, Le 3 Taichong, Pe 6 Neiguan und Ma 25 Tianshu.

Technik

Man verwende filiforme Nadeln mit ableitender Technik. Die Nadeln werden 20–30 Minuten in den Punkten belassen.

Erklärung

- Bl 18 Ganshu, Le 14 Qimen und Le 3 Taichong besänftigen die Leber und regulieren Qi.
- Ren 12 Zhongwan, Ma 36 Zusanli und Ma 25 Tianshu regulieren die funktionalen Aktivitäten von Qi in Milz, Magen und Därmen, um den Magen zu harmonisieren und die Milz zu stärken.
- Pe 6 Neiguan macht die Brust frei und harmonisiert den Magen.

Feuchtigkeit behindert Milz-Erde

Pathologie

Wenn Feuchtigkeit Milz und Magen behindert, kann die Milz nicht angemessen transportieren und transformieren, das normale Auf- und Absteigen von Qi ist gestört und die harmonische Magenfunktion des nach unten Leitens ist beeinträchtigt.

Wichtige Symptome

Vergessen zu essen trotz Hunger, Appetitverlust, fokale Aufblähung und Beklemmung in Magen und Brust, ein allgemeines Gefühl von Fülle und Unwohlsein, schwerer Körper und Glieder, Müdigkeit, Schwindel, Übelkeit mit einer Neigung zum Erbrechen, weiche Stühle, aber behinderte Defäkation. Der Zungenkörper ist blass mit einem dicken schmierigen Belag; der Puls ist schlüpfrig oder träge und fadenförmig.

Arzneitherapie

Therapeutisches Prinzip

Feuchtigkeit zerstreuen und die Milz bewegen, Qi normalisieren und den Mittleren Erwärmer befreien.

Rezeptur

Cang Bai Er Chen Tang Jia Jian
(Dekokt mit Rz. Atractylodis und zwei gereiften Bestandteilen, mit Modifikationen)

- *Cang Zhu* (Rhizoma Atractylodis) 10 g
- *Bai Zhu* (Rhizoma Atractylodis Macrocephalae) 10 g
- *Fa Ban Xia* (Rhizoma Pinelliae Ternatae Praeparata) 10 g
- *Chen Pi* (Pericarpium Citri Reticulatae) 6 g
- *Fu Ling* (Sclerotium Poriae Cocos) 15 g
- *Gan Cao* (Radix Glycyrrhizae) 6 g
- *Zhi Ke* (Fructus Citri Aurantii) 10 g
- *Sha Ren* (Fructus Amomi) 6 g, 10 Minuten vor Ende des Kochvorganges hinzugefügt
- *Pei Lan* (Herba Eupatorii Fortunei) 10 g

Erklärung

- *Cang Zhu* (Rhizoma Atractylodis), *Fa Ban Xia* (Rhizoma Pinelliae Ternatae Praeparata) und *Pei Lan* (Herba Eupatorii Fortunei) zerstreuen Feuchtigkeit und bewegen das Milz-Qi.
- *Chen Pi* (Pericarpium Citri Reticulatae), *Bai Zhu* (Rhizoma Atractylodis Macrocephalae), *Fu Ling* (Sclerotium Poriae Cocos) und *Gan Cao* (Radix Glycyrrhizae) stärken die Milz, fördern die Bewegung von Feuchtigkeit und harmonisieren den Mittleren Erwärmer.
- *Zhi Ke* (Fructus Citri Aurantii) und *Sha Ren* (Fructus Amomi) normalisieren das Qi und befreien den Mittleren Erwärmer.

Modifikationen

1. Wo sich Feuchtigkeit in Hitze umgewandelt hat und beide ausgeprägt sind, füge man 6 g *Huang Lian* (Rhizoma Coptidis), 30 g *Lu Gen* (Rhizoma Phragmitis Communis) und 30 g *Hua Shi*‡ (Talcum), eingepackt, hinzu.
2. In Fällen, die sich durch Nahrungsstagnation verkomplizieren, füge man 30 g *Shen Qu* (Massa Fermentata) und 30 g *Mai Ya* (Fructus Hordei Vulgaris Germinatus) hinzu.
3. Bei Qi-Mangel von Milz und Magen füge man 10 g *Dang Shen* (Radix Codonopsitis Pilosulae) hinzu.

Akupunktur

Therapeutisches Prinzip

Feuchtigkeit zerstreuen und die Milz bewegen, Qi normalisieren und den Mittleren Erwärmer befreien.

Punkte

Bl 20 Pishu, Mi 9 Yinlingquan, Ren 12 Zhongwan, Ren 13 Shangwan, Ma 36 Zusanli und Ma 40 Fenglong.

Technik

Man verwende filiforme Nadeln mit ableitender Technik. Die Nadeln werden 20–30 Minuten in den Punkten belassen.

Erklärung

- Bl 20 Pishu und Ma 36 Zusanli stärken Milz und Magen und fördern so Transport und Transformation.

- Mi 9 Yinlingquan und Ma 40 Fenglong fördern die Bewegung von Wasser und transformieren Schleim-Flüssigkeiten.
- Ren 12 Zhongwan und Ren 13 Shangwan regulieren lokal die funktionalen Aktivitäten von Qi, um so Qi zu normalisieren und den Mittleren Erwärmer zu befreien.

Milz- und Magen-Mangel mit Nahrungsstagnation

Pathologie

Milz- und Magenschwäche beeinträchtigt den Transport und die Transformation und verlangsamt die Verdauung von Nahrung im Magen.

Wichtige Symptome

Vergessen zu essen trotz Hunger, verminderter Appetit, Unwohlsein in Brust und Magen, Dyspnoe, Müdigkeit und Kraftlosigkeit, Abneigung zu sprechen und weiche Stühle. Der Zungenkörper ist blass mit einem dünnen weißen Belag; der Puls ist fadenförmig oder leer, groß und kraftlos.

Arzneitherapie

Therapeutisches Prinzip

Qi vermehren und die Milz stärken, das Klare nach oben leiten und das Trübe nach unten.

Rezeptur

Gu Shen Wan Jia Jian
(Getreide-Geist-Pille, mit Modifikationen)

- *Dang Shen* (Radix Codonopsitis Pilosulae) 15 g
- *Sha Ren* (Fructus Amomi) 6 g, 10 Minuten vor Ende des Kochvorganges hinzugefügt
- *Shen Qu* (Massa Fermentata) 30 g
- *Xiang Fu* (Rhizoma Cyperi Rotundi) 10 g
- *Qing Pi* (Pericarpium Citri Reticulatae Viride) 6 g
- *Chen Pi* (Pericarpium Citri Reticulatae) 10 g
- *Zhi Ke* (Fructus Citri Aurantii) 10 g
- *E Zhu* (Rhizoma Curcumae) 10 g
- *San Leng* (Rhizoma Sparganii Stoloniferi) 10 g
- *Chao Mai Ya* (Fructus Hordei Vulgaris Germinatus, pfannengerührt) 30 g

Erklärung

- *Dang Shen* (Radix Codonopsitis Pilosulae) vermehrt das Qi und stärkt die Milz.
- *Sha Ren* (Fructus Amomi), *Xiang Fu* (Rhizoma Cyperi Rotundi), *Chen Pi* (Pericarpium Citri Reticulatae) und *Zhi Ke* (Fructus Citri Aurantii) trocknen Feuchtigkeit und bewegen Qi.
- *E Zhu* (Rhizoma Curcumae), *San Leng* (Rhizoma Sparganii Stoloniferi) und *Qing Pi* (Pericarpium Citri Reticulatae Viride) brechen Qi-Stagnation auf und transformieren Ansammlungen.
- *Shen Qu* (Massa Fermentata) und *Chao Mai Ya* (Fructus Hordei Vulgaris Germinatus, pfannengerührt) zerteilen Nahrung und transformieren Ansammlungen.

Modifikationen

1. Bei Qi-Schwäche, die das Yang beeinträchtigt, Schwäche von Milz- und Magen-Yang und Kälte im Mittleren Erwärmer füge man 10 g *Fu Pen Zi* (Fructus Rubi Chingii) und 10 g *Yi Zhi Ren* (Fructus Alpiniae Oxyphyllae) hinzu.
2. Bei sinkendem Qi im Mittleren Erwärmer und schweren Blähungen nach dem Essen, die sich durch Hinlegen bessern, füge man *Bu Zhong Yi Qi Wan* (Pille zur Tonisierung der Mitte und Vermehren des Qi) hinzu, um Qi zu heben.
3. Bei Nahrungsansammlung, die sich in Hitze wandelt, füge man 10 g *Lian Qiao* (Fructus Forsythiae Suspensae) und 6 g *Huang Lian* (Rhizoma Coptidis) hinzu.

Akupunktur

Therapeutisches Prinzip

Qi vermehren und die Milz stärken, das Klare nach oben leiten und das Trübe nach unten.

Punkte

Bl 20 Pishu, Le 13 Zhangmen, Ren 12 Zhongwan, Bl 21 Weishu, Ma 36 Zusanli und Ma 25 Tianshu.

Technik

Man verwende filiforme Nadeln mit stärkender Technik. Die Nadeln werden 20–30 Minuten in den Punkten belassen. Man verwende Moxibustion, wenn nötig.

Erklärung

- Bl 20 Pishu, Bl 21 Weishu, Le 13 Zhangmen und Ren 12 Zhongwan, die Rücken-*shu*- und Alarm-*mu*-Punkte von Milz und Magen vermehren Qi, stärken die Milz und harmonisieren den Magen.

- Ma 25 Tianshu, der Alarm-*mu* Punkt des Dickdarms, leitet das Klare nach oben und das Trübe nach unten,
- Ma 36 Zusanli, ein wichtiger Punkt zur Stärkung des Körpers, tonisiert und stärkt Milz und Magen.

Milz- und Magen-Yang-Mangel

Pathologie

Nieren-Yang-Leere beeinträchtigt die Funktion der Milz, zu wärmen und zu nähren, so dass schlechte Verdauung und Störung des normalen Auf- und Absteigens von Qi entsteht.

Wichtige Symptome

Langsame Verdauung von Nahrung, Schmerzen im unteren Rücken und in den Knien, Abneigung gegen Kälte, fehlende Umwandlung von Nahrung/Nahrungsreste im Stuhl, häufiges nächtliches Wasserlassen, große Mengen von klarem Urin. Der Zungenkörper ist blass und vergrößert mit einem dünnen weißen Belag; der Puls ist tief und fadenförmig.

Arzneitherapie

Therapeutisches Prinzip

Nieren-Yang wärmen und tonisieren, Qi vermehren und die Milz stärken.

Rezeptur

Jiu Qi Dan He Si Jun Zi Tang Jia Jian **(Neun-Qi-Spezialpille kombiniert mit dem Dekokt der vier Edlen, mit Modifikationen)**

- _Shu Di Huang_ (Radix Rehmanniae Glutinosae Conquita) 10 g
- _Wu Zhu Yu_ (Fructus Evodiae Rutaecarpae) 6 g
- _Fu Zi_* (Radix Lateralis Aconiti Carmichaeli Praeparata) 10 g, 30–60 Minuten abgekocht vor Hinzufügen der übrigen Bestandteile
- _Wu Wei Zi_ (Fructus Schisandrae) 6 g
- _Bu Gu Zhi_ (Fructus Psoraleae Corylifoliae) 10 g
- _Rou Dou Kou_ (Semen Myristicae Fragrantis) 6 g
- _Bi Ba_ (Fructus Piperis Longi) 10 g
- _Gan Cao_ (Radix Glycyrrhizae) 6 g
- _Pao Jiang_ (Rhizoma Zingiberis Officinalis Praeparata) 6 g
- _Dang Shen_ (Radix Codonopsitis Pilosulae) 15 g
- _Bai Zhu_ (Rhizoma Atractylodis Macrocephalae) 15 g

Erklärung

- _Bu Gu Zhi_ (Fructus Psoraleae Corylifoliae) und _Fu Zi_* (Radix Lateralis Aconiti Carmichaeli Praeparata) wärmen und tonisieren Nieren-Yang.
- _Shu Di Huang_ (Radix Rehmanniae Glutinosae Conquita) nährt Nieren-Yin, da Yang unterstützt wird, wenn Yin ausreichend vorhanden ist.
- _Dang Shen_ (Radix Codonopsitis Pilosulae), _Bai Zhu_ (Rhizoma Atractylodis Macrocephalae) und _Gan Cao_ (Radix Glycyrrhizae) vermehren Qi und stärken die Milz.
- _Wu Zhu Yu_ (Fructus Evodiae Rutaecarpae), _Rou Dou Kou_ (Semen Myristicae Fragrantis), _Bi Ba_ (Fructus Piperis Longi) und _Pao Jiang_ (Rhizoma Zingiberis Officinalis Praeparata) wärmen und tonisieren Milz-Yang.
- _Wu Wei Zi_ (Fructus Schisandrae) beendet Diarrhö durch Adstringieren.

Modifikationen

1. Bei Dyspnoe und Kraftlosigkeit füge man 30 g _Huang Qi_ (Radix Astragali seu Hedysari) hinzu.
2. Bei starker Kälte im Rücken und in der Wirbelsäule füge man 10 g _Lu Jiao_[‡] (Cornu Cervi), separat abgekocht, und 10 g _Yi Zhi Ren_ (Fructus Alpiniae Oxyphyllae) hinzu.
3. Bei starken Schmerzen im unteren Rücken füge man 10 g _Du Zhong_ (Cortex Eucommiae Ulmoidis) und 15 g _Xu Duan_ (Radix Dipsaci) hinzu.
4. Bei Blähungsgefühl im Oberbauch füge man 10 Minuten vor Ende des Kochvorganges 6 g _Sha Ren_ (Fructus Amomi), 6 g _Chen Pi_ (Pericarpium Citri Reticulatae), 30 g _Shen Qu_ (Massa Fermentata) und 10 g _Fa Ban Xia_ (Rhizoma Pinelliae Ternatae Praeparata) hinzu.

Anmerkung

_Fu Zi_* (Radix Lateralis Aconiti Carmichaeli Praeparata) kann durch 10 g _Fu Pen Zi_ (Fructus Rubi Chingii) ersetzt werden.

Akupunktur

Therapeutisches Prinzip

Nieren-Yang wärmen und tonisieren, Qi vermehren und die Milz stärken.

Punkte

Bl 20 Pishu, Le 13 Zhangmen, Ren 12 Zhongwan, Bl 21 Weishu, Ma 36 Zusanli, Ma 25 Tianshu, Bl 23 Shenshu und Ren 4 Guanyuan.

Technik

Man verwende filiforme Nadeln mit stärkender Technik. Die Nadeln werden 20–30 Minuten in den Punkten belassen. Man verwende Moxibustion, wenn nötig.

Erklärung

- Bl 20 Pishu, Bl 21 Weishu, Le 13 Zhangmen und Ren 12 Zhongwan, die Kombination der Rücken-*shu*- and Alarm-*mu*-Punkte von Milz und Magen vermehrt Qi, stärkt die Milz und harmonisiert den Magen.
- Ma 25 Tianshu, der Alarm-*mu*-Punkt des Dickdarms, leitet das Klare nach oben und das Trübe nach unten.
- Ma 36 Zusanli, ein wichtiger Punkt zur Stärkung des Körpers, tonisiert und stärkt Milz und Magen.
- Bl 23 Shenshu und Ren 4 Guanyuan wärmen das Milz-Yang durch Wärmen und Tonisieren des Nieren-Yang.

Klinischer Beobachtungsbericht

Behandlung nach Musteridentifizierung

Wang identifizierte drei Muster, um 108 Fälle von Anorexie aufgrund von Chemotherapie zu behandeln. Die Behandlung begann im Allgemeinen zwei oder drei Tage nach Beendigung der Chemotherapie.[82]

Milz- und Magen-Mangel

Wichtige Symptome

Kein Bedürfnis zu essen und zu trinken, reduzierte Nahrungsaufnahme, Blähung und Fülle in Abdomen und Magen, Mangel an Qi und wenig Neigung zu sprechen, ermüdete Gliedmaßen, eine fahl-gelbe Gesichtsfarbe, weiche Stühle, ein blasser Zungenkörper mit Zahneindrücken am Rand und ein weißer Belag, ein schwacher und kraftloser Puls.

Therapeutisches Prinzip

Qi vermehren, die Milz stärken und den Magen harmonisieren.

Rezeptur

Xiang Sha Liu Jun Zi Tang Jia Jian
(Dekokt der Sechs Edlen mit Rx. Aucklandiae Lappaee und Fr. Amomi)

- *Wei Mu Xiang** (Radix Aucklandiae Lappae, geröstet) 6 g
- *Sha Ren* (Fructus Amomi) 10 g, 10 Minuten vor Ende des Kochvorgangs hinzugefügt
- *Chen Pi* (Pericarpium Citri Reticulatae) 10 g
- *Jiao Bai Zhu* (Rhizoma Atractylodis Macrocephalae, scharf gebraten) 15 g
- *Tai Zi Shen* (Radix Pseudostellariae Heterophyllae) 15 g
- *Huang Qi* (Radix Astragali seu Hedysari) 15 g
- *Chao Gu Ya* (Fructus Setariae Italicae Germinatus, pfannengerührt) 30 g
- *Chao Mai Ya* (Fructus Hordei Vulgaris Germinatus, pfannengerührt) 30 g
- *Fu Ling* (Sclerotium Poriae Cocos) 30 g

Modifikationen

Bei mangelndem Magen-Yin, gekennzeichnet durch einen trockenen Mund und das Bedürfnis zu trinken, Obstipation, kurze Urinabgaben von geringer Menge, einen roten Zungenkörper mit wenig Belag und einen fadenförmigen Puls, füge man 10 g *Sheng Di Huang* (Radix Rehmanniae Glutinosae), 10 g *Sha Shen* (Radix Glehniae seu Adenophorae) und 10 g *Mai Men Dong* (Radix Ophiopogonis Japonici) hinzu, um das Magen-Yin anzureichern und zu nähren.

Methode

Ein Päckchen am Tag wurde verwendet, um ein Dekokt zuzubereiten, das zweimal täglich eingenommen wurde. Ein Behandlungszyklus dauerte sieben Tage.

Schleim-Blockierung durch Feuchte-Hitze in Milz und Magen

Wichtige Symptome

Beklemmung in Abdomen und Magen, häufige Übelkeit, ein trockener Mund mit bitterem Geschmack, kein Bedürfnis nach Essen und Trinken, abwechselnd Obstipation und Diarrhö, kurze Abgaben von geringen Mengen roten Urins, eine fahl-gelbe Gesichtsfarbe, juckende Haut, generalisiertes Fieber, das sich durch Schwitzen nicht bessert, ein roter Zungenkörper mit einem gelben und schmierigen Belag und ein träger und schneller Puls.

4

Therapeutisches Prinzip

Die Milz stärken und Feuchtigkeit transformieren, Hitze klären und Schleim zerteilen.

Rezeptur

***Er Chen Tang He Gan Lu Xiao Du Dan Jia Jian* (Zweifach behandeltes Dekokt kombiniert mit Süßer Tau-Pille zur Zerstreuung der Toxizität, mit Modifikationen)**

- *Jiang Ban Xia* (Rhizoma Pinelliae Ternatae cum Zingibere Praeparatum) 10 g
- *Chen Pi* (Pericarpium Citri Reticulatae) 10 g
- *Fu Ling* (Sclerotium Poriae Cocos) 15 g
- *Liu Yi San* (Six-To-One Powder) 6 g
- *Huo Xiang* (Herba Agastaches seu Pogostemi) 10 g
- *Chao Gu Ya* (Fructus Setariae Italicae Germinatus, pfannengerührt) 30 g
- *Chao Mai Ya* (Fructus Hordei Vulgaris Germinatus, pfannengerührt) 30 g
- *Gua Lou* (Fructus Trichosanthis) 10 g
- *Yin Chen Hao* (Herba Artemisiae Scopariae) 30 g
- *Huang Qin* (Radix Scutellariae Baicalensis) 10 g
- *Bai Dou Kou* (Fructus Amomi Kravanh) 10 g
- *Hou Po* (Cortex Magnoliae Officinalis) 10 g
- *Tong Cao* (Medulla Tetrapanacis Papyriferi) 6 g

Modifikationen

1. Bei fehlender Gelbsucht entferne man *Yin Chen Hao* (Herba Artemisiae Scopariae).
2. Bei starkem Erbrechen füge man 10 g *Dai Zhe Shi*‡ (Haematitum), 30 Minuten abgekocht vor Hinzufügen der übrigen Bestandteile, und 10 g *Xuan Fu Geng* (Caulis et Folium Inulae) hinzu.

Methode

Ein Päckchen am Tag wurde verwendet, um ein Dekokt zuzubereiten, das zweimal täglich eingenommen wurde. Ein Behandlungszyklus dauerte 15 Tage.

Milz- und Magen-Yang-Mangel

Wichtige Symptome

Kalte Gliedmaßen, eine fahl-gelbe glanzlose Gesichtsfarbe, geistige Teilnahmslosigkeit, Kälte und Schmerz im unteren Rücken und in den Knien, kalte Hände und Füße, Abneigung gegen Kälte, Aufgedunsenheit von Gesicht und Gliedmaßen und Schwierigkeiten beim Wasserlassen; ein blasser Zungenkörper mit einer roten Spitze und einem weißen Belag und ein tiefer und fadenförmiger Puls.

Therapeutisches Prinzip

Milz und Nieren wärmen und tonisieren.

Rezeptur

***Shi Pi Yin Jia Jian* (Die Milz festigendes Dekokt, mit Modifikationen)**

- *Fu Zi** (Radix Lateralis Aconiti Carmichaeli Praeparata) 10 g
- *Jiao Bai Zhu* (Rhizoma Atractylodis Macrocephalae, scharf gebraten) 10 g
- *Hou Po* (Cortex Magnoliae Officinalis) 10 g
- *Cao Guo* (Fructus Amomi Tsaoko) 6 g
- *Bing Lang** (Semen Arecae Catechu) 10 g
- *Wei Mu Xiang** (Radix Aucklandiae Lappae Usta) 6 g
- *Gan Jiang* (Rhizoma Zingiberis Officinalis) 6 g
- *Fu Ling* (Sclerotium Poriae Cocos) 15 g
- *Huai Niu Xi* (Radix Achyranthis Bidentatae) 15 g
- *Du Zhong* (Cortex Eucommiae Ulmoidis) 10 g

Modifikation

Bei Diarrhö füge man 15 g *Rou Dou Kou* (Semen Myristicae Fragrantis) und 10 g *Wu Wei Zi* (Fructus Schisandrae) und 10 g *Bu Gu Zhi* (Fructus Psoraleae Corylifoliae) hinzu.

Methode

Ein Päckchen am Tag wurde verwendet, um ein Dekokt zuzubereiten, das zweimal täglich eingenommen wurde. Ein Behandlungszyklus dauerte zehn Tage.

Ergebnisse

- Deutliche Verbesserung (Symptome verschwanden und die Chemotherapie konnte bis zum Ende des Behandlungszyklus fortgesetzt werden) bei 68 Patienten.
- Leichte Verbesserung (Erleichterung der Symptome, aber die Chemotherapie konnte nicht wieder aufgenommen werden) bei 38 Patienten.
- Keine Verbesserung (keine Veränderung bei den Symptomen) bei zwei Patienten.

4.10 Trockenheit von Mund und Zunge und Mundulzera

Trockenheit von Mund und Zunge tritt auf bei der Strahlentherapie von Nasopharynxkarzinomen, Karzinomen der Tonsillen und Tumoren in Maxillae, Wangen, Zunge und Mundboden mit Bestrahlung an Kopf, Nacken oder Brust. Die Strahlung verletzt das betroffene Gebiet und erzeugt eine Entzündung der oralen Mukosa und Xerostomie (trockener Mund als Folge des Versagens der Speicheldrüsen). Bei Patienten, die sich einer Strahlentherapie wegen nasopharyngealen oder oropharyngealen Tumoren unterziehen, können die Speicheldrüsen der Parotis und Maxilla anschwellen und zu schmerzen beginnen, manchmal begleitet von Fieber. Das Ausmaß der Schädigung ist direkt proportional zur Höhe der Strahlendosis. Die Xerostomie kann zwei oder drei Jahre oder ein Leben lang bestehen bleiben. Mundulzera können sich ebenfalls entwickeln, sogar manchmal so schmerzhaft sein, dass sie den Appetit beeinträchtigen und zu Schwierigkeiten beim Schlucken und Sprechen führen; in schweren Fällen kann der Patient gezwungen sein, die Strahlentherapie abzubrechen.

Ätiologie und Pathologie

Trockenheit von Mund und Zunge zählt zum Feuer-Trockenheits-Typ der Trockenheits-Muster. Essenz, Blut und Körperflüssigkeiten werden in den fünf Zang-Organen aufbewahrt, und Speichel entsteht durch die Transformation von Qi und Blut. Im *Su Wen: Xuan Ming Wu Qi Lun Pian* [Einfache Fragen: Xuan Mings Erörterung der Fünf Qi] steht: „Das Herz bildet Schweiß, die Lungen Nasenschleim, die Leber bildet Tränen, die Milz den Speichel und die Nieren bilden Speichel; dieses sind die fünf Arten von Flüssigkeiten, die in den Zang-Organen transformiert werden.“

Schädigung der inneren Organe

Das Auftreten von Trockenheit steht in Beziehung zu einer inneren Schädigung der Zang-Fu-Organe. Wenn Milz und Magen keine Körperflüssigkeiten nach oben schicken können, wird der Speichel abnehmen und der Mund austrocknen. Trockenheit von Mund und Zunge steht auch in Verbindung zu einer Schwäche des Nieren-Yin, die die Körperflüssigkeiten entleert und zu einem Mangel an Leber-Blut und zu Lungen-Trockenheit führt, die das Yin schädigen.

Invasion von pathogenen Faktoren

Trockenheit steht auch in Beziehung zu pathogenem Feuer, das dazu neigt, nach oben aufzusteigen, und der stärkste Faktor ist, der Trockenheit verursacht. Das Eindringen von pathogener Wärme, Hitze und Trockenheit verbraucht Körperflüssigkeiten und Blut und hindert sie daran, die Öffnungen und Passagen angemessen zu befeuchten. Alle diese pathogenen Faktoren führen daher zu Trockenheit von Mund und Zunge.

Yin-Mangel

Konstitutioneller Yin-Mangel, Verletzung der Essenz oder Verlust von Blut und Körperflüssigkeiten verbrauchen das Nieren-Yin. Yin-Mangel erzeugt innere Hitze, die wiederum in Feuer umgewandelt wird. Leere-Feuer, das nach oben schlägt, versengt die Yin-Flüssigkeiten. Länger bestehender Yin-Mangel schädigt das Yang und führt zu einer Schwächung von Zang-Organen, Qi und Blut.

Emotionale Unausgeglichenheit

Emotionale Unausgeglichenheit erzeugt Leber-Qi-Unterdrückung und Qi-Stagnation. Hitze transformiert sich zu Feuer, das die Yin-Flüssigkeiten verbrennt und die Körperflüssigkeiten daran hindert, zum Mund aufzusteigen.
Die Faktoren, die Trockenheit erzeugen, können zusammengefasst werden als Mangel oder Schädigung der Zang-Fu-Organe, die die Körperflüssigkeiten ihrer Quelle berauben; Milz-Mangel, der dazu führt, dass die Körperflüssigkeiten nicht im ganzen Körper verteilt werden; Hitze und Feuer verbrennen das Yin, schädigen die Körperflüssigkeiten und zehren das Blut auf, und starker Verlust von Blut und Körperflüssigkeiten verbraucht das Nieren-Yin.

Allgemeine Behandlungsmethoden

Arzneien zur Klärung von Hitze und Verminderung der Toxizität sowie zum Nähren des Yin und Befeuchten der Lungen sind bei der Verbesserung der Xerostomiesymptome wirksam, indem sie bei

Patienten, die sich einer Strahlentherapie im Nacken und oberen Brustbereich unterziehen, die Atrophie der Drüsen im Mund verringern.

Häufig verwendete Arzneien

- *Sheng Di Huang* (Radix Rehmanniae Glutinosae)
- *Xuan Shen* (Radix Scrophulariae Ningpoensis)
- *Mai Men Dong* (Radix Ophiopogonis Japonici)
- *Shi Hu** (Herba Dendrobii)
- *Tian Hua Fen* (Radix Trichosanthis)
- *Huang Qi* (Radix Astragali seu Hedysari)
- *Jin Yin Hua* (Flos Lonicerae)
- *Ban Lan Gen* (Radix Isatidis seu Baphicacanthi)
- *Shan Dou Gen* (Radix Sophorae Tonkinensis)
- *Lu Gen* (Rhizoma Phragmitis Communis)
- *Huang Lian* (Rhizoma Coptidis)

Häufig verwendete Akupunkturpunkte

- Lu 10 Yuji
- Di 4 Hegu
- Ni 6 Zhaohai
- Lu 7 Lieque
- Ren 23 Lianquan
- Gb 20 Fengchi
- 3E 17 Yifeng
- Pe 4 Ximen

Musteridentifizierung und therapeutische Prinzipien

Yin-Mangel

Wichtige Symptome

Trockenheit in Mund und Kehle, Durst ohne Verlangen nach Getränken oder Erleichterung durch Trinken, Unfähigkeit, feste Nahrung zu schlucken, wenn sie nicht von Wasser begleitet wird, zeitweise Rötung des Gesichtes, ein Gefühl von Hitze in den Fußsohlen, Handflächen und in der Mitte der Brust, Auszehrung und Schwäche, Schlaflosigkeit, Schwindel, Hautflecken, Zahnfleischbluten und blutiger Schorf in der Nase. Der Zungenkörper ist rot, dünn und trocken mit wenig Belag oder ohne Belag; der Puls ist fadenförmig und schnell.

Arzneitherapie

Vorherrschen eines Lungen-Yin-Mangels

Begleitende Symptome

Trockene und wunde Kehle, ein trockener Husten ohne Schleim oder mit Schwierigkeiten bei der Expektoration und Verlust der Stimme.

Therapeutisches Prinzip

Yin nähren und die Lungen klären, Körperflüssigkeiten erzeugen und Trockenheit befeuchten.

Rezeptur

Bai He Gu Jin Tang Jia Jian **(Bb. Lilii-Dekokt zur Erhaltung des Metalls, mit Modifikationen)**

- *Bai He* (Bulbus Lilii) 15 g
- *Sheng Di Huang* (Radix Rehmanniae Glutinosae) 15 g
- *Shu Di Huang* (Radix Rehmanniae Glutinosae Conquita) 15 g
- *Nan Sha Shen* (Radix Adenophorae) 15 g
- *Bei Sha Shen* (Radix Glehniae Littoralis) 15 g
- *Tian Men Dong* (Radix Asparagi Cochinchinensis) 15 g
- *Mai Men Dong* (Radix Ophiopogonis Japonici) 15 g
- *Bei Mu* (Bulbus Fritillariae) 15 g
- *Lu Gen* (Rhizoma Phragmitis Communis) 30 g
- *Gan Cao* (Radix Glycyrrhizae) 6 g
- *Jie Geng* (Radix Platycodi Grandiflori) 10 g

Erklärung

- *Bai He* (Bulbus Lilii), *Mai Men Dong* (Radix Ophiopogonis Japonici), *Lu Gen* (Rhizoma Phragmitis Communis), *Nan Sha Shen* (Radix Adenophorae) und *Bei Sha Shen* (Radix Glehniae Littoralis) nähren Yin und klären Hitze in der Lunge.
- *Tian Men Dong* (Radix Asparagi Cochinchinensis), *Sheng Di Huang* (Radix Rehmanniae Glutinosae) und *Shu Di Huang* (Radix Rehmanniae Glutinosae Conquita) nähren Yin und befeuchten Trockenheit.
- *Bei Mu* (Bulbus Fritillariae) and *Jie Geng* (Radix Platycodi Grandiflori) klären die Lungen und beenden Husten.
- *Gan Cao* (Radix Glycyrrhizae) reguliert und harmonisiert die Eigenschaften der übrigen Bestandteile.

Vorherrschen eines Milz- und Magen-Yin-Mangels

Begleitende Symptome

Trockenes Würgen, Essensunlust oder Vergessen von Essen und Trinken, Trockenheit, Rissbildung, Abschuppung, Blutungen und Schmerzen in den Mundwinkeln, Obstipation.

Therapeutisches Prinzip

Das Yin nähren und Trockenheit befeuchten, Körperflüssigkeiten erzeugen und Durst lindern.

Rezeptur

***Yi Wei Tang Jia Jian* (Dekokt, das dem Magen gut tut, mit Modifikationen)**

- *Sheng Di Huang* (Radix Rehmanniae Glutinosae) 15 g
- *Yu Zhu* (Rhizoma Polygonati Odorati) 10 g
- *Mai Men Dong* (Radix Ophiopogonis Japonici) 15 g
- *Shi Hu** (Herba Dendrobii) 15 g
- *Tian Hua Fen* (Radix Trichosanthis) 15 g
- *Mai Ya* (Fructus Hordei Vulgaris Germinatus) 30 g
- *Gu Ya* (Fructus Setariae Italicae Germinatus) 30 g
- *Ge Gen* (Radix Puerariae) 15 g

Erklärung

- *Tian Hua Fen* (Radix Trichosanthis), *Sheng Di Huang* (Radix Rehmanniae Glutinosae) und *Yu Zhu* (Rhizoma Polygonati Odorati) nähren Yin und befeuchten Trockenheit.
- *Mai Men Dong* (Radix Ophiopogonis Japonici) und *Shi Hu** (Herba Dendrobii) erzeugen Körperflüssigkeiten und tonisieren den Magen.
- *Mai Ya* (Fructus Hordei Vulgaris Germinatus), *Gu Ya* (Fructus Setariae Italicae Germinatus) und *Ge Gen* (Radix Puerariae) befeuchten Trockenheit und aktivieren die Milz.

Vorherrschen eines Leber-Yin-Mangels

Begleitende Symptome

Schwindel, trockene Augen ohne Tränenfluss, rote Augen und Lichtempfindlichkeit, verschwommene Sicht, ziehende Schmerzen im Hypochondrium, schmerzhafte und hypertone Muskeln und geschwollene Augen.

Therapeutisches Prinzip

Yin nähren, die Leber besänftigen und die Augen zum Strahlen bringen.

Rezeptur

***Yi Guan Jian He Bu Gan Tang Jia Jian* (Verbindungsdekokt kombiniert mit Tonisiere-die-Leber-Dekokt, mit Modifikationen)**

- *Sheng Di Huang* (Radix Rehmanniae Glutinosae) 15 g
- *Mai Men Dong* (Radix Ophiopogonis Japonici) 15 g
- *Gou Qi Zi* (Fructus Lycii) 15 g
- *Bai Shao* (Radix Paeoniae Lactiflorae) 10 g

Erklärung

- *Sheng Di Huang* (Radix Rehmanniae Glutinosae) und *Mai Men Dong* (Radix Ophiopogonis Japonici) tonisieren und vermehren das Leber-Yin.
- *Gou Qi Zi* (Fructus Lycii) and *Bai Shao* (Radix Paeoniae Lactiflorae) besänftigen die Leber und adstringieren das Yin.

Modifkationen

1. Bei Schwindel füge man 15 g *Ju Hua* (Flos Chrysanthemi Morifolii) und 30 g *Zhen Zhu Mu*‡ (Concha Margaritifera) hinzu, um die Leber zu klären und zu beruhigen.
2. Bei Muskelschmerzen, die sich auf die Gelenke ausdehnen, füge man 15 g *Mu Gua* (Fructus Chaenomelis), 30 g *Ji Xue Teng* (Caulis Spatholobi) und 15 g *Sang Ji Sheng* (Ramulus Loranthi) hinzu, um die Sehnen zu besänftigen und die Netzgefäße zu stärken.
3. Bei geschwollenen Wangen füge man 30 g *Ji Xue Teng* (Caulis Spatholobi), 15 g *Niu Xi* (Radix Achyranthis Bidentatae) und 15 g *Chuan Lian Zi* (Fructus Meliae Toosendan) hinzu, um das Blut zu vitalisieren und Blut-Stase aufzulösen.

Vorherrschen eines Nieren-Yin-Mangels

Begleitende Symptome

Hörminderung, Tinnitus, subfebrile Temperaturen, besonders am Nachmittag, trockene Kehle mit Unwohlsein, verdickter Speichel in der Larynx, der Blockaden erzeugt und das Husten erschwert, und Mattigkeit und Schmerzen im unteren Rücken und in den Knien.

Therapeutisches Prinzip

Die Nieren tonisieren und die Essenz wieder auffüllen, Yin nähren und Körperflüssigkeiten erzeugen.

Rezeptur

***Zuo Gui Wan Jia Jian* (Pille, die die Linke [Niere] wiederherstellt, mit Modifikationen)**
- *Sheng Di Huang* (Radix Rehmanniae Glutinosae) 15 g
- *Shu Di Huang* (Radix Rehmanniae Glutinosae Conquita) 15 g
- *Gou Qi Zi* (Fructus Lycii) 10 g
- *Tu Si Zi* (Semen Cuscutae) 30 g
- *Huai Niu Xi* (Radix Achyranthis Bidentatae) 15 g
- *Shan Yao* (Rhizoma Dioscoreae Oppositae) 30 g
- *E Jiao*‡ (Gelatinum Corii Asini) 10 g, eingeschmolzen in das fertige Dekokt

Erklärung
- *Sheng Di Huang* (Radix Rehmanniae Glutinosae), *Shu Di Huang* (Radix Rehmanniae Glutinosae Conquita), *Gou Qi Zi* (Fructus Lycii), *Tu Si Zi* (Semen Cuscutae) und *Huai Niu Xi* (Radix Achyranthis Bidentatae) nähren und tonisieren das Nieren-Yin.
- *Shan Yao* (Rhizoma Dioscoreae Oppositae) und *E Jiao*‡ (Gelatinum Corii Asini) nähren das Yin und tonisieren das Blut.

Modifkationen
1. Bei heißen Knochenschmerzen mit Wechselfieber füge man 15 g *Di Gu Pi* (Cortex Lycii Radicis), 10 g *Qing Hao* (Herba Artemisiae Chinghao) und 15 g *Gui Ban Jiao** (Gelatinum Plastri Testudinis), 30 Minuten abgekocht vor Hinzufügen der übrigen Bestandteile, hinzu.
2. Bei wunder Kehle und verfestigtem Speichel in der Larynx füge man 15 g *Xuan Shen* (Radix Scrophulariae Ningpoensis), 15 g *Qing Guo* (Fructus Canarii Albi), 15 g *Jie Geng* (Radix Platycodi Grandiflori),15 g *Mai Men Dong* (Radix Ophiopogonis Japonici) und 15 g *Tian Men Dong* (Radix Asparagi Cochinchinensis) hinzu.

Anmerkung
Obwohl Yin-Mangel-Muster alle Zang-Organe betreffen können, muss besondere Aufmerksamkeit auf Leber und Nieren gerichtet werden, da eine langanhaltende Yin-Schwäche der anderen Zang-Organe schließlich diese beiden Organe schwächen wird. Daher sollte immer das Nähren des Leber- und Nieren-Yin berücksichtigt werden.

Akupunktur

Therapeutisches Prinzip

Yin nähren und Trockenheit befeuchten, um den Durst zu mindern.

Hauptpunkte

Ni 6 Zhaohai, Lu 7 Lieque, Ren 23 Lianquan, GB 20 Fengchi, 3E 17 Yifeng und Ren 17 Danzhong.

Zusatzpunkte

Bei Vorherrschen einer Lungen-Yin-Schwäche füge man Lu 10 Yuji, Bl 13 Feishu, Lu 1 Zhongfu, und Ni 3 Taixi hinzu.
- Bei Vorherrschen einer Yin-Schwäche von Milz und Magen füge man Bl 20 Pishu, Bl 21 Weishu, Mi 6 Sanyinjiao, Ma 36 Zusanli, Ren 12 Zhongwan und Le 13 Zhangmen hinzu.
- Bei Vorherrschen einer Leber-Yin-Schwäche füge man Bl 18 Ganshu, Ni 3 Taixi, Mi 6 Sanyinjiao, Le 3 Taichong und Pe 4 Ximen hinzu.
- Bei Vorherrschen einer Nieren-Yin-Schwäche füge man Ni 7 Fuliu, Ni 3 Taixi, Mi 6 Sanyinjiao, Bl 23 Shenshu und Gb 25 Jingmen hinzu.

Technik

Man verwende filiforme Nadeln und die ausgleichende Methode. Die Nadeln werden 20–30 Minuten in den Punkten belassen.

Erklärung
- Ni 6 Zhaohai und Lu 7 Lieque, beides Einschalt-*jiaohui*-Punkte der Acht Außerordentlichen Meridiane mit Bezug zur Kehle, Lunge und Diaphragma nähren das Yin und befeuchten Trockenheit.
- Ren 23 Lianquan, Gb 20 Fengchi und 3E 17 Yifeng regulieren lokal die funktionalen Aktivitäten von Qi in Mund und Kehle, um so Körperflüssigkeiten zu erzeugen und Durst zu lindern.
- Ren 17 Danzhong reguliert Qi, um das Aufsteigen der Körperflüssigkeiten zu fördern.
- Ni 3 Taixi, der Ursprungs-*yuan*-Punkt der Nieren-Leitbahn, nährt das Nieren-Yin und somit das Yin im ganzen Körper.
- Die Kombination von Bl 13 Feishu und Lu 1 Zhongfu, den Rücken-*shu*- und Alarm-*mu*-Punkten der Lungen, mit Lu 10 Yuji, dem Quellen-*ying*-Punkt der Lungen-Leitbahn, nährt das Lungen-Yin und reguliert Lungen-Qi.

- Die Kombination von Bl 20 Pishu, Bl 21 Weishu, Ren 12 Zhongwan und Le 13 Zhangmen, den Rücken-*shu*- und Alarm-*mu*-Punkten von Milz und Magen, mit Mi 6 Sanyinjiao und Ma 36 Zusanli nährt das Yin von Milz und Magen, um so die Transport- und Transformationsfunktion zu stärken.
- Bl 18 Ganshu und Le 3 Taichong regulieren die Leber und tonisieren Leber-Yin.
- Pe 4 Ximen klärt Leere-Hitze, um einen trockenen Mund zu behandeln.
- Ni 7 Fuliu, der Metall-Punkt der Nieren-Leitbahn nährt und tonisiert Nieren-Yin nach dem Prinzip, bei einer Leere die Mutter zu tonisieren.
- Mi 6 Sanyinjiao, der Treff-*hui*-Punkt von Leber-, Milz- und Nieren-Leitbahn nährt und tonisiert das Yin von Leber, Milz und Nieren.
- Bl 23 Shenshu und Gb 25 Jingmen, die Rücken-*shu*- und Alarm-*mu*-Punkte der Nieren, tonisieren eine Nieren-Schwäche.

Leber-Depression, Qi-Stagnation und Blut-Stase

Wichtige Symptome

Trockenheit in Mund und Kehle, Durst ohne Verlangen nach Getränken oder ohne Erleichterung durch Trinken, geschwollene Wangen, Schwindel, verschwommenes Sehen, trockene Augen ohne Tränenfluss, rote Augen und Lichtempfindlichkeit, Schmerzen im Hypochondrium oder abdominelle Massenansammlungen, ein glanzloses oder rußig-schwarzes Gesicht, dunkle Flecken auf der Haut oder multiple rötliche Petechien diskret oder in Ansammlungen über den Körper verteilt, besonders in den unteren Extremitäten, weiße, blaue oder livide Extremitäten bei Kälteexposition. Der Zungenkörper ist trocken, blaulivide oder etwas dunkel mit Stasezeichen; der Puls ist fadenförmig und rau.

Arzneitherapie

Therapeutisches Prinzip

Die Leber ausleiten und Depression erleichtern, Blut-Stase auflösen und Körperflüssigkeiten erzeugen, das Blut nähren und vitalisieren.

Rezeptur

***Dan Zhi Xiao Yao San He Tao Hong Si Wu Tang Jia Jian* (Umherstreifen Pulver mit Cx. Moutan Radicis und Fr. Gardeniae Jasmininoidis kombiniert mit Vier-Arneien-Dekokt mit Flos Carthami Tinctorii und Semen Persicae, mit Modifikationen)**

- *Mu Dan Pi* (Cortex Moutan Radicis) 10 g
- *Zhi Zi* (Fructus Gardeniae Jasminoidis) 10 g
- *Sheng Di Huang* (Radix Rehmanniae Glutinosae) 15 g
- *Dang Gui* (Radix Angelicae Sinensis) 10 g
- *Chi Shao* (Radix Paeoniae Rubrae) 15 g
- *Bai Shao* (Radix Paeoniae Lactiflorae) 15 g
- *Xuan Shen* (Radix Scrophulariae Ningpoensis) 10 g
- *Mai Men Dong* (Radix Ophiopogonis Japonici) 10 g
- *Yu Jin* (Radix Curcumae) 10 g
- *Chai Hu* (Radix Bupleuri) 10 g
- *Chuan Xiong* (Rhizoma Ligustici Chuanxiong) 6 g
- *Tao Ren* (Semen Persicae) 10 g
- *Hong Hua* (Flos Carthami Tinctorii) 10 g
- *E Zhu* (Rhizoma Curcumae) 10 g
- *Yan Hu Suo* (Rhizoma Corydalis Yanhusuo) 10 g
- *Bie Jia** (Carapax Amydae Sinensis) 15 g, 30 Minuten abgekocht vor Hinzufügen der übrigen Bestandteile

Erklärung

- *Yu Jin* (Radix Curcumae) und *Chai Hu* (Radix Bupleuri) leiten die Leber aus und erleichtern die Depression.
- *Zhi Zi* (Fructus Gardeniae Jasminoidis) klärt die Leber und leitet Feuer aus.
- *Dang Gui* (Radix Angelicae Sinensis) und *Bai Shao* (Radix Paeoniae Lactiflorae) nähren das Blut und besänftigen die Leber.
- *Chi Shao* (Radix Paeoniae Rubrae), *Mu Dan Pi* (Cortex Moutan Radicis), *Chuan Xiong* (Rhizoma Ligustici Chuanxiong), *Tao Ren* (Semen Persicae), *Hong Hua* (Flos Carthami Tinctorii) und *E Zhu* (Rhizoma Curcumae) vitalisieren das Blut und zerteilen Blut-Stase.
- *Sheng Di Huang* (Radix Rehmanniae Glutinosae), *Xuan Shen* (Radix Scrophulariae Ningpoensis) und *Mai Men Dong* (Radix Ophiopogonis Japonici) nähren Yin und vermehren Körperflüssigkeiten.
- *Yan Hu Suo* (Rhizoma Corydalis Yanhusuo) zerteilt Verklumpungen und erleichtert Schmerzen.
- *Bie Jia** (Carapax Amydae Sinensis) erweicht Hartes und zerteilt Verklumpungen.

Anmerkung

*Bie Jia** (Carapax Amydae Sinensis) kann durch 10 g *Jiang Can*‡ (Bombyx Batryticatus) oder 15 g *Gou Teng* (Ramulus Uncariae cum Uncis) ersetzt werden.

Akupunktur

Therapeutisches Prinzip

Die Leber ausleiten und Depression erleichtern, Blut-Stase auflösen und Körperflüssigkeiten erzeugen, das Blut nähren und vitalisieren.

Punkte

Le 3 Taichong, Di 4 Hegu, Le 14 Qimen, Bl 18 Ganshu, Mi 6 Sanyinjiao, Bl 17 Geshu, Gb 34 Yanglingquan, Pe 6 Neiguan, Ma 36 Zusanli, Ren 23 Lianquan, Gb 20 Fengchi und Du 14 Dazhui.

Technik

Man verwende filiforme Nadeln und die ableitende Methode. Die Nadeln werden 20–30 Minuten in den Punkten belassen.

4

Erklärung

- Le 3 Taichong und Di 4 Hegu regulieren die funktionalen Aktivitäten von Qi, leiten die Leber aus und erleichtern Depression, zerteilen Blut-Stase und erzeugen Körperflüssigkeiten, um die vier Gelenke zu öffnen (Schulter-, Ellenbogen-, Hüft- und Kniegelenk).
- Die Kombination von Bl 18 Ganshu und Le 14 Qimen, den Rücken-*shu*- und Alarm-*mu*-Punkten der Leber, mit Gb 34 Yanglingquan, dem Meer-*he*-Punkt der Gallenblasen-Leitbahn, und Pe 6 Neiguan leitet die Leber aus und erleichtert Depression.
- Mi 6 Sanyinjiao und Bl 17 Geshu vitalisieren das Blut und transformieren Blut-Stase.
- Ma 36 Zusanli stärkt die Milz und erzeugt Blut.
- Ren 23 Lianquan, Gb 20 Fengchi und Du 14 Dazhui sind Lokalpunkte.

Yin- und Yang-Mangel

Wichtige Symptome

Trockenheit in Mund und Kehle mit wenig Flüssigkeit, Durst ohne Verlangen nach Getränken oder Erleichterung durch Trinken, mentale und körperliche Müdigkeit, eine schwache und leise Stimme, Dyspnoe und wenig Neigung zu sprechen, trockene Augen, verschwommenes Sehen, Mattigkeit und Schmerz im unteren Rücken und in den Knien, ein Gefühl von Hitze in Handflächen und Fußsohlen oder kalte Hände und Füße sowie Obstipation oder weiche Stühle. Der Zungenkörper ist blass und weich mit wenig Belag; der Puls ist tief, fadenförmig und schwach.

Arzneitherapie

Therapeutisches Prinzip

Sowohl Yin als auch Yang tonisieren.

Rezeptur

***You Gui Wan He Er Xian Tang Jia Jian* (Pille, die die Rechte [Niere] wiederherstellt kombiniert mit Zwei-Unsterbliche-Dekokt, mit Modifikationen)**

- *Xian Mao* (Rhizoma Curculiginis Orchioidis) 10 g
- *Yin Yang Huo* (Herba Epimedii) 10 g
- *Ba Ji Tian* (Radix Morindae Officinalis) 10 g
- *Dang Gui* (Radix Angelicae Sinensis) 10 g
- *Yan Zhi Zhi Mu* (Rhizoma Anemarrhenae Asphodeloidis, unter Rühren kurz angebraten mit Sole) 10 g
- *Yan Zhi Huang Bai* (Cortex Phellodendri, unter Rühren kurz angebraten mit Sole) 10 g
- *Gou Qi Zi* (Fructus Lycii) 10 g
- *Rou Gui* (Cortex Cinnamomi Cassiae) 6 g, 10 Minuten vor Ende des Kochvorgangs hinzugefügt
- *Huang Qi* (Radix Astragali seu Hedysari) 30 g

Erklärung

- *Xian Mao* (Rhizoma Curculiginis Orchioidis), *Yin Yang Huo* (Herba Epimedii), *Ba Ji Tian* (Radix Morindae Officinalis) und *Gou Qi Zi* (Fructus Lycii) wärmen und tonisieren das Nieren-Yang.
- *Yan Zhi Zhi Mu* (Rhizoma Anemarrhenae Asphodeloidis, unter Rühren kurz angebraten mit Sole) und *Yan Zhi Huang Bai* (Cortex Phellodendri, unter Rühren kurz angebraten mit Sole) klären Hitze, um Yin zu konsolidieren.
- *Rou Gui* (Cortex Cinnamomi Cassiae) bringt das Feuer zurück zu seiner Quelle und wärmt und tonisiert Nieren-Yang.
- *Huang Qi* (Radix Astragali seu Hedysari) vermehrt Qi und stärkt die Milz.
- *Dang Gui* (Radix Angelicae Sinensis) tonisiert das Blut, um Yin zu tonisieren.

Akupunktur und Moxibustion

Therapeutisches Prinzip

Sowohl Yin als auch Yang tonisieren.

Punkte

Bl 23 Shenshu, Ren 4 Guanyuan, Ma 36 Zusanli, Ni 3 Taixi, Bl 20 Pishu, 3E 17 Yifeng, Du 14 Dazhui und He 6 Yinxi.

Technik

Man verwende filiforme Nadeln und die stärkende Methode. Die Nadeln werden 20–30 Minuten in den Punkten belassen. Wenn erforderlich, folgt eine Moxibustion.

Erklärung

- Bl 23 Shenshu, Bl 20 Pishu, Ren 4 Guanyuan und Ma 36 Zusanli wärmen und tonisieren Milz und Nieren, um das Yang zu stützen.
- Ni 3 Taixi und He 6 Yinxi nähren Yin und klären Hitze.
- 3E 17 Yifeng und Du 14 Dazhui regulieren lokal die funktionalen Aktivitäten von Qi, um den Durst zu vermindern.

Qi-Mangel von Milz und Magen

Wichtige Symptome

Trockenheit in Mund und Kehle, Durst ohne Verlangen nach Getränken oder Blähungen und Unwohlsein im Magen nach dem Trinken, Essensunlust, Übelkeit und Erbrechen, abdominale Blähungen, teigige Schwellung der Gliedmaßen, Reizbarkeit, Müdigkeit und Kraftlosigkeit und weiche Stühle. Der Zungenkörper ist blass und vergrößert mit Zahneindrücken und einem dicken und schmierigen Belag; der Puls ist fadenförmig und schlüpfrig.

Arzneitherapie

Therapeutisches Prinzip

Die Milz stärken und den Magen tonisieren, Feuchtigkeit transformieren und Körperflüssigkeiten erzeugen.

Rezeptur

***Shen Ling Bai Zhu San He San Ren Tang Jia Jian* (Ginseng-, Poriae- und [weißes] Atractylodis-Pulver kombiniert mit Drei-Samen-Dekokt, mit Modifikationen)**

- *Tai Zi Shen* (Radix Pseudostellariae Heterophyllae) 15 g
- *Fu Ling* (Sclerotium Poriae Cocos) 15 g
- *Chao Bai Zhu* (Rhizoma Atractylodis Macrocephalae, pfannengerührt) 15 g
- *Chen Pi* (Pericarpium Citri Reticulatae) 6 g
- *Sha Ren* (Fructus Amomi) 6 g, 10 Minuten vor Ende des Kochvorgangs hinzugefügt
- *Yi Yi Ren* (Semen Coicis Lachryma-jobi) 30 g
- *Xing Ren* (Semen Pruni Armeniacae) 10 g
- *Huo Xiang* (Herba Agastaches seu Pogostemi) 10 g
- *Hou Po* (Cortex Magnoliae Officinalis) 10 g
- *Ge Gen* (Radix Puerariae) 15 g
- *Bai Bian Dou* (Semen Dolichoris Lablab) 15 g
- *Gan Cao* (Radix Glycyrrhizae) 6 g

Erklärung

- *Tai Zi Shen* (Radix Pseudostellariae Heterophyllae), *Fu Ling* (Sclerotium Poriae Cocos), *Chao Bai Zhu* (Rhizoma Atractylodis Macrocephalae, pfannengerührt), *Bai Bian Dou* (Semen Dolichoris Lablab), *Yi Yi Ren* (Semen Coicis Lachryma-jobi) und *Gan Cao* (Radix Glycyrrhizae) stärken die Milz und vermehren Qi.
- *Chen Pi* (Pericarpium Citri Reticulatae), *Sha Ren* (Fructus Amomi), *Xing Ren* (Semen Pruni Armeniacae) und *Hou Po* (Cortex Magnoliae Officinalis) regulieren Qi und trocknen Feuchtigkeit.
- *Ge Gen* (Radix Puerariae) tonisiert den Magen und erzeugt Körperflüssigkeiten.
- *Huo Xiang* (Herba Agastaches seu Pogostemi) transformiert aromatisch Feuchtigkeit.

Anmerkung

Da eine Leere zu einer Fülle führen oder sich durch Fülle verkomplizieren kann, sollte bei diesem Muster die Behandlung auf das Stärken der Milz und das Vermehren von Qi abzielen. Während der Behandlung sollte sichergestellt sein, dass Yin nicht durch die Förderung von Bewegungen der Feuchtigkeit geschädigt wird; das Hinzufügen von Arzneien, die Feuchtigkeit trocknen, sollte hinausgezögert werden. Feuchtigkeit und Trübes sollten langsam durch ein Stützen des Aufrechten Qi (Zheng Qi) in Milz und Magen transformiert werden.

Akupunktur und Moxibustion

Therapeutisches Prinzip

Die Milz stärken und den Magen tonisieren, Feuchtigkeit transformieren und Körperflüssigkeiten erzeugen.

Punkte

Bl 20 Pishu, Le 13 Zhangmen, Ren 12 Zhongwan, Ma 36 Zusanli, Mi 9 Yinlingquan, Ma 25 Tianshu, Ren 17 Danzhong, Ren 23 Lianquan und Du 14 Dazhui.

Technik

Man verwende filiforme Nadeln und die stärkende Methode. Die Nadeln werden 20–30 Minuten in den Punkten belassen.

Erklärung

- Bl 20 Pishu, Ma 36 Zusanli, Le 13 Zhangmen, und Ren 12 Zhongwan stärken die Milz und tonsieren den Magen.
- Mi 9 Yinlingquan und Ma 25 Tianshu fördern die Bewegung von Feuchtigkeit und Trübem.
- Ren 17 Danzhong reguliert die funktionalen Aktivitäten von Qi, um die Aufwärtsbewegung von Körperflüssigkeiten zu stärken.
- Ren 23 Lianquan und Du 14 Dazhui sind Lokalpunkte.

4

Klinischer Beobachtungsbericht

Behandlung mit Qi Ji Tang (Dekokt der sieben Ebenen)

Liu et al. berichteten über die klinische Beobachtung der Behandlung von Mundulzera infolge einer Chemotherapie mit *Qi Ji Tang* (Dekokt der sieben Ebenen).[83]
Gruppe: Die 75 Patienten wurden nach dem Zufallsprinzip durch Losentscheid in zwei Gruppen unterteilt:

- 40 Patienten, 26 männliche und 14 weibliche im Alter von 12 bis 72 (Durchschnittsalter: 48) wurden der Gruppe mit TCM-Behandlung zugeordnet; es gab jeweils 10 Fälle von Ösophaguskarzinom, Magenkrebs und Nasopharynxkarzinom, 6 mit einem Non-Hodgkin-Lymphom, 3 mit Lungenkrebs und einer mit Leberkrebs.
- 35 Patienten, 23 männliche und 12 weibliche im Alter von 15 bis 68 (Durchschnittsalter: 50) wurden in die Gruppe der Behandlung mit Westlicher Medizin eingeordnet; es gab je 9 Fälle mit ösophagealem Krebs und Magenkrebs, 7 mit nasopharyngealem Krebs, 5 mit einem Non-Hodgkin-Lymphom, 3 mit Lungenkrebs und zwei mit Leberkrebs.

Die hauptsächlichen klinischen Symptome waren Mundulzera und Schwellung und Schmerz im Mund nach der Chemotherapie.
Medikamente der Chemotherapie: Cyclophosphamid, Vincristin, Doxorubicin, 5-Fluorouracil und Pingyangmycin für beide Gruppen.

Therapeutische Prinzipien

Vor Beginn der Behandlung wurde beiden Gruppen eine Mundwaschung mit 0,9 Prozent normaler Salzlösung gegeben, um die Oberfläche der Ulzera in der oralen Mukosa zu sterilisieren. Beide Gruppen wurden angewiesen, leichte und leicht verdauliche Nahrung wie Gemüse und Früchte mit viel Vitamin C zu sich zu nehmen und scharf gewürzte und fettige Nahrung zu meiden.
Gruppe mit Westlicher Medizin: die Patienten wurden angewiesen, den Mund mit einer 0,02%igen Furacilin-Lösung dreimal täglich auszuwaschen; sie erhielten ebenfalls einen Vitamin-B-Komplex als Tablette dreimal täglich und eine intravenöse Infusion von 200 ml Metronidazol einmal täglich. Dieser Behandlungsablauf dauerte 21 Tage.

Gruppe mit TCM-Behandlung: Rezeptur

***Qi Ji Tang* (Dekokt der sieben Ebenen)**

- *San Qi Fen* (Pulvis Radicis Notoginseng) 4 g
- *Bai Ji Fen** (Rhizoma Bletillae Striatae, pulverisiert) 15 g
- *Huang Qi* (Radix Astragali seu Hedysari) 30 g
- *Huang Bai* (Cortex Phellodendri) 8 g
- *Tian Hua Fen* (Radix Trichosanthis) 15 g
- *Lian Qiao* (Fructus Forsythiae Suspensae) 20 g
- *Gan Cao* (Radix Glycyrrhizae) 6 g

Ein Päckchen am Tag wurde verwendet. Die nichtpulverisierten Bestandteile wurden zu 200 ml Wasser hinzugefügt und bei geringer Hitze 30–46 Minuten abgekocht, um 50 ml konzentrierte Flüssigkeit herzustellen. *San Qi Fen* (Pulvis Radicis Notoginseng) und *Bai Ji Fen** (Rhizoma Bletillae Striatae, pulverisiert) wurden dann in das Dekokt gemischt. Der Patient wurde gebeten, einen Teelöffel des

Dekoktes so lange wie möglich im Mund zu behalten und ihn dann zu schlucken. Der Vorgang sollte so oft wiederholt werden, bis die gesamten 50 ml aufgebraucht waren. Wenn der Patient die Flüssigkeit als zu bitter empfand, konnte Honig hinzugefügt werden. Der Behandlungszyklus dauerte 21 Tage.

Ergebnisse

Es wurde beobachtet, dass die Gruppe mit TCM-Behandlung signifikant bessere Ergebnisse hatte als die Gruppe mit Westlicher Medizin ($P < 0{,}05$; s. Tab. 4-9).

Erörterung

Die Verfasser sind der Meinung, dass Mundulzera, die durch Mittel der Chemotherapie verursacht wurden, den Medikamenten zuzuschreiben sind, die Qi schädigen und Yin verbrauchen und so ein Ungleichgewicht zwischen Yin und Yang und eine Schädigung des Immunsystems entstehen lassen. Die orale Mukosa wird geschädigt und die lokale Blutzirkulation behindert, was zu einer Vervielfachung der Bakterien im Mund führt.

Erklärung der Rezeptur

- *San Qi Fen* (Pulvis Radicis Notoginseng) und *Bai Ji Fen** (Rhizoma Bletillae Striatae, pulverisiert) vitalisieren das Blut und lindern Schmerz, bilden Fleisch und zerteilen Schwellungen.
- *Huang Qi* (Radix Astragali seu Hedysari) und *Tian Hua Fen* (Radix Trichosanthis) tonisieren Qi, erzeugen Körperflüssigkeiten, leiten Toxine aus und bilden Fleisch.
- Die Kombination dieser vier Bestandteile stärkt die Fähigkeit des Körpers, Krankheiten zu widerstehen, sie erweitert die Blutgefäße und verstärkt die Mikrozirkulation, um die Heilung der Ulzera zu beschleunigen.
- *Huang Bai* (Cortex Phellodendri) und *Lian Qiao* (Fructus Forsythiae Suspensae) klären Hitze, vermindern Toxizität und Leere-Hitze und inhibieren das Wachstum von Bakterien im Mund.
- *Gan Cao* (Radix Glycyrrhizae) harmonisiert die Eigenschaften der übrigen Bestandteile.

Empirische Rezeptur

Ulzera in Mund und Kehle aufgrund von Strahlentherapie

Innere Behandlung

Bestandteile

- *Huang Qi* (Radix Astragali seu Hedysari) 15–30 g
- *Sheng Di Huang* (Radix Rehmanniae Glutinosae) 15–30 g
- *Xuan Shen* (Radix Scrophulariae Ningpoensis) 9 g
- *Jin Yin Hua* (Flos Lonicerae) 15 g
- *Ban Lan Gen* (Radix Isatidis seu Baphicacanthi) 12–15 g
- *Shan Dou Gen* (Radix Sophorae Tonkinensis) 9–15 g
- *Huang Lian* (Rhizoma Coptidis) 6 g

Man füge ein Päcken am Tag zu 300 ml Wasser hinzu und koche dies solange, bis 100 ml des Dekoktes verbleiben; man trinke 50 ml zweimal täglich, bis die Ulzera verschwunden sind.

Äußerliche Anwendung

Wähle eine der folgenden Methoden für die Anwendung aus

- Man wende kalziniertes und fein pulverisiertes *Da Huang* (Radix et Rhizoma Rhei) in dem betroffenen Gebiet an.
- Man spüle den Mund mit Borsäure-Lotion und insuffliere eine Mischung von gleichen Anteilen

Tabelle 4-9 Vergleich der beiden Gruppen

Gruppe	Anzahl der Patienten	Deutliche Wirkung	Leichte Wirkung	Keine Wirkung
Gruppe mit TCM-Behandlung	40	29	8	3
Gruppe mit Westlicher Medizin	35	8	15	12

Deutliche Besserung: vollständiges Verschwinden der Ulzera und des geschwollenen und schmerzhaften Mundes.
Leichte Besserung: gelinderte Symptome.
Keine Besserung: keine Veränderungen nach drei Behandlungszyklen.

4

aus fein pulverisierten *Pu Huang* (Pollen Typhae) und *Hai Piao Xiao*‡ (Os Sepiae seu Sepiellae).

- Man zermahle 1 g *Pu Huang* (Pollen Typhae) und 0,3 g *Qing Dai* (Indigo Naturalis) zu einem feinen Pulver und wende es im betroffenen Gebiet an.
- Man zermahle 3 g *Hu Huang Lian* (Rhizoma Picrorhizae Scrophulariiflorae), 3 g *Huo Xiang* (Herba Agastaches seu Pogostemi), 3 g *Xi Xin** (Herba cum Radice Asari) und 3 g *Huang Lian* (Rhizoma Coptidis) zu einem Pulver und wende es vor dem Ausspülen an.
- Zermahle 6 g *Jiang Can*‡ (Bombyx Batryticatus) und 6 g *Huang Bai* (Cortex Phellodendri) oder 3 g *Da Huang* (Radix et Rhizoma Rhei) und 3 g *Gan Cao* (Radix Glycyrrhizae) zu einem Pulver und wende es als orale Insufflation an.

Rezeptur für trockenen Mund und Zungenmuster

1. Man überbrühe die folgenden Bestandteile und nimm sie als Tee ein:
   – *Jin Yin Hua* (Flos Lonicerae) 10 g
   – *Xia Ku Cao* (Spica Prunellae Vulgaris) 10 g
   – *Gan Cao* (Radix Glycyrrhizae) 1,5 g
2. Man bereite ein Dekokt aus den folgenden Bestandteilen und trinke es:
   – *Zhi Zi* (Fructus Gardeniae Jasminoidis) 3 g
   – *Long Dan Cao* (Radix Gentianae Scabrae) 3 g
   – *Da Huang* (Radix et Rhizoma Rhei) 3 g
3. Man bereite ein Dekokt aus den folgenden Bestandteilen und trinke es:
   – *Ban Lan Gen* (Radix Isatidis seu Baphicacanthi) 10 g
   – *Sang Ye* (Folium Mori Albae) 10 g
   – *Deng Xin Cao* (Medulla Junci Effusi) 6 g
   – *Dan Zhu Ye* (Herba Lophatheri Gracilis) 10 g
4. Man bereite ein Dekokt aus den folgenden Bestandteilen und trinke es:
   – *Chai Hu* (Radix Bupleuri) 8 g
   – *Di Gu Pi* (Cortex Lycii Radicis) 8 g
5. Man bereite ein Dekokt aus den folgenden Bestandteilen und trinke es:
   – *Jin Yin Hua* (Flos Lonicerae) 10 g
   – *Lian Qiao* (Fructus Forsythiae Suspensae) 10 g
   – *Ye Ju Hua* (Flos Chrysanthemi Indici) 10 g
   – *Long Dan Cao* (Radix Gentianae Scabrae) 6 g
   – *Da Qing Ye* (Folium Isatidis seu Baphicacanthi) 15 g
   – *Huang Qin* (Radix Scutellariae Baicalensis) 10 g
   – *Chao Zhi Zi* (Fructus Gardeniae Jasminoidis, pfannengerührt) 6 g
   – *Dan Zhu Ye* (Folium Lophatheri Gracilis) 10 g
   – *Sang Ye* (Folium Mori Albae) 10 g
   – *Chi Shao* (Radix Paeoniae Rubra) 10 g
   – *Xian Di Huang* (Radix Rehmanniae Glutinosae Recens) 15 g
6. *Qing Yan Tang* (Kehle klärende Infusion):
   – *Pang Da Hai* (Semen Sterculiae Lychnophorae) 50 g
   – *Mai Men Dong* (Radix Ophiopogonis Japonici) 50 g
   – *Jin Yin Hua* (Flos Lonicerae) 30 g
   – *Jie Geng* (Radix Platycodi Grandiflori) 30 g
   – *Gan Cao* (Radix Glycyrrhizae) 30 g

Man bereite jedes Mal ein wenig der Rezeptur in kochendem Wasser zu und trinke es als Tee:

7. Man bereite ein Dekokt aus den folgenden Bestandteilen und verwende es als Mundspülung bei trockenem Mund (kann auch bei Mundulzera eingesetzt werden):
   – *Fang Feng* (Radix Ledebouriellae Divaricatae) 10 g
   – *Gan Cao* (Radix Glycyrrhizae) 6 g
   – *Jin Yin Hua* (Flos Lonicerae) 15 g
   – *Lian Qiao* (Fructus Forsythiae Suspensae) 10 g
   – *Bo He* (Herba Menthae Haplocalycis) 10 g
   – *Jing Jie* (Herba Schizonepetae Tenuifoliae) 10 g
8. Bei trockenem Mund und fehlendem Speichel behalte man zwei oder drei Stücke von *Xian Shi Hu** (Herba Dendrobii Recens) oder *Mai Men Dong* (Radix Ophiopogonis Japonici Recens) im Mund. Alternativ koche man 15 g *Wu Mei* (Fructus Pruni Mume) oder 6 g *Gan Cao* (Radix Glycyrrhizae) und nehme häufig schluckweise davon als Tee.

4.11 Haarausfall

Viele chemotherapeutische Mittel können zu Haarausfall führen, im Allgemeinen direkt proportional zur eingesetzten Dosis. Haarausfall durch Medikamente ist generell auf den Kopf beschränkt, obwohl manchmal auch die Körperbehaarung betroffen sein kann.
Haarausfall wird durch die toxischen Wirkungen der chemotherapeutischen Medikamente ausgelöst, die zu einer Schädigung der Haarfollikel, zu einem Absterben der schnell proliferierenden Zellen in den Haarfollikeln führen und somit das Haar zum Ausfallen bringen. Das Haar wächst in der Regel ein oder zwei Monate nach Beendigung der Behandlung nach, kann aber eine im Vergleich zu vorher unterschiedliche Farbe, Glanz oder Textur aufweisen.
Ein durch sehr hohe Strahlendosen verursachter Haarausfall ist gravierender und das Haar wächst bei den meisten Patienten nicht nach, da die Strahlung die Haut und die Haarfollikel schädigt sowie Dyskeratose der Haut und Atrophie erzeugt.
Unterschiedliche Medikamente erzeugen unterschiedliche Wirkungen:

- Doxorubicin und Epiadriamycin verursachen verschiedene Stufen von wiederherstellbarem Haarverlust bei 80–100% der Patienten.
- Hohe Dosen von Bleomycin können schweren Haarausfall verursachen, möglicherweise mit vorübergehender Kahlheit.
- Haarausfall ist eine der toxischen Nebenwirkungen von Etoposid; fast alle Patienten sind betroffen, einige werden zeitweise völlig kahl.
- Bei den Alkylat-haltigen Zytostatika kommt es bei Anwendung von Cyclophosphamid am häufigsten zu Haarausfall. Nach Standarddosis kann es bei ca. 20% der Patienten zu Haarausfall kommen, hohe Dosen können bei allen Patienten Haarausfall verursachen.
- Haarausfall ist relativ häufig bei der langfristigen Verabreichung von kleinen Dosen Methotrexat (MTX), bei kurzfristig eingesetzten hohen Dosen dagegen selten.

Der Haarverlust kann während der Chemotherapie durch Aufsetzen einer Eiskappe auf den Kopf des Patienten vermindert werden, da so die Kopfhaut gekühlt wird und lokale kutane Blutgefäße sich kontrahieren. Dadurch wird die Dosis der Medikamente, die die Kopfhaut und insbesondere die Haarfollikel erreicht, reduziert.

Ätiologie und Pathologie

Das Haar ist das Überschussprodukt des Blutes und wird von Yin-Blut genährt. Strahlen- und Chemotherapie schädigen das Yin-Blut und führen zu Yin-Mangel und Blut-Trockenheit.

Allgemeine Behandlungsmethoden

Haarausfall aufgrund von Strahlen- oder Chemotherapie sollte durch Nähren des Blutes, Tonisieren der Nieren, Nähren des Yin, Ausleiten von Wind am Kopf, Klärung von Hitze und Verminderung der Toxizität behandelt werden, um so das Haarwachstum zu fördern.

Häufig verwendete Arzneien

- *Bai Shao* (Radix Paeoniae Lactiflorae)
- *Ce Bai Ye* (Cacumen Biotae Orientalis)
- *Chi Shao* (Radix Paeoniae Rubrae)
- *Chuan Xiong* (Rhizoma Ligustici Chuanxiong)
- *Dang Gui* (Radix Angelicae Sinensis)
- *Fu Ling* (Sclerotium Poriae Cocos)
- *Gou Qi Zi* (Fructus Lycii)
- *He Shou Wu* (Radix Polygoni Multiflori)
- *Hei Zhi Ma* (Semen Sesami Indici)
- *Huang Jing* (Rhizoma Polygonati)
- *Mu Dan Pi* (Cortex Moutan Radicis)
- *Nü Zhen Zi* (Fructus Ligustri Lucidi)
- *Sang Shen* (Fructus Mori Albae)
- *Shan Zhu Yu* (Fructus Corni Officinalis)
- *Sheng Di Huang* (Radix Rehmanniae Glutinosae)
- *Shu Di Huang* (Radix Rehmanniae Glutinosae Conquita)
- *Tu Si Zi* (Semen Cuscutae)

Häufig verwendete Akupunkturpunkte

- Du 20 Baihui
- Bl 23 Shenshu
- Ma 36 Zusanli
- Mi 6 Sanyinjiao
- Bl 15 Xinshu
- Bl 17 Geshu
- Bl 20 Pishu

4

Musteridentifizierung und therapeutische Prinzipien

Blut-Mangel

Wichtige Symptome

Haarverlust nach Chemotherapie, eine fahl-gelbe Gesichtsfarbe, geistige und körperliche Müdigkeit und eine schwache und leise Stimme. Der Zungenkörper ist blass mit einem weißen Belag; der Puls ist fadenförmig und schwach.

Arzneitherapie

Therapeutisches Prinzip

Das Blut nähren und Haarwachstum fördern.

Rezeptur

***Si Wu Tang Jia Jian* (Vier-Arzneien-Dekokt)**

- *Dang Gui* (Radix Angelicae Sinensis) 10 g
- *Chuan Xiong* (Rhizoma Ligustici Chuanxiong) 10 g
- *Shu Di Huang* (Radix Rehmanniae Glutinosae Conquita) 15 g
- *Bai Shao* (Radix Paeoniae Lactiflorae) 10 g
- *Fu Ling* (Sclerotium Poriae Cocos) 10 g
- *E Jiao*‡ (Gelatinum Corii Asini) 10 g, eingeschmolzen in das fertige Dekokt
- *Mu Xiang** (Radix Aucklandiae Lappae) 6 g

Erklärung

- *Dang Gui* (Radix Angelicae Sinensis), *Shu Di Huang* (Radix Rehmanniae Glutinosae Conquita), *E Jiao*‡ (Gelatinum Corii Asini) und *Bai Shao* (Radix Paeoniae Lactiflorae) nähren und erzeugen Blut. Wenn das Blut ausreichend vorhanden ist, werden die Haare genährt, weniger Haar geht verloren und neue Haare werden schneller wachsen.
- *Chuan Xiong* (Rhizoma Ligustici Chuanxiong) vitalisiert das Blut.
- *Fu Ling* (Sclerotium Poriae Cocos) stärkt die Milz und fördert die Bewegung von Feuchtigkeit.
- *Mu Xiang** (Radix Aucklandiae Lappae) bewegt Qi, um die übersättigenden und Stagnation auslösenden Eigenschaften der tonisierenden Arzneien in der Rezeptur zu vermindern.

Modifikation

Man füge 15 g *He Shou Wu* (Radix Polygoni Multiflori, bearbeitet) und 30 g *Hei Zhi Ma* (Semen Sesami Indici) hinzu, um das Nähren des Blutes zu verstärken und das Haarwachstum zu fördern.

Akupunktur

Therapeutisches Prinzip

Das Blut nähren und Haarwachstum fördern.

Punkte

Bl 20 Pishu, Ma 36 Zusanli, Bl 18 Ganshu, Bl 23 Shenshu, Bl 17 Geshu, Bl 15 Xinshu und Du 20 Baihui.

Technik

Man verwende filiforme Nadeln und die stärkende Methode. Die Nadeln werden für 20–30 Minuten in den Punkten belassen.

Erklärung

- Bl 15 Xinshu, Bl 18 Ganshu, Bl 20 Pishu, Bl 23 Shenshu und Bl 17 Geshu, die Rücken-*shu*-Punkte von Herz, Leber, Milz und Nieren und des Diaphragmas, erzeugen Blut durch Regulieren der Zang-Fu-Organe.
- Ma 36 Zusanli tonisiert das Qi des Späteren Himmels und erzeugt Blut.
- Du 20 Baihui ist ein Lokalpunkt zur Förderung des Haarwuchses.

Yin-Mangel

Wichtige Symptome

Haarausfall während oder nach einer Chemotherapie; Trockenheit in Mund und Zunge, Rötung der Wangen, Wechselfieber und Schwäche und Schmerz im unteren Rücken und in den Knien. Der Zungenkörper ist rot mit wenig Belag; der Puls ist fadenförmig und schnell.

Arzneitherapie

Therapeutisches Prinzip

Leber und Nieren nähren und tonisieren, Trockenheit befeuchten und Wind vertreiben.

Rezeptur

***Liu Wei Di Huang Wan Jia Jian* (Sechs-Bestandteile-Pille mit Rx. Rehmanniae Glutinosae Conquitae, mit Modifikationen)**

- *Mu Dan Pi* (Cortex Moutan Radicis) 10 g
- *Shu Di Huang* (Radix Rehmanniae Glutinosae Conquita) 10 g
- *Sheng Di Huang* (Radix Rehmanniae Glutinosae) 15 g
- *Shan Yao* (Rhizoma Dioscoreae Oppositae) 15 g
- *Shan Zhu Yu* (Fructus Corni Officinalis) 15 g
- *Ce Bai Ye* (Cacumen Biotae Orientalis) 15 g
- *Hei Zhi Ma* (Semen Sesami Indici) 15 g
- *He Shou Wu* (Radix Polygoni Multiflori) 15 g
- *Gou Qi Zi* (Fructus Lycii) 15 g
- *Nü Zhen Zi* (Fructus Ligustri Lucidi) 15 g

Erklärung

- *Sheng Di Huang* (Radix Rehmanniae Glutinosae), *Gou Qi Zi* (Fructus Lycii), *Nü Zhen Zi* (Fructus Ligustri Lucidi), *Shu Di Huang* (Radix Rehmanniae Glutinosae Conquita), *Shan Yao* (Rhizoma Dioscoreae Oppositae) und *Shan Zhu Yu* (Fructus Corni Officinalis) nähren Yin und tonisieren die Nieren.
- *Hei Zhi Ma* (Semen Sesami Indici) und *He Shou Wu* (Radix Polygoni Multiflori) nähren das Blut und fördern den Haarwuchs.
- *Ce Bai Ye* (Cacumen Biotae Orientalis) kühlt das Blut und vertreibt Wind.
- *Mu Dan Pi* (Cortex Moutan Radicis) klärt Leere-Hitze.

Modifikationen

1. Bei überschießender Hitze und Blut-Trockenheit entferne man *Shu Di Huang* (Radix Rehmanniae Glutinosae Conquita), steigere die Dosis von *Sheng Di Huang* (Radix Rehmanniae Glutinosae) auf 30 g und füge man 10 g *Chi Xiao Dou* (Semen Phaseoli Calcarati), 15 g *She Chuang Zi* (Fructus Cnidii Monnieri) und 10 g *Zhi Zi* (Fructus Gardeniae Jasminoidis) hinzu.
2. Bei Qi-Stagnation und Blut-Stase füge man 30 g *Ji Xue Teng* (Caulis Spatholobi), 10 g *Hong Hua* (Flos Carthami Tinctorii), 10 g *Tao Ren* (Semen Persicae) und 6 g *Chuan Xiong* (Rhizoma Ligustici Chuanxiong) hinzu.
3. Bei juckender Kopfhaut füge man 30 g *Bai Ji Li* (Fructus Tribuli Terrestris), 6 g *Ku Shen* (Radix Sophorae Flavescentis), 30 g *Bai Xian Pi* (Cortex Dictamni Dasycarpi Radicis) und 10 g *Di Fu Zi* (Fructus Kochiae Scopariae) hinzu.
4. Bei Reizbarkeit und Schlaflosigkeit füge man 30 g *Suan Zao Ren* (Semen Ziziphi Spinosae), 10 g *Yuan Zhi* (Radix Polygalae) und 10 g *He Huan Pi* (Cortex Albizziae Julibrissin) hinzu.

Zusätzlich verschreibe man zur Vermeidung von Haarausfall *Liu Wei Di Huang Wan* (Rehmannia Pille mit Sechs Bestandteilen), 15 Pillen zweimal täglich, und *Yang Xue Sheng Fa Jiao Nang* (Kapseln zum Nähren des Blutes und Fördern des Haarwuchses), 6 g zweimal täglich, beginnend eine Woche vor der Chemo- oder Strahlentherapie und fortgeführt bis zum Abschluss der Therapie.

Akupunktur

Therapeutisches Prinzip

Leber und Nieren nähren und tonisieren, Trockenheit befeuchten und Wind vertreiben.

Punkte

Du 20 Baihui, Du 19 Houding, Du 23 Shangxing, Mi 6 Sanyinjiao, Ni 3 Taixi, Bl 23 Shenshu, Ni 7 Fuliu, He 6 Yinxi, Pe 6 Neiguan und Ma 36 Zusanli.

Technik

Man verwende filiforme Nadeln und die ausgleichende Methode. Die Nadeln werden für 20–30 Minuten in den Punkten belassen.

Erklärung

- Du 20 Baihui, Du 19 Houding und Du 23 Shangxing sind Lokalpunkte, um Hitze zu klären, das Blut zu vitalisieren, Wind zu vertreiben und Haarwachstum zu fördern.
- Mi 6 Sanyinjiao, Ni 3 Taixi, Bl 23 Shenshu, Ni 7 Fuliu und He 6 Yinxi klären Hitze, nähren Yin und tonisieren Leber und Nieren, um die Erzeugung von Blut zu verstärken.
- Ma 36 Zusanli tonisiert das Blut, um Yin zu nähren und Trockenheit zu befeuchten.
- Pe 6 Neiguan klärt Herz-Feuer.

Klinischer Beobachtungsbericht

Behandlung mit Gu Fa Tang (Dekokt zur Konsolidierung der Haare/Consolidating Hair Decoction)

Zhao et al. berichteten über eine klinische Beobachtung von *Gu Fa Tang* (Dekokt zur Komsolidierung der Haare) zur Vorbeugung des Haarverlustes.[84]
Gruppen: Die Verfasser behandelten 39 Krebspatienten, 28 männliche und 11 weibliche, im Alter von 28 bis 62 Jahren (Durchschnittsalter: 43). 15 Patienten mit der Diagnose Lungenkrebs, 7 mit Dickdarmkrebs, 8 mit primärem Leberkrebs, 6 mit Brustkrebs und 3 mit Morbus Hodgkin. Alle Patienten mit Dickdarm- und Brustkrebs waren bereits chirurgisch behandelt worden. 21 Patienten erhielten einen Zyklus Chemotherapie, 8 zwei Zyklen und 10 drei Zyklen.
Medikamente und Dosierung: Die folgenden Medikamente wurden eingesetzt: Cyclophosphamid 800 mg/m^2, Chlormethin (Mustin) 10 mg/m^2, Mitomycin 6 mg/m^2, Doxorubicin 30 mg/m^2, Vincristin 25 mg/kg, Cisplatin 80 mg/m^2 und Etoposid 300 mg/m^2.

Methode

Die Patienten mit Lungenkrebs erhielten Chemotherapie durch eine Infusion in die Bronchialarterien, die Patienten mit Leberkrebs durch Embolisation der hepatischen Arterien (mittels Schaum oder Pellets) und die anderen Patienten durch eine intravenöse Infusion.
Die Patienten begannen zwei Wochen vor Beginn der Chemotherapie mit der Einnahme von *Gu Fa Tang* (Dekokt zur Konsolidierung der Haare) und setzen die Einnahme bis zwei Monate nach dem letzten Chemotherapiezyklus fort.

Therapeutisches Prinzip

Leber und Nieren nähren, Essenz und Blut vermehren und Lungen und Milz tonisieren.

Bestandteile

- *Huang Qi* (Radix Astragali seu Hedysari) 30 g
- *Zhi He Shou Wu* (Radix Polygoni Multiflori, unter Rühren kurz angebraten mit Honig) 20 g
- *Sheng Di Huang* (Radix Rehmanniae Glutinosae) 15 g
- *Shu Di Huang* (Radix Rehmanniae Glutinosae Conquita) 15 g
- *Dang Gui* (Radix Angelicae Sinensis) 15 g
- *Bai Shao* (Radix Paeoniae Lactiflorae) 15 g
- *Chai Hu* (Radix Bupleuri) 10 g
- *Tao Ren* (Semen Persicae) 10 g
- *Hong Hua* (Flos Carthami Tinctorii) 10 g
- *Tu Si Zi* (Semen Cuscutae) 20 g
- *Gou Qi Zi* (Fructus Lycii) 20 g
- *Zhi Mu* (Rhizoma Anemarrhenae Asphodeloidis) 15 g
- *Tian Hua Fen* (Radix Trichosanthis) 15 g
- *Ji Nei Jin*‡ (Endothelium Corneum Gigeriae Galli) 15 g
- *Gan Cao* (Radix Glycyrrhizae) 10 g
- *Jiao Shan Zha* (Fructus Crataegi, scharf gebraten) 30 g
- *Jiao Shen Qu* (Massa Fermentata, scharf gebraten) 30 g
- *Jiao Mai Ya* (Fructus Hordei Vulgaris Germinatus, scharf gebraten) 30 g
- *Hei Zhi Ma* (Semen Sesami Indici) 20 g
- *Dan Shen* (Radix Salviae Miltiorrhizae) 30 g

Ein Päckchen am Tag wurde in 800 ml Wasser abgekocht und auf 300 ml heruntergekocht, dieses in zwei gleichen Portionen morgens und abends eingenommen.

Ergebnisse

- Kein Haarausfall – 7 Patienten
- Geringer Haarausfall – 23 Patienten
- Stellenweise Haarausfall – 7 Patienten
- Vollständiger Haarausfall mit nachfolgendem Neuwachstum – 2 Patienten
- Vollständiger Haarausfall ohne Neuwachstum – kein Patient

Erörterung

Die meisten in der Chemotherapie eingesetzten Medikamente verursachen Haarausfall in verschiedenen Graden; er beginnt ein oder zwei Wochen nach dem Start des Zyklus und erreicht – wenn der Zustand am schlimmsten ist – nach ein oder zwei Monaten den Höhepunkt. Doxorubicin und Etoposid verursachen beide starken Haarausfall. Es gibt zur Zeit keine Medikamente, die wirksam den Haarausfall kontrollieren.
Die TCM betrachtet das Haarwachstum als abhängig von der Essenz und dem Blut. Chemotherapeutische

Mittel schädigen das Aufrechte Qi (Zheng Qi) und verursachen eine Leere von Leber und Nieren und eine Auszehrung von Qi und Blut, die sich in einer Schwäche von Lungen und Milz niederschlägt und den Haarausfall verursacht.

Erklärung der Rezeptur

- *Zhi He Shou Wu* (Radix Polygoni Multiflori, präpariert), *Hei Zhi Ma* (Semen Sesami Indici), *Sheng Di Huang* (Radix Rehmanniae Glutinosae), *Shu Di Huang* (Radix Rehmanniae Glutinosae Conquita), *Tu Si Zi* (Semen Cuscutae) und *Gou Qi Zi* (Fructus Lycii) nähren und tonisieren Leber und Nieren.
- *Bai Shao* (Radix Paeoniae Lactiflorae) und *Dang Gui* (Radix Angelicae Sinensis) nähren das Blut und besänftigen die Leber.
- *Huang Qi* (Radix Astragali seu Hedysari) tonisiert besonders gut Lungen und Milz.
- *Ji Nei Jin*‡ (Endothelium Corneum Gigeriae Galli), *Jiao Shan Zha* (Fructus Crataegi, scharf gebraten), *Jiao Shen Qu* (Massa Fermentata, scharf gebraten), and *Jiao Mai Ya* (Fructus Hordei Vulgaris Germinatus) stärken die Transportfunktion des Mittleren Erwärmers.
- *Chai Hu* (Radix Bupleuri), *Dan Shen* (Radix Salviae Miltiorrhizae), *Tao Ren* (Semen Persicae) und *Hong Hua* (Flos Carthami Tinctorii) leiten die Leber aus und bewegen Blut.
- *Zhi Mu* (Rhizoma Anemarrhenae Asphodeloidis) und *Tian Hua Fen* (Radix Trichosanthis) nähren Yin und befeuchten Trockenheit.
- *Gan Cao* (Radix Glycyrrhizae) harmonisiert die Eigenschaften der übrigen Bestandteile.

Die Rezeptur erreicht durch Nähren von Leber und Nieren, Vermehren von Essenz und Blut und Tonisieren von Lungen und Milz das Ziel, das Haarwachstum zu sichern.

Literatur

1. Yu Rencun et al., „Immune Mechanism of Chinese Materia Medica in Inhibiting Cancer“, *Zhong Guo Zhong Liu* [Chinese Oncology Journal] 2, 9 (1993): 20–21.
2. Wang Yusheng et al., *Zhong Yao Yao Li Yu Ying Yong* [Pharmacology and Application of Chinese Materia Medica], 2nd edition (Beijing: People's Medical Publishing House, 1998), 423.
3. Mao Xiaojian et al., „Laboratory Study on the Combination of *Ren Shen* (Radix Ginseng) and *Wu Ling Zhi* (Excrementum Trogopteri)“, *Yun Nan Zhong Yi Xue Yuan Xue Bao* [Journal of Yunnan College of Traditional Chinese Medicine] 19, 2 (1996): 1–5.
4. Li Yikui et al., „Pharmacological Study on the Combination of *Dang Gui* (Radix Angelicae Sinensis) and *Huang Qi* (Radix Astragali seu Hedysari)“, *Zhong Yao Yao Li He Lin Chuang* [Pharmacology and Clinical Application of Chinese Materia Medica] 8, 2 (1992): 1–3.
5. Wang Yonghan et al., „Study of the Pharmacology of *E Jiao Bu Jiang* (Donkey-Hide Gelatin Supplementing Jelly)“, *Zhong Cheng Yao Yan Jun* [Chinese Medicinal Preparation Research] 1 (1986): 23–27.
6. Luo Zhiyong et al., „Study of Chinese Materia Medica and Their Active Ingredients in the Stimulation of Granulocyte Hematopoiesis“, *Zhong Cao Yao* [Journal of Chinese Materia Medica] 26, 12 (1995): 653–6.
7. Sun Yan, „Results of Double-Blind Clinical Tests on Ligustrin in Promoting the Immune Effect“, *Zhong Guo Lin Chuang Yao Li Za Zhi* [Chinese Journal of Clinical Pharmacology] 6, 2 (1990): 1–3.
8. Wang Yusheng et al., *Zhong Yao Yao Li Yu Ying Yong*, 578.
9. He Tingyu et al., „The Effect of Asparagus on Controlling Bone Marrow Suppression Caused by Cobalt-60 Gamma Rays and CTX (Cyclophosphamide)“, *Zhong Guo Zhong Liu Lin Chuang Shi Yan* [Chinese Clinical Oncology Research Journal] 21, 5 (1994): 379–400.
10. Zhang Dongji et al., „The Role of the Ginsenosides Contained in the Stalk and Leaves of *Xi Yang Shen* (Radix Panacis Quinquefolii) in Regulating the Correlation Factors of Hematopoiesis in Mice Models with Induced Bone Marrow Suppression“, *Bai Qiu En Yi Ke Da Xue Xue Bao* [Journal of Bethune Medical University] 18, 5 (1992): 412–4.
11. Li Jingwei et al., *Zhong Yi Da Ci Dian* [Dictionary of Traditional Chinese Medicine], (Beijing, People's Medical Publishing House, 1998), 1199.
12. Zhang Mei et al., „The Effect of *Si Jun Zi Tang* (Four Gentlemen Decoction) on Plasma Cell

Factors in Cases with Spleen Deficiency", *Di Si Jun Yi Da Xue Xue Bao* [Journal of Fourth Military Medical University] 21, 4 (2000): 411–3.

13. Wang Yonghan et al., „Clinical Observation of the Effects of *Shi Quan Da Bu Kou Fu Ye* (Perfect Major Supplementation Oral Liquid) in Augmenting Qi and Nourishing the Blood", *Zhong Cheng Yao* [Journal of Chinese Medicinal Preparations] 11, 5 (1989): 31–32.
14. Xie Ming et al., „Laboratory Study into the Chinese Medicine Treatment Method of Supplementing the Blood", *Bei Jing Zhong Yi Xue Yuan Xue Bao* [Journal of Beijing College of Traditional Chinese Medicine] 14, 4 (1991): 36–38.
15. Chen Yuchun et al., „Discussion on the Mechanism of *Dang Gui Bu Xue Tang* (Chinese Angelica Root Decoction for Supplementing the Blood) in Supplementing the Blood", *Zhong Guo Zhong Yao Za Zhi* [Journal of Chinese Materia Medica] 19, 1 (1994): 43–45.
16. Liao Junxian et al., „Study of the Pathology of Ultrastructural Changes in Bone Marrow Induced by Formulae for Supplementing the Kidneys and Invigorating the Blood", *Shi Yong Zhong Xi Yi Jie He Za Zhi* [Practical Journal of Integrated TCM and Western Medicine] 4, 12 (1991): 731.
17. Li Jing et al., „The Effect of *Dong Chong Xia Cao* (Cordyceps Sinensis) on the Proliferation of Bone Marrow Granulocytes in Mice", *Hu Nan Yi Ke Da Xue Xue Bao* [Journal of Human Medical University] 15, 1 (1990): 43–47.
18. Cheng Yuzhi et al., *Zhong Yao Yi Xue Sheng Zhi Liao Ji Xing Bai Xue Bing Hua Liao Hou Gu Sui Yi Zhi Qi Huan Zhe 18 Li Bao Gao* [Report on *Yi Xue Sheng* (Tablet for Augmenting the Generation of Blood) in the Treatment of 18 Cases of Bone Marrow Suppression after Chemotherapy for Acute Leukemia], *Zhong Guo Zhong Xi Yi Jie He Za Zhi* [Journal of Integrated TCM and Western Medicine] 20, 10 (2000): 787.
19. Wang Jinyuan et al., *Sheng Bai Pian Zhi Liao Bai Xi Bao Jian Shao Zheng De Lin Chuang Yi Ji Shi Yan Yan Jiu* [Clinical and Laboratory Study of *Sheng Bai Pian* (Raising the White Tablet) in the Treatment of Leukopenia], *Zhong Yi Zha Zhi* [Journal of Traditional Chinese Medicine] 1 (1988): 32.
20. Chen Bin et al., *Ai Zhu Jiu Zhi Liao Hua Liao Suo Zhi Bai Xi Bao Jian Shao Zheng 57 Li Lin Chuang Guan Cha* [Clinical Observation of Moxibustion in the Treatment of 57 Cases of Leukopenia Caused by Chemotherapy], *Guo Yi Lun Tan* [National Medicine Forum] 6 (1990): 27.
21. He Chengjiang et al., *Wei Bo Zhen Jiu Dui Zhong Liu Huan Zhe Mian Yi Gong Neng De Ying Xiang* [Effect of Electro-Acupuncture on the Immune Function of Tumor Patients], *Shang Hai Zhen Jiu Za Zhi* [Shanghai Acupuncture Journal] 4 (1985): 3.
22. Lang Weijun, *Kang Ai Zhong Yao Yi Qian Fang* [One Thousand Anti-Cancer Rezepturs] (Beijing: Traditional Chinese Medicine and Materia Medica Science and Technology Publishing House, 1992), 658.
23. Lang Weijun, *Kang Ai Zhong Yao Yi Qian Fang*, 565.
24. Lang Weijun, *Kang Ai Zhong Yao Yi Qian Fang*, 155.
25. Lang Weijun, *Kang Ai Zhong Yao Yi Qian Fang*, 656.
26. Lang Weijun, *Kang Ai Zhong Yao Yi Qian Fang*, 662.
27. Lang Weijun, *Kang Ai Zhong Yao Yi Qian Fang*, 657.
28. *Shang Hai Zhong Yi Za Zhi* [Shanghai Journal of Traditional Chinese Medicine] 12 (1992): 29.
29. *Gan Su Zhong Yi* [Gansu Journal of Traditional Chinese Medicine] 6, 1 (1993): 31.
30. *Bei Jing Guang An Men Yi Yuan Zhong Liu Ke Yan Fang* [Empirical Rezepturs of Beijing Guang An Men Hospital Cancer Department], personal communication to the author.
31. *Nan Jing Zhong Yi Xue Yuan Xue Bao* [Journal of Nanjing College of Traditional Chinese Medicine] 9 (1993): 24.
32. *Duan Feng Wu Zhong Liu Ji Yan Fang* [Duan Fengwu's Empirical Rezepturs for Tumors] (Hefei: Anhui Science and Technology Publishing House, 1991), 520.
33. *Zhong Guo Zhen Jiu* [Chinese Journal of Acupuncture] 47, 1 (1993): 47–49.

4

34. Wang Yusheng et al., *Zhong Yao Yao Li Yu Ying Yong* [Pharmacology and Application of Chinese Materia Medica], 2nd edition (Beijing: People's Medical Publishing House, 1998), 248.

35. Wang Yusheng et al., *Zhong Yao Yao Li Yu Ying Yong*, 287.

36. Wang Yusheng et al., *Zhong Yao Yao Li Yu Ying Yong*, 338.

37. Wang Yusheng et al., *Zhong Yao Yao Li Yu Ying Yong*, 412.

38. Wang Yusheng et al., *Zhong Yao Yao Li Yu Ying Yong*, 445.

39. Wang Yusheng et al., *Zhong Yao Yao Li Yu Ying Yong*, 538.

40. Wang Yusheng et al., *Zhong Yao Yao Li Yu Ying Yong*, 611.

41. Wang Yusheng et al., *Zhong Yao Yao Li Yu Ying Yong*, 703.

42. Wang Yusheng et al., *Zhong Yao Yao Li Yu Ying Yong*, 718.

43. Wang Yusheng et al., *Zhong Yao Yao Li Yu Ying Yong*, 803.

44. Wang Yusheng et al., *Zhong Yao Yao Li Yu Ying Yong*, 810.

45. Wang Yusheng et al., *Zhong Yao Yao Li Yu Ying Yong*, 904.

46. Wang Yusheng et al., *Zhong Yao Yao Li Yu Ying Yong*, 982.

47. Wang Yusheng et al., *Zhong Yao Yao Li Yu Ying Yong*, 1181.

48. Wang Yusheng et al., *Zhong Yao Yao Li Yu Ying Yong*, 1240.

49. Yin Yusheng and Yu Chuanshu, *Nü Zhen Zi Pao Zhi Pin Hua Xue Cheng Fen He Hu Gan Zuo Yong De Shi Yan Yan Jiu* [Experimental Study of the Effect of Processed *Nü Zhen Zi* (Fructus Ligustri Lucidi) in Protecting the Liver], *Zhong Cheng Yao* [Journal of Chinese Medicinal Preparations] 15, 9 (1993): 18.

50. Ling Yikui et al., *Zhong Yao Xue* [Chinese Materia Medica] (Shanghai: Shanghai Science and Technology Publishing House, 1998), 246.

51. Wang Yusheng et al., *Zhong Yao Yao Li Yu Ying Yong* 55.

52. Wang Yusheng et al., *Zhong Yao Yao Li Yu Ying Yong* 72.

53. Wang Yusheng et al., *Zhong Yao Yao Li Yu Ying Yong* 725.

54. Wang Yusheng et al., *Zhong Yao Yao Li Yu Ying Yong* 391.

55. Wang Yusheng et al., *Zhong Yao Yao Li Yu Ying Yong* 672.

56. Wang Yusheng et al., *Zhong Yao Yao Li Yu Ying Yong* 730.

57. Wang Yusheng et al., *Zhong Yao Yao Li Yu Ying Yong* 972.

58. Zhou Juying et al., *Fu Zheng Qu Yu Fa Zhi Liao Zhong Liu Hua Liao Suo Zhi Ji Xing Gan Zang Sun Hai* [Supporting Vital Qi and Dispelling Stasis Method in the Treatment of Liver Damage Caused by Chemotherapy], *Shan Xi Zhong Yi* [Shanxi Journal of Traditional Chinese Medicine] 9, 3 (1993): 18.

59. Ye Anna et al., *Xiao Chai Hu Tang Zhi Liao Gan Ai Jie Ru Hou Fu Fan Ying De Lin Chuang Yan Jiu* [Clinical Study of *Xiao Chai Hu Tang* (Minor Bupleurum Decoction) in the Treatment of Side-Effects Caused by the Lp-TAE Method of Treating Liver Cancer], *Zhong Yi Za Zhi* [Journal of Traditional Chinese Medicine] 40, 12 (1999): 734–5.

60. Li Peiwen et al., *Zhong Yi Lin Chuang Zhong Liu Xue* [Clinical Oncology in Traditional Chinese Medicine] (Beijing: China TCM Publishing House, 1990), 247.

61. Mai Guofeng et al., *Jian Pi Li Shi Ke Li Fang Zhi Shun Bo Dui Shen Zang Sun Hai De Lin Chuang Guan Cha* [Clinical Observation of *Jian Pi Li Shi Ke Li* (Granules for Fortifying the Spleen and Benefiting the Movement of Dampness) in the Prevention and Treatment of Renal Damage Caused by Cisplatin], *Zhong Yao Xin Yao Yu Lin Chuang Yao Li* [New Drugs of Chinese Materia Medica and Clinical Pharmacology] 11, 3 (2000): 136–7.

62. Li Peiwen, *E Xing Zhong Liu De Shu Hou Zhi Liao* [Postoperative Treatment of Malignant Tumors] (Beijing: People's Medical Publishing House, 2002), 445–6.

63. Li Peiwen, *E Xing Zhong Liu De Shu Hou Zhi Liao*, 446.

64. Li Peiwen, *E Xing Zhong Liu De Shu Hou Zhi Liao*, 448.

65. Zhang Daizhao et al., *Zhang Dai Zhao Zhi Ai Jing Yan Ji Yao* [A Collection of Zhang Daizhao's Experiences in the Treatment of Cancer] (Beijing: China Medicine and Pharmaceutical Publishing House, 2001), 275–6.

66. Lu Dengping et al., *Bian Zheng Zhi Liao Fang She Xing Fei Yan 112 Li Lin Chuang Guan Cha* [Clinical Observation of 112 Cases of Radiation Pneumonitis Based on Pattern Identification], *Bei Jing Zhong Yi Yao Da Xue Xue Bao* [Journal of Beijing University of Traditional Chinese Medicine] 21, 12 (1998): 54–56.

67. Chen Zhiming et al., *Bian Zheng Zhi Liao Fang She Xing Zhi Chang Yan 58 Li* [Treatment of 58 Cases of Radiation Proctitis Based on Pattern Identification], *Zhe Jiang Zhong Yi Za Zhi* [Zhejiang Journal of Traditional Chinese Medicine] 10 (1999): 426.

68. Yang Zongming et al., *Zhong Yao Ji En Xi Tong Yu Fang Fang Hua Liao E Xing Ou Tu Fan Ying 50 Li* [Combination of Chinese Materia Medica and Ondansetron in the Treatment of 50 cases of Severe Nausea and Vomiting Caused by Chemotherapy and Radiotherapy] *Zhong Guo Zhong Xi Yi Jie He Za Zhi* [Journal of Integrated TCM and Western Medicine] 20, 1 (2000): 58.

69. Wang Yafei et al., *Xuan Fu Dai Zhe Tang Jia Wei Fang Zhi E Xing Zhong Liu Hua Liao Ou Tu Fan Ying De Lin Chuang Yan Jiu* [Clinical Study on the Effects of *Xuan Fu Dai Zhe Tang Jia Wei* (Supplemented Inula and Hematite Decoction) in the Prevention and Treatment of Vomiting caused by Chemotherapy Used to Treat Malignant Tumors] *Zhong Guo Zhong Xi Yi Jie He Za Zhi* [Journal of Integrated TCM and Western Medicine] 18, 5 (1998): 273–5.

70. *Ai Zheng* [Cancer] 6 (1989): 490–1.

71. *Wang Deshan et al., Nan Jing Zhong Yi Xue Yuan Xue Bao* [Journal of Nanjing TCM College] 9 (1993): 279.

72. *Zhong Yi Za Zhi* [Journal of Traditional Chinese Medicine] 34, 8 (1993): 475.

73. *Zhong Xi Yi Jie He Za Zhi* [Journal of Integrated TCM and Western Medicine] 12 (1989): 751.

74. *Bei Jing Zhong Yi Xue Yuan Xue Bao* [Journal of Beijing TCM College] 9, 2 (1986): 18.

75. *Xin Zhong Yi* [New Journal of Traditional Chinese Medicine] 8 (1993): 229.

76. *Tian Jin Zhong Yi* [Tianjin Journal of Traditional Chinese Medicine] 5 (1985): 37.

77. *Tian Jin Zhong Yi* [Tianjin Journal of Traditional Chinese Medicine] 5 (1985): 36.

78. *Tian Jin Zhong Yi* [Tianjin Journal of Traditional Chinese Medicine] 5 (1985): 13.

79. *Tian Jin Zhong Yi* [Tianjin Journal of Traditional Chinese Medicine] 5 (1985): 35.

80. *Zhong Hua Hu Li Za Zhi* [Chinese Journal of Nursing] 25, 7 (1990): 335.

81. *Yun Nan Zhong Yi Za Zhi* [Yunnan Journal of Traditional Chinese Medicine] 4 (1992): 25.

82. Wang Xiaoming, *Bian Zheng Zhi Liao Zhong Liu Hua Liao Ji Qi Du Fu Fan Ying 108 Li* [Treatment Based on Pattern Identification for 108 Cases of Toxic Side-Effects Caused by Chemotherapy for Tumors], *Liao Ning Zhong Yi Za Zhi* [Liaoning Journal of Traditional Chinese Medicine] 21, 3 (1994): 117–118.

83. Liu Li et al., *Qi Ji Tang Han Fu Zhi Liao Hua Liao Bing Ren Kou Qiang Kui Yang Lin Chuang Guan Cha* [Clinical Observation of *Qi Ji Tang* (Seven Levels Decoction) in the Treatment of Patients with Mouth Ulcers Caused by Chemotherapy], *Shan Xi Hu Li Za Zhi* [Shanxi Journal of Nursing] 2 (1999): 2.

84. Zhao Senghu et al., *Gu Fa Tang Yu Fang Hua Liao Yin Xi Tuo Fa 39 Li Guan Cha* [Clinical Observation of the Use of *Gu Fa Tang* (Consolidating the Hair Decoction) in the Prevention of Hair Loss due to Chemotherapy in 39 Cases] *Shi Yong Zhong Yi Yao Za Zhi* [Practical Journal of Traditional Chinese Medicine] 40, 12 (1999): 734–5.

Kapitel 5

Behandlung von häufigen Komplikationen im Zusammenhang mit Krebs

5.1 Schmerzen

Schmerzen sind eines der häufigsten Symptome von Patienten mit malignen Tumoren. Sie werden verursacht durch Kompression von Gewebe und Nerven durch Infiltration, Metastasierung und Streuung von Tumorzellen. Sie werden meist im Spätstadium der Krankheit beobachtet und beeinträchtigen die Lebensqualität des Patienten erheblich. Die Behandlung von Schmerzen ist ein Schwerpunkt der Krebstherapie.

Die Schmerzen, die auch hartnäckig und andauernd sein können, stehen gewöhnlich in Beziehung zur Lokalisation des Tumors, zu seinem Verbreitungsmuster und der Wachstumsgeschwindigkeit. So breitet sich z. B. ein Speiseröhrenkrebs in Richtung Schädelbasis aus und verursacht Kopfschmerzen; Lungenkrebs in den oberen Lungenabschnitten führt zur Kompression des Plexus brachialis und verursacht dann starke Schmerzen in Schultern und Armen. Schmerzen, die durch Pankreaskrebs und durch Karzinome im Analbereich ausgelöst werden, können in einem sehr frühen Stadium auftreten, da die Infiltration von lokalen Nerven ein Hauptmerkmal dieser Krebsarten ist.

Sekundärschmerz wird oft durch Obstruktion oder Infektion von Organen in der Nähe des Tumors ausgelöst; so kann z. B. Dickdarmkrebs eine Obstruktion des Darms verursachen, Blasenkrebs oder Krebs der Tuba uterina eine Infektion im Bereich des Blasentrakts.

Schmerz, der nach der chirurgischen Entfernung eines Tumors weiter besteht, ist häufig auf eine Verletzung von Nerven oder Muskeln zurückzuführen. So können z. B. nach einer chirurgischen Therapie eines Mammakarzinoms Spannungsgefühl und brennender Schmerz in der anterioren Thoraxwand, im Arm, in der Hand und der Fossa axillaris auftreten, was auf eine Verletzung des Plexus brachialis und der Interkostalnerven zurückzuführen ist. Eine Schwellung durch Lymphödem kann den Schmerz verschlimmern.

Einige Chemotherapeutika wie Vincristin (Oncovin®), Vindesin, Vinorelbin (Navelbin®), Cisplatin (*cis*-Diamminodichloroplatinum), Doxorubicin (Adriamycin®), Mitomycin, und Mustin-Hydrochlorid (Nitrogen Mustard) können zu Taubheitsgefühl im Bereich der Extremitäten und brennende Schmerzen an Händen und Füßen führen, da diese Medikamente Neuropathien verursachen können.

Durch Strahlentherapie ausgelöste Schmerzen können unmittelbar im Anschluss oder erst viele Jahre nach der Behandlung auftreten und werden durch entzündliche Ödeme in lokalem Gewebe und Schleimhäuten verursacht. Diese Schmerzen sind gekennzeichnet durch brennende Schmerzen, Trockenheit, Blutungen, Ödeme, Exsudation und Ulzeration. Sie werden häufig bei Mund-, Speiseröhren-, Nasopharynx- und Blasenkarzinom beobachtet. Ein anhaltender dumpfer Schmerz ist häufig verursacht durch strahlentherapeutisch bedingte Veränderungen des Bindegewebes und wird häufig nach der Therapie von Lungenkrebs beobachtet.

Die aktive und effiziente Behandlung von Schmerzen kann nicht nur das Leiden der Patienten beenden und ihre Lebensqualität verbessern, sondern ihnen auch einen enormen psychologischen Schub geben und ihr Vertrauen im Kampf gegen den Krebs stärken.

Die TCM hat in Bezug auf Schmerz ein umfassendes theoretisches Modell entwickelt, das Krebsschmerzen einschließt und durch weit reichende klinische Erfahrungen gestützt wird. Die Klassiker der Chinesischen Medizin enthalten viele Theorien und Rezepturen für die Behandlung von Störungen, die Schmerzen bei Krebs sehr ähnlich sind; viele davon sind auch heute noch richtungsweisend für TCM-Ärzte in ihrer klinischen Praxis.

Der Einsatz von chinesischen Arzneien bei der Behandlung von Schmerzen hat eindeutige Vorteile:

- Im Vergleich zu westlicher medikamentöser Behandlung sind die Nebenwirkungen gering, und die Arzneien können sicher über lange Zeiträume eingenommen werden.
- Die Wirkungen der Arzneien sind relativ lang anhaltend.
- Da die TCM-Behandlung auch Ätiologie, Pathologie und Musteridentifizierung mit einbezieht, reguliert sie die Immunfunktion des Körpers, inhibiert Tumorzellen und lindert Schmerzen.

Nach dem Verständnis der Chinesischen Medizin ist die Hauptursache von Schmerzen eine Blockierung von Qi und Blut in den Zang-Fu-Organen, Leitbahnen und Netzgefäßen, etwa so, wie es sich exemplarisch in der Maxime ausdrückt: „Wo der freie Fluss blockiert wird, entstehen Schmerzen.“ Auch die moderne Westliche Medizin geht davon aus, dass Schmerzen in Zusammenhang stehen mit Anoxie des Gewebes und Elektrolytstörungen durch Behinderung der Blutzirkulation. Durch Ausleiten über die Leitbahnen und Netzgefäße sowie Regulie-

ren der Bewegungen von Qi und Blut ist die Akupunktur in der Lage, Blockierungen zu beseitigen und die Zirkulation zu fördern.
Neuere Forschungen haben gezeigt, dass Akupunktur den krebsinduzierten Schmerz wirksam inhibieren kann und das endogene analgetische System stimuliert, große Mengen an Endorphinen, Enkephalinen und anderen endogenen Opiaten auszuschütten. Die Kombination dieser Substanzen mit den Opiumrezeptoren der schmerzsensiblen Neurone erhöht die Durchlässigkeit der Zellmembran für Na^+ und führt zu einer Abnahme des cAMP-Spiegels und damit zu einer Reduktion der durch die Stimulation hervorgerufenen neuronalen Störung und der aufsteigenden Schmerzimpulse über das Rückenmark.[1]
Akupunktur kann verschiedene Schmerztypen lindern:

- Schmerzen, die durch direkte Infiltration des Krebses entstehen
- starke Schmerzen aufgrund von Kompression der Nerven durch das Tumorwachstum
- ziehende Schmerzen aufgrund von schneller Vergrößerung des Tumors
- Schmerzen, die durch lang andauernde Immobilität und Schwäche entstehen.

Akupunktur ist eine geeignete Methode zur Schmerzbehandlung, die keine Nebenwirkungen aufweist wie Gewöhnung, Sucht und Entzugssymptome, wie sie bei vielen westlichen Analgetika anzutreffen sind. Vergleichende klinische Beobachtungen zeigen, dass Akupunktur verschiedenen westlichen Analgetika wie Bucinnazin Hydrochlorid, Pethidin und anderen opioiden Analgetika[2] bei der Schmerzlinderung überlegen ist.

5

Ätiologie und Pathologie

Schmerzen bei Krebs können innere, äußere oder neutrale (weder innere noch äußere) Ursachen haben. Im *Ben Cao Qiu Zhen* [Die Wahrheit über Arzneien suchen] heißt es: „Schmerzen können zurückgehen auf Kälte, Hitze, Wind, Feuchtigkeit, Stagnation, Blut, Qi, Feuer und viele andere Faktoren."
In Bezug auf die Pathologie können Schmerzen in Leere- oder Fülle-Muster unterteilt werden:

- Bei Fülle-Mustern entstehen Schmerzen aufgrund des Eindringens und der Ansammlung von pathogenen Faktoren, die zu einer eingeschränkten Beweglichkeit von Qi und Blut in den Leitbahnen und Netzgefäßen führen; wo der freie Fluss behindert ist, entstehen Schmerzen.
- Bei Leere-Mustern entstehen Schmerzen aufgrund einer Schwäche von Qi, Blut, Yin und Yang oder der Zang-Fu-Organe, durch fehlende Befeuchtung, Nahrung und Wärme in den Leitbahnen und Netzgefäßen; wo die Ernährung unzureichend ist, entstehen Schmerzen.
- Zusätzlich zu diesen Mustern werden manchmal in der Klinik Muster von Leere-Fülle-Komplexen beobachtet.

Häufig auftretende Ätiologien und Pathologien werden detailliert weiter unten besprochen.

Blockierung durch Wind-Kälte

In klassischen chinesischen Medizinbüchern gibt es Beschreibungen von Wind-Kälte, die zu Schmerzen führt und die als Krebsschmerzen betrachtet werden können. Im *Jin Kui Yao Lue Fang Lun Ben Yi* [Ergänzungen zur Synopsis der Goldenen Kammer] steht: „Krankheiten, die auf Ansammlungen beruhen, werden nicht nur durch Schleim, Nahrung, Qi und Blut verursacht, sondern auch durch äußerlich zusammenziehende Wind-Kälte. Jedoch sammeln sich Schleim, Nahrung, Qi und Blut nicht notwendigerweise an, wenn Wind-Kälte nicht vorhanden ist; und Wind-Kälte sammelt sich nicht an, wenn sie nicht auf Schleim, Nahrung, Qi und Blut trifft."
Pathogene Wind-Kälte-Faktoren, die die Zang-Fu-Organe, Leitbahnen und Netzgefäße befallen oder sich mit pathogenen Faktoren (wie Tumoren oder Stasen von Blut oder Schleim) verbinden, die schon im Körper vorhanden sind, führen zu einer eingeschränkten Bewegung von Qi und Blut in den Leitbahnen und Netzwerkgefäßen und erzeugen Schmerzen.
In der klinischen Praxis der Behandlung von Krebspatienten am Sino-Japanischen Freundschaftshospital in Beijing haben wir festgestellt, dass einige Schmerzarten tatsächlich in Beziehung stehen zur äußeren Kontraktion durch Wind-Kälte. Obwohl manche Schmerzarten keinen Bezug zu äußerer Kontraktion durch Wind-Kälte haben, zeigt die Natur der Schmerzen, dass sie tatsächlich zu Wind- oder Kälte-Mustern gehören (Wind-Muster zeigen sich als Schmerz ohne eine feste Lokalisation und Kälte-Muster als starke Kälte und Schmerz in einer festen Lokalisation); wenn diese Fälle als Wind-Kälte-Muster identifiziert werden können, kann der Schmerz wirksam behandelt werden. Wir gehen daher davon aus, dass Blockierung durch Wind-Kälte eine der Schmerzpathologien bei Krebs ist.

Innere Ansammlung von Hitze-Toxinen

Die Bezeichnung „Hitze-Toxine" bezieht sich auf pathogenes Feuer, Hitze und Wärme, wobei das „toxische" Element sich auf die Intensität oder den Überfluss des pathogenen Faktors bezieht. Alle pathogenen Faktoren, egal ob von außen zugezogene Feuer oder Hitze oder andere Faktoren, die den Körper befallen, wandeln sich in innerlich erzeugte Feuer und Hitze. Da Tumoren materielle pathogene Faktoren sind, die die Bewegungen von Qi und Blut im Körper blockieren können, sorgen sie auch dafür, dass Feuer und Hitze erzeugt werden. Zusätzlich können sich innere Schädigungen durch die Sieben Emotionen und Schäden von Funktionen der Zang-Fu-Organe auch in innere Hitze verwandeln und als Folge davon Feuer entstehen lassen.
Wenn Feuer-Toxine den Körper angreifen, werden die Körperflüssigkeiten und das Blut wahrscheinlich versengt und die Leitbahnen und Netzgefäße blockiert, was zu Schmerzen führt. In der TCM können Feuer und Hitze in Leere- und Fülle-Muster unterteilt werden. Leere-Muster sind gekennzeichnet durch Symptome von Leere-Hitze infolge einer Schädigung des Yin wie Hitzesensationen in Handflächen und Fußsohlen, Trockenheit in Mund und Kehle, eine rote Zunge mit wenig Belag und einen schnellen und leeren Puls; Fülle-Muster sind gekennzeichnet durch ein Übermaß an Feuer mit Symptomen wie Rötung der Wangen, einer roten Zunge mit gelbem Belag und einen fadenförmigen und schnellen Puls.

Festsetzung und Ansammlung von Schleim-Feuchtigkeit und Entstehung von Schleim-Flüssigkeiten

Dieses hat mehrere Ursachen:

- Tumor-induzierte Dysfunktion und Insuffizienz der Zang-Fu-Organe, insbesondere bei Milz, Lungen, Leber und Nieren, erzeugen eine Ansammlung von Körperflüssigkeiten, die zu einer inneren Überfülle von Wasser und Feuchtigkeit führt, die sich dann zu Schleim-Flüssigkeiten transformiert *(tan yin)*.
- Überschießende pathogene Faktoren, die die Lungen befallen, oder Leere und Schwäche des Lungen-Qi bei Krebs beeinträchtigen die Funktion der Lungen, zu verteilen und nach unten zu leiten, was zu einer Blockierung der Wasserwege führt. Dies verhindert, dass die Körperflüssigkeiten nach unten geleitet werden, so dass sich Schleim-Feuchtigkeit in den Lungen ansammelt.
- Unregelmäßigkeiten in der Nahrungsaufnahme oder übermäßige Müdigkeit bei Krebspatienten schädigt das Milz-Qi und behindert die Funktion der Milz, Wasser und Feuchtigkeit zu transportieren und transformieren und die Essenz zu verbreiten. Die Körperflüssigkeiten fließen daher träge und verursachen eine Wasseransammlung im Innern.
- Angeborene Schwäche bei Krebspatienten oder übermäßige sexuelle Aktivität, die die Nieren schädigt, führen zu Nieren-Yin-Mangel, aus dem dann innere Hitze entsteht; Hitze, die die Körperflüssigkeiten versengt, erzeugt Schleim. Ist das Nieren-Yang schwach, wird die Qi-Transformation beeinträchtigt und Wasser und Feuchtigkeit fließen nach oben und führen zur Bildung von Schleim.
- Seelischer Kummer und Depression und Festsetzen des Leber-Qi bei Krebspatienten behindern die Bewegung der Körperflüssigkeiten; infolgedessen sammelt sich Feuchtigkeit, um Schleim zu bilden. Haben sich erst einmal Schleim-Flüssigkeiten gebildet, können sie im Körper überall hin gelangen; wenn sie stoppen, sammeln sie sich an und setzen sich fest, um so die funktionalen Aktivitäten von Qi zu blockieren und die Bewegung des Blutes zu behindern und Schmerzen zu erzeugen.

Störung der funktionalen Aktivitäten von Qi

Die Bewegungen von Qi und Blut im Körper sind gewöhnlich ausgeglichen und harmonisch und halten so die normalen physiologischen Aktivitäten aufrecht. Krebspatienten leiden unter einer Reihe von pathologischen Zuständen wie seelischem Kummer, Nahrungsstagnation, äußerem Zusammenziehen von Wind-Kälte, Eindringen von Feuchtigkeit, Ansammlung von Schleim-Flüssigkeiten, Blut-Stase und innerer Erzeugung von Hitze, welche alle die Bewegung von Qi behindern können. Als ein materieller pathogener Faktor können Tumoren selbst Qi blockieren. Wenn die funktionalen Aktivitäten von Qi gestört sind, stagnieren Blut und Körperflüssigkeiten. Qi, Blut und Körperflüssigkeiten sammeln sich an, blockieren die Leitbahnen und Netzgefäße und rufen so Schmerzen hervor.

Blut-Stase und -Blockierung

Unter normalen Bedingungen zirkuliert das Blut zusammen mit Qi im Äußeren und Inneren des Körpers, um seine nährende Funktion wahrzunehmen. Krebspatienten können jedoch aus mehreren Gründen unter einer Blut-Stase leiden:

- seelischer Kummer führt zu Qi-Stagnation und Blut-Stase
- äußerlich sich zusammenziehende pathogene Kälte setzt sich fest, um Blut-Stase zu erzeugen
- Hitze-Toxine attackieren und erhitzen das Blut oder pathogene Hitze zwingt das Blut aus den Gefäßen auszutreten, was auch zu einer Blut-Stase führt.

Blut-Stase kann auch durch gestörte Bewegungen von Qi und Blut aufgrund von Wunden nach chirurgischer Krebsbehandlung, die die Blutgefäße und Netzgefäße schädigen, verursacht werden, ebenso durch gestörte Bewegungen von Blut aufgrund eines Qi-Mangels, und durch Schleim-Trübes, Wasser-Flüssigkeiten und materielle pathogene Faktoren wie Tumoren, die die Bewegung von Blut blockieren. Blut-Stase sammelt sich an und blockiert die Leitbahnen und Netzgefäße, behindert die Bewegung von Qi und Blut und führt schließlich zu Schmerzen, dem Satz folgend „Wo es Blockierungen gibt, entstehen Schmerzen."

Fehlende Ernährung von Yin und Blut

Maligne Tumoren sind eine chronisch auszehrende Erkrankung und können zu Yin- und Blut-Mangel führen, schließlich zu fehlender Ernährung der Zang-Fu-Organe, Leitbahnen und Netzgefäße und zu Schmerzen.

Schmerzen aufgrund von Yin-Mangel werden generell durch Feuer oder Hitze, die das Yin schädigen, hervorgerufen; durch Überaktivität der Fünf Emotionen, die sich zu Feuer wandeln und das Yin schädigen; oder durch konstitutionelle Schwäche oder Verbrauch von Yin-Flüssigkeiten bei einer lang andauerndern Krankheit wie Krebs. Der übermäßige Gebrauch von Mitteln mit warmem und trockenem Charakter wie Strahlen- oder Chemotherapie fällt auch in diese Kategorie. Chemotherapie kann das Aufrechte Qi (Zheng Qi) und das besonders anfällige Yin und Blut schädigen und Strahlentherapie, die in der TCM als Hitze-Toxin betrachtet wird, kann die Yin-Flüssigkeiten schädigen.

Schmerzen durch Blut-Mangel werden durch massive Blutverluste, fehlende Erzeugung ausreichender Blutmengen als Ergebnis einer Schwäche von Milz und Magen oder eine übermäßige Erschöpfung von Yin und Blut infolge einer Übermäßigkeit der Sieben Emotionen verursacht. Da das Blut im Mangelzustand ist, kann es die Zang-Fu-Organe, Leitbahnen und Netzgefäße nicht nähren und befeuchten und erzeugt so Schmerzen bei Krebspatienten.

Yang- und Qi-Mangel

Ein Mangel an Yang und Qi kann bei Krebspatienten ebenfalls Schmerzen entstehen lassen. Schmerz aufgrund von Yang-Schwäche wird verursacht durch

- Schwäche der konstitutionellen Konstitution (Früherer Himmel)
- Unterernährung der erworbenen Konstitution (Späterer Himmel), die das Milz-Yang schädigt
- Verbrauch von Yang Qi infolge innerer Schädigung verursacht durch übermäßige Müdigkeit
- Mangel an Yang Qi infolge lang andauernder Krankheiten

Wenn die Funktionen des Bewegens und Wärmens gestört sind, können die Zang-Fu-Organe und die Leitbahnen und Netzgefäße nicht richtig funktionieren, oder die Leitbahnen und Blutgefäße kontrahieren und behindern so die Bewegung des Blutes und verursachen Schmerzen. Bei Krebspatienten im Spätstadium können die Yin-Flüssigkeiten geschädigt sein, so dass der Mangel an Yin das Yang in Mitleidenschaft zieht und das Yang Qi geschädigt wird, oder der Zustand kann direkt zu einer Yang-Qi-Schwäche führen.

Schmerzen aufgrund von Qi-Mangel werden verursacht durch

- Schwäche der Quelle der Erzeugung und Transformation von Qi und Blut als Folge der Schwächung der angeborenen Konstitution (Früherer Himmel) oder Unterernährung der erworbenen Konstitution (Späterer Himmel)
- Verbrauch des Aufrechten Qi (Zheng Qi) bei lang andauernden Krankheiten
- übermäßiges Denken, Zerstreutheit und Überbeanspruchung, die Herz und Milz schädigen

Wenn Qi schwach ist, kann es das Blut nicht zum Fließen bringen und dann wird sich eine Blut-Stase entwickeln. Qi-Mangel und Blut-Stase blockieren die Leitbahnen und Gefäße und verursachen schließlich Schmerzen.

Zusammenfassung

Die klinische Pathologie von Schmerzen ist oft sehr kompliziert; sie variiert von Individuum zu Individuum und nach dem Stadium und der Entwicklung der Krankheit. Eine oder mehrere Pathologien können zur gleichen Zeit auftreten oder sich gegenseitig beeinflussen oder ineinander verwandeln. So kann sich zum Beispiel eine Schwäche und Leere von Qi und Blut mit einem Übermaß an Hitze-Toxinen verbinden, und eine Qi-Stagnation kann sich mit dem Festsetzen und Ansammeln von Schleim-Feuchtigkeit verbinden. Ein Leere-Fülle-Komplex-Muster ist jedoch die häufigste Erscheinungsform, besonders im mittleren oder späten Stadium des Krebses. Daher muss der Schmerz systemisch vor dem Hintergrund der Zang-Fu-Organe und der Leitbahnen und Netzgefäße betrachtet und das identifizierte Muster von Zeit zu Zeit überprüft werden, um ein befriedigendes Behandlungsergebnis zu erreichen.

Musteridentifizierung und therapeutische Prinzipien

Nach der TCM-Theorie der Schmerzmechanismen und ihrer klinischen Erscheinungsformen und Schmerzlokalisierung können die Hauptursachen zusammengefasst werden als ein Übermaß an pathogenen Faktoren mit einem Mangel an Aufrechtem Qi (Zheng Qi) unter Einfluss häufig zu beobachtender pathogener Faktoren (hauptsächlich Hitze- oder Feuertoxine, Schleim, Blut-Stase und Qi-Störungen). Toxische pathogene Faktoren sammeln sich im Innern und blockieren die Leitbahnen und Gefäße, behindern die funktionalen Aktivitäten von Qi und verlangsamen den Fluss des Blutes. Da Stase und Blockierung in den Leitbahnen Schmerzen verursachen, muss die Blockierung gelöst werden. In der TCM hat „gelöst" je nach Rahmenbedingungen verschiedene Bedeutungen. In Situationen von Qi-Stagnation bedeutet es, das Qi zu regulieren; liegt eine Blut-Stase vor, bedeutet es, das Blut zu vitalisieren; bei trübem Schleim bedeutet es, Schleim zu transformieren; und bei Hitze-Toxinen bedeutet es, Hitze zu klären.

Die hauptsächlichen Erscheinungsformen eines Mangels an Aufrechtem Qi (Zheng Qi) sind Mangel an und Schädigung von Qi, Blut, Yin oder Yang. Wenn das Aufrechte Qi geschwächt ist, fehlt es den Leitbahnen und Gefäßen an Nahrung, und Schmerz ist die Folge. Daher ist eine sorgfältige Differenzierung des Status von Qi, Blut, Yin und Yang ausschlaggebend.

Muster von pathogenen Faktoren im Exzess zeigen sich am häufigsten im mittleren Krebsstadium und manifestieren sich durch starke Schmerzen; in diesem Stadium ist das Aufrechte Qi noch nicht ganz erschöpft und der Konflikt zwischen dem übervollen Aufrechten Qi und den übermäßigen pathogenen Faktoren (hauptsächlich vom Tumor produzierte Toxine) ist intensiv. Die Behandlung sollte daher auf das Zerstreuen von pathogenen Faktoren abzielen, begleitet vom Stützen des Aufrechten Qi.

Mangel-Muster des Wahren Qi sind am häufigsten im Endstadium von Krebserkrankungen zu beobachten und zeigen sich durch chronische Schmerzen, die von mild bis stark reichen. Das Aufrechte Qi ist schon erschöpft, aber festsitzende pathogene Faktoren sind noch präsent. Die Behandlung sollte auf das Stützen des Wahren Qi abzielen, begleitet vom Zerstreuen pathogener Faktoren.

Der komplexe Schmerzcharakter bei Krebs und die Hartnäckigkeit der Symptome bedeuten für die Behandlung, dass die Musteridentifizierung kombiniert werden sollte mit einer Krankheitsidentifizierung, das Stützen des Wahren Qi mit dem Zerstreuen pathogener Faktoren, das Vitalisieren des Blutes und die Transformation von Blut-Stase mit dem Regulieren von Qi und der Erleichterung von Schmerzen.

Innere Behandlung, Akupunktur und äußere Behandlung können auch in Kombination eingesetzt werden.

Die innere Behandlung mit chinesischen Arzneien sieht das Verordnen einer Rezeptur vor, die die Funktionen der Zang-Fu-Organe und von Qi und Blut reguliert, Yin und Yang ausbalanciert und die Bewegungen von Qi und Blut befreit, um Schmerzen zu lindern.

Akupunktur kann auf die folgende Art und Weise genutzt werden, um durch Krebs verursachte Schmerzen zu behandeln:

- zur Behandlung der Ursachen einer Erkrankung durch Beseitigen oder Vermindern der Faktoren, die eine Stagnation von Qi und Blut verursachen und ihre Bewegung behindern

5

- zur Behandlung der Pathologie durch Ausleiten der Leitbahnen und Gefäße und Regulieren von Qi und Blut, damit diese frei fließen können
- zur Behandlung der Symptome durch Beruhigen des Herzens und Ablenken des Geistes, um die Aufmerksamkeit des Patienten vom Fokussieren auf den Schmerz abzulenken

Obwohl diese Symptome sich gegenseitig fördern und ergänzen, sind die Hauptprinzipien zur Schmerzlinderung das Ausleiten der Leitbahnen und Gefäße und das Regulieren von Qi und Blut.

Eine **externe Anwendung** lindert Schmerzen durch Auftragen von Arzneien auf spezielle Körperstellen. Sie werden durch die Haut absorbiert, um die Leitbahnen auszuleiten, die Netzgefäße zu vitalisieren und die Bewegungen von Qi und Blut freizusetzen. Die Externa-Anwendung von TCM-Rezepturen wurde in vielen klassischen TCM-Büchern aufgezeichnet. Zum Beispiel heißt es in einer Abhandlung über *shi rong zheng* (Verlust des Glanzes oder maligner Tumor der zervikalen Lymphknoten) im *Wai Ke Da Cheng* [Ein Kompendium äußerer Krankheiten]: „Obwohl die orale Gabe von *He Rong San Jian Wan* (Pille zur Harmonisierung der Ernährung und Zerteilen von Hartem) und die äußere Anwendung von *A Wei Ruan Jian Gao* (Asafoetida-Paste, die Hartes erweicht) die Krankheit nicht vollständig heilen können, können sie das Leben des Patienten verlängern." Im *Yi Zong Jin Jian* [Der goldene Spiegel der Medizin] steht, dass die äußere Anwendung von *A Wei Ruan Jian Gao* (Asafoetida-Paste, die Hartes erweicht) das Harte in leichten Fällen allmählich erweichen kann und in anderen Fällen, wenn es häufig angewendet wird, Erleichterung bringt und hilft, Ulzerationen zu vermeiden.

Kopfschmerzen

Kopfschmerzen bei Krebspatienten finden sich sehr häufig im Zusammenhang mit primären oder metastasierenden intrakraniellen Tumoren oder Tumoren der fazialen Strukturen wie Neurogliome, bei primären nasopharyngealen Karzinomen, bei metastasierenden Enzephalomen, die aus Brust- oder Lungenkrebs entstehen, bei malignen Melanomen oder bei Krebs der Blutzellen wie Leukämie oder Lymphomen. Sie können ebenfalls auftreten, wenn die fazialen and kraniellen Nerven durch Strahlentherapie geschädigt wurden oder bei zerebralen Ödemen.

Blockierung durch Wind-Kälte

Wichtige Symptome und Zeichen

Plötzliches Auftreten, Kälteempfindung und stechende Schmerzen, die in Nacken und Rücken ausstrahlen und sich bei Exposition gegenüber Wind und Kälte verschlimmern. Der Zungenkörper ist blass-rot mit einem dünnen weißen Belag; der Puls ist drahtig oder gespannt.

Arzneitherapie

Therapeutisches Prinzip

Wind zerstreuen, Kälte vertreiben und Schmerzen lindern.

Rezeptur

***Wu Tou Tang* (Lateralis Aconiti Carmichaeli Praeparat Dekokt)**

- *Chuan Wu** (Radix Aconiti Carmichaeli) 10 g, mindestens 60 Minuten abgekocht vor Zugabe der übrigen Bestandteile
- *Ma Huang** (Herba Ephedrae) 6 g
- *Bai Shao* (Radix Paeoniae Lactiflorae) 10 g
- *Gan Cao* (Radix Glycyrrhizae) 10 g
- *Huang Qi* (Radix Astragali seu Hedysari) 10 g
- *Feng Mi* (Mel) 10 ml

Erklärung

- *Chuan Wu** (Radix Aconiti Carmichaeli) und *Ma Huang** (Herba Ephedrae) wärmen die Leitbahnen und vertreiben Kälte.
- *Huang Qi* (Radix Astragali seu Hedysari) vermehrt Qi und befestigt das Äußere.
- *Bai Shao* (Radix Paeoniae Lactiflorae) und *Gan Cao* (Radix Glycyrrhizae) erleichtern Spannung und lindern Schmerzen.
- *Feng Mi* (Mel) harmonisiert die Eigenschaften der übrigen Bestandteile mit seinem süßen Geschmack.

Anmerkung

*Chuan Wu** (Radix Aconiti Carmichaeli) ist stark toxisch und muss mindestens eine Stunde abgekocht werden, da es sonst kardiotoxisch wirkt. Die Dosierung muss streng überwacht werden. Es kann in der Rezeptur durch 10 g *Fu Pen Zi* (Fructus Rubi Chingii) ersetzt werden.

Alternative Rezepturen

Chuan Xiong Cha Tiao San (Teegemisch-Pulver mit Rz. Ligustici) and *Qiang Huo Sheng Shi Tang* (Notopterygium-Dekokt zur Überwindung von Feuchtigkeit).

Akupunktur

Therapeutisches Prinzip

Wind zerstreuen, Kälte vertreiben und Schmerzen lindern.

Punkte

Gb 20 Fengchi, EX-HN 5 Taiyang, Du 14 Dazhui, Di 4 Hegu und 3E 5 Waiguan.

Technik

Man verwende die ableitende Technik. Man nadele Gb 20 Fengchi beidseitig 1,0–1,3 cun in Richtung auf die Wirbelsäule und EX-HN 5 Taiyang auf der betroffenen Seite schräg anterior 1,0–2,0 cun. Man verwende die Standardnadelungswinkel und -tiefen für die übrigen Punkte. Die Nadeln werden 10–20 Minuten in den Punkten belassen.

Erklärung

- Di 4 Hegu und Gb 20 Fengchi leiten Wind aus und vertreiben Kälte.
- EX-HN 5 Taiyang, Du 14 Dazhui und 3E 5 Waiguan leiten Wind aus und lindern Schmerz.

Innere Ansammlung von Hitze-Toxinen

Wichtige Symptome und Zeichen

Brennende oder ziehende Schmerzen oder Rötung, Schwellung und Schmerzen, die sich durch Kälte bessern; begleitet von Fülle-Feuer-Mustern wie hohem Fieber, Durst mit einer Vorliebe für kalte Getränke, rotem Gesicht und Augen, Obstipation, rötlichem Urin, einem roten Zungenkörper mit einem gelben Belag und einem schlüpfrigen und schnellen Puls; oder bei Manifestationen von Leere-Feuer-Mustern wie subfebrilenTemperaturen am Nachmittag, einem Gefühl von Hitze in Brust, Handflächen und Fußsohlen, Nachtschweiß, trockener Kehle, einer empfindlichen, roten Zungenspitze und wenig Zungenbelag, einem fadenförmigen und schnellen Puls.

Arzneitherapie

Fülle-Feuer-Muster

Therapeutisches Prinzip

Hitze klären, Toxizität vermindern und Schmerzen lindern.

Rezeptur

Long Dan Xie Gan Tang
(Rx. Gentianae-Dekokt, das die Leber entlastet)

- *Long Dan Cao* (Radix Gentianae Scabrae) 6 g
- *Huang Qin* (Radix Scutellariae Baicalensis) 10 g
- *Zhi Zi* (Fructus Gardeniae Jasminoidis) 10 g
- *Ze Xie* (Rhizoma Alismatis Orientalis) 15 g
- *Tong Cao* (Medulla Tetrapanacis Papyriferi) 5 g
- *Che Qian Zi* (Semen Plantaginis) 10 g, eingepackt
- *Dang Gui* (Radix Angelicae Sinensis) 10 g
- *Chai Hu* (Radix Bupleuri) 10 g
- *Gan Cao* (Radix Glycyrrhizae) 6 g
- *Sheng Di Huang* (Radix Rehmanniae Glutinosae) 15 g

Erklärung

- *Long Dan Cao* (Radix Gentianae Scabrae), *Huang Qin* (Radix Scutellariae Baicalensis), *Zhi Zi* (Fructus Gardeniae Jasminoidis) und *Gan Cao* (Radix Glycyrrhizae) klären Hitze und vermindern Toxizität.
- *Ze Xie* (Rhizoma Alismatis Orientalis), *Tong Cao* (Medulla Tetrapanacis Papyriferi) und *Che Qian Zi* (Semen Plantaginis) fördern die Bewegung von Feuchtigkeit und klären Hitze.
- *Dang Gui* (Radix Angelicae Sinensis) und *Sheng Di Huang* (Radix Rehmanniae Glutinosae) nähren das Blut und besänftigen die Leber.
- *Chai Hu* (Radix Bupleuri) erleichtert Leber-Qi-Depression und klärt Hitze.

Alternative Rezeptur

Huang Lian Shang Qing Wan (Rz. Coptidis-Pille zur Klärung des Oberkörpers).

Leere-Feuer-Muster

Therapeutisches Prinzip

Hitze klären, Toxizität vermindern, Yin nähren und Schmerzen lindern.

Rezeptur

Xiong Zhi Shi Gao Tang Jia Jian
(Dekokt mit Rz. Ligustici, Rx. Angelicae Dahuricae und Gypsum Fibrosum, mit Modifikationen)

- *Chuan Xiong* (Rhizoma Ligustici Chuanxiong) 15 g
- *Bai Zhi* (Radix Angelicae Dahuricae) 10 g
- *Ju Hua* (Flos Chrysanthemi Morifolii) 20 g
- *Shi Gao*‡ (Gypsum Fibrosum) 20 g
- *Huang Qin* (Radix Scutellariae Baicalensis) 15 g
- *Bo He* (Herba Menthae Haplocalycis) 15 g
- *Zhi Zi* (Fructus Gardeniae Jasminoidis) 15 g
- *Zhi Mu* (Rhizoma Anemarrhenae Asphodeloidis) 15 g
- *Shi Hu** (Herba Dendrobii) 20 g
- *Tian Hua Fen* (Radix Trichosanthis) 20 g

Erklärung

- *Chuan Xiong* (Rhizoma Ligustici Chuanxiong), *Bai Zhi* (Radix Angelicae Dahuricae), *Shi Gao*‡ (Gypsum Fibrosum) und *Ju Hua* (Flos Chrysanthemi Morifolii) klären Hitze und lindern Schmerzen.
- *Huang Qin* (Radix Scutellariae Baicalensis), *Bo He* (Herba Menthae Haplocalycis) und *Zhi Zi* (Fructus Gardeniae Jasminoidis) klären Hitze und vermindern Toxizität zur Besserung von Kopf und Augen.
- *Zhi Mu* (Rhizoma Anemarrhenae Asphodeloidis), *Shi Hu** (Herba Dendrobii) und *Tian Hua Fen* (Radix Trichosanthis) klären Hitze und erzeugen Körperflüssigkeiten.

Anmerkung

Da *Shi Gao*‡ (Gypsum Fibrosum), *Huang Qin* (Radix Scutellariae Baicalensis) und *Zhi Zi* (Fructus Gardeniae Jasminoidis) vergleichsweise bitter und kalt sind und daher dazu neigen, die Milz und den Magen zu schädigen, eignen sie sich nicht für den Langzeitgebrauch. Man beende ihre Verwendung, sobald die Symptome verschwunden sind.

Akupunktur

Therapeutisches Prinzip

Hitze klären, Toxizität vermindern und Schmerzen lindern.

Punkte

Gb 20 Fengchi, EX-HN 5 Taiyang, Du 14 Dazhui, Di 4 Hegu, Di 11 Quchi und Le 3 Taichong.

Technik

Man verwende die ableitende Technik. Man nadele Gb 20 Fengchi beidseitig 1,0–1,3 cun in Richtung auf die Wirbelsäule und EX-HN 5 Taiyang auf der betroffenen Seite schräg anterior 1,0–2,0 cun. Man verwende die Standardnadelungswinkel und -tiefen für die übrigen Punkte. Die Nadeln werden 5 Minuten in den Punkten belassen.

Erklärung

- Di 4 Hegu und Gb 20 Fengchi besänftigen die Sehnen und vitalisieren die Netzgefäße.
- EX-HN 5 Taiyang, Du 14 Dazhui, Di 11 Quchi, und Le 3 Taichong klären Hitze und lindern Schmerzen.

Trüber Schleim

Wichtige Symptome und Zeichen

Leichter Schwindel und Benommenheit aufgrund von Kopfschmerzen, Fülle und Beklemmung in Brust und Magen, Übelkeit und Erbrechen, reichlich Schleim und Speichel. Der Zungenkörper ist vergrößert mit Zahneindrücken und einem weißen und schmierigen Belag; der Puls ist tief und drahtig oder tief und schlüpfrig.

Arzneitherapie

Therapeutisches Prinzip

Schleim transformieren und die Milz stärken, Gegenläufiges nach unten leiten und Schmerzen lindern.

Rezeptur

Ban Xia Bai Zhu Tian Ma Tang Jia Jian
(Rz. Pinelliae Ternatae-, Rz. Atractylodis Macrocephalae- und Rz. Gastrodiae Elatae-Dekokt, mit Modifikationen)

- *Fa Ban Xia* (Rhizoma Pinelliae Ternatae Praeparata) 15 g
- *Bai Zhu* (Rhizoma Atractylodis Macrocephalae) 15 g
- *Tian Ma** (Rhizoma Gastrodiae Elatae) 10 g
- *Fu Ling* (Sclerotium Poriae Cocos) 20 g
- *Chen Pi* (Pericarpium Citri Reticulatae) 15 g
- *Sheng Jiang* (Rhizoma Zingiberis Officinalis Recens) 10 g

Erklärung

- *Fa Ban Xia* (Rhizoma Pinelliae Ternatae Praeparata), *Bai Zhu* (Rhizoma Atractylodis Macrocephalae), *Fu Ling* (Sclerotium Poriae Cocos), *Chen Pi* (Pericarpium Citri Reticulatae) und *Sheng Jiang* (Rhizoma Zingiberis Officinalis Recens) stärken die Milz und transformieren Schleim, leiten Gegenläufiges nach unten und beenden Erbrechen, um trüben Schleim zu reduzieren und Schmerzen zu lindern.
- *Tian Ma** (Rhizoma Gastrodiae Elatae), ein Schlüsselkraut bei der Behandlung von Kopfschmerzen und Schwindel, beruhigt die Leber und löscht Wind aus.

Alternative Rezeptur

Ling Gui Zhu Gan Tang (Dekokt aus Scl. Poriae, Ra. Cinnamomi, Rz. Atractylodis mac. und in Honig unter Rühren kurz angebratenem Rx. Glycyrrhizae).

Akupunktur

Therapeutisches Prinzip

Schleim transformieren und die Milz stärken, Gegenläufiges nach unten leiten und Schmerzen lindern.

Punkte

Gb 20 Fengchi, EX-HN 5 Taiyang, Ma 40 Fenglong, EX-HN 3 Yintang, Lu 7 Lieque und Mi 4 Gongsun.

Technik

Man verwende die ableitende Technik. Man nadele Gb 20 Fengchi beidseitig 1,0–1,3 cun in Richtung auf die Wirbelsäule und EX-HN 5 Taiyang auf der betroffenen Seite schräg anterior 1,0–2,0 cun. Man verwende die Standardnadelungswinkel und -tiefen für die übrigen Punkte. Die Nadeln werden 10–15 Minuten in den Punkten belassen.

Erklärung

- EX-HN-3 Yintang, Gb 20 Fengchi, EX-HN 5 Taiyang, und Lu 7 Lieque besänftigen die Sehnen und vitalisieren die Netzgefäße, um Schmerzen zu lindern.
- Mi 4 Gongsun und Ma 40 Fenglong stärken die Milz und transformieren Schleim.

Blut-Stase

Wichtige Symptome und Zeichen

Andauernde Kopfschmerzen mit einem stechenden Schmerz an immer gleicher Lokalisation, ein livider Zungenkörper oder eine Zunge mit Stasepunkten oder -zeichen und ein dünner weißer Belag, ein fadenförmiger oder tiefer und fadenförmiger Puls.

Arzneitherapie

Therapeutisches Prinzip

Die Öffnungen befreien und die Netzgefäße vitalisieren, Blut-Stase transformieren und Schmerzen lindern.

Rezeptur

***Tong Qiao Huo Xue Tang Jia Jian* (Dekokt, das Blockaden in den Sinnesöffnungen auflöst und das Blut vitalisiert, mit Modifikationen)**

- *Chi Shao* (Radix Paeoniae Rubrae) 10 g
- *Chuan Xiong* (Rhizoma Ligustici Chuanxiong) 6 g
- *Tao Ren* (Semen Persicae) 10 g
- *Hong Hua* (Flos Carthami Tinctorii) 10 g
- *Sheng Jiang* (Rhizoma Zingiberis Officinalis Recens) 6 g
- *Cong Bai* (Bulbus Allii Fistulosi) 6 g
- *Da Zao* (Fructus Ziziphi Jujubae) 9 g
- *Bai Zhi* (Radix Angelicae Dahuricae) 10 g
- *Huang Jiu* (Vinum Aureum) 100 ml

Erklärung

- *Cong Bai* (Bulbus Allii Fistulosi), *Bai Zhi* (Radix Angelicae Dahuricae), *Sheng Jiang* (Rhizoma Zingiberis Officinalis Recens) und *Huang Jiu* (Vinum Aureum) wärmen und befreien die Öffnungen und die Netzgefäße.
- *Tao Ren* (Semen Persicae), *Hong Hua* (Flos Carthami Tinctorii), *Chuan Xiong* (Rhizoma Ligustici Chuanxiong), *Da Zao* (Fructus Ziziphi Jujubae) und *Chi Shao* (Radix Paeoniae Rubrae) vitalisieren das Blut, transformieren Blut-Stase und lindern Schmerzen.

Alternative Rezeptur

Xue Fu Zhu Yu Tang (Dekokt, das Stasen aus dem Haus des Blutes treibt).

5

Anmerkung

Arzneien, die das Blut vitalisieren und Blut-Stase transformieren, können Blutungen auslösen; Langzeitverschreibungen und hohe Dosen sind daher kontraindiziert bei Schmerzen als Komplikation von Krebs.

Akupunktur

Therapeutisches Prinzip

Die Öffnungen befreien und die Netzgefäße vitalisieren, Blut-Stase transformieren und Schmerzen lindern.

Punkte

Gb 20 Fengchi, EX-HN 5 Taiyang, Di 4 Hegu, Du 20 Baihui, Mi 10 Xuehai, Le 3 Taichong und Mi 6 Sanyinjiao.

Technik

Man verwende die ableitende Technik. Man nadele Gb 20 Fengchi beidseitig 1,0–1,3 cun in Richtung auf die Wirbelsäule und EX-HN 5 Taiyang auf der betroffenen Seite schräg anterior 1,0–2,0 cun oder steche, um bluten zu lassen. Man verwende die Standardnadelungswinkel und -tiefen für die übrigen Punkte. Die Nadeln werden 10–15 Minuten in den Punkten belassen.

Erklärung

- Gb 20 Fengchi, EX-HN 5 Taiyang, Di 4 Hegu, und Du 20 Baihui besänftigen die Sehnen und vitalisieren die Netzgefäße, um Schmerzen zu lindern.
- Mi 10 Xuehai vitalisiert das Blut und löst Blut-Stase auf.
- Le 3 Taichong und Mi 6 Sanyinjiao regulieren Yin und Yang nach dem Prinzip, Krankheiten des oberen Körpers durch den Unterkörper zu behandeln.

Qi-und Blut-Mangel

Wichtige Symptome und Zeichen

Kopfschmerzen und Schwindel, Palpitationen, Ruhelosigkeit, eine gelblich-weiße Gesichtsfarbe und geistige und körperliche Müdigkeit. Der Zungenkörper ist blass mit einem dünnen weißen Belag; der Puls ist tief, fadenförmig und schwach.

Arzneitherapie

Therapeutisches Prinzip

Qi und Blut tonisieren und vermehren.

Rezeptur

Ba Zhen Tang Jia Jian
(Acht-Schätze-Dekokt, mit Modifikationen)

- *Dang Shen* (Radix Codonopsitis Pilosulae) 20 g
- *Bai Zhu* (Rhizoma Atractylodis Macrocephalae) 15 g
- *Fu Ling* (Sclerotium Poriae Cocos) 20 g
- *Dang Gui* (Radix Angelicae Sinensis) 15 g
- *Shu Di Huang* (Radix Rehmanniae Glutinosae Conquita) 15 g
- *Bai Shao* (Radix Paeoniae Lactiflorae) 15 g
- *Chuan Xiong* (Rhizoma Ligustici Chuanxiong) 10 g
- *Gan Cao* (Radix Glycyrrhizae) 10 g

Erklärung

- *Dang Shen* (Radix Codonopsitis Pilosulae), *Bai Zhu* (Rhizoma Atractylodis Macrocephalae) und *Fu Ling* (Sclerotium Poriae Cocos) tonisieren den Mittleren Erwärmer und vermehren Qi.
- *Dang Gui* (Radix Angelicae Sinensis), *Shu Di Huang* (Radix Rehmanniae Glutinosae Conquita), *Bai Shao* (Radix Paeoniae Lactiflorae) und *Chuan Xiong* (Rhizoma Ligustici Chuanxiong) tonisieren die Nieren und nähren das Blut.
- *Gan Cao* (Radix Glycyrrhizae) reguliert und harmonisiert die Eigenschaften der übrigen Bestandteile.

Alternative Rezeptur

Shi Quan Da Bu Tang (Perfektes großes Tonisierungsdekokt).

Anmerkung

Arzneien zum Tonisieren und Vermehren sind warm und trocken und sollten nicht in sehr hohen Dosen verwendet werden, um eine Schädigung des Yin zu vermeiden.

Akupunktur

Therapeutisches Prinzip

Qi und Blut tonisieren und vermehren.

Punkte

Du 23 Shangxing, Mi 10 Xuehai, Mi 6 Sanyinjiao und Bl 18 Ganshu.

Technik

Man verwende die stärkende Technik und belasse die Nadeln in den Punkten für 15–20 Minuten.

Erklärung

- Du 23 Shangxing befreit die Netzgefäße, um Schmerzen zu lindern.
- Mi 10 Xuehai tonisiert und vitalisiert das Blut.
- Mi 6 Sanyinjiao reguliert und tonisiert die Zang-Fu-Organe.
- Bl 18 Ganshu besänftigt die Leber und lindert Schmerzen.

Leitbahnbezogene Therapien

Arzneien, die häufig als leitbahnbezogene Meldedrogen für Taiyang, Shaoyang und Yangming verschrieben werden, um Kopfschmerzen zu lindern:

- für Schmerzen im Vertex:
- *Gao Ben* (Rhizoma et Radix Ligustici)
- *Wu Zhu Yu* (Fructus Evodiae Rutaecarpae)
- *Gan Jiang* (Rhizoma Zingiberis Officinalis)
- für Migräne:
- *Chai Hu* (Radix Bupleuri)
- *Huang Qin* (Radix Scutellariae Baicalensis)
- *Bai Ji Li* (Fructus Tribuli Terrestris)
- *Chuan Xiong* (Rhizoma Ligustici Chuanxiong)
- für Kopfschmerzen, die den Nacken betreffen:
- *Qiang Huo* (Rhizoma et Radix Notopterygii)
- *Ge Gen* (Radix Puerariae)
- für frontale Schmerzen:
- *Bai Zhi* (Radix Angelicae Dahuricae)
- *Ge Gen* (Radix Puerariae)
- *Zhi Mu* (Rhizoma Anemarrhenae Asphodeloidis)
- für Kopfschmerzen am Okziput:
- *Qiang Huo* (Rhizoma et Radix Notopterygii)
- *Ma Huang** (Radix Ephedrae)
- *Man Jing Zi* (Fructus Viticis)

Häufig verwendete **Akupunkturpunkte**:

- frontale Kopfschmerzen: Gb 14 Yangba, Di 4 Hegu
- Migräne: 3E 20 Jiaosun, Gb 20 Fengchi und 3E 5 Waiguan
- Kopfschmerzen am Okziput: Gb 20 Fengchi und Bl 60 Kunlun
- Kopfschmerzen am Vertex: Du 20 Baihui und Le 3 Taichong

Brustschmerz

Brustschmerzen entstehen häufig durch Tumoren in der Pleura, Brustwand oder in inneren Strukturen der Brust, wie Karzinome in Ösophagus, Lunge oder Brust, bei Tumoren des Mediastinums und Mesotheliomen der Pleura. Schmerzen hinter dem Brustbein, die von Fieber begleitet werden, treten auf, wenn ein Ösophaguskarzinom perforiert und eine akute Mediastinitis auslöst.

Patienten mit primärem Lungenkrebs klagen häufig über Ziehen und Völle in der Brust mit Kompressionsschmerz. Der gewöhnliche dumpfe Schmerz kann schwierig zu lokalisieren sein und in der Folge in Schultern, oberen Rücken und Nacken ausstrahlen. Wenn der Tumor wächst, wird der Kompressionsschmerz kontinuierlich und ortsständig; er wird oft verstärkt durch tiefes Atmen, Husten oder einen Wechsel der Körperhaltung.

Brustschmerzen sind häufig die Folge von Brustkrebs oder nasopharyngealem Krebs. Zusätzlich führt eine Strahlentherapie bei Lungen-, Brust- und nasopharyngealem Krebs oft zu einer Proliferation von fibrinösem Gewebe und Strahlenpneumonitis, die einen scharfen Schmerz in der Brustwand und innerhalb des Thorax erzeugt und häufig begleitet wird von trockenem Husten mit wenig Schleim oder mit Blut durchsetztem Schleim.

Schleim-Hitze verlegt die Lungen

Wichtige Symptome und Zeichen

Husten, Dyspnoe, raues Atmen, Schmerz und Fülle in der Brust, abdominale Fülle und Obstipation oder Husten mit dickem und klebrigem Schleim und Durst mit einem Bedürfnis nach Getränken. Der Zungenkörper ist matt-rot mit einem gelben oder gelben und schmierigen Belag; der Puls ist schlüpfrig und schnell.

Arzneitherapie

Therapeutisches Prinzip

Hitze klären und Schleim transformieren, die Netzgefäße befreien und Schmerzen lindern.

Rezeptur

Yue Bi Jia Ban Xia Tang
(Magd aus Yue-Dekokt mit Pinellia)

- *Sheng Jiang* (Rhizoma Zingiberis Officinalis Recens) 15 g
- *Fa Ban Xia* (Rhizoma Pinelliae Ternatae Praeparata) 15 g
- *Huang Qin* (Radix Scutellariae Baicalensis) 15 g
- *Yu Xing Cao* (Herba Houttuyniae Cordatae) 20 g
- *Gua Lou* (Fructus Trichosanthis) 20 g
- *Sang Bai Pi* (Cortex Mori Albae Radicis) 15 g
- *She Gan* (Rhizoma Belamcandae Chinensis) 15 g
- *Ting Li Zi* (Semen Lepidii seu Descurainiae) 15 g
- *Da Huang* (Radix et Rhizoma Rhei) 10 g
- *Chuan Bei Mu* (Bulbus Fritillariae Cirrhosae) 15 g
- *Yan Hu Suo* (Rhizoma Corydalis Yanhusuo) 15 g

Erklärung

- *Sheng Jiang* (Rhizoma Zingiberis Officinalis Recens) und *Fa Ban Xia* (Rhizoma Pinelliae Ternatae Praeparata) zerstreuen Flüssigkeiten und transformieren Schleim, um den Gegenfluss nach unten zu leiten.
- *Huang Qin* (Radix Scutellariae Baicalensis), *Yu Xing Cao* (Herba Houttuyniae Cordatae), *Gua Lou* (Fructus Trichosanthis), *Chuan Bei Mu* (Bulbus Fritillariae Cirrhosae) und *Sang Bai Pi* (Cortex Mori Albae Radicis) klären Hitze und transformieren Schleim, um die Lungen zu unterstützen.
- *She Gan* (Rhizoma Belamcandae Chinensis) und *Ting Li Zi* (Semen Lepidii seu Descurainiae) leiten die Lungen aus und beruhigen Keuchen.
- *Da Huang* (Radix et Rhizoma Rhei) befreit die Fu-Organe und leitet Hitze aus, um das Lungen-Qi nach unten zu führen.
- *Yan Hu Suo* (Rhizoma Corydalis Yanhusuo) bewegt Qi, um Schmerzen zu lindern.

Alternative Rezeptur

Sang Bai Pi Tang (Mulberry Root Bark Decoction). Cx. Mori Albae Radicis-Dekokt

Anmerkung

Arzneien mit einem bitteren Geschmack und kalter Natur schädigen häufig den Magen und sind für den Langzeitanwendung nicht geeignet.

Akupunktur

Therapeutisches Prinzip

Hitze klären und Schleim transformieren, die Netzgefäße befreien und Schmerzen lindern.

Punkte

Ren 17 Danzhong, Di 11 Quchi, Pe 5 Jianshi, Di 4 Hegu, Ma 40 Fenglong, und Mi 6 Sanyinjiao.

Technik

Man wende eine mild ableitende Technik an. Man nadele Ren 17 Danzhong schräg nach unten und verwende die üblichen Stichwinkel und -tiefen für die anderen Punkte. Man belasse die Nadeln für 10–15 Minuten.

Erklärung

- Ren 17 Danzhong lockert den Mittleren Erwärmer und reguliert Qi.
- Di 11 Quchi leitet Hitze aus und führt Qi nach unten.
- Pe 5 Jianshi und Di 4 Hegu klären und leiten Hitze in den Lungen aus.
- Ma 40 Fenglong und Mi 6 Sanyinjiao regulieren und harmonisieren Yin und Yang.

Ansammlung und Blockierung durch trüben Schleim

Wichtige Symptome und Zeichen

Beklemmung und Schmerz in der Brust, reichlich Schleim mit Husten und Ausspucken von Schleim und Speichel, Dyspnoe begleitet von Müdigkeit und Kraftlosigkeit, Aufblähung, schwerer Körper, schlechter Appetit, weiche Stühle, ein klebriges Gefühl im Mund und Übelkeit. Der Zungenkörper ist rot mit einem weißen und schmierigen Belag; der Puls ist schlüpfrig.

Arzneitherapie

Therapeutisches Prinzip

Schleim transformieren und Trübes ausleiten, die Netzgefäße befreien, um Schmerzen zu lindern.

5

Rezeptur

***Gua Lou Xie Bai Ban Xia Tang Jia Jian* (Fr. Trichosanthis-, Bb. Allii- und Rz. Pinelliae Ternatae-Dekokt, mit Modifikationen)**

- *Gua Lou* (Fructus Trichosanthis) 15 g
- *Xie Bai* (Bulbus Allii Macrostemi) 15 g
- *Fa Ban Xia* (Rhizoma Pinelliae Ternatae Praeparata) 10 g
- *Hou Po* (Cortex Magnoliae Officinalis) 15 g
- *Zhi Shi* (Fructus Immaturus Citri Aurantii) 15 g
- *Fu Ling* (Sclerotium Poriae Cocos) 20 g
- *Gan Cao* (Radix Glycyrrhizae) 5 g
- *Xi Xin** (Herba cum Radice Asari) 5 g

Erklärung

- *Gua Lou* (Fructus Trichosanthis) and *Xie Bai* (Bulbus Allii Macrostemi) transformieren Schleim und befreien Yang, bewegen Qi und lindern Schmerzen.
- *Fa Ban Xia* (Rhizoma Pinelliae Ternatae Praeparata), *Hou Po* (Cortex Magnoliae Officinalis) und *Zhi Shi* (Fructus Immaturus Citri Aurantii) bewegen Qi und zerteilen Stagnation mit Schärfe, Bitterem und Wärme, um Schleim zu transformieren und Verklumpungen aufzulösen.
- *Fu Ling* (Sclerotium Poriae Cocos) und *Gan Cao* (Radix Glycyrrhizae) stärken die Milz und fördern die Bewegung von Wasser, um Flüssigkeiten zu transformieren.
- *Xi Xin** (Herba cum Radice Asari) wärmt Yang und transformiert Flüssigkeiten, zerstreut Kälte und lindert Schmerzen.

Alternative Rezepturen

Huang Lian Wen Dan Tang (Rz. Coptidis-Dekokt zum Wärmen der Gallenblase) and *Er Chen Tang* (Zweifach behandeltes Dekokt).

Anmerkung

Da die Milz die Quelle der Erzeugung von Schleim ist, sollten Arzneien zur Stärkung der Milz und Transformation von Feuchtigkeit entsprechend eingesetzt werden.

Akupunktur

Therapeutisches Prinzip

Schleim transformieren und Trübes ausleiten, die Netzgefäße befreien, um Schmerzen zu lindern.

Punkte

Mi 9 Yinlingquan, Ma 40 Fenglong, Pe 6 Neiguan, Mi 4 Gongsun, Ren 11 Jianli und Ren 14 Juque.

Technik

Man wende eine mild ableitende Technik an und belasse die Nadeln für 15–20 Minuten in den Punkten.

Erklärung

- Mi 9 Yinlingquan und Ma 40 Fenglong stärken die Milz und transformieren Schleim.
- Pe 6 Neiguan, Mi 4 Gongsun, CV-11 Jianli und Ren 14 Juque regulieren Milz und Magen und befreien die Netzgefäße, um Schmerzen zu lindern.

Qi-Stagnation und Blut-Stau

Wichtige Symptome und Zeichen

Brennender Schmerz in Brust und Schmerz, Beklemmung und Unwohlsein im Hypochondrium oder ein stechender Schmerz in Brust und Hypochondrium mit eingeschränkter Atmung. Der Zungenkörper ist matt-rot mit einem dünnen weißen Belag; der Puls ist drahtig.

Arzneitherapie

Therapeutisches Prinzip

Qi regulieren und Schmerzen lindern, das Blut vitalisieren und Blut-Stase transformieren.

Rezeptur

***Xiang Fu Xuan Fu Hua Tang Jia Ge Xia Zhu Yu Tang Jia Jian* (Rz. Cyperi Rotundi- und Fl. Inulae-Dekokt plus Dekokt, das Blut-Stasen unterhalb des Diaphragmas eliminiert, mit Modifikationen)**

- *Xuan Fu Hua* (Flos Inulae) 10 g, eingepackt
- *Su Zi* (Fructus Perillae Frutescentis) 10 g
- *Xing Ren* (Semen Pruni Armeniacae) 10 g
- *Fa Ban Xia* (Rhizoma Pinelliae Ternatae Praeparata) 10 g
- *Yi Yi Ren* (Semen Coicis Lachryma-jobi) 30 g
- *Fu Ling* (Sclerotium Poriae Cocos) 15 g
- *Xiang Fu* (Rhizoma Cyperi Rotundi) 10 g

5

- *Chen Pi* (Pericarpium Citri Reticulatae) 10 g
- *Chai Hu* (Radix Bupleuri) 10 g
- *Qing Pi* (Pericarpium Citri Reticulatae Viride) 6 g
- *Yu Jin* (Radix Curcumae) 10 g
- *Chi Shao* (Radix Paeoniae Rubrae) 10 g
- *Bai Shao* (Radix Paeoniae Lactiflorae) 10 g
- *Dan Shen* (Radix Salviae Miltiorrhizae) 30 g
- *Chuan Xiong* (Rhizoma Ligustici Chuanxiong) 6 g
- *Mu Dan Pi* (Cortex Moutan Radicis) 10 g
- *Hong Hua* (Flos Carthami Tinctorii) 6 g
- *E Zhu* (Rhizoma Curcumae) 6 g
- *Bie Jia** (Carapax Amydae Sinensis) 20 g, 30 Minuten abgekocht vor Hinzufügen der übrigen Bestandteile.

Erklärung

- *Xuan Fu Hua* (Flos Inulae), *Su Zi* (Fructus Perillae Frutescentis), *Xing Ren* (Semen Pruni Armeniacae), *Fa Ban Xia* (Rhizoma Pinelliae Ternatae Praeparata), *Yi Yi Ren* (Semen Coicis Lachryma-jobi) und *Fu Ling* (Sclerotium Poriae Cocos) leiten Qi nach unten und transformieren Schleim.
- *Xiang Fu* (Rhizoma Cyperi Rotundi), *Chen Pi* (Pericarpium Citri Reticulatae), *Chai Hu* (Radix Bupleuri), *Qing Pi* (Pericarpium Citri Reticulatae Viride) und *Yu Jin* (Radix Curcumae) regulieren Qi und erleichtern Depressionen.
- *Chi Shao* (Radix Paeoniae Rubrae), *Bai Shao* (Radix Paeoniae Lactiflorae), *Dan Shen* (Radix Salviae Miltiorrhizae), *Chuan Xiong* (Rhizoma Ligustici Chuanxiong), *Mu Dan Pi* (Cortex Moutan Radicis), *Hong Hua* (Flos Carthami Tinctorii) und *E Zhu* (Rhizoma Curcumae) vitalisieren das Blut, zerteilen Blut-Stase und lindern Schmerzen.
- *Bie Jia** (Carapax Amydae Sinensis) erweicht Hartes und löst Verklumpungen auf.

Anmerkung

*Bie Jia** (Carapax Amydae Sinensis) kann durch 12 g *Jiang Can*‡ (Bombyx Batryticatus) oder 18 g *Gou Teng* (Ramulus Uncariae cum Uncis) ersetzt werden.

Alternative Rezepturen

Chai Hu Shu Gan San (Rx. Bupleuri-Pulver, das die Leber verteilt) and *Xue Fu Zhu Yu Tang* (Dekokt, das Stasen aus dem Haus des Blutes treibt).

Anmerkung

Arzneien, die Qi regulieren, schädigen oft Qi und verbrauchen Yin, und Arzneien zum Vitalisieren des Blutes neigen dazu, Blutungen zu verursachen. Sie sollten daher bei Tumor-Patienten mit Yin-Mangel und einer Neigung zu Hämorrhagien mit Vorsicht eingesetzt werden.

Akupunktur

Therapeutisches Prinzip

Qi regulieren und Schmerzen lindern, das Blut vitalisieren und Blut-Stase transformieren.

Punkte

Ren 17 Danzhong, Lu 1 Zhongfu, 3E 6 Zhigou und Le 3 Taichong.

Technik

Man wende eine mild ableitende Technik an. Man nadele Ren 17 Danzhong schräg nach unten und Lu 1 Zhongfu senkrecht und lateral entlang dem ersten Interkostalraum. Man verwende die üblichen Stichwinkel und -tiefen für die anderen Punkte. Man belasse die Nadeln für 15–20 Minuten in den Punkten.

Erklärung

- Ren 17 Danzhong und Lu 1 Zhongfu transformieren Schleim und harmonisieren die Netzgefäße, um Schmerzen zu lindern.
- 3E 6 Zhigou und Le 3 Taichong leiten die Leber aus, regulieren Qi und erleichtern Depressionen.

Qi-und Yin-Mangel

Wichtige Symptome und Zeichen

Schmerzen und Beklemmung in der Brust mit Verschlimmerung bei Anstrengung; Hitze in den Hand- und Fußsohlen oder subfebrile Temperaturen, trockener Mund, Nachtschweiß, Palpitationen, Vergesslichkeit, Müdigkeit und Kraftlosigkeit, eine glanzlose Gesichtsfarbe. Der Zungenkörper ist rot mit wenig oder keinem Belag; der Puls ist fadenförmig oder fadenförmig und schnell.

Arzneitherapie

Therapeutisches Prinzip

Qi vermehren und Yin nähren.

Rezeptur

Sheng Mai San Jia Jian **(Pulver, das den Puls erzeugt, mit Modifikationen)**

- *Ren Shen* (Radix Ginseng) 10 g, mindestens 60 Minuten separat abgekocht und dem fertigen Dekokt hinzugefügt.
- *Mai Men Dong* (Radix Ophiopogonis Japonici) 15 g
- *Wu Wei Zi* (Fructus Schisandrae) 15 g
- *Huang Qi* (Radix Astragali seu Hedysari) 15 g
- *Dan Shen* (Radix Salviae Miltiorrhizae) 15 g
- *E Jiao*‡ (Gelatinum Corii Asini) 10 g, eingeschmolzen in das fertige Dekokt
- *Yan Hu Suo* (Rhizoma Corydalis Yanhusuo) 10 g

Erklärung

- *Ren Shen* (Radix Ginseng) und *Huang Qi* (Radix Astragali seu Hedysari) tonisieren besonders gut das Ursprungs-Qi (Yuan Qi).
- *Mai Men Dong* (Radix Ophiopogonis Japonici) nährt Yin mit Kälte und Süße.
- *Wu Wei Zi* (Fructus Schisandrae) adstringiert Yin und stoppt Schwitzen durch das Saure.
- *Dan Shen* (Radix Salviae Miltiorrhizae) vitalisiert das Blut und transformiert Blut-Stase.
- *E Jiao*‡ (Gelatinum Corii Asini) tonisiert und nährt das Blut.
- *Yan Hu Suo* (Rhizoma Corydalis Yanhusuo) lindert Schmerzen.

Alternative Rezeptur

Bu Zhong Yi Qi Tang Jia Liu Wei Di Huang Tang (Dekokt, das die Mitte tonisiert und Qi vermehrt mit Dekokt aus Rx. Rehmanniae und sechs Bestandteilen)

Anmerkung

Arzneien zur Tonisierung von Qi können nicht über einen längeren Zeitraum verwendet werden, da sie Hitze erzeugen, die Yin schädigt.

Akupunktur

Therapeutisches Prinzip

Qi vermehren und Yin nähren.

Punkte

Ma 36 Zusanli, Mi 6 Sanyinjiao, Pe 4 Ximen, He 3 Shaohai, Ren 17 Danzhong und Ren 6 Qihai.

Technik

Man wende die stärkende Technik an. Man nadele Ren 17 Danzhong schräg nach unten. Man verwende die üblichen Stichwinkel und -tiefen für die anderen Punkte. Man belasse die Nadeln für 20–30 Minuten in den Punkten.

Erklärung

- Ma 36 Zusanli und Mi 6 Sanyinjiao stärken die Milz und vermehren Qi.
- Ren 6 Qihai nährt Yin und harmonisiert das Blut.
- Pe 4 Ximen, He 3 Shaohai und Ren 17 Danzhong befreien die Netzgefäße, um Schmerzen zu lindern.

Schmerzen im Abdomen

Abdominelle Schmerzen bei Krebs werden generell durch Tumoren im Bauchraum ausgelöst, zum Beispiel Magenkrebs, Pankreaskrebs, Gallenblasenkrebs und Dickdarmkrebs sowie Tumoren der Beckenregion im Spätstadium bei Beteiligung des lumbosakralen Plexus. Ein anhaltender Schmerz tritt oft im unteren Abdomen auf und verschlechtert sich im Sitzen oder Liegen. Wenn sich Tumoren bis zum Plexus coeliacus hin ausbreiten, kann ein unbestimmter dumpfer Schmerz ohne feste Lokalisation auftreten mit konsekutiver Ausstrahlung in den oberen Rücken, das Abdomen und in den unteren Thorax.

Verfestigung und Stagnation von pathogener Kälte

Wichtige Symptome und Zeichen

Plötzliches Auftreten von starken Spannungsschmerzen im Abdomen, Erleichterung durch Wärme und Verschlimmerung durch Exposition gegenüber Kälte, kalten Händen und Füßen, ein fader Mundgeschmack ohne Durst und langes Ablassen von klarem Urin. Der Zungenkörper ist blass-rot mit einem weißen und schmierigen Belag; der Puls ist tief und drahtig.

Arzneitherapie

Therapeutisches Prinzip

Das Innere wärmen und Kälte zerstreuen, Qi regulieren und Schmerzen lindern.

Rezeptur

***Liang Fu Wan He Zheng Qi Tian Xiang San Jia Jian* (Rz. Alpiniae Officinari- und Rz. Cyperi-Pille kombiniert mit Rx. Linderae- und Rz. Cyperi-Pulver des Wahren Qi, mit Modifikationen)**

- *Gao Liang Jiang* (Rhizoma Alpiniae Officinari) 15 g
- *Gan Jiang* (Rhizoma Zingiberis Officinalis) 10 g
- *Zi Su Ye* (Folium Perillae Frutescentis) 15 g
- *Wu Yao* (Radix Linderae Strychnifoliae) 10 g
- *Xiang Fu* (Rhizoma Cyperi Rotundi) 15 g
- *Chen Pi* (Pericarpium Citri Reticulatae) 15 g
- *Bai Shao* (Radix Paeoniae Lactiflorae) 15 g
- *Gan Cao* (Radix Glycyrrhizae) 10 g

Erklärung

- *Gao Liang Jiang* (Rhizoma Alpiniae Officinari), *Gan Jiang* (Rhizoma Zingiberis Officinalis) und *Zi Su Ye* (Folium Perillae Frutescentis) wärmen den Mittleren Erwärmer und zerstreuen Kälte.
- *Wu Yao* (Radix Linderae Strychnifoliae), *Xiang Fu* (Rhizoma Cyperi Rotundi) und *Chen Pi* (Pericarpium Citri Reticulatae) regulieren Qi und lindern Schmerzen.
- *Bai Shao* (Radix Paeoniae Lactiflorae) und *Gan Cao* (Radix Glycyrrhizae) erleichtern Spannung und lindern Schmerz.

Alternative Rezepturen

Fu Zi Li Zhong Wan (Rx. Aconiti-Pille zur Regulation des Mittleren Erwärmers), *Nuan Gan Jian* (Getränk, das die Leber wärmt) and *Wen Pi Tang* (Dekokt, das die Milz wärmt).

Anmerkung

Die meisten dieser Arzneien sind von warmer oder heißer Natur und sollten nicht über einen längeren Zeitraum verordnet werden, um zu vermeiden, dass sie Yin schädigen und Qi aufzehren.

Akupunktur

Therapeutisches Prinzip

Das Innere wärmen und Kälte zerstreuen, Qi regulieren und Schmerzen lindern.

Punkte

Ren 12 Zhongwan, Ma 36 Zusanli, Mi 4 Gongsun, Ren 8 Shenque und Ren 4 Guanyuan.

Technik

Man wende die ableitende Technik an. Man benutze Moxibustion auf Ingwer im Punkt Ren 8 Shenque; Moxibustion kann auch an anderen Punkten nach der Akupunktur eingesetzt werden. Man belasse die Nadeln 30 Minuten in den Punkten.

Erklärung

- Ren 12 Zhongwan wärmt den Magen und lindert Schmerz.
- Ma 36 Zusanli stärkt die Milz und vermehrt Qi.
- Ren 8 Shenque und Ren 4 Guanyuan wärmen Yang und tonisieren die Nieren.

Innere Blockierung durch Feuchte-Hitze

Wichtige Symptome und Zeichen

Spannungsgefühl, Fülle und Schmerz im Abdomen mit Abneigung gegen Druck, Reizbarkeit und Durst, Obstipation oder weiche Stühle mit einem Gefühl der unvollständigen Entleerung und kurze Abgaben von rötlichem Urin. Der Zungenkörper ist rot mit einem gelben und trockenen oder gelben und schmierigen Belag; der Puls ist schlüpfrig und schnell.

Arzneitherapie

Therapeutisches Prinzip

Das Abdomen befreien und Hitze ausleiten, Qi regulieren und Schmerz lindern.

Rezeptur

***Da Cheng Qi Tang Jia Jian* (Größeres Dekokt, das das Qi ordnet, mit Modifikationen)**

- *Da Huang* (Radix et Rhizoma Rhei) 15 g
- *Hou Po* (Cortex Magnoliae Officinalis) 15 g
- *Zhi Shi* (Fructus Immaturus Citri Aurantii) 15 g
- *Mang Xiao*‡ (Mirabilitum) 5 g, aufgelöst im ausgesiebten Dekokt
- *Zhi Zi* (Fructus Gardeniae Jasminoidis) 15 g
- *Huang Qin* (Radix Scutellariae Baicalensis) 15 g

Erklärung

- *Da Huang* (Radix et Rhizoma Rhei) leitet Hitze mit Kaltem und Bitterem aus und greift trockenen Stuhl an, um ihn nach unten zu drängen.

- *Mang Xiao*‡ (Mirabilitum) befeuchtet Trockenheit, erweicht Hartes und löst Verklumpungen mit seinem salzigen Geschmack und seinen kalten Eigenschaften.
- *Hou Po* (Cortex Magnoliae Officinalis) und *Zhi Shi* (Fructus Immaturus Citri Aurantii) brechen Qi auf und leiten Stagnation aus, zerteilen fokale Aufblähung und eliminieren Fülle.
- *Zhi Zi* (Fructus Gardeniae Jasminoidis) und *Huang Qin* (Radix Scutellariae Baicalensis) klären Hitze und fördern die Bewegung von Feuchtigkeit.

Alternative Rezepturen

Hou Po San Wu Tang (Cx. Magnoliae-Dekokt mit drei Bestandteilen) und *Zhi Shi Dao Zhi Wan* (Fr. Citri Aurantii Immaturus-Pille, die die Stagnation nach außen leitet).

Anmerkung

Da diese Arzneien eine stark nach unten ausleitende Wirkung haben, sind sie für den Langzeitanwendung nicht geeignet.

Akupunktur

Punkte

3E 6 Zhigou, Dü 4 Wangu, Mi 9 Yinlingquan, Ma 36 Zusanli und Mi 4 Gongsun.

Technik

Man wende die ableitende Technik an und belasse die Nadeln für 15–20 Minuten in den Punkten.

Erklärung

- 3E 6 Zhigou in Kombination mit Dü 4 Wangu befreit festgesetzte Hitze, um sie nach unten zu drängen.
- Ma 36 Zusanli und Mi 4 Gongsun klären den Magen, leiten Hitze aus und lindern Schmerz.
- Mi 9 Yinlingquan reguliert Milz und Magen.

Qi-Stagnation und Blut-Stase

Wichtige Symptome und Zeichen

- Schmerz im Magen und Abdomen
- Herrscht eine Qi-Stagnation vor, zeigen sich in Magen und Abdomen Spannung, Völle und Unwohlsein, die auch das Hypochondrium angreifen und durchdringen, manchmal fokussiert und manchmal zerstreut sind und sich durch Aufstoßen oder durch Flatulenz im Rektum verbessern. Die Zunge ist blass-rot mit einem dünnen weißen Belag; der Puls ist drahtig.
- Herrscht eine Blut-Stagnation vor, zeigt sie sich als scharfer stechender Schmerz, matt-livider Zungenkörper mit Stasepunkten oder -zeichen und einem dünnen weißen Belag und fadenförmiger oder tiefer und fadenförmiger Puls.

Arzneitherapie

Therapeutisches Prinzip

Das Blut vitalisieren und Blut-Stase transformieren, Qi regulieren und Schmerz lindern.

Rezeptur

***Shao Fu Zhu Yu Tang Jia Chai Hu Shu Gan San Jia Jian* (Dekokt, das Blut-Stasen im unteren Abdomen eliminiert plus Rx. Bupleuri-Pulver, das die Leber verteilt, mit Modifikationen)**

- *Dang Gui* (Radix Angelicae Sinensis) 20 g
- *Chuan Xiong* (Rhizoma Ligustici Chuanxiong) 15 g
- *Chi Shao* (Radix Paeoniae Rubrae) 15 g
- *Pu Huang* (Pollen Typhae) 15 g, eingepackt
- *Mo Yao* (Myrrha) 15 g
- *Xiao Hui Xiang* (Fructus Foeniculi Vulgaris) 10 g
- *Gan Jiang* (Rhizoma Zingiberis Officinalis) 10 g
- *Zhi Ke* (Fructus Citri Aurantii) 15 g
- *Chai Hu* (Radix Bupleuri) 15 g
- *Xiang Fu* (Rhizoma Cyperi Rotundi) 10 g
- *Chen Pi* (Pericarpium Citri Reticulatae) 15 g
- *Bai Shao* (Radix Paeoniae Lactiflorae) 15 g
- *Gan Cao* (Radix Glycyrrhizae) 5 g

Erklärung

- *Dang Gui* (Radix Angelicae Sinensis), *Chuan Xiong* (Rhizoma Ligustici Chuan-xiong) and *Chi Shao* (Radix Paeoniae Rubrae) nähren und vitalisieren das Blut.
- *Pu Huang* (Pollen Typhae) und *Mo Yao* (Myrrha) transformieren Blut-Stase, um Schmerz zu lindern.
- *Xiao Hui Xiang* (Fructus Foeniculi Vulgaris) und *Gan Jiang* (Rhizoma Zingiberis Officinalis) wärmen die Leitbahnen, um Schmerz zu lindern.
- *Zhi Ke* (Fructus Aurantii), *Chai Hu* (Radix Bupleuri), *Xiang Fu* (Rhizoma Cyperi Rotundi) und *Chen Pi* (Pericarpium Citri Reticulatae) leiten die Leber aus und regulieren Qi.

- *Bai Shao* (Radix Paeoniae Lactiflorae) und *Gan Cao* (Radix Glycyrrhizae) vermindern Anspannung, um Schmerzen zu lindern.

Alternative Rezeptur

Ge Xia Zhu Yu Tang (Dekokt, das die Stase unterhalb des Diaphragmas eliminiert).

Anmerkung

Arzneien, die Qi regulieren, schädigen oft Qi und verbrauchen Yin, und Arzneien zum Vitalisieren des Blutes neigen dazu, Blutungen zu verursachen. Sie sollten daher bei Tumor-Patienten mit Yin-Mangel und einer Neigung zu Hämorrhagien mit Vorsicht eingesetzt werden.

Akupunktur

Therapeutisches Prinzip

Das Blut vitalisieren und Blut-Stase transformieren, Qi regulieren und Schmerz lindern.

Punkte

Le 3 Taichong, Ren 6 Qihai, Mi 6 Sanyinjiao und Gb 34 Yanglingquan.

Technik

Man verwende eine mild ableitende Technik. Man nadele zuerst Ren 6 Qihai und dann die Punkte auf den Gliedmaßen. Man belasse die Nadeln 20–30 Minuten in den Punkten.

Erklärung

- Le 3 Taichong und Gb 34 Yanglingquan leiten die Leber aus und regulieren Qi, um den Schmerz zu lindern.
- Ren 6 Qihai und Mi 6 Sanyinjiao regulieren die funktionalen Aktivitäten von Qi.

Mangel-Kälte von Milz und Magen

Wichtige Symptome und Zeichen

Ständig wiederkehrender abdominaler Schmerz, der auf Druck und Wärme gut anspricht und nicht auf Kälte, geistige und körperliche Müdigkeit, Kurzatmigkeit, wenig Neigung zu sprechen, kalter Körper und Gliedmaßen, eine glanzlose Gesichtsfarbe und dünne und weiche Stühle. Der Zungenkörper ist blass mit einem dünnen weißen Belag; der Puls ist tief und fadenförmig.

Arzneitherapie

Therapeutisches Prinzip

Den Mittleren Erwärmer wärmen und den Mangel tonisieren, Spannung erleichtern und Schmerz lindern.

Rezeptur

***Xiao Jian Zhong Tang Jia Jian* (Kleineres Dekokt, das die Mitte aufbaut, mit Modifikationen)**

- *Bai Shao* (Radix Paeoniae Lactiflorae) 20 g
- *Gui Zhi* (Ramulus Cinnamomi Cassiae) 15 g
- *Gan Cao* (Radix Glycyrrhizae) 10 g
- *Sheng Jiang* (Rhizoma Zingiberis Officinalis Recens) 15 g
- *Da Zao* (Fructus Ziziphi Jujubae) 10 g
- *Yi Tang* (Saccharum Granorum) 15 g
- *Huang Qi* (Radix Astragali seu Hedysari) 20 g

Erklärung

- *Gui Zhi* (Ramulus Cinnamomi Cassiae), *Yi Tang* (Saccharum Granorum), *Sheng Jiang* (Rhizoma Zingiberis Officinalis Recens) und *Da Zao* (Fructus Ziziphi Jujubae) wärmen den Mittleren Erwärmer und tonisieren den Mangel.
- *Bai Shao* (Radix Paeoniae Lactiflorae) und *Gan Cao* (Radix Glycyrrhizae) erleichtern die Spannung und lindern Schmerz.
- *Huang Qi* (Radix Astragali seu Hedysari) stärkt die Milz und vermehrt Qi.

Alternative Rezepturen

Dang Gui Si Ni Tang (Rx. Angelicae Sinensis-Dekokt für kalte Extremitäten) and *Huang Qi Jian Zhong Tang* (Astragalus-Dekokt zur Stärkung der Mitte Erwärmers).

Anmerkung

Patienten mit diesem Muster haben häufig eine vergleichsweise schwache Konstitution und sind bereits über einen längeren Zeitraum erkrankt. Die tonisierenden Kräuter sollten nicht zu stark sein, andernfalls könnte es sein, dass die geschwächte Konstitution die Tonisierung nicht verkraftet.

5

Akupunktur

Therapeutisches Prinzip

Den Mittleren Erwärmer wärmen und den Mangel tonisieren, Spannung vermindern und Schmerz lindern.

Punkte

Bl 20 Pishu, Bl 21 Weishu, Ren 12 Zhongwan, Ren 6 Qihai, Ma 36 Zusanli und Mi 6 Sanyinjiao.

Technik

Man wende die stärkende Technik an, gefolgt von Moxibustion. Man belasse die Nadeln für 20–40 Minuten in den Punkten.

Erklärung

- Bl 20 Pishu und Bl 21 Weishu wärmen den Mittleren Erwärmer und stärken die Milz.
- Ren 12 Zhongwan reguliert die funktionalen Aktivitäten von Qi in Milz und Magen.
- Ren 6 Qihai und Mi 6 Sanyinjiao stärken die Milz und vermehren und regulieren Qi.
- Ma 36 Zusanli ergänzt und tonisiert Milz und Magen.

Schmerz im Hypochondrium

Schmerz im Hypochondrium resultiert oft aus einer Dehnung der Leberkapsel bei primären oder sekundären hepatischen Karzinomen. Er kann auch durch einen Pleuraerguss bei Lungenkrebs verursacht werden.

Blut-Stase blockiert die Netzgefäße

Wichtige Symptome und Zeichen

Ein stechender Schmerz, schlimmer in der Nacht, an festen, empfindlichen Stellen im Hypochondrium, eine matte Gesichtfarbe. Der Zungenkörper ist matt-livide mit einem dünnen weißen Belag; der Puls ist tief und fadenförmig.

Arzneitherapie

Therapeutisches Prinzip

Das Blut vitalisieren und Blut-Stase transformieren, die Netzgefäße befreien, um Schmerzen zu lindern.

Rezeptur

Xue Fu Zhu Yu Tang Jia Jian
(Dekokt, das Stasen aus dem Haus des Blutes treibt, mit Modifikationen)

- *Dang Gui* (Radix Angelicae Sinensis) 20 g
- *Sheng Di Huang* (Radix Rehmanniae Glutinosae) 15 g
- *Tao Ren* (Semen Persicae) 15 g
- *Hong Hua* (Flos Carthami Tinctorii) 15 g
- *Zhi Ke* (Fructus Citri Aurantii) 10 g
- *Chi Shao* (Radix Paeoniae Rubrae) 15 g
- *Chai Hu* (Radix Bupleuri) 15 g
- *Jie Geng* (Radix Platycodi Grandiflori) 20 g
- *Chuan Xiong* (Rhizoma Ligustici Chuanxiong) 15 g
- *Niu Xi* (Radix Achyranthis Bidentatae) 20 g

Erklärung

- *Dang Gui* (Radix Angelicae Sinensis), *Sheng Di Huang* (Radix Rehmanniae Glutinosae), *Tao Ren* (Semen Persicae), *Hong Hua* (Flos Carthami Tinctorii), *Chi Shao* (Radix Paeoniae Rubrae) und *Chuan Xiong* (Rhizoma Ligustici Chuanxiong) vitalisieren das Blut und transformieren Blut-Stase, um das Blut zu nähren.
- *Chai Hu* (Radix Bupleuri) bewegt Qi und leitet die Leber aus.
- *Jie Geng* (Radix Platycodi Grandiflori) öffnet das Lungen-Qi.
- *Zhi Ke* (Fructus Aurantii) bewegt Qi und macht den Mittleren Erwärmer frei.
- *Niu Xi* (Radix Achyranthis Bidentatae) befreit die Blutgefäße und führt die Bewegung des Blutes nach unten.

Alternative Rezeptur

Fu Yuan Huo Xue Tang (Dekokt zur Wiederherstellung des Ursprungs-Qi und Vitalisierung des Blutes).

Anmerkung

Da Arzneien zum Vitalisieren des Blutes und Transformieren von Blut-Stase dazu neigen, Blutungen zu verursachen, sollten sie bei Tumor-Patienten mit einer Neigung zu Hämorrhagien mit Vorsicht eingesetzt werden.

Akupunktur

Therapeutisches Prinzip

Das Blut vitalisieren und Blut-Stase transformieren, die Netzgefäße befreien, um Schmerz zu lindern.

Punkte

3E 6 Zhigou, Gb 34 Yanglingquan und Bl 17 Geshu.

Technik

Man verwende die ableitende Technik. Man nadele zuerst Gb 34 Yanglingquan und drehe die Nadel nach Erreichen des Qi, um die Nadelungssensation zu verstärken, und leite das Qi nach oben ins HypochondriumMan gehe beim Nadeln von 3E 6 Zhigou genau so vor und lasse die Nadelungssensation vom Arm ins Hypochondrium gelangen. Man belasse die Nadeln für 20 Minuten in den Punkten.

Erklärung

- 3E 6 Zhigou reguliert die funktionalen Aktivitäten von Qi im Mittleren Erwärmer, um die Netzgefäße zu harmonisieren und Schmerz zu lindern.
- Gb 34 Yanglingquan und Bl 17 Geshu leiten die Leber aus und wirken sich positiv auf die Gallenblase aus.

Depression und Festsetzen von Leber-Qi

Wichtige Symptome und Zeichen

Spannung und Schmerz im Hypochondrium ohne eine feste Lokalisierung, die später in Brust und Rücken ausstrahlen können, der Schmerz verschlimmert sich durch Ärger, Beklemmung in der Brust und häufiges Stöhnen. Der Zungenkörper ist blassrot mit einem dünnen weißen Belag; der Puls ist drahtig.

Arzneitherapie

Therapeutisches Prinzip

Die Leber ausleiten, Qi regulieren und Schmerz lindern.

Rezeptur

Chai Hu Shu Gan San Jia Jian **(Rx. Bupleuri-Pulver, das die Leber verteilt, mit Modifikationen)**

- *Chai Hu* (Radix Bupleuri) 10 g
- *Xiang Fu* (Rhizoma Cyperi Rotundi) 15 g
- *Zhi Ke* (Fructus Citri Aurantii) 20 g
- *Chen Pi* (Pericarpium Citri Reticulatae) 15 g
- *Chuan Xiong* (Rhizoma Ligustici Chuanxiong) 15 g
- *Bai Shao* (Radix Paeoniae Lactiflorae) 15 g
- *Gan Cao* (Radix Glycyrrhizae) 5 g
- *Chuan Lian Zi* (Fructus Meliae Toosendan) 15 g

Erklärung

- *Chai Hu* (Radix Bupleuri), *Xiang Fu* (Rhizoma Cyperi Rotundi), *Zhi Ke* (Fructus Citri Aurantii), *Chen Pi* (Pericarpium Citri Reticulatae) und *Chuan Lian Zi* (Fructus Meliae Toosendan) regulieren Qi und beseitigen Spannung.
- *Chuan Xiong* (Rhizoma Ligustici Chuanxiong) vitalisiert das Blut und bewegt Qi, um die Netzgefäße zu befreien.
- *Bai Shao* (Radix Paeoniae Lactiflorae) und *Gan Cao* (Radix Glycyrrhizae) erleichtern Spannung und lindern Schmerz.

Alternative Rezeptur

Jin Ling Zi San (Fr. Meliae Toosendan-Pulver).

Anmerkung

Arzneien zum Bewegen von Qi neigen aufgrund ihrer trockenen Natur dazu, Qi zu schädigen und Yin aufzuzehren; sie sind daher bei Patienten mit einem Yin-Mangel für den Langzeitanwendung nicht geeignet.

Akupunktur

Therapeutisches Prinzip

Die Leber ausleiten, Qi regulieren und Schmerz lindern.

Punkte

Bl 18 Ganshu und Le 14 Qimen.

Technik

Man verwende die ableitende Technik. Man nadele Bl 18 Ganshu zuerst und sende die Nadelungssensation zum anterioren Hypochondrium; dann nadele man Le 14 Qimen und sende die Nadelungssensation zum posterioren Hypochondrium. Man belasse die Nadeln für 20–30 Minuten in den Punkten.

Erklärung

- Bl 18 Ganshu leitet die Leber aus und reguliert Qi.
- Le 14 Qimen harmonisiert die Netzgefäße, um Schmerz zu lindern.

Feuchte-Hitze in Leber und Gallenblase

Wichtige Symptome und Zeichen

Ziehen und Schmerz oder starker Schmerz und Empfindlichkeit in Hypochondrium und Abdomen, ein bitterer Mundgeschmack, Gelbfärbung der Skleren, gelber oder rötlicher Urin und trockene Stühle. Der Zungenkörper ist rot oder violett mit einem gelben und schmierigen Belag; der Puls ist drahtig oder schlüpfrig und schnell.

Arzneitherapie

Therapeutisches Prinzip

Die Leber klären und die Gallenblase entlasten.

Rezeptur

***Long Dan Xie Gan Tang Jia Jian* (Rx. Gentianae-Dekokt, das die Leber entlastet, mit Modifikationen)**

- *Long Dan Cao* (Radix Gentianae Scabrae) 10 g
- *Huang Qin* (Radix Scutellariae Baicalensis) 10 g
- *Da Huang* (Radix et Rhizoma Rhei) 10 g
- *Mu Dan Pi* (Cortex Moutan Radicis) 10 g
- *Chai Hu* (Radix Bupleuri) 10 g
- *Huang Lian* (Rhizoma Coptidis) 10 g
- *Chi Shao* (Radix Paeoniae Rubrae) 10 g
- *Bai Ji** (Rhizoma Bletillae Striatae) 10 g
- *Zhi Ke* (Fructus Citri Aurantii) 10 g
- *San Qi Fen* (Pulvis Radicis Notoginseng) 6 g, dem fertigen Dekokt beigefügt.

Erklärung

- *Long Dan Cao* (Radix Gentianae Scabrae), *Huang Qin* (Radix Scutellariae Baicalensis), *Da Huang* (Radix et Rhizoma Rhei) und *Huang Lian* (Rhizoma Coptidis) klären und leiten Feuchte-Hitze aus der Leber aus.
- *Mu Dan Pi* (Cortex Moutan Radicis), *Chi Shao* (Radix Paeoniae Rubrae), *Bai Ji** (Rhizoma Bletillae Striatae) und *San Qi Fen* (Pulvis Radicis Notoginseng) kühlen das Blut und zerteilen Blut-Stase, um Blutungen zu stoppen.
- *Chai Hu* (Radix Bupleuri) und *Zhi Ke* (Fructus Citri Aurantii) leiten die Leber aus und regulieren Qi.

Alternative Rezeptur

Liang Ge San (Pulver zum Kühlen des Diaphragmas).

Anmerkung

Da die Mehrzahl dieser Arzneien bitter und kalt ist, sollten sie nicht über längere Zeiträume eingesetzt werden.

Akupunktur

Therapeutisches Prinzip

Die Leber klären und die Gallenblase entlasten.

Punkte

Le 14 Qimen, 3E 6 Zhigou, Le 3 Taichong und Mi 6 Sanyinjiao.

Technik

Man verwende die ableitende Technik. Man nadele Le 3 Taichong, Mi 6 Sanyinjiao und 3E 6 Zhigou zuerst; hat die Nadelungssensation das Hypochondrium erreicht, sollte Le 14 Qimen genadelt werden. Man belasse die Nadeln für 30 Minuten in den Punkten.

Erklärung

- Le 14 Qimen und Le 3 Taichong klären die Leber und entlasten die Gallenblase.
- Mi 6 Sanyinjiao und 3E 6 Zhigou harmonisieren die Netzgefäße, um Schmerzen zu lindern.

Anhäufung von Schleim-Flüssigkeiten

Wichtige Symptome und Zeichen

Beklemmung, Schmerz und Unwohlsein in Brust und Hypochondrium, reichlich Schleim, Kurzatmigkeit, Aufblähung und ein schwerer Körper, Müdigkeit und Kraftlosigkeit, Appetitmangel, weiche Stühle, Husten und Ausspucken von Schleim und Speichel. Der Zungenkörper ist rot mit einem weißen und schmierigen Belag; der Puls ist schlüpfrig.

Arzneitherapie

Therapeutisches Prinzip

Schleim transformieren und Flüssigkeiten ausleiten, die Netzgefäße befreien, um Schmerz zu lindern.

Rezeptur

Shi Zao Tang Jia Jian
(Dekokt aus zehn Datteln, mit Modifikationen)

- *Jing Da Ji* (Radix Euphorbiae Pekinensis) 6 g
- *Gan Sui* (Radix Euphorbiae Kansui) 6 g
- *Yuan Hua* (Flos Daphnes Genkwa) 6 g
- *Da Zao* (Fructus Ziziphi Jujubae) 10 Stück

Technik

Man zermahle *Jing Da Ji* (Radix Euphorbiae Pekinensis), *Gan Sui* (Radix Euphorbiae Kansui) und *Yuan Hua* (Flos Daphnes Genkwa) zu einem Pulver. Man nehme 1–3 g des Pulvers zweimal täglich zusammen mit Flüssigkeit von dem Dekokt aus *Da Zao* (Fructus Ziziphi Jujubae) ein.

Erklärung

- *Jing Da Ji* (Radix Euphorbiae Pekinensis), *Gan Sui* (Radix Euphorbiae Kansui) und *Yuan Hua* (Flos Daphnes Genkwa) leiten stark nach unten aus und entwässern.
- *Da Zao* (Fructus Ziziphi Jujubae) mildert die starken Wirkungen der übrigen Bestandteile.

Alternative Rezeptur

Ling Gui Zhu Gan Tang (Dekokt aus Scl. Poria, Ra. Cinnamomi, Rz. Atractylodis macr. und Rx. Glycyrrhizae).

Anmerkung

Shi Zao Tang Jia Jian (Dekokt aus zehn Datteln, mit Modifikationen) leitet stark nach unten aus, um zu entwässern. Übelkeit, Erbrechen, Darmgeräusche oder Durchfall können nach der Nahrungsaufnahme auftreten. Wenn starkes Erbrechen die Nahrungsaufnahme behindert, reduziere man die Dosis oder beende den Einsatz der Rezeptur.

Akupunktur

Therapeutisches Prinzip

Schleim transformieren, Flüssigkeiten ausleiten und die Netzgefäße befreien, um Schmerz zu lindern.

Punkte

Le 13 Zhangmen, Ren 12 Zhongwan, Bl 20 Pishu, Bl 21 Weishu, Ma 36 Zusanli und Gb 34 Yanglingquan.

Technik

Man verwende die ableitende Technik und belasse die die Nadeln 20–30 Minuten in den Punkten.

Erklärung

- Le 13 Zhangmen leitet die Leber aus, lindert Schmerz und zerteilt fokale Spannung.
- Ren 12 Zhongwan, Bl 20 Pishu und Bl 21 Weishu regulieren Milz und Magen.
- Ma 36 Zusanli und Gb 34 Yanglingquan regulieren die funktionalen Aktivitäten von Qi.

Leber-Yin-Insuffizienz

Wichtige Symptome und Zeichen

Dumpfer, andauernder Schmerz im Hypochondrium, verschlimmert durch Anstrengung, Trockenheit in Mund und Kehle, Reizbarkeit mir einem Hitzegefühl in der Brust, trockene Augen, Schwindel und verschwommene Sicht. Der Zungenkörper ist rot mit wenig Belag; der Puls ist drahtig, fadenförmig und schnell.

Arzneitherapie

Therapeutisches Prinzip

Yin nähren und die Leber besänftigen, das Blut nähren und die Netzgefäße befreien.

Rezeptur

Yi Guan Jian Jia Jian
(Verbindungsdekokt, mit Modifikationen)

- *Sheng Di Huang* (Radix Rehmanniae Glutinosae) 20 g
- *Sha Shen* (Radix Glehniae seu Adenophorae) 15 g
- *Gou Qi Zi* (Fructus Lycii) 15 g
- *Mai Men Dong* (Radix Ophiopogonis Japonici) 15 g
- *Dang Gui* (Radix Angelicae Sinensis) 20 g
- *Chuan Lian Zi* (Fructus Meliae Toosendan) 15 g
- *Nü Zhen Zi* (Fructus Ligustri Lucidi) 15 g
- *Han Lian Cao* (Herba Ecliptae Prostratae) 20 g
- *Huang Jing* (Rhizoma Polygonati) 15 g

Erklärung

- *Sheng Di Huang* (Radix Rehmanniae Glutinosae), *Gou Qi Zi* (Fructus Lycii), *Nü Zhen Zi* (Fructus Ligustri Lucidi), *Han Lian Cao* (Herba Ecliptae Prostratae) und *Huang Jing* (Rhizoma Polygonati) tonisieren und nähren Leber und Nieren.

- *Sha Shen* (Radix Glehniae seu Adenophorae), *Mai Men Dong* (Radix Ophiopogonis Japonici) and *Dang Gui* (Radix Angelicae Sinensis) nähren Yin und besänftigen die Leber
- *Chuan Lian Zi* (Fructus Meliae Toosendan) beruhigt die Leber und reguliert Qi, um Schmerz zu lindern.
- Die Leber ist ein unnachgiebiges Organ und kann nicht reguliert und harmonisiert werden ohne den Einsatz von Arzneien mit einer besänftigenden und befeuchtenden Natur.

Alternative Rezepturen

Er Zhi Wan (Zweifach größte Pille) and *Jia Wei Xiao Yao San* (Erweitertes-Umherstreifen-Pulver).

Anmerkung

Da Arzneien zum Nähren von Yin oft reichhaltig und schwer sind, sind sie nicht für den Langzeitanwendung geeignet.

Akupunktur

Therapeutisches Prinzip

Yin nähren und die Leber besänftigen, das Blut nähren und die Netzgefäße befreien.

Punkte

He 6 Yinxi, Bl 15 Xinshu, Mi 10 Xuehai und Mi 6 Sanyinjiao.

Technik

Man verwende die stärkende Technik und belasse die Nadeln 30 Minuten in den Punkten.

Erklärung

- He 6 Yinxi und Bl 15 Xinshu nähren Herz und Geist und beruhigen Herz-Blut.
- Mi 10 Xuehai nährt Yin und ergänzt das Blut.
- Mi 6 Sanyinjiao reguliert die funktionalen Aktivitäten von Qi.

Schmerzen im unteren Rückenbereich

Schmerzen im unteren Rücken werden häufig im Zusammenhang mit Tumoren der Nieren oder der Lendenwirbelsäule beobachtet, so zum Beispiel bei Metastasen in der Wirbelsäule, bei multiplen Myelomen, Nierenkrebs oder Wilms-Tumor (Nephroblastom).

Verfestigung und Ansammlung von Kälte-Feuchtigkeit

Wichtige Symptome und Zeichen

Starke Kälte und Schmerzen im unteren Rücken, Verschlechterung bei Exposition gegenüber Kälte und Verbesserung durch Wärme, Schwierigkeiten, sich auf die Seite zu drehen, Müdigkeit und Kraftlosigkeit, kalte Hände und Füße, verminderte Nahrungsaufnahme und abdominale Spannungen. Der Zungenkörper ist blass und vergrößert mit einem weißen, schmierigen und feuchten Belag; der Puls ist tief und gespannt oder tief und langsam.

Arzneitherapie

Therapeutisches Prinzip

Kälte zerstreuen und die Bewegung von Feuchtigkeit fördern, die Leitbahnen erwärmen und die Netzgefäße befreien.

Rezeptur

***Shen Shi Tang Jia Jiann* (Feuchtigkeit ausleitenden Dekokt, mit Modifikationen)**

- *Gan Jiang* (Rhizoma Zingiberis Officinalis) 15 g
- *Ding Xiang* (Flos Caryophylli) 15 g
- *Cang Zhu* (Rhizoma Atractylodis) 15 g
- *Bai Zhu* (Rhizoma Atractylodis Macrocephalae) 20 g
- *Ju Hong* (Pars Rubra Epicarpii Citri Erythrocarpae) 10 g
- *Fu Ling* (Sclerotium Poriae Cocos) 20 g
- *Gan Cao* (Radix Glycyrrhizae) 10 g
- *Fu Zi** (Radix Lateralis Aconiti Carmichaeli Praeparata) 10 g, 60 Minuten abgekocht vor Hinzufügen der übrigen Bestandteile.
- *Gou Ji* (Rhizoma Cibotii Barometz) 20 g

Erklärung

- *Gan Jiang* (Rhizoma Zingiberis Officinalis), *Ding Xiang* (Flos Caryophylli) und *Gan Cao* (Radix Glycyrrhizae) zerteilen Kälte und wärmen den Mittleren Erwärmer, um Milz-Yang zu stärken.
- *Cang Zhu* (Rhizoma Atractylodis), *Bai Zhu* (Rhizoma Atractylodis Macrocephalae) und *Ju Hong* (Pars Rubra Epicarpii Citri Erythrocarpae) trocknen die Milz und beseitigen Feuchtigkeit.
- *Fu Ling* (Sclerotium Poriae Cocos) leitet Feuchtigkeit aus und stärkt die Milz.

5

- *Gou Ji* (Rhizoma Cibotii Barometz) tonisiert die Nieren und stärkt den unteren Rücken.
- *Fu Zi** (Radix Lateralis Aconiti Carmichaeli Praeparata) wärmt den Mittleren Erwärmer und zerteilt Kälte.

Anmerkungen

1. Da wärmende und trocknende Arzneien dazu neigen, Yin zu schädigen, sind sie für einen Langzeitanwendung nicht geeignet.
2. *Fu Zi** (Radix Lateralis Aconiti Carmichaeli Praeparata) kann durch 10 g *Fu Pen Zi* (Fructus Rubi Chingii) ersetzt werden.

Alternative Rezeptur

Du Huo Ji Sheng Tang (Rx. Angelicae Pubescentis- und Ra. Loranthii-Dekokt).

Akupunktur

Therapeutisches Prinzip

Kälte zerstreuen und die Bewegung von Feuchtigkeit fördern, die Leitbahnen erwärmen und die Netzgefäße befreien.

Punkte

Bl 32 Ciliao, Du 2 Yaoshu, Bl 40 Weizhong und Bl 60 Kunlun.

Technik

Man verwende die ableitende Methode und belasse die Nadeln für 20–30 Minuten in den Punkten. Moxibustion und Feuerschröpfen können ebenfalls eingesetzt werden.

Erklärung

- Bl 32 Ciliao tonisiert die Nieren und füllt die Essenz wieder auf.
- Du 2 Yaoshu vitalisiert das Blut und befreit die Netzgefäße, um Schmerz zu lindern.
- Bl 40 Weizhong und Bl 60 Kunlun bewegen Qi und vitalisieren das Blut, befreien die Netzgefäße, um Schmerz zu lindern.
- Moxibustion und Schröpftherapie zersteuen Kälte und beseitigen Feuchtigkeit.

Feuchte-Hitze

Wichtige Symptome und Zeichen

Schmerzen im unteren Rücken und in der Hüfte, als ob die Region in verschiedene Richtungen gezogen würde, mit einer Wahrnehmung von Hitze am Ort des Schmerzes; der Schmerz verschlimmert sich durch Hitze und bessert sich durch Kälte; andere Symptome sind u. a. Durst, ohne das Bedürfnis zu trinken, gelber oder rötlicher Urin, generalisiertes Fieber am Nachmittag. Der Zungenkörper ist rot mit einem gelben und schmierigen Belag; der Puls ist träge und schnell oder drahtig und schnell.

Arzneitherapie

Therapeutisches Prinzip

Hitze klären und die Bewegung von Feuchtigkeit fördern, die Sehnen beruhigen und die Netzgefäße vitalisieren.

Rezeptur

***Jia Wei Er Miao San Jia Jian* (Erweitertes Zwei-Wunder-Pulver, mit Modifikationen)**

- *Huang Bai* (Cortex Phellodendri) 15 g
- *Cang Zhu* (Rhizoma Atractylodis) 15 g
- *Xu Chang Qing* (Radix Cynanchi Paniculati) 10 g
- *Dang Gui* (Radix Angelicae Sinensis) 20 g
- *Niu Xi* (Radix Achyranthis Bidentatae) 15 g
- *Gui Ban** (Plastrum Testudinis) 15 g
- *Tu Fu Ling* (Rhizoma Smilacis Glabrae) 30 g
- *Mu Gua* (Fructus Chaenomelis) 20 g

Erklärung

- *Huang Bai* (Cortex Phellodendri) und *Cang Zhu* (Rhizoma Atractylodis) öffnen durch Schärfe und leiten nach unten durch Bitteres, um Hitze zu klären und Feuchtigkeit zu transformieren.
- *Xu Chang Qing* (Radix Cynanchi Paniculati) fördert die Bewegung von Feuchtigkeit und vitalisiert die Netzgefäße, um den geschmeidigen Fluss von Qi zu fördern.
- *Dang Gui* (Radix Angelicae Sinensis) und *Niu Xi* (Radix Achyranthis Bidentatae) nähren und vitalisieren das Blut, auch führen sie die übrigen Bestandteile nach unten direkt zum Ort der Erkrankung.
- *Gui Ban** (Plastrum Testudinis) tonisiert die Nieren und nährt Yin, um zu verhindern, dass Bitteres und Trockenheit Yin schädigen; es ermöglicht so, Feuchte-Hitze zu beseitigen, ohne Yin zu schädigen.

- *Tu Fu Ling* (Rhizoma Smilacis Glabrae) und *Mu Gua* (Fructus Chaenomelis) leiten Feuchtigkeit aus und beruhigen die Sehnen.

Alternative Rezeptur
Er Zhi Wan (Zweifach größte Pille).

Anmerkung
Da Arzneien zum Trocknen von Feuchtigkeit kalt und bitter sind und dazu neigen, den Magen und Yin zu schädigen, sind sie für den Langzeitanwendung nicht geeignet.

Akupunktur

Therapeutisches Prinzip

Hitze klären und die Bewegung von Feuchtigkeit fördern, die Sehnen beruhigen und die Netzgefäße vitalisieren.

Punkte

Bl 31 bis Bl 34 Baliao, Ma 40 Fenglong und Bl 40 Weizhong.

Technik

Man verwende die ableitende Technik und belasse die Nadeln 20–30 Minuten vor Ort.

Erklärung
- Bl 31 bis Bl 34 Baliao tonisieren die Nieren und nähren Yin.
- Ma 40 Fenglong und Bl 40 Weizhong nähren Yin und leiten Feuer aus, bewegen Qi und leiten Gegenläufiges nach unten.

Blut-Stase

Wichtige Symptome und Zeichen

Schmerz und Empfindlichkeit an fixierter Lokalisation im unteren Rücken; Schmerz, Spannung und Unwohlsein; stechender Schmerz vergleichbar einem Nadelstich, wobei der Schmerz sich nachts verschlimmert; ständiger Schmerz, der den Patienten in schweren Fällen daran hindert, sich auf die Seite zu drehen, begleitet von einer fahlen Gesichtsfarbe und matt-farbigen Lippen, einem matt-blauen Zungenkörper oder einer Zunge mit Stasezeichen und einem drahtigen und rauen oder fadenförmigen und schnellen Puls.

Arzneitherapie

Therapeutisches Prinzip

Das Blut vitalisieren und Blut-Stase transformieren, Qi bewegen und Schmerz lindern.

Rezeptur

Shen Tong Zhu Yu Tang Jia Jian
(Dekokt, das Blut-Stasen aus einem schmerzenden Körper treibt, mit Modifikationen)
- *Dang Gui* (Radix Angelicae Sinensis) 15 g
- *Chuan Xiong* (Rhizoma Ligustici Chuanxiong) 15 g
- *Tao Ren* (Semen Persicae) 15 g
- *Hong Hua* (Flos Carthami Tinctorii) 15 g
- *Mo Yao* (Myrrha) 15 g
- *Di Long*‡ (Lumbricus) 10 g
- *Xiang Fu* (Rhizoma Cyperi Rotundi) 10 g
- *Niu Xi* (Radix Achyranthis Bidentatae) 10 g
- *Gou Ji* (Rhizoma Cibotii Barometz) 20 g
- *Bu Gu Zhi* (Fructus Psoraleae Corylifoliae) 20 g
- *Ji Xue Teng* (Caulis Spatholobi) 30 g
- *Xu Duan* (Radix Dipsaci) 15 g

Erklärung
- *Dang Gui* (Radix Angelicae Sinensis), *Chuan Xiong* (Rhizoma Ligustici Chuanxiong), *Tao Ren* (Semen Persicae), *Hong Hua* (Flos Carthami Tinctorii) und *Ji Xue Teng* (Caulis Spatholobi) vitalisieren das Blut und transformieren Blut-Stase, um die Leitbahnen und Netzgefäße auszuleiten; in Kombination mit *Mo Yao* (Myrrha) und *Di Long*‡ (Lumbricus) transformieren diese Bestandteile Blut-Stase und zerteilen Schwellungen.
- *Xiang Fu* (Rhizoma Cyperi Rotundi) reguliert Qi und lindert Schmerz, um die Wirkung der Vitalisierung des Blutes und der Transformation von Blut-Stase zu verstärken.
- *Niu Xi* (Radix Achyranthis Bidentatae) stärkt den unteren Rücken und die Nieren, vitalisiert das Blut, transformiert Blut-Stase und führt die übrigen Bestandteile direkt nach unten zum Ort der Erkrankung.
- *Gou Ji* (Rhizoma Cibotii Barometz), *Bu Gu Zhi* (Fructus Psoraleae Corylifoliae) und *Xu Duan* (Radix Dipsaci) tonisieren die Nieren und stärken den unteren Rücken.

5

Alternative Rezeptur
Da Huang Zhe Chong Wan (Pille mit Rheum und Eupolyphaga).

Anmerkung
Da Arzneien zur Vitalisierung des Blutes Blutungen auslösen können, sollten sie bei Tumorpatienten, die zu Blutungen neigen, mit Vorsicht eingesetzt werden.

Akupunktur

Therapeutisches Prinzip

Das Blut vitalisieren und Blut-Stase transformieren, Qi bewegen und Schmerz lindern.

Punkte

Bl 31 bis Bl 34 Baliao, Bl 40 Weizhong, Di 4 Hegu, Bl 23 Shenshu und Du 3 Yaoyangguan.

Technik

Man verwende die ableitende Technik und belasse die Nadeln für 20–30 Minuten vor Ort.

Erklärung
- Bl 31 bis Bl 34 Baliao befreien die Netzgefäße, um Schmerz zu lindern.
- Bl 40 Weizhong vitalisiert das Blut und befreit die Netzgefäße.
- Di 4 Hegu, Bl 23 Shenshu und Du 3 Yaoyangguan bewegen Qi, leiten Gegenläufiges nach unten und vitalisieren die Netzgefäße, um Schmerzen zu lindern.

Nieren-Mangel

Wichtige Symptome und Zeichen

Mattigkeit und Schmerz im unteren Rücken, die auf Drücken und Reiben ansprechen; Kraftlosigkeit in den Beinen und Knien, die sich bei Anstrengung verschlimmert und durch Hinlegen bessert.
- Herrscht ein Yang-Mangel vor, ist er gekennzeichnet durch übermäßige Spannung im unteren Abdomen, kalte Hände und Füße, Kurzatmigkeit und Müdigkeit. Der Zungenkörper ist blass mit wenig Belag; der Puls ist tief und fadenförmig.
- Herrscht ein Yin-Mangel vor, zeigt sich dies als Reizbarkeit, Schlaflosigkeit, Trockenheit in Mund und Kehle, einer zeitweisen Rötung des Gesichtes und Hitzesensationen in Handflächen und Fußsohlen. Der Zungenkörper ist rot mit wenig Belag; der Puls ist drahtig, fadenförmig und schnell.

Arzneitherapie

Vorherrschen von Yang-Mangel

Therapeutisches Prinzip

Nieren-Yang wärmen und tonisieren.

Rezeptur

***You Gui Wan Jia Jian* (Pille, die die Rechte [Niere] wiederherstellt, mit Modifikationen)**
- *Shu Di Huang* (Radix Rehmanniae Glutinosae Conquita) 20 g
- *Shan Yao* (Rhizoma Dioscoreae Oppositae) 15 g
- *Shan Zhu Yu* (Fructus Corni Officinalis) 15 g
- *Gou Qi Zi* (Fructus Lycii) 15 g
- *Du Zhong* (Cortex Eucommiae Ulmoidis) 15 g
- *Tu Si Zi* (Semen Cuscutae) 20 g
- *Dang Gui* (Radix Angelicae Sinensis) 15 g

Erklärung
- *Shu Di Huang* (Radix Rehmanniae Glutinosae Conquita), *Shan Yao* (Rhizoma Dioscoreae Oppositae), *Shan Zhu Yu* (Fructus Corni Officinalis) und *Gou Qi Zi* (Fructus Lycii) kultivieren und tonisieren die Nieren-Leitbahn und werden eingesetzt, um das Yang im Yin zu suchen.
- *Du Zhong* (Cortex Eucommiae Ulmoidis) stärkt den unteren Rücken und vermehrt die Essenz.
- *Tu Si Zi* (Semen Cuscutae) ergänzt und tonisiert Leber und Nieren.
- *Dang Gui* (Radix Angelicae Sinensis) tonisiert und bewegt das Blut.

Diese Kombination hat die Funktion, die Nieren zu wärmen und den unteren Rücken zu stärken.

Alternative Rezeptur
Qing E Wan (Junges-Mädchen-Pille).

Vorherrschen von Yin-Mangel

Therapeutisches Prinzip

Leber und Nieren nähren und tonisieren.

Rezeptur

***Zuo Gui Wan Jia Jian* (Pille, die die Linke [Niere] wiederherstellt, mit Modifikationen)**

- *Shu Di Huang* (Radix Rehmanniae Glutinosae Conquita) 15 g
- *Gou Qi Zi* (Fructus Lycii) 20 g
- *Shan Zhu Yu* (Fructus Corni Officinalis) 15 g
- *Gui Ban** (Plastrum Testudinis) 15 g
- *Tu Si Zi* (Semen Cuscutae) 15 g
- *Lu Jiao Jiao*‡ (Gelatinum Cornu Cervi) 15 g, in das gefilterte Dekokt eingeschmolzen
- *Niu Xi* (Radix Achyranthis Bidentatae) 15 g
- *Huang Bai* (Cortex Phellodendri) 10 g

Erklärung

- *Shu Di Huang* (Radix Rehmanniae Glutinosae Conquita), *Gou Qi Zi* (Fructus Lycii), *Shan Zhu Yu* (Fructus Corni Officinalis) und *Gui Ban** (Plastrum Testudinis) tonisieren und füllen Nieren-Yin auf.
- Die Kombination dieser Bestandteile mir *Tu Si Zi* (Semen Cuscutae), *Lu Jiao Jiao*‡ (Gelatinum Cornu Cervi) und *Niu Xi* (Radix Achyranthis Bidentatae) wärmt die Nieren und stärkt den unteren Rücken.
- *Huang Bai* (Cortex Phellodendri) klärt Leere-Hitze.

Sobald die Nieren genährt und tonisiert sind, kann Schmerz, der aus deren Mangel heraus entsteht, beseitigt werden.

Alternative Rezeptur

Da Bu Yin Wan (Große Yin-Tonisierungs-Pille).

Akupunktur

Therapeutisches Prinzip

Die Nieren tonisieren und Qi vermehren.

Punkte

Bl 23 Shenshu, Du 4 Mingmen, Bl 52 Zhishi und Ni 3 Taixi.

Technik

Man verwende die stärkende Technik und belasse die Nadeln für 20–30 Minuten vor Ort.

Erklärung

- Bl 23 Shenshu und Du 4 Mingmen regulieren und tonisieren Nieren-Qi.
- Bl 52 Zhishi befreit die Netzgefäße, um Schmerzen zu lindern.
- Ni 3 Taixi, der Ursprungs-*yuan*-Punkt der Nieren-Leitbahn, tonisiert die Nieren, um Krankheiten der Zang-Organe zu behandeln.

Neuralgien des Plexus brachialis

Bei Tumorpatienten wird dieser Zustand oft verursacht durch primäre oder metastasierte Tumoren im oberen Teil der Lunge, die den Plexus brachialis befallen und zerstören, oder auch durch Mamma- oder ösophageale Tumoren oder zervikale Lymphome.

Akupunktur

Akupunkturbehandlung ist die erste Wahl, da sie sich als wirksam erwiesen hat. Eine interne Behandlung kann als ergänzende Maßnahme eingesetzt werden.

Therapeutisches Prinzip

Das Blut nähren, Wind vertreiben, die Netzgefäße harmonisieren und Leber und Nieren ergänzen und tonisieren.

Punkte

Bl 10 Tianzhu, Du 14 Dazhui, Bl 11 Dazhu, Dü 13 Quyuan, Di 15 Jianyu, Di 11 Quchi, 3E 5 Waiguan, Dü 3 Houxi, Le 8 Ququan und Ni 3 Taixi.

Technik

Man verwende die stärkende Technik bei Le 8 Ququan und Ni 3 Taixi und die ausgleichende Methode in den anderen Punkten. Man steche die Nadel senkrecht in Du 14 Dazhui mit einer Tiefe von 1–2 cun mit der Spitze der Nadel etwas schräg nach unten gerichtet ein, um die Stimulation zu steigern und eine bessere schmerzlindernde Wirkung zu erzielen. Man belasse die Nadeln für 20–30 Minuten vor Ort. Man wende bei allen Punkten Moxibustion an außer bei Du 14 Dazhui, Bl 11 Dazhu und Di 15 Jianyu, die geschröpft werden.

Schmerzen nach Amputation

Phantom-Gliederschmerzen

Nach der Amputation eines Gliedes, zum Beispiel in der chirurgischen Therapie von Osteosarkomen, haben einige Patienten das Gefühl, das fehlende Glied sei immer noch vorhanden; es können auch Parästhesien, vorübergehende oder andauernde Schmerzen auftreten, die als vom amputierten Glied ausgehend empfunden werden. Obwohl sich die chirurgischen Methoden verbessert haben und die betroffenen Arme oder Beine im Allgemeinen gerettet werden können, gibt es immer noch Indikationen für eine Amputation.
Eine Phantomschmerz von Gliedern wird mit Akupunktur behandelt.

Akupunktur

Therapeutisches Prinzip

Die Leber ausleiten und Qi regulieren, die Netzgefäße befreien, um Schmerzen zu lindern.

Punkte

Haupt-Punkte: Di 4 Hegu, Le 3 Taichong und Mi 6 Sanyinjiao (alle beidseitig).
Hilfs-Punkte (auf der kontralateralen Seite zum amputierten Glied):

- Bei Amputation der Finger füge man die entsprechenden Brunnen-*jing*-Punkte hinzu: Dü 1 Shaoze, 3E 1 Guanchong, Di 1 Shangyang, He 9 Shaochong, Lu 11 Shaoshang oder Pe 9 Zhongchong.
- Bei Amputation des Unterarms füge man 3E 5 Waiguan und Di 10 Shousanli hinzu.
- Bei Amputation des Oberarms füge man Di 15 Jianyu und Di 14 Binao hinzu.
- Bei Amputation der Zehen füge man die entsprechenden Brunnen-*jing*-Punkte hinzu: Gb 44 Zuqiaoyin, Ma 45 Lidui, Bl 67 Zhiyin, Mi 1 Yinbai, Le 1 Dadun oder Ni 1 Yongquan.
- Bei Amputationen unterhalb des Kniegelenks füge man Gb 34 Yanglingquan und Gb 39 Xuanzhong hinzu.
- Bei Amputationen unterhalb des Hüftgelenks füge man Ma 31 Biguan und Ma 32 Futu hinzu.

Technik

Man verwende die ableitende Methode mit starker Stimulation und hoher Amplitude. Man belasse die Nadeln für 20–30 Minuten vor Ort.

Stumpfschmerzen

Stumpfschmerzen sind mit lokaler Hyperästhesie verbundene Schmerzen, die vom Ende des amputierten Gliedes ausgehen.
Auch Stumpf-Schmerzen werden mit Akupunktur behandelt.

Akupunktur

Therapeutisches Prinzip

Qi und Blut regulieren und harmonisieren.

Technik

Man steche die Nadeln tief in die lokalen Punkte ein (die relevanten Transport-*shu*-Punkte 2 cun oberhalb des Stumpfes). Wenn kein *shu*-Punkt zur Verfügung steht, wähle man einen Lokalpunkt auf jeder der sechs Leitbahnen (drei Yin- und drei Yang-Leitbahnen) und steche die Nadel schräg nach oben ein (in einem Winkel von ca. 45° zur Hautoberfläche). Man verwende keine Moxibustion in den ersten beiden Monaten nach der Amputation. Wenn die Schmerzen noch zwei Monate später persistieren, können sowohl Akupunktur als auch Moxibustion angewendet werden.

Externe Anwendung

Die äußerliche Anwendung von chinesischen Arzneien ermöglicht eine schnelle Absorption der Arzneien durch die Haut und eine lokale Wirkung, sie kann auf diese Art die viel langsamere Aufnahme durch den Verdauungstrakt, wie sie bei oraler Verabreichung gegeben ist, zu umgehen. Die Geschwindigkeit der Absorption von chinesischen Arzneien durch die Haut hängt von deren physikalischen und chemischen Eigenschaften, den eingesetzten Verarbeitungsmethoden und den Trägerstoffen ab.
Die Mehrzahl der Arzneien für äußere Anwendung ist aromatisch, es sind bewegliche Kräuter mit starken Eigenschaften und Geschmack oder Mineralien mit einer stark durchdringenden Kraft. Feuchtigkeit beseitigen und Kälte vertreiben, das Blut vitalisieren und Blut-Stase transformieren sind die am häufigs-

ten eingesetzten Behandlungsprinzipien, wobei Arzneien zum Tonisieren von Qi und Nähren von Blut weniger häufig eingesetzt werden.

Arzneien, die häufig in fertigen Zubereitungen verwendet werden

- *Chuan Wu** (Radix Aconiti Carmichaeli)
- *Cao Wu** (Radix Aconiti Kusnezoffii)
- *Xi Xin** (Herba cum Radice Asari)
- *Bing Pian* (Borneolum)
- *Bai Zhi* (Radix Angelicae Dahuricae)
- *Xue Jie* (Resina Draconis)
- *Ru Xiang* (Gummi Olibanum)
- *Mo Yao* (Myrrha)
- *Yan Hu Suo* (Rhizoma Corydalis Yanhusuo)
- *Sheng Tian Nan Xing* (Rhizoma Arisaematis Cruda)
- *Tao Ren* (Semen Persicae)
- *Hong Hua* (Flos Carthami Tinctorii)
- *Zhang Nao* (Camphora)
- *A Wei* (Asafoetida)
- *Ming Fan*‡ (Alumen)
- *Qing Dai* (Indigo Naturalis)
- *Ding Xiang* (Flos Caryophylli)
- *Chan Su*‡ (Venenum Bufonis)
- *Chuan Shan Jia*‡ (Squama Manitis Pentadactylae)
- *Ban Mao*‡ (Mylabris)
- *Wu Gong*‡ (Scolopendra Subspinipes)

Eine Vielzahl von Substanzen kann als Trägerstoff dienen, u. a. Wasser, Essig, Alkohol, Galle, Öle oder Fette, Honig, Glyzerin, Vaseline®, Glyzeringelatine, Sodium Carboxymethylcellulose, Polyäthylene, Äthylalkohol, Formaldehyd und Äthylaldehyde. Häufig verwendete, die Haut durchdringende Mittel sind auch Laurocapram (Azone®), Propylene Glycol, Harnstoff und Dimethylsulfoxid. Laurocapram ist eine häufige Wahl, da es geschmacksneutral und nicht-toxisch ist, sich leicht auflöst und schnell absorbiert wird.

Rezeptur für äußerliche Anwendungen nach persönlicher Erfahrung

Indikation: Leichte bis mäßige Schmerzen, Brustschmerz und Patienten, die keine starken Morphinderivate zu sich genommen haben.
Rezeptur: *Qu Tong Ling*
(Wirksames Mittel zur Schmerzbeseitigung[3])

- *Yan Hu Suo* (Rhizoma Corydalis Yanhusuo)
- *Dan Shen* (Radix Salviae Miltiorrhizae)
- *Wu Yao* (Radix Linderae Strychnifoliae)
- *Chong Lou* (Rhizoma Paridis)
- *Tu Bie Chong*‡ (Eupolyphaga seu Steleophaga)

Zubereitung: Man koche die Bestandteile im Verhältnis 4:4:4:4:1 so lange ab, bis sie eine pastenähnliche Konsistenz bilden. Man löse *Xue Jie* (Resina Draconis) und *Bing Pian* (Borneolum) in Alkohol auf und gebe die Lösung zur Paste in einem Verhältnis von 1:10. Schließlich werden 10 ml einer Trägersubstanz, Konservierungsmittel und Absorptionsmittel hinzugefügt, um eine Gesamtkonzentration von ungefähr 1 g/ml zu erreichen.
Für die Anwendung ist die schmerzhafte Region zu säubern, dann verteile man die Paste in einer 1 mm dicken Schicht und bedecke sie mit einer Plastikfolie, damit Kleidung und Bettzeug nicht verunreinigt werden. Man wechsle die Zubereitung einmal am Tag. Um allergische Reaktionen zu vermeiden oder zu reduzieren (Rötung und Jucken), füge man eine kleine Menge an Cetirizin (Benadryl®-Pulver) vor Auftragen der Paste auf und bedecke sie mit einem Stück Mull oder reduziere die Dosis von *Tu Bie Chong*‡ (Eupolyphaga seu Steleophaga) auf 1:6.
Kommentar: Wir haben diese Zubereitung auf Versuchsbasis viele Jahre lang an unserem Sino-Japanischen Freundschaftshospital in Beijing eingesetzt. Neben der erwiesenen Wirkung zur Schmerzlinderung weicht sie auch Hartes auf und zerteilt Tumoren. In den neunziger Jahren erfuhren 41 (30,6%) von 134 Patienten, die diese Behandlung erhielten, komplette Schmerzerleichterung, 63 (47,0%) teilweise Erleichterung und 30 (22,4%) keine Erleichterung. Obwohl die Zubereitung mit 79,2% im Vergleich zu 83,3% etwas weniger wirksam ist als Bucinnazinhydrochlorid (Bucinperazin), hält ihre Wirkung viel länger an; die durchschnittliche Dauer der Schmerzfreiheit war 6,42 Stunden im Vergleich zu 4,81 Stunden. Dieses ist eine ausgezeichnete Zubereitung für milde bis mäßige Schmerzen und Brustschmerzen und für Patienten, die keine starken Morphinderivate zu sich genommen haben; sie ist jedoch nicht sehr wirksam bei Schmerzen durch Knochentumoren während andauernder Strahlentherapie.

Weitere empirische Rezepturen zur äußerlichen Anwendung

1. Indikation: Kopfschmerzen infolge von zerebralen Tumoren.
Rezeptur: *Zhi Tong Tai Yang Dan* (Spezielle Zubereitung, um Taiyang-Schmerzen zu lindern[4])
Zubereitung: Man zermahle *Cong Bai* (Bulbus Allii Fistulosi) mit seiner Wurzel zu einem Brei and teile diesen in einen kleinen Kuchen auf mit gleichen Tei-

len von fein pulverisiertem *Tian Nan Xing* (Rhizoma Arisaematis) und *Chuan Xiong* (Rhizoma Ligustici Chuanxiong); dann trage dies auf die Schläfen auf. Die Anzahl der täglichen Anwendungen richtet sich nach der Stärke der Schmerzen, sollte aber nicht mehr als viermal täglich betragen.

2. Indikation: Brustschmerzen infolge von Pleuraerguss bei Krebspatienten.
Rezeptur: ***Zhi Tong Xiao Shui Fang***
(Rezeptur zur Linderung von Schmerzen und Verteilen von Wasser[5])

- *Yan Hu Suo* (Rhizoma Corydalis Yanhusuo) 40 g
- *Ru Xiang* (Gummi Olibanum) 20 g
- *Mo Yao* (Myrrha) 20 g
- *Yuan Hua* (Flos Daphnes Genkwa) 20 g
- *Tao Ren* (Semen Persicae) 20 g
- *Yi Yi Ren* (Semen Coicis Lachryma-jobi) 60 g

Zubereitung: Man koche die Bestandteile in 500 ml Wasser ab und reduziere dies zu einem Konzentrat von ungefähr 100 ml. Man füge 5 g *Bing Pian* (Borneol), gelöst in Alkohol, hinzu und trage alles auf die betroffene Stelle auf; die Anzahl der täglichen Anwendungen hängt von der Stärke der Schmerzen ab.

3. Indikation: Schmerzen aufgrund von ösophagealem Krebs oder Magenkrebs.
Zubereitung: Man löse 45 g *Bing Pian* (Borneol) in 500 ml 95% Alkohol auf, füge dann 10 g *Peng Sha*‡ (Borax) und 15 g *Ku Fan*‡ (Alumen Praeparatum) hinzu; vermische dies gut und lasse die Lösung so lange wie möglich stehen. Man reibe die schmerzhafte Stelle mehrmals täglich mit der Lösung ein, abhängig von der Stärke der Schmerzen.[6]

4. Indikation: Schmerzen in Leber, Gallengängen und Pankreaskrebs.
Rezeptur: ***Jia Wei Lei Ji Ye***
(Erweiterte vom-Blitz-erschlagen-Flüssigkeit[7])

- *Lei Gong Teng Gen Pi* (Cortex Radicis Tripterygii Wilfordi) 90 g
- *Bai Jie Zi* (Semen Sinapis Albae) 30 g
- *Chuan Shan Jia*‡ (Squama Manitis Pentadactylae) 30 g
- *Da Huang* (Radix et Rhizoma Rhei) 30 g
- *Rou Gui* (Cortex Cinnamomi Cassiae) 30 g
- *Wu Ling Zhi*‡ (Excrementum Trogopteri) 20 g
- *Zao Jiao Ci* (Spina Gleditsiae Sinensis) 20 g

Zubereitung: Man weiche die Bestandteile sieben Tage in 2 Liter Aceton ein und entsorge den Rückstand. Man füge 90 g *A Wei* (Asafoetida) hinzu und entsorge wiederum den Rückstand, wenn er sich vollständig aufgelöst hat. Dann füge man 10 g *Chan Su*‡ (Venenum Bufonis) und 100 g Nitrozellulose-Harz hinzu, bis der Harz sich vollständig aufgelöst hat. Man verteile mit einem Wattetupfer ein oder zwei Schichten der Lösung auf das betroffene Gebiet; die Lösung trocknet innerhalb von 2–5 Minuten und bildet einen Film; man entferne den Film vor der nächsten Anwendung. Die Anwendung erfolgt dreimal täglich oder wann immer der Schmerz auftritt.

5. Indikation: Starke Schmerzen in den oberen Gliedmaßen aufgrund einer Beteiligung des Plexus brachialis.
Rezeptur: ***Ru Mo Zhi Tong Ding***
(Gummi Olibanum- und Myrrha-Tinktur zur Schmerzlinderung[8])

- *Ru Xiang* (Gummi Olibanum) 15 g
- *Mo Yao* (Myrrha) 15 g
- *Song Xiang* (Resina Pini) 15 g
- *Xue Jie* (Resina Draconis) 5 g
- *Bing Pian* (Borneolum) 3 g

Zubereitung: Man zermahle die Bestandteile zu einem feinen Pulver und übergieße es mit Alkohol; dann wende man es in dem betroffenen Gebiet an, die Anzahl der Anwendung am Tag hängt von der Stärke der Schmerzen ab.

Vorsichtsmaßnahme für Zubereitungen:

- Nicht auf ulzerierten Stellen anwenden, um Schmerzen zu vermeiden. Man meide Gebiete, die zu Ulzeration neigen, um kanzerogene Ulzera zu verhindern.
- Einige Arzneien können allergische Hautreaktionen auslösen (Rötung, juckende Ausschläge, Schwellungen). *Wu Mei* (Fructus Pruni Mume) und *Cao Wu** (Radix Aconiti Kusnezoffii) können Ulzerationen auslösen; *Ban Mao*‡ (Mylabris) und *Xi Xin** (Herba cum Radice Asari) können die Haut reizen und Blasen erzeugen.
- Man vermeide die äußerliche Anwendung von Arzneien an Stellen, wo Tumoren geblutet haben. Hohe Dosen von *Tao Ren* (Semen Persicae), *Hong Hua* (Flos Carthami Tinctorii) und anderen Arzneien, die das Blut in der Lebergegend vitalisieren, können die Gefahr von Rupturen oder Blutungen bei Leberkrebs erhöhen.
- Wo große Mengen von Arzneien, die das Blut vitalisieren, äußerlich angewendet werden, kann es zu Koagulationsstörungen des Blutes und einer Verschlimmerung von Hämoptyse, Hämatochezie oder Hämorrhagie der unteren ösphagealen Vene

kommen. Daher sollten die Blutungszeit und die Blutkoagulation sorgfältig beobachtet werden.
- Da die Menge der Zubereitung, die vom Körper absorbiert wird, schwer zu kontrollieren ist, sollte das Anwendungsgebiet nicht zu groß sein. Systemische toxische Reaktionen können auftreten, wenn hohe Dosen der folgenden Arzneien in der Verordnung enthalten sind:
  - *Sheng Tian Nan Xing* (Rhizoma Arisaematis Cruda)
  - *Sheng Cao Wu** (Radix Aconiti Kusnezoffii Cruda)
  - *Xi Xin** (Herba cum Radice Asari)
  - *Sheng Ban Xia* (Rhizoma Pinelliae Ternatae Cruda)
  - *Ban Mao*‡ (Mylabris)

Inhalation: Inhalation ist eine weitere Methode der äußerlichen Anwendung. Die Arznei kann verbrannt werden, um Rauch zu erzeugen, oder gekocht werden, um den Dampf zu inhalieren. Diese Art der Anwendung ist hauptsächlich geeignet für Störungen des Kopfes, Nackens oder des Oberen Erwärmers.

Weitere empirische Rezeptur

Indikation: Kopfschmerzen aufgrund von zerebralen Tumoren.

Rezeptur: *Bing Er Tang*
(Dekokt aus Borneolum und Fr. Xanthii[9])

- *Bing Pian* (Borneolum) 20 g
- *Chuan Xiong* (Rhizoma Ligustici Chuanxiong) 20 g
- *Xi Xin** (Herba cum Radice Asari) 9 g
- *Bai Zhi* (Radix Angelicae Dahuricae) 12 g
- *Chao Cang Er Zi* (Fructus Xanthii Sibirici, pfannengerührt) 60 g
- *Yuan Zhi* (Radix Polygalae) 60 g
- *Shi Chang Pu* (Rhizoma Acori Graminei) 60 g
- *Tian Nan Xing* (Rhizoma Arisaematis) 80 g
- *Xia Ku Cao* (Spica Prunellae Vulgaris) 80 g

Zubereitung: Man weiche die Bestandteile 30 Minuten in 1 l Wasser ein, dann koche man sie 10 Minuten bei starker Hitze. Man filtere die Flüssigkeit in zwei kleine Tassen. Man stelle eine Tasse neben jede Kopfseite des liegenden Patienten, damit der Dampf auf natürliche Weise durch die Nase eingeatmet werden kann, oder verwende eine Aerosol-Inhalationsvorrichtung.

5.2 Fieber

Fieber ist ein häufiges systemisches Symptom bei Patienten mit malignen Tumoren. Im klinischen Alltag wird das Fieber in 40–50% dieser Fälle durch Infektionen verursacht (gewöhnlich sekundäre bakterielle oder virale Infektionen), während weitere 40% in direktem Zusammenhang mit den Auswirkungen des Krebses selbst stehen.

Maligne Tumoren neigen zu raschem Wachstum und führen zu einer komparativen Ischämie und Hypoxie des Tumorgewebes, was zu Gewebenekrose führt. Darüber hinaus kommt es durch Invasion von weißen Blutzellen in den Tumor zu einer Entzündungsreaktion, die zu geringgradigem Fieber führt; des Weiteren sondern maligne Tumorzellen antigene Substanzen ab, was zu einer immunologischen Reaktion mit Fieber führt.

Verschiedene Typen maligner Tumoren können diverse Fieber erzeugende Substanzen produzieren:

- Karzinoide sezernieren Serotonin (5-Hydroxytryptamin).
- Phäochromozytome geben hohe Mengen Katecholamine ab.
- Bei hepatozellulären Karzinomen kann Serum-α-Fetoprotein erhöht sein.
- Tumorzellen vieler verschiedener Krebsarten sondern ektopische Hormone ab.

5

Bestimmte synthetische Medikamente wie Dacarbazin (Deticene®), Etoposid und L-Asparaginase, Anti-Krebs-Antibiotika wie Mitomycin und Bleomycin, Medikamente zur Regulierung biologischer Reaktionen wie Interleukin-2 und Interferon, und Medikamente, die für Gentherapien eingesetzt werden wie der Gen-rekombinante Tumor-Nekrose-Faktor (rhTNF-NC), können selbst Fieber erzeugen.

Ungeachtet der Frage, ob das Fieber durch eine Infektion, durch den Tumor selbst oder die eingesetzten Tumortherapien verursacht wird, wird es den Zustand der Krankheit verschlimmern und den Patienten noch mehr leiden lassen. Es sollte daher wirksam und schnell behandelt werden.

Ätiologie und Pathologie

In der Chinesischen Medizin zählt Fieber bei Krebspatienten zu den Mustern „Fieber aufgrund von innerer Schädigung". Es wird durch Schwäche und Schädigung der Zang-Fu-Organe, von Qi und Blut oder durch eine Disharmonie von Yin und Yang verursacht. Das wichtigste klinische Symptom ist intermittierendes geringgradiges Fieber (oder in wenigen Fällen hohes Fieber), das zu einer bestimmten Tageszeit auftreten kann. Einige Patienten fühlen sich fiebrig oder verspüren Hitze in Brust, Handflächen und Fußsohlen, ohne dass ein tatsächlicher Anstieg der Körpertemperatur vorliegt.

Fieber durch Yin-Mangel

Tumoren im Spätstadium, z. B. Lungen- und Lebertumoren, erzeugen bei Fortschreiten der Krankheit eine konstitutionelle Schwäche; diese kann sich zu Hitze wandeln und Yin schädigen. Wenn Yin geschwächt ist, kann es Yang nicht kontrollieren, was zu einer Entstehung von Leere-Feuer im Innern führt. Die TCM betrachtet auch Strahlung als eine Form von pathogenem Hitze-Toxin, das leicht Yin schädigen, Qi verbrauchen und Körperflüssigkeiten verbrennen kann und oft zu einer Schädigung von Lungen-, Magen- und Nieren-Yin führt. Wenn Yin geschwächt ist, tritt Fieber auf.

Leere und Mangel an Qi und Blut

Maligne Tumoren, z. B. Magenkarzinom oder Ösophaguskarzinom, können zu einer Schwäche und Leere von Milz und Magen führen und zum Versagen der Transport- und Transformationsfunktion. Mangel an Ursprungs-Qi (Yuan-Qi) und das Fehlen der Quelle von Erzeugung und Transformation von Qi und Blut führt zu Schwäche und Leere von Qi und Blut sowie Absinken von Qi im Mittleren Erwärmer mit sich daraus entwickelndem Fieber.

Ansammlung und Verdampfung von Feuchte-Hitze

Tumoren von Leber, Gallengängen und Pankreas im Spätstadium können das Aus- und Ableiten von Leber und Gallenblase verhindern. Feuchtigkeit und Hitze reagieren miteinander und erzeugen Dampf in Leber und Gallenblase, und da diese nicht ausgeleitet werden können, entsteht daraus Fieber. Alternativ kann die Tumormasse im Dreifachen Erwärmer Blockierung und Stagnation erzeugen, so dass es zur fehlenden Transformation von Wasser und Feuchtigkeit kommt, die – wenn sie fortbesteht – sich in Hitze umwandelt.

Innere Blockierung von Blut-Stase

Ansammlung von Tumormasse im Innern blockiert den Fluss von Qi und Blut. Wenn Yang im Inneren eingeschlossen bleibt, tritt Fieber auf.

Yang-Qi-Mangel

Im Spätstadium onkologischer Erkrankungen sind sowohl Yin als auch Yang leer und erschöpft. Schwaches Yin weist Yang zurück und schwaches Yang geht in die Irre und führt zu Fieber.

Musteridentifizierung und therapeutische Prinzipien

Geeignete Behandlungen von Komplikationen durch Fieber bei Krebs sind abhängig von der korrekten Musteridentifizierung. Die Differenzierung des Status von Qi, Blut, Yin und Yang erlaubt die Identifikation der weiter unten erläuterten Muster.

Fieber durch Yin-Mangel

Wichtige Symptome und Zeichen

Undulierendes Fieber am Nachmittag oder in der Nacht, Hitzesensationen in Handflächen und Fußsohlen, Reizbarkeit, Palpitationen, Schlaflosigkeit, intensives Träumen, Nachtschweiß, Auszehrung, Trockenheit in Mund und Kehle, Obstipation und spärlicher rötlicher Urin. Der Zungenkörper ist rot und trocken mit wenig Belag oder fehlendem Belag; der Puls ist fadenförmig und schnell. Das Muster wird häufiger im Spätstadium von Lungen- oder Leberkrebs oder nach Strahlentherapie beobachtet.

Arzneitherapie

Therapeutisches Prinzip

Yin nähren und Hitze klären.

Leichtes Fieber

Rezeptur

***Qing Gu San Jia Jian* (Pulver, das die Knochen kühlt, mit Modifikationen)**

- *Yin Chai Hu* (Radix Stellariae Dichotomae) 10 g
- *Hu Huang Lian* (Rhizoma Picrorhizae Scrophulariiflorae) 10 g
- *Qin Jiao* (Radix Gentianae Macrophyllae) 10 g
- *Gui Ban** (Plastrum Testudinis) 30 g, 30 Minuten abgekocht vor Hinzufügen der übrigen Bestandteile
- *Di Gu Pi* (Cortex Lycii Radicis) 15 g
- *Qing Hao* (Herba Artemisiae Qhinghao) 10 g
- *Zhi Mu* (Rhizoma Anemarrhenae Asphodeloidis) 10 g
- *Gan Cao* (Radix Glycyrrhizae) 6 g

Erklärung

- *Yin Chai Hu* (Radix Stellariae Dichotomae), *Zhi Mu* (Rhizoma Anemarrhenae Asphodeloidis), *Hu Huang Lian* (Rhizoma Picrorhizae Scrophulariiflorae), *Di Gu Pi* (Cortex Lycii Radicis), *Qing Hao* (Herba Artemisiae Qhinghao) und *Qin Jiao* (Radix Gentianae Macrophyllae) klären und reduzieren Leere-Hitze.
- *Gui Ban** (Plastrum Testudinis) nährt Yin und unterdrückt Yang.
- *Gan Cao* (Radix Glycyrrhizae) reguliert und harmonisiert die Eigenschaften der übrigen Bestandteile.

Moderates Fieber

Rezeptur

***Qing Hao Bie Jia San He Qin Jiao Bie Jia San Jia Jian* (Hb. Artemisiae- und Plastrum Testudinis-Pulver, kombiniert mit Rx. Gentinae Macrophyllae- und Plastrum Testudinis-Pulver, mit Modifikationen)**

- *Qing Hao* (Herba Artemisiae Qhinghao) 10 g
- *Gui Ban** (Plastrum Testudinis) 30 g, 30 Minuten abgekocht vor Hinzufügen der übrigen Bestandteile
- *Sheng Di Huang* (Radix Rehmanniae Glutinosae) 15 g
- *Zhi Mu* (Rhizoma Anemarrhenae Asphodeloidis) 10 g
- *Mu Dan Pi* (Cortex Moutan Radicis) 10 g
- *Di Gu Pi* (Cortex Lycii Radicis) 10 g
- *Chai Hu* (Radix Bupleuri) 10 g
- *Qin Jiao* (Radix Gentianae Macrophyllae) 10 g
- *Dang Gui* (Radix Angelicae Sinensis) 10 g

Erklärung

- *Qing Hao* (Herba Artemisiae Qhinghao) belüftet mit seinem aromatischen Charakter die Netzgefäße, um so pathogene Hitze aus der Shaoyang-Leitbahn auszuleiten.

- *Gui Ban** (Plastrum Testudinis) nährt Yin und vermindert Fieber.
- *Zhi Mu* (Rhizoma Anemarrhenae Asphodeloidis) und *Dang Gui* (Radix Angelicae Sinensis) kultivieren die Wurzel, um so Leere und Schwäche durch Klären von Hitze, Nähren von Yin und Nähren und Harmonisieren des Blutes zu behandeln
- *Qin Jiao* (Radix Gentianae Macrophyllae) vertreibt Wind und klärt Hitze.
- *Di Gu Pi* (Cortex Lycii Radicis) und *Chai Hu* (Radix Bupleuri) klären Leere-Hitze.
- *Sheng Di Huang* (Radix Rehmanniae Glutinosae) und *Mu Dan Pi* (Cortex Moutan Radicis) klären Hitze und kühlen das Blut.

Hohes Fieber

Rezeptur

***Zhi Bai Di Huang Wan He Da Bu Yin Wan Jia Jian* (Rx.-Anemarrhenae-Asphodeloidis-, Cx.-Phellodendri- und Rx.-Rehmanniae-Glutinosae-Conquitae-Pille kombiniert mit großer Yin-Tonisierungs-Pille, mit Modifikationen)**

- *Zhi Mu* (Rhizoma Anemarrhenae Asphodeloidis) 10 g
- *Huang Bai* (Cortex Phellodendri) 10 g
- *Shu Di Huang* (Radix Rehmanniae Glutinosae Conquita) 10 g
- *Shan Zhu Yu* (Fructus Corni Officinalis) 10 g
- *Shan Yao* (Rhizoma Dioscoreae Oppositae) 30 g
- *Ze Xie* (Rhizoma Alismatis Orientalis) 15 g
- *Fu Ling* (Sclerotium Poriae Cocos) 15 g
- *Mu Dan Pi* (Cortex Moutan Radicis) 10 g
- *Gui Ban** (Plastrum Testudinis) 30 g, 30 Minuten abgekocht vor Hinzufügen der übrigen Bestandteile

Erklärung

- *Shan Zhu Yu* (Fructus Corni Officinalis) und *Shan Yao* (Rhizoma Dioscoreae Oppositae) nähren und tonisieren Nieren-Yin, um so die Wurzel zu behandeln.
- *Mu Dan Pi* (Cortex Moutan Radicis), *Fu Ling* (Sclerotium Poriae Cocos) und *Ze Xie* (Rhizoma Alismatis Orientalis) leiten Feuchtigkeit aus und beseitigen Feuer, um die Symptome zu behandeln.
- *Huang Bai* (Cortex Phellodendri) und *Zhi Mu* (Rhizoma Anemarrhenae Asphodeloidis) klären Hitze und leiten Feuer nach unten aus.
- *Shu Di Huang* (Radix Rehmanniae Glutinosae Conquita) und *Gui Ban** (Plastrum Testudinis) nähren und tonisieren besonders das Wahre Yin und stärken das Wasser, um das Feuer zurückzuhalten, und kultivieren so die Wurzel.

Anmerkungen

1. Viele der Arzneien, die für das Hauptbehandlungsprinzip „das Yin nähren und Hitze klären" Verwendung finden, sind klebend und schmierig, kühl oder kalt. Daher kann es notwendig sein, die Rezeptur zu modifizieren durch Einbeziehen von Arzneien, die Qi bewegen und den Magen schützen wie 15 g *Mu Xiang** (Radix Aucklandiae Lappae),15 g *Zhi Ke* (Fructus Citri Aurantii) und 20 g *Shen Qu* (Massa Fermentata).
2. Zusätzlich sollte das Prinzip „Yin nähren und Qi vermehren, Körperflüssigkeiten erzeugen und Trockenheit befeuchten, Milz und Magen regulieren" in Betracht gezogen werden, indem Arzneien wie 15 g *Tai Zi Shen* (Radix Pseudostellariae Heterophyllae), 20 g *Mai Men Dong* (Radix Ophiopogonis Japonici) und 15 g *Fu Ling* (Sclerotium Poriae Cocos) hinzugenommen werden.

Akupunktur

Therapeutisches Prinzip

Yin nähren und Hitze klären, das Herz und den Geist beruhigen.

Punkte

Du 14 Dazhui, Dü 3 Houxi, He 6 Yinxi, Ni 3 Taixi, Mi 6 Sanyinjiao, Pe 6 Neiguan, Ni 7 Fuliu, Bl 15 Xinshu und Bl 17 Geshu.

Technik

Man verwende filiforme Nadeln und die ausgleichende Technik. Man belasse die Nadeln für 20–30 Minuten vor Ort.

Erklärung

- Du 14 Dazhui klärt Leere-Hitze und Fülle-Hitze und ist ein wichtiger Punkt zur Verminderung generalisierten Fiebers. Die Kombination von Du 14 Dazhui mit Dü 3 Houxi und He 6 Yinxi verstärkt die Leere-Hitze klärende Wirkung.
- Ni 3 Taixi, Mi 6 Sanyinjiao und Ni 7 Fuliu nähren und tonisieren Milz- und Nieren-Yin, um Yin zu nähren und Hitze zu klären.
- Bl 15 Xinshu, Bl 17 Geshu und Pe 6 Neiguan beruhigen das Herz und den Geist, um Palpitationen und Schlaflosigkeit zu behandeln.

Fieber durch Blut-Mangel

Wichtige Symptome und Zeichen

Hitzesensationen in Brust, Handflächen und Fußsohlen, Fieber von unterschiedlicher Intensität, das sich durch Irritationen und Anstrengung verschlechtert, eine glanzlose Gesichtsfarbe mit zeitweiser Rötung während der Fieberschübe, blasse Nägel, geistige und körperliche Müdigkeit, Appetitmangel, wenig Neigung zu sprechen, Palpitationen, Schwindel und verschwommenes Sehen. Der Zungenkörper ist blass mit einem dünnen weißen Belag; der Puls ist fadenförmig und schwach oder leer und kraftlos. Dieses Muster kann bei allen Krebsarten in mittleren und späten Stadien beobachtet werden.

Arzneitherapie

Therapeutisches Prinzip

Das Blut nähren und Hitze klären.

Rezeptur

***Gui Pi Tang* (Dekokt, das die Milz wiederherstellt)**

- *Ren Shen* (Radix Ginseng) 10 g, mindestens 60 Minuten separat abgekocht und dem fertigen Dekokt hinzugefügt
- *Huang Qi* (Radix Astragali seu Hedysari) 15 g
- *Dang Gui* (Radix Angelicae Sinensis) 10 g
- *Bai Zhu* (Rhizoma Atractylodis Macrocephalae) 15 g
- *Fu Shen* (Sclerotium Poriae Cocos cum Ligno Hospite) 15 g
- *Zhi Gan Cao* (Radix Glycyrrhizae, unter Rühren kurz angebraten mit Honig) 10 g
- *Long Yan Rou* (Arillus Euphoriae Longanae) 15 g
- *Suan Zao Ren* (Semen Ziziphi Spinosae) 30 g
- *Yuan Zhi* (Radix Polygalae) 3 g
- *Mu Xiang** (Radix Aucklandiae Lappae) 6 g
- *Sheng Jiang* (Rhizoma Zingiberis Officinalis Recens) 6 g
- *Da Zao* (Fructus Ziziphi Jujubae) 15 g

Erklärung

- *Ren Shen* (Radix Ginseng), *Huang Qi* (Radix Astragali seu Hedysari), *Bai Zhu* (Rhizoma Atractylodis Macrocephalae), *Da Zao* (Fructus Ziziphi Jujubae) und *Zhi Gan Cao* (Radix Glycyrrhizae, unter Rühren kurz angebraten) vermehren Qi und stärken die Milz.
- *Dang Gui* (Radix Angelicae Sinensis) und *Long Yan Rou* (Arillus Euphoriae Longanae) tonisieren und nähren das Blut.
- *Suan Zao Ren* (Semen Ziziphi Spinosae), *Yuan Zhi* (Radix Polygalae) und *Fu Shen* (Sclerotium Poriae Cocos cum Ligno Hospite) nähren das Herz und beruhigen den Geist.
- *Mu Xiang* (Radix Aucklandiae Lappae) und *Sheng Jiang* (Rhizoma Zingiberis Officinalis Recens) stärken die Milz und regulieren Qi, um zu tonisieren, ohne Stagnation hervorzurufen.
- Diese Kombination bewirkt eine Klärung der Hitze, indem sie Herz und Milz ergänzt und tonisiert, Qi vermehrt und Blut erzeugt.

Alternative Rezeptur bei leichtem Fieber

***Si Wu Tang* (Vier-Arzneien-Dekokt)**

- *Dang Gui* (Radix Angelicae Sinensis) 10 g
- *Shu Di Huang* (Radix Rehmanniae Glutinosae Conquita) 10 g
- *Chuan Xiong* (Rhizoma Ligustici Chuanxiong) 3 g
- *Bai Shao* (Radix Paeoniae Lactiflorae) 15 g

Alternative Rezeptur bei moderatem Fieber

***Dang Gui Bu Xue Tang* (Rx. Angelicae Sinensis-Dekokt zur Tonisierung des Blutes)**

- *Huang Qi* (Radix Astragali seu Hedysari) 30 g
- *Dang Gui* (Radix Angelicae Sinensis) 10 g

Alternative Rezeptur bei hohem Fieber

***Sheng Yu Tang* (Dekokt, das wie ein Weiser heilt)**

- *Huang Qi* (Radix Astragali seu Hedysari) 15 g
- *Ren Shen* (Radix Ginseng) 10 g, mindestens 60 Minuten separat abgekocht und dem fertigen Dekokt hinzugefügt
- *Dang Gui* (Radix Angelicae Sinensis) 10 g
- *Shu Di Huang* (Radix Rehmanniae Glutinosae Conquita) 10 g
- *Bai Shao* (Radix Paeoniae Lactiflorae) 15 g
- *Chuan Xiong* (Rhizoma Ligustici Chuanxiong) 6 g

Anmerkung

Diese Rezepturen basieren auf Arzneien zur Vermehrung von Qi und Tonisieren des Blutes. Andere Arzneien, die das Yin anreichern und das Blut nähren wie 10 g *Sheng Di Huang* (Radix Rehmanniae Glutinosae), 10 g *Gou Qi Zi* (Fructus Lycii), 10 g *Nü Zhen Zi* (Fructus Ligustri Lucidi) und 10 g *Han Lian Cao* (Herba Ecliptae Prostratae), können hinzugefügt werden, um die Wirkung des Nährens von Blut und des Klärens von Hitze zu steigern.

Akupunktur

Therapeutisches Prinzip

Das Blut nähren und Hitze klären.

Punkte

Bl 20 Pishu, Le 13 Zhangmen, Ma 36 Zusanli, Bl 17 Geshu, Bl 43 Gaohuang, Mi 6 Sanyinjiao und Mi 10 Xuehai.

Technik

Man verwende filiforme Nadeln und die ausgleichende Technik. Man belasse die Nadeln für 20–30 Minuten vor Ort.

Erklärung

Die Kombination von Bl 20 Pishu und Le 13 Zhangmen, den Rücken-*shu-* und Alarm-*mu*-Punkten der Milz mit Mi 6 Sanyinjiao und Ma 36 Zusanli stärkt die Milz und vermehrt Qi, um die Quelle der Erzeugung und Transformation von Qi und Blut zu nähren.

- Bl 17 Geshu, der Treff-*hui*-Punkt des Blutes und Mi 10 Xuehai nähren das Blut, um Hitze zu klären.
- Bl 43 Gaohuang, ein wichtiger Punkt zur Behandlung von Schäden aufgrund von Schwäche-Einstufung, tonisiert und nährt das Blut.

5

Fieber durch Qi-Mangel

Wichtige Symptome und Zeichen

Fieber, von mild bis schwer variierend, oft in Form von undulierendem Fieber am Morgen, das sich nachmittags abschwächt, Fieber, das sich durch Wärme bessert und durch Anstrengung verschlimmert, spontanes Schwitzen, geistige Müdigkeit, Kurzatmigkeit und wenig Neigung zu sprechen, Schwindel und Kraftlosigkeit, Somnolenz, eine bleiche Gesichtsfarbe, reduzierte Nahrungsaufnahme und weiche Stühle. Der Zungenkörper ist blass mit einem dünnen weißen Belag; der Puls ist leer und schwach. Diese Muster kann bei allen Tumorarten in mittleren und späten Stadien beobachtet werden.

Arzneitherapie

Therapeutisches Prinzip

Qi vermehren und Hitze klären.

Rezeptur

Bu Zhong Yi Qi Tang
(Dekokt, das die Mitte tonisiert und Qi vermehrt)

- *Ren Shen* (Radix Ginseng) 10 g, mindestens 60 Minuten separat abgekocht und dem fertigen Dekokt hinzugefügt
- *Huang Qi* (Radix Astragali seu Hedysari) 15 g
- *Bai Zhu* (Rhizoma Atractylodis Macrocephalae) 15 g
- *Gan Cao* (Radix Glycyrrhizae) 6 g
- *Dang Gui* (Radix Angelicae Sinensis) 10 g
- *Chen Pi* (Pericarpium Citri Reticulatae) 6 g
- *Sheng Ma* (Rhizoma Cimicifugae) 6 g
- *Chai Hu* (Radix Bupleuri) 6 g

Erklärung

- *Ren Shen* (Radix Ginseng), *Huang Qi* (Radix Astragali seu Hedysari), *Bai Zhu* (Rhizoma Atractylodis Macrocephalae) und *Gan Cao* (Radix Glycyrrhizae) beseitigen Hitze mit Wärme und Süße, vermehren Qi und stärken die Milz.
- *Dang Gui* (Radix Angelicae Sinensis) nährt und vitalisiert das Blut.
- *Chen Pi* (Pericarpium Citri Reticulatae) reguliert Qi und harmonisiert den Magen.
- *Sheng Ma* (Rhizoma Cimicifugae) und *Chai Hu* (Radix Bupleuri) heben klares Yang nach oben und bewegen pathogene Hitze.
- Diese Kombination hebt Milz- und Magen-Yang und beseitigt Hitze mit Wärme und Süße.

Modifikationen

1. Bei Qi-Mangel und spontanem Schwitzen füge man 30 g *Mu Li*‡ (Concha Ostreae) und 60 g *Fu Xiao Mai* (Fructus Tritici Aestivi Levis) hinzu, um die Oberfläche zu konsolidieren und Schwitzen zu stoppen.
2. Bei Beklemmung in der Brust und fokaler Aufblähung im Magen füge man je 10 g *Cang Zhu* (Rhizoma Atractylodis), *Hou Po* (Cortex Magnoliae Officinalis) und *Huo Xiang* (Herba Agastaches seu Pogostemi) hinzu, um die Milz zu stärken und Feuchtigkeit zu trocknen.

Alternative Rezeptur bei leichtem Fieber
***Si Jun Zi Tang* (Dekokt der vier Edlen)**

- *Ren Shen* (Radix Ginseng) 10 g, mindestens 60 Minuten separat abgekocht und dem fertigen Dekokt hinzugefügt
- *Fu Ling* (Sclerotium Poriae Cocos) 15 g
- *Bai Zhu* (Rhizoma Atractylodis Macrocephalae) 15 g
- *Gan Cao* (Radix Glycyrrhizae) 6 g

Si Jun Zi Tang (Dekokt der vier Edlen) eignet sich zum Stärken der Milz und Vermehren von Qi in Fällen leichten Fiebers. Wenn das Milz-Qi ausreichend ist, wird sich innere Hitze spontan zerstreuen.

Alternative Rezeptur bei moderatem Fieber
***Qi Xu Chai Hu Tang* (Qi-Schwäche-Bupleurum-Dekokt)**

- *Ren Shen* (Radix Ginseng) 10 g, mindestens 60 Minuten separat abgekocht und dem fertigen Dekokt hinzugefügt
- *Huang Qi* (Radix Astragali seu Hedysari) 15 g
- *Gan Cao* (Radix Glycyrrhizae) 6 g
- *Shi Hu** (Herba Dendrobii) 10 g
- *Chai Hu* (Radix Bupleuri) 10 g
- *Huang Qin* (Radix Scutellariae Baicalensis) 10 g
- *Chen Pi* (Pericarpium Citri Reticulatae) 6 g
- *Di Gu Pi* (Cortex Lycii Radicis) 15 g

Akupunktur

Therapeutisches Prinzip

Qi vermehren und Hitze klären.

Punkte

Ma 36 Zusanli, Ren 4 Guanyuan, Du 6 Qihai, Bl 20 Pishu, Bl 23 Shenshu, Ren 17 Danzhong, Bl 43 Gaohuang und Du 14 Dazhui.

Technik

Man verwende filiforme Nadeln und die ausgleichende Technik. Man belasse die Nadeln für 20–30 Minuten in den Punkten. Moxibustion kann an den Punkten Ren 4 Guanyuan und Ma 36 Zusanli zusätzlich eingesetzt werden.

Erklärung

- Du 14 Dazhui erweckt Yang-Qi, um Leere-Hitze zu klären.
- Die Kombination von Ren 17 Danzhong, dem Treff-*hui*-Punkt von Qi, mit Ren 6 Qihai reguliert und tonisiert Qi.
- Bl 20 Pishu und Ma 36 Zusanli stärken die Milz und tonisieren Qi.
- Bl 23 Shenshu und Ren 4 Guanyuan kultivieren und tonisieren das Ursprungs-Qi (Yuan Qi) und fördern die wechselseitige Erzeugung von pränatalem und postnatalem Qi (Qi des Früheren und Späteren Himmels).
- Bl 43 Gaohuang, ein wichtiger Punkt, um Schäden aufgrund von Mangel-Einstufung zu behandeln, tonisiert und vermehrt Qi.

Ansammlung und Verdampfung von Feuchte-Hitze

Wichtige Symptome

Leichtes Fieber und Schwitzen am Nachmittag, Reizbarkeit, Jähzorn, häufiges Stöhnen, trockener Mund ohne das Bedürfnis etwas zu trinken, Gelbfärbung von Haut und Augen (Ikterus), dumpfer Schmerz im Hypochondrium, abdominale Spannung und Völle, Übelkeit, reduzierte Nahrungsaufnahme, trockene Stühle und rötlicher Urin. Der Zungenkörper ist dunkelrot mit einem dünnen, gelben und schmierigen Belag oder mit wenig Belag; der Puls ist drahtig und schlüpfrig, oder schlüpfrig und schnell. Dieses Muster kann bei primären Tumorerkrankungen von Leber, Gallengängen und Pankreas sowie bei Tumorerkankungen, die in die Leber metastasieren, beobachtet werden.

Arzneitherapie

Therapeutisches Prinzip

Hitze klären und die Bewegung von Feuchtigkeit fördern.

Rezeptur

***Jia Wei Xiao Yao San He Yin Chen Hao Tang Jia Jian* (Umherstreifen-Erweitertes Pulver kombiniert mit Hb. Artemisiae Yinchenha-Dekokt)**

- *Mu Dan Pi* (Cortex Moutan Radicis) 10 g
- *Zhi Zi* (Fructus Gardeniae Jasminoidis) 10 g
- *Da Huang* (Radix et Rhizoma Rhei) 10 g, 10 Minuten vor Ende des Kochvorgangs hinzugefügt
- *Bai Shao* (Radix Paeoniae Lactiflorae) 10 g
- *Huang Qin* (Radix Scutellariae Baicalensis) 10 g
- *Long Dan Cao* (Radix Gentianae Scabrae) 6 g
- *Chai Hu* (Radix Bupleuri) 10 g
- *Sheng Di Huang* (Radix Rehmanniae Glutinosae) 10 g
- *Yin Chen Hao* (Herba Artemisiae Scopariae) 30 g
- *Fu Ling* (Sclerotium Poriae Cocos) 10 g

Erklärung

- *Mu Dan Pi* (Cortex Moutan Radicis), *Zhi Zi* (Fructus Gardeniae Jasminoidis), *Da Huang* (Radix et Rhizoma Rhei), *Huang Qin* (Radix Scutellariae Baicalensis) und *Long Dan Cao* (Radix Gentianae Scabrae) klären Hitze und kühlen das Blut.

- *Yin Chen Hao* (Herba Artemisiae Scopariae) und *Sheng Di Huang* (Radix Rehmanniae Glutinosae) klären Hitze und beseitigen Feuchtigkeit.
- *Bai Shao* (Radix Paeoniae Lactiflorae) harmonisiert den Mittleren Erwärmer und löst Spannungen.
- *Fu Ling* (Sclerotium Poriae Cocos) stärkt die Milz und fördert die Bewegung von Feuchtigkeit.
- *Chai Hu* (Radix Bupleuri) leitet die Leber aus und wirkt sich positiv auf die Gallenblase aus.

Modifikationen

1. Bei starkem Fieber füge man 30 g *Shi Gao*‡ (Gypsum Fibrosum) hinzu.
2. Bei Harnverhalt füge man 30 g *Hua Shi*‡ (Talcum) 30 g und 6 g *Tong Cao* (Medulla Tetrapanacis Papyriferi) hinzu, um das Wasserlassen zu fördern und vom Lin-Syndrom zu befreien.

Akupunktur

Therapeutisches Prinzip

Hitze klären und die Bewegung von Feuchtigkeit fördern.

Punkte

Bl 18 Ganshu, Bl 20 Pishu, Bl 19 Danshu, Bl 21 Weishu, Mi 9 Yinlingquan, Gb 40 Qiuxu, 3E 6 Zhigou, Du 12 Zhongwan und Pe 6 Neiguan.

Technik

Man verwende filiforme Nadeln und die ableitende Technik. Man belasse die Nadeln für 20–30 Minuten vor Ort.

Erklärung

- Bl 18 Ganshu, Bl 19 Danshu, Bl 20 Pishu und Bl 21 Weishu regulieren die funktionalen Aktivitäten von Qi in Milz, Magen, Leber und Gallenblase, klären Hitze und fördern die Bewegung von Feuchtigkeit, um den Ikterus zu vermindern.
- Mi 9 Yinlingquan ist ein wichtiger Punkt, um die Bewegung von Feuchtigkeit im ganzen Körper zu fördern.
- 3E 6 Zhigou reguliert die funktionalen Aktivitäten von Qi im Dreifachen Erwärmer.
- Die Kombination von Du 12 Zhongwan, dem Treff-*hui*-Punkt der Fu-Organe, mit Pe 6 Neiguan bewegt Qi, harmonisiert den Magen und lockert die Brust, um abdominale Spannungen zu verteilen.
- Gb 40 Qiuxu, der Ursprungs-*yuan*-Punkt der Gallenblasen-Leitbahn, klärt Hitze und fördert die Bewegung von Feuchtigkeit in Leber und Gallenblase.

Fieber durch Yang-Mangel

Wichtige Symptome und Zeichen

Fieber mit dem Bedürfnis nach mehr Kleidung oder Decken, rote Gesichtsfarbe wie bei leichter Trunkenheit oder leichte Rötung der Wangen ohne bestimmte Lokalisation begleitet von brennenden Hitzesensationen in Kopf, Gesicht, Brust und Abdomen, Reizbarkeit und Ruhelosigkeit, Abneigung gegen Wind und Kälte, Durst mit Trinkbedürfnis, aber der Unfähigkeit zu schlucken, als heiß empfundene Haut, die sich bei Palpation aber nicht heiß anfühlt bzw. keine Angst vor Kälte auslöst, geistige und körperliche Müdigkeit, Schmerzen im unteren Rücken oder in den Knien. Der Zungenkörper ist blass und vergrößert mit Zahneindrücken und einem grauen, feuchten Belag; der Puls ist tief und fadenförmig oder gleitend, groß und kraftlos. Dieses Muster kann bei allen Tumorarten im Spätstadium beobachtet werden.

Arzneitherapie

Therapeutisches Prinzip

Yang Qi wärmen und tonisieren, um das Feuer zu seiner Quelle zurückzubringen.

Rezeptur

***Gui Fu Ba Wei Wan* (Acht-Bestandteile-Pille mit Ra. Cinnemomi und Rx. Lateralis Aconiti)**

- *Gui Zhi* (Ramulus Cinnamomi Cassiae) 10 g
- *Fu Zi** (Radix Lateralis Aconiti Carmichaeli) 10 g, 30–60 Minuten abgekocht vor Hinzufügen der übrigen Bestandteile
- *Shu Di Huang* (Radix Rehmanniae Glutinosae Conquita) 10 g
- *Shan Yao* (Rhizoma Dioscoreae Oppositae) 30 g
- *Shan Zhu Yu* (Fructus Corni Officinalis) 10 g
- *Ze Xie* (Rhizoma Alismatis Orientalis) 10 g
- *Fu Ling* (Sclerotium Poriae Cocos) 15 g
- *Mu Dan Pi* (Cortex Moutan Radicis) 10 g

Erklärung

- *Gui Zhi* (Ramulus Cinnamomi Cassiae) und *Fu Zi** (Radix Lateralis Aconiti Carmichaeli Praeparata) wärmen und tonisieren Yang Qi.

5

- *Shan Zhu Yu* (Fructus Corni Officinalis) und *Shu Di Huang* (Radix Rehmanniae Glutinosae Conquita) tonisieren und nähren Leber und Nieren.
- *Shan Yao* (Rhizoma Dioscoreae Oppositae) und *Fu Ling* (Sclerotium Poriae Cocos) tonisieren die Nieren und stärken die Milz.
- *Ze Xie* (Rhizoma Alismatis Orientalis) und *Mu Dan Pi* (Cortex Moutan Radicis) klären und leiten Leber und Nieren aus.

Anmerkung

*Fu Zi** (Radix Lateralis Aconiti Carmichaeli Praeparata) kann durch 10 g *Fu Pen Zi* (Fructus Rubi Chingii) ersetzt werden.

Alternative Rezeptur bei leichtem Fieber

Bao Yuan Tang
(Dekokt, das die Grundlage [Quelle] erhält)

- *Ren Shen* (Radix Ginseng) 10 g, mindestens 60 Minuten separat abgekocht und dem fertigen Dekokt hinzugefügt
- *Huang Qi* (Radix Astragali seu Hedysari) 15 g
- *Rou Gui* (Cortex Cinnamomi Cassiae) 3 g, 5 Minuten vor Ende des Kochvorganges hinzugefügt
- *Gan Cao* (Radix Glycyrrhizae) 6 g

Alternative Rezeptur bei moderatem Fieber

Xiao Jian Zhong Tang
(Kleineres Dekokt, das die Mitte aufbaut)

- *Gui Zhi* (Ramulus Cinnamomi Cassiae) 10 g
- *Bai Shao* (Radix Paeoniae Lactiflorae) 10 g
- *Zhi Gan Cao* (Radix Glycyrrhizae, unter Rühren kurz angebraten mit Honig) 6 g
- *Sheng Jiang* (Rhizoma Zingiberis Officinalis Recens) 3 g
- *Da Zao* (Fructus Ziziphi Jujubae) 15 g
- *Yi Tang* (Saccharum Granorum) 10 g

Anmerkungen

1. Die Arzneien der Rezeptur für dieses Muster sind hauptsächlich heiß und werden eingesetzt, um Hitze durch Hitze zu behandeln, so dass das Feuer zu seiner Quelle zurückfindet, und um Yang zu wärmen, damit das Fieber sich vermindert.
2. Diese Arzneien werden nicht empfohlen zum Einsatz bei Fülle-Mustern oder Fieber mit Symptomen wie hoher Temperatur, Reizbarkeit, Durst, starkem Schwitzen und einem brandenden und großen Puls.

Akupunktur

Die Punkteauswahl ist die gleiche wie bei Fieber durch Qi-Mangel. Moxibustion sollte an den Punkten nach der Akupunktur eingesetzt werden, um Yang zu wärmen und Fieber zu vermindern.

Innere Blockierung durch Blut-Stase

Wichtige Symptome und Zeichen

Fieber am Nachmittag oder in der Nacht, oder eine subjektive lokale Hitzesensation, Trockenheit von Mund und Kehle ohne das Bedürfnis nach Getränken, Schmerzen oder Verklumpungen in einer fixierten Lokalisation am Rumpf oder den Gliedmaßen, trockene und schuppige Haut und eine fahl-gelbe oder matt-schwarze Gesichtsfarbe. Der Zungenkörper ist dunkel-livide, möglicherweise mit Stasepunkten oder -zeichen; der Puls ist rau. Dieses Muster wird bei Leberkrebs im Endstadium beobachtet.

Arzneitherapie

Therapeutisches Prinzip

Das Blut vitalisieren und Blut-Stase transformieren.

Rezeptur

Xue Fu Zhu Yu Tang Jia Jian
(Dekokt, das Stasen aus dem Haus des Blutes treibt, mit Modifikationen)

- *Dang Gui* (Radix Angelicae Sinensis) 10 g
- *Sheng Di Huang* (Radix Rehmanniae Glutinosae) 15 g
- *Tao Ren* (Semen Persicae) 10 g
- *Hong Hua* (Flos Carthami Tinctorii) 10 g
- *Chi Shao* (Radix Paeoniae Rubrae) 10 g
- *Zhi Ke* (Fructus Citri Aurantii) 10 g
- *Gan Cao* (Radix Glycyrrhizae) 6 g
- *Chai Hu* (Radix Bupleuri) 10 g
- *Chuan Xiong* (Rhizoma Ligustici Chuanxiong) 6 g
- *Jie Geng* (Radix Platycodi Grandiflori) 10 g
- *Chuan Niu Xi* (Radix Cyathulae Officinalis) 15 g

Erklärung

- *Chuan Xiong* (Rhizoma Ligustici Chuanxiong), *Tao Ren* (Radix Rehmanniae Glutinosae), *Hong Hua* (Flos Carthami Tinctorii), *Chi Shao* (Radix Paeoniae Rubrae) und *Chuan Niu Xi* (Radix Cyathulae Officinalis) vitalisieren das Blut und zerteilen Blut-Stase.

- *Dang Gui* (Radix Angelicae Sinensis) und *Sheng Di Huang* (Radix Rehmanniae Glutinosae) reichern Yin an und nähren das Blut.
- *Jie Geng* (Radix Platycodi Grandiflori) führt die übrigen Bestandteile nach oben.
- *Zhi Ke* (Fructus Citri Aurantii) und *Chai Hu* (Radix Bupleuri) leiten die Leber aus und regulieren Qi.
- *Gan Cao* (Radix Glycyrrhizae) harmonisiert die Eigenschaften der anderen Bestandteile.
- Ist die Blut-Stase einmal aufgelöst und beseitigt, wird sich das Fieber klären.

Modifikation

Bei starkem Fieber füge man 10 g *Bai Wei* (Radix Cynanchi Atrati) und 10 g *Mu Dan Pi* (Cortex Moutan Radicis) hinzu, um Hitze zu klären und das Blut zu kühlen.

Akupunktur

Therapeutisches Prinzip

Das Blut vitalisieren und Blut-Stase transformieren.

Punkte

Du 14 Dazhui, Bl 17 Geshu, Mi 6 Sanyinjiao, Mi 10 Xuehai, Bl 18 Ganshu, Di 4 Hegu und Le 3 Taichong.

Technik

Man verwende filiforme Nadeln und die ableitende Methode. Man belasse die Nadeln für 20–30 Minuten vor Ort.

Erklärung

- Du 14 Dazhui ist ein wichtiger Punkt, um Leere-Hitze zu klären.
- Bl 17 Geshu, Mi 6 Sanyinjiao und Mi 10 Xuehai vitalisieren das Blut und transformieren Blut-Stase, um Hitze zu klären.
- Bl 18 Ganshu leitet die Leber aus und reguliert Qi. Man wende die ableitende Methode an bei Di 4 Hegu und Le 3 Taichong, den *siguan*-(Vier-Tore-) Punkten, die Qi bewegen und Blut vitalisieren.

Zusätzliche Behandlungsmethoden

Neben den oben erörterten Behandlungen auf der Basis der Musteridentifizierung können Fieberkomplikationen bei Tumoren auch nach dem Prinzip „die Wurzel suchen, um die Krankheit zu behandeln und den Krankheitsschwerpunkt zu kontrollieren" behandelt werden. In den meisten Fällen können die Wurzel und die Manifestationen gleichzeitig behandelt werden. Innerhalb der übergreifenden Strategie der Musteridentifizierung können verschiedene Arzneien mit bekannter Krebs hemmender Wirkung hinzugenommen werden, um verschiedene Krebsarten zu behandeln:

- Bei Fieber mit Tumoren im Magen-Darm-Trakt füge man je 10 g *Teng Li Gen* (Radix Actinidiae Chinensis), *Hu Zhang* (Radix et Rhizoma Polygoni Cuspidati) und *She Mei* (Herba Duchesneae) hinzu.
- Bei Fieber mit Lebertumoren füge man je 10 g *Teng Li Gen* (Radix Actinidiae Chinensis), *Mao Zhao Cao* (Tuber Ranunculi Ternati), *Long Kui* (Herba Solani Nigri) und *Chuan Shan Jia*‡ (Squama Manitis Pentadactylae) hinzu.
- Bei Fieber mit Lungentumoren füge man je 10 g *Bai Ying* (Herba Solani Lyrati), *Shan Hai Luo* (Radix Codonopsitis Lanceolatae) und *Zhe Bei Mu* (Bulbus Fritillariae Thunbergii) hinzu.
- Bei Fieber mit Mammatumoren füge man 30 g *Xia Ku Cao* (Spica Prunellae Vulgaris), 15 g *Huang Qin* (Radix Scutellariae Baicalensis), 30 g *Pu Gong Ying* (Herba Taraxaci cum Radice) und 30 g *Bai Jiang Cao* (Herba Patriniae cum Radice) hinzu.
- Bei Lymphomen, die sich durch Fieber verkomplizieren, füge man 10 g *Xia Ku Cao* (Spica Prunellae Vulgaris), 30 g *Ju Ruo* (Tuber Amorphophalli) und 30 g *Bai Hua She She Cao* (Herba Hedyotidis Diffusae) hinzu.
- Die meisten dieser Arzneien haben auch die Funktionen Hitze zu klären, Toxizität zu vermindern und Verklumpungen aufzulösen, so dass die Manifestationen und die Wurzel (Fieber und Tumor) gleichzeitig behandelt werden können.

5.3 Ikterus (Gelbsucht)

Ikterus ist ein häufiges Symptom bei Tumoren des Verdauungssystems. Die Inzidenz von Ikterus im mittleren und späten Stadium von Karzinomen in Leber, Gallenblase, Pankreas oder Duodenum kann bis zu 60% betragen; Ikterus kann aber auch als postoperative Komplikation auftreten.

Die häufigsten klinischen Kennzeichen sind Gelbfärbung der Haut und des Augenweißes (Skleren) und dunkel-gelber Urin. Generalisierte Chemotherapie kann auch zu Ikterus führen; so verursacht zum Beispiel Hypoxanthin (6-Oxypurin) Cholestase; hohe Dosen von Cytarabin und Dactinomycin schädigen die Leber und führen zu Ikterus.

Ikterus wurde bereits in Büchern über die Chinesische Medizin vor mehr als zweitausend Jahren beschrieben. Das *Su Wen: Ping Ren Qi Xiang Lun* [Einfache Fragen: Über den Qi-Status von normalen Personen] beschreibt eine Gelbfärbung von Körper und Augen als Ikterus, und im *Ling Shu: Lun Ji Zhen Chi* [Die wundersame Türangel: Über Pulsdiagnose] steht: „Wenn der Körper schmerzt, das Gesicht leicht gelblich ist, die Zähne ein schmutziges Gelb zeigen und die Nägel ganz gelb bedeckt sind, ist dies Ikterus."

Ätiologie und Pathologie

Ikterus wird in den meisten Fällen durch Feuchtigkeit verursacht. Milz, Magen, Leber und Gallenblase sind beteiligt, wobei Milz und Magen meist eine vorherrschende Rolle spielen. Die Milz regiert Transport und Transformation, sie scheut Feuchtigkeit. Unregelmäßige Ernährung, übermäßiger Genuss von Alkohol und von süßen oder fetten Nahrungsmitteln oder von außen eindringende Feuchte-Hitze schädigen die Funktionen von Milz und Magen. Wenn die Milz in ihrer Transportfunktion gestört ist, blockiert Feuchtigkeit den Mittleren Erwärmer und beeinträchtigt die Funktionen Aufsteigen und Absinken von Milz und Magen.

Wenn das Milz-Qi nicht nach oben steigen kann, resultiert dies in persistierender Depression des Leber-Qi, und die Leber ist nicht in der Lage, ihre ausleitende und drainierende Funktion auszuführen. Wenn das Magen-Qi nicht seine nach-unten-leitende Funktion ausüben kann, funktionieren Transport und Absonderung von Galle durch die Gallenblase nicht ausreichend. Die Blockierung durch die Feuchtigkeit drückt die Galle ins Blut, von wo sie sich in der Haut verteilt und sie gelb färbt.

Yang-Ikterus entsteht oft in Fällen von übermäßigem Yang und starker Hitze und Hyperaktivität von Magen-Feuer. Feuchtigkeit wird in Hitze umgewandelt, die die Körperflüssigkeiten austrocknet und Feuchte-Hitze bildet. Es gibt daher untergeordnete Muster von Feuchtigkeit, die die Hitze dominiert, und Hitze, die die Feuchtigkeit dominiert. Wenn sich Feuchte-Hitze ansammelt und verdampft, führt dies dazu, dass sich die Galle über Haut und Fleisch verteilt und diese gelb färbt.

Wird Feuchte-Hitze durch Toxine verkompliziert und entstehen Hitze-Toxine im Übermaß, dringen diese in die Ying- und Xue-Ebene ein und befallen das Perikard. Die Haut verfärbt sich schnell gelb; dieser Zustand ist als akuter Ikterus bekannt.

In Fällen von Yin-Ikterus steht Yin in Überfülle mit ausgeprägter Kälte. Feuchtigkeit wird durch Kälte umgewandelt in Feuchte-Kälte. Die Blockierung durch Feuchte-Kälte schwächt das Milz-Yang und führt dazu, dass Galle nach außen überfließt. Bei lang anhaltendem Yang-Ikterus oder bei Behandlung mit sehr hohen Dosen von kalten oder kühlen Arzneien, die das Milz-Yang schädigen, verwandelt Kälte die Körperflüssigkeiten in Feuchtigkeit und der Zustand wird in einen Yin-Ikterus umschlagen.

Auch Tumoren des Verdauungstrakts, die die Sekretion von Galle behindern, wie z. B. Leber-, Gallengangs- und Pankreaskrebs, führen zu Ikterus. In der Chinesischen Medizin werden Tumoren meist als Massenstauungen und -anhäufungen betrachtet. Wenn diese bestehen bleiben, blockieren sie das Blut und verursachen Blut-Stase; die Gallenflüssigkeit kann nicht ihren normalen Weg nehmen, fließt nach außen und verursacht dort einen Ikterus.

Eine chirurgische Behandlung schädigt das Aufrechte Qi. Sie behindert die Bewegungen von Qi und Blut und schafft damit die Voraussetzungen für Qi-Stagnation und Blut-Stase, die wiederum Ikterus verursachen.

Strahlen- und chemotherapeutische Verfahren, die Milz und Magen schädigen, beeinträchtigen deren Transport- und Transformationsfunktion und führen zur Entstehung von trüber Feuchtigkeit im Innern. Durch längeres Verbleiben wandeln sich diese in Hitze, die Leber und Gallenblase bedampfen (Yang-Ikterus). Wenn die Gallenflüssigkeit nicht ihren

normalen Weg nehmen kann, breitet sie sich bis in die Haut aus und färbt sie gelb.
Mangel an Milz- und Magen-Yang oder Schädigung von Milz-Yang nach einer Krankheit führen dazu, dass die Körperflüssigkeiten durch Kälte in Feuchtigkeit umgewandelt werden. Feuchte-Kälte, die im Mittleren Erwärmer stagniert, blockiert die Gallengänge und die Gallenflüssigkeit breitet sich in die Haut aus und färbt sie gelb (Yin-Ikterus).

Musteridentfizierung und therapeutische Prinzipien

Gelbfärbung der Augen ist meist das erste Zeichen eines Ikterus, wobei die Haut am ganzen Körper gelb gefärbt sein kann; die Farbe kann leuchtend wie Mandarinenschale oder ein mattes, rauchiges Gelb sein. Die Begleitsymptome sind unterschiedlich, abhängig davon, ob Feuchte-Hitze oder Feuchte-Kälte beteiligt sind. Die Musteridentifizierung basiert auf der Differenzierung von Yin und Yang.
Wie oben erläutert, wird Yang-Ikterus durch Feuchte-Hitze ausgelöst, Yin-Ikterus durch Feuchte-Kälte. Das wichtigste therapeutische Prinzip ist die Umwandlung von pathogener Feuchtigkeit und die Förderung des Wasserlassens. Ist die Feuchtigkeit einmal umgewandelt, wird der Ikterus nachlassen.

- Bei Feuchte-Hitze sollte das Prinzip sein, Hitze zu klären und Feuchtigkeit umzuwandeln, kombiniert mit dem Befreien der Fu-Organe und der Förderung der Qi-Bewegung, damit Feuchte-Hitze nach unten ausgeleitet werden kann.
- Ikterus durch Feuchte-Kälte sollte durch Wärmen des Mittleren Erwärmers und durch Umwandlung von Feuchtigkeit behandelt werden.
- Das Wasserlassen wird am besten gefördert durch Unterstützung der Bewegung von Feuchtigkeit mit mildem Ausleiten, um Feuchtigkeit zu zerteilen und Ikterus zu vermindern. Das *Jin Kui Yao Lue* [Synopse der Goldenen Kammer] rät, den Ikterus, unabhängig von seiner Pathologie, durch Fördern des Wasserlassens zu behandeln.
- Bei akutem Ikterus sollte nach dem Prinzip „Hitze klären, Toxizität vermindern, die Ying-Ebene kühlen und die Öffnungen befreien“ behandelt werden, um übermäßige Hitze-Toxine, die in das Herz und die Ying-Ebene eingedrungen sind, aufzulösen.

Im *Jin Kui Yao Lue* wird auch erwähnt, dass Ikterus nicht länger als 18 Tage behandelt werden sollte, da 10 Tage oder ein wenig mehr normalerweise für die Heilung ausreichend seien. Dauert die Krankheit länger als diese Zeit an, oder verschlechtert sie sich, so bedeutet dies, dass das Aufrechte Qi (Zheng Qi) nicht in der Lage ist, die pathogenen Faktoren zu überwinden, und andere Maßnahmen erforderlich sind, um die Heilung zu ermöglichen.
Ikterus, eine Komplikation bei Krebs, ist oft durch ein komplexes Leere-Fülle-Muster gekennzeichnet. Das übergreifende therapeutische Prinzip sollte sowohl die Manifestation als auch die Wurzel berücksichtigen – bei akuten Zuständen durch Förderung der Bewegung von Feuchtigkeit und Milderung des Ikterus, um die Manifestationen zu behandeln; bei mäßigen Zuständen durch Stützen des Aufrechten Qi (Zheng Qi) und Zerstreuung von Ansammlungen, um die Wurzel zu behandeln, während der Ikterus gemildert wird.
Die weiter unten aufgeführten Muster werden sehr häufig im Spätstadium von Leber-Krebs und im mittleren und späten Stadium von Karzinomen in Pankreas, der Vaterschen Papille und den Gallengängen beobachtet.

Yang-Ikterus: Hitze dominiert über Feuchtigkeit

Wichtige Symptome und Zeichen

Hellgelbe Haut und Augen, Fieber und Durst, Angst im Herzen, abdominale Spannung und Völle, ein trockener Mund mit einem bitteren Geschmack, Übelkeit mit einem Bedürfnis zu erbrechen, kurze Abgaben von wenig gelbem oder rötlichem Urin und Obstipation. Der Zungenkörper ist rot mit einem gelben und schmierigen Belag; der Puls ist drahtig und schnell.

Arzneitherapie

Therapeutisches Prinzip

Hitze klären und die Bewegung von Feuchtigkeit fördern, unterstützt durch das Ausleiten nach unten.

Rezeptur

***Yin Chen Hao Tang Jia Wie* (Hb. Artemisiae Yinchenhao-Dekokt, mit Zusätzen)**

- *Yin Chen Hao* (Herba Artemisiae Scopariae) 30 g
- *Zhi Zi* (Fructus Gardeniae Jasminoidis) 10 g

- *Da Huang* (Radix et Rhizoma Rhei) 10 g, 10 Minuten vor Ende des Kochvorganges hinzugefügt

Erklärung

- *Yin Chen Hao* (Herba Artemisiae Scopariae) klärt Hitze und unterstützt Feuchtigkeit, um die Ikterus zu beseitigen, und sollte in einer hohen Dosierung verordnet werden.
- *Zhi Zi* (Fructus Gardeniae Jasminoidis) und *Da Huang* (Radix et Rhizoma Rhei) klären Hitze und leiten nach unten aus.

Modifikationen

1. Bei häufigen kurzen Abgaben von rötlichem Urin füge man 15 g *Fu Ling* (Sclerotium Poriae Cocos), 20 g *Zhu Ling* (Sclerotium Polypori Umbellati) und 15 g *Hua Shi*‡ (Talcum) hinzu, um Feuchtigkeit auszuleiten und pathogene Feuchte-Hitze aus Urin und Stuhl zu beseitigen.
2. Bei starkem Schmerz im Hypochondrium füge man 5 g *Chai Hu* (Radix Bupleuri), 20 g *Yu Jin* (Radix Curcumae) und 15 g *Chuan Lian Zi* (Fructus Meliae Toosendan) hinzu, um die Leber auszuleiten und Qi zu regulieren.
3. Bei starker Übelkeit füge man 10 g *Chen Pi* (Pericarpium Citri Reticulatae) und 10 g *Zhu Ru* (Caulis Bambusae in Taeniis) hinzu.
4. Bei Angst im Herzen füge man 3 g *Huang Lian* (Rhizoma Coptidis) und 15 g *Long Dan Cao* (Radix Gentianae Scabrae) hinzu.

Anmerkungen

1. Beim Einsatz von Arzneien mit bitterem Geschmack und kaltem Charakter wie *Zhi Zi* (Fructus Gardeniae Jasminoidis), *Da Huang* (Radix et Rhizoma Rhei), *Huang Lian* (Rhizoma Coptidis) und *Long Dan Cao* (Radix Gentianae Scabrae) müssen die Schwere des Fiebers und jegliche Veränderungen sorgfältig überwacht werden; wenn die Dosen dieser Arzneien zu hoch sind oder sie zu lange eingenommen werden, kann sich der Zustand in Feuchtigkeit, die über Hitze dominiert, in vorherrschende Feuchte-Kälte oder sogar in Yin-Ikterus wandeln.
2. Gallensteine, die die Gallengänge blockieren, zeigen sich durch Gelbfärbung von Haut und Augen und Schmerzen im rechten Hypochondrium, die sich bis zu Schulter und Rücken ausbreiten, oder durch eine Abneigung gegen Kälte, Fieber und blasse, grau-weiße Stühle. Dieser Zustand sollte durch *Da Chai Hu Tang* (Großes Bupleurum-Dekokt) unter Zusatz von 15 g *Yin Chen Hao* (Herba Artemisiae Scopariae), 30 g *Jin Qian Cao* (Herba Lysimachiae) und 20 g *Yu Jin* (Radix Curcumae) behandelt werden, um die Leber auszuleiten, die Gallenblase zu unterstützen, Hitze zu klären und Ikterus zu beenden.

Akupunktur

Therapeutisches Prinzip

Hitze klären und die Bewegung von Feuchtigkeit fördern, unterstützt durch das Ausleiten nach unten.

Punkte

Bl 19 Danshu, Mi 9 Yinlingquan, Gb 34 Yanglingquan, Pe 6 Neiguan, Ma 25 Tianshu, Gb 40 Qiuxu und Le 3 Taichong.

Technik

Man verwende filiforme Nadeln und die ableitende Technik. Man belasse die Nadeln für 20–30 Minuten vor Ort.

Erklärung

- Die Kombination von Bl 19 Danshu, dem Rücken-*shu*-Punkt der Gallenblase, Gb 34 Yanglingquan, dem unteren Meer-*xiahe*-Punkt der Gallenblase, und Gb 40 Qiuxu, dem Ursprungs-*yuan*-Punkt der Gallenblasen-Leitbahn, mit Le 3 Taichong, dem Ursprungs-*yuan*-Punkt der Leber-Leitbahn, klärt Hitze und wirkt sich positiv auf die Gallenblase aus.
- Mi 9 Yinlingquan fördert das Wasserlassen und klärt Feuchte-Hitze in Milz und Magen.
- Pe 6 Neiguan harmonisiert den Magen, leitet Gegenläufiges nach unten und stoppt Erbrechen.
- Ma 25 Tianshu bewegt Qi nach unten und befreit das Abdomen.

Yang-Ikterus: Feuchtigkeit dominiert über Hitze

Wichtige Symptome und Zeichen

Gelbe Haut und Augen, aber nicht so hell wie beim Zustand, wenn Hitze über Feuchtigkeit dominiert, schwerer Kopf und Körper, fokale Aufblähung und Völle in Brust und Magen, Appetitmangel, Übelkeit und Erbrechen, abdominale Spannung und schmutzig weiche Stühle. Der Zungenkörper ist rot mit einem dicken, schmierigen und leicht gelben Belag; der Puls ist drahtig und schlüpfrig oder träge und gemäßigt.

Arzneitherapie

Therapeutisches Prinzip

Die Bewegung von Feuchtigkeit fördern und Trübes transformieren, unterstützt durch Klären von Hitze.

Rezeptur

Yin Chen Wu Ling San He Gan Lu Xiao Du Dan Jia Jian **(Hb. Artemisiae Yinchenhao und Fünf-Bestandteile-Pulver mit Scl. Poriae Cocos kombiniert mit Besondere Süßer-Tau-Pille zur Eliminierung von Toxinen, mit Modifikationen)**

- *Yin Chen Hao* (Herba Artemisiae Scopariae) 30 g
- *Fu Ling* (Sclerotium Poriae Cocos) 15 g
- *Zhu Ling* (Sclerotium Polypori Umbellati) 15 g
- *Gui Zhi* (Ramulus Cinnamomi Cassiae) 10 g
- *Bai Zhu* (Rhizoma Atractylodis Macrocephalae) 15 g
- *Ze Xie* (Rhizoma Alismatis Orientalis) 15 g
- *Huo Xiang* (Herba Agastaches seu Pogostemi) 10 g
- *Bai Dou Kou* (Fructus Amomi Kravanh) 10 g, 10 Minuten vor Ende des Kochvorganges hinzugefügt
- *Huang Qin* (Radix Scutellariae Baicalensis) 10 g
- *Tong Cao* (Medulla Tetrapanacis Papyriferi) 6 g
- *Shi Chang Pu* (Rhizoma Acori Graminei) 10 g
- *Lian Qiao* (Fructus Forsythiae Suspensae) 15 g
- *Bo He* (Herba Menthae Haplocalycis) 10 g, 10 Minuten vor Ende des Kochvorganges hinzugefügt
- *Hua Shi*‡ (Talcum) 30 g, eingepackt

Erklärung

- *Yin Chen Hao* (Herba Artemisiae Scopariae) fungiert als Kaiserarznei. In Kombination mit *Fu Ling* (Sclerotium Poriae Cocos), *Zhu Ling* (Sclerotium Polypori Umbellati), *Gui Zhi* (Ramulus Cinnamomi Cassiae), *Bai Zhu* (Rhizoma Atractylodis Macrocephalae) und *Ze Xie* (Rhizoma Alismatis Orientalis), den Bestandteilen von *Wu Ling San* (aus Fünf-Bestandteile-Pulver mit Scl. Poriae Cocos), transformiert es Qi und fördert die Bewegung von Feuchtigkeit, um Feuchtigkeit durch den Urin auszuleiten.
- *Huang Qin* (Radix Scutellariae Baicalensis) und *Lian Qiao* (Fructus Forsythiae Suspensae) klären Hitze, trocknen Feuchtigkeit und vermindern Toxizität.
- *Shi Chang Pu* (Rhizoma Acori Graminei), *Bai Dou Kou* (Fructus Amomi Kravanh), *Huo Xiang* (Herba Agastaches seu Pogostemi) und *Bo He* (Herba Menthae Haplocalycis) transformieren mit ihren aromatischen Bestandteilen trübe Feuchtigkeit, bewegen Qi und wirken sich positiv auf die Milz aus.
- *Tong Cao* (Medulla Tetrapanacis Papyriferi) und *Hua Shi*‡ (Talcum) klären Hitze und transformieren Feuchtigkeit mit Kälte und Milde.

Anmerkungen

1. Wenn dieses Muster länger bestehen bleibt oder wenn bittere und kalte Arzneien übermäßig verordnet werden, kann es sich in Yin-Ikterus wandeln und sollte entspechend behandelt werden.
2. Wenn sich im Verlauf der Krankheit übermäßige Hitze in der Yangming-Leitbahn zeigt, wird sie die Körperflüssigkeiten verbrennen, akkumulieren und stagnieren und sich zu einem Fülle-Muster mit Obstipation entwickeln. In diesem Fall verwende man *Da Huang Xiao Shi Tang* (Dekokt mit Rheum und Nitrum), um Hitze auszuleiten, Obstipation zu beseitigen und stark nach unten auszuleiten, um Yin zu bewahren.

Akupunktur

Therapeutisches Prinzip

Die Gallenblase unterstützen und Trübes transformieren, Feuchtigkeit beseitigen und Ikterus lindern.

Punkte

Bl 19 Danshu, Gb 34 Yanglingquan, Mi 9 Yinlingquan, Ren 12 Zhongwan, Bl 20 Pishu, Pe 6 Neiguan und Mi 4 Gongsun.

Technik

Man verwende filiforme Nadeln und die ableitende Technik. Man belasse die Nadeln für 20–30 Minuten vor Ort. Wenn nötig, kann nach der Akupunktur eine Moxibustion durchgeführt werden.

Erklärung

- Bl 19 Danshu und Gb 34 Yanglingquan, der Rücken-*shu*- und der untere Meer-*xiahe*-Punkt

der Gallenblase, klären Hitze und wirken sich positiv auf die Gallenblase aus.
- Mi 9 Yinlingquan fördert das Wasserlassen und klärt Feuchte-Hitze in Milz und Magen.
- Ren 12 Zhongwan und Bl 20 Pishu stärken die Milz und fördern die Bewegung von Feuchtigkeit.

Pe 6 Neiguan und Mi 4 Gongsun, beides Einschalt-*jiaohui*-Punkte der Acht Außerordentlichen Meridiane, machen die Brust frei, harmonisieren den Magen und leiten Gegenläufiges nach unten.

Akuter Ikterus

Wichtige Symptome und Zeichen

Akuter Beginn und schnelles Fortschreiten des Ikterus, hohes Fieber, Reizbarkeit und Durst, Schmerzen im Hypochondrium, abdominale Fülle, Koma oder deliriöses Sprechen, möglicherweise begleitet von Nasenbluten und Blut im Stuhl oder kutaner Ekchymose. Der Zungenkörper ist rot oder hochrot mit einem trockenen, gelben Belag; der Puls ist drahtig, schlüpfrig und schnell oder fadenförmig und schnell.

Arzneitherapie

Therapeutisches Prinzip

Hitze klären und Toxizität vermindern, die Ying-Ebene kühlen und die Öffnungen befreien.

Rezeptur

Xi Jiao San Jia Wie
(Rhinozeroshorn-Pulver, mit Zusätzen)
- *Shui Niu Jiao*‡ (Cornu Bubali) 15 g, 60 Minuten abgekocht vor Hinzufügen der übrigen Bestandteile
- *Huang Lian* (Rhizoma Coptidis) 10 g
- *Sheng Ma* (Rhizoma Cimicifugae) 6 g
- *Zhi Zi* (Fructus Gardeniae Jasminoidis) 10 g
- *Yin Chen Hao* (Herba Artemisiae Scopariae) 15 g
- *Sheng Di Huang* (Radix Rehmanniae Glutinosae) 15 g
- *Mu Dan Pi* (Cortex Moutan Radicis) 20 g
- *Xuan Shen* (Radix Scrophulariae Ningpoensis) 15 g
- *Shi Hu** (Herba Dendrobii) 20 g

Erklärung
- *Shui Niu Jiao*‡ (Cornu Bubali), *Huang Lian* (Rhizoma Coptidis) und *Sheng Ma* (Rhizoma Cimicifugae) klären Hitze, kühlen die Ying-Ebene und vermindern Toxizität.
- *Zhi Zi* (Fructus Gardeniae Jasminoidis) und *Yin Chen Hao* (Herba Artemisiae Scopariae) klären Hitze und lindern Ikterus.
- *Sheng Di Huang* (Radix Rehmanniae Glutinosae), *Mu Dan Pi* (Cortex Moutan Radicis), *Xuan Shen* (Radix Scrophulariae Ningpoensis) und *Shi Hu** (Herba Dendrobii) verstärken die Funktionen der übrigen Bestandteile beim Klären von Hitze und Kühlen des Blutes.

Modifikationen und Alternativen
1. Bei starkem Nasenbluten, Blut im Stuhl oder kutanen Ekchymosen füge man 20 g *Di Yu Tan* (Radix Sanguisorbae Officinalis Carbonisata) und 15 g *Ce Bai Ye Tan* (Cacumen Biotae Orientalis Carbonisatum) hinzu, um das Blut zu kühlen und Blutungen zu stoppen.
2. Bei kurzen eingeschränkten Abgaben von wenig Urin oder bei Aszites füge man 10 g *Tong Cao* (Medulla Tetrapanacis Papyriferi), 30 g *Bai Mao Gen* (Rhizoma Imperatae Cylindricae), 10 g *Che Qian Cao* (Herba Plantaginis) und 10 g *Da Fu Pi* (Pericarpium Arecae Catechu) hinzu, um Hitze zu klären und das Wasserlassen zu fördern.
3. Bei Koma und deliriösem Sprechen wechsle man die Rezeptur zu *An Gong Niu Huang Wan* (Pille zur Beruhigung des Palastes mit Calculus Bovis) oder *Zhi Bao Dan* (Höchster Juwel-Spezialpille) und nehme dreimal täglich eine große Pille mit Honig, um die Ying-Ebene zu kühlen und die Öffnungen zu befreien.

Akupunktur

Therapeutisches Prinzip

Hitze klären, das Blut kühlen und die Öffnungen befreien.

Punkte

EX-UE 11 Shixuan, Bl 40 Weizhong, Du 14 Dazhui, Di 4 Hegu und Le 3 Taichong.

Technik

Man wende die Technik des Blutenlassens mit Dreikantnadeln in den Punkten EX-UE 11 Shixuan und Bl 40 Weizhong an. Man verwende die ableitende Methode und starke Stimulation bei Du 14 Dazhui, Di 4 Hegu und Le 3 Taichong. Man belasse die Nadeln nicht in den Punkten.

Erklärung

- Di 4 Hegu und Le 3 Taichong, die *siguan-* (Vier Tor-)Punkte, öffnen und schließen die Öffnungen.
- EX-UE 11 Shixuan, Bl 40 Weizhong und Du 14 Dazhui sind Schlüsselpunkte, um generalisierte Hitze auszuleiten, Hitze zu klären und das Blut zu kühlen, den Geist zu wecken und die Öffnungen zu befreien.

Yin-Ikterus: Feuchte-Kälte belastet die Milz

Wichtige Symptome und Zeichen

Matt- oder rauchig-gelbe Haut und Augen, reduzierte Nahrungsaufnahme, Beklemmung im Magen oder abdominale Spannungen, weiche Stühle, geistige Müdigkeit, Furcht vor Kälte, ein fader Geschmack im Mund und fehlender Durst. Der Zungenkörper ist blass mit einem schmierigen Belag; der Puls ist träge und gemäßigt oder tief und langsam.

Arzneitherapie

Therapeutisches Prinzip

Die Milz stärken und den Magen harmonisieren, Feuchte-Kälte wärmen und transformieren.

Rezeptur

Yin Chen Zhu Fu Tang Jia Wei
(Hb. Artemisiae Yinchenhao, Rz. Atractylodis Macrocephalae und Rx. Lateralis Aconiti Carmichaeli Praeparata, mit Zusätzen)

- *Yin Chen Hao* (Herba Artemisiae Scopariae) 15 g
- *Fu Zi** (Radix Lateralis Aconiti Carmichaeli Praeparata) 10 g, 30–60 Minuten abgekocht
- vor Hinzufügen der übrigen Bestandteile
- *Bai Zhu* (Rhizoma Atractylodis Macrocephalae) 15 g
- *Gan Jiang* (Rhizoma Zingiberis Officinalis) 6 g
- *Gan Cao* (Radix Glycyrrhizae) 6 g

Erklärung

- *Yin Chen Hao* (Herba Artemisiae Scopariae) und *Fu Zi** (Radix Lateralis Aconiti Carmichaeli Praeparata) werden in Kombination eingesetzt, um Feuchte-Kälte zu wärmen und zu transformieren und Ikterus zu mildern.
- *Bai Zhu* (Rhizoma Atractylodis Macrocephalae), *Gan Jiang* (Rhizoma Zingiberis Officinalis) und *Gan Cao* (Radix Glycyrrhizae) stärken die Milz und wärmen den Mittleren Erwärmer.

Modifikationen

1. Bei starker Beklemmung im Magen und Spannungen im Abdomen füge man 10 g *Yu Jin* (Radix Curcumae), 10 g *Hou Po* (Cortex Magnoliae Officinalis), 20 g *Fu Ling* (Sclerotium Poriae Cocos) und 20 g *Ze Xie* (Rhizoma Alismatis Orientalis) hinzu, um Qi zu bewegen und die Bewegung von Feuchtigkeit zu fördern.
2. Bei generalisiertem Juckreiz füge man 10 g *Qin Jiao* (Radix Gentianae Macrophyllae) und 30 g *Di Fu Zi* (Fructus Kochiae Scopariae) hinzu, um Feuchtigkeit zu zerstreuen und Juckreiz zu stoppen.

Anmerkung

*Fu Zi** (Radix Lateralis Aconiti Carmichaeli Praeparata) kann durch 10 g *Fu Pen Zi* (Fructus Rubi Chingii) ersetzt werden.

Akupunktur

Therapeutisches Prinzip

Die Gallenblase unterstützen und Ikterus mildern.

Punkte

Du 9 Zhiyang, Bl 20 Pishu, Bl 19 Danshu, Du 12 Zhongwan, Mi 9 Yinlingquan und Ma 36 Zusanli.

Technik

Man wende die ausgleichende Methode bei Du 9 Zhiyang, Bl 19 Danshu und Mi 9 Yinlingquan und die stärkende Methode bei Bl 20 Pishu, Ren 12 Zhongwan und Ma 36 Zusanli an. Man belasse die Nadeln für 20–30 Minuten vor Ort. Wenn nötig, kann eine Moxibustion nach der Akupunktur ausgeführt werden.

Erklärung

- Akupunktur und Moxibustion bei Du 9 Zhiyang, einem wichtigen Punkt zur Linderung von Ikterus, wärmen und befreien Yang Qi.
- Die Kombination von Ren 12 Zhongwan, dem Treff-*hui*-Punkt der Sechs Fu-Organe, mit Ma 36 Zusanli und Bl 20 Pishu und der Einsatz der stärkenden Methode stärkt die Milz und harmonisiert den Magen, um so Feuchtigkeit zu transformieren.

- Bl 19 Danshu wirkt sich positiv auf die Gallenblase aus.
- Mi 9 Yinlingquan leitet Feuchtigkeit nach unten aus.

Yin-Ikterus: Qi- und Blut-Mangel

Wichtige Symptome und Zeichen

Blassgelbe Haut und Augen, eine matte und glanzlose Gesichtsfarbe, Kurzatmigkeit, Kraftlosigkeit, Palpitationen, Schwindel, spontanes Schwitzen, geistige Müdigkeit und wenig Neigung zu sprechen. Der Zungenkörper ist vergrößert und blass mit einem leicht gelbem und schmierigen Belag; der Puls ist fadenförmig.

Arzneitherapie

Therapeutisches Prinzip

Qi vermehren und das Blut nähren, die Bewegung von Feuchtigkeit fördern und Ikterus mildern.

Rezeptur

Ba Zhen Tang Jia Wei
(Acht-Schätze-Dekokt, mit Zusätzen)

- *Dang Shen* (Radix Codonopsitis Pilosulae) 15 g
- *Bai Zhu* (Rhizoma Atractylodis Macrocephalae) 15 g
- *Fu Ling* (Sclerotium Poriae Cocos) 15 g
- *Gan Cao* (Radix Glycyrrhizae) 6 g
- *Chuan Xiong* (Rhizoma Ligustici Chuanxiong) 6 g
- *Sheng Di Huang* (Radix Rehmanniae Glutinosae) 15 g
- *Dang Gui* (Radix Angelicae Sinensis) 10 g
- *Chi Shao* (Radix Paeoniae Rubrae) 10 g
- *Huang Qi* (Radix Astragali seu Hedysari) 15 g
- *Yin Chen Hao* (Herba Artemisiae Scopariae) 15 g
- *Ze Xie* (Rhizoma Alismatis Orientalis) 15 g

Erklärung

- *Dang Shen* (Radix Codonopsitis Pilosulae), *Bai Zhu* (Rhizoma Atractylodis Macrocephalae), *Fu Ling* (Sclerotium Poriae Cocos), *Gan Cao* (Radix Glycyrrhizae), *Chuan Xiong* (Rhizoma Ligustici Chuanxiong), *Sheng Di Huang* (Radix Rehmanniae Glutinosae), *Dang Gui* (Radix Angelicae Sinensis) und *Chi Shao* (Radix Paeoniae Rubrae), die Bestandteile von *Ba Zhen Tang* (Acht-Schätze-Dekokt), tonisieren Qi und Blut; die Hinzunahme von *Huang Qi* (Radix Astragali seu Hedysari) stärkt die Funktion des Tonisierens von Qi.
- *Yin Chen Hao* (Herba Artemisiae Scopariae) und *Ze Xie* (Rhizoma Alismatis Orientalis) leiten Feuchtigkeit aus, wirken sich positiv auf die Gallenblase aus und mildern Ikterus.

Akupunktur

Therapeutisches Prinzip

Qi vermehren und das Blut nähren, die Bewegung von Feuchtigkeit fördern und Ikterus mildern.

Punkte

Ma 36 Zusanli, Ren 4 Guanyuan, Bl 20 Pishu, Bl 17 Geshu, Bl 19 Danshu, Bl 18 Ganshu und Ren 17 Danzhong.

Technik

Man verwende filiforme Nadeln und die stärkende Technik. Man belasse die Nadeln für 20–30 Minuten vor Ort. Wenn nötig, kann nach der Akupunktur eine Moxibustion durchgeführt werden.

Erklärung

- Bl 20 Pishu, Bl 19 Danshu, Bl 18 Ganshu, und Bl 17 Geshu stärken die Milz und regulieren Leber und Gallenblase, um die Quelle der Erzeugung und Transformation von Qi und Blut zu nähren.
- Ren 4 Guanyuan kultiviert und tonisiert das Ursprungs-Qi (Yuan Qi), Ma 36 Zusanli hingegen kultiviert und tonisiert das Qi des Späteren Himmels.
- Die Anwendung der stärkenden Methode bei Ren 17 Danzhong, dem Treff-*hui*-Punkt von Qi und einem Punkt auf dem Meer des Qi, vermehrt das Sammel-Qi (Zong Qi).

Mangel an Aufrechtem Qi mit festsitzender Blut-Stase

Wichtige Symptome und Zeichen

Dunkel-gelbe Haut und Augen, möglicherweise mit einer rußig-schwarzen Gesichtsfarbe, harte und schmerzhafte Verklumpungen im Hypochondrium oder Stein-ähnliche abdominale Massenansammlungen, Auszehrung und ein stark verminderter Appetit. Der Zungenkörper ist blass-livide ohne Belag; der Puls ist fadenförmig und drahtig oder fadenförmig und schnell.

Arzneitherapie

Therapeutisches Prinzip

Qi und Blut stark tonisieren, das Blut vitalisieren und Blut-Stase transformieren.

Rezeptur

***Ba Zhen Tang He Hua Ji Wan Jia Jian* (Acht-Schätze-Dekokt kombiniert mit der Pille zur Transformation von Ansammlungen, mit Modifikationen)**

- *Dang Shen* (Radix Codonopsitis Pilosulae) 15 g
- *Bai Zhu* (Rhizoma Atractylodis Macrocephalae) 15 g
- *Fu Ling* (Sclerotium Poriae Cocos) 15 g
- *Gan Cao* (Radix Glycyrrhizae) 6 g
- *Chuan Xiong* (Rhizoma Ligustici Chuanxiong) 6 g
- *Sheng Di Hua*ng (Radix Rehmanniae Glutinosae) 15 g
- *Dang Gui* (Radix Angelicae Sinensis) 10 g
- *Chi Shao* (Radix Paeoniae Rubrae) 10 g
- *Huang Qi* (Radix Astragali seu Hedysari) 15 g
- *Tao Ren* (Semen Persicae) 10 g
- *Hong Hua* (Flos Carthami Tinctorii) 10 g
- *Yan Hu Suo* (Rhizoma Corydalis Yanhusuo) 10 g

Erklärung

- *Dang Shen* (Radix Codonopsitis Pilosulae), *Bai Zhu* (Rhizoma Atractylodis Macrocephalae), *Fu Ling* (Sclerotium Poriae Cocos), *Gan Cao* (Radix Glycyrrhizae), *Chuan Xiong* (Rhizoma Ligustici Chuanxiong), *Sheng Di Huang* (Radix Rehmanniae Glutinosae), *Dang Gui* (Radix Angelicae Sinensis) und *Chi Shao* (Radix Paeoniae Rubrae), die Bestandteile von *Ba Zhen Tang* (Acht-Schätze-Dekokt), tonisieren stark sowohl Qi als auch Blut; die Hinzunahme von *Huang Qi* (Radix Astragali seu Hedysari) verstärkt die Funktion des Tonisierens von Qi.
- *Tao Ren* (Semen Persicae), *Hong Hua* (Flos Carthami Tinctorii) und *Yan Hu Suo* (Rhizoma Corydalis Yanhusuo) erweichen Hartes, zerteilen Verklumpungen und transformieren allmählich Blut-Stase. Durch Verwenden von relativ milden Arzneien zur Vitalisierung des Blutes und Transformation von Blut-Stase kann das Ziel erreicht werden, ohne dass Blutungen ausgelöst werden.

Akupunktur

Therapeutisches Prinzip

Qi vermehren und das Blut tonisieren, das Blut vitalisieren und Blut-Stase transformieren.

Punkte

Ma 36 Zusanli, Bl 19 Danshu, Bl 20 Pishu, Mi 6 Sanyinjiao, Bl 17 Geshu, Le 14 Qimen, Le 3 Taichong und Ren 12 Zhongwan.

Technik

Man verwende filiforme Nadeln und die ausgleichende Technik. Man belasse die Nadeln für 20–30 Minuten vor Ort.

Erklärung

- Bl 17 Geshu und Mi 6 Sanyinjiao vitalisieren das Blut und transformieren Blut-Stase.
- Ma 36 Zusanli und Bl 20 Pishu stärken die Milz, vermehren Qi und stützen das Aufrechte Qi (Zheng Qi), um pathogene Faktoren auszuleiten.
- Le 14 Qimen und Ren 12 Zhongwan beruhigen das Hypochondrium und lindern Schmerzen, regulieren Qi und zerteilen Blut-Stase.
- Le 3 Taichong und Bl 19 Danshu leiten die Leber aus und wirken sich positiv auf die Gallenblase aus.

Yang-Ikterus, die sich in Yin-Ikterus wandelt

Wenn ein Yang-Ikterus über einen längeren Zeitraum bestehen oder unbehandelt bleibt bzw. mit hohen Dosen von bitteren und kalten Arzneien behandelt wird, werden Milz und Magen geschädigt und der Zustand wird sich in Yin-Ikterus wandeln (siehe oben die relevanten Symptome, Pathologie und therapeutischen Prinzipien).

Wenn der Zustand gekennzeichnet ist durch Aufblähung von Magen und Abdomen, dumpfe Schmerzen im Hypochondrium, fehlende Neigung zu essen und zu trinken, schwere klobige Lippen, abwechselnd Diarrhö und Obstipation und einen drahtigen und fadenförmigen Puls, sind dies Symptome von Leber-Depression und Milz-Mangel und sollten durch *Xiao Yao San* (Umherstreifen-Pulver) behandelt werden, um die Leber auszuleiten und die Milz zu stützen. Fokale Aufblähung und Verklumpungen im Hypochondrium werden wahrscheinlich durch lang anhaltende Ikterus ausgelöst. Qi-Stagnation, Blut-Stase und zurückbleibende Feuchtigkeit und Trübes werden sich im Hypochondrium festsetzen und Empfindlichkeit und stechende Schmerzen in Brust und Hypochondrium entstehen lassen. Unter diesen Umständen ist *Bie Jia Jian Wan* (Schildkrötenpanzer-Pille) indiziert, um das Blut zu vitalisieren und Blut-Stase zu transformieren. *Xiao Yao San* (Umherstreifen-Pulver) könnte auch in Kombination verordnet werden, um die Leber auszuleiten und die Milz zu stützen.

Bei offensichtlichem Mangel von Milz und Magen sollte *Xiang Sha Liu Jun Zi Tang* (Dekokt der sechs Edlen mit Rx. Aucklandia and Fr. Amomi) verordnet werden, um die Milz zu stärken und den Magen zu harmonisieren.

5.4 Übermäßiges Schwitzen

Übermäßiges Schwitzen umfasst sowohl spontanes Schwitzen als auch nächtliches Schwitzen, beides Folge einer Yin-Yang-Disharmonie und Lockerung der Gewebszwischenräume *(cou li)* und daraus resultierender anormaler Schweißabsonderung. Spontanes Schwitzen zeigt sich als Schwitzen am Tage, das unabhängig von äußeren Einflüssen und nach Anstrengung ausgeprägter ist. Nächtliches Schwitzen tritt während des Schlafens auf und stoppt spontan nach dem Aufwachen.
Spontanes Schwitzen und nächtliches Schwitzen gelten als Begleitsymptome von Krebs und können gemäß der in diesem Kapitel beschriebenen Musteridentifizierung gleichzeitig mit der Primärerkrankung behandelt werden.

Ätiologie und Pathologie

Schweiß ist Flüssigkeit aus dem Herzen; sie wird umgewandelt aus Essenz-Qi (Jing Qi) und sollte nicht im Übermaß oder ständig ausgeschieden werden. Tumoren sind lokale Manifestationen einer generalisierten Disharmonie von Yin und Yang und einer Störung der Zang-Fu-Organe. Tumoren, die über einen langen Zeitraum bestehen, verstärken die Schädigung des Aufrechten Qi (Zheng Qi) und führen zu einem Circulus vitiosus, der sich als Störung der Schweißsekretion manifestieren kann. So kann zum Beispiel bei Patienten mit Lymphomen Nachschweiß das Hauptsymptom sein.

Fehlende Konsolidierung von Lungen-Qi und Abwehr-Qi

Konstitutionelle Schwäche, eine lang anhaltende Krankheit oder die Auswirkungen von Strahlen- oder Chemotherapie können Lungen-Qi und Lungen-Yin aufzehren und schädigen. Die Lungen stehen in einer Innen-Außen-Beziehung mit der Haut und den Haaren. Wenn das Lungen-Qi geschwächt ist, ist die Haut locker, Wei Qi (Abwehr-Qi) geschwächt und die Gewebszwischenräume *(cou li)* öffnen sich, was zu spontanem Schwitzen führt. Bei Patienten mit Tumoren wird das Aufrechte Qi (Zheng Qi) geschwächt, und da das Abwehr-Qi Teil des Aufrechten Qi ist, tritt Schwitzen auf.

Disharmonie zwischen Nähr-Qi (Ying Qi) und Abwehr-Qi (Wei Qi)

Fülle oder Leere von Yin und Yang im Körper (zum Beispiel aufgrund von Tumoren) oder eine äußere Schwäche führen zu einer erhöhten Anfälligkeit für Störungen durch pathogenen Wind und haben eine Disharmonie von Ying Qi und Wei Qi (Nähr-Qi und Abwehr-Qi), wie leichtgradig sie auch immer sein mag, zur Folge. Wenn die Verteidigungsmechanismen des Körpers außer Kontrolle sind, tritt Schwitzen auf.

Übermäßiges Yin-Leere-Feuer

Angeborene Yin-Schwäche, Schädigung von Körperflüssigkeiten durch Erbrechen während der Chemotherapie, Feuer oder Hitze, die das Yin während einer Strahlentherapie schädigen oder pathogene Hitze, die das Yin bei andauerndem Fieber aufzehrt, führen zu einer Leere und Schwäche der Yin-Essenz; dies bewirkt Entstehung von Leere-Feuer im Inneren und Störung der Yin-Flüssigkeiten, die nicht aufbewahrt werden können, sondern als Schweiß abgeleitet werden.

Verbleib und Verdampfen von pathogener Hitze

Emotionale Probleme von Krebspatienten, Depression und Festsitzen von Leber-Qi, übermäßiges Gallenblasen-Feuer, eine Vorliebe für scharfes oder fettes Essen oder eine konstitutionelle Neigung zu Feuchte-Hitze führen zu Leber-Feuer oder zu einem inneren Übermaß an Feuchte-Hitze. Verbliebene pathogene Hitze verdampft und führt zum Austreten von Körperflüssigkeiten nach außen und vermehrtem Schwitzen.

Musteridentifizierung und therapeutische Prinzipien

Zur Identifizierung von Mustern, die zu spontanem Schwitzen und nächtlichem Schwitzen führen, muss zwischen Yin und Yang und Leere und Fülle unterschieden werden. Die meisten Muster des Schwitzens beruhen auf Leere; spontanes Schwitzen wird generell durch Qi-Mangel und fehlende Konsolidierung des Äußeren verursacht, während nächtliches Schwitzen hauptsächlich durch innere Hitze aufgrund von Yin-Mangel entsteht. Fälle von Schwitzen, das von Leber-Feuer oder Feuchte-Hitze herrührt, die ein Verbleiben und Verdampfen von pathogener Hitze verursachen, sind jedoch Fülle-Muster.

Bei andauernden oder schweren Erkrankungen kann es zu Yin-Yang- oder Leere-Fülle-Komplexen kommen. Andauerndes spontanes Schwitzen kann Yin und anhaltendes nächtliches Schwitzen kann Yang schädigen, woraus Mangel-Muster von Qi und Yin oder Mangel an Yin und Yang entstehen. Wenn bei einer lang andauernden Krankheit pathogene Hitze verbleibt und verdampft, wird Yin geschädigt und ein Leere-Fülle-Komplexmuster tritt auf.

Die hauptsächlichen therapeutischen Prinzipien sind wie folgt:

- Bei Leere-Mustern vermehre man Qi und nähre Yin, befestige das Äußere und dämme das Schwitzen ein.
- Bei Fülle-Mustern kläre man die Leber und leite Hitze aus, transformiere Feuchtigkeit und harmonisiere Yin Qi.
- Bei Leere-Fülle-Komplexmustern sollte der vorherrschende Faktor bestimmt werden und das Muster entsprechend behandelt werden.

Da spontanes Schwitzen und nächtliches Schwitzen auf eine Lockerung der interstitiellen Zwischenräume *(cou li)* und das Ausströmen von Körperflüssigkeiten an die Oberfläche zurückgehen, können zusätzlich adstringierende Arzneien wie *Ma Huang Gen** (Radix Ephedrae), *Fu Xiao Mai* (Fructus Tritici Aestivi Levis), *Nuo Dao Gen* (Rhizoma et Radix Oryzae Glutinosae), *Wu Wei Zi* (Fructus Schisandrae) und *Mu Li*‡ (Concha Ostreae) der Rezeptur hinzugefügt werden, um die Wirkung, das Schwitzen zu stoppen, zu verbessern.

Fehlende Konsolidierung von Lungen-Qi und Abwehr-Qi (Wei Qi)

Wichtige Symptome und Zeichen

Schwitzen und Abneigung gegen Wind, Verschlechterung durch leichte Anstrengung, Anfälligkeit für Erkältungen, Müdigkeit und Kraftlosigkeit und eine glanzlose Gesichtsfarbe; der Zungenkörper ist blass mit einem dünnen weißen Belag; der Puls ist fadenförmig und schwach. Diese Muster kann häufig bei Patienten im mittleren oder späten Krebsstadium beobachtet werden.

Arzneitherapie

Therapeutisches Prinzip

Qi vermehren und das Äußere konsolidieren.

Rezeptur

Yu Ping Feng San Jia Jian
(Jade-Windschutz-Pulver, mit Modifikationen)

- *Huang Qi* (Radix Astragali seu Hedysari) 30 g
- *Bai Zhu* (Rhizoma Atractylodis Macrocephalae) 15 g
- *Fang Feng* (Radix Ledebouriellae Divaricatae) 6 g

Erklärung

- *Huang Qi* (Radix Astragali seu Hedysari) vermehrt Qi, konsolidiert das Äußere und stoppt Schwitzen.
- *Bai Zhu* (Rhizoma Atractylodis Macrocephalae) unterstützt *Huang Qi* (Radix Astragali seu Hedysari) dabei, Qi zu vermehren und das Äußere durch Stärken der Milz und Beseitigen von Feuchtigkeit zu konsolidieren.
- Ein kleine Menge von *Fang Feng* (Radix Ledebouriellae Divaricatae) vertreibt Wind und unterstützt *Huang Qi* (Radix Astragali seu Hedysari) dabei, das Äußere zu befestigen, ohne pathogene Faktoren zu nähren; gleichzeitig unterstützt *Huang Qi* (Radix Astragali seu Hedysari) *Fang Feng* (Radix Ledebouriellae Divaricatae) dabei, pathogene Faktoren zu zerstreuen, ohne das Aufrechte Qi (Zheng Qi) zu schädigen.

Modifikationen

1. Bei starkem Schwitzen füge man 30 g *Fu Xiao Mai* (Fructus Tritici Aestivi Levis), 30 g *Nuo Dao Gen* (Rhizoma et Radix Oryzae Glutinosae) und 30 g *Mu Li*‡ (Concha Ostreae) hinzu, um das Äußere zu konsolidieren und Schwitzen einzudämmen.
2. Bei starkem Qi-Mangel füge man 15 g *Dang Shen* (Radix Codonopsitis Pilosulae) und 15 g *Huang Jing* (Rhizoma Polygonati) hinzu, um Qi zu vermehren und die Beschränkung zu konsolidieren.
3. Wenn Schwitzen von Yin-Mangel mit einem roten Zungenkörper und einem fadenförmigen und schnellen Puls begleitet wird, füge man 10 g *Mai Men Dong* (Radix Ophiopogonis Japonici) und 10 g *Wu Wei Zi* (Fructus Schisandrae) hinzu, um Yin zu nähren und Schwitzen einzudämmen.

5

Akupunktur

Therapeutisches Prinzip

Qi vermehren und das Äußere konsolidieren.

Punkte

Bl 13 Feishu, Bl 43 Gaohuang, Ma 36 Zusanli, Ren 4 Guanyuan, Bl 20 Pishu und Lu 9 Taiyuan.

Technik

Man verwende filiforme Nadeln und die stärkende Technik. Man belasse die Nadeln für 20–30 Minuten vor Ort. Wenn nötig, kann nach der Akupunktur Moxibustion eingesetzt werden.

Erklärung

- Die Kombination von Bl 13 Feishu, dem Rücken-*shu*-Punkt der Lunge, und Lu 9 Taiyuan, dem Ursprungs-*yuan*-Punkt der Lungen-Leitbahn, konsolidiert das Äußere durch Tonisieren und Vermehren von Lungen-Qi.
- Bl 43 Gaohuang, Ma 36 Zusanli und Bl 20 Pishu stärken Milz und Magen, um Qi zu tonisieren.
- Ren 4 Guanyuan kultiviert und tonisiert das Ursprungs-Qi (Yuan Qi) und erzeugt Qi des Späteren Himmels.

5

Disharmonie zwischen Yin-Qi und Wei-Qi

Wichtige Symptome und Zeichen

Schwitzen, Abneigung gegen Wind, generalisierte Schmerzen, sich manchmal heiß und manchmal kalt fühlen, hemilaterales oder lokales Schwitzen. Der Zungenkörper ist blass mit einem dünnen weißen Belag; der Puls ist mäßig. Dieses Muster kann oft bei Patienten im mittleren oder späten Krebsstadium beobachtet werden.

Arzneitherapie

Therapeutisches Prinzip

Ying Qi und Wei Qi (Nähr- und Abwehr-Qi) regulieren und harmonisieren.

Rezeptur

Gui Zhi Tang Jia Wei
(Ra. Cinnamomi Cassiae-Dekokt, mit Zusätzen)

- *Gui Zhi* (Ramulus Cinnamomi Cassiae) 10 g
- *Bai Shao* (Radix Paeoniae Lactiflorae) 10 g
- *Sheng Jiang* (Rhizoma Zingiberis Officinalis Recens) 6 g
- *Da Zao* (Fructus Ziziphi Jujubae) 15 g
- *Gan Cao* (Radix Glycyrrhizae) 6 g

Erklärung

Gui Zhi (Ramulus Cinnamomi Cassiae) wärmt die Leitbahnen und befreit das Fleisch; *Bai Shao* (Radix Paeoniae Lactiflorae) harmonisiert Ying Qi (Nähr-Qi) und adstringiert Yin. Wenn die beiden Kräuter zusammen eingesetzt werden, können sie Ying Qi und Wei Qi (Nähr- und Abwehr-Qi) harmonisieren, da eines von ihnen zerstreut und das andere adstringiert.
Sheng Jiang (Rhizoma Zingiberis Officinalis Recens), *Da Zao* (Fructus Ziziphi Jujubae) und *Gan Cao* (Radix Glycyrrhizae) wirken als Assistenten, um Ying Qi und Wei Qi (Nähr- und Abwehr-Qi) zu regulieren und zu harmonisieren.

Modifikationen

1. Bei starkem Schwitzen füge man 30 g *Long Gu*‡ (Os Draconis) und 30 g *Mu Li*‡ (Concha Ostreae) hinzu, um adstringierend Schwitzen einzudämmen.
2. Bei Schwitzen, das sich durch Qi-Mangel verkompliziert, füge man 30 g *Huang Qi* (Radix Astragali seu Hedysari) hinzu, um Qi zu vermehren und das Äußere zu konsolidieren.
3. Bei Schwitzen, das sich durch Yang-Mangel verkompliziert, füge man 10 g *Fei Zi* (Semen Torreyae Grandis) hinzu, um Yang zu wärmen und Schwitzen einzudämmen.
4. Bei hemilateralem oder lokalem Schwitzen kombiniere man mit *Gan Mai Da Zao Tang* (Dekokt mitRx. Glycyrrhizae, Fr. Tritici und Fr. Jujubae), um Spannungen durch Süße und Feuchtigkeit abzubauen.

Akupunktur

Therapeutisches Prinzip

Ying Qi und Wei Qi (Nähr- und Abwehr-Qi) regulieren und harmonisieren.

Punkte

Bl 13 Feishu, Lu 1 Zhongfu, Ma 36 Zusanli, 3E 5 Waiguan, Mi 6 Sanyinjiao, Du 14 Dazhui und Di 4 Hegu.

Technik

Man verwende filiforme Nadeln und die ausgleichende Technik. Man belasse die Nadeln für 20–30 Minuten vor Ort.

Erklärung

- Bl 13 Feishu und Lu 1 Zhongfu, die Kombination der Rücken-*shu-* und Alarm-*mu*-Punkte der Lunge, reguliert Lungen-Qi und stoppt Schwitzen.
- Ma 36 Zusanli und Mi 6 Sanyinjiao tonisieren Qi und stärken die Milz, um so Ying Qi und Wei Qi (Nähr- und Abwehr-Qi) zu konsolidieren und zu schützen.
- Du 14 Dazhui, 3E 5 Waiguan und Di 4 Hegu befreien das Äußere und regulieren und harmonisieren Ying Qi und Wei Qi (Nähr- und Abwehr-Qi).

Übermäßiges Yin-Leere-Feuer

Wichtige Symptome und Zeichen

Nächtliches Schwitzen oder spontanes Schwitzen mit Reizbarkeit und Hitzesensationen in Brust, Handflächen und Fußsohlen, möglicherweise begleitet von Wechselfieber am Nachmittag, Rötung der Wangen und Durst. Der Zungenkörper ist rot mit wenig Belag; der Puls ist fadenförmig und schnell. Dieses Muster kann oft bei Patienten mit Tumoren im Spätstadium von Krebs beobachtet werden.

Arzneitherapie

Therapeutisches Prinzip

Yin nähren und Feuer nach unten leiten.

Rezeptur

Dang Gui Liu Huang Tang Jia Jian
(Rx. Angelicae Sinensis- und sechsmal Gelb-Dekokt, mit Modifikationen)

- *Dang Gui* (Radix Angelicae Sinensis) 10 g
- *Sheng Di Huang* (Radix Rehmanniae Glutinosae) 10 g
- *Shu Di Huang* (Radix Rehmanniae Glutinosae Conquita) 10 g
- *Huang Lian* (Rhizoma Coptidis) 6 g
- *Huang Qin* (Radix Scutellariae Baicalensis) 10 g
- *Huang Bai* (Cortex Phellodendri) 10 g
- *Huang Qi* (Radix Astragali seu Hedysari) 15 g

Erklärung

- *Dang Gui* (Radix Angelicae Sinensis), *Sheng Di Huang* (Radix Rehmanniae Glutinosae) and *Shu Di Huang* (Radix Rehmanniae Glutinosae Conquita) reichern Yin an und nähren das Blut.
- *Huang Lian* (Rhizoma Coptidis), *Huang Qin* (Radix Scutellariae Baicalensis) und *Huang Bai* (Cortex Phellodendri) klären Hitze, leiten Feuer aus und stärken Yin mit Bitterem und Kühlem.
- *Huang Qi* (Radix Astragali seu Hedysari) vermehrt Qi und konsolidiert das Äußere.

Modifikationen

1. Bei starkem Schwitzen füge man 30 g *Mu Li*‡ (Concha Ostreae), 30 Minuten abgekocht vor Hinzufügen der übrigen Bestandteile, 60 g *Fu Xiao Mai* (Fructus Tritici Aestivi Levis) und 30 g *Nuo Dao Gen* (Rhizoma et Radix Oryzae Glutinosae) hinzu, um adstringierend zu wirken und Schwitzen einzudämmen.
2. Bei starkem Wechselfieber füge man je 10 g *Qin Jiao* (Radix Gentianae Macrophyllae), *Yin Chai Hu* (Radix Stellariae Dichotomae) und *Bai Wei* (Radix Cynanchi Atrati) hinzu, um Leere-Hitze zu klären und zu vermindern.
3. Wenn Yin-Mangel das hauptsächliche Muster ist und Feuer und Hitze nicht ausgeprägt sind, behandle man stattdessen mit *Mai Wei Di Huang Wan* (Ophiopogonis- und Rehmannia-Pille), und nehme dreimal täglich eine große Pille, um Lungen und Nieren zu ergänzen und zu tonisieren und zu stärken, Yin zu nähren und Hitze zu klären.

Akupunktur

Therapeutisches Prinzip

Yin nähren, Feuer nach unten leiten und Schwitzen stoppen.

Punkte

He 6 Yinxi, Dü 3 Houxi, Ni 7 Fuliu, Ni 3 Taixi, Mi 6 Sanyinjiao, Pe 7 Daling und Du 14 Dazhui.

5

Technik

Man verwende filiforme Nadeln und die ausgleichende Technik in allen Punkten, außer für He 6 Yinxi and Dü 3 Houxi, wo die ableitende Methode zum Einsatz kommt. Man belasse die Nadeln für 20–30 Minuten vor Ort.

Erklärung

- He 6 Yinxi und Dü 3 Houxi, empirische Punkte zur Behandlung von nächtlichem Schwitzen aufgrund von Yin-Mangel, stoppen Schwitzen mit der ableitenden Methode.
- Ni 3 Taixi, Ni 7 Fuliu und Mi 6 Sanyinjiao sind wichtige Punkte zum Nähren von Yin in den Nieren- und Milz-Leitbahnen.
- Die Kombination von Pe 7 Daling, dem Ursprungs-*yuan*-Punkt der Perikard-Leitbahn, mit Du 14 Dazhui klärt Hitze.

Verbleiben und Verdampfen von pathogener Hitze

Wichtige Symptome und Zeichen

Ständiges Ausschwitzen von klebrigem Schweiß oder von Schweiß, der die Kleidung gelb färbt, ein rotes Gesicht mit ständigem Fieber, Reizbarkeit und Ruhelosigkeit, ein bitterer Mundgeschmack und gelber Urin. Der Zungenkörper ist rot mit einem dünnen gelben Belag; der Puls ist drahtig und schnell. Dieses Muster kann oft bei Patienten mit Tumoren im mittleren Krebsstadium beobachtet werden.

5

Arzneitherapie

Therapeutisches Prinzip

Die Leber klären und Hitze ausleiten, Feuchtigkeit transformieren und Ying Qi (Nähr-Qi) harmonisieren.

Rezeptur

Long Dan Xie Gan Tang Jia Jian
(Rx. Gentianae-Dekokt, das die Leber entlastet, mit Modifikationen)

- *Long Dan Cao* (Radix Gentianae Scabrae) 10 g
- *Huang Qin* (Radix Scutellariae Baicalensis) 10 g
- *Zhi Zi* (Fructus Gardeniae Jasminoidis) 10 g
- *Chai Hu* (Radix Bupleuri) 6 g
- *Ze Xie* (Rhizoma Alismatis Orientalis) 10 g
- *Tong Cao* (Medulla Tetrapanacis Papyriferi) 6 g
- *Che Qian Zi* (Semen Plantaginis) 10 g, eingepackt
- *Dang Gui* (Radix Angelicae Sinensis) 10 g
- *Sheng Di Huang* (Radix Rehmanniae Glutinosae) 10 g
- *Gan Cao* (Radix Glycyrrhizae) 6 g

Erklärung

- *Long Dan Cao* (Radix Gentianae Scabrae), *Huang Qin* (Radix Scutellariae Baicalensis), *Zhi Zi* (Fructus Gardeniae Jasminoidis) und *Chai Hu* (Radix Bupleuri) klären die Leber und leiten Hitze aus.
- *Ze Xie* (Rhizoma Alismatis Orientalis), *Tong Cao* (Medulla Tetrapanacis Papyriferi) und *Che Qian Zi* (Semen Plantaginis) klären Hitze und fördern die Bewegung von Feuchtigkeit.
- *Dang Gui* (Radix Angelicae Sinensis) und *Sheng Di Huang* (Radix Rehmanniae Glutinosae) reichern Yin an, nähren das Blut und harmonisieren Ying Qi (Nähr-Qi).
- *Gan Cao* (Radix Glycyrrhizae) leitet Feuer aus, klärt Hitze und harmonisiert die Eigenschaften der übrigen Bestandteile.

Modifikation

Bei Ansammlung von Feuchte-Hitze im Innern ohne übermäßige Hitze kann stattdessen *Si Miao Wan* (Geheimnisvolle-Vier-Pille) eingesetzt werden. *Cang Zhu* (Rhizoma Atractylodis), *Huang Bai* (Cortex Phellodendri) und *Yi Yi Ren* (Semen Coicis Lachryma-jobi) klären Hitze und beseitigen Feuchtigkeit und *Chuan Niu Xi* (Radix Cyathulae Officinalis) befreit die Sehnen und die Netzgefäße.

Akupunktur

Therapeutisches Prinzip

Die Leber klären und Hitze ausleiten, Feuchtigkeit transformieren und Ying Qi (Nähr-Qi) harmonisieren.

Punkte

Mi 9 Yinlingquan, Gb 34 Yanglingquan, Bl 20 Pishu, Bl 18 Ganshu, Bl 19 Danshu, Ren 12 Zhongwan, Gb 24 Riyue, Le 14 Qimen, Mi 6 Sanyinjiao, Bl 21 Weishu und Le 13 Zhangmen.

Technik

Man verwende filiforme Nadeln und die ableitende Technik. Man belasse die Nadeln für 20–30 Minuten vor Ort.

Erklärung

- Die Kombination von Mi 9 Yinlingquan mit Mi 6 Sanyinjiao stärkt die Milz und fördert die Bewegung von Feuchtigkeit.
- Gb 34 Yanglingquan klärt und leitet Feuchte-Hitze aus Leber und Gallenblase aus.
- Bl 18 Ganshu, Bl 19 Danshu, Bl 20 Pishu, Bl 21 Weishu, Le 14 Qimen, Gb 24 Riyue, Le 13 Zhangmen und Ren 12 Zhongwan, die Rücken-*shu*- und Alarm-*mu*-Punkte von Leber, Gallenblase, Milz und Magen, regulieren die funktionalen Aktivitäten von Qi, klären Hitze und fördern die Bewegung von Feuchtigkeit im Mittleren und Unteren Erwärmer, transformieren Feuchtigkeit und harmonisieren Ying Qi (Nähr-Qi).

Alternative Rezeptur bei spontanem Schwitzen aufgrund von Qi-Mangel

- *Huang Qi* (Radix Astragali seu Hedysari) 15 g
- *Da Zao* (Fructus Ziziphi Jujubae) 15 g
- *Fu Xiao Mai* (Fructus Tritici Aestivi Levis) 15 g

Alternative Rezeptur bei nächtlichem Schwitzen aufgrund von Yin-Mangel

- *Wu Mei* (Fructus Pruni Mume) 9 g
- *Fu Xiao Mai* (Fructus Tritici Aestivi Levis) 15 g
- *Da Zao* (Fructus Ziziphi Jujubae) 15 g

Allgemeine Anmerkungen

1. Während des Schwitzens sind die Interstitien *(cou li)* gelockert und anfällig für das Eindringen von äußeren pathogenen Faktoren; Wind und Kälte sollten daher gemieden werden, um keine Erkältung zu bekommen.
2. Der Schweiß sollte so früh wie möglich abgewischt werden.
3. In Fällen von starkem Schwitzen sollte durchgeschwitze Kleidung regelmäßig gewechselt werden.

Klinische Erfahrung

Das Vermeiden von starkem Schwitzen kann ein großes Problem bei der Fieberbehandlung von Tumorpatienten darstellen. Im Sino-Japanischen Friendship Hospital in Beijing verwenden wir bei der Behandlung von Schwitzen bei Krebspatienten im Spätstadium unsere eigene Rezeptur, die als *Zhi Han Fang* (Rezeptur, die Schwitzen stoppt) bezeichnet wird. Die Rezeptur besteht aus 15 g *Wu Wei Zi* (Fructus Schisandrae), 60 g *Fu Xiao Mai* (Fructus Tritici Aestivi Levis) und 15 g *He Zi* (Fructus Terminaliae Chebulae). Das Schwitzen beginnt normalerweise 24 Stunden nach Einnahme des Dekokts abzunehmen. Obwohl dies vielleicht langsamer ist als bei westlichen Arzneien, ist die Wirkung nach unserer Erfahrung viel länger anhaltend.

Bei Patienten, die nach mehreren Zyklen von Strahlen- oder Chemotherapie große Mengen an Flüssigkeiten durch Infusion erhalten hatten und als Diagnose einen Mangel an Qi und Blut aufwiesen, stellte sich die nicht-modifizierte Version dieser Rezeptur als nicht wirkungsvoll heraus. In solchen Fällen sollten Arzneien zur Tonisierung des Blutes und Vermehren von Qi in die Rezeptur hineingenommen werden.

In der Rezeptur nährt *Fu Xiao Mai* (Fructus Tritici Aestivi Levis) das Herz und dämmt mit Kühlem und Süßem das Schwitzen ein, es wird oft bei nächtlichem und spontanem Schwitzen verordnet, ähnlich wie *Wu Wei Zi* (Fructus Schisandrae), das die Lungen stützt, die Nieren tonisiert und Körperflüssigkeiten erzeugt sowie Schwitzen mit Wärme und Saurem eindämmt. *He Zi* (Fructus Terminaliae Chebulae) dringt in die Lungen- und Dickdarm-Leitbahnen ein und adstringiert mit Bitterem und Saurem. Die Kombination dieser drei Arzneien ist sehr wirkungsvoll, um Schwitzen zu stoppen und das Äußere zu konsolidieren.

5.5 Hämorrhagie

Hämorrhagien sind eine häufige Komplikation bei malignen Tumoren, oft ausgelöst durch das Eindringen des Tumors in benachbarte Blutgefäße. Blutungen bei Tumorpatienten können generell durch die folgenden Faktoren ausgelöst werden:

- Ulzerationen aufgrund von Tumornekrosen oder Eindringen des Tumors in große Blutgefäße. Symptome hierfür sind z. B. der Nachweis von okkultem Blut im Stuhl bei Tumoren des unteren Gastrointestinaltrakts, Hämatemesis bei Tumoren im oberen Gastrointestinaltrakt, blutige Nasensekrete bei Nasopharynxkarzinom, Hämoptyse bei Lungentumoren und menstruelle Zwischenblutungen oder postkoitale Blutungen bei Tumoren der Zervix.
- disseminierte intravaskuläre Koagulation: Wenn ein Tumor sich im Zustand der Hyperkoagulabilität befindet, verbraucht er große Mengen an Thrombozyten und Gerinnungsfaktoren und verursacht auf diese Weise Blutungen. Diese Art von Hämorrhagien ist häufig im Spätstadium von Krebs zu beobachten.
- Hämorrhagische Tumoren wie z. B. Angiosarkome können zu Blutungen innerhalb des Tumors führen.
- Strahlen- und Chemotherapie hemmen die hämatopoetische Funktion des Knochenmarks; auch kann eine Chemotherapie die Leber schädigen und zu Gerinnungsstörungen und Blutungsneigung führen.
- Fibrose und gesteigerte Permeabilität können Folge einer Schädigung der Gefäßwand durch Strahlentherapie sein: So kann z. B. eine Strahlentherapie der Beckenregion bei Zervixtumoren eine Erweiterung der Kapillaren in Blase und Kolon verursachen, die zu einer Extravasation von Blut und Blutung führt.

In der Chinesischen Medizin zählt die Hämorrhagie zur Kategorie der Blut-Muster *(xue zheng)*. Blut wird in der Milz erzeugt und transformiert, in der Leber aufbewahrt, vom Herzen dirigiert und transportiert und von den Lungen verteilt. Es transformiert Essenz in den Nieren, fließt in den Blutgefäßen und nährt den gesamten Körper. Immer wenn die Blutgefäße oder Netzgefäße geschädigt sind, bewegt sich das Blut unkontrolliert, tritt aus den Gefäßen aus und bildet ein Blut-Muster. Die hauptsächlichen Blut-Muster bei Tumorpatienten sind u. a. Expektoration von Blut (Hämoptyse), Erbrechen von Blut (Hämatemesis), Blut im Stuhl (Hämatochezie) und Blut im Urin (Hämaturie).

Obgleich die Chinesische Medizin durch eine Kombination von Musteridentifizierung und Verordnung von geeigneten Arzneien umfassende Prinzipien für die Behandlung von Blutungen entwickelt hat, sollten Praktiker immer bedenken, dass durch Tumoren ausgelöste Blutungen oft einen kritischen Zustand darstellen, der ein unmittelbares Eingreifen mit westlichen Methoden, z. B. einer chirurgischen Behandlung, erfordert.

Hämoptyse

Hämoptyse bezeichnet das Aushusten oder Expektorieren von Blut aus Mundhöhle, Larynx, Trachea, Bronchien oder Lungen. Die Expektoration von Blut kann das erste Symptom von Krankheiten der Bronchien oder des Larynx sein und ist in 50–70 % aller Fälle das erste Zeichen von Bronchialkarzinomen.

In der TCM ist *ka xue* (Expektoration von Blut) auch als *ke xue* or *sou xue* (Aushusten von Blut) bekannt. Schädigungen der Leitbahnen und Netzgefäße verursachen unkontrollierte Bewegungen des Blutes, das in den Respirationstrakt überläuft und durch Husten ausgeworfen wird. In der Chinesischen Medizin wird das Expektorieren von Blut bei Tumorerkrankungen im mittleren oder späten Stadium auf Stauung und Übermaß von Lungen-Hitze, Leber-Feuer, das aufwärts flammt, überschießendes Yin-Leere-Feuer oder Qi, das das Blut nicht hält, zurückgeführt.

Die Lungen regieren Qi und haben auch eine nach unten leitende Funktion. Sie sind ein empfindliches Organ und bevorzugen einen feuchten und klaren Zustand und verabscheuen Trockenheit und Trübes. Sind die Lungen durch pathogene Faktoren geschädigt, so ist ihre Funktion des Nach-Unten-Leitens gestört und der aufsteigende Gegenfluss von Lungen-Qi bewirkt Husten; eine Schädigung der Netzgefäße der Lunge führt zu Expektorieren von Blut. Wenn Qi schwach ist und das Blut nicht halten kann, fließt das Blut unkontrolliert. Tritt es aus den Lungen hervor, manifestiert sich dies als mit Blut durchsetzter Schleim oder ein Aushusten von hell rotem Blut.

Ätiologie und Pathologie

Stauung und Übermaß von Lungen-Hitze

Die Lungen regieren Qi und kontrollieren das Atmen, öffnen sich in die Nase und sind im Äußeren mit Haut und Haaren verbunden. Die Lungen sind ein empfindliches Organ und anfällig für das Eindringen äußerer pathogener Faktoren. Pathogene Faktoren, die sich in den Lungen anstauen, behindern die Verteilung und die Funktion des Nach-Unten-Leitens. Verbleiben pathogene Faktoren, wandeln sie sich in Hitze oder Feuer um, schädigen die Leitbahnen und Netzgefäße und zwingen das Blut, in die Luftwege auszutreten, was zu Bluthusten führt. Bei Patienten mit Tumoren verbleibt überschießende pathogene Hitze in den Lungen und verursacht so die wilden Bewegungen des Blutes und die nachfolgende Expektoration von Blut.

Leber-Feuer greift die Lungen an

Wo bei Krebspatienten konstitutionelle Schwäche von Lungen-Qi durch emotionale Blockaden verkompliziert wird, wandelt sich Leber-Depression zu Feuer, das nach oben schlägt, um die Lungen anzugreifen und die Netzgefäße zu schädigen, und zur Expektoration von Blut führt. Auch wenn ein Patient einen plötzlichen Wutanfall bekommt, führt dies zu einem schrägläufigen Gegenfluss von Leber-Qi. Wenn Qi im Übermaß vorhanden ist, entsteht Feuer. Blut bewegt sich mit dem nach oben schlagenden und die Lungen angreifenden Feuer, so dass es zu einem Expektorieren von Blut kommt.

Überschießendes Yin-Leere-Feuer

Eine konstitutionelle Yin-Schwäche oder übermäßige Hitze, die Yin schädigt, oder Lungen-Hitze und übermäßiges Leber-Feuer bei Krebspatienten können wilde Bewegungen des Blutes verursachen, die zu wiederkehrenden Blutungen und dem Verbrauch von Yin und Blut führen. Wo sich Tumoren über einen langen Zeitraum gebildet haben, verbrennen die übermäßigen toxischen Faktoren Qi und Yin, zusätzlich kann Strahlentherapie die Yin-Flüssigkeiten schädigen, was in beiden Fällen zu Yin-Mangel und Lungen-Trockenheit führt. Wenn Leere-Feuer sich stark im Innern entwickelt, versengt es die Netzgefäße der Lunge, so dass es zur Expektoration von Blut kommt.

Zusätzlich verlaufen die Gefäße der Nieren durch das Diaphragma, treten in die Lunge ein und setzen sich in der Larynx fort, um sich so mit den Lungen und Nieren zu vereinigen. Wenn das Lungen-Yin schwach ist, wird es schließlich die Nieren schädigen, hingegen wenn Nieren-Wasser schwach ist, nimmt es den Lungen ihre Feuchtigkeit und Ernährung und führt zur Schwäche von Lungen- und Nieren-Yin. Wenn das Nieren-Yin leer ist, schlägt das Feuer nach oben und versengt die Lungen; wenn die Lungen trocken sind, werden ihre Netzgefäße geschädigt und ein Aushusten von Blut tritt auf.

Blut-Stase blockiert die Netzgefäße der Lunge

Dieses Muster wird am häufigsten bei Krebspatienten mit primärem oder metastasiertem Tumor in den Lungen angetroffen. Der Tumor blockiert Lungen-Qi, welches wiederum eine Blut-Stase verursacht. Wenn das Lungen-Qi schwach ist, ist es nicht stark genug, um die normale Bewegung des Blutes sicherzustellen. Verdickung und Stase des Blutes treten auch auf, wenn Feuer und Hitze die Körperflüssigkeiten schädigen, die, wenn sie leer sind, das Blut nicht tragen können, so dass es sich nicht frei bewegen kann. Zusätzlich wird das Blut – hat es die Blutgefäße verlassen – statisch und verursacht weitere Blockaden, die das Blut daran hindern, in den Gefäßen frei zu fließen, so dass wiederum Blutungen ausgelöst werden oder diese sich verschlimmern. Alle diese Pathologien können zur Expektoration von Blut führen.

Geschwächtes Qi ist nicht der Lage, die Begrenzung sicherzustellen

Das Aufrechte Qi (Zheng Qi) ist bei Krebspatienten bereits geschwächt. Das Aufrechte Qi wird auch bei Patienten mit einer konstitutionellen Schwäche, die einen Tumor bekommen, aufgezehrt sein, außerdem bei denen, die sich unregelmäßig ernähren, bei denjenigen, die unter diätetischen Unregelmäßigkeiten leiden, bei innerer Schädigung durch emotionalen Stress oder bei äußeren pathogenen Faktoren, die nicht freigesetzt werden können. Alle diese Faktoren erzeugen eine Qi-Schwäche verbunden mit dem Verlust der Fähigkeit, die Bewegung des Blutes in den Gefäßen zu regieren. Blut, das aus den Netzgefäßen der Lungen überläuft, wird das Expektorieren von Blut auslösen oder verschlimmern.

Musteridentifizierung und therapeutische Prinzipien

Expektoration von Blut ist ein Symptom *(biao)* und sollte nach dem Prinzip behandelt werden:
„In akuten Zuständen behandle das Symptom und in gemäßigten Zuständen behandle die Wurzel." Der zeitigen Behandlung der Symptome mit Maßnahmen, die Blutungen stoppen, sollte Priorität eingeräumt werden; hat sich die Expektoration von Blut vermindert, kann die Aufmerksamkeit wieder auf die Behandlung des Tumors gerichtet werden. Bei der Musteridentifizierung sollten Farbe und Menge des Blutes sowie alle begleitenden Muster berücksichtigt werden.

Anhäufung und Überfluss von Lungen-Hitze

Wichtige Symptome und Zeichen

Aushusten von gelbem, blutdurchsetztem Schleim, Expektoration von relativ großen Mengen an hell rotem Blut, Völle in der Brust, schnelles Atmen, Durst, Reizbarkeit, Obstipation und rötlicher Urin; dieses kann von Fieber und Abneigung gegen Kälte bei äußerer Kälte und innerer Hitze begleitet sein. Der Zungenkörper ist rot mit einem gelben Belag; der Puls ist drahtig, schlüpfrig und schnell. Dieses Muster kann oft im mittleren und späten Stadium von Lungenkrebs beobachtet werden.

Arzneitherapie

Therapeutisches Prinzip

Hitze klären und die Lungen drainieren, Gegenläufiges nach unten leiten und Blutungen stoppen.

Rezeptur

Xie Bai San He Shi Hui San
(Pulver, das das Weiße abfließen lässt, kombiniert mit Pulver mit zehn halb verkohlten Arzneien)

- *Sang Bai Pi* (Cortex Mori Albae Radicis) 10 g
- *Di Gu Pi* (Cortex Lycii Radicis) 10 g
- *Gan Cao* (Radix Glycyrrhizae) 6 g
- *Jing Mi* (Oryza Sativa) 30 g
- *Ce Bai Ye* (Cacumen Biotae Orientalis) 10 g
- *Bai Mao Gen* (Rhizoma Imperatae Cylindricae) 10 g
- *Qian Cao Gen* (Radix Rubiae Cordifoliae) 10 g
- *He Ye* (Folium Nelumbinis Nuciferae) 10 g
- *Mu Dan Pi* (Cortex Moutan Radicis) 10 g
- *Zong Lü Tan* (Fibra Carbonisata Trachycarpi Stipulae) 10 g
- *Da Ji* (Herba seu Radix Cirsii Japonici) 10 g
- *Xiao Ji* (Herba Cephalanoploris seu Cirsii) 10 g
- *Zhi Zi* (Fructus Gardeniae Jasminoidis) 10 g
- *Da Huang* (Radix et Rhizoma Rhei) 10 g

Erklärung

- *Sang Bai Pi* (Cortex Mori Albae Radicis) klärt Lungen-Hitze und beruhigt Husten und Keuchen.
- *Di Gu Pi* (Cortex Lycii Radicis) klärt verstecktes Feuer in den Lungen, ohne Yin zu schädigen.
- *Gan Cao* (Radix Glycyrrhizae) und *Jing Mi* (Oryza Sativa) nähren Lungen und Magen.
- Die Kombination dieser vier Bestandteile tonisiert, während sie ausleitet, um zu klären und Lungen-Hitze zu drainieren. Lungen-Qi kann wieder seine nach unten leitende Funktion angemessen ausführen und das Husten von Blut wird gestoppt.
- Die Wirkung der Rezeptur wird verstärkt durch die Kombination mit den Bestandteilen von *Shi Hui San* (Pulver mit zehn halbverkohlten Arzneien), wie oben aufgelistet.

Modifikationen

1. Bei starker Lungen-Hitze füge man 10 g *Huang Qin* (Radix Scutellariae Baicalensis), 10 g *Zhi Mu* (Rhizoma Anemarrhenae Asphodeloidis) und 10 g *Dong Gua Ren* (Semen Benincasae Hispidae) hinzu.
2. Bei starkem gelbem Schleim füge man 10 g *Tian Zhu Huang* (Concretio Silicea Bambusae), 10 g *Bai Qian* (Radix et Rhizoma Cynanchi Stauntonii) und 30 g *Yu Xing Cao* (Herba Houttuyniae Cordatae) hinzu.
3. Bei trockener und wunder Kehle füge man 15 g *Xuan Shen* (Radix Scrophulariae Ningpoensis) und 10 g *She Gan* (Rhizoma Belamcandae Chinensis) hinzu.
4. Bei Obstipation füge man 30 g *Gua Lou Ren* (Fructus Trichosanthis) hinzu; bei dieser Modifikation sollten 10 g *Da Huang* (Radix et Rhizoma Rhei) 10 Minuten vor Ende des Kochvorganges hinzugefügt werden, anstatt zu Beginn.
5. Bei starkem Bluten mit frischem roten Blut füge man Arzneien hinzu, die das Blut kühlen und Blutungen stoppen wie 10 g *Mu Dan Pi* (Cortex Moutan Radicis) und 15 g *Xian He Cao* (Herba Agrimoniae Pilosae).

Akupunktur

Therapeutisches Prinzip

Hitze klären und die Lungen drainieren, Gegenläufiges nach unten leiten und Blutungen stoppen.

Punkte

Bl 13 Feishu, Lu 1 Zhongfu, Du 14 Dazhui, Lu 6 Kongzui, Lu 5 Chize und Di 4 Hegu.

Technik

Man verwende filiforme Nadeln und die ableitende Technik. Man belasse die Nadeln für 20 Minuten vor Ort. Stechen und Schröpfen kann an den Punkten Du 14 Dazhui und Bl 13 Feishu eingesetzt werden.

Erklärung

- Die Kombination von Bl 13 Feishu und Lu 1 Zhongfu, den Rücken-*shu*- und Alarm-*mu*-Punkten der Lungen, mit Lu 5 Chize, dem Sohn-*zi*-Punkt der Lungen-Leitbahn, klärt und drainiert Lungen-Hitze, leitet Gegenläufiges nach unten und stoppt Husten.
- Du 14 Dazhui und Di 4 Hegu befreien die Oberfläche und klären Hitze.
- Lu 6 Kongzui, der Spalten-*xi*-Punkt der Lungen-Leitbahn, beendet Blutungen.

Leber-Feuer greift die Lungen an

Wichtige Symptome und Zeichen

Aushusten von blutdurchsetztem Schleim oder frischem roten Blut, wobei das Blut in schweren Fällen herauszuschießen scheint, Schmerzen in Brust und Hypochondrium, Kopfschmerzen, Schwindel, Reizbarkeit, Ruhelosigkeit und Jähzorn, ein trockener Mund mit bitterem Geschmack. Der Zungenkörper ist rot mit einem dünnen gelben Belag; der Puls ist drahtig und schnell. Dieses Muster kann in allen Stadien von primärem und metastasiertem Lungenkrebs beobachtet werden.

Arzneitherapie

Therapeutisches Prinzip

Die Leber klären und die Lungen drainieren, das Blut kühlen und Blutungen stoppen.

Rezeptur

Dai Ge San He Xie Bai San Jia Jian
(Indigo- und Concha Meretricis-Pulver kombiniert mit Pulver, das das Weiße abfließen lässt, mit Modifikationen)

- *Qing Dai* (Indigo Naturalis) 10 g
- *Hai Ge Ke*‡ (Concha Meretricis seu Cyclinae) 10 g
- *Sang Bai Pi* (Cortex Mori Albae Radicis) 10 g
- *Di Gu Pi* (Cortex Lycii Radicis) 10 g
- *Gan Cao* (Radix Glycyrrhizae) 6 g
- *Jing Mi* (Oryza Sativa) 30 g

Erklärung

- *Qing Dai* (Indigo Naturalis) und *Hai Ge Ke*‡ (Concha Meretricis seu Cyclinae) kühlen die Leber und stoppen Blutungen.
- *Sang Bai Pi* (Cortex Mori Albae Radicis), *Di Gu Pi* (Cortex Lycii Radicis) und *Gan Cao* (Radix Glycyrrhizae) klären Hitze und drainieren die Lungen.
- *Jing Mi* (Oryza Sativa) harmonisiert und nährt den Magen, um Hitze in den Lungen zu drainieren, ohne dass Milz und Magen geschädigt werden.

Modifikationen und Alternativen

1. Bei starkem Aushusten von Blut füge man 10 g *Ou Jie* (Nodus Nelumbinis Nuciferae Rhizomatis), 10 g *Xian He Cao* (Herba Agrimoniae Pilosae), 10 g *Han Lian Cao* (Herba Ecliptae Prostratae) und 15 g *Bai Mao Gen* (Rhizoma Imperatae Cylindricae) hinzu, um die Wirkung des Blut-Kühlens und des Stoppens von Blutungen zu verstärken.
2. Bei Schwindel und roten Augen füge man 30 g *Dai Zhe Shi*‡ (Haematitum), 30 Minuten abgekocht vor Hinzufügen der übrigen Bestandteile, 6 g *Long Dan Cao* (Radix Gentianae Scabrae) und 6 g *Zhi Zi* (Fructus Gardeniae Jasminoidis) hinzu, um Hitze zu klären und die Leber zu beruhigen.
3. Bei unstillbaren, starken Blutungen verwende man 3 g *San Qi Fen* (Pulvis Radicis Notoginseng), mit Wasser eingenommen, oder *Yun Nan Bai Yao* (Yunnan White), zwei Kapseln von 0,25 g bei jeder Einnahme.
4. Wo überschießendes Feuer das Blut dazu zwingt, sich mit ihm zu bewegen und zur Expektoration von einem Mund voll von frischem roten Blut führt, sollte das therapeutische Prinzip zu „Hitze klären und Blut kühlen" geändert werden. Man verordne unter diesen Umständen *Xi Jiao Di Huang Tang* (Rhinozeroshorn- und Rehmannia-Dekokt).

Bestandteile

- *Shui Niu Jiao*‡ (Cornu Bubali, pulverisiert) 15 g, dem fertigen Dekokt beigefügt
- *Sheng Di Huang* (Radix Rehmanniae Glutinosae) 30 g
- *Chi Shao* (Radix Paeoniae Rubrae) 12 g
- *Mu Dan Pi* (Cortex Moutan Radicis) 9 g

Akupunktur

Therapeutisches Prinzip

Die Leber klären und Feuer ausleiten, das Blut kühlen und Blutungen stoppen.

Punkte

Le 2 Xingjian, Le 14 Qimen, Lu 5 Chize, Lu 10 Yuji, Pe 6 Neiguan, Lu 6 Kongzui und Bl 17 Geshu.

Technik

Man verwende filiforme Nadeln und die ableitende Technik. Man belasse die Nadeln für 20 Minuten vor Ort. Schröpfen kann an Bl 17 Geshu eingesetzt werden.

Erklärung

- Le 2 Xingjian und Lu 10 Yuji, die Quellen-*ying*-Punkte der Lungen- und Leber-Leitbahnen, klären und leiten Feuer in Leber und Lungen aus.
- Le 14 Qimen leitet die Leber und Feuer aus.
- Lu 5 Chize und Lu 6 Kongzui, die Sohn-*zi*- und Spalten-*xi*-Punkte der Lungen-Leitbahn, drainieren Lungen-Feuer und stoppen Husten und Blutungen.
- Pe 6 Neiguan macht die Brust frei und reguliert Qi.
- Bl 17 Geshu, der Treff-*hui*-Punkt des Blutes, kühlt das Blut und stoppt Blutungen.

Übermäßiges Yin-Mangel-Feuer

Wichtige Symptome und Zeichen

Husten mit wenig Schleim, Expektoration von frischem rotem Blut oder blutdurchsetztem Schleim oder ständige Expektoration von blutigem oder trockenem Husten ohne Schleim, Rötung der Wangen am Nachmittag, Trockenheit in Mund und Kehle, Reizbarkeit und Hitzesensationen in Brust, Handflächen und Fußsohlen, Wechselfieber und Nachtschweiß. Der Zungenkörper ist rot und trocken mit wenig oder fehlendem Belag; der Puls ist fadenförmig und schnell, schwach in der *chi*-Position. Dieses Muster kann in allen Stadien von primärem und metastasiertem Lungenkrebs beobachtet werden.

Arzneitherapie

Therapeutisches Prinzip

Yin nähren und Feuer nach unten leiten, das Blut kühlen und Blutungen beenden.

Rezeptur

***Bai He Gu Jin Tang Jia Jian* (Bb. Lilii-Dekokt zur Erhaltung des Metalls, mit Modifikatonen)**

- *Bai He* (Bulbus Lilii) 10 g
- *Mai Men Dong* (Radix Ophiopogonis Japonici) 10 g
- *Shu Di Huang* (Radix Rehmanniae Glutinosae Conquita) 10 g
- *Sheng Di Huang* (Radix Rehmanniae Glutinosae) 10 g
- *Xuan Shen* (Radix Scrophulariae Ningpoensis) 10 g
- *Dang Gui* (Radix Angelicae Sinensis) 10 g
- *Bai Shao* (Radix Paeoniae Lactiflorae) 10 g
- *Chuan Bei Mu* (Bulbus Fritillariae Cirrhosae) 10 g
- *Gan Cao* (Radix Glycyrrhizae) 6 g

Erklärung

- *Bai He* (Bulbus Lilii) und *Mai Men Dong* (Radix Ophiopogonis Japonici) nähren Yin und befeuchten Trockenheit.
- *Shu Di Huang* (Radix Rehmanniae Glutinosae Conquita), *Sheng Di Huang* (Radix Rehmanniae Glutinosae) und *Xuan Shen* (Radix Scrophulariae Ningpoensis) nähren Yin und klären Hitze.
- *Dang Gui* (Radix Angelicae Sinensis) und *Bai Shao* (Radix Paeoniae Lactiflorae) nähren das Blut und besänftigen die Leber.
- *Chuan Bei Mu* (Bulbus Fritillariae Cirrhosae) und *Gan Cao* (Radix Glycyrrhizae) transformieren Schleim und stoppen Husten.

Modifikationen und Alternativen

1. Bei starkem Husten von Blut füge man 30 g *Bai Mao Gen* (Rhizoma Imperatae Cylindricae), 10 g *Ou Jie* (Nodus Nelumbinis Nuciferae Rhizomatis), 10 g *Han Lian Cao* (Herba Ecliptae Prostratae) und 10 g *Ce Bai Ye* (Cacumen Biotae Orientalis) hinzu, um das Blut zu kühlen und Blutungen zu stoppen.

2. Das Hinzufügen von 10 g *Bai Ji** (Rhizoma Bletillae Striatae) zur Rezeptur hilft, die Lungen zu binden, Blutungen zu stoppen, Schwellungen zu zerteilen und Fleisch zu erzeugen.
3. Bei überschießender Hitze füge man 10 g *Zhi Mu* (Rhizoma Anemarrhenae Asphodeloidis) und 10 g *Huang Qin* (Radix Scutellariae Baicalensis) hinzu, um Lungen-Hitze auszuleiten.
4. Bei Blut-Stase, die die Netzgefäße der Lungen blockiert, füge man 10 g *Hua Rui Shi*‡ (Ophicalcitum) und 6 g *San Qi Fen* (Pulvis Radicis Notoginseng) hinzu, eingenommen mit Wasser, um Blutungen zu stoppen und Blut-Stase zu transformieren.
5. Leere und Schwäche von Qi und Yin der Lungen und Nieren, die sich als Husten, blutdurchsetzten Schleim, Schwindel, verschwommenes Sehen, Tinnitus, Mattigkeit und Schmerzen im unteren Rücken und in den Knien und durch einen tiefen und fadenförmigen Puls zeigen, sollten durch Vermehren von Qi und Tonisieren der Nieren, Nähren von Yin und Befeuchten der Lungen behandelt werden. *Da Bu Yuan Jian* (Großes die Grundlage (Quelle) tonisierendes Dekokt) wird verwendet, um Qi zu vermehren und die Nieren zu tonisieren, unter Zusatz von je 10 g *Bai He* (Bulbus Lilii), *Mai Men Dong* (Radix Ophiopogonis Japonici), *Yu Zhu* (Rhizoma Polygonati Odorati), um Yin zu nähren und die Lungen zu befeuchten, oder je 10 g *Han Lian Cao* (Herba Ecliptae Prostratae) und *Xian He Cao* (Herba Agrimoniae Pilosae), um die Netzgefäße zu beruhigen und Blutungen zu stoppen.
6. Bei Leere und Schwäche von Nieren-Yin und Leere-Feuer, das innerlich nach oben schlägt, füge man je 10 g *Zhi Mu* (Rhizoma Anemarrhenae Asphodeloidis) und *Huang Bai* (Cortex Phellodendri) hinzu, um Yin zu stärken und Feuer zu klären.

Akupunktur

Therapeutisches Prinzip

Yin nähren und Feuer nach unten leiten, das Blut kühlen und Blutungen beenden.

Punkte

Lu 7 Lieque, Ni 6 Zhaohai, Bl 13 Feishu, Ni 3 Taixi, Mi 6 Sanyinjiao, Ren 22 Tiantu, Lu 1 Zhongfu und Lu 10 Yuji.

Technik

Man verwende filiforme Nadeln und die ausgleichende Technik. Man belasse die Nadeln für 20–30 Minuten vor Ort.

Erklärung

- Lu 7 Lieque und Ni 6 Zhaohai, beides Einschalt-*jiaohui*-Punkte für die Acht Außerordentlichen Meridiane, nähren Lungen-Yin und stoppen Husten.
- Die Kombination von Bl 13 Feishu und Lu 1 Zhongfu, den Rücken-*shu*- und Alarm-*mu*-Punkten der Lunge, mit Ren 22 Tiantu und Lu 10 Yuji reguliert Lungen-Qi und stoppt Husten und Blutungen.
- Ni 3 Taixi und Mi 6 Sanyinjiao sind wichtige Punkte zum Anreichern von Yin.

Qi-Mangel

Wichtige Symptome und Zeichen

Expektoration von blutdurchsetztem Schleim oder Ausspucken von frischem rotem Blut mit oder ohne Husten, Schwindel, Tinnitus, Palpationen, eine glanzlose Gesichtsfarbe, geistige und körperliche Müdigkeit, kalte Gliedmaßen und eine Abneigung gegen Kälte. Der Zungenkörper ist blass mit einem dünnen weißen Belag; der Puls ist leer und fadenförmig. Dieses Muster kann in allen Stadien von primärem oder metastasiertem Lungenkrebs beobachtet werden.

Arzneitherapie

Therapeutisches Prinzip

Qi vermehren und das Blut in den Gefäßen halten, die Milz stärken und das Blut nähren.

Rezeptur

Zheng Yang Li Lao Tang Jia Jian
(Dekokt zur Rettung von Yang und Regulierung von Erschöpfung, mit Modifikationen)

- *Ren Shen* (Radix Ginseng) 10 g, mindestens 60 Minuten separat abgekocht und dem fertigen Dekokt hinzugefügt
- *Huang Qi* (Radix Astragali seu Hedysari) 15 g
- *Bai Zhu* (Rhizoma Atractylodis Macrocephalae) 15 g
- *Gan Cao* (Radix Glycyrrhizae) 6 g

- *Dang Gui* (Radix Angelicae Sinensis) 10 g
- *Rou Gui* (Cortex Cinnamomi Cassiae) 6 g, 5 Minuten vor Ende des Kochvorganges hinzugefügt
- *Chen Pi* (Pericarpium Citri Reticulatae) 6 g

Erklärung

- *Ren Shen* (Radix Ginseng) und *Huang Qi* (Radix Astragali seu Hedysari) vermehren Qi und bewahren das Blut in den Gefäßen.
- *Bai Zhu* (Rhizoma Atractylodis Macrocephalae) und *Gan Cao* (Radix Glycyrrhizae) stärken die Milz und vermehren Qi.
- *Dang Gui* (Radix Angelicae Sinensis) nährt und harmonisiert das Blut.
- *Chen Pi* (Pericarpium Citri Reticulatae) reguliert Qi und harmonisiert den Mittleren Erwärmer.
- *Rou Gui* (Cortex Cinnamomi Cassiae) wärmt den Mittleren Erwärmer und verstärkt Yang.

Modifikationen

1. Bei starkem Husten von Blut füge man 30 g *Xian He Cao* (Herba Agrimoniae Pilosae), 15 g *Bai Ji** (Rhizoma Bletillae Striatae), 15 g *E Jiao*‡ (Gelatinum Corii Asini) und 3 g *San Qi Fen* (Pulvis Radicis Notoginseng) hinzu, um die Blutung durch Förderung der Kontraktion und Nähren des Blutes zu stoppen.
2. Bei fehlenden Zeichen von Kälte (keine kalten Gliedmaßen oder eine Abneigung gegen Kälte) entferne man *Rou Gui* (Cortex Cinnamomi Cassiae).

Akupunktur

Therapeutisches Prinzip

Qi vermehren und das Blut in den Gefäßen halten, die Milz stärken und das Blut nähren.

Punkte

Ma 36 Zusanli, Bl 20 Pishu, Ren 4 Guanyuan, Lu 9 Taiyuan, Bl 13 Feishu, Lu 1 Zhongfu und Ren 17 Danzhong.

Technik

Man verwende filiforme Nadeln und die stärkende Technik. Man belasse die Nadeln für 20–30 Minuten vor Ort. Wenn nötig, kann nach der Akupunktur eine Moxibustion durchgeführt werden.

Erklärung

- Die Kombination von Bl 13 Feishu und Lu 1 Zhongfu, den Alarm-*mu*- und Rücken-*shu*-Punkten der Lunge, mit Lu 9 Taiyuan, dem Ursprungs-*yuan*-Punkt der Lungen-Leitbahn, und Ren 17 Danzhong, dem Treff-*hui*-Punkt von Qi, tonisiert das Lungen-Qi, damit es das Blut bewahrt.
- Ma 36 Zusanli und Bl 20 Pishu stärken die Milz und tonisieren Qi, um die Quelle der Erzeugung und Transformation von Qi und Blut zu nähren.
- Ren 4 Guanyuan tonisiert das Ursprungs-Qi (Yuan Qi).

Andere Muster

- Massive Hämorrhagie mit Schwindel, Kurzatmigkeit, dem Gefühl von Nervösität, Reizbarkeit, Ruhelosigkeit, starkem Schwitzen, kalten Gliedmaßen, einer blassen Gesichtsfarbe und einem schwachen und schnellen Puls sind alles Symptome eines kritischen Musters, bekannt als die Trennung des Qi vom Blut. Da das Blut, das eine materielle Form hat, nicht schnell erzeugt werden kann, sollte Qi, das keine materielle Form hat, als erstes konsolidiert werden. Mit anderen Worten ausgedrückt, räume man in Fällen von Blutverlust dem Vermehren von Qi Priorität ein. Dieses kann erreicht werden durch Tonisieren von Qi, Zurückholen von Yang und Eindämmen des Abtrünnigwerdens durch Verabreichung von *Du Shen Tang* (Reines Ginseng-Dekokt), hergestellt durch das Abkochen von 10–15 g *Ren Shen* (Radix Ginseng) auf 100–200 ml Flüssigkeit und der Verabreichung an den Patienten in häufigen kleinen Dosen oder durch Sondenernährung.
- Kurzatmigkeit, geistige Müdigkeit, Trockenheit in Mund und Kehle, spontanes Schwitzen und Rötung der Wangen, rote Lippen und eine Zunge mit wenig Speichel und ein fadenförmiger und schneller Puls sind ein Muster von Yang, das sich aufgrund einer Yin-Schwäche zerstreut. *Sheng Mai San Jia Wei* (Puls erzeugendes Pulver, mit Zusätzen) sollte sofort verabreicht werden, um Qi zu vermehren und Yin zu retten und um das schwebende Yang zu beruhigen und zu absorbieren.

Bestandteile

- *Ren Shen* (Radix Ginseng) 10 g
- *Mai Men Dong* (Radix Ophiopogonis Japonici) 10 g
- *Wu Wei Zi* (Fructus Schisandrae) 6 g
- *Shan Zhu Yu* (Fructus Corni Officinalis) 10 g
- *Long Gu*‡ (Os Draconis) 30 g
- *Mu Li*‡ (Concha Ostreae) 30 g

Gastrointestinale Hämorrhagien

Blutungen können überall im Gastrointestinaltrakt auftreten, im oberen Teil als Hämatemesis, im unteren Teil als Blut im Stuhl – entweder als frische Blutung (Hämatochezie) oder als Teerstuhl aufgrund von verändertem Blut (Melaena). Gastrointestinale Hämorrhagien sind ein häufiges Kennzeichen maligner Tumoren.

Hämatemesis

Das erbrochene Blut stammt aus dem Magen oder dem Ösophagus; es ist gewöhnlich hell rot oder dunkel-livide gefärbt und enthält Nahrungsreste. Blut, das sich durch Reaktion mit Magensäure verändert hat, wird als „Kaffeesatz"-Erbrochenes bezeichnet.
Hämatemesis ist häufig bei primärem Leberkrebs (Hepatome) oder kann Folge einer Leberzirrhose oder einer krebsbedingten Pfortaderthrombose mit resultierendem erhöhtem Pfortaderdruck sein, oder es kann durch Ösphagusvarizen, durch Varizen im Magenfundus, durch Tumornekrose oder durch Gefäßerosionen bei Magenkrebs verursacht werden.
Hämatemesis kann auch durch eine Beeinträchtigung der Leberfunktion entstehen, die die Synthese der Blutkoagulationsfaktoren vermindert, und auch durch unangemessene Behandlung wie Überdosierung von chemotherapeutischen Mitteln oder von Arzneien, die das Blut vitalisieren und Blut-Stase transformieren und die so die Anzahl der Thrombozyten vermindern und ihre Funktion beeinträchtigen können.

Ätiologie und Pathologie

Aus Sicht der TCM kann das Erbrechen von Blut mehrere Ursachen haben:

- Viele Tumorpatienten leiden unter emotionalem Stress. Emotionale Probleme, die innere Schäden verursachen, oder plötzliche, heftige Wut, die die Leber schädigt, führen zu innerlich aufflammendem Feuer und aufsteigendem Gegenfluss von Qi oder schrägläufigem Gegenfluss von Leber-Qi, das den Magen befällt und die Netzgefäße des Magens schädigt.
- Eine lang anhaltende Krankheit, wie z. B. ein wachsender maligner Tumor, oder Überarbeitung schädigt die Funktionen des Regulierens und Bewahrens der Milz; Qi ist nicht länger in der Lage, das Blut zu regieren, welches sich dann ins Äußere ergießt.
- Wenn Hitze in den Leitbahnen verbleibt, flammt das Feuer im Magen auf.
- Kälte aufgrund von Qi-Mangel im Mittleren Erwärmer behindert die Funktion des Haltens.
- Übermäßiges Yin, das Yang unterdrückt, hindert das Feuer an der Rückkehr zu seinem Ursprung und lässt es, nach oben zu schlagen.

Musteridentifizierung und therapeutische Prinzipien

Alle unten aufgeführten Muster können im mittleren und späten Stadium von primärem Krebs in Leber, Nasopharynx und Magen und bei metastasiertem Leberkrebs beobachtet werden. Die Muster sollten klar als Leere oder Fülle, Kälte oder Hitze identifiziert werden und durch Auffüllen der Leere und Ausleiten der Fülle behandelt werden.

Hitze sammelt sich im Magen

Wichtige Symptome und Zeichen

Ein Gefühl von brennender Hitze im Magen mit Spannungen und Schmerz, Übelkeit, Erbrechen von relativ großen Mengen an purpur rotem oder kaffeefarbenem Blut, ein trockener Mund, Mundgeruch, eine Vorliebe für kalte Nahrung und Getränke und Teerstühle. Der Zungenkörper ist rot mit einem gelben und schmierigen Belag; der Puls ist schlüpfrig und schnell.

Arzneitherapie

Therapeutisches Prinzip

Den Magen klären und Feuer ausleiten, Blut-Stase transformieren und Blutungen stoppen.

Rezeptur

***Xie Xin Tang Jia Jian* (Dekokt, das das Epigastrium entlastet, mit Modifikationen)**

- *Da Huang* (Radix et Rhizoma Rhei) 10 g
- *Mu Dan Pi* (Cortex Moutan Radicis) 10 g
- *Chi Shao* (Radix Paeoniae Rubrae) 10 g
- *Huang Qin* (Radix Scutellariae Baicalensis) 10 g

5

- *Hai Piao Xiao*‡ (Os Sepiae seu Sepiellae) 10 g
- *Chuan Niu Xi* (Radix Cyathulae Officinalis) 10 g
- *Huang Lian* (Rhizoma Coptidis) 10 g
- *Da Ji* (Herba seu Radix Cirsii Japonici) 10 g
- *Xiao Ji* (Herba Cephalanoploris seu Cirsii) 10 g
- *Ce Bai Ye* (Cacumen Biotae Orientalis) 10 g
- *San Qi Fen* (Pulvis Radicis Notoginseng) 6 g, in das fertige Dekokt eingefügt

Erklärung

- *Da Huang* (Radix et Rhizoma Rhei), *Huang Lian* (Rhizoma Coptidis) und *Huang Qin* (Radix Scutellariae Baicalensis) klären Hitze und leiten sie aus dem Innern aus.
- *Mu Dan Pi* (Cortex Moutan Radicis), *Chi Shao* (Radix Paeoniae Rubrae) und *Chuan Niu Xi* (Radix Cyathulae Officinalis) vitalisieren das Blut und zerteilen Blut-Stase.
- *Hai Piao Xiao*‡ (Os Sepiae seu Sepiellae) fördert die Kontraktion und stoppt Blutungen.
- *Da Ji* (Herba seu Radix Cirsii Japonici), *Xiao Ji* (Herba Cephalanoploris seu Cirsii), *Ce Bai Ye* (Cacumen Biotae Orientalis) und *San Qi Fen* (Pulvis Radicis Notoginseng) kühlen das Blut und stoppen Blutungen.

Akupunktur

Therapeutisches Prinzip

Den Magen klären und Feuer ausleiten, Blut-Stase transformieren und Blutungen stoppen.

Punkte

Ma 44 Neiting, Ren 12 Zhongwan, Ma 34 Liangqiu, Pe 6 Neiguan, Bl 21 Weishu, Ma 21 Liangmen und Mi 4 Gongsun.

Technik

Man verwende filiforme Nadeln und die ableitende Technik. Man belasse die Nadeln für 20–30 Minuten vor Ort.

Erklärung

- Die Kombination von Ma 44 Neiting und Ma 34 Liangqiu, den Quellen-*ying*- und Spalten-*xi*-Punkten der Magen-Leitbahn, klärt den Magen und leitet Feuer aus.
- Pe 6 Neiguan und Mi 4 Gongsun, beides Einschalt-*jiaohui*-Punkte der Acht Außerordentlichen Meridiane, regulieren die funktionalen Aktivitäten von Qi im Magen, leiten Feuer aus und transformieren Blut-Stase.
- Ren 12 Zhongwan und Bl 21 Weishu, die Alarm-*mu*- und Rücken-*shu*-Punkte des Magens, regulieren Qi und tonisieren den Magen.
- Ma 21 Liangmen, der Spalten-*xi*-Punkt der Magen-Leitbahn, stoppt Blutungen.

Leber-Feuer attackiert den Magen

Wichtige Symptome und Zeichen

Erbrechen von hell rotem oder purpur rotem Blut, ein trockener Mund mit einem bitteren Geschmack, Schmerzen im Hypochondrium, Reizbarkeit, trockene Stühle und gelber Urin. Der Zungenkörper ist dunkel rot mit einem gelben Belag; der Puls ist drahtig und schnell.

Arzneitherapie

Therapeutisches Prinzip

Die Leber klären und Feuer ausleiten, den Magen harmonisieren und Blutungen stoppen.

Rezeptur

Dan Zhi Xiao Yao San Jia Jian
(Cx. Moutan Radicis-, Fr. Gardeniae Jasminoidis- und Umherstreifen-Pulver, mit Modifikationen)

- *Da Huang* (Radix et Rhizoma Rhei) 10 g
- *Mu Dan Pi* (Cortex Moutan Radicis) 10 g
- *Bai Shao* (Radix Paeoniae Lactiflorae) 10 g
- *Huang Qin* (Radix Scutellariae Baicalensis) 10 g
- *Long Dan Cao* (Radix Gentianae Scabrae) 6 g
- *Dang Gui* (Radix Angelicae Sinensis) 10 g
- *Chai Hu* (Radix Bupleuri) 10 g
- *Chuan Niu Xi* (Radix Cyathulae Officinalis) 10 g
- *Huang Lian* (Rhizoma Coptidis) 6 g
- *Sheng Di Huang* (Radix Rehmanniae Glutinosae) 10 g
- *Chi Shao* (Radix Paeoniae Rubrae) 10 g
- *Bai Ji** (Rhizoma Bletillae Striatae) 10 g
- *Zhi Ke* (Fructus Citri Aurantii) 10 g
- *San Qi Fen* (Pulvis Radicis Notoginseng) 6 g, in das fertige Dekokt eingefügt

Erklärung

- *Da Huang* (Radix et Rhizoma Rhei), *Huang Qin* (Radix Scutellariae Baicalensis), *Huang Lian* (Rhizoma Coptidis) und *Long Dan Cao* (Radix

Angelicae Sinensis) klären die Leber und leiten Feuer aus.
- *Bai Shao* (Radix Paeoniae Lactiflorae) und *Dang Gui* (Radix Angelicae Sinensis) nähren das Blut und besänftigen die Leber.
- *Mu Dan Pi* (Cortex Moutan Radicis), *Sheng Di Huang* (Radix Rehmanniae Glutinosae), *Chi Shao* (Radix Paeoniae Rubrae), *Bai Ji** (Rhizoma Bletillae Striatae), *San Qi Fen* (Pulvis Radicis Notoginseng) und *Chuan Niu Xi* (Radix Cyathulae Officinalis) kühlen das Blut, stoppen Blutungen und zerteilen Blut-Stase.
- *Zhi Ke* (Fructus Citri Aurantii) leitet die Leber aus und reguliert Qi.
- *Chai Hu* (Radix Bupleuri) führt die übrigen Bestandteile zur Leber.

Akupunktur

Therapeutisches Prinzip

Die Leber klären und Feuer ausleiten, den Magen harmonisieren und Blutungen stoppen.

Punkte

Le 3 Taichong, Ma 44 Neiting, Bl 18 Ganshu, Bl 21 Weishu, Le 2 Xingjian, Pe 6 Neiguan und Ren 12 Zhongwan.

Technik

Man verwende filiforme Nadeln und die ableitende Technik. Man belasse die Nadeln für 20–30 Minuten vor Ort.

Erklärung

- Die Kombination von Le 3 Taichong und Le 2 Xingjian, den Ursprungs-*yuan*- und Quellen-*ying*-Punkten der Leber-Leitbahn, mit Bl 18 Ganshu, dem Rücken-*shu*-Punkt der Leber, klärt Leber-Feuer und leitet es aus.
- Die Kombination von Ma 44 Neiting, dem Quellen-*ying*-Punkt der Magen-Leitbahn, mit Bl 21 Weishu und Ren 12 Zhongwan, den Rücken-*shu*- und Alarm-*mu*-Punkten des Magens, harmonisiert den Magen und beendet Blutungen.
- Pe 6 Neiguan macht die Brust frei, harmonisiert den Magen, leitet die Leber aus und reguliert Qi, um Blutungen zu stoppen.

Leere-Hitze in Milz und Magen

Wichtige Symptome und Zeichen

Fokale Aufblähung und Beklemmung in Brust und Magen, Übelkeit, blutdurchsetztes Erbrochenes, eine glanzlose Gesichtsfarbe und Teerstühle. Der Zungenkörper ist blass mit einem gelben und schmierigen Belag; der Puls ist fadenförmig und schnell.

Arzneitherapie

Therapeutisches Prinzip

Den Magen harmonisieren und Gegenläufiges nach unten lenken, das Blut kühlen und Blutungen beenden.

Rezeptur

Ban Xia Xie Xin Tang Jia Jian
(Rz. Pinelliae Ternatae-Dekokt, welches das Epigastrium abfließen lässt, mit Modifikationen)

- *Fa Ban Xia* (Rhizoma Pinelliae Ternatae Praeparata) 10 g
- *Da Huang* (Radix et Rhizoma Rhei) 10 g
- *Mu Dan Pi* (Cortex Moutan Radicis) 10 g
- *Bai Shao* (Radix Paeoniae Lactiflorae) 10 g
- *Huang Qin* (Radix Scutellariae Baicalensis) 10 g
- *Tai Zi Shen* (Radix Pseudostellariae Heterophyllae) 15 g
- *Dang Gui* (Radix Angelicae Sinensis) 10 g
- *Chuan Niu Xi* (Radix Cyathulae Officinalis) 10 g
- *Huang Lian* (Rhizoma Coptidis) 10 g
- *Bai Ji** (Rhizoma Bletillae Striatae) 10 g
- *Zhi Ke* (Fructus Citri Aurantii) 10 g
- *Di Yu Tan* (Radix Sanguisorbae Officinalis Carbonisata) 10 g
- *San Qi Fen* (Pulvis Radicis Notoginseng) 6 g, dem fertigen Dekokt beigefügt

Erklärung

- *Fa Ban Xia* (Rhizoma Pinelliae Ternatae Praeparata) harmonisiert den Magen und leitet Gegenläufiges nach unten.
- *Da Huang* (Radix et Rhizoma Rhei), *Huang Qin* (Radix Scutellariae Baicalensis) und *Huang Lian* (Rhizoma Coptidis) klären Magen-Feuer und leiten es aus.
- *Mu Dan Pi* (Cortex Moutan Radicis) kühlt das Blut und zerteilt Blut-Stase.
- *Tai Zi Shen* (Radix Pseudostellariae Heterophyllae) vermehrt Qi und stützt das Aufrechte Qi (Zheng Qi).

- *Dang Gui* (Radix Angelicae Sinensis) und *Bai Shao* (Radix Paeoniae Lactiflorae) nähren das Blut und besänftigen die Leber.
- *Chuan Niu Xi* (Radix Cyathulae Officinalis), *Bai Ji** (Rhizoma Bletillae Striatae), *Di Yu Tan* (Radix Sanguisorbae Officinalis Carbonisata) und *San Qi Fen* (Pulvis Radicis Notoginseng) zerteilen Blut-Stase und stoppen Blutungen.
- *Zhi Ke* (Fructus Citri Aurantii) reguliert Qi und harmonisiert den Magen.

Akupunktur

Therapeutisches Prinzip

Den Magen harmonisieren und Gegenläufiges nach unten lenken, das Blut kühlen und Blutungen beenden.

Punkte

Bl 20 Pishu, Le 13 Zhangmen, Bl 21 Weishu, Ren 12 Zhongwan, Ma 36 Zusanli, Mi 6 Sanyinjiao und Ma 21 Liangmen.

Technik

Man verwende filiforme Nadeln und die ausgleichende Technik. Man belasse die Nadeln für 20–30 Minuten vor Ort.

Erklärung

- Bl 20 Pishu, Bl 21 Weishu, Le 13 Zhangmen und Ren 12 Zhongwan, die Rücken-*shu*- und Alarm-*mu*-Punkte von Milz und Magen, stärken die Milz und harmonisieren den Magen.
- Ma 21 Liangmen, der Spalten-*xi*-Punkt der Magen-Leitbahn, stoppt Blutungen.
- Ma 36 Zusanli und Mi 6 Sanyinjiao nähren Milz- und Magen-Yin und stoppen Blutungen durch Klären von Leere-Hitze.

Feuchte-Hitze in Leber und Gallenblase

Wichtige Symptome und Zeichen

Spannung und Schmerz im Hypochondrium, Spannung und Schmerz oder starker Schmerz und Empfindlichkeit im Abdomen, Erbrechen von pupur rotem oder hell rotem Blut, ein bitterer Geschmack im Mund, gelbe Augen, gelber oder rötlicher Urin und trockene Stühle. Der Zungenkörper ist dunkel rot mit einem gelben und schmierigen Belag; der Puls ist drahtig oder schlüpfrig und schnell.

Arzneitherapie

Therapeutisches Prinzip

Hitze klären, die Bewegung von Feuchtigkeit fördern und Blutungen beenden.

Rezeptur

Long Dan Xie Gan Tang Jia Jian
(Rx. Gentianae-Dekokt, das die Leber entlastet, mit Modifikationen)

- *Long Dan Cao* (Radix Gentianae Scabrae) 10 g
- *Huang Qin* (Radix Scutellariae Baicalensis) 10 g
- *Da Huang* (Radix et Rhizoma Rhei) 10 g
- *Mu Dan Pi* (Cortex Moutan Radicis) 10 g
- *Chai Hu* (Radix Bupleuri) 10 g
- *Huang Lian* (Rhizoma Coptidis) 10 g
- *Chi Shao* (Radix Paeoniae Rubrae) 10 g
- *Bai Ji** (Rhizoma Bletillae Striatae) 10 g
- *Zhi Ke* (Fructus Citri Aurantii) 10 g
- *San Qi Fen* (Pulvis Radicis Notoginseng) 6 g, dem fertigen Dekokt beigefügt

Erklärung

- *Long Dan Cao* (Radix Gentianae Scabrae), *Huang Qin* (Radix Scutellariae Baicalensis), *Da Huang* (Radix et Rhizoma Rhei) und *Huang Lian* (Rhizoma Coptidis) klären Leber-Hitze und leiten sie aus.
- *Mu Dan Pi* (Cortex Moutan Radicis), *Chi Shao* (Radix Paeoniae Rubrae), *Bai Ji** (Rhizoma Bletillae Striatae) und *San Qi Fen* (Pulvis Radicis Notoginseng) kühlen das Blut, zerteilen Blut-Stase und stoppen Blutungen.
- *Chai Hu* (Radix Bupleuri) und *Zhi Ke* (Fructus Citri Aurantii) leiten die Leber aus und regulieren Qi.

Akupunktur

Therapeutisches Prinzip

Hitze klären, die Bewegung von Feuchtigkeit fördern und Blutungen beenden.

Punkte

Ren 12 Zhongwan, Mi 9 Yinlingquan, Gb 34 Yanglingquan, Bl 18 Ganshu, Bl 19 Danshu, Bl 20 Pishu, Bl 21 Weishu, Le 3 Taichong und Gb 40 Qiuxu.

Technik

Man verwende filiforme Nadeln und die ableitende Technik. Man belasse die Nadeln für 20–30 Minuten vor Ort.

Erklärung

- Bl 18 Ganshu, Bl 19 Danshu, Bl 20 Pishu und Bl 21 Weishu, die Rücken-*shu*-Punkte von Leber, Gallenblase, Milz und Magen, regulieren die funktionalen Aktivitäten von Qi in diesen vier Organen.
- Mi 9 Yinlingquan stärkt die Milz, um die Bewegung von Feuchtigkeit zu fördern.
- Die Kombination von Gb 34 Yanglingquan, dem unteren Meer-*xiahe*-Punkt der Gallenblase, mit Le 3 Taichong und Gb 40 Qiuxu, den Ursprungs-*yuan*-Punkten der Leber- und Gallenblasen-Leitbahnen, klärt die Leber und leitet die Gallenblase aus, um die Bewegungen von Feuchtigkeit zu fördern.
- Ren 12 Zhongwan, der Alarm-*mu*-Punkt des Magens, harmonisiert den Magen und stoppt Blutungen.

Milz-Qi-Mangel

Wichtige Symptome und Zeichen

Eine lang andauernde Krankheit und ständiges Erbrechen von unterschiedlichen Mengen an Blut, schwarze Stühle, dumpfer oder ziehender Schmerz im Hypochondrium, Müdigkeit und Kraftlosigkeit und eine bleiche Gesichtsfarbe. Der Zungenkörper ist blass und vergrößert mit einem dünnen weißen Belag; der Puls ist träge und fadenförmig.

Arzneitherapie

Therapeutisches Prinzip

Qi vermehren und das Blut in den Gefäßen halten.

Rezeptur

***Gui Pi Tang Jia Jian* (Dekokt, das die Milz wiederherstellt, mit Modifikationen)**

- *Ren Shen* (Radix Ginseng) 10 g, mindestens 60 Minuten separat abgekocht und dem fertigen Dekokt hinzugefügt
- *Huang Qi* (Radix Astragali seu Hedysari) 15 g
- *Bai Zhu* (Rhizoma Atractylodis Macrocephalae) 15 g
- *Fu Ling* (Sclerotium Poriae Cocos) 15 g
- *Bai Ji** (Rhizoma Bletillae Striatae) 10 g
- *Zhi Ke* (Fructus Citri Aurantii) 10 g
- *Di Yu Tan* (Radix Sanguisorbae Officinalis Carbonisata) 10 g
- *San Qi Fen* (Pulvis Radicis Notoginseng) 6 g, dem fertigen Dekokt hinzugefügt
- *E Jiao*‡ (Gelatinum Corii Asini) 10 g
- *Da Zao* (Fructus Ziziphi Jujubae) 15 g
- *Bu Gu Zhi* (Fructus Psoraleae Corylifoliae) 10 g
- *Wu Yao* (Radix Linderae Strychnifoliae) 10 g
- *Xue Yu Tan*‡ (Crinis Carbonisatus Hominis) 10 g
- *Zao Xin Tu* (Terra Flava Usta) 30 g, separat abgekocht

Erklärung

- *Ren Shen* (Radix Ginseng), *Huang Qi* (Radix Astragali seu Hedysari), *Bai Zhu* (Rhizoma Atractylodis Macrocephalae), *Fu Ling* (Sclerotium Poriae Cocos) und *Da Zao* (Fructus Ziziphi Jujubae) stärken die Milz und vermehren Qi.
- *Zao Xin Tu* (Terra Flava Usta) wärmt Milz und Magen, um Blutungen zu stoppen.
- *Bai Ji** (Rhizoma Bletillae Striatae), *Di Yu Tan* (Radix Sanguisorbae Officinalis Carbonisata) und *San Qi Fen* (Pulvis Radicis Notoginseng) zerteilen Blut-Stase und stoppen Blutungen.
- *E Jiao*‡ (Gelatinum Corii Asini) und *Xue Yu Tan*‡ (Crinis Carbonisatus Hominis) nähren das Blut und stoppen Blutungen.
- *Zhi Ke* (Fructus Citri Aurantii) und *Wu Yao* (Radix Linderae Strychnifoliae) regulieren Qi und harmonisieren den Magen.
- *Bu Gu Zhi* (Fructus Psoraleae Corylifoliae) wärmt die Nieren und stärkt Yang.

5

Akupunktur und Moxibustion

Therapeutisches Prinzip

Qi vermehren und das Blut in den Gefäßen halten.

Punkte

Bl 20 Pishu, Le 13 Zhangmen, Ma 36 Zusanli, Ren 12 Zhongwan, Ren 4 Guanyuan und Ren 17 Danzhong.

Technik

Man verwende filiforme Nadeln und die stärkende Technik. Man belasse die Nadeln für 20–30 Minuten vor Ort. Wenn nötig, kann nach der Akupunktur eine Moxibustion ausgeführt werden.

Erklärung

- Bl 20 Pishu und Le 13 Zhangmen, die Rücken-*shu*- und Alarm-*mu*-Punkte der Milz, stärken die Milz, tonisieren Qi und halten das Blut in den Gefäßen.

- Ma 36 Zusanli vermehrt Qi und nährt das Blut.
- Ren 12 Zhongwan und Ren 17 Danzhong regulieren Qi im Oberen und Mittleren Erwärmer, um Blutungen zu stoppen.
- Ren 4 Guanyuan tonisiert das Ursprungs-Qi (Yuan Qi), um Qi im Mittleren Erwärmer zu erzeugen.

Geschwächtes Qi und Mangel an Blut

Wichtige Symptome

Blutdruckabfall nach massivem Erbrechen von Blut, eine bleiche Gesichtsfarbe, Ströme von kaltem Schweiß und kalte Gliedmaßen. Der Zungenkörper ist blass mit einem weißen Belag; der Puls ist fadenförmig und kann sich beim Ausatmen beugen.

Arzneitherapie

Therapeutisches Prinzip

Qi vermehren und das Austreten von Blut begrenzen.

Rezeptur

Shen Fu Tang Jia Jian **(Ginseng- und Aconit-Dekokt, mit Modifikationen)**

- *Ren Shen* (Radix Ginseng) 10 g, mindestens 60 Minuten separat abgekocht
- *Fu Zi** (Radix Lateralis Aconiti Carmichaeli Praeparata) 10 g, 30–60 Minuten separat abgekocht
- *San Qi Fen* (Pulvis Radicis Notoginseng) 6 g, dem fertigen Dekokt aus den beiden anderen Kräutern beigefügt

Erklärung

- *Ren Shen* (Radix Ginseng) und *Fu Zi** (Radix Lateralis Aconiti Carmichaeli Praeparata) tonisieren und wärmen stark Ursprungs-Qi und Yang.
- In Kombination mit *San Qi Fen* (Pulvis Radicis Notoginseng) stoppt die Rezeptur Blutungen, um die Wirkung des Begrenzens von Blutaustritt zu stärken.
- In den Ländern, in denen *Fu Zi** (Radix Lateralis Aconiti Carmichaeli Praeparata) nicht für den inneren Gebrauch zugelassen ist, kann die folgende Alternative als Ersatz dienen:
- *Du Shen Tang* (Pure Ginseng Decoction), hergestellt durch das Abkochen von 10–15 g *Ren Shen* (Radix Ginseng) in 100–200 ml Flüssigkeit, wird an den Patienten in häufigen kleinen Dosen verabreicht oder durch Sondenernährung zugeführt.

Akupunktur

Therapeutisches Prinzip

Qi vermehren und das Austreten von Blut begrenzen, um Blutungen zu beenden.

Punkte

Du 26 Shuigou, Du 20 Baihui, Ren 4 Guanyuan, Ma 36 Zusanli, Ren 12 Zhongwan und Ren 17 Danzhong.

Technik

Man verwende filiforme Nadeln und setzte die Spatzenpick-Methode bei Du 26 Shuigou und die stärkende Methode bei Ren 12 Zhongwan und Ren 17 Danzhong ein. Man setze intensive Moxibustion in den Punkten Du 20 Baihui, Ren 4 Guanyuan und Ma 36 Zusanli ein, bis die Gliedmaßen sich wieder erwärmen und der Puls fühlbar ist.

Erklärung

- Du 26 Shuigou öffnet die Öffnungen und weckt den Geist.
- Ren 12 Zhongwan und Ren 17 Danzhong regulieren Qi und halten das Blut in den Gefäßen.
- Die Anwendung von intensiver Moxibustion bei Du 20 Baihui, Ren 4 Guanyuan und Ma 36 Zusanli bringt Yang zurück, begrenzt Gegenfluss und das Austreten von Blut.

Anmerkung

Yun Nan Bai Yao (Yunnan Weiß), aufgelöst in warmem Wasser, kann bei allen oben erwähnten Mustern eingesetzt werden. Man nehme 3 g Pulver aus den Kapseln als Initialdosis, dann ein oder zwei 0,25 g Kapseln alle 2–4 Stunden. In Kombination mit *Da Huang Tan* (Radix et Rhizoma Rhei Carbonisatae) stoppt es Blutungen, vermindert Toxizität und transformiert Blut-Stase. *Yun Nan Bai Yao* (Yunnan Weiß) kann auch in Kombination mit Arzneien eingesetzt werden, die Qi vermehren und das Blut nähren, um gastrointestinale Blutungen bei Lebererkrankungen zu vermindern und post-hämorrhagische Komplikationen zu verhindern.

Hämatochezie

Blut im Stuhl kann das erste Symptom eines malignen Tumors in Kolon oder Rektum sein. Anfangs sind kleine Mengen Blut auf der Oberfläche des Stuhls sichtbar oder mit dem Stuhl vermischt. Mit Fortschreiten der Krankheit nimmt die Menge an Blut allmählich zu und wird begleitet von veränderten Stuhlgewohnheiten, abdominalen Schmerzen und Tenesmen. Kommen Gewichtsverlust, Anämie und Auszehrung hinzu, dann befindet sich der Tumor wahrscheinlich schon in einem fortgeschrittenen Stadium. Der Stuhl kann mit Schleim oder Eiter vermischt sein und einen fischigen Geruch haben. Hämatochezie aufgrund von Tumoren sollte von Blutungen, die durch Hämorrhoiden, entzündliche Darmerkrankungen und Infektionen wie bakterielle Dysenterie oder Camphylobakterenteritis ausgelöst werden, unterschieden werden.

Blut im Stuhl kann auch Folge einer Infiltration des unteren Gastrointestinaltrakts durch fortgeschrittenen Krebs aus dem Beckenbereich sein. Oft erlauben schon die Anamnese und die klinische Symptomatik eine Differenzierung von Blutungen aufgrund eines Primärtumors im Darm.

Strahlenproktitis, verursacht durch eine Strahlentherapie im Beckenbereich, kann ebenfalls zu Blutungen führen.

In der TCM ist das Austreten von Blut aus dem Anus – vor oder nach der Defäkation, vermischt mit dem Stuhl oder separat – bekannt als *bian xue* (Blut im Stuhl). Dieser Begriff erschien bereits um 1174 im *San Yin Fang* [Rezepturen für die Drei Kategorien von Ätiologischen Faktoren] im Kapitel mit der Bezeichnung *Bian Xue Zheng Lun* [Über Blut im Stuhl]. Dort heißt es: „Blut im Stuhl kann klar oder trübe sein, hell rot oder schwarz, und kann vor oder nach der Defäkation auftreten oder zusammen mit dem unbrauchbaren Ausgeschiedenen."

Das *Jin Kui Yao Lue* [Synopsis der Goldenen Kammer] unterteilte Blut im Stuhl in distale und proximale Blutungen. Dies wurde weiter im Kapitel über Blutungsmuster im *Jing Yue Quan Shu* [Die vollständigen Werke von Zhang Jingyue] erörtert, wo geschrieben wird: „Blutungen vor der Defäkation sind distale Blutungen, bei denen das Blut aus dem Rektum oder Anus austritt; Blutungen nach der Defäkation sind proximale Blutungen, wo das Blut aus dem Dünndarm oder Magen kommt."

Die Differenzierung zwischen Blutungen, die vor oder nach der Defäkation auftreten, sind jedoch keine wirklich nützlichen Kriterien für die Diagnose, da in vielen Fällen das Blut mit dem Stuhl vermischt ist. Die Farbe ist gewöhnlich ein besserer Indikator, der anzeigt, ob die Blutung distal oder proximal stattgefunden hat: Wenn das Blut hell rot ist, ist es distalen Ursprungs; ist es purpur oder dunkel gefärbt, ist es proximalen Ursprungs.

Ätiologie und Pathologie

Eine Schwäche von Milz und Magen verursacht eine mangelhafte Transport- und Transformationsfunktion und erzeugt so Feuchte-Hitze im Innern, die nach unten strömt und die Blutgefäße und Netzgefäße von Magen und Därmen blockiert. Tumoren können ebenfalls diese Gefäße schädigen. Krebs kann zu Leere-Kälte in Milz und Magen führen; die Milz kann daher das Blut nicht kontrollieren, das aus den Gefäßen strömt und zu Blutungen führt.

Musteridentifizierung und therapeutische Prinzipien

Die unten aufgeführten Muster können in allen Stadien von primärem oder metastasiertem Krebs in Leber, Dickdarm und Magen beobachtet werden. Die zwei in der Klinik hauptsächlich zu sehenden Muster sind Feuchte-Hitze in den Därmen und Leere-Kälte in Milz und Magen. Kälte und Hitze und Leere und Fülle müssen bei der Musteridentifizierung eindeutig differenziert werden. Innere Blockierung von Feuchte-Hitze zeigt sich generell als Fülle-Muster und sollte prinzipiell durch Klären von Hitze und Transformieren von Feuchtigkeit behandelt werden. Leere-Kälte in Milz und Magen zeigt sich andererseits als Leere-Muster und sollte durch Wärmen des Mittleren Erwärmers und Stärken der Milz behandelt werden.

Feuchte-Hitze in den Därmen

Wichtige Symptome und Zeichen

Frisches rotes Blut im Stuhl, eingeschränkte Defäkation oder dünne, weiche Stühle, abdominale Schmerzen und ein bitterer Geschmack im Mund. Der Zungenkörper ist rot mit einem gelben und schmierigen Belag; der Puls ist träge und schnell.

Arzneitherapie

Therapeutisches Prinzip

Hitze klären und Feuchtigkeit transformieren, das Blut kühlen und Blutungen stoppen.

Rezeptur

***Di Yu San He Huai Jiao Wan Jia Jian* (Rx. Sanguisorbe Officinalis-Pulver kombiniert mit Fr. Sophorae Japonicae-Pulver, mit Modifikationen)**

- *Di Yu* (Radix Sanguisorbae Officinalis) 10 g
- *Qian Cao Gen* (Radix Rubiae Cordifoliae) 6 g
- *Huai Jiao* (Fructus Sophorae Japonicae) 10 g
- *Zhi Zi* (Fructus Gardeniae Jasminoidis) 6 g
- *Huang Qin* (Radix Scutellariae Baicalensis) 10 g
- *Huang Lian* (Rhizoma Coptidis) 6 g
- *Fu Ling* (Sclerotium Poriae Cocos) 15 g
- *Fang Feng* (Radix Ledebouriellae Divaricatae) 10 g
- *Zhi Ke* (Fructus Citri Aurantii) 10 g
- *Dang Gui* (Radix Angelicae Sinensis) 10 g

Erklärung

- *Di Yu* (Radix Sanguisorbae Officinalis), *Huai Jiao* (Fructus Sophorae Japonicae) and *Qian Cao Gen* (Radix Rubiae Cordifoliae) klären Hitze, kühlen das Blut und stoppen Blutungen.
- *Zhi Zi* (Fructus Gardeniae Jasminoidis), *Huang Qin* (Radix Scutellariae Baicalensis) und *Huang Lian* (Rhizoma Coptidis) klären Hitze und trocknen Feuchtigkeit, leiten Feuer aus und vermindern Toxizität.
- *Fu Ling* (Sclerotium Poriae Cocos) fördert die Bewegung von Feuchtigkeit durch mildes Ausleiten.
- *Fang Feng* (Radix Ledebouriellae Divaricatae), *Zhi Ke* (Fructus Citri Aurantii) und *Dang Gui* (Radix Angelicae Sinensis) leiten Wind aus, regulieren Qi und vitalisieren das Blut.

Akupunktur

Therapeutisches Prinzip

Hitze klären und Feuchtigkeit transformieren, das Blut kühlen und Blutungen stoppen.

Punkte

Ma 25 Tianshu, Ma 36 Zusanli, Ma 44 Neiting, Mi 9 Yinlingquan, Bl 25 Dachangshu, Di 11 Quchi und Di 4 Hegu.

Technik

Man verwende filiforme Nadeln und die stärkende Technik. Man belasse die Nadeln für 20–30 Minuten vor Ort.

Erklärung

- Ma 25 Tianshu und Bl 25 Dachangshu, die Rücken-*shu*- und Alarm-*mu*-Punkte des Dickdarms, klären Hitze und fördern die Bewegung von Feuchtigkeit im Dickdarm.
- Di 11 Quchi und Di 4 Hegu, die Ursprungs-*yuan*- und Meer-*he*-Punkte des Dickdarms, klären Hitze und leiten Feuer aus, kühlen das Blut und stoppen Blutungen.
- Mi 9 Yinlingquan stärkt die Milz und fördert die Bewegung von Feuchtigkeit.
- Ma 44 Neiting, der Quellen-*ying*-Punkt der Magen-Leitbahn, klärt Hitze in Magen und Därmen.
- Ma 36 Zusanli stärkt die Transportfunktion von Magen und Darm und wird oft gewählt, um gastrointestinale Krankheiten zu behandeln.

Leere-Kälte in Milz und Magen

Wichtige Symptome und Zeichen

Dunkel-purpurnes oder schwarzes Blut im Stuhl, dumpfer Schmerz im Abdomen, eine Vorliebe für heiße Getränke, eine glanzlose Gesichtsfarbe, geistige Müdigkeit, wenig Neigung zu sprechen und weiche Stühle. Der Zungenkörper ist blass mit einem dünnen weißen Belag; der Puls ist fadenförmig.

Arzneitherapie

Therapeutisches Prinzip

Die Milz stärken und den Mittleren Erwärmer wärmen, das Blut nähren und Blutungen beenden.

Rezeptur

Huang Tu Tang Jia Jian
(Gelbe-Erde-Dekokt, mit Modifikationen)

- *Zao Xin Tu* (Terra Flava Usta) 30 g, separat abgekocht
- *Bai Zhu* (Rhizoma Atractylodis Macrocephalae) 15 g
- *Fu Zi** (Radix Lateralis Aconiti Carmichaeli Praeparata) 10 g, 30–60 Minuten abgekocht vor Hinzufügen der übrigen Bestandteile

- *Gan Cao* (Radix Glycyrrhizae) 6 g
- *E Jiao*‡ (Gelatinum Corii Asini) 10 g, eingeschmolzen in das fertige Dekokt
- *Shu Di Huang* (Radix Rehmanniae Glutinosae Conquita) 15 g
- *Huang Qin* (Radix Scutellariae Baicalensis) 10 g

Erklärung

- *Zao Xin Tu* (Terra Flava Usta) wärmt den Mittleren Erwärmer und stoppt Blutungen.
- *Bai Zhu* (Rhizoma Atractylodis Macrocephalae), *Fu Zi** (Radix Lateralis Aconiti Carmichaeli Praeparata) und *Gan Cao* (Radix Glycyrrhizae) wärmen den Mittleren Erwärmer und stärken die Milz.
- *E Jiao*‡ (Gelatinum Corii Asini) und *Shu Di Huang* (Radix Rehmanniae Glutinosae Conquita) nähren das Blut und stoppen Blutungen.
- *Huang Qin* (Radix Scutellariae Baicalensis) stärkt Yin mit Kälte und Bitterem, um die Rolle des paradoxen Assistenten zu spielen.

Modifikationen

1. Bei viel Blut im Stuhl füge man 10 g *Bai Ji** (Rhizoma Bletillae Striatae) und 15 g *Hai Piao Xiao*‡ (Os Sepiae seu Sepiellae) hinzu, um die Kontraktion zu fördern und Blutungen zu stoppen.
2. Bei viel Blut im Stuhl, begleitet von Blut-Stase und Stagnation, füge man 10 g *San Qi* (Radix Notoginseng) und 10 g *Hua Rui Shi*‡ (Ophicalcitum) hinzu, um das Blut zu vitalisieren und Blutungen zu stoppen.
3. Bei relativ starker Yang-Schwäche, gekennzeichnet durch Abneigung gegen Kälte und kalte Gliedmaßen, füge man 10 g *Lu Jiao Shuang*‡ (Cornu Cervi Degelatinatum), eingeschmolzen in das fertige Dekokt, 6 g *Pao Jiang* (Rhizoma Zingiberis Officinalis Praeparata) und 10 g *Ai Ye* (Folium Artemisiae Argyi) hinzu, um Yang zu wärmen und Blutungen zu stoppen.

Anmerkung

*Fu Zi** (Radix Lateralis Aconiti Carmichaeli Praeparata) kann durch 10 g *Fu Pen Zi* (Fructus Rubi Chingii) ersetzt werden.

Akupunktur

Therapeutisches Prinzip

Die Milz stärken und den Mittleren Erwärmer wärmen, das Blut nähren und Blutungen beenden.

Punkte

Ma 25 Tianshu, Bl 20 Pishu, Le 13 Zhangmen, Bl 21 Weishu, Ma 36 Zusanli, Mi 3 Taibai, Ren 12 Zhongwan und Ren 4 Guanyuan.

Technik

Man verwende filiforme Nadeln und die stärkende Technik. Man belasse die Nadeln für 20–30 Minuten vor Ort. Wenn nötig, kann nach der Akupunktur eine Moxibustion ausgeführt werden.

Erklärung

- Ma 25 Tianshu, der Alarm-*mu*-Punkt des Dickdarms, wirkt sich positiv auf die Därme aus und stoppt Blutungen.
- Bl 20 Pishu, Bl 21 Weishu, Le 13 Zhangmen und Ren 12 Zhongwan, die Rücken-*shu*- und Alarm-*mu*-Punkte von Milz und Magen, stärken die Milz und harmonisieren den Magen.
- Ma 36 Zusanli vermehrt Qi und ergänzt das Blut, nährt das Blut und stoppt Blutungen.
- Ren 4 Guanyuan kultiviert und tonisiert das Ursprungs-Qi (Yuan Qi), um den Mittleren Erwärmer zu wärmen.
- Mi 3 Taibai, der Ursprungs-*yuan*-Punkt der Milz-Leitbahn, stärkt die Milz und nährt das Blut.

Hämaturie

Das Auftreten von Blut oder Blutgerinnseln im Urin wird als Hämaturie bezeichnet. Es ist offensichtlich bei makroskopischer Hämaturie, die den Urin blass rot, hell rot oder braun färbt, abhängig von der Menge des ausgeschiedenen Blutes. Intermittierende Hämaturie ohne Schmerzen kann durch Tumoren von Nieren, Blase, Prostata, oder Urethra verursacht werden und kann eines der ersten Symptome sein. Blut im Urin wird auch bei metastasierenden Leber-, Magen- und Enddarmtumoren sowie bei Strahlenzystitis und nicht-malignen Beschwerden, z. B. Infektion des Blasentrakts und Glomerulonephritis, beobachtet.

Mikroskopische Hämaturie wird durch mikroskopische Untersuchung oder durch biochemische Tests mit diagnostischen Reagenzien oder Teststreifen diagnostiziert.

In der TCM wird das Auftreten von Blut im Urin in zwei Kategorien eingeteilt: *niao xue* (blutiger Urin), Wasserlassen ohne offensichtlichen Schmerz, und *xue lin* (Blut-Lin-Syndrom), tropfendes, schmerzhaftes Wasserlassen mit Blut. Dieses Kapitel beschäftigt sich ausschließlich mit der Musteridentifizierung und Behandlung von *niao xue*.

Ätiologie und Pathologie

Tritt Hämaturie auf, so sind immer Nieren und Blase beteiligt. Der Zustand kann durch Fülle-Hitze oder Leere-Hitze, die die Blutgefäße und Netzgefäße schädigt, verursacht werden. Fülle-Hitze wird durch das Eindringen pathogener Hitze verursacht, wie z. B. bei der Strahlentherapie, die von der TCM als Typus eines Hitze-Toxins angesehen wird. Leere-Hitze wird verursacht durch Reizbarkeit und Überarbeitung, die die Essenz aufzehren und das Yin schädigen, und durch Schwäche des Aufrechten Qi (Zheng Qi), die es den pathogenen Faktoren erlaubt, weiterzuschwelen. Krebs verbraucht sehr stark Aufrechtes Qi, was zu einer Leere des Aufrechten Qi und einer Fülle an pathogenen Faktoren führt. Ernährungsfehler, Schädigung durch Überarbeitung, Schwäche im Alter und lang andauernde Krankheiten, wie z. B. Krebs von Leber, Magen oder Enddarm, verursachen eine fehlende Konsolidierung von Milz und Nieren, die zu Blut im Urin führt.

Krebspatienten weisen oft eine Schwäche von Milz und Nieren auf. Milz-Schwäche resultiert aus einem Mangel an Qi im Mittleren Erwärmer, der fehlenden Kontrolle von Blut und dem Absinken von Blut zusammen mit Qi. Nieren-Schwäche resultiert aus einer Schwäche des Unteren Ursprungs und fehlender Speicherfunktion, was zu Blut führt, das mit dem Urin ausgeschieden wird.

Musteridentifizierung und therapeutische Prinzipien

Wie auch bei anderen Blutungsmustern muss Kälte von Hitze differenziert werden und Leere von Fülle. Fülle-Hitze sollte durch Klären von Hitze und Ausleiten von Feuer behandelt werden und Leere-Hitze durch Nähren von Yin und Leiten des Feuers nach unten. Mangel-Kälte der Milz und Nieren ist ein Leere-Muster und kann durch Wärmen der Nieren und Stärken der Milz behandelt werden.

Übermäßige Hitze im Unteren Erwärmer

Wichtige Symptome und Zeichen

Gelber oder rötlicher Urin mit einem Hitzegefühl während des Wasserlassens oder frisches Blut im Urin, Reizbarkeit, Durst, ein rotes Gesicht, Mundulzera und Schlaflosigkeit. Der Zungenkörper ist rot mit einem gelben und schmierigen Belag; der Puls ist schnell.

Arzneitherapie

Therapeutisches Prinzip

Hitze klären und Feuer ausleiten, das Blut kühlen und Blutungen stoppen.

Rezeptur

Xiao Ji Yin Zi Jia Jian
(Hb. Cephalanoplos-Dekokt, mit Modifikationen)

- *Xiao Ji* (Herba Cephalanoploris seu Cirsii) 10 g
- *Sheng Di Huang* (Radix Rehmanniae Glutinosae) 15 g
- *Ou Jie* (Nodus Nelumbinis Nuciferae Rhizomatis) 15 g
- *Pu Huang Tan* (Pollen Typhae Carbonisatum) 10 g
- *Zhi Zi* (Fructus Gardeniae Jasminoidis) 10 g
- *Tong Cao* (Medulla Tetrapanacis Papyriferi) 6 g
- *Dan Zhu Ye* (Folium Lophatheri Gracilis) 10 g
- *Hua Shi*‡ (Talcum) 30 g, eingepackt
- *Gan Cao* (Radix Glycyrrhizae) 6 g
- *Dang Gui* (Radix Angelicae Sinensis) 10 g

Erklärung

- *Xiao Ji* (Herba Cephalanoploris seu Cirsii), *Sheng Di Huang* (Radix Rehmanniae Glutinosae), *Ou Jie* (Nodus Nelumbinis Nuciferae Rhizomatis) und *Pu Huang Tan* (Pollen Typhae Carbonisatum) kühlen das Blut und stoppen Blutungen.
- *Zhi Zi* (Fructus Gardeniae Jasminoidis), *Tong Cao* (Medulla Tetrapanacis Papyriferi) and *Dan Zhu Ye* (Folium Lophatheri Gracilis) klären Hitze und leiten Feuer aus.
- *Hua Shi*‡ (Talcum) und *Gan Cao* (Radix Glycyrrhizae) fördern die Bewegung von Wasser, klären Hitze und leiten die Hitze nach unten.
- *Dang Gui* (Radix Angelicae Sinensis) nährt und vitalisiert das Blut.

5

Akupunktur

Therapeutisches Prinzip

Hitze klären und Feuer ausleiten, das Blut kühlen und Blutungen stoppen.

Punkte

Bl 28 Pangguangshu, Ren 3 Zhongji, Bl 40 Weizhong, Mi 6 Sanyinjiao, Ma 25 Tianshu, Bl 22 Sanjiaoshu und Pe 7 Daling.

Technik

Man verwende filiforme Nadeln und die ableitende Technik. Man belasse die Nadeln für 20–30 Minuten vor Ort.

Erklärung

- Die Kombination von Bl 28 Pangguangshu und Ren 3 Zhongji, den Rücken-*shu*- und Alarm-*mu*-Punkten der Blase, mit Bl 40 Weizhong, dem unteren Meer-*xiahe*-Punkt der Blasen-Leitbahn, klärt Hitze und fördert die Bewegung von Feuchtigkeit in der Blase.
- Ma 25 Tianshu und Bl 22 Sanjiaoshu klären Hitze und fördern die Bewegung von Feuchtigkeit im Unteren Erwärmer.
- Mi 6 Sanyinjiao stärkt die Milz, fördert das Wasserlassen und stoppt Blutungen.
- Pe 7 Daling leitet Feuer aus und kühlt das Blut.

Übermäßiges Feuer durch Nieren-Mangel

Wichtige Symptome und Zeichen

Kurzzeitiges Absetzen von blutdurchsetztem Urin, Schwindel, Tinnitus, geistige Erschöpfung, Rötung der Wangen, undulierendes Fieber und Mattigkeit und Schmerzen im unteren Rücken und in den Knien. Der Zungenkörper ist rot mit wenig Belag; der Puls ist fadenförmig und schnell.

Arzneitherapie

Therapeutisches Prinzip

Yin nähren und Feuer nach unten leiten, das Blut kühlen und Blutungen stoppen.

Rezeptur

Zhi Bai Di Huang Wan Jia Jian
(Rx. Anemarrhenae Asphodeloidis-, Cx. Phellodendri- und Rx. Rehmanniae Glutinosae Conquita-Pille, mit Modifikationen)

- *Sheng Di Huang* (Radix Rehmanniae Glutinosae) 15 g
- *Ze Xie* (Rhizoma Alismatis Orientalis) 15 g
- *Mu Dan Pi* (Cortex Moutan Radicis) 10 g
- *Shan Yao* (Rhizoma Dioscoreae Oppositae) 30 g
- *Fu Ling* (Sclerotium Poriae Cocos) 15 g
- *Shan Zhu Yu* (Fructus Corni Officinalis) 15 g
- *Zhi Mu* (Rhizoma Anemarrhenae Asphodeloidis) 10 g
- *Huang Bai* (Cortex Phellodendri) 10 g

Erklärung

- *Sheng Di Huang* (Radix Rehmanniae Glutinosae), *Ze Xie* (Rhizoma Alismatis Orientalis), *Mu Dan Pi* (Cortex Moutan Radicis), *Shan Yao* (Rhizoma Dioscoreae Oppositae), *Fu Ling* (Sclerotium Poriae Cocos) und *Shan Zhu Yu* (Fructus Corni Officinalis) nähren und tonisieren Nieren-Yin.
- *Zhi Mu* (Rhizoma Anemarrhenae Asphodeloidis) und *Huang Bai* (Cortex Phellodendri) nähren Yin und leiten Feuer nach unten.

Modifikation

Um die Wirkung des Kühlens von Blut und des Stoppens von Blutungen zu verstärken, füge man 15 g *Lian Cao* (Herba Ecliptae Prostratae), 30 g *Da Ji* (Herba seu Radix Cirsii Japonici), 30 g *Xiao Ji* (Herba Cephalanoploris seu Cirsii), 15 g *Ou Jie* (Nodus Nelumbinis Nuciferae Rhizomatis) und 10 g *Pu Huang Tan* (Pollen Typhae Carbonisatum) hinzu.

Akupunktur

Therapeutisches Prinzip

Yin nähren und Feuer nach unten leiten, das Blut kühlen und Blutungen stoppen.

Punkte

Bl 23 Shenshu, Ni 3 Taixi, Ni 7 Fuliu, Bl 28 Pangguangshu, Ren 3 Zhongji, Mi 6 Sanyinjiao und Gb 25 Jingmen.

Technik

Man verwende filiforme Nadeln und die ausgleichende Technik. Man belasse die Nadeln für 20–30 Minuten vor Ort.

Erklärung

- Die Kombination von Bl 23 Shenshu und Gb 25 Jingmen, den Rücken-*shu*- und Alarm-*mu*-Punkten der Nieren, mit Ni 3 Taixi und Ni 7 Fuliu, wichtigen Punkten zur Nährung von Yin im ganzen Körper, nährt und tonisiert Nieren-Yin, leitet Feuer nach unten und kühlt das Blut.
- Bl 28 Pangguangshu und Ren 3 Zhongji, die Rücken-*shu*- und Alarm-*mu*-Punkte der Blase, nützen der Blase, um Blutungen zu stoppen.
- Mi 6 Sanyinjiao kühlt das Blut und beendet Blutungen.

Die Milz ist nicht in der Lage, das Blut zu kontrollieren

Wichtige Symptome und Zeichen

Blut im Urin bei einer lang andauernden Krankheit, eine glanzlose Gesichtsfarbe, Müdigkeit und Kraftlosigkeit, Kurzatmigkeit, eine leise Stimme, möglicherweise begleitet von Zahnfleischbluten oder einer Tendenz zu blauen Flecken. Der Zungenkörper ist blass mit einem weißen Belag; der Puls ist fadenförmig und schwach.

Arzneitherapie

Therapeutisches Prinzip

Die Milz tonisieren und das Blut kontrollieren, mit Modifikationen.

Rezeptur

***Gui Pi Tang Jia Jian* (Dekokt, das die Milz wiederherstellt, mit Modifikationen)**

- *Bai Zhu* (Rhizoma Atractylodis Macrocephalae) 15 g
- *Fu Ling* (Sclerotium Poriae Cocos) 15 g
- *Huang Qi* (Radix Astragali seu Hedysari) 30 g
- *Long Yan Rou* (Arillus Euphoriae Longanae) 15 g
- *Suan Zao Ren* (Semen Ziziphi Spinosae) 15 g
- *Ren Shen* (Radix Ginseng) 10 g, mindestens 60 Minuten separat abgekocht und dem fertigen Dekokt beigefügt
- *Mu Xiang** (Radix Aucklandiae Lappae) 6 g
- *Dang Gui* (Radix Angelicae Sinensis) 10 g
- *Yuan Zhi* (Radix Polygalae) 10 g
- *Zhi Gan Cao* (Radix Glycyrrhizae, unter Rühren kurz angebraten mit Honig) 6 g

Erklärung

- *Huang Qi* (Radix Astragali seu Hedysari), *Bai Zhu* (Rhizoma Atractylodis Macrocephalae), *Ren Shen* (Radix Ginseng), *Mu Xiang** (Radix Aucklandiae Lappae) und *Zhi Gan Cao* (Radix Glycyrrhizae, unter Rühren kurz angebraten mit Honig) stärken die Milz und vermehren Qi, um das Blut zu kontrollieren.
- *Yuan Zhi* (Radix Polygalae), *Fu Ling* (Sclerotium Poriae Cocos) und *Suan Zao Ren* (Semen Ziziphi Spinosae) beruhigen Herz und Geist.
- *Dang Gui* (Radix Angelicae Sinensis) und *Long Yan Rou* (Arillus Euphoriae Longanae) tonisieren und nähren Herz-Blut.

Modifikationen

1. Um die Wirkung des Nährens von Blut und des Stoppens von Blutungen zu verstärken füge man 10 g *Shu Di Huang* (Radix Rehmanniae Glutinosae Conquita), 10 g *E Jiao*‡ (Gelatinum Corii Asini), in das fertige Dekokt eingeschmolzen, 15 g *Xian He Cao* (Herba Agrimoniae Pilosae) und 10 g *Huai Hua* (Flos Sophorae Japonicae) hinzu.
2. Bei sinkendem Qi durch Qi-Mangel und ziehenden Spannungen im unteren Abdomen füge man 6 g *Sheng Ma* (Rhizoma Cimicifugae) und 6 g *Chai Hu* (Radix Bupleuri) hinzu. In Kombination mit *Ren Shen* (Radix Ginseng), *Huang Qi* (Radix Astragali seu Hedysari) und *Bai Zhu* (Rhizoma Atractylodis Macrocephalae) aus der Originalrezeptur vermehren diese beiden Kräuter Qi und leiten Yang nach oben.

Akupunktur and Moxibustion

Therapeutisches Prinzip

Die Milz tonisieren und das Blut kontrollieren.

Punkte

Bl 20 Pishu, Ma 36 Zusanli, Bl 28 Pangguangshu, Ren 3 Zhongji, Mi 6 Sanyinjiao, Mi 3 Taibai und Ren 12 Zhongwan.

Technik

Man verwende filiforme Nadeln und die stärkende Technik. Man belasse die Nadeln für 20–30 Minuten vor Ort. Wenn nötig, kann nach der Akupunktur eine Moxibustion durchgeführt werden.

Erklärung

- Die Kombination von Mi 3 Taibai, dem Ursprungs-*yuan*-Punkt der Milz-Leitbahn, mit Bl 20 Pishu und Ma 36 Zusanli stärkt die Milz, tonisiert Qi und bewahrt das Blut in den Gefäßen.
- Ren 12 Zhongwan reguliert und tonisiert Magen-Qi und tonisiert Milz-Qi.
- Mi 6 Sanyinjiao stoppt Blutungen.
- Bl 28 Pangguangshu und Ren 3 Zhongji, die Rücken-*shu*- and Alarm-*mu*-Punkte der Blase, regulieren Blasen-Qi, um Blutungen zu beenden.

Fehlende Konsolidierung von Nieren-Qi

Wichtige Symptome und Zeichen

Blass-roter Urin bei einer lang andauernden Krankheit, Schwindel, Tinnitus, geistige Müdigkeit und Mattigkeit und Schmerzen in der Wirbelsäule und im unteren Rücken. Der Zungenkörper ist blass mit einem weißen Belag; der Puls ist tief und schwach.

Arzneitherapie

Therapeutisches Prinzip

Nieren-Qi tonisieren und vermehren, das Halten konsolidieren und Blutungen stoppen.

Rezeptur

***Wu Bi Shan Yao Wan Jia Jian* (Rz. Dioscoreae Oppositae-Pille, mit Modifikationen)**

- *Shu Di Huang* (Radix Rehmanniae Glutinosae Conquita) 10 g
- *Shan Yao* (Rhizoma Dioscoreae Oppositae) 30 g
- *Shan Zhu Yu* (Fructus Corni Officinalis) 10 g
- *Huai Niu Xi* (Radix Achyranthis Bidentatae) 15 g
- *Rou Cong Rong* (Herba Cistanches Deserticolae) 15 g
- *Tu Si Zi* (Semen Cuscutae) 15 g
- *Du Zhong* (Cortex Eucommiae Ulmoidis) 15 g
- *Ba Ji Tian* (Radix Morindae Officinalis) 15 g
- *Fu Ling* (Sclerotium Poriae Cocos) 15 g
- *Wu Wei Zi* (Fructus Schisandrae) 6 g
- *Chi Shi Zhi*‡ (Halloysitum Rubrum) 10 g

Erklärung

- *Shu Di Huang* (Radix Rehmanniae Glutinosae Conquita), *Shan Yao* (Rhizoma Dioscoreae Oppositae), *Shan Zhu Yu* (Fructus Corni Officinalis) und *Huai Niu Xi* (Radix Achyranthis Bidentatae) tonisieren die Nieren und vermehren die Essenz.
- *Rou Cong Rong* (Herba Cistanches Deserticolae), *Tu Si Zi* (Semen Cuscutae), *Du Zhong* (Cortex Eucommiae Ulmoidis) und *Ba Ji Tian* (Radix Morindae Officinalis) wärmen die Nieren und verstärken Yang.
- *Fu Ling* (Sclerotium Poriae Cocos) stärkt die Milz.
- *Wu Wei Zi* (Fructus Schisandrae) und *Chi Shi Zhi*‡ (Halloysitum Rubrum) vermehren Qi und konsolidieren das Halten.

Modifikationen

1. Um die Wirkung des Stoppens von Blutungen zu verstärken, füge man 15 g *Xian He Cao* (Herba Agrimoniae Pilosae), 10 g *Pu Huang Tan* (Pollen Typhae Carbonisatum), 10 g *Huai Hua* (Flos Sophorae Japonicae) und 10 g *Zi Zhu* (Folium Callicarpae) hinzu.
2. Wenn die Rezeptur nicht stark genug ist, füge man 30 g *Mu Li*‡ (Concha Ostreae), 30 Minuten abgekocht vor Hinzufügen der übrigen Bestandteile, 15 g *Jin Ying Zi* (Fructus Rosae Laevigatae) und 15 g *Bu Gu Zhi* (Fructus Psoraleae Corylifoliae) hinzu, um die Wirkung der Konsolidierung des Haltens und des Stoppens von Blutungen zu verstärken.
3. Bei Mattigkeit und Schmerzen in der Wirbelsäule und im unteren Rücken und Abneigung gegen Kälte füge man 10 g *Lu Jiao*‡ (Cornu Cervi) und 15 g *Gou Ji* (Rhizoma Cibotii Barometz) hinzu, um das Lenkergefäß zu wärmen und zu tonisieren.

Akupunktur and Moxibustion

Therapeutisches Prinzip

Nieren-Qi tonisieren und vermehren, das Halten konsolidieren und Blutungen stoppen.

Punkte

Du 4 Mingmen, Bl 23 Shenshu, Ren 4 Guanyuan, Bl 28 Pangguangshu, Ren 3 Zhongji, Ma 36 Zusanli, Mi 6 Sanyinjiao und Ni 7 Fuliu.

Technik

Man verwende filiforme Nadeln und die stärkende Technik. Man belasse die Nadeln für 20–30 Minuten vor Ort. Wenn nötig, kann nach der Akupunktur eine Moxibustion durchgeführt werden.

Erklärung

- Die Kombination von Bl 23 Shenshu, dem Rücken-*shu*-Punkt der Nieren, und Ni 7 Fuliu, dem Mutter-*mu*-Punkt der Nieren-Leitbahn, mit Ren 4 Guanyuan und Du 4 Mingmen, wichtigen Punkten zum Nähren und Tonisieren von Ursprungs-Qi (Yuan Qi), wärmt und tonisiert Nieren-Yang, um Blutungen zu stoppen.
- Bl 28 Pangguangshu und Ren 3 Zhongji wirken sich positiv auf die Blase aus, um Blutungen zu stoppen.
- Ma 36 Zusanli und Mi 6 Sanyinjiao stärken die Milz und nähren die Wurzel des Späteren Himmels und tonisieren und nähren Nieren-Qi.

Empirische Rezepturen

1. Rezeptur

Muster: Schwäche der Milz, die nicht in der Lage ist, das Blut zu kontrollieren.[10]
Indikation: Thrombozytopenie und Hämorrhagie aufgrund von Chemotherapie.
Bestandteile:

- *Huang Qi* (Radix Astragali seu Hedysari) 30 g
- *Ren Shen* (Radix Ginseng) 5 g, mindestens 60 Minuten separat abgekocht und dem fertigen Dekokt hinzugefügt
- *Xian He Cao* (Herba Agrimoniae Pilosae) 15 g
- *San Qi* (Radix Notoginseng) 6 g
- *Ou Jie* (Nodus Nelumbinis Nuciferae Rhizomatis) 30 g
- *Zhi Sheng Ma* (Rhizoma Cimicifugae, unter Rühren kurz angebraten mit Honig) 6 g
- *Da Zao* (Fructus Ziziphi Jujubae) 30 g

2. Rezeptur

Muster: Wilde Bewegungen von heißem Blut aufgrund von Yin-Mangel.[10]
Indikation: Thrombozytopenie während der Chemotherapie, die sich als Blut im Urin, Nasenbluten, spontane kutane Blutungen und Zahnfleischbluten zeigt.
Bestandteile:

- *Shan Hai Luo* (Radix Codonopsitis Lanceolatae) 30 g
- *Xi Yang Shen** (Radix Panacis Quinquefolii) 10 g, separat durch Dampf gegart und dem fertigen Dekokt beigefügt
- *Di Gu Pi* (Cortex Lycii Radicis) 15 g
- *Mu Dan Pi Tan* (Cortex Moutan Radicis Carbonisata) 10 g
- *Mo Han Lian* (Herba Ecliptae Prostratae) 15 g
- *Sheng Di Huang Tan* (Radix Rehmanniae Glutinosae Carbonisata) 15 g

5.6 Pleuraerguss

Pleuraerguss ist eine häufig zu beobachtende Komplikation bei Patienten mit malignen Tumoren. Die meisten malignen Tumoren, mit Ausnahme von Gehirntumoren, können einen Pleuraerguss verursachen. Etwa 75% der Pleuraergüsse im Zusammenhang mit malignen Tumoren gehen auf Lungen-, Brusttumoren und Lymphome zurück; die restlichen 25% werden von Tumoren der Ovarien, Zervix, Niere, Magen oder Pankreas oder von malignen Melanonem, Sarkomen und Mesotheliomen verursacht. Des Weiteren bestehen geschlechtsspezifische Unterschiede: Bei Männern sind es häufiger Lungenkrebs, Lymphome oder Leukämie, Magenkrebs und Krebs des Urogenitalsystems, bei Frauen hingegen Tumorerkrankungen von Brust, Ovarien, Lunge und Magen, Lymphome oder Leukämie.

Kommt es erst einmal zu tumorbedingter Flüssigkeitsansammlung in der Thoraxhöhle, bedeutet dies, dass der Krebs sich bereits in einem fortgeschrittenen Stadium befindet, sich entweder lokal ausgebreitet oder systemisch disseminiert hat; es ist dann zu spät für eine chirurgische Behandlung. Da die Menge der angesammelten Flüssigkeit relativ groß ist und schnell zunimmt, sind oft durch die mechanisch begrenzte Expansion der Lungen die Funktionen von Herz und Lungen eingeschränkt. Atelektasie und wiederholte Infektionen verursachen oft ernste respiratorische und zirkulatorische Probleme, die – sofern sie nicht rechtzeitig behandelt werden – lebensbedrohlich sein können.

Ein Erguss aufgrund von primären oder metastasierten Tumoren in der Pleura ist mit westlichen Methoden, z. B. Pleuradrainage, schwierig zu behandeln, da die Flüssigkeit sich oft schnell wieder ansammelt. Das Verschließen des Pleuraraums nach der Drainage kann Brustschmerz verursachen. Ziel der Behandlung mit TCM ist es, die angesammelten Flüssigkeiten umzuverteilen und Schmerz zu lindern. Die Zeitvorgaben für Behandlungen mit TCM variieren stark je nach Schwere des Zustandes und können von einem Monat bis zu mehreren Jahren betragen.

Ätiologie und Pathologie

Pleuraerguss fällt in der Chinesischen Medizin unter die Kategorie *xuan yin* (verschobene Flüssigkeiten). Unter normalen physiologischen Bedingungen sind Transport, Verteilung und Ausscheidung von Wasser und Körperflüssigkeiten primär von der Funktion des Mittleren Erwärmers abhängig. Als ein äußeres Fu-Organ mit Bezug zu den inneren Zang-Organen regiert der Dreifache Erwärmer die Qi-Transformation für den ganzen Körper und organisiert die Wege für Transport und Bewegung von Wasser, Nahrung und Körperflüssigkeiten. Wenn Qi umgewandelt wird, dann bewegt sich auch das Wasser. Wenn jedoch Tumoren die Qi-Transformation im Dreifachen Erwärmer beeinträchtigen und seine Verteilungsfunktion schädigen, gerät Yang in einen Mangel, und Wasser und Körperflüssigkeiten bewegen sich nicht, was zu einer Sammlung von Restflüssigkeiten *(yin)* führt. Dieser Mechanismus der Bildung von Restflüssigkeiten *(yin)* wurde im *Sheng Ji Zong Lu* [Allgemeine Sammlung für Heilige Wohltat] beschrieben, wo es heißt: „Der Dreifache Erwärmer ist der Durchgangsweg für Wasser und Nahrung und der Anfang und das Ende von Qi. Wenn seine regulative Funktion normal ist, gibt es ein harmonisches Qi in den Leitbahnen und Gefäßen, und Wasser und Körperflüssigkeiten werden korrekt verteilt; Qi wird in Blut umgewandelt und der ganze Körper wird bewässert. Wenn Qi im Dreifachen Erwärmer blockiert wird und die Gefäße und Transportwege verlegt sind, sammeln sich Wasser und Körperflüssigkeiten an, können nicht verteilt werden und bilden durch das Ansammeln Schleim-Flüssigkeiten." Die Lungen sind im Oberen Erwärmer lokalisiert und kontrollieren die Regulation der Wasserwege. Die Milz ist im Mittleren Erwärmer lokalisiert und reguliert den Transport der Essenz aus Wasser und Nahrungsmitteln. Die Nieren sind im Unteren Erwärmer lokalisiert; sie verdampfen und transformieren Wasser und Körperflüssigkeiten und sind verantwortlich für die Trennung von Klarem und Trüben, das dann ausgeschieden wird.

Im *Su Wen: Jing Mai Bie Lun* [Einfache Fragen: Über Leitbahnen] heißt es: „Wasser und Körperflüssigkeiten gelangen in den Magen, wo ihre Essenz und ihr Qi extrahiert und nach oben zur Milz transportiert werden. Milz-Qi verteilt die Essenz nach oben zu den Lungen, um so die Wasserwege zu regulieren, und nach unten zur Blase. Wasser und Essenz werden daher mittels der fünf Leitbahnen der Zang-Organe durch den ganzen Körper verteilt."

Dies zeigt, dass der Transport von Wasser und Körperflüssigkeiten in Beziehung steht zu Milz, Lungen und Nieren. Wenn die Funktionen des Dreifachen Erwärmers gestört sind, können die Lungen die Wasserwege nicht angemessen regulieren, die Milz ist in ihrer Transportfunktion gestört und die Nieren sind nicht in der Lage, ihrer Funktion des Verdampfens und Transformierens nachzukommen, was, wie oben erläutert, dazu führt, dass sich Wasser und Körperflüssigkeiten ansammeln und Restflüssigkeiten *(yin)* bilden. Konsequenterweise verursachen Tumoren, die die Funktionen von Milz, Lungen und Nieren beeinträchtigen, ebenfalls Pleuraergüsse.

Die Transportfunktion der Milz spielt eine zentrale Rolle. Ist Milz-Yang erst einmal geschwächt, kann die Essenz nicht nach oben transportiert werden, um die Lungen zu nähren, mit dem Ergebnis, dass Wasser und Nahrung nicht normal transformiert werden können und Schleim-Flüssigkeiten entstehen, die die Lungen austrocknen. Gleichzeitig wird die Milz nicht in der Lage sein, die Nieren beim Regieren über das Wasser zu unterstützen und pathogene Wasser-Kälte wird das Nieren-Yang schädigen. Als Konsequenz davon sammeln sich Wasser und Körperflüssigkeiten im Mittleren Erwärmer an und fließen überall hin. Wenn das Wasser zwischen Haut und Membranen eindringt, bilden sich Restflüssigkeiten *(yin)* im Hypochondrium und bilden so einen Pleuraerguss.

Aus Sicht der Pathologie von Tumoren, wird Pleuraerguss generell verursacht durch einen Mangel an Lungen-Qi und eine Yang-Schwäche von Milz und Nieren, die die Funktion der Qi-Transformation beeinträchtigen, so dass sich Wasser und Körperflüssigkeiten ansammeln. Konstitutionelle Schwäche von Yang im Mittleren Erwärmer und Mangel an Qi in den Zang-Organen ist die grundlegende innere Pathologie. Da das Wasser von Natur aus Yin ist, kann es nur durch Yang bewegt werden. Wenn Yang Qi geschwächt ist, kann Qi die Körperflüssigkeiten nicht transformieren; pathogene Yin-Faktoren werden dann übermächtig und Kälte-Flüssigkeiten sammeln sich im Innern. Obwohl Muster von saisonalen pathogenen Faktoren, die mit Wasser im Innern oder Restflüssigkeiten *(yin)* kämpfen, sich längerfristig in Hitze umwandeln und sich als zurückgebliebener Flüssigkeits-Hitze-Komplex zeigen, sind sie relativ selten.

Pleuraerguss tritt häufig bei primärem oder metastasiertem Lungenkrebs und bei Mesotheliomen auf, wenn der Patient eine schwache Konstitution mit Lungen-Schwäche und Schwäche des Wei-Qi (Abwehr-Qi) hat. Äußere saisonale pathogene Faktoren beeinträchtigen die Regulationsfunktion der Lungen, während Restflüssigkeiten *(yin)*, die sich in Brust und Hypochondrium sammeln, eine Disharmonie von Qi in den Netzgefäßen hervorbringen. Lang anhaltende Stagnation von Qi aufgrund von Restflüssigkeiten *(yin)* wandelt sich in Feuer und schädigt Yin, somit verschlimmert sich das Aufzehren von Lungen-Qi und es entsteht ein Muster von Leere in der Wurzel und Fülle in den Manifestationen.

Musteridentifizierung und therapeutische Prinzipien

Sowohl innerliche als auch äußerliche Behandlung können bei Pleuraerguss als Komplikation von malignen Tumoren eingesetzt werden.

Hitze oder Kälte, die Brust und Lungen angreifen

Wichtige Symptome und Zeichen

Pleuraerguss mit abwechselndem Fieber und Schüttelfrost, fluktuierendes generalisiertes Fieber und fehlender Schweiß oder Fieber ohne Abneigung gegen Kälte und keine Erleichterung trotz Schwitzens; weitere begleitende Symptome sind u. a. Husten mit wenig Schleim, schnelles Atmen, ein stechender Schmerz in Brust und Hypochondrium, der sich beim Atmen und Drehen des Körpers verschlimmert, verhärtete fokale Aufblähung unter dem Herzen, Würgen, ein bitterer Mundgeschmack und eine trockene Kehle. Der Zungenkörper ist rot mit einem gelben oder dünnen weißen Belag; der Puls ist drahtig und schnell.

Arzneitherapie

Therapeutisches Prinzip

Brust und Lungen harmonisieren und die Lungen diffundieren.

Rezeptur

Chai Zhi Ban Xia Tang Jia Jian
(Rx. Bupleuri., Fr. Citri Aurantii- und Rz. Pinelliae Ternatae-Dekokt, mit Modifikationen)

- *Chai Hu* (Radix Bupleuri) 10 g
- *Huang Qin* (Radix Scutellariae Baicalensis) 10 g
- *Gua Lou* (Fructus Trichosanthis) 15 g
- *Fa Ban Xia* (Rhizoma Pinelliae Ternatae Praeparata) 10 g
- *Zhi Ke* (Fructus Citri Aurantii) 10 g
- *Jie Geng* (Radix Platycodi Grandiflori) 10 g
- *Chi Shao* (Radix Paeoniae Rubrae) 10 g

Erklärung

- Die Verschreibung harmonisiert Shaoyang und klärt Hitze, wirft Schleim aus und öffnet Festsitzendes; sie ist indiziert für das Anfangsstadium von sich abwechselnden Attacken von Fieber und Schüttelfrost mit Beklemmung und Schmerz in Brust und Hypochondrium.
- *Chai Hu* (Radix Bupleuri) and *Huang Qin* (Radix Scutellariae Baicalensis) harmonisieren Shaoyang und klären Hitze.
- *Gua Lou* (Fructus Trichosanthis) und *Fa Ban Xia* (Rhizoma Pinelliae Ternatae Praeparata) transformieren Schleim und öffnen Festsitzendes.
- *Zhi Ke* (Fructus Citri Aurantii), *Jie Geng* (Radix Platycodi Grandiflori) und *Chi Shao* (Radix Paeoniae Rubrae) regulieren Qi und harmonisieren die Netzgefäße.

Modifikationen

1. Bei Husten und Dyspnoe, schnellem Atmen und Schmerz im Hypochondrium füge man 10 g *Bai Jie Zi* (Semen Sinapis Albae) und 10 g *Sang Bai Pi* (Cortex Mori Albae Radicis) hinzu.
2. Bei verhärteter fokaler Aufblähung unter dem Herzen, einem bitteren Mundgeschmack und Würgen füge man 10 g *Huang Lian* (Rhizoma Coptidis) hinzu.
3. Bei Fieber, Schwitzen, Husten und schwerem Atmen entferne man *Chai Hu* (Radix Bupleuri) und kombiniere die übrigen Bestandteile mit *Ma Xing Shi Gan Tang* (Dekokt mit Hb. Ephedrae, Sm. Pruni Armeniacae, Gypsum Fibrosum und Rx. Glycyrrhizae), um Hitze zu klären, die Lungen zu diffundieren und Schleim zu transformieren.
4. Bei Restflüssigkeiten *(yin)*, die sich in Brust und Hypochondrium sammeln, bevor die sich abwechselnden Fieberschübe und Schüttelfrostanfälle beseitigt sind, kombiniere man die obige Rezeptur mit derjenigen, die für das nächste Muster empfohlen wird.

Akupunktur

Therapeutisches Prinzip

Hitze klären und die Lungen diffundieren, Schleim transformieren und die Brust freimachen.

Punkte

Du 14 Dazhui, Bl 13 Feishu, Lu 1 Zhongfu, Ren 17 Danzhong, Pe 6 Neiguan, Lu 5 Chize, Mi 9 Yinlingquan und Bl 20 Pishu.

Technik

Man verwende filiforme Nadeln und die ableitende Technik, Man belasse die Nadeln für 20–30 Minuten vor Ort.

Erklärung

- Du 14 Dazhui klärt Hitze in Brust und Lungen.
- Bl 13 Feishu und Lu 1 Zhongfu, die Rücken-*shu*- und Alarm-*mu*-Punkte der Lunge, belüften die Lungen und transformieren Schleim.
- Die Kombination von Ren 17 Danzhong, dem Treff-*hui*-Punkt von Qi, mit Pe 6 Neiguan reguliert Qi, macht die Brust frei und harmonisiert die Netzgefäße.
- Lu 5 Chize, der Sohn-*zi*-Punkt auf der Lungen-Leitbahn, klärt Hitze und transformiert Schleim.
- Mi 9 Yinlingquan und Bl 20 Pishu stärken die Milz, fördern die Bewegung von Feuchtigkeit und transformieren Schleim.

Restflüssigkeit sammelt sich in Brust und Hypochondrium

Wichtige Symptome und Zeichen

Schmerz ausgelöst durch Husten und das Expektorieren von Sputum, mit einer Schmerzverbesserung in Brust und Hypochondrium im Vergleich zum Anfangsstadium wie in obigem Muster beschrieben, obwohl das Atmen schwerer wird; Husten, Dyspnoe, Keuchen und schweres Atmen machen es für den Patienten unmöglich, flach zu liegen, oder es ist nur möglich, auf der Seite des Ergusses zu liegen; zusätzlich treten Spannung und Völle in der betroffenen Interkostalregion auf. Die Zunge ist blass mit einem dünnen, weißen und schmierigen Belag; der Puls ist tief und drahtig oder drahtig und schlüpfrig.

Arzneitherapie

Therapeutisches Prinzip

Wasser ausleiten und Restflüssigkeiten *(yin)* verteilen.

Rezeptur

***Shi Zao Tang* (Dekokt aus zehn Datteln)**

- *Gan Sui* (Radix Euphorbiae Kansui) 6 g
- *Jing Da Ji* (Radix Euphorbiae Pekinensis) 6 g
- *Yuan Hua* (Flos Daphnes Genkwa) 6 g
- *Da Zao* (Fructus Ziziphi Jujubae) 30 g

5

Man zermahle die ersten drei Bestandteile zu einem feinen Pulver und fülle es in Kapseln, die mit dem fertigen Dekokt aus *Da Zao* (Fructus Ziziphi Jujubae) einzunehmen sind; die Einnahme erfolgt auf leeren Magen.

Alternative Rezeptur

Kong Xian Dan

(Spezielle Pille zur Kontrolle des Speichels)

- *Gan Sui* (Radix Euphorbiae Kansui) 10 g
- *Jing Da Ji* (Radix Euphorbiae Pekinensis) 10 g
- *Bai Jie Zi* (Semen Sinapis Albae) 10 g

Man zermahle die Bestandteile zu einem feinen Pulver und fülle es in Kapseln. Man nehme 5–10 Kapseln mit einer niedrig konzentrierten Salzlösung oder einer Ingwer-Abkochung ein.

Erklärung

- Beide Verschreibungen greifen Wasser und Restflüssigkeiten *(yin)* an und leiten sie aus.
- *Gan Sui* (Radix Euphorbiae Kansui), *Jing Da Ji* (Radix Euphorbiae Pekinensis) und *Yuan Hua* (Flos Daphnes Genkwa) haben eine starke Wirkung und sind indiziert für ein Fülle-Muster mit einer großen Menge an angesammelten Flüssigkeiten. Die Einnahme der Kapseln mit dem Dekokt aus *Da Zao* (Fructus Ziziphi Jujubae) mildert den Charakter der drei Kräuter, um eine größere Schädigung des Aufrechten Qi (Zheng Qi) zu vermeiden.
- *Kong Xian Dan* (Spezielle Pille zur Kontrolle des Speichels) ist eine Modifikation von *Shi Zao Tang* (Dekokt aus zehn Datteln) mit *Yuan Hua* (Flos Daphnes Genkwa) ersetzt durch *Bai Jie Zi* (Semen Sinapis Albae); sie hat daher eine gemäßigtere Wirkung, indem sie Schleim und Wasser zwischen Haut und Membranen ausleitet, die Lungen diffundiert und Qi reguliert.

Beide Verschreibungen sollten mit einer schwachen Dosis von 1,5 g am Tag begonnen werden, die allmählich innerhalb von drei bis fünf Tagen auf 5 g erhöht wird. Wenn der Patient nach der Verabreichung mit wiederholtem Erbrechen und Durchfall reagiert, setzt man die Behandlung für zwei oder drei Tage aus und nimmt sie anschließend wieder auf.

***Jiao Mu Gua Lou Tang* (Sm. Zanthoxyli- und Pericarpium Trichosanthis-Dekokt)**

- *Ting Li Zi* (Semen Lepidii seu Descurainiae) 10 g
- *Sang Bai Pi* (Cortex Mori Albae Radicis) 10 g
- *Su Zi* (Fructus Perillae Frutescentis) 10 g
- *Gua Lou Pi* (Pericarpium Trichosanthis) 20 g
- *Chen Pi* (Pericarpium Citri Reticulatae) 10 g
- *Fa Ban Xia* (Rhizoma Pinelliae Ternatae Praeparata) 10 g
- *Jiao Mu* (Semen Zanthoxyli) 10 g
- *Fu Ling* (Sclerotium Poriae Cocos) 15 g
- *Sheng Jiang Pi* (Cortex Zingiberis Officinalis Recens) 20 g

Wenn Erbrechen, abdominale Schmerzen und Diarrhö stark sind, reduziert man die Dosis auf ein Drittel oder die Hälfte der ursprünglichen Dosierung oder beendet die Behandlung und wechselt zu *Jiao Mu Gua Lou Tang* (Sm. Zanthoxyli- und Pericarpium Trichosanthis-Dekokt), das auf dem folgenden therapeutischen Prinzip basiert: Die Lungen drainieren und Restflüssigkeiten *(yin)* ausleiten, Qi nach unten leiten und Schleim transformieren.

Erklärung

- *Ting Li Zi* (Semen Lepidii seu Descurainiae) und *Sang Bai Pi* (Cortex Mori Albae Radicis) drainieren die Lungen und leiten Restflüssigkeiten *(yin)* aus.
- *Su Zi* (Fructus Perillae Frutescentis), *Gua Lou Pi* (Pericarpium Trichosanthis), *Chen Pi* (Pericarpium Citri Reticulatae) und *Fa Ban Xia* (Rhizoma Pinelliae Ternatae Praeparata) leiten Qi nach unten und transformieren Schleim.
- *Jiao Mu* (Semen Zanthoxyli), *Fu Ling* (Sclerotium Poriae Cocos) und *Sheng Jiang Pi* (Cortex Zingiberis Officinalis Recens) fördern die Bewegung von Wasser und leiten Restflüssigkeiten *(yin)* aus.

Modifikationen

1. Bei übermäßigem trübem Schleim, Völle und Beklemmung in der Brust und einem trüben und schmierigen Zungenbelag füge man 6 g *Xie Bai* (Bulbus Allii Macrostemi) und 10 g *Xing Ren* (Semen Pruni Armeniacae) hinzu.
2. Bei Wasser und Restflüssigkeiten *(yin)*, die schwierig zu beseitigen sind und von Völle in Brust und Hypochondrium, einer schwachen Konstitution und vermindertem Appetit begleitet werden, füge man 10 g *Gui Zhi* (Ramulus Cinnamomi Cassiae), 15 g *Bai Zhu* (Rhizoma Atractylodis Macrocephalae) und 6 g *Gan Cao* (Radix Glycyrrhizae) hinzu, um Yang zu befreien, die Milz zu stärken und Restflüssigkeiten *(yin)* zu transformieren. Ein drastisches Vorgehen gegen die Restflüssigkeiten ist nicht ratsam.

3. Bei Disharmonie von Qi in den Netzgefäßen füge man Arzneien zum Regulieren von Qi und Harmonisieren der Netzgefäße wie diejenigen in *Xiang Fu Xuan Fu Hua Tang* (Rz. Cyperi Rotundi- und Fl. Inulae-Dekokt) hinzu, um Wasser dadurch zu bewegen, dass Qi sich bewegt (siehe das Muster unten).

Akupunktur und Moxibustion

Therapeutisches Prinzip

Wasser verteilen und Restflüssigkeiten *(yin)* ausleiten, die Brust frei machen und Qi regulieren.

Punkte

Ren 17 Danzhong, Ren 12 Zhongwan, Bl 13 Feishu, Bl 17 Geshu, Bl 20 Pishu, Bl 43 Gaohuang, Bl 18 Ganshu, Ren 4 Guanyuan und Ma 36 Zusanli.

Technik

Man verwende filiforme Nadeln und die ausgleichende Technik. Man belasse die Nadeln für 20–30 Minuten vor Ort. Wenn nötig, kann nach der Akupunktur Moxibustion durchgeführt werden.

Erklärung

- Die Kombination von Ren 17 Danzhong, dem Treff-*hui*-Punkt von Qi, mit Ren 12 Zhongwan, dem Treff-*hui*-Punkt der Fu-Organe, fördert die Bewegung von Wasser und macht die Brust frei und das Diaphragma um die Atmung zu befreien.
- Die Kombination der Rücken-*shu*-Punkte von Bl 13 Feishu, Bl 17 Geshu, Bl 43 Gaohuang, Bl 18 Ganshu und Bl 20 Pishu stärkt die Milz und fördert die Bewegung von Wasser, reguliert Qi und transformiert Schleim-Stase, drainiert die Lungen und leitet Restflüssigkeiten *(yin)* aus, macht die Brust frei und wirkt sich positiv auf das Hypochondrium aus.
- Ren 4 Guanyuan und Ma 36 Zusanli stützen das Aufrechte Qi (Zheng Qi) und leiten pathogene Faktoren aus.

Disharmonie von Qi in den Netzgefäßen

Wichtige Symptome und Zeichen

Pleuraerguss begleitet von Schmerzen in Brust und Hypochondrium, Beklemmung und Unwohlsein in der Brust, ein brennender oder stechender Schmerz in der Brust und eine eingeschränkte Atmung. Der Zungenkörper ist dunkel rot mir einem dünnen Belag; der Puls ist drahtig.

Arzneitherapie

Therapeutisches Prinzip

Qi regulieren, Schleim transformieren und die Netzgefäße harmonisieren.

Rezeptur

Xiang Fu Xuan Fu Hua Tang Jia Jian
(Rz. Cyperi Rotundi- und Fl. Inulae-Dekokt, mit Modifikationen)

- *Xuan Fu Hua* (Flos Inulae) 10 g, eingepackt
- *Su Zi* (Fructus Perillae Frutescentis) 10 g
- *Xing Ren* (Semen Pruni Armeniacae) 10 g
- *Fa Ban Xia* (Rhizoma Pinelliae Ternatae Praeparata) 10 g
- *Yi Yi Ren* (Semen Coicis Lachryma-jobi) 30 g
- *Fu Ling* (Sclerotium Poriae Cocos) 15 g
- *Xiang Fu* (Rhizoma Cyperi Rotundi) 10 g
- *Chen Pi* (Pericarpium Citri Reticulatae) 10 g

Erklärung

- *Xuan Fu Hua* (Flos Inulae), *Su Zi* (Fructus Perillae Frutescentis), *Xing Ren* (Semen Pruni Armeniacae), *Fa Ban Xia* (Rhizoma Pinelliae Ternatae Praeparata), *Yi Yi Ren* (Semen Coicis Lachryma-jobi) und *Fu Ling* (Sclerotium Poriae Cocos) leiten Qi nach unten und transformieren Schleim.
- *Xiang Fu* (Rhizoma Cyperi Rotundi) und *Chen Pi* (Pericarpium Citri Reticulatae) regulieren Qi und erleichtern Depression.

Modifikationen

1. Bei Blockierung von Schleim und Qi, Beklemmung in der Brust und einem schmierigen Zungenbelag füge man 15 g *Gua Lou* (Fructus Trichosanthis) und 10 g *Zhi Ke* (Fructus Citri Aurantii) hinzu.
2. Bei anhaltenden, stechenden Schmerzen, die in die Netzgefäße eindringen, füge man je 10 g *Dang Gui Wei* (Extremitas Radicis Angelicae Sinensis), *Chi Shao* (Radix Paeoniae Rubrae), *Tao Ren* (Semen Persicae), *Hong Hua* (Flos Carthami Tinctorii), *Ru Xiang* (Gummi Olibanum) und *Mo Yao* (Myrrha) hinzu.

3. Wo Wasser und Restflüssigkeiten *(yin)* noch nicht komplett ausgeleitet wurden, füge man 6 g *Tong Cao* (Medulla Tetrapanacis Papyriferi), 10 g *Lu Lu Tong* (Fructus Liquidambaris) und 15 g *Dong Gua Pi* (Epicarpium Benincasae Hispidae) hinzu.

Akupunktur

Therapeutisches Prinzip

Qi regulieren und die Netzgefäße harmonisieren.

Punkte

Bl 17 Geshu, Bl 43 Gaohuang, Bl 13 Feishu, Bl 15 Xinshu, Pe 6 Neiguan, Mi 6 Sanyinjiao, Ren 17 Danzhong, Di 4 Hegu und Le 3 Taichong.

Technik

Man verwende filiforme Nadeln und die ausgleichende Technik in allen Punkten außer bei Di 4 Hegu und Le 3 Taichong, wo die ableitende Methode zum Einsatz kommen sollte. Man belasse die Nadeln für 20–30 Minuten vor Ort.

Erklärung

- Die Kombination von Bl 17 Geshu, dem Treff-*hui*-Punkt des Blutes, mit Mi 6 Sanyinjiao vitalisiert das Blut und transformiert Blut-Stase.
- Die Kombination der Rücken-*shu*-Punkte von Bl 43 Gaohuang, Bl 15 Xinshu und Bl 13 Feishu reguliert Qi, transformiert Schleim und harmonisiert die Netzgefäße.
- Die Kombination von Ren 17 Danzhong, dem Treff-*hui*-Punkt von Qi, mit Pe 6 Neiguan reguliert Qi und erleichtert Depression, macht die Brust frei und harmonisiert die Netzgefäße.
- Die Anwendung der ableitenden Methode bei Di 4 Hegu und Le 3 Taichong, den *siguan-* (Vier Tore-) Punkten, öffnet Blockierungen und reguliert Qi, um das Blut zu vitalisieren.

Innere Hitze durch Yin-Mangel

Wichtige Symptome und Zeichen

Pleuraerguss mit intermittierendem Reizhusten, Expektoration und Ausspucken von kleinen Mengen klebrigem Schleim, Trockenheit in Mund und Kehle, undulierendes Fieber am Nachmittag, Rötung der Wangen, Reizbarkeit, Hitzegefühle im Zentrum von Handflächen und Fußsohlen und Nachtschweiß; diese Symptome können von Beklemmung und Schmerz in Brust und Hypochondrium sowie Auszehrung begleitet sein. Der Zungenkörper ist rot mit wenig Belag; der Puls ist klein und schnell.

Arzneitherapie

Therapeutisches Prinzip

Yin anreichern und Hitze klären.

Rezeptur

***Sha Shen Mai Dong Tang He Xie Bai San Jia Jian* (Dekokt mit Rx. Adenophorae/Glehniae und Rx. Ophiopogonis kombiniert mit Pulver, das das Weiße abfließen lässt, mit Modifikationen)**

- *Sha Shen* (Radix Glehniae seu Adenophorae) 10 g
- *Mai Men Dong* (Radix Ophiopogonis Japonici) 15 g
- *Yu Zhu* (Rhizoma Polygonati Odorati) 15 g
- *Tian Hua Fen* (Radix Trichosanthis) 15 g
- *Sang Bai Pi* (Cortex Mori Albae Radicis) 15 g
- *Di Gu Pi* (Cortex Lycii Radicis) 15 g
- *Gan Cao* (Radix Glycyrrhizae) 6 g

Erklärung

- *Sha Shen Mai Dong Tang Jia Jian* (Dekokt mit Rx. Adenophorae/Glehniae und Rx. Ophiopogonis, mit Modifikationen), bestehend aus *Sha Shen* (Radix Glehniae seu Adenophorae), *Mai Men Dong* (Radix Ophiopogonis Japonici), *Yu Zhu* (Rhizoma Polygonati Odorati) und *Tian Hua Fen* (Radix Trichosanthis), klärt die Lungen, befeuchtet Trockenheit, nährt Yin und erzeugt Körperflüssigkeiten; es ist indiziert bei trockenem Husten mit wenig Sputum, einem trockenen Mund und einer roten Zunge.
- *Xie Bai San Jia Jian* (Pulver, das das Weiße abfließen lässt, mit Modifikationen), bestehend aus *Sang Bai Pi* (Cortex Mori Albae Radicis), *Di Gu Pi* (Cortex Lycii Radicis) and *Gan Cao* (Radix Glycyrrhizae), klärt die Lungen und leitet Feuer nach unten; es ist indiziert bei Reizhusten, Dyspnoe und Hitze, die in Haut und Fleisch strömt.

Modifikationen

1. Bei undulierendem Fieber füge man 30 g *Gui Ban** (Plastrum Testudinis) 30 g, 30 Minuten abgekocht vor Hinzufügen der übrigen Bestandteile, und 15 g *Shi Da Gong Lao Ye* (Folium Mahoniae) hinzu.

2. Bei Husten füge man je 10 g *Bai Bu* (Radix Stemonae) und *Chuan Bei Mu* (Bulbus Fritillariae Cirrhosae) hinzu.
3. Bei Beklemmung und Schmerzen in Brust und Hypochondrium füge man 15 g *Gua Lou Pi* (Pericarpium Trichosanthis), 10 g *Zhi Ke* (Fructus Citri Aurantii), 10 g *Yu Jin* (Radix Curcumae) und 10 g *Si Gua Luo* (Fasciculus Vascularis Luffae) hinzu.
4. Bei verbleibender Ansammlung von Restflüssigkeiten *(yin)* füge man je 30 g *Mu Li*‡ (Concha Ostreae) und *Ze Xie* (Rhizoma Alismatis Orientalis) hinzu.
5. Bei Qi-Mangel, geistiger Müdigkeit, Kurzatmigkeit, einer Tendenz, leicht zu schwitzen und einer blassen Gesichtsfarbe füge man 15 g *Tai Zi Shen* (Radix Pseudostellariae Heterophyllae), 15 g *Huang Qi* (Radix Astragali seu Hedysari) und 10 g *Wu Wei Zi* (Fructus Schisandrae) hinzu.

Akupunktur

Therapeutisches Prinzip

Yin anreichern und Hitze klären.

Punkte

Bl 13 Feishu, Lu 1 Zhongfu, Bl 43 Gaohuang, Lu 7 Lieque, Ni 6 Zhaohai, Ni 3 Taixi und Mi 6 Sanyinjiao.

Technik

Man verwende filiforme Nadeln und die ausgleichende Technik. Man belasse die Nadeln für 20–30 Minuten vor Ort.

Erklärung

- Bl 13 Feishu und Lu 1 Zhongfu, die Rücken-*shu*- und Alarm-*mu*-Punkte der Lungen, klären die Lungen und befeuchten Trockenheit.
- Bl 43 Gaohuang, ein Punkt, der gewählt wird, um eine Reihe von chronischen Mangel-Mustern zu behandeln, tonisiert Qi und erzeugt Körperflüssigkeiten.
- Lu 7 Lieque und Ni 6 Zhaohai, beides Einschalt-*jiao hui*-Punkte der Acht Außerordentlichen Meridiane und oft gewählt, um Störungen von Brust und Diaphragma zu behandeln, reichern Yin an und befeuchten die Lungen.
- Ni 3 Taixi und Mi 6 Sanyinjiao, wichtige Punkte, um das Yin im ganzen Körper anzureichern, nähren Yin, erzeugen Körperflüssigkeiten und leiten Feuer nach unten.

Äußerliche Behandlung

Es gibt zahlreiche Hinweise in den TCM-Klassikern über äußerliche Behandlung von *xuan yin*. Äußerliche Behandlung von Pleuraerguss aufgrund von Tumoren geschieht über die Anwendung von Arzneien, die Blut-Stase transformieren, Massenansammlungen auflösen, aromatisch die Öffnungen befreien und Wasser und Restflüssigkeiten *(yin)* ausleiten, um den Druck, den Tumoren auf die Blutgefäße und Lymphgefäße ausüben, zu mildern. Dieses erlaubt dann größere Bewegung innerhalb der Gefäße und fördert dadurch die Absorption der in der Thoraxhöhle angesammelten Körperflüssigkeiten. Gleichzeitig kann eine äußerliche Behandlung durch Befreien von Qi die Funktion der Lungen verbessern, z. B. durch Verminderung von schnellem Atmen und Milderung von Schmerzen in der Brust.

Rezeptur für äußerliche Anwendung

1. Man zermahle die folgenden Bestandteile zu einem feinen Pulver:

- *Da Huang* (Radix et Rhizoma Rhei) 3 g
- *Jing Da Ji* (Radix Euphorbiae Pekinensis) 3 g
- *Bing Pian* (Borneolum) 5 g
- *San Qi* (Radix Notoginseng) 3 g
- *Shan Ci Gu* (Pseudobulbus Shancigu) 5 g
- *Peng Sha*‡ (Borax) 3 g
- *E Zhu* (Rhizoma Curcumae) 3 g

Man mische das Pulver sorgfältig mit 50 g geschmolzener einfacher schwarzer Paste [ein äußerliches Pflaster, das hauptsächlich aus tierischem Material wie *E Jiao*‡ (Gelatinum Corii Asini) hergestellt wird] und verteile es auf einem sterilen Plastiktuch, ungefähr 0,5 cm hoch und 5 × 10 cm breit.

Man appliziere die Paste auf die Stelle der Körperoberfläche, die dem Tumor am nächsten ist, und bedecke das Plastiktuch täglich zwei Stunden lang mit einer Wärmeflasche, um die Absorption durch die Haut zu erleichtern. Man wechsle die Paste alle sieben Tage. Wenn kleine Vesikel auf der behandelten Haut erscheinen, werden sie ein oder zwei Tage nach Entfernen der Paste verschwinden. Die Anwendung kann anschließend wieder aufgenommen werden.

2. Diese Behandlungsmethode kombiniert ein Pulver mit einem Dekokt.

Pulver-Bestandteile:

- *Da Huang* (Radix et Rhizoma Rhei) 3 g
- *Bai Zhi* (Radix Angelicae Dahuricae) 6 g

- *Zhi Shi* (Fructus Immaturus Citri Aurantii) 6 g
- *Shan Dou Gen* (Radix Sophorae Tonkinensis) 6 g
- *Shi Jian Chuan* (Herba Salviae Chinensis) 6 g

Man zermahle die Bestandteile zu einem feinen Pulver, um es als Basissubstanz zu nutzen; andere Arzneien, die mit aromatischen Bestandteilen die Öffnungen befreien, Blut-Stase aufbrechen und Massenansammlungen zerstreuen, können ebenfalls eingesetzt werden.
Dekokt-Bestandteile:

- *Shi Chang Pu* (Rhizoma Acori Graminei) 15 g
- *Gan Sui* (Radix Euphorbiae Kansui) 6 g
- *Jing Da Ji* (Radix Euphorbiae Pekinensis) 6 g
- *Yuan Hua* (Flos Daphnes Genkwa) 6 g
- *Bo He* (Herba Menthae Haplocalycis) 15 g

Modifikationen

1. Bei schnellem Atmen und Beklemmung in der Brust füge man 10 g *Chen Xiang* (Lignum Aquilariae Resinatum) und 15 g *Gua Lou* (Fructus Trichosanthis) hinzu.
2. Bei Husten füge man 10 g *Su Zi* (Fructus Perillae Frutescentis) und 15 g *Sang Bai Pi* (Cortex Mori Albae Radicis) hinzu.
3. Bei Schmerzen in der Brust füge man 15 g *E Zhu* (Rhizoma Curcumae) und 15 g *Yan Hu Suo* (Rhizoma Corydalis Yanhusuo) hinzu.

Man mische 60–90 g des Basispulvers und 50–100 ml der konzentrierten Flüssigkeit des Dekoktes zu einem medizinischen Kuchen, ungefähr 1 cm hoch und 5 × 10 cm breit und streue 2 g *Bing Pian* (Borneolum) darauf. Man befestige den medizinischen Kuchen mit Klebepflaster auf Bl 13 Feishu und Bl 43 Gaohuang und auf die Stelle des Pleuraergusses, 2–4 Stunden täglich, zwei Tage lang mit einem nachfolgenden Ruhetag. Man wiederhole die Behandlung so lange, bis der Erguss verschwunden ist.

4. Bei starkem Pleuraerguss bei Patienten mit ausreichend starker Konstitution: Man zerkleinere 5 g *Ba Dou* (Semen Crotonis Tiglii) zu einer Paste und zermahle 6 g *Gan Sui* (Radix Euphorbiae Kansui) und 2 g *Bing Pian* (Borneolum) zu einem feinen Pulver. Man mische die Zutaten mit 3–5 ml *Mi Cu* (Acetum Oryzae) zu einer dicken Paste. Man koche 50 g *Gan Cao* (Radix Glycyrrhizae) in anfangs 200 ml Wasser herunter bis auf 50 ml einer konzentrierten Flüssigkeit.
Man appliziere die Paste auf die betroffene Stelle auf Brust oder Hypochondrium, bedecke sie mit einer Mullauflage und fixiere sie mit einem Klebeband. Die Abkochung von *Gan Cao* (Radix Glycyrrhizae) soll sofort getrunken werden. Die Behandlung erfolgt einmal täglich.

5

5.7 Aszites

Aszites ist eine häufige Komplikation von Karzinomen des Endometriums und der Ovarien sowie maligner Tumoren der Leber, Gastrointestinaltrakt und Pankreas. Er kann auch durch Metastasen in der Bauchhöhle oder durch Infiltrationen eines Brust-, Hoden- und Ösophaguskarzinoms bzw. malignen Lymphomen und Leukämie verursacht werden.

Ein Aszites ist schwierig zu behandeln, und die Prognose ist relativ schlecht. Erhöhter abdomineller Druck kann den venösen Rücklauf behindern und zu tiefen venösen Thrombosen sowie zu Beeinträchtigung der kardiorespiratorischen und der Nieren-Funktion führen. Ist die Widerstandskraft des Patienten geschwächt, wie es oft der Fall bei Tumoren im mittleren oder späten Stadium ist, wächst die Anfälligkeit für Infektionen. Dies ist eine ernste Komplikation, v. a. bei gleichzeitigem Vorliegen eines Aszites, und kann zu einer Verschlechterung des Zustandes und Tod führen.

In der TCM wird Aszites den Krankheiten zugeordnet, die als *gu zhang* (Trommel-Aufblähung) bekannt sind, da das aufgeblähte Abdomen wie eine Trommel aussieht, oder als *dan fu zhang* (einfache abdominale Aufblähung), da Schwellung im Abdomen das Hauptkennzeichen ist; sie kann aber auch in den Gliedmaßen auftreten. Die Haut ist matt-gelb gefärbt und die Blutgefäße sind unter der Haut sichtbar.

Ätiologie und Pathologie

Aszites als eine Komplikation von Krebs entsteht durch Festsetzen von Tumoren im Innern, was zu einer gegenseitigen Schädigung von Leber-, Milz- und Nierenfunktionen führt, schließlich zu Qi-Stagnation, Blut-Stase und Ansammlung von Wasser im Abdomen.

Emotionale Unzufriedenheit verursacht eine festsitzende Depression von Leber-Qi und beeinträchtigt die funktionalen Aktivitäten von Qi, was zu einer eingeschränkten Beweglichkeit des Blutes und wiederum zu Qi-Depression und Blut-Stase in den Blutgefäßen und Netzgefäßen der Leber führt. Festsitzende Depression von Leber-Qi führt auch zu schrägläufigem Gegenfluss von Leber-Qi, der Milz und Magen überwältigt. Mangelnde Transport- und Transformationsfunktion bewirkt eine Ansammlung von Wasser und Feuchtigkeit, die mit Blut-Stase kämpfen. Lang andauernde Ansammlung und Blut-Stase blockieren den Mittleren Erwärmer, beeinträchtigen allmählich die Nieren und resultieren in einer gegenseitigen Schädigung von Leber-, Milz- und Nierenfunktionen, was schließlich zur Entstehung von *gu zhang* (Trommel-Aufblähung) führt.

Schädigung von Leber, Milz und Nieren bedeutet, dass der Mangel für Patienten mit Leere-Mustern ausgeprägt sein wird; andererseits bedeutet Ansammlung und Festsetzung von Qi, Blut und Wasser im Abdomen und die fehlende Umwandlung von Wasser und Feuchtigkeit für Patienten mit Fülle-Mustern, dass die Fülle ausgeprägt sein wird. Aszites-Muster sind daher charakterisiert durch Leere in der Wurzel und Fülle in den Manifestationen oder durch einen Leere-Fülle-Komplex.

Musteridentifizierung und therapeutische Prinzipien

Bei der Behandlung von Aszites muss zwischen Leere und Fülle unterscheiden werden. Die Behandlung basiert daher auf dem Tonisieren eines Leere-Zustandes, während Fülle-Faktoren oder der Fülle-Zustand bei gleichzeitiger Tonisierung der Mangel-Faktoren zerstreut werden. Die Behandlung der beiden Muster wird weiter unten ausführlich erläutert. Es sollte ebenfalls berücksichtigt werden, dass das Aufrechte Qi (Zheng Qi) sorgfältig geschützt werden muss, während pathogene Faktoren (d. h. die Krebstoxine) ausgeleitet werden.

Aufblähung vom Fülle-Typus

Wichtige Symptome und Zeichen

Abdominale Aufblähung und Völle, beim Palpieren ein Gefühl wie ein mit Wasser gefüllter Sack oder harte Knoten, gesunde geistige und körperliche Verfassung, verminderter Appetit, eine fahl-gelbe Gesichtsfarbe, kurze Abgaben von spärlichem Urin und dünne und weiche Stühle oder Obstipation. Der Zungenkörper ist blass mit einem weißen und schmierigen oder gelben und schmierigen Belag; der Puls ist träge und gemäßigt, oder tief und drahtig.

Arzneitherapie

Therapeutisches Prinzip

Die Milz stärken und die Bewegung von Wasser fördern, das Blut vitalisieren und Massenansammlungen auflösen, Tumoren inhibieren und Toxizität vermindern.

Rezeptur

***Si Jun Zi Tang He Wu Ling San Jia Jian* (Dekokt der vier Edlen kombiniert mit Fünf-Bestandteile-Pulver mit Scl. Poriae Cocos, mit Modifikationen)**

- *Dang Shen* (Radix Codonopsitis Pilosulae) 15 g
- *Huang Qi* (Radix Astragali seu Hedysari) 30 g
- *Fu Ling* (Sclerotium Poriae Cocos) 15 g
- *Bai Zhu* (Rhizoma Atractylodis Macrocephalae) 15 g
- *Gui Zhi* (Ramulus Cinnamomi Cassiae) 10 g
- *Zhu Ling* (Sclerotium Polypori Umbellati) 10 g
- *Che Qian Zi* (Semen Plantaginis) 10 g, eingepackt
- *Yi Yi Ren* (Semen Coicis Lachryma-jobi) 30 g
- *E Zhu* (Rhizoma Curcumae) 10 g
- *Long Kui* (Herba Solani Nigri) 10 g
- *Ban Zhi Lian* (Herba Scutellariae Barbatae) 15 g

Erklärung

- *Dang Shen* (Radix Codonopsitis Pilosulae), *Huang Qi* (Radix Astragali seu Hedysari), *Fu Ling* (Sclerotium Poriae Cocos) und *Bai Zhu* (Rhizoma Atractylodis Macrocephalae) vermehren Qi und stärken die Milz.
- *Gui Zhi* (Ramulus Cinnamomi Cassiae) wärmt Yang und transformiert Qi.
- *Zhu Ling* (Sclerotium Polypori Umbellati), *Che Qian Zi* (Semen Plantaginis), *Yi Yi Ren* (Semen Coicis Lachryma-jobi) und *Long Kui* (Herba Solani Nigri) leiten Feuchtigkeit aus und fördern die Bewegung von Wasser.
- *E Zhu* (Rhizoma Curcumae) vitalisiert das Blut und zerteilt Verklumpungen.
- *Ban Zhi Lian* (Herba Scutellariae Barbatae) inhibiert Tumoren und vermindert Toxizität.

Modifikationen

1. Bei Qi-Stagnation und abdominalen Spannungen füge man 6 g *Mu Xiang** (Radix Aucklandiae Lappae) und 10 g *Zhi Ke* (Fructus Citri Aurantii) hinzu.
2. Bei Übelkeit und Erbrechen füge man 10 g *Fa Ban Xia* (Rhizoma Pinelliae Ternatae Praeparata) und 6 g *Sheng Jiang* (Rhizoma Zingiberis Officinalis Recens) hinzu.
3. Bei Vorherrschen von Hitze-Zeichen füge man 10 g *Huang Qin* (Radix Scutellariae Baicalensis) und 10 g *Zhu Ling* (Sclerotium Polypori Umbellati) hinzu.

Akupunktur und Moxibustion

Therapeutisches Prinzip

Die Milz stärken und die Bewegung von Wasser fördern, das Blut vitalisieren und Massenansammlungen auflösen, Tumoren inhibieren und Toxizität vermindern.

Punkte

Ma 25 Tianshu, Ren 6 Qihai, Ren 12 Zhongwan, Ma 36 Zusanli, Mi 9 Yinlingquan, Ren 3 Zhongji, Bl 22 Sanjiaoshu und Bl 20 Pishu.

Technik

Man verwende filiforme Nadeln und die ableitende Technik. Man belasse die Nadeln für 20–30 Minuten vor Ort. Wenn nötig, kann nach der Akupunktur eine Moxibustion durchgeführt werden.

Erklärung

- Ma 25 Tianshu und Ren 6 Qihai regulieren die funktionalen Aktivitäten von Qi in der abdominalen Region, um das Blut zu vitalisieren, Verklumpungen zu zerteilen und Wasser zu bewegen.
- Die Kombination von Ren 12 Zhongwan, dem Treff-*hui*-Punkt der Fu-Organe, mit Bl 22 Sanjiaoshu befreit den Dreifachen Erwärmer.
- Mi 9 Yinlingquan und Bl 20 Pishu stärken die Milz, um Transport und Transformation von Wasser und Feuchtigkeit zu fördern.
- Ma 36 Zusanli stützt das Aufrechte Qi (Zheng Qi), um Tumoren zu inhibieren.
- Ren 3 Zhongji, der Alarm-*mu*-Punkt der Blase, fördert das Wasserlassen, um abdominale Spannung aufzulösen.

Aufblähung vom Leere-Typus (Milz- und Nieren-Yang-Mangel)

Wichtige Symptome und Zeichen

Abdominale Aufblähung, Völle und Unwohlsein bei Krebspatienten besonders am Abend, eine mattgelbe Gesichtsfarbe, Beklemmung im Magen, schlechter Appetit, geistige Müdigkeit, wenig

Neigung, sich zu bewegen, kalte Gliedmaßen oder aufgedunsene Schwellung der unteren Gliedmaßen, kurze, inhibierte Abgaben von spärlichem Urin und dünne und weiche Stühle. Der Zungenkörper ist matt und blass oder blass-livide und vergrößert mit einem weißen und schmierigen Belag; der Puls ist tief, fadenförmig und kraftlos.

Arzneitherapie

Therapeutisches Prinzip

Milz und Nieren wärmen und tonisieren, Qi transformieren und Wasser bewegen.

Rezeptur

***Ji Sheng Shen Qi Wan Jia Jian* (Nieren-Qi Pille aus Ji Sheng Fang, mit Modifikationen)**

- *Rou Gui* (Cortex Cinnamomi Cassiae) 12 g, gegen Ende des Kochvorganges hinzugefügt
- *Huang Qi* (Radix Astragali seu Hedysari) 30 g
- *Bu Gu Zhi* (Fructus Psoraleae Corylifoliae) 10 g
- *Bai Zhu* (Rhizoma Atractylodis Macrocephalae) 15 g
- *Fu Ling* (Sclerotium Poriae Cocos) 15 g
- *Shu Di Huang* (Radix Rehmanniae Glutinosae Conquita) 10 g
- *Shan Zhu Yu* (Fructus Corni Officinalis) 10 g
- *Che Qian Zi* (Semen Plantaginis) 10 g, eingepackt
- *Chen Pi* (Pericarpium Citri Reticulatae) 10 g
- *Chuan Niu Xi* (Radix Cyathulae Officinalis) 10 g
- *Shen Qu* (Massa Fermentata) 30 g
- *Long Kui* (Herba Solani Nigri) 10 g
- *Bai Hua She She Cao* (Herba Hedyotidis Diffusae) 30 g

Erklärung

- *Rou Gui* (Cortex Cinnamomi Cassiae) und *Bu Gu Zhi* (Fructus Psoraleae Corylifoliae) wärmen die Nieren und verstärken Yang.
- *Huang Qi* (Radix Astragali seu Hedysari), *Bai Zhu* (Rhizoma Atractylodis Macrocephalae) und *Fu Ling* (Sclerotium Poriae Cocos) vermehren Qi und stärken die Milz.
- *Chen Pi* (Pericarpium Citri Reticulatae) reguliert Qi und stärkt die Milz.
- *Shu Di Huang* (Radix Rehmanniae Glutinosae Conquita) und *Shan Zhu Yu* (Fructus Corni Officinalis) wärmen die Nieren und tonisieren das Blut.
- *Che Qian Zi* (Semen Plantaginis), *Long Kui* (Herba Solani Nigri) und *Chuan Niu Xi* (Radix Cyathulae Officinalis) fördern die Bewegung von Wasser und befreien vom Lin-Syndrom.
- *Bai Hua She She Cao* (Herba Hedyotidis Diffusae) inhibiert Tumoren und vermindert Toxizität.
- *Shen Qu* (Massa Fermentata) schützt den Magen.

Modifikation

Bei stark aufgedunsener Schwellung füge man 10 g *Zhu Ling* (Sclerotium Polypori Umbellati) und 30 g *Ze Xie* (Rhizoma Alismatis Orientalis) hinzu, um die Wirkung auf die Förderung der Bewegung von Wasser zu verstärken.

Akupunktur und Moxibustion

Therapeutisches Prinzip

Milz und Nieren wärmen und tonisieren, Qi transformieren und Wasser bewegen.

Punkte

Bl 20 Pishu, Le 13 Zhangmen, Bl 23 Shenshu, Du 4 Mingmen, Ren 4 Guanyuan, Ma 36 Zusanli, Ren 12 Zhongwan und Ma 25 Tianshu.

Technik

Man verwende filiforme Nadeln und die stärkende Technik. Man belasse die Nadeln für 20–30 Minuten vor Ort. Wenn nötig, kann nach der Akupunktur eine Moxibustion durchgeführt werden.

Erklärung

- Die Kombination von Bl 20 Pishu und Le 13 Zhangmen, den Rücken-*shu*- und Alarm-*mu*-Punkten der Milz, mit Ma 36 Zusanli stärkt die Milz und vermehrt Qi, um Wasser und Feuchtigkeit zu transportieren und zu transformieren.
- Bl 23 Shenshu, Du 4 Mingmen und Ren 4 Guanyuan wärmen und tonisieren Nieren-Yang, um Qi zu transformieren und Wasser zu bewegen.
- Die Kombination von Ren 12 Zhongwan, dem Treff-*hui*-Punkt der Fu-Organe, mit Ma 25 Tianshu, dem Alarm-*mu*-Punkt des Dickdarms, reguliert Qi und zerstreut Aufblähung.

Aufblähung vom Leere-Typus (Leere von Leber- und Nieren-Yin)

Wichtige Symptome

Auftreibung und Völle mit einem vergrößerten Abdomen bei Krebspatienten, Auszehrung, verminderter Appetit, geistige Müdigkeit, trockener Mund, kurze Abgaben von spärlichem Urin und Obstipation. Der Zungenkörper ist trocken-rot oder hochrot; der Puls ist tief und drahtig oder fadenförmig und schnell.

Arzneitherapie

Therapeutisches Prinzip

Leber und Nieren anreichern und nähren, die Bewegung von Wasser fördern und Verklumpungen zerteilen.

Rezeptur

***Liu Wei Di Huang Tang Jia Jian* (Rehmannia-Dekokt mit sechs Bestandteilen, mit Modifikationen)**

- *Shu Di Huang* (Radix Rehmanniae Glutinosae Conquita) 15 g
- *Shan Zhu Yu* (Fructus Corni Officinalis) 15 g
- *Gou Qi Zi* (Fructus Lycii) 15 g
- *Nü Zhen Zi* (Fructus Ligustri Lucidi) 15 g
- *Bei Sha Shen* (Radix Glehniae Littoralis) 15 g
- *Fu Ling* (Sclerotium Poriae Cocos) 15 g
- *Zhu Ling* (Sclerotium Polypori Umbellati) 15 g
- *Chen Pi* (Pericarpium Citri Reticulatae) 10 g
- *Lai Fu Zi* (Semen Raphani Sativi) 10 g
- *Long Kui* (Herba Solani Nigri) 10 g
- *Bai Ying* (Herba Solani Lyrati) 10 g

Erklärung

- *Shu Di Huang* (Radix Rehmanniae Glutinosae Conquita), *Shan Zhu Yu* (Fructus Corni Officinalis), *Gou Qi Zi* (Fructus Lycii) und *Nü Zhen Zi* (Fructus Ligustri Lucidi) reichern Leber und Nieren an und nähren sie.
- *Bei Sha Shen* (Radix Glehniae Littoralis) nährt Yin und klärt Hitze.
- *Fu Ling* (Sclerotium Poriae Cocos), *Zhu Ling* (Sclerotium Polypori Umbellati) und *Long Kui* (Herba Solani Nigri) stärken die Milz und fördern die Bewegung von Wasser.
- *Chen Pi* (Pericarpium Citri Reticulatae) und *Lai Fu Zi* (Semen Raphani Sativi) regulieren Qi und zerteilen Verklumpungen.
- *Bai Ying* (Herba Solani Lyrati) klärt Hitze und inhibiert Tumoren.

Akupunktur

Therapeutisches Prinzip

Leber und Nieren anreichern und nähren, die Bewegung von Wasser fördern und Verklumpungen zerteilen.

Punkte

Ren 12 Zhongwan, Ma 25 Tianshu, Bl 18 Ganshu, Bl 23 Shenshu, Ni 3 Taixi, Le 3 Taichong und Mi 6 Sanyinjiao.

Technik

Man verwende filiforme Nadeln und die ausgleichende Technik. Man belasse die Nadeln für 20–30 Minuten vor Ort.

Erklärung

- Die Kombination von Ren 12 Zhongwan, dem Treff-*hui*-Punkt der Fu-Organe, mit Ma 25 Tianshu, dem Alarm-*mu*-Punkt des Dickdarms, reguliert die funktionalen Aktivitäten von Qi im Abdomen, um Qi zu regulieren und Verklumpungen zu zerteilen.
- Bl 18 Ganshu und Le 3 Taichong leiten die Leber aus und nähren sie.
- Bl 23 Shenshu und Ni 3 Taixi reichern Nieren-Yin an und tonisieren es.
- Mi 6 Sanyinjiao reichert Yin an und vitalisiert das Blut.

Äußerliche Anwendung von Arzneien zur Zerstreuung von Wasser

Untersuchungen über die äußerliche Anwendung von Arzneien zur Behandlung von Aszites begannen in der vor-modernen Zeit. Im *Li Yue Pian Wen* [Gereimte Abhandlungen über Äußerliche Therapie] von 1870 schrieb Wu Shangxian, dass die Prinzipien für die äußerliche Anwendung dieselben wie für innerliche Behandlung seien. Er führte auch eine Liste von Arzneien auf wie *Qian Niu Zi* (Semen Pharbitidis), *Zao Jiao* (Fructus Gleditsiae Sinensis), *Mu Xiang** (Radix Aucklandiae Lappae) oder *Hu Po*‡ (Succinum), aus denen eine Paste hergestellt und auf das Abdomen und um den Bauchnabel herum aufgetragen werden konnte, um Aszites zu behandeln. Am Sino-Japanischen Freundschaftshospital in Beijing haben wir seit 1985 die Wirkung äußerlicher Anwendungen von Arzneien bei Aszites erforscht. Basierend auf dieser Erfahrung habe ich eine Rezeptur entwickelt, um Aszites bei Krebspatienten zu behandeln. Die Rezeptur, bekannt als *Xiao Shui Gao* (Wasser-zerstreuende Paste), basiert auf dem Prinzip „die Milz stärken und die Bewegung von Wasser fördern, Yang wärmen und Blut-Stase transformieren“.[11]

In den letzten Jahren haben wir diese Paste eingesetzt, um 120 Fälle von Aszites bei Krebspatienten zu behandeln, bei denen westliche Behandlung nicht zum Erfolg führte. Eine Wirkung zeigte sich in 99 (82,5 %) der 120 Fälle. In-vitro-Studien weisen darauf hin, dass die perkutane Absorption von Astramenbrannin, wahrscheinlich eine der hauptsächlichen aktiven Konstituenten von *Huang Qi* (Radix Astragali seu Hedysari), sich direkt proportional zur eingesetzten Zeit verhält.[12]

Bestandteile der Paste:

- *Huang Qi* (Radix Astragali seu Hedysari) 60 g
- *Qian Niu Zi* (Semen Pharbitidis) 20 g
- *Gui Zhi* (Ramulus Cinnamomi Cassiae) 10 g
- *Zhu Ling* (Sclerotium Polypori Umbellati) 20 g
- *E Zhu* (Rhizoma Curcumae) 30 g
- *Tao Ren* (Semen Persicae) 10 g
- *Yi Yi Ren* (Semen Coicis Lachryma-jobi) 60 g

Man koche die Bestandteile zweimal ab, dann füge man einen geeigneten Trägerstoff wie z. B. Stärke zum konzentrierten Dekokt hinzu und vermische alles zu einer Paste. Man fülle sie in 200 ml große Behälter, verschließe und sterilisiere sie. Nach der standardmäßigen Desinfektion der abdominalen Region verteile man die Paste auf die Haut in einer 1–2 mm dicken Schicht, die von unterhalb des Proc. xiphoideus bis 10 cm unterhalb des Bauchnabels und auf beiden Seiten bis zur Linie, die die Axilla mit der Hüfte verbindet, reicht; man bedecke die Paste mit einem Plastiktuch oder Mulltuch, um sie feucht zu halten. Wenn eine stark geschwollene Masse in der Leber vorliegt, die aufzureißen droht, vermeide man die Anwendung in der entsprechenden Region. Man wechsle die Auflage einmal täglich und behandle über 15 Tage.

In der TCM wird Aszites generell nach dem Prinzip „die Milz stärken und die Nieren tonisieren, Yang wärmen und die Bewegung von Wasser fördern sowie Qi bewegen und Blut vitalisieren“ behandelt. Bei der Aszites-Behandlung von Krebspatienten sollten jedoch auch Arzneien zusätzlich berücksichtigt werden, die das Blut vitalisieren und Blut-Stase transformieren und Hartes erweichen und Verklumpungen zerteilen.

Die Zusammensetzung von *Xiao Shui Gao* (Wasser-zerstreuende Paste) steht mit diesen Prinzipien im Einklang.

- *Huang Qi* (Radix Astragali seu Hedysari) fördert die Bewegung von Wasser, zerteilt Schwellungen und kann perkutan absorbiert werden. Klinische Studien zeigen, dass sie eine diuretische Funktion hat und Natrium ausleitet (Natriumretention gilt als eine der Hauptursachen für Aszites, besonders bei nicht-maligner Aszites).
- *Yi Yi Ren* (Semen Coicis Lachryma-jobi) stärkt die Milz und fördert die Bewegung von Feuchtigkeit. Es hat das Wachstum einer Reihe von Krebszellen im in-vitro-Versuch gehemmt, so z. B. bei Zervixkarzinomen U_{14}-Zellen. Eines seiner aktiven Bestandteile, Coixenolide, inhibiert Krebs und reguliert das Immunsystem.
- *Qian Niu Zi* (Semen Pharbitidis) leitet in starkem Maße Wasser aus; in Kombination mit *Huang Qi* (Radix Astragali seu Hedysari) und *Yi Yi Ren* (Semen Coicis Lachryma-jobi) wird seine Toxizität vermindert, so dass das Aufrechte Qi (Zheng Qi) nicht geschädigt wird.
- *Gui Zhi* (Ramulus Cinnamomi Cassiae) wärmt Yang und fördert die Bewegung von Wasser; es mäßigt Yin-Kälte und Muster von Feuchtigkeitsansammlung im Spätstadium von Krebs, indem es *Zhu Ling* (Sclerotium Polypori Umbellati) bei der Förderung der Bewegung von Wasser unterstützt.
- *E Zhu* (Rhizoma Curcumae) und *Tao Ren* (Semen Persicae) vitalisieren das Blut und transformieren Blut-Stase. Curcumol und Curdion, die aus *E Zhu* extrahiert werden, haben eine inhibitorische Wirkung auf eine Reihe von Tumorzellen gezeigt.

Xiao Shui Gao (Wasser-zerstreuende Paste) berücksichtigt sowohl Kälte als auch Wärme, zerteilt Feuchtigkeit und transformiert Ansammlungen, ohne das Aufrechte Qi (Zheng Qi) zu schädigen. Elektronische und konfokale Scanner-Mikroskop-Untersuchungen haben gezeigt, dass eine Interferenz mit der Synthese von DNA und RNA in Krebszellen einer der Mechanismen sein könnte, durch den die Paste die Anzahl der Tumorzellen und das Ausmaß von Aszites bei Tumorpatienten reduziert.

5.8 Menstruationsstörungen

Menstruationsstörungen und genitale Blutungen sind ein häufiges Symptom bei Tumoren des weiblichen reproduktiven Systems. Sie können sowohl durch gut- oder bösartige Tumoren des Uterus oder der Ovarien verursacht sein, als auch Folge von chirurgischen Eingriffen, Strahlen- und Chemotherapie im Rahmen einer Krebsbehandlung sein. Tumoren, die Hormone sezernieren, können ebenfalls zu anormalen Genitalblutungen führen. Menstruationsstörungen können in jedem Stadium von Endometrium-, Ovarial- oder Mammatumoren auftreten, da alle eine Funktionsstörung des endokrinen Systems verursachen. Genitalblutungen können je nach Krebsart unterschiedlich sein:

- Karzinome des Endometriums entwicklen sich gewöhnlich nach der Menopause und treten am häufigsten bei Frauen zwischen 50 und 60 auf. Die Prognose ist relativ gut, besonders wenn der Krebs auf den Uterus lokalisiert bleibt und eine Hysterektomie alle Krebszellen vollständig beseitigen konnte. Anormale Blutungen aus dem Uterus sind ein häufiges Symptom:
  - Invasive Karzinome des Endometriums können starke Blutungen verursachen.
  - Blutungen durch lokalisierte Karzinome des Endometriums werden oft erst im Spätstadium beobachtet.
  - Polypoide Karzinome des Endometriums bluten aufgrund von Ulzerationen und Infektionen des karzinomatösen Gewebes.
  - Blutungen bei prämenopausalen Frauen sind gekennzeichnet durch starke Blutungen zwischen den Perioden oder kontinuierliche Schmierblutungen zwischen unregelmäßigen Perioden; bei postmenopausalen Frauen kommt es zu einem Wiederauftreten vaginaler Blutungen mit zunehmender Intensität nach einer Amenorrhoe von einem oder mehreren Jahren.
- Tumoren der Zervix betreffen vorwiegend Frauen im Alter von 35 bis 55. Frühsysmptome können unregelmäßige menstruelle Blutungen oder postkoitale Blutungen sein.
- Ovarialtumoren treten in jedem Alter auf, am häufigsten jedoch bei Frauen zwischen 50 und 70, und haben tendenziell eine schlechtere Prognose als andere Krebsarten des weiblichen reproduktiven Systems. Aszites ist das Hauptsymptom, es kann aber gelegentlich auch zu Blutungsstörungen kommen. Sind beide Ovarien bei einer prämenopausalen Frau betroffen, kann eine Amenorrhoe auftreten.
- Krebs der Vagina betrifft Frauen im Alter von 45 bis 65 und kann wässrigen oder blutigen vaginalen Ausfluss verursachen.
- Myome oder andere gutartige Tumoren verursachen starke oder verlängerte Perioden oder andauernde Blutungen.
- Gutartige oder maligne Follikulome oder Granularzelltumoren der Ovarien bei Kindern können aufgrund der Ausschüttung weiblicher Sexualhormone eine vorzeitige sexuelle Reifung mit verfrühter Menarche verursachen; bei Frauen im gebärfähigen Alter kommt es zu starken Perioden; und bei postmenopausalen Frauen erzeugen sie eine Hyperplasie im Endometrium mit postmenopausalen Blutungen. Arrhenoblastome treten häufiger bei jüngeren Frauen auf und verursachen eine hormoninduzierte Amenorrhoe.

Chirurgische Behandlung, Strahlen- und Chemotherapie können direkt oder indirekt zu Menstruationsstörungen führen. Einige Alkylanzien wie Cyclophosphamid können zum Beispiel Amenorrhoe verursachen. Auch die Langzeitanwendung von Hormonen zur Behandlung von Mammatumoren, z. B. Tamoxifen und Aminoglutethimid, kann unregelmäßige Menstruation und gelegentlich Karzinome im Endometrium verursachen.

In der TCM bezieht sich der Ausdruck Menstruationsstörungen auf Anormalitäten im menstruellen Zyklus – die Quantität, Farbe und Qualität der Periode – und auf die Frage, ob die Menstruation von Schmerzen begleitet wird. Die häufigsten Störungen sind verfrühte, verspätete oder unregelmäßige Menstruation, starke oder ausgeprägte Menstruation (Menorrhagien), spärliche Menstruation (Oligomenorrhoe), verlängerte Menstruation, Blutungen zwischen den Perioden (Metrorrhagie), schmerzhafte starke oder Schmierblutungsmenstruation (Dysmenorrhoe) und Versiegen der Menstruation oder menstrueller Block (Amenorrhoe). Menstruationsstörungen können bei Patientinnen mit bestehenden Tumoren oder mit einer schwachen Konstitution auftreten oder, wie oben beschrieben, im Rahmen einer Chemotherapie mit Tamoxifen und Cyclophosphamid.

Die TCM ist der Ansicht, dass die Pathologie von Menstruationsstörungen bei Krebspatientinnen hauptsächlich in Beziehung steht zu inneren Schädigungen durch die Sieben Emotionen, zu äußerer Zusammenziehung durch die Sechs Exzesse, Überarbeitung oder Überanstrengung, angeborene Nieren-Qi-Schwäche oder fehlende Ernährung von Leber und Nieren. Diese Faktoren schädigen die Zang-Organe, verursachen eine Dysfunktion von Leber, Nieren und Milz, Disharmonie zwischen Qi und Blut und schließlich eine Schädigung des Durchdringungs- und des Konzeptionsgefäßes.

Die Schlüsselpunkte bei der Diagnose von Menstruationsstörungen sind Veränderungen im menstruellen Zyklus und der Blutungsstärke. Verfrühte, starke, verspätete oder spärliche Menstruationen sind relativ. Es ist notwendig, die anderen Symptome zu beobachten, um Yin von Yang, Kälte von Hitze und Leere von Fülle zu differenzieren. Allgemein gesprochen gehört eine verfrühte Menstruation mit viel roter Ausscheidung zu Hitze- und Yang-Mustern, verspätete Menstruation mit einer kleinen Menge von dunkel-gefärbter Ausscheidung hingegen zu Kälte-, Yin- und Leeremustern.

Das hauptsächliche therapeutische Prinzip zur Regulierung der Menstruation und Behandlung von Menstruationsstörungen ist die Regulation von Qi und Blut, die Tonisierung der Nieren und Stärkung der Milz, Beruhigung der Leber und Erleichterung von Depression und das Wärmen von Durchdringungs- und Konzeptionsgefäß.

Starke, verfrühte und verlängerte Menstruation

Ätiologie und Pathologie

Das Verdampfen von Hitze-Toxinen und das Vorherrschen von überschießendem Leber-Feuer oder eine Qi-Schwäche bei Krebspatientinnen, die das Blut nicht in den Gefäßen hält, verursacht die unkontrollierten Bewegungen des Blutes, die zu verfrühter Menstruation führen, charakterisiert durch starke Menstruationsblutungen. Die verlängerte Menstruation bei Krebspatientinnen beruht auf einem Blut-Mangel im Durchdringungs- und Konzeptionsgefäß, sich verfestigender Kälte und stagnierendem Qi oder der Ansammlung von toxischen pathogenen Faktoren und Blut-Stase.

Blut-Hitze führt zu einer verfrühten oder verlängerten Menstruation

- **Blut-Hitze aufgrund von übermäßigem Yang:** Konstitutioneller Yang-Überschuss, übermäßige Einnahme von Arzneien, um den Uterus zu wärmen und Yang zu verstärken, eine Vorliebe für scharfe, warme und trockene Nahrungsmittel oder das Leben in einer hochtemporierten Umgebung für längere Zeit führen zu pathogener Hitze, die in das Innere eindringt, die Funktionen des Durchdringungs- und Konzeptionsgefäßes beeinträchtigt und so das Blut zwingt, sich unkontrolliert zu bewegen.
- **Blut-Hitze aufgrund von Leber-Depression:** Schädigung der Sieben Emotionen verursacht Leber-Depression, die sich in Feuer wandelt. Hitze wird dann die Funktionen des Durchdringungs- und Konzeptionsgefäßes beeinträchtigen.
- **Blut-Hitze aufgrund von Yin-Mangel:** Konstitutioneller Yin-Mangel, Tumoren, die Essenz und Blut aufzehren oder eine Schwächung der Yin-Essenz durch chronischen Blutverlust führen zu Yin-Mangel und Yang-Überaktivität. Innerlich erzeugte Leere-Hitze bewegt sich nach unten, um das Meer des Blutes zu stören, was dazu führt, dass das Blut aus den Gefäßen austritt und so verfrühte oder verspätete Menstruation verursacht.

Nieren-Mangel

Kongenitaler Mangel, mehrfache Geburten und übertriebene sexuelle Aktivität führen zu einem Fehlen der Speicherfunktion und fehlender Konsolidierung des Durchdringungs- und Konzeptionsgefäßes und bewirken so eine unregelmäßige Menstruation.

Milz-Mangel

Konstitutioneller Mangel, übermäßiges Denken und Grübeln, Überanstrengung, mangelnde Ernährung bei einer ernsten Krankheit oder Unregelmäßigkeiten in der Ernährung schädigen Milz und Magen. Qi-Mangel im Mittleren Erwärmer führt zu fehlender Kontroll- und Bewahrungsfunktion und fehlender Konsolidierung des Durchdringungs- und Konzeptionsgefäßes und bewirkt so eine verfrühte Menstruation.

Blut-Stase

Innere Schädigung durch die Sieben Emotionen, fehlende Selbstfürsorge während der Menstruation oder postpartum, äußeres Zusammenziehen von pathogener Kälte, Schläge und Stürze oder Operationstrauma können zu einer Blut-Stase führen, die das Durchdringungs- und Konzeptionsgefäß blockiert. Es ist für neues Blut schwierig, in die Leitbahnen einzudringen, was zu einer verfrühten Menstruation führt.

Musteridentifizierung und therapeutische Prinzipien

Die hauptsächlichen Kennzeichen dieses Zustandes sind verfrühte oder verlängerte Menstruation. Quantität, Farbe und Qualität des Menstruationsblutes und die Zeichen von Zungen- und Pulsuntersuchung sollten zur Musteridentifizierung herangezogen werden.

- Große Mengen an dickem, dunkel farbigem Menstruationsblut, ein roter Zungenkörper und ein schneller und starker Puls weisen auf ein Fülle-Hitze-Muster hin.
- Unregelmäßige Menstruation mit großen oder spärlichen Mengen an dickem, matt-rotem Menstuationsblut, ein matt-roter Zungenkörper und ein drahtiger und schneller Puls weisen auf ein Muster von Leber-Depression hin, das sich zu Feuer wandelt.
- Leere-Hitze-Muster zeichnen sich aus durch spärliches, dickes rot-livides Menstruationsblut mit verlängerter Menstruation, einen weichen und roten Zungenkörper und einen fadenförmigen und schnellen Puls.
- Nieren-Mangel-Muster sind gekennzeichnet durch spärliche Mengen an dünnem, matt-farbigem Menstruationsblut, einen blassen Zungenkörper und einen tiefen und fadenförmigen Puls mit einem besonders schwachen *chi*-Puls (Lu 8).
- Milz-Mangel-Muster sind gekennzeichnet durch eine große Menge von blassem, dünne Menstruationsblut, eine blasse und vergrößerte Zunge und einen fadenförmigen und schwachen Puls.
- Blut-Stase-Muster sind gekennzeichnet durch eine unregelmäßige Menstruation mit dunklem Menstruationsblut und Blutklumpen, Erleichterung von abdominalen Schmerzen nach der Ausscheidung der Klumpen, einen matt-lividen Zungenkörper oder eine Zunge mit Stasepunkten und -zeichen und einen rauen Puls.

Das Haupttherapieprinzip bei der Behandlung von Menstruationsstörungen liegt in der Konsolidierung des Durchdringungsgefäßes, um den mentruellen Zyklus zu regulieren und die Menstruation zu normalisieren. Dieses muss unterstützt werden durch das Klären von Hitze, Anreichern von Yin, Tonisieren der Nieren, Stärken der Milz und Zerteilen von Blut-Stase, je nach identifiziertem Muster.

Blut-Hitze

Blut-Hitze durch überschießendes Yang

Wichtige Symptome und Zeichen

Frühe Menstruation mit großen Mengen an dickem und klebrigem hell-rotem oder livide-rotem Menstruationsblut, rotes Gesicht und Wangen, Durst mit einem Bedürfnis nach kalten Getränken, kurze Abgaben von gelbem Urin und Obstipation. Der Zungenkörper ist rot mit einem trockenen gelben Belag; der Puls ist schlüpfrig und schnell.

Arzneitherapie

Therapeutisches Prinzip

Hitze klären und das Blut kühlen, das Durchdringungsgefäß konsolidieren und die Menstruation regulieren.

Rezeptur

***Qing Jing San* (Pulver, das die Menses klärt)**

- *Mu Dan Pi* (Cortex Moutan Radicis) 10 g
- *Di Gu Pi* (Cortex Lycii Radicis) 15 g
- *Sheng Di Huang* (Radix Rehmanniae Glutinosae) 15 g
- *Huang Bai* (Cortex Phellodendri) 10 g
- *Qing Hao* (Herba Artemisiae chinghao) 15 g
- *Bai Shao* (Radix Paeoniae Lactiflorae) 15 g
- *Fu Ling* (Sclerotium Poriae Cocos) 15 g

Erklärung

- *Mu Dan Pi* (Cortex Moutan Radicis), *Di Gu Pi* (Cortex Lycii Radicis) und *Sheng Di Huang* (Radix Rehmanniae Glutinosae) klären Hitze und kühlen das Blut.
- *Huang Bai* (Cortex Phellodendri) und *Qing Hao* (Herba Artemisiae chinghao) leiten Hitze aus und stärken Yin.
- *Bai Shao* (Radix Paeoniae Lactiflorae) adstringiert Yin und besänftigt die Leber.
- *Fu Ling* (Sclerotium Poriae Cocos) stärkt die Milz.

Modifikationen

1. Bei starkem Menstruationsblut mit Blutklumpen füge man 15 g *Di Yu* (Radix Sanguisorbae Officinalis) dem Dekokt hinzu und löse 3 g *San Qi Fen* (Pulvis Radicis Notoginseng) in Wasser auf und nehme sie separat zu sich; diese Arzneien werden hinzugenommen, um Hitze zu klären, Blut-Stase zu transformieren und Blutungen zu stoppen.
2. Bei Reizbarkeit und starkem Durst füge man 10 g *Zhi Mu* (Rhizoma Anemarrhenae Asphodeloidis) und 10 g *Zhi Zi* (Fructus Gardeniae Jasminoidis) hinzu, um Hitze zu klären und Reizbarkeit zu beseitigen.

Alternative Rezeptur

Indikation: Starke Menstruation, die aufgrund von überschießender pathogener Hitze nach unten strömt.

Therapeutisches Prinzip

Hitze klären und das Blut kühlen, das Durchdringungsgefäß konsolidieren und Blutungen stoppen.

Rezeptur

***Qing Re Gu Jing Tang* (Dekokt, das Hitze beseitigt und die Menses stabilisiert)**

- *Di Gu Pi* (Cortex Lycii Radicis) 10 g
- *Sheng Di Huang* (Radix Rehmanniae Glutinosae) 15 g
- *Gui Ban** (Plastrum Testudinis) 30 g, 30 Minuten abgekocht vor Hinzufügen der übrigen Bestandteile
- *Mu Li*‡ (Concha Ostreae) 30 g, 30 Minuten abgekocht vor Hinzufügen der übrigen bestandteile
- *E Jiao*‡ (Gelatinum Corii Asini) 10 g, in das fertige Dekokt eingeschmolzen
- *Zhi Zi* (Fructus Gardeniae Jasminoidis) 10 g
- *Di Yu* (Radix Sanguisorbae Officinalis) 15 g
- *Huang Qin* (Radix Scutellariae Baicalensis) 10 g
- *Ou Jie* (Nodus Nelumbinis Nuciferae Rhizomatis) 10 g
- *Zong Lü Tan* (Fibra Carbonisata Trachycarpi Stipulae) 15 g
- *Gan Cao* (Radix Glycyrrhizae) 6 g

Akupunktur

Therapeutisches Prinzip

Hitze klären und das Blut kühlen, das Durchdringungsgefäß konsolidieren und die Menstruation regulieren.

Punkte

Mi 6 Sanyinjiao, Ren 6 Qihai, Ma 25 Tianshu, Di 4 Hegu, Le 3 Taichong und Pe 7 Daling.

Technik

Man verwende filiforme Nadeln und die ableitende Technik. Man belasse die Nadeln für 20–30 Minuten vor Ort.

Erklärung

- Mi 6 Sanyinjiao, der Einschalt-*jiaohui*-Punkt der drei Yin-Leitbahnen des Fußes, klärt Hitze, um die Menstruation zu regulieren.
- Ren 6 Qihai, der Einschalt-*jiaohui*-Punkt des Konzeptionsgefäßes und der drei Yin-Leitbahnen des Fußes, konsolidiert das Durchdringungsgefäß, um die Menstruation zu regulieren.
- Ma 25 Tianshu reguliert Qi und Blut im Unteren Erwärmer, um die Menstruation zu regulieren.
- Di 4 Hegu und Le 3 Taichong, die *siguan*-(Vier Tore-) Punkte, klären Hitze und kühlen das Blut.
- Pe 7 Daling klärt Leber-Feuer, um das Blut zu kühlen und Blutungen zu stoppen.

Blut-Hitze durch Leber-Depression

Wichtige Symptome und Zeichen

Starke oder spärliche unregelmäßige Menstruation mit pupur rotem Blut und Blutklumpen, Reizbarkeit und Jähzorn, Beklemmung und Schmerzen in Brust, Hypochondrium und Brüsten und ein trockener Mund mit einem bitteren Geschmack. Der Zungenkörper ist matt-rot mit einem dünnen gelben Belag; der Puls ist drahtig, schlüpfrig und schnell.

Arzneitherapie

Therapeutisches Prinzip

Die Leber ausleiten und Depression erleichtern, das Blut kühlen und das Durchdringungsgefäß konsolidieren.

Rezeptur

***Dan Zhi Xiao Yao San Jia Jian* (Cx. Moutan Radicis-, Fr. Gardeniae Jasminoidis- und Umherstreifen-Pulver, mit Modifikationen)**

- *Mu Dan Pi* (Cortex Moutan Radicis) 15 g
- *Chao Zhi Zi* (Fructus Gardeniae Jasminoidis, pfannengerührt) 10 g

5

- *Chai Hu* (Radix Bupleuri) 10 g
- *Dang Gui* (Radix Angelicae Sinensis) 6 g
- *Chi Shao* (Radix Paeoniae Rubrae) 10 g
- *Bai Shao* (Radix Paeoniae Lactiflorae) 15 g
- *Fu Ling* (Sclerotium Poriae Cocos) 15 g
- *Bai Zhu* (Rhizoma Atractylodis Macrocephalae) 15 g
- *Bo He* (Herba Menthae Haplocalycis) 6 g, 5–10 Minuten vor Ende des Kochvorganges hinzugefügt

Erklärung

- *Mu Dan Pi* (Cortex Moutan Radicis) und *Chao Zhi Zi* (Fructus Gardeniae Jasminoidis, pfannengerührt) klären die Leber und leiten Hitze aus.
- *Dang Gui* (Radix Angelicae Sinensis), *Chi Shao* (Radix Paeoniae Rubrae) und *Bai Shao* (Radix Paeoniae Lactiflorae) nähren und harmonisieren das Blut.
- *Fu Ling* (Sclerotium Poriae Cocos) und *Bai Zhu* (Rhizoma Atractylodis Macrocephalae) stärken die Milz.
- *Bo He* (Herba Menthae Haplocalycis) und *Chai Hu* (Radix Bupleuri) leiten die Leber aus und erleichtern Depression.

Modifikationen

1. Bei Schmerzen im unteren Abdomen füge man 10 g *Zhi Xiang Fu* (Rhizoma Cyperi Rotundi, bearbeitet) und 25 g *Yi Mu Cao* (Herba Leonuri Heterophylli) hinzu, um Qi zu regulieren und das Blut zu vitalisieren.
2. Bei starker Spannung und Schmerzen in Brust, Hypochondrium und Brüsten füge man je 10 g *Chuan Lian Zi* (Fructus Meliae Toosendan) und *Si Gua Luo* (Fasciculus Vascularis Luffae) hinzu, um die Leber auszuleiten, Qi zu regulieren und die Netzgefäße zu befreien.

Akupunktur

Therapeutisches Prinzip

Die Leber ausleiten und Depression erleichtern, das Blut kühlen und das Durchdringungsgefäß konsolidieren.

Punkte

Di 4 Hegu, Le 3 Taichong, Ren 6 Qihai, Mi 6 Sanyinjiao, Bl 18 Ganshu und Le 14 Qimen.

Technik

Man verwende filiforme Nadeln und die ableitende Technik. Man belasse die Nadeln für 20–30 Minuten vor Ort.

Erklärung

- Di 4 Hegu und Le 3 Taichong, die *siguan*-(Vier Tore-)Punkte, leiten Feuer aus und kühlen das Blut.
- Bl 18 Ganshu und Le 14 Qimen, die Rücken-*shu*- und Alarm-*mu*-Punkte der Leber, leiten die Leber aus und erleichtern Depression.
- Mi 6 Sanyinjiao, der Einschalt-*jiaohui*-Punkt der drei Yin-Leitbahnen am Fuß, klärt Hitze, um die Menstruation zu regulieren.
- Ren 6 Qihai, der Einschalt-*jiaohui*-Punkt des Konzeptionsgefäßes und der drei Yin-Leitbahnen am Fuß, konsolidiert das Durchdringungsgefäß, um die Menstruation zu regulieren.

Blut-Hitze durch Yin-Mangel

Wichtige Symptome und Zeichen

Frühe Menstruation mit spärlichem oder reichhaltigem, dickem und klebrigem, dunkel rotem oder purpur rotem Menstruationsblut, Schwindel, undulierendem Fieber, Schwitzen, Hitzegefühle in Brust, Handflächen und Fußsohlen und Trockenheit in Mund und Kehle. Der Zungenkörper ist weich und rot mit geringem oder fehlendem Belag; der Puls ist fadenförmig und schnell.

Arzneitherapie

Therapeutisches Prinzip

Yin nähren und Hitze klären, das Blut kühlen und das Durchdringungsgefäß konsolidieren.

Rezeptur

***Liang Di Tang* (Rx. Rehmanniae Glutinosae- und Ex. Lycii Radicis-Dekokt)**

- *Sheng Di Huang* (Radix Rehmanniae Glutinosae) 15 g
- *Di Gu Pi* (Cortex Lycii Radicis) 15 g
- *Xuan Shen* (Radix Scrophulariae Ningpoensis) 12 g
- *Mai Men Dong* (Radix Ophiopogonis Japonici) 15 g
- *Bai Shao* (Radix Paeoniae Lactiflorae) 15 g
- *E Jiao*‡ (Gelatinum Corii Asini) 10 g, in das fertige Dekokt eingeschmolzen

Erklärung

- *Sheng Di Huang* (Radix Rehmanniae Glutinosae), *Di Gu Pi* (Cortex Lycii Radicis), *Xuan Shen* (Radix Scrophulariae Ningpoensis) und *Mai Men Dong* (Radix Ophiopogonis Japonici) nähren Yin und klären Hitze.
- *Bai Shao* (Radix Paeoniae Lactiflorae) und *E Jiao*‡ (Gelatinum Corii Asini) nähren das Blut und stoppen Blutungen.

Modifikationen

1. Bei einer übermäßigen Menge an Mentruationsblut füge man je 15 g *Nü Zhen Zi* (Fructus Ligustri Lucidi) und *Han Lian Cao* (Herba Ecliptae Prostratae) hinzu, um das Blut zu kühlen und Blutungen zu stoppen.
2. Bei Schwindel, Tinnitus, Schlaflosigkeit und ausgeprägtem Träumen füge man je 30 g *Long Gu*‡ (Os Draconis) und *Mu Li*‡ (Concha Ostreae) hinzu, beides 30 Minuten abgekocht vor Hinzufügen der übrigen Bestandteile, um Yin anzureichern und Yang zu unterdrücken.

Akupunktur

Therapeutisches Prinzip

Yin nähren und Hitze klären, das Blut kühlen und das Durchdringungsgefäß konsolidieren.

Punkte

Ren 6 Qihai, Mi 6 Sanyinjiao, Ni 3 Taixi, Ni 6 Zhaohai, Bl 23 Shenshu und He 6 Yinxi.

Technik

Man verwende filiforme Nadeln und die ausgleichende Technik. Man belasse die Nadeln für 20–30 Minuten vor Ort.

Erklärung

- Ren 6 Qihai und Mi 6 Sanyinjiao kühlen das Blut und konsolidieren das Durchdringungsgefäß.
- Ni 3 Taixi, Ni 6 Zhaohai und Bl 23 Shenshu reichern Nieren-Yin an und tonisieren es, nähren Yin und klären Hitze.
- He 6 Yinxi, der Spalten-*xi*-Punkt der Herz-Leitbahn, klärt Hitze und kühlt das Blut.

Weitere Muster

Fehlende Konsolidierung des Nieren-Qi

Wichtige Symptome und Zeichen

Frühe Menstruation mit spärlichem, dünnem, mattgefärbtem Menstruationsblut, Mattigkeit und Schmerzen im unteren Rücken und in den Knien, Schwindel, Tinnitus, kalte Hände und Füße, lange Abgaben von klarem Urin, häufige Nykturie und weiche Stühle. Der Zungenkörper ist blass mit einem dünnen weißen Belag; der Puls ist tief, fadenförmig und kraftlos und ist besonders schwach in der *chi*-Position (Lu 8).

Arzneitherapie

Therapeutisches Prinzip

Die Nieren tonisieren und Qi vermehren, das Durchdringungsgefäß konsolidieren und die Menstruation regulieren.

Rezeptur

Zuo Gui Wan Jia Jian **(Pille, die die Linke [Niere] wiederherstellt, mit Modifikationen)**

- *Shu Di Huang* (Radix Rehmanniae Glutinosae Conquita) 15 g
- *Shan Zhu Yu* (Fructus Corni Officinalis) 10 g
- *Shan Yao* (Rhizoma Dioscoreae Oppositae) 30 g
- *Gou Qi Zi* (Fructus Lycii) 15 g
- *Tu Si Zi* (Semen Cuscutae) 15 g
- *Lu Jiao Jiao*‡ (Gelatinum Cornu Cervi) 10 g, in das fertige Dekokt eingeschmolzen
- *Gui Ban Jiao** (Gelatinum Plastri Testudinis) 10 g, in das fertige Dekokt eingeschmolzen

Erklärung

- *Shu Di Huang* (Radix Rehmanniae Glutinosae Conquita), *Shan Zhu Yu* (Fructus Corni Officinalis), *Gou Qi Zi* (Fructus Lycii) und *Gui Ban Jiao** (Gelatinum Plastri Testudinis) füllen das Nieren-Yin wieder auf und tonisieren es.
- *Tu Si Zi* (Semen Cuscutae) und *Lu Jiao Jiao*‡ (Gelatinum Cornu Cervi) tonisieren die Nieren und konsolidieren das Durchdringungsgefäß.
- *Shan Yao* (Rhizoma Dioscoreae Oppositae) stärkt die Milz und vermehrt Qi.

5

Modifikationen

1. Bei größerer Menge von Menstruationsblut füge man je 12 g *Du Zhong Tan* (Cortex Eucommiae Ulmoidis Carbonisatum) und *Sang Ye* (Folium Mori Albae) hinzu, um die Nieren zu tonisieren und Blutungen zu beenden.
2. Bei Mattigkeit und Schmerzen im unteren Rücken und in den Knien füge man je 15 g *Sang Ji Sheng* (Ramulus Loranthi) und *Xu Duan* (Radix Dipsaci) hinzu, um den unteren Rücken und die Knie durch Tonisieren der Nieren zu stärken.

Akupunktur und Moxibustion

Therapeutisches Prinzip

Die Nieren tonisieren und Qi vermehren, das Durchdringungsgefäß konsolidieren und die Menstruation regulieren.

Punkte

Ren 4 Guanyuan, Du 4 Mingmen, Ren 6 Qihai, Bl 23 Shenshu, Ni 7 Fuliu und Ma 36 Zusanli.

Technik

Man verwende filiforme Nadeln und die stärkende Technik. Man belasse die Nadeln für 20–30 Minuten vor Ort. Wenn nötig, kann nach der Akupunktur eine Moxibustion durchgeführt werden.

Erklärung

- Ren 4 Guanyuan ist ein wichtiger Punkt zur Kultivierung und Tonisierung des Ursprungs-Qi (Yuan Qi). Die Kombination von Ren 4 Guanyuan mit Bl 23 Shenshu, dem Rücken-*shu*-Punkt der Nieren, Ni 7 Fuliu, dem Mutter-*mu*-Punkt der Nieren-Leitbahn, und Du 4 Mingmen wärmt und tonisiert das Ursprungs-Qi, tonisiert die Nieren und vermehrt Qi.
- Ren 6 Qihai, der Einschalt-*jiaohui*-Punkt des Konzeptionsgefäßes und der drei Yin-Leitbahnen am Fuß, konsolidiert das Durchdringungsgefäß, um die Menstruation zu regulieren.
- Ma 36 Zusanli nährt Qi und Blut durch Tonisieren der des Späteren Himmels Essenz.

Milz-Qi-Mangel

Wichtige Symptome und Zeichen

Frühe Menstruation mit üppigem, blassem, dünnem Menstruationsblut, glanzloses Gesicht, geistige und körperliche Müdigkeit, Mangel an Qi und wenig Neigung zu sprechen, ein absinkendes Gefühl im unteren Abdomen und dünne und weiche Stühle. Der Zungenkörper ist blass mit einem weißen Belag; der Puls ist fadenförmig, schwach und kraftlos.

Arzneitherapie

Therapeutisches Prinzip

Die Milz stärken und Qi vermehren, das Durchdringungsgefäß konsolidieren und die Menstruation regulieren.

Rezeptur

Bu Zhong Yi Qi Tang
(Dekokt, das die Mitte tonisiert und Qi vermehrt)

- *Dang Shen* (Radix Codonopsitis Pilosulae) 15 g
- *Zhi Huang Qi* (Radix Astragali seu Hedysari, unter Rühren kurz angebraten mit Honig) 30 g
- *Bai Zhu* (Rhizoma Atractylodis Macrocephalae) 15 g
- *Dang Gui* (Radix Angelicae Sinensis) 6 g
- *Chen Pi* (Pericarpium Citri Reticulatae) 10 g
- *Sheng Ma* (Rhizoma Cimicifugae) 10 g
- *Chai Hu* (Radix Bupleuri) 10 g
- *Zhi Gan Cao* (Radix Glycyrrhizae, unter Rühren kurz angebraten mit Honig) 6 g

Erklärung

- *Dang Shen* (Radix Codonopsitis Pilosulae), *Zhi Huang Qi* (Radix Astragali seu Hedysari, unter Rühren kurz angebraten mit Honig), *Bai Zhu* (Rhizoma Atractylodis Macrocephalae) und *Zhi Gan Cao* (Radix Glycyrrhizae, unter Rühren kurz angebraten mit Honig) stärken die Milz, tonisieren den Mittleren Erwärmer und vermehren Qi.
- *Dang Gui* (Radix Angelicae Sinensis) konsolidiert das Durchdringungsgefäß und reguliert die Menstruation.
- *Chen Pi* (Pericarpium Citri Reticulatae) reguliert Qi und harmonisiert den Mittleren Erwärmer.
- *Sheng Ma* (Rhizoma Cimicifugae) und *Chai Hu* (Radix Bupleuri) leiten Yang nach oben und heben das Abgesunkene.

Modifikationen

1. Bei Palpitationen, Kurzatmigkeit, Schlaflosigkeit und starkem Träumen füge man 10 g *Long Yan Rou* (Arillus Euphoriae Longanae) und 15 g *Chao Suan Zao Ren* (Semen Ziziphi Spinosae, pfannengerührt) hinzu, um Qi zu vermehren, das Blut zu nähren und den Geist zu beruhigen.

2. Bei schlechtem Appetit füge man 30 g *Shan Yao* (Rhizoma Dioscoreae Oppositae), 15 g *Lian Zi* (Semen Nelumbinis Nuciferae), 15 g *Chao Gu Ya* (Fructus Setariae Italicae Germinatus, pfannengerührt) und 15 g *Chao Mai Ya* (Fructus Hordei Vulgaris Germinatus, pfannengerührt) hinzu, um die Milz zu stärken und den Magen zu harmonisieren.

Alternative Rezeptur

***Sheng Yu Tang* (Dekokt, das wie ein Weiser heilt)**

- *Ren Shen* (Radix Ginseng) 10 g
- *Huang Qi* (Radix Astragali seu Hedysari) 15 g
- *Dang Gui* (Radix Angelicae Sinensis) 10 g
- *Chuan Xiong* (Rhizoma Ligustici Chuanxiong) 6 g
- *Shu Di Huang* (Radix Rehmanniae Glutinosae Conquita) 10 g
- *Sheng Di Huang* (Radix Rehmanniae Glutinosae) 15 g

Indikation: Qi-Mangel kombiniert mit Blut-Mangel.
Therapeutisches Prinzip: Qi vermehren, das Blut nähren und die Menstruation regulieren.

Akupunktur und Moxibustion

Therapeutisches Prinzip

Die Milz stärken und Qi vermehren, das Durchdringungsgefäß konsolidieren und die Menstruation regulieren.

Punkte

Bl 20 Pishu, Le 13 Zhangmen, Ma 36 Zusanli, Ren 4 Guanyuan, Ex-CA 1 Zigong, Ren 6 Qihai und Mi 6 Sanyinjiao.

Technik

Man verwende filiforme Nadeln und die stärkende Technik. Man belasse die Nadeln für 20–30 Minuten vor Ort. Wenn nötig, kann nach der Akupunktur eine Moxibustion durchgeführt werden.

Erklärung

- Bl 20 Pishu und Le 13 Zhangmen, die Alarm-*mu*- und Rücken-*shu*-Punkte der Milz, stärken die Milz und vermehren Qi.
- Ma 36 Zusanli, ein wichtiger Punkt zur Stärkung des Körpers, vermehrt Qi und tonisiert das Blut.
- Ren 6 Qihai und Ex-CA 1 Zigong regulieren die funktionalen Aktivitäten von Qi im Unteren Erwärmer, um die Menstruation zu regulieren und das Durchdringungsgefäß zu konsolidieren.
- Ren 4 Guanyuan nährt das Blut und wirkt sich positiv auf den Uterus aus.
- Mi 6 Sanyinjiao stärkt die Milz und reguliert die Menstruation.

Blut-Stase

Wichtige Symptome und Zeichen

Frühe Menstruation mit üppigem oder spärlichem matt-lividem Menstruationsblut mit Blutklumpen, Schmerz und Empfindlichkeit im unteren Abdomen mit Schmerzerleichterung nach Ausscheidung der Klumpen. Der Zungenkörper ist dunkel-livide mit Stasepunkten oder -zeichen; der Puls ist rau oder drahtig und rau.

Arzneitherapie

Therapeutisches Prinzip

Das Blut vitalisieren und Blut-Stase transformieren, das Durchdringungsgefäß konsolidieren und die Menstruation regulieren.

Rezeptur

***Tao Hong Si Wu Tang He Shi Xiao San* (Vier-Arzneien-Dekokt mit Fl. Carthami Tinctorii und Sm. Persicae kombiniert mit Plötzliches-Lächeln-Pulver)**

- *Tao Ren* (Semen Persicae) 10 g
- *Hong Hua* (Flos Carthami Tinctorii) 10 g
- *Dang Gui* (Radix Angelicae Sinensis) 10 g
- *Chuan Xiong* (Rhizoma Ligustici Chuanxiong) 10 g
- *Shu Di Huang* (Radix Rehmanniae Glutinosae Conquita) 15 g
- *Bai Shao* (Radix Paeoniae Lactiflorae) 15 g
- *Pu Huang* (Pollen Typhae) 10 g, eingepackt
- *Wu Ling Zhi*‡ (Excrementum Trogopteri) 10 g, eingepackt

Erklärung

- *Tao Ren* (Semen Persicae), *Hong Hua* (Flos Carthami Tinctorii) und *Chuan Xiong* (Rhizoma Ligustici Chuanxiong) vitalisieren das Blut und transformieren Blut-Stase.
- *Dang Gui* (Radix Angelicae Sinensis), *Shu Di Huang* (Radix Rehmanniae Glutinosae Conquita) und *Bai Shao* (Radix Paeoniae Lactiflorae) konsolidieren das Durchdringungsgefäß, nähren das Blut und regulieren die Menstruation.

- *Pu Huang* (Pollen Typhae) und *Wu Ling Zhi*‡ (Excrementum Trogopteri) zerteilen Blut-Stase und stoppen Blutungen.

Modifikationen

1. Bei großen Mengen an Blutklumpen und starken Schmerzen im unteren Abdomen füge man dem Dekokt 25 g *Yi Mu Cao* (Herba Leonuri Heterophylli) bei und löse 3 g *San Qi Fen* (Pulvis Radicis Notoginseng) in Wasser auf und nehme es separat ein; diese Arzneien verstärken die Wirkung bei der Vitalisierung des Blutes, Transformation von Blut-Stase und Schmerzerleichterung.
2. Bei Spannung im Hypochondrium und Reizbarkeit füge man 12 g *Mu Dan Pi* (Cortex Moutan Radicis) und 10 g *Chuan Lian Zi* (Fructus Meliae Toosendan) hinzu, um die Leber auszuleiten und Hitze zu klären.
3. Bei Kälte und Schmerzen im unteren Abdomen und kalten Gliedmaßen füge man 10 g *Rou Gui* (Cortex Cinnamomi Cassiae) 5 Minuten vor Ende des Abkochungsvorganges sowie 10 g *Ai Ye* (Folium Artemisiae Argyi) hinzu, um den Uterus zu wärmen und Kälte zu zerteilen.

Alternative Rezeptur

***Xue Fu Zhu Yu Tang* (Dekokt, das Stasen aus dem Haus des Blutes treibt)**

- *Dang Gui* (Radix Angelicae Sinensis) 10 g
- *Sheng Di Huang* (Radix Rehmanniae Glutinosae) 15 g
- *Tao Ren* (Semen Persicae) 10 g
- *Hong Hua* (Flos Carthami Tinctorii) 10 g
- *Chi Shao* (Radix Paeoniae Rubrae) 10 g
- *Zhi Ke* (Fructus Citri Aurantii) 10 g
- *Gan Cao* (Radix Glycyrrhizae) 6 g
- *Chai Hu* (Radix Bupleuri) 10 g
- *Chuan Xiong* (Rhizoma Ligustici Chuanxiong) 6 g
- *Jie Geng* (Radix Platycodi Grandiflori) 10 g
- *Niu Xi* (Radix Achyranthis Bidentatae) 15 g

Indikation: Blut-Stase kombiniert mit Qi-Stagnation.
Therapeutisches Prinzip: Qi regulieren und das Blut vitalisieren.

Akupunktur

Therapeutisches Prinzip

Das Blut vitalisieren und Blut-Stase transformieren, das Durchdringungsgefäß konsolidieren und die Menstruation regulieren.

Punkte

Mi 6 Sanyinjiao, Mi 10 Xuehai, Bl 17 Geshu, Ren 6 Qihai, EX-CA 1 Zigong, Di 4 Hegu und Le 3 Taichong.

Technik

Man verwende filiforme Nadeln und die ableitende Technik. Man belasse die Nadeln für 20–30 Minuten vor Ort.

Erklärung

- Mi 6 Sanyinjiao, Mi 10 Xuehai und Bl 17 Geshu vitalisieren das Blut und transformieren Blut-Stase, um die Menstruation zu regulieren.
- Ren 6 Qihai und EX-CA 1 Zigong vitalisieren das Blut durch Regulieren von Blut und Qi im Unteren Erwärmer und durch Bewegen von Qi.
- Di 4 Hegu und Le 3 Taichong, die *siguan*-(Vier Tore-)Punkte, öffnen Blockaden und bewegen Qi.

Verspätete Menstruation und Amenorrhoe

Verspätete Menstruation bezieht sich auf Perioden, die im Vergleich zum normalen Menstruationszyklus oder zum Menstruationszyklus, der 40–50 Tage dauert, mindestens sieben Tage verspätet eintreten. Menstruationsblockade (Amenorrhoe) ist definiert als das Ausbleiben von Perioden, die entweder in der Pubertät nie begonnen haben oder bei nicht-schwangeren oder Frauen nach einer Geburt, die normalerweise menstruieren würden, für mindestens drei Monate ausbleiben.

Ätiologie und Pathologie

Die Pathologie dieser Zustände kann sich entweder als ein Leere- oder ein Fülle-Muster zeigen. Leere-Muster beziehen sich gewöhnlich auf Blut-Mangel oder Yin-Mangel, mit dem Ergebnis, dass das Meer des Blutes nicht zur richtigen Zeit gefüllt werden kann. Fülle-Muster werden in der Regel erzeugt durch pathogene Kälte, Leber-Depression oder Schleim-Feuchtigkeit, die im Meer des Blutes stagniert und es blockiert, so dass die Bewegung des Blutes behindert ist, was zu einer verspäteten Menstruation und in schweren Fällen zu einem Ausbleiben der Menstruation führt. Depression und Festsetzung von Leber-Qi beeinträchtigen das Tor des

Lebens; Hitze-Toxine von Tumoren beeinträchtigen die Außerordentlichen Meridiane und führen zu einem Zusammenbruch der Funktionen des Lenkergefäßes. Die unten beschriebenen Pathologien treten verstärkt bei Frauen mit Karzinomen im Endometrium, mit Krebs der Ovarien und Brustkrebs auf.

Qi- und Blut-Mangel

Eine schwache Konstitution, starke Schädigung von Qi und Blut bei ernsten oder lang andauernden Krankheiten oder Unregelmäßigkeiten in der Nahrungsaufnahme, übermäßiges Denken und Grübeln und Überarbeitung schädigen Milz und Magen und führen zu einer Schwächung der Quelle der Transformation, zu Qi- und Blut-Mangel und Schädigung des Durchdringungs- und Konzeptionsgefäßes, was zu einer Leere im Meer des Blutes und zu fehlender Ausscheidung aus dem Uterus zur vorgesehenen Zeit führt.

Leber- und Nieren-Insuffizienz

Kongenitale Schwäche, frühe Schwangerschaft, starke Laktation, übermäßige sexuelle Aktivität oder Schädigung der Nieren bei lang andauernden Krankheiten führen zu einem Verbrauch von Nieren-Essenz. Wenn die Essenz nicht in Blut umgewandelt werden kann, geraten Yin und Blut in Mangel, Durchdringungs- und Konzeptionsgefäß sind unterernährt mit dem Ergebnis, dass das Meer des Blutes zur vorgesehenen Zeit nicht gefüllt werden kann und sich die Menstruation verzögert.

Blut-Kälte

Die Blutkammer öffnet sich während der Menstruation oder postpartum und verliert daher ihre regulierende und bewahrende Funktion. Das Zuziehen pathogener Kälte von außen, übermäßiger Konsum von rohen und kalten Nahrungsmitteln und kalten Arzneien, Leben in einer kalten und feuchten Umgebung über einen längeren Zeitraum oder Exposition gegenüber Regen oder Feuchtigkeit können zu pathogener Kälte führen, die in das Innere eindringt, und zu Blut, das erkaltet und fest wird. Die Blockierung der Blutbewegung verzögert die Menstruation. Zusätzlich führt eine konstitutionelle Yang-Schwäche zu fehlender Wärme im Uterus und den uterinen Gefäßen und zu Leere-Kälte im Durchdringungs- und Konzeptionsgefäß. Das Blut hat daher nicht genügend Kraft, sich zu bewegen, was zu einer verzögerten Menstruation führt.

Qi-Depression

Bei Patienten mit unterdrückten Emotionen schädigen Depression und Wut die Leber und führen zu einer Behinderung der funktionalen Aktivitäten von Qi und einer Blockierung der Blutbewegung und Stagnation im Durchdringungs- und Konzeptionsgefäß. Als Ergebnis kann das Meer des Blutes nicht regulär entleert werden, was zu einer verspäteten Menstruation führt.

Schleim-Feuchtigkeit

Bei Frauen mit einer Tendenz zu Übergewicht, einer Vorliebe für fette, süße oder reichhaltige Nahrungsmittel oder bei denen Nieren-Yang schwach ist, können Wasser und Körperflüssigkeiten nicht verdampft und transformiert werden; Wasser und Feuchtigkeit sammeln sich an und bilden Schleim. Schwächung des Milz-Yang mit einer Schädigung der Transport- und Transformationsfunktion führt auch dazu, dass sich Feuchtigkeit ansammelt und Schleim erzeugt. Wenn Schleim-Feuchtigkeit nach unten fließt und im Durchdringungs- und Konzeptionsgefäß und im Meer des Blutes stagniert, verzögert sich die Menstruation.

Musteridentifizierung und therapeutische Prinzipien

Verspätete Menstruation und Ausbleiben der Menstruation sollten für die Behandlung in Leere- und Fülle-Muster differenziert werden:

- Spärliche Mengen an dünnem, blassem Menstruationsblut und ein fadenförmiger und schwacher Puls zeigen generell ein Muster von Qi- und Blutmangel an.
- Spärliche Mengen von matt-farbigem Menstruationsblut, eine Krankengeschichte von verzögerter Menarche begleitet von Schmerzen im unteren Rücken, Tinnitus und einem tiefen und fadenförmigen Puls zeigen generell ein Muster von Leber- und Nierenmangel an.
- Spärliche Mengen von dünnem, matt-farbigem, fischig riechendem Menstruationsblut weisen auf Blut-Kälte hin.
- Verspätete Menstruation mit spärlichen Mengen an matt-farbigem Menstruationsblut, begleitet von emotionaler Depression und Spannung und Schmerzen in Brust und Hypochondrium, legen ein Muster von Qi-Stagnation und Qi-Depression nahe.

- Spärliche Mengen an blassem und klebrigem Menstruationsblut bei übergewichtigen Frauen mit starken vaginalen Ausscheidungen legen ein Muster von Schleim-Feuchtigkeit nahe.

Die hauptsächliche Behandlungsmethode für verspätete und ausbleibende Menstruation ist die Harmonisierung des Menstruationszyklus durch Regulierung des Durchdringungs- und des Konzeptionsgefäßes; in vielen unten angeführten Mustern wird dies durch das Nähren des Blutes erreicht.

Qi-und Blut-Mangel

Wichtige Symptome und Zeichen

Verspätete Menstruation mit spärlichen Mengen an blassem, dünnem Menstruationsblut, eine glanzlose Gesichtsfarbe, Schwindel, verschwomme Sicht, Palpitationen, Schlaflosigkeit und geistige und körperliche Erschöpfung. Der Zungenkörper ist blass mit einem dünnen weißen Belag; der Puls ist fadenförmig und schwach.

Arzneitherapie

Therapeutisches Prinzip

Qi vermehren, das Blut nähren und die Menstruation regulieren.

Rezeptur

Shi Quan Da Bu Tang
(Perfektes großes Tonisierungsdekokt)

- *Dang Shen* (Radix Codonopsitis Pilosulae) 15 g
- *Bai Zhu* (Rhizoma Atractylodis Macrocephalae) 15 g
- *Fu Ling* (Sclerotium Poriae Cocos) 15 g
- *Zhi Gan Cao* (Radix Glycyrrhizae, unter Rühren kurz angebraten mit Honig) 10 g
- *Dang Gui* (Radix Angelicae Sinensis) 15 g
- *Bai Shao* (Radix Paeoniae Lactiflorae) 15 g
- *Chuan Xiong* (Rhizoma Ligustici Chuanxiong) 10 g
- *Shu Di Huang* (Radix Rehmanniae Glutinosae Conquita) 15 g
- *Zhi Huang Qi* (Radix Astragali seu Hedysari, unter Rühren kurz angebraten mit Honig) 15 g
- *Rou Gui* (Cortex Cinnamomi Cassiae) 6 g, 5–10 Minuten vor Ende des Kochvorganges hinzugefügt

Erklärung

- *Dang Shen* (Radix Codonopsitis Pilosulae), *Bai Zhu* (Rhizoma Atractylodis Macrocephalae), *Fu Ling* (Sclerotium Poriae Cocos), *Zhi Gan Cao* (Radix Glycyrrhizae, unter Rühren kurz angebraten mit Honig) und *Zhi Huang Qi* (Radix Astragali seu Hedysari, unter Rühren kurz angebraten mit Honig) stärken die Milz und vermehren Qi.
- *Dang Gui* (Radix Angelicae Sinensis), *Bai Shao* (Radix Paeoniae Lactiflorae), *Chuan Xiong* (Rhizoma Ligustici Chuanxiong) und *Shu Di Huang* (Radix Rehmanniae Glutinosae Conquita) nähren und tonisieren das Blut, um das Durchdringungs- und das Konzeptionsgefäß und die Menstruation zu regulieren.
- *Rou Gui* (Cortex Cinnamomi Cassiae) wärmt und tonisiert Yang Qi.

Modifikationen

1. Bei schlechtem Appetit füge man 5 Minuten vor Ende des Kochvorganges 5 g *Sha Ren* (Fructus Amomi) und 10 g *Chen Pi* (Pericarpium Citri Reticulatae) hinzu, um die Transportfunktion der Milz zu stärken.
2. Bei Palpitationen und Schlaflosigkeit füge man 12 g *Long Yan Rou* (Arillus Euphoriae Longanae) und 15 g *Chao Suan Zao Ren* (Semen Ziziphi Spinosae, pfannengerührt) hinzu, um das Blut zu nähren und den Geist zu beruhigen.

Akupunktur und Moxibustion

Therapeutisches Prinzip

Qi vermehren, das Blut nähren und die Menstruation regulieren.

Punkte

Mi 6 Sanyinjiao, Ren 6 Qihai, Mi 10 Xuehai, Ma 36 Zusanli, Ma 29 Guilai, Bl 20 Pishu und Mi 3 Taibai.

Technik

Man verwende filiforme Nadeln und die stärkende Technik. Man belasse die Nadeln für 20–30 Minuten vor Ort. Wenn nötig, kann nach der Akupunktur eine Moxibustion durchgeführt werden.

Erklärung

- Ren 6 Qihai konsolidiert das Durchdringungsgefäß, um die Menstruation zu regulieren.
- Die Kombination von Mi 6 Sanyinjiao, dem Einschalt-*jiaohui*-Punkt der drei Yin-Leitbahnen des

Fußes, und Ren 6 Qihai, dem Einschalt-*jiaohui*-Punkt des Konzeptionsgefäßes und der drei Yin-Leitbahnen des Fußes, mit Ma 29 Guilai, einem Punkt auf der Fuß-Yangming-Leitbahn, der häufig zur Regulation der Menstruation benutzt wird, nährt das Blut und reguliert die Menstruation.

- Bl 20 Pishu, Ma 36 Zusanli, Mi 3 Taibai und Mi 10 Xuehai stärken die Milz, um die Quelle der Erzeugung und Transformation vom Qi des Späteren Himmels und von Blut anzureichern, vermehren Qi und nähren das Blut.

Leber-und Nieren-Mangel

Wichtige Symptome und Zeichen

Verspätete Menstruation mit spärlichen Mengen an dünnem, matt-farbigem Menstruationsblut, verzögerte Menarche, Schwindel, Tinnitus, Hitzesensationen in Brust, Handflächen und Fußsohlen, Trockenheit in Mund und Kehle und Mattigkeit und Schmerzen im unteren Rücken und in den Knien. Der Zungenkörper ist empfindlich und rot mit wenig Belag; der Puls ist fadenförmig und schnell.

Arzneitherapie

Therapeutisches Prinzip

Leber und Nieren anreichern und tonisieren, das Blut nähren und die Menstruation regulieren.

Rezeptur

Da Ying Jian Jia Wei
(Großes Nähr-Qi-Dekokt, mit Zusätzen)

- *Dang Gui* (Radix Angelicae Sinensis) 15 g
- *Shu Di Huang* (Radix Rehmanniae Glutinosae Conquita) 15 g
- *Gou Qi Zi* (Fructus Lycii) 15 g
- *Du Zhong* (Cortex Eucommiae Ulmoidis) 12 g
- *Huai Niu Xi* (Radix Achyranthis Bidentatae) 15 g
- *Zhi Gan Cao* (Radix Glycyrrhizae, unter Rühren kurz angebraten mit Honig) 6 g
- *Rou Gui* (Cortex Cinnamomi Cassiae) 10 g, 5–10 Minuten vor Ende des Kochvorganges hinzugefügt
- *Shan Zhu Yu* (Fructus Corni Officinalis) 10 g
- *Ba Ji Tian* (Radix Morindae Officinalis) 10 g
- *Zi He Che*‡ (Placenta Hominis) 10 g
- *Chen Pi* (Pericarpium Citri Reticulatae) 10 g

Erklärung

- *Dang Gui* (Radix Angelicae Sinensis) und *Shu Di Huang* (Radix Rehmanniae Glutinosae Conquita) nähren das Blut und regulieren die Menstruation.
- *Gou Qi Zi* (Fructus Lycii), *Du Zhong* (Cortex Eucommiae Ulmoidis), *Huai Niu Xi* (Radix Achyranthis Bidentatae), *Shan Zhu Yu* (Fructus Corni Officinalis) und *Ba Ji Tian* (Radix Morindae Officinalis) nähren und tonisieren Leber und Nieren, um das Durchdringungs- und das Konzeptionsgefäß zu tonisieren und zu vermehren.
- *Zi He Che*‡ (Placenta Hominis) tonisiert besonders gut Ursprungs-Qi (Yuan Qi).
- *Chen Pi* (Pericarpium Citri Reticulatae) und *Zhi Gan Cao* (Radix Glycyrrhizae, unter Rühren kurz angebraten mit Honig) regulieren Qi und harmonisieren den Magen.
- *Rou Gui* (Cortex Cinnamomi Cassiae) wärmt und tonisiert Yang Qi, so dass Yin durch Yang unterstützt wird, um eine unerschöpfliche Quelle der Generation und Transformation zu liefern.

Modifikationen

1. Bei Wechselfieber, Schwitzen und Hitzesensationen in Handflächen und Fußsohlen füge man 30 g *Gui Ban** (Plastrum Testudinis) und 15 g *Sheng Di Huang* (Radix Rehmanniae Glutinosae) hinzu, um das Yin anzureichern und Hitze zu klären.
2. Bei starken Schmerzen im unteren Rücken füge man je 15 g *Sang Ji Sheng* (Ramulus Loranthi) und *Xu Duan* (Radix Dipsaci) hinzu, um die Nieren zu tonisieren und die Wirbelsäule zu stärken.

Alternative Rezeptur

Yi Yin Jian Jia Jian **(Gesamtes-Yin-Dekokt)**

- *Sheng Di Huang* (Radix Rehmanniae Glutinosae) 15 g
- *Shu Di Huang* (Radix Rehmanniae Glutinosae Conquita) 15 g
- *Bai Shao* (Radix Paeoniae Lactiflorae) 15 g
- *Zhi Mu* (Rhizoma Anemarrhenae Asphodeloidis) 10 g
- *Mai Men Dong* (Radix Ophiopogonis Japonici) 15 g
- *Di Gu Pi* (Cortex Lycii Radicis) 15 g
- *Gan Cao* (Radix Glycyrrhizae) 6 g

Indikation: Leber- und Nieren-Mangel, der sich durch Leere-Feuer verkompliziert.
Therapeutisches Prinzip: Die Nieren anreichern und Yin nähren, Hitze klären und das Durchdringungsgefäß regulieren.

Akupunktur

Therapeutisches Prinzip

Leber und Nieren anreichern und tonisieren, das Blut nähren und die Menstruation regulieren.

Punkte

Mi 6 Sanyinjiao, Ren 6 Qihai, Bl 18 Ganshu, Le 3 Taichong, Bl 23 Shenshu, Ni 3 Taixi und Ni 7 Fuliu.

Technik

Man verwende filiforme Nadeln und die stärkende Technik. Man belasse die Nadeln für 20–30 Minuten vor Ort.

Erklärung

- Mi 6 Sanyinjiao und Ren 6 Qihai sind wichtige Punkte zur Regulation der Menstruation.
- Die Kombination von Bl 18 Ganshu, dem Rücken-*shu*-Punkt der Leber, und Le 3 Taichong, dem Urspungs-*yuan*-Punkt der Leber-Leitbahn, reguliert und tonisiert Leber-Blut.
- Die Kombination von Bl 23 Shenshu, dem Rücken-*shu*-Punkt der Nieren, mit Ni 3 Taixi und Ni 7 Fuliu, den Ursprungs-*yuan* -und Mutter-*mu*-Punkten der Nieren-Leitbahn, tonisiert die Nieren und füllt die Essenz auf.

Blut-Kälte

Wichtige Symptome und Zeichen

Verspätete Menstruation mit spärlichen Mengen von dünnem, matt-rotem und fischig riechendem Menstruationsblut, Kälte und Schmerzen im unteren Abdomen, die sich durch Wärme bessern, kalte Gliedmaßen, lange Abgaben von klarem Urin und weiche Stühle. Der Zungenkörper ist blass oder matt mit einem dünnen und sehr feuchten Belag; der Puls ist tief und fadenförmig oder tief und fest.

Arzneitherapie

Therapeutisches Prinzip

Die Leitbahnen wärmen und Kälte vertreiben, das Blut nähren und die Menstruation regulieren.

Rezeptur

***Wen Jing Tang* (Wärme-die-Menses-Dekokt)**

- *Dang Gui* (Radix Angelicae Sinensis) 15 g
- *Zhi Gan Cao* (Radix Glycyrrhizae, unter Rühren kurz angebraten mit Honig) 10 g
- *Bai Shao* (Radix Paeoniae Lactiflorae) 15 g
- *Rou Gui* (Cortex Cinnamomi Cassiae) 10 g, 5–10 Minuten vor Ende des Kochvorganges hinzugefügt
- *E Zhu* (Rhizoma Curcumae) 10 g
- *Dang Shen* (Radix Codonopsitis Pilosulae) 15 g
- *Chuan Niu Xi* (Radix Cyathulae Officinalis) 10 g
- *Mu Dan Pi* (Cortex Moutan Radicis) 10 g

Erklärung

- *Dang Shen* (Radix Codonopsitis Pilosulae) und *Zhi Gan Cao* (Radix Glycyrrhizae, unter Rühren kurz angebraten mit Honig) stärken die Milz und vermehren Qi.
- *Dang Gui* (Radix Angelicae Sinensis) und *Bai Shao* (Radix Paeoniae Lactiflorae) nähren das Blut und regulieren das Durchdringungs- und das Konzeptionsgefäß und die Menstruation.
- *Rou Gui* (Cortex Cinnamomi Cassiae) wärmt und tonisiert Yang Qi.
- *E Zhu* (Rhizoma Curcumae), *Chuan Niu Xi* (Radix Cyathulae Officinalis) und *Mu Dan Pi* (Cortex Moutan Radicis) transformieren Blut-Stase.

Modifikationen

1. Bei starker Kälte und Schmerzen im unteren Abdomen füge man 10 g *Ai Ye* (Folium Artemisiae Argyi) und 3 g *Wu Zhu Yu* (Fructus Evodiae Rutaecarpae) hinzu, um den Uterus zu wärmen, Kälte zu vertreiben und Schmerzen zu lindern.
2. Bei verspäteter Menstruation mit zahlreichen Blutklumpen und Schmerzen, die sich nach dem Ausscheiden der Klumpen bessern, füge man 10 g *Hong Hua* (Flos Carthami Tinctorii) und 20 g *Yi Mu Cao* (Herba Leonuri Heterophylli) hinzu; löse 3 g *San Qi Fen* (Pulvis Radicis Notoginseng) in Wasser und nehme es separat ein. Diese Arzneien werden verwendet, um Blut-Stase zu transformieren, die Menstruation zu befreien und Schmerzen zu lindern.

Alternative Rezeptur

***Shao Fu Zhu Yu Tang* (Dekokt, das Blut-Stasen im unteren Abdomen eliminiert)**

- *Xiao Hui Xiang* (Fructus Foeniculi Vulgaris) 6 g
- *Yan Hu Suo* (Rhizoma Corydalis Yanhusuo) 10 g
- *Rou Gui* (Cortex Cinnamomi Cassiae) 10 g

- *Mo Yao* (Myrrha) 10 g
- *Chuan Xiong* (Rhizoma Ligustici Chuanxiong) 6 g
- *Dang Gui* (Radix Angelicae Sinensis) 10 g
- *Pao Jiang* (Rhizoma Zingiberis Officinalis Praeparata) 3 g
- *Pu Huang* (Pollen Typhae) 15 g
- *Wu Ling Zhi*‡ (Excrementum Trogopteri) 15 g
- *Chi Shao* (Radix Paeoniae Rubrae) 10 g

Indikation: Blut-Kälte, die sich durch Blut-Stase verkompliziert.
Therapeutisches Prinzip: Die Leitbahnen wärmen und Kälte vertreiben, das Blut nähren und Blut-Stase transformieren.

Akupunktur und Moxibustion

Therapeutisches Prinzip

Die Leitbahnen wärmen und Kälte vertreiben, das Blut nähren und die Menstruation regulieren.

Punkte

Ma 29 Guilai, Ren 4 Guanyuan, Du 4 Mingmen, Ma 25 Tianshu, Mi 10 Xuehai und EX-CA 1 Zigong.

Technik

Man verwende filiforme Nadeln und die ausgleichende Technik. Man belasse die Nadeln für 20–30 Minuten vor Ort. Danach führe man mit der warmen Nadel in allen Punkten außer Mi 10 Xuehai eine Moxibustion durch.

Erklärung

- Du 4 Mingmen und Ren 4 Guanyuan wärmen und tonisieren Ursprungs-Yang, um Kälte zu vertreiben.
- EX-CA 1 Zigong, Ma 29 Guilai und Ma 25 Tianshu sind Lokalpunkte. Moxibustion in diesen Punkten wärmt die Leitbahnen und vertreibt Kälte.
- Mi 10 Xuehai nährt das Blut und reguliert die Menstruation.

Qi-Depression

Wichtige Symptome und Zeichen

Verspätete Menstruation mit spärlichen Mengen an matt-rotem Menstruationsblut, manchmal mit Blutklumpen, emotionaler Depression, häufigem Stöhnen und Reizbarkeit, Ruhelosigkeit und Jähzorn, Spannung und Völle in Brust und Hypochondrium und Spannung und Schmerzen in den Brüsten. Der Zungenkörper ist normal oder matt mit einem dünnen weißen oder dünnen gelben Belag; der Puls ist drahtig oder drahtig und fadenförmig.

Arzneitherapie

Therapeutisches Prinzip

Die Leber ausleiten und Depression erleichtern, Qi und Menstruation regulieren.

Rezeptur

Chai Hu Shu Gan San Jia Jian **(Rx. Bupleuri-Pulver, das die Leber verteilt, mit Modifikationen)**

- *Chai Hu* (Radix Bupleuri) 10 g
- *Xiang Fu* (Rhizoma Cyperi Rotundi) 10 g
- *Zhi Ke* (Fructus Citri Aurantii) 15 g
- *Chuan Xiong* (Rhizoma Ligustici Chuanxiong) 10 g
- *Bai Shao* (Radix Paeoniae Lactiflorae) 15 g
- *Zhi Gan Cao* (Radix Glycyrrhizae, unter Rühren kurz angebraten mit Honig) 10 g
- *Dang Gui* (Radix Angelicae Sinensis) 15 g
- *Ji Xue Teng* (Caulis Spatholobi) 15 g
- *Chen Pi* (Pericarpium Citri Reticulatae) 10 g

Erklärung

- *Chai Hu* (Radix Bupleuri), *Xiang Fu* (Rhizoma Cyperi Rotundi) und *Zhi Ke* (Fructus Citri Aurantii) leiten die Leber aus und erleichtern Depression.
- *Bai Shao* (Radix Paeoniae Lactiflorae) und *Dang Gui* (Radix Angelicae Sinensis) nähren und tonisieren das Blut, um das Durchdringungs- und das Konzeptionsgefäß und die Menstruation zu regulieren.
- *Chuan Xiong* (Rhizoma Ligustici Chuanxiong) und *Ji Xue Teng* (Caulis Spatholobi) nähren und vitalisieren das Blut.
- *Chen Pi* (Pericarpium Citri Reticulatae) und *Zhi Gan Cao* (Radix Glycyrrhizae, unter Rühren kurz angebraten mit Honig) regulieren den Mittleren Erwärmer und harmonisieren den Magen.

Modifikationen

1. Bei starken Spannungen und Schmerzen im Brustkorb, Hypochondrium und Brüsten füge man je 10 g *Chuan Lian Zi* (Fructus Meliae Toosendan) und *Si Gua Luo* (Fasciculus Vascularis Luffae) hinzu, um die Leber auszuleiten und die Netzgefäße zu befreien.

2. Bei Schmerzen und Empfindlichkeit im unteren Abdomen füge man je 10 g *Pu Huang* (Pollen Typhae) und *Wu Ling Zhi*‡ (Excrementum Trogopteri), beide eingepackt, hinzu, um Blut-Stase zu transformieren und Schmerzen zu erleichtern.

Alternative Rezeptur

Dan Zhi Xiao Yao San
(Cx. Moutan Radicis-, Fr. Gardeniae Jasminoidis- und Umherstreifen-Pulver)

- *Mu Dan Pi* (Cortex Moutan Radicis) 15 g
- *Chao Zhi Zi* (Fructus Gardeniae Jasminoidis, pfannengerührt) 10 g
- *Chai Hu* (Radix Bupleuri) 10 g
- *Dang Gui* (Radix Angelicae Sinensis) 6 g
- *Chi Shao* (Radix Paeoniae Rubrae) 10 g
- *Bai Shao* (Radix Paeoniae Lactiflorae) 15 g
- *Fu Ling* (Sclerotium Poriae Cocos) 15 g
- *Bai Zhu* (Rhizoma Atractylodis Macrocephalae) 15 g
- *Bo He* (Herba Menthae Haplocalycis) 6 g

Indikation: Leber-Depression, die sich in Hitze wandelt

Therapeutisches Prinzip: Hitze klären und die Leber ausleiten.

Akupunktur

Therapeutisches Prinzip

Die Leber ausleiten und Depression erleichtern, Qi und Menstruation regulieren.

Punkte

Le 3 Taichong, Bl 18 Ganshu, Ren 6 Qihai, Le 14 Qimen, Mi 6 Sanyinjiao, Pe 6 Neiguan und Ma 25 Tianshu.

Technik

Man verwende filiforme Nadeln und die ausleitende Techni. Man belasse die Nadeln für 20–30 Minuten vor Ort.

Erklärung

- Die Kombination von 3 Taichong, dem Ursprungs-*yuan*-Punkt der Leber-Leitbahn, mit Bl 18 Ganshu und Le 14 Qimen, den Rücken-*shu*- und Alarm-*mu*-Punkten der Leber, leitet die Leber aus, erleichtert Depression und reguliert Qi.
- Mi 6 Sanyinjiao ist ein wichtiger Punkt zur Regulierung der Menstruation.
- Ren 6 Qihai und Ma 25 Tianshu regulieren Qi und harmonisieren den Mittleren Erwärmer.
- Pe 6 Neiguan reguliert Qi und macht die Brust frei.

Schleim-Feuchtigkeit

Wichtige Symptome und Zeichen

Verspätete Menstruation mit spärlichen Mengen an blassem Menstruationsblut, vermischt mit Schleim, Beklemmung in der Brust, Übelkeit, einem klebrigen und schmierigen Gefühl im Mund, Husten und Spucken von Schleim und Speichel, schlechtem Appetit und klebrigen Stühlen. Der Zungenkörper ist blass und vergrößert mit Zahneindrücken an den Rändern und einem weißen und schmierigen und sehr feuchten Belag; der Puls ist fadenförmig und schlüpfrig.

Arzneitherapie

Therapeutisches Prinzip

Feuchtigkeit trocknen und Schleim transformieren, das Blut nähren und die Menstruation regulieren.

Rezeptur

Lu Jiao Shuang Yin
(Cornu Cervi Degelatinatum-Getränk)

- *Lu Jiao Shuang*‡ (Cornu Cervi Degelatinatum) 10 g
- *Bai Zhu* (Rhizoma Atractylodis Macrocephalae) 15 g
- *Zhi Ke* (Fructus Citri Aurantii) 15 g
- *Huang Qi* (Radix Astragali seu Hedysari) 30 g
- *Dang Gui* (Radix Angelicae Sinensis) 15 g
- *Chuan Xiong* (Rhizoma Ligustici Chuanxiong) 10 g
- *Kun Bu* (Thallus Laminariae seu Eckloniae) 10 g
- *Fa Ban Xia* (Rhizoma Pinelliae Ternatae Praeparata) 10 g
- *Yi Mu Cao* (Herba Leonuri Heterophylli) 25 g

Erklärung

- *Bai Zhu* (Rhizoma Atractylodis Macrocephalae) und *Huang Qi* (Radix Astragali seu Hedysari) vermehren Qi und stärken die Milz.
- *Kun Bu* (Thallus Laminariae seu Eckloniae) und *Fa Ban Xia* (Rhizoma Pinelliae Ternatae Praeparata) trocknen Feuchtigkeit und transformieren Schleim.

5

- *Dang Gui* (Radix Angelicae Sinensis), *Chuan Xiong* (Rhizoma Ligustici Chuanxiong) und *Yi Mu Cao* (Herba Leonuri Heterophylli) nähren und vitalisieren das Blut, um die Menstruation zu regulieren.
- *Lu Jiao Shuang*‡ (Cornu Cervi Degelatinatum) wärmt Yang und vitalisiert das Blut.
- *Zhi Ke* (Fructus Citri Aurantii) reguliert Qi und harmonisiert den Magen.

Modifikationen

1. Bei Schmerzen im unteren Rücken und dünnem, klarem und reichlichem vaginalem Ausfluss füge man 15 g *Sang Ji Sheng* (Ramulus Loranthi), 30 g *Xu Duan* (Radix Dipsaci) und 20 g *Zi Shi Ying*‡ (Amethystum seu Fluoritum) hinzu, letzteres 20–30 Minuten abgekocht vor Hinzufügen der übrigen Bestandteile, um Nieren-Yang zu wärmen und zu tonisieren, den unteren Rücken zu stärken und vaginalen Ausfluss zu stoppen.
2. Bei schlechtem Appetit, Übelkeit, Erbrechen und gestörten Darmbewegungen füge man 10 g *Huo Xiang* (Herba Agastaches seu Pogostemi), 10 g *Chen Pi* (Pericarpium Citri Reticulatae) und 6 g *Sha Ren* (Fructus Amomi) hinzu, letzteres 5 Minuten vor Ende des Kochvorganges hinzugefügt, um die Milz zu stärken und den Magen zu harmonisieren, Gegenläufiges nach unten zu leiten und Erbrechen zu beenden.

Akupunktur

Therapeutisches Prinzip

Feuchtigkeit trocknen und Schleim transformieren, das Blut nähren und die Menstruation regulieren.

Punkte

Mi 6 Sanyinjiao, Ren 6 Qihai, Ma 29 Guilai, Bl 20 Pishu, Le 13 Zhangmen, Mi 9 Yinlingquan, Ren 12 Zhongwan und Ma 36 Zusanli.

Technik

Man verwende filiforme Nadeln und die ausleitende Technik. Man belasse die Nadeln für 20–30 Minuten vor Ort.

Erklärung

- Mi 6 Sanyinjiao, Ren 6 Qihai und Ma 29 Guilai nähren das Blut und regulieren die Menstruation.
- Die Kombination von Bl 20 Pishu und Le 13 Zhangmen, den Alarm-*mu*- und Rücken-*shu*-Punkten der Milz, mit Mi 9 Yinlingquan, dem Meer-*he*-Punkt der Milz-Leitbahn und einem wichtigen Punkt zur Förderung der Bewegung von Feuchtigkeit im ganzen Körper, stärkt die Milz und trocknet Feuchtigkeit.
- Die Kombination von Ren 12 Zhongwan, dem Treff-*hui*-Punkt der Fu-Organe, mit Ma 36 Zusanli fördert die Bewegung von Qi, stärkt die Milz und nährt das Blut.

5.9 Obstipation

Obstipation ist gekennzeichnet durch spärliche oder schmerzhafte Darmbewegungen. Ein Patient mit Obstipation hat harte Stühle, die schwierig abzusetzen sind. Bei Obstipation mit langsamer Passage braucht der Stuhl beträchtlich länger als normal, um durch den Darm zu gelangen, mit reduzierter Defäkation nur alle drei bis fünf Tage oder sogar länger. Manchmal ist der Stuhl – bei gleichbleibender Frequenz – zu trocken und hart, um ausgeschieden zu werden. In anderen Fällen behindert eine Blockade oder Dysfunktion in den Därmen die Defäkation, obwohl Stuhldrang besteht.
Obstipation, sowohl akut als auch chronisch, kann bei vielen Krebspatienten im Spätstadium beobachtet werden. Allgemeiner körperlicher Verfall kann die Körperfunktionen beeinträchtigen, einschließlich der Darmfunktion; Tumoren im Dickdarm oder Enddarm können die Stuhlpassage behindern und so die Defäkation hemmen. Obstipation kann auch durch Chemo- und lokale Strahlentherapie verursacht werden. Sie ist eine häufige Nebenwirkung der Therapie mit Pflanzenalkaloiden wie Vinblastin, Vincristin und Vinorelbin oder Taxanen wie Paclitaxel. Chronische Obstipation kann zu Hämorrhoiden und zu starkes Pressen bei der Defäkation zu Analfissuren führen.

5

Ätiologie und Pathologie

Wenn Nahrung in den Magen gelangt, wird sie von Milz und Magen transformiert und transportiert. Nachdem die Essenz aufgenommen wurde, wird der zurückgebliebene Abfall (der Stuhl) durch den Dickdarm aus dem Körper befördert. Verläuft die gastrointestinale Funktion normal, wird die Darmbewegung nicht behindert und die Passage des Stuhls ist regelmäßig. Obstipation kann unter den folgenden Umständen auftreten:

- Tumoren, die die Funktionen von Magen und Därmen beeinträchtigen
- Trockenheit und Hitze, die sich innerlich festsetzen
- Qi-Mangel, der dazu führt, dass sich der Stuhl nicht bewegt oder dass die Ausscheidungsfunktion des Dickdarms beeinträchtigt wird
- Blut-Mangel, der zu Trockenheit und Rauheit des Intestinaltraktes führt
- Yin-Kälte, die sich verfestigt und festsetzt.

Bei Patienten, die sich einer Strahlen- oder Chemotherapie unterziehen, wird das Aufrechte Qi (Zheng Qi) von Milz und Magen geschädigt, beeinträchtigt so deren Transportfunktion und hemmt die Transportfunktion des Dickdarms und lässt in der Folge Obstipation entstehen.

Ansammlung von Hitze in Magen und Därmen mit konstitutionellem Yang-Übermaß

Hitze sammelt sich in Magen und Darm bei Krebspatienten mit konstitutionellem Yang-Übermaß oder mit übermäßigem Konsum von Alkohol oder von scharfen, reichhaltigen und heißen Nahrungsmitteln. Pathogene Resthitze kann im Körper auch nach einer fieberhaften Erkrankung verbleiben. In beiden Fällen zehrt die Hitze die Körperflüssigkeiten auf und raubt dem Intestinaltrakt Feuchtigkeit, was zu trockenem, festem Stuhl führt, der schwierig auszuscheiden ist. Dieser Zustand wird auch als Hitze-Obstipation *(re bi)* bezeichnet.

Qi-Stagnation durch emotionale Disharmonie

Überängstlichkeit, übermäßiges Denken und Grübeln und andere emotionale Probleme oder das Sitzen über lange Zeit, ohne sich zu bewegen, führen zu Qi-Stagnation. Wenn Qi nicht angemessen verteilt werden kann, wird seine nach unten führende Funktion behindert und der Transport ist eingeschränkt. Abfall sammelt sich an und kann sich nicht frei bewegen, so dass Obstipation entsteht.

Leere des Unteren Ursprungs durch Mangel an Qi und Blut

Qi und Blut erschöpfen sich beide als Ergebnis von übermäßiger Müdigkeit, innerer Schädigung aufgrund von Unregelmäßigkeiten in der Nahrungsaufnahme, Folgeerscheinungen einer langen Krankheit oder postpartum oder bei alten Menschen mit einer schwachen Konstitution. Qi-Mangel schwächt die Transportfunktion des Dickdarms; Blut-Mangel trocknet die Körperflüssigkeiten aus, die dann den Dickdarm nicht befeuchten können. In schweren Fällen werden die Essenz und das Blut im Unteren Erwärmer geschädigt, was zu einer Leere des Unteren Ursprungs führt. Leere des Wahren Yin beraubt den Intestinaltrakt seiner Feuchtigkeit und der Stuhl wird trocken; Leere des Wahren Yang bedeutet, dass die Körperflüssigkeiten nicht verdampfen und transformiert werden können, um den Intestinaltrakt zu wärmen und zu befeuchten. Daher ist die TCM der Ansicht, dass Obstipation auch in Bezug zu den Nieren steht.

Innere Erzeugung von Yin-Kälte als Ergebnis von Yang-Mangel durch eine schwache Konstitution

Innerlich erzeugte Yin-Kälte verbleibt bei Krebspatienten mit einer schwachen Konstitution aufgrund von Yang-Mangel oder fortgeschrittenem Alter in Magen und Därmen. Erstarrung und Festsetzung von Yin-Kälte behindert die Bewegungen von Yang Qi und Körperflüssigkeiten, schädigt so die Transportfunktion des Dickdarms und löst Obstipation aus. Dieser Zustand wird auch als Kälte-Obstipation *(leng bi)* bezeichnet.

Musteridentifizierung und therapeutische Prinzipien

Obstipation bei Krebspatienten kann durch eine Vielzahl von Faktoren entstehen und kann nicht einfach nur durch das Befreien der Bewegung nach unten therapiert werden. Daher sollten die therapeutischen Prinzipien flexibel eingesetzt werden, abhängig von den unterschiedlichen Ätiologien, Pathologien und Symptomen. Besonders müssen Leere-Muster von Fülle-Mustern unterschieden und entsprechend behandelt werden.

- Fülle-Muster können unterteilt werden in Festsitzende Hitze und Qi-Stagnation:
  1. Festsitzende Hitze sollte durch Ausleiten von Hitze und Befreien der Fu-Organe behandelt werden.
  2. Qi-Stagnation sollte behandelt werden durch Bewegen von Qi und Ausleiten von Stagnation.
- Leere-Muster können unterteilt werden in Qi-Mangel, Blut-Mangel und Yang-Mangel:
  1. Qi-Mangel sollte behandelt werden durch Vermehren von Qi und Befeuchten der Därme.
  2. Blut-Mangel sollte behandelt werden durch Nähren des Blutes und Befeuchten von Trockenheit.
  3. Yang-Mangel sollte behandelt werden durch Wärmen von Yang und Befreien der Eingeweide.

Diese Muster der Obstipation können vereinzelt oder kombiniert auftreten, mit dem Ergebnis, dass die anzuwendenden therapeutischen Prinzipien ebenfalls je nach der Situation jedes Patienten modifiziert werden sollen.

- Obstipation tritt häufig aufgrund einer Kombination von Qi-Mangel und Blut-Mangel auf. Das angewendete therapeutische Prinzip, insbesondere das Vermehren von Qi, Nähren des Blutes, Befeuchtung der Därme und Befreien der Eingeweide, sollte in Abstimmung mit dem relativen Grad von Qi- und Blut-Mangel abgewogen werden.
- Um Qi-Mangel mit einem begleitenden Yang-Mangel zu behandeln, sollte das Prinzip“ Qi vermehren und Därme befeuchten“ unterstützt werden durch „Yang erwärmen und Eingeweide befreien“.
- Um Blut-Mangel kombiniert mit Trockenheit-Hitze zu behandeln, sollte das Prinzip des Nährens von Blut und Befeuchtens von Trockenheit unterstützt werden durch das Ausleiten von Hitze und Befreien der Fu-Organe.

Begleitende Symptome aufgrund von Qi-Stagnation in den Fu-Organen und trübem Qi, das nicht nach unten geleitet wird, sind u. a. Schwindel, Kopfschmerzen, abdominale Spannungen und Völle (mit Schmerzen in schwereren Fällen), Beklemmung im Magen, Aufstoßen, verminderter Appetit, Schlaflosigkeit, Reizbarkeit und Jähzorn.

Hitze-Obstipation

Wichtige Symptome und Zeichen

Trockener und fester Stuhl, kurze Abgaben von rötlichem Urin, ein rotes Gesicht und generalisiertes Fieber, möglicherweise begleitet von abdominalen Spannungen oder Schmerzen, trockener Mund und Mundgeruch. Der Zungenkörper ist rot mit einem gelben oder gelben und trockenen Belag; der Puls ist schlüpfrig und schnell.

Arzneitherapie

Therapeutisches Prinzip

Hitze klären und die Därme befeuchten.

Rezeptur

Ma Zi Ren Wan **(Sm. Cannabis Sativae-Pille)**

- *Da Huang* (Radix et Rhizoma Rhei) 10 g, 10 Minuten vor Ende des Kochvorganges hinzugefügt
- *Huo Ma Ren* (Semen Cannabis Sativae) 30 g
- *Xing Ren* (Semen Pruni Armeniacae) 10 g
- *Bai Shao* (Radix Paeoniae Lactiflorae) 15 g
- *Zhi Shi* (Fructus Immaturus Citri Aurantii) 10 g
- *Hou Po* (Cortex Magnoliae Officinalis) 10 g

5

Erklärung

- *Da Huang* (Radix et Rhizoma Rhei), *Zhi Shi* (Fructus Immaturus Citri Aurantii) und *Hou Po* (Cortex Magnoliae Officinalis) befreien die Fu-Organe und leiten Hitze aus.
- *Huo Ma Ren* (Semen Cannabis Sativae) und *Xing Ren* (Semen Pruni Armeniacae) befeuchten die Därme und befreien die Eingeweide.
- *Bai Shao* (Radix Paeoniae Lactiflorae) nährt Yin und harmonisiert Ying Qi (Nähr-Qi).

Modifikationen und Alternativen

1. Wenn die Körperflüssigkeiten bereits geschädigt sind, füge man je 30 g *Sheng Di Huang* (Radix Rehmanniae Glutinosae), *Xuan Shen* (Radix Scrophulariae Ningpoensis) und *Mai Men Dong* (Radix Ophiopogonis Japonici) hinzu, um Yin zu nähren und Körperflüssigkeiten zu erzeugen.
2. Bei Komplikationen aufgrund von Depression und Wut, die die Leber schädigen und sich als Jähzorn und rote Augen zeigen, füge man je 10 g *Lu Hui** (Herba Aloes), *Mu Dan Pi* (Cortex Moutan Radicis) und *Zhi Zi* (Fructus Gardeniae Jasminoidis) hinzu, um die Leber zu klären und die Eingeweide zu befreien.
3. Wenn Trockenheit-Hitze nicht ausgeprägt ist es keine weiteren deutlichen Symptome außer Obstipation gibt und nach der Behandlung die Därme frei sind, aber sich der Enddarm nach der Defäkation nicht leer anfühlt, kann *Qing Lin Wan* (Blaugrüne Einhorn-Pille) eingesetzt werden, um die Fu-Organe zu klären, mild nach unten auszuleiten und ein Wiederauftreten zu vermeiden.

Akupunktur

Therapeutisches Prinzip

Hitze klären, die Därme befeuchten und die Eingeweide befreien.

Punkte

Bl 25 Dachangshu, Ma 25 Tianshu, 3E 6 Zhigou, Ma 37 Shangjuxu, Ma 40 Fenglong, Ma 29 Guilai, Di 4 Hegu und Di 11 Quchi.

Technik

Man verwende filiforme Nadeln und die ableitende Methode. Man belasse die Nadeln für 20–30 Minuten vor Ort.

Erklärung

- Die Kombination von Bl 25 Dachangshu und Ma 25 Tianshu, den Alarm-*mu*- und Rücken-*shu*-Punkten des Dickdarms, mit Ma 37 Shangjuxu, dem unteren Meer-*xiahe*-Punkt der Dickdarm-Leitbahn, befreit das Abdomen und leitet Hitze aus.
- Di 4 Hegu und Di 11 Quchi, die Ursprungs-*yuan*- und Meer-*he*-Punkte der Dickdarm-Leitbahn, klären Hitze im Dickdarm.
- 3E 6 Zhigou, Ma 40 Fenglong und Ma 29 Guilai, empirische Punkte zur Behandlung von Obstipation, bewegen die Därme, um die Eingeweide zu befreien.

Obstipation durch Qi-Stagnation

Wichtige Symptome und Zeichen

Obstipation mit der Unfähigkeit, Stuhl zu entleeren, trotz des Bedürfnisses nach Stuhlentleerung, häufiges Aufstoßen, fokale Aufblähung und Völle in Brust und Hypochondrium mit abdominaler Spannung und Schmerz und vermindertem Appetit in schweren Fällen. Der Zungenkörper ist blass-rot mit einem dünnen und schmierigen Belag; der Puls ist drahtig.

Arzneitherapie

Therapeutisches Prinzip

Qi normalisieren und Stagnation bewegen.

Rezeptur

Liu Mo Tang
(Sechs-gemahlene-Arzneien-Dekokt)

- *Mu Xiang** (Radix Aucklandiae Lappae) 10 g
- *Wu Yao* (Radix Linderae Strychnifoliae) 10 g
- *Chen Xiang* (Lignum Aquilariae Resinatum) 10 g
- *Da Huang* (Radix et Rhizoma Rhei) 10 g, 10 Minuten vor Ende des Kochvorganges hinzugefügt
- *Bing Lang** (Semen Arecae Catechu) 15 g
- *Zhi Shi* (Fructus Immaturus Citri Aurantii) 10 g

Erklärung

- *Mu Xiang** (Radix Aucklandiae Lappae) reguliert Qi.
- *Wu Yao* (Radix Linderae Strychnifoliae) normalisiert Qi.

- *Chen Xiang* (Lignum Aquilariae Resinatum) leitet Qi nach unten.
- *Da Huang* (Radix et Rhizoma Rhei), *Bing Lang** (Semen Arecae Catechu) und *Zhi Shi* (Fructus Immaturus Citri Aurantii) brechen Qi auf und bewegen Stagnation.

Modifikation

Bei längerer Qi-Depression, die sich in Feuer umwandelt und sich als bitterer Mundgeschmack, trockene Kehle, roter Zungenkörper mit gelbem Belag und drahtiger und schneller Puls zeigt, füge man je 10 g *Huang Qin* (Radix Scutellariae Baicalensis) und *Zhi Zi* (Fructus Gardeniae Jasminoidis) hinzu, um Hitze zu klären und Feuer auszuleiten.

Akupunktur

Therapeutisches Prinzip

Qi normalisieren, Stagnation bewegen und die Eingeweide befreien.

Punkte

Bl 25 Dachangshu, Ma 25 Tianshu, 3E 6 Zhigou, Ma 40 Fenglong, Ma 29 Guilai, Le 3 Taichong, Ren 12 Zhongwan und Bl 22 Sanjiaoshu.

Technik

Man verwende filiforme Nadeln und die ableitende Methode. Man belasse die Nadeln für 20–30 Minuten vor Ort.

Erklärung

- Bl 25 Dachangshu und Ma 25 Tianshu, die Alarm-*mu*- und Rücken-*shu*-Punkte des Dickdarms, befreien das Abdomen und leiten Hitze aus.
- 3E 6 Zhigou, Ma 40 Fenglong und Ma 29 Guilai, empirische Punkte zur Behandlung von Konstipation, bewegen die Därme, um die Eingeweide zu befreien.
- Ren 12 Zhongwan, der Treff-*hui*-Punkt der Fu-Organe, befreit Qi im Abdomen und leitet es nach unten.
- Le 3 Taichong, der Ursprungs-*yuan*-Punkt der Leber-Leitbahn, leitet die Leber aus und reguliert Qi.
- Bl 22 Sanjiaoshu, der Rücken-*shu*-Punkt des Dreifachen Erwärmers, befreit die funktionalen Aktivitäten von Qi im Dreifachen Erwärmer.

Mangel-Obstipation

Qi-Mangel

Wichtige Symptome und Zeichen

Das Bedürfnis, Stuhl zu entleeren, aber fehlende Kraft, den Stuhl abzugeben trotz Pressens, Schwitzen und Kurzatmigkeit bei Anstrengung, Müdigkeit nach der Stuhlentleerung, obwohl der Stuhl weder trocken noch hart ist, geistige Müdigkeit, Nervosität, eine bleiche Gesichtsfarbe, ein bleicher und empfindlicher Zungenkörper mit einem dünnen Belag und ein schwacher Puls.

Arzneitherapie

Therapeutisches Prinzip

Qi vermehren und die Därme befeuchten.

Rezeptur

***Huang Qi Tang* (Rx. Astragali-Dekokt)**

- *Huang Qi* (Radix Astragali seu Hedysari) 30 g
- *Huo Ma Ren* (Semen Cannabis Sativae) 15 g
- *Bai Mi*‡ (Mel) 30 g
- *Chen Pi* (Pericarpium Citri Reticulatae) 10 g

Erklärung

- *Huang Qi* (Radix Astragali seu Hedysari) tonisiert die Milz und das Lungen-Qi.
- *Huo Ma Ren* (Semen Cannabis Sativae) und *Bai Mi*‡ (Mel) befeuchten die Därme und befreien die Eingeweide.
- *Chen Pi* (Pericarpium Citri Reticulatae) reguliert Qi.

Modifikationen

1. Bei starkem Qi-Mangel füge man je 15 g *Dang Shen* (Radix Codonopsitis Pilosulae) und *Bai Zhu* (Rhizoma Atractylodis Macrocephalae) hinzu, um die Wirkung der Tonisierung von Qi zu erhöhen.
2. Bei Absinken durch Qi-Mangel und einem starken absinkenden Gefühl im Anus füge man *Bu Zhong Yi Qi Tang* (Dekokt, das die Mitte tonisiert und das Qi vermehrt) hinzu, um Qi zu vermehren und das Absinkende nach oben zu leiten. Wenn Milz- und Lungen-Qi im Innern wieder aufgefüllt sind, werden die Transportfunktion wiederhergestellt und die Eingeweide befreit sein.

5

Akupunktur und Moxibustion

Therapeutisches Prinzip

Qi vermehren und die Eingeweide befeuchten.

Punkte

Bl 25 Dachangshu, Ma 25 Tianshu, Ma 36 Zusanli, Ren 4 Guanyuwan, Ma 37 Shangjuxu, Bl 43 Gaohuang und Bl 20 Pishu.

Technik

Man verwende filiforme Nadeln und die ableitende Technik. Man belasse die Nadeln für 20–30 Minuten vor Ort. Wenn nötig, kann man nach der Akupunktur eine Moxibustion durchführen.

Erklärung

- Die Kombination von Bl 25 Dachangshu und Ma 25 Tianshu, die Alarm-*mu*- und Rücken-*shu*-Punkte des Dickdarms, mit Ma 37 Shangjuxu, dem unteren Meer-*xiahe*-Punkt der Dickdarm-Leitbahn, befreit das Abdomen und leitet Hitze aus.
- Bl 20 Pishu und Ma 36 Zusanli stärken die Milz und vermehren Qi.
- Bl 43 Gaohuang tonisiert Qi, um alle Mangel- oder Leere-Muster zu behandeln.
- Ren 4 Guanyuan tonisiert und vermehrt das Urspungs-Qi (Yuan Qi), um Qi in Milz und Magen zu tonisieren.

5

Blut-Mangel

Wichtige Symptome

Obstipation, eine hell-weiße Gesichtsfarbe, Schwindel. Palpitationen, blasse Lippen, ein blasser Zungenkörper mit einem weißen Belag und ein fadenförmiger und rauer Puls.

Arzneitherapie

Therapeutisches Prinzip

Das Blut nähren und Trockenheit befeuchten.

Rezeptur

***Run Chang Wan* (Befeuchte-den-Darm-Pille)**

- *Sheng Di Huang* (Radix Rehmanniae Glutinosae) 15 g
- *Dang Gui* (Radix Angelicae Sinensis) 15 g
- *Huo Ma Ren* (Semen Cannabis Sativae) 30 g
- *Tao Ren* (Semen Persicae) 10 g
- *Zhi Ke* (Fructus Citri Aurantii) 15 g

Erklärung

- *Sheng Di Huang* (Radix Rehmanniae Glutinosae) und *Dang Gui* (Radix Angelicae Sinensis) reichern Yin an und nähren das Blut.
- *Huo Ma Ren* (Semen Cannabis Sativae) und *Tao Ren* (Semen Persicae) befeuchten die Därme und befreien die Eingeweide.
- *Zhi Ke* (Fructus Citri Aurantii) leitet Qi nach unten.

Modifikationen

1. Bei innerer Hitze durch Yin-Mangel, der auf einer Blutknappheit beruht und gekennzeichnet ist durch Reizbarkeit mit Hitzegefühl, trockenem Mund und einem roten Zungenkörper mit wenig Flüssigkeit, füge man 15 g *Xuan Shen* (Radix Scrophulariae Ningpoensis), 10 g *He Shou Wu* (Radix Polygoni Multiflori) und 10 g *Zhi Mu* (Rhizoma Anemarrhenae Asphodeloidis) hinzu, um Hitze zu klären und Körperflüssigkeiten zu erzeugen.
2. Bei trockenem Stuhl trotz Wiederherstellung der Körperflüssigkeiten verwende man *Wu Ren Wan* (Fünf-Samen-Pille), um die Därme zu befeuchten und die Eingeweide zu befreien.

Akupunktur

Therapeutisches Prinzip

Das Blut nähren, Trockenheit befeuchten und die Eingeweide befreien.

Punkte

Ma 25 Tianshu, Ma 36 Zusanli, Bl 20 Pishu, Ma 40 Fenglong, Mi 3 Taibai, Bl 17 Geshu, Mi 6 Sanyinjiao und Bl 25 Dachangshu.

Technik

Man verwende filiforme Nadeln und die stärkende Technik. Man belasse die Nadeln für 20–30 Minuten vor Ort.

Erklärung

- Bl 25 Dachangshu und Ma 25 Tianshu, die Alarm-*mu*- und Rücken-*shu*-Punkte des Dickdarms, befreien das Abdomen und leiten Hitze aus.

- Ma 40 Fenglong, ein empirischer Punkt zur Behandlung von Obstipation, bewegt die Därme und befreit die Eingeweide.
- Ma 36 Zusanli, Bl 20 Pishu und Mi 3 Taibai stärken die Milz und nähren das Blut.
- Bl 17 Geshu und Mi 6 Sanyinjiao nähren das Blut und befeuchten Trockenheit.

Anmerkungen

- Obstipation aufgrund von Qi- und Blut-Mangel kann bei Krebspatienten einzeln oder in Kombination auftreten und sollte entsprechend behandelt werden.
- Darüber hinaus verursacht Obstipation bei Älteren mit einem Mangel an Unterem Ursprungs-Qi keine offensichtlichen Beschwerden in Magen und Abdomen, obgleich mehrere Tage vergehen können ohne das Bedürfnis Stuhl, zu entleeren. Die meisten Älteren leiden jedoch unter Auszehrung, Niedergeschlagenheit, Mattigkeit im unteren Rücken und in den Knien und einer trockenen, glanzlosen Haut. Dieser Zustand sollte durch Nähren, Befeuchten und Befreien der Eingeweide mit Arzneien wie *Rou Cong Rong* (Herba Cistanches Deserticolae) und *Huo Ma Ren* (Semen Cannabis Sativae) behandelt werden. Wenn diese nicht wirken, füge man *Huang Qi* (Radix Astragali seu Hedysari) und *Dang Gui* (Radix Angelicae Sinensis) hinzu, um Qi zu vermehren und das Blut zu nähren. Wenn Qi und Blut normal zirkulieren, kann die Stuhlentleerung spontan funktionieren.

Kälte-Obstipation

Wichtige Symptome und Zeichen

Trockener Stuhl und schwierige Defäkation, lange Abgaben von klarem Urin, eine helle, weiße Gesichtsfarbe, kalte Gliedmaßen, eine Vorliebe für Hitze und Abneigung gegen Kälte, abdominale Abszesse aufgrund von Kälte oder Schmerzen und Kälte in der Wirbelsäule. Der Zungenkörper ist blass mit einem weißen Belag; der Puls ist tief und langsam.

Arzneitherapie

Therapeutisches Prinzip

Yang wärmen und die Eingeweide befreien.

Rezeptur

Ji Chuan Jian Jia Rou Gui **(Dekokt zum Überqueren des Flusses mit Cx. Cinnamomi)**

- *Rou Cong Rong* (Herba Cistanches Deserticolae) 15 g
- *Huai Niu Xi* (Radix Achyranthis Bidentatae) 15 g
- *Dang Gui* (Radix Angelicae Sinensis) 10 g
- *Sheng Ma* (Rhizoma Cimicifugae) 6 g
- *Rou Gui* (Cortex Cinnamomi Cassiae) 6 g, 5 Minuten vor Ende des Kochvorganges hinzugefügt.
- *Ze Xie* (Rhizoma Alismatis Orientalis) 10 g

Erklärung

- *Rou Cong Rong* (Herba Cistanches Deserticolae) und *Huai Niu Xi* (Radix Achyranthis Bidentatae) wärmen und tonisieren Nieren-Yang, befeuchten die Därme und befreien die Eingeweide.
- *Dang Gui* (Radix Angelicae Sinensis) nährt das Blut und befeuchtet die Därme.
- *Sheng Ma* (Rhizoma Cimicifugae) und *Ze Xie* (Rhizoma Alismatis Orientalis) leiten das Trübe nach unten durch Heben des Klaren nach oben.
- *Rou Gui* (Cortex Cinnamomi Cassiae) wärmt Yang, um Kälte zu zerstreuen.

Akupunktur und Moxibustion

Therapeutisches Prinzip

Yang wärmen und die Eingeweide befreien.

Punkte

Bl 25 Dachangshu, Ma 25 Tianshu, 3E 6 Zhigou, Ma 40 Fenglong, Ren 8 Shenque, Ren 6 Qihai und Du 4 Mingmen.

Technik

Man verwende filiforme Nadeln und die stärkende Methode. Man belasse die Nadeln für 20–30 Minuten vor Ort. Man führe eine Moxibustion durch wie unten beschrieben.

Erklärung

- Bl 25 Dachangshu und Ma 25 Tianshu, die Alarm-*mu*- und Rücken-*shu*-Punkte des Dickdarms, befreien das Abdomen und leiten Hitze aus.
- 3E 6 Zhigou und Ma 40 Fenglong, empirische Punkte zur Behandlung von Obstipation, bewegen die Därme, und die Eingeweide zu befreien.

- Man verwende Moxibustion bei Ren 8 Shenque, Ren 6 Qihai und Du 4 Mingmen, um Yin-Kälte durch Wärmen von Yang Qi im Unteren Erwärmer zu beseitigen.

Anmerkungen zur Behandlung

- Die Behandlung von Obstipation bei Krebspatienten kann auch von äußerlichen Methoden begleitet werden wie *Mi Jian Dao Fa* (Eingedickter-Honig-Klistier), empfohlen im *Shang Han Lun* [Über Kälteinduzierte Krankheiten]. Man koche 20 ml Honig auf kleiner Flamme, um ein Konzentrat zu erhalten. Wenn es sich verdickt hat, forme man es zu einem 2 cun langen Zäpfchen, das in den Anus eingeführt wird.
- Diät-Therapie ist ebenfalls wirksam bei der Behandlung von Obstipation. Zum Beispiel zermahle man gleiche Teile von *Hei Zhi Ma* (Semen Sesami Indici), *Hu Tao Ren* (Semen Juglandis Regiae) und *Song Zi Ren* (Semen Pini), füge *Bai Mi*‡ (Mel) hinzu, löse alles in Wasser auf und trinke es. Dieses Rezept wirkt gut bei Obstipation aufgrund von Mangel an Yin-Blut.
- Bei wiederkehrender Obstipation rate man dem Patienten, nicht über seinen Zustand zu grübeln und einige leichte Übungen auszuführen, eine Diät mit viel Ballaststoffen einzuhalten und zu regelmäßigen Zeiten zur Toilette zu gehen.
- Nach einer fieberhaften Erkrankung oder während einer chronisch auszehrenden Krankheit gibt es keinen Anlass zu sofortigen Maßnahmen, um die Eingeweide zu befreien, da die fehlende Defäkation auf einer verminderten Nahrungsaufnahme beruht. Das Stützen und Nähren von Magen-Qi wird allmählich den Appetit verbessern und die Eingeweide werden wieder normal funktionieren.

5.10 Hautulzera

Ulzera gehören zu den ernsthafteren Hauterscheinungen bei malignen Tumoren. Diese Komplikation sieht man oft im Spätstadium von Krebserkrankungen, wenn der Allgemeinzustand des Patienten schlecht und das Immunsystem schwach ist und die Infektionswahrscheinlichkein zunimmt. Die Haut an der betroffenen Stelle heilt nicht, und es entwickeln sich größere Bereiche mit übel riechenen Geschwüren und Exsudaten von Blut und Eiter. Mangelhafte Ernährung und schlechte lokale und systemische Zirkulation beeinträchtigen die Bildung von Granulationsgewebe und Epithelzellen und verhindern so die Heilung des Geschwürs.
Die äußerliche Anwendung von chinesischen Arzneien ist sehr wirksam bei der Behandlung von krebsbedingter Ulzera und funktioniert am besten, wenn sie die Gesamtverfassung des Patienten regulieren hilft.
Zwei Punkte müssen berücksichtigt werden:

- Hauptbehandlungsmethode ist die Anwendung eines Dekoktes als feuchte Auflage, die die Sekretionen abfließen lässt. Dekokte erlauben nicht nur ein hohes Maß an Flexibilität der Behandlung nach der Musteridentifizierung, sondern stellen auch sicher, dass die aktiven Bestandteile in direkten Kontakt mit dem Geschwür kommen.
- Die aktiven Bestandteile der für das Dekokt ausgewählten Arzneien sollten wasserlöslich sein, so dass sie leicht extrahiert und lokal absorbiert werden können und so direkt auf die betroffene Stelle einwirken.

Äußerliche Behandlung von Hautulzera

Häufig verwendete Arzneien und Basisrezepturen

Fleisch erzeugen und Wunden schließen

Häufig verwendete Arzneien

- *Zi Cao* (Radix Arnebiae seu Lithospermi)
- *Huang Qi* (Radix Astragali seu Hedysari)
- *Dang Gui* (Radix Angelicae Sinensis)
- *Xue Jie* (Resina Draconis)
- *Zao Jiao Ci* (Spina Gleditsiae Sinensis)
- *Zhen Zhu Fen*‡ (Margarita, pulverisiert)

Basisrezeptur

Kui Yang Xi Ji
(Waschzubereitung gegen Hautgeschwüre)

- *Huang Qi* (Radix Astragali seu Hedysari) 10 g
- *Da Huang* (Radix et Rhizoma Rhei) 30 g
- *Zi Cao* (Radix Arnebiae seu Lithospermi) 60 g
- *Xue Jie* (Resina Draconis) 20 g
- *Er Cha* (Pasta Acaciae seu Uncariae) 20 g

Zubereitung: Man koche *Huang Qi* (Radix Astragali seu Hedysari), *Da Huang* (Radix et Rhizoma Rhei) und *Zi Cao* (Radix Arnebiae seu Lithospermi) in 300 ml Wasser ab, um davon ein Konzentrat von 30 ml Flüssigkeit zu erhalten. Man zermahle *Xue Jie* (Resina Draconis) und *Er Cha* (Pasta Acaciae seu Uncariae) zu einem feinen Pulver. Dies wird mit der Flüssigkeit gut vermischt und in einem Autoklav sterilisiert. Man wasche die betroffene Stelle direkt oder verwende eine feuchte Kompresse.

Alternative Rezeptur

- *Huang Qi* (Radix Astragali seu Hedysari) 30 g
- *Dang Gui* (Radix Angelicae Sinensis) 30 g
- *Da Huang* (Radix et Rhizoma Rhei) 30 g
- *Feng Fang*‡‡ (Nidus Vespae) 30 g
- *Zi Cao* (Radix Arnebiae seu Lithospermi) 10 g
- *Hong Hua* (Flos Carthami Tinctorii) 10 g

Man koche die Bestandteile in 300 ml Wasser ab, um davon ein Konzentrat von 30 ml Flüssigkeit zu erhalten und trage dies als nasse Kompresse auf die betroffene Stelle auf.

Erklärung der Rezeptur

- *Huang Qi* (Radix Astragali seu Hedysari), *Dang Gui* (Radix Angelicae Sinensis) und *Zi Cao* (Radix Arnebiae seu Lithospermi) erzeugen Fleisch.
- *Hong Hua* (Flos Carthami Tinctorii) vitalisieren das Blut und zerteilen Blut-Stase.
- *Feng Fang*‡‡ (Nidus Vespae) hat anti-kanzerogene Eigenschaften und löst Schwellungen auf.
- *Da Huang* (Radix et Rhizoma Rhei) fördert die Kontraktion und vermindert Toxizität.
- *Xue Jie* (Resina Draconis) und *Er Cha* (Pasta Acaciae seu Uncariae) vitalsieren das Blut, schließen Wunden und erzeugen Fleisch.

Diese Rezeptur kann auch für die Behandlung von gutartigen Geschwüren und Druckwunden eingesetzt werden.

Pharmakologische Studien zeigen, dass viele der Bestandteile von *Zi Cao* (Radix Arnebiae seu Lithospermi) die vaskuläre Hyperpermeabilität hemmen, Exsudation und Ödeme in akuten Entzündungsphasen einer Krankheit und die Blutversorgung für lokales Gewebe erhöhen können, sie somit das Wachstum von Granulationsgewebe und die Heilung von Wunden fördern.[13] *Huang Qi* (Radix Astragali seu Hedysari) hat eine deutliche Wirkung auf die Verstärkung des Immunsystems und die Verhinderung von Infektionen und kann so die Heilung von Geschwüren fördern.[14]

Feuchtigkeit trocknen und Wunden schließen

Häufig verwendete Arzneien

- *Wu Bei Zi*‡ (Galla Rhois Chinensis)
- *Che Qian Zi* (Semen Plantaginis)
- *Yuan Hua* (Flos Daphnes Genkwa)
- *Chong Lou* (Rhizoma Paridis)
- *Er Cha* (Pasta Acaciae seu Uncariae)
- *Ku Shen* (Radix Sophorae Flavescentis)
- *She Chuang Zi* (Fructus Cnidii Monnieri)

Ein Dekokt dieser Arzneien trocknet Feuchtigkeit, schließt Wunden und zerteilt Schwellungen durch Verbesserung der Permeabilität der Mikrogefäße; es ist angezeigt bei exsudativen Hautläsionen.

5

Basisrezeptur

- *Huang Qi* (Radix Astragali seu Hedysari) 60 g
- *Zhu Ling* (Sclerotium Polypori Umbellati) 20 g
- *Che Qian Zi* (Semen Plantaginis) 20 g, eingepackt
- *Huang Bai* (Cortex Phellodendri) 20 g

Zubereitung: Man koche die Bestandteile ab, um 50–60 ml einer konzentrierten Flüssigkeit zu erhalten und setze diese an der betroffenen Stelle als feuchte Kompresse ein.

Hitze klären und Toxizität vermindern

Häufig verwendete Arzneien

- *Da Huang* (Radix et Rhizoma Rhei)
- *Huang Lian* (Rhizoma Coptidis)
- *Huang Bai* (Cortex Phellodendri)
- *Huang Qin* (Radix Scutellariae Baicalensis)
- *Bai Jiang Cao* (Herba Patriniae cum Radice)
- *Pu Gong Ying* (Herba Taraxaci cum Radice)
- *Jin Yin Hua* (Flos Lonicerae)

Pharmakologische Studien haben gezeigt, dass diese Arzneien als ein Breitspektrum-Antibiotikum wirken und wirksam Infektionen verhindern.[15]

Basisrezeptur

- *Huang Qin* (Radix Scutellariae Baicalensis) 30 g
- *Huang Bai* (Cortex Phellodendri) 30 g
- *Da Huang* (Radix et Rhizoma Rhei) 30 g
- *Huang Lian* (Rhizoma Coptidis) 10 g
- *Feng Mi*‡‡ (Mel) 50 ml

Zubereitung: Man zermahle die Bestandteile zu einem feinen Pulver und vermische sie zu einer Paste mit Honig, bevor man sie auf die betroffene Stelle aufträgt.

Diese Arzneien werden häufig eingesetzt, um Hitze zu klären und Toxizität zu vermindern, Feuchtigkeit zu trocknen und lokale entzündliche Exsudate zu reduzieren.

Alternative Rezeptur

- *Shi Gao*‡‡ (Gypsum Fibrosum) 30 g
- *Zhi Zi* (Fructus Gardeniae Jasminoidis) 30 g
- *Da Huang* (Radix et Rhizoma Rhei) 30 g

Zubereitung: Man zermahle die Bestandteile zu einem feinen Pulver und vermische sie mit zwei Eiweißen; sterilisiere sie in einem Autoklav bevor man sie äußerlich auf die betroffene Stelle aufträgt. Eiweiß hat ebenfalls die Wirkung, Fleisch zu erzeugen und zu adstringieren.

Blutungen stoppen

Häufig verwendete Arzneien

- *Xian He Cao* (Herba Agrimoniae Pilosae)
- *Bai Ji** (Rhizoma Bletillae Striatae)
- *He Ye* (Folium Nelumbinis Nuciferae)
- *Da Ji* (Herba seu Radix Cirsii Japonici)
- *Xiao Ji* (Herba Cephalanoploris seu Cirsii)
- *Ce Bai Ye* (Cacumen Biotae Orientalis)

Basisanwendung

Zubereitung: Man zermahle *Bai Ji** (Rhizoma Bletillae Striatae) zu einem feinen Pulver, sterilisiere es in einem Autoklav und verteile es über die betroffene Stelle.

Indikation: wiederkehrendes Durchsickern von Blut und andauernde blutige Exsudate aus der Oberfläche von karzinogenen Geschwüren.

Schmerzen lindern

Häufig verwendete Arzneien

- *Yan Hu Suo* (Rhizoma Corydalis Yanhusuo)
- *Wu Yao* (Radix Linderae Strychnifoliae)
- *Bai Qu Cai* (Herba Chelidonii)
- *Mo Yao* (Myrrha)
- *Ru Xiang* (Gummi Olibanum)

Diese Arzneien lindern Schmerzen, besonders Krebsschmerzen, durch Vitalisieren des Blutes und Bewegen von Qi, Transformieren von Blut-Stase und Vermindern von Toxizität.

Basisrezeptur

- *Dang Gui* (Radix Angelicae Sinensis) 20 g
- *Ru Xiang* (Gummi Olibanum) 20 g
- *Mo Yao* (Myrrha) 20 g
- *Hong Hua* (Flos Carthami Tinctorii) 10 g
- *Da Huang* (Radix et Rhizoma Rhei) 10 g, 10 Minuten vor Ende des Kochvorganges hinzugefügt

Man wende das Dekokt im betroffenen Gebiet als feuchte Kompresse an.

Krebs hemmen

Häufig verwendete Arzneien

- *Bai Hua She She Cao* (Herba Hedyotidis Diffusae)
- *Ban Zhi Lian* (Herba Scutellariae Barbatae)
- *Shi Shang Bai* (Herba Selaginellae Doederleinii)
- *Long Kui* (Herba Solani Nigri)
- *Feng Fang*‡‡ (Nidus Vespae)

Klinische Erfahrung und frühere Labortests zeigen, dass diese Arzneien anti-kanzerogene Eigenschaften aufweisen.[16, 17]

Leitbahnbezogene Arzneien

Häufig verwendete Arzneien

- *Di Fu Zi* (Fructus Kochiae Scopariae)
- *Bai Xian Pi* (Cortex Dictamni Dasycarpi Radicis)
- *Ku Shen* (Radix Sophorae Flavescentis)

Obwohl nur kleine Mengen verwendet werden, können diese leitbahnbezogenen Arzneien sehr für den klinischen Einsatz empfohlen werden, da sie die übrigen Arzneien direkt zu den betroffenen Gebieten leiten können, wenn sie einmal durch die Haut gedrungen sind.

Fallgeschichte

Eine 64-jährige Frau wurde im Sino-Japanischen Friendship Hospital mit infiltrativen duktalen Mammakarzinomen im Spätstadium mit Eindringen in die Brustwand diagnostiziert. Bei der ersten Untersuchung war die Haut über der rechten Brust purpur rot, ulzeriert und erosiv, mit übel riechendem Exsudat aus eitrigen und blutigen Sekreten; das ulzerierte Gebiet umfasste 10 × 10 cm und war schmerzhaft.

Musteridentifizierung

Feuchtigkeits-Toxine breiten sich unkontrolliert aus, Ansammlung von Hitze-Toxinen

Therapeutisches Prinzip

Toxizität vermindern und Feuchtigkeit beseitigen.

Rezeptur

- *Zi Cao* (Radix Arnebiae seu Lithospermi) 20 g
- *Da Huang* (Radix et Rhizoma Rhei) 20 g
- *Huang Lian* (Rhizoma Coptidis) 20 g
- *Huang Bai* (Cortex Phellodendri) 20 g
- *Bai Xian Pi* (Cortex Dictamni Dasycarpi Radicis) 20 g
- *Yi Yi Ren* (Semen Coicis Lachryma-jobi) 30 g
- *Long Kui* (Herba Solani Nigri) 30 g
- *Ban Zhi Lian* (Herba Scutellariae Barbatae) 30 g
- *Bai Hua She She Cao* (Herba Hedyotidis Diffusae) 30 g
- *Ku Shen* (Radix Sophorae Flavescentis) 15 g
- *She Chuang Zi* (Fructus Cnidii Monnieri) 15 g
- *Peng Sha*‡‡ (Borax) 5 g

Zwei oder drei Lagen von sterilisierter Gaze wurden in dem Dekokt eingeweicht, leicht ausgedrückt, um überschüssige Flüssigkeit zu verlieren, und dann über die Läsion gelegt. Die feuchte Auflage wurde nach wenigen Minuten ausgetauscht, 30–60 Minuten lang, zwei- oder dreimal täglich. Nach 10 Päckchen des Dekoktes war die Oberfläche des Geschwüres beträchtlich kleiner, das Granulationsgewebe wirkte frisch, die eitrige Sekretion war gestoppt, das blutige Exsudat war weniger geworden und der Geruch war verschwunden. Nach 20 Päckchen hatte sich das Geschwür auf ein Gebiet von 4 cm × 1 cm reduziert, die lokale Exsudation von Blut hatte aufgehört, die Patientin hatte im lokalen Gebiet keine Schmerzen mehr und ihre mentale und körperliche Stärke hatte zugenommen.

Literatur

1. Han Jisheng, *Zhen Jiu Zhen Tong Yuan Li Yan Jiu* [Study of the Principles of Acupuncture in Alleviating Pain], *Zhen Ci Yan Jiu* [Acupuncture Research] 9, 3 (1984): 231.
2. Zhang Mei et al., *Zhen Jiu Ji Zhong Yao Zhi Liao Ai Xing Teng Tong De Lin Chuang Guan Cha* [Clinical Observation of the Effect of Acupuncture and Chinese Materia Medica in Alleviating Pain in Cancer], *Zhong Guo Zhen Jiu* [Chinese Acupuncture and Moxibustion] 25, 1 (2000): 65–67.
3. Li Peiwen et al., *Zhong Yao Qu Tong Ling Wai Yong Zhi Liao Ai Tong 134 Li* [External Application of Chinese Materia Medica Remedies for Eliminating Pain in the Treatment of 134 Cases of Cancer Pain], *Zhong Guo Zhong Xi Yi Jie He Za Zhi* [Journal of Integrated TCM and Western Medicine] 14, 10 (1994): 616–7.
4. *Qi Xiao Liang Fang* [Excellent Formulae with a Mysterious Effect].
5. Li Peiwen, *Zhi Tong Xiao Shui Fang De Zhi Tong Yuan Li* [Principles of Alleviating Pain in Formulae for Alleviating Pain and Dispersing Water], *Zhong Yi Za Zhi* [Journal of Traditional Chinese Medicine] 11 (1991).
6. Meng Linsheng et al., *Zhong Hua Zhong Liu Zhi Liao Da Cheng* [A Compendium of the Treatment of Swelling and Pain in Chinese Medicine] (Beijing: China TCM Publishing House, 1997), 98.
7. Tan Huangying et al., *Zhong Yi Wai Zhi Za Zhi* [Journal of TCM External Treatments] 1 (1996): 19.
8. Li Peiwen, *Zhong Xi Yi Lin Chuang Zhong Liu Xue* [Clinical Oncology in TCM and Western Medicine]. (China TCM Publishing House, 1996), 343.
9. Wang Yongyan et al., *Xian Dai Zhong Yi Nei Ke Xue* [Modern TCM Internal Medicine] (Beijing: People's Medical Publishing House, 1999), 102.
10. Li Peiwen et al., *Zhong Yi Za Zhi* [Journal of Traditional Chinese Medicine] 34, 11 (1993): 693.
11. Li Peiwen et al., *Zhong Yao Xiao Shui Gao Zhi Liao Ai Xing Fu Shui 120 Li Lin Chuang Ji Shi Yan Yan Jiu* [Clinical and Experimental Study of *Xiao Shui Gao* (Water-Dispersing Paste) in the Treatment of 120 Cases of Ascites as a Complication of Cancer], *Zhong Yi Za Zhi* [Journal of Traditional Chinese Medicine] 41, 6 (2000): 358–9.
12. Wang Yusheng et al., *Zhong Yao Yao Li Yu Ying Yong* [Pharmacology and Application of Chinese Materia Medica], 2nd edition (Beijing: People's Medical Publishing House, 1998), 984.
13. Liu Mousheng et al., *Hei Long Jiang Zhong Yi Yao* [Heilongjiang Journal of Traditional Chinese Medicine] (1986): 4.
14. Wang Yusheng et al., *Zhong Yao Yao Li Yu Ying Yong* [Pharmacology and Application of Chinese Materia Medica] (Beijing: People's Medical Publishing House, 1998), 992.
15. Wang Yusheng et al., *Zhong Yao Yao Li Yu Ying Yong*, 73, 976, 1006, 1025, 705, 731, and 1181.
16. Tumor Research Group of Chinese Materia Medica Institute, Chinese Academy of Traditional Chinese Medicine, *Ke Ji Zi Liao Hui Bian* [Collection of Scientific Papers] (1972): 140.
17. Wang Zheng, *Shan Xi Xin Yi Yao* [Shaanxi New Medical Journal] 8, 11 (1979): 51.

Kapitel 6

Qigong-Therapie

6.1 Prinzipien des Qigong in der Traditionellen Chinesischen Medizin

Die Traditionelle Chinesische Medizin ist der Meinung, dass sich Tumoren aufgrund einer Schwäche des Aufrechten Qi (Zheng Qi) bilden, die zu einer Störung der Funktionen der Zang-Fu-Organe führt und daraus resultierend zu Qi-Stagnation und Blut-Stase, Verfestigung von Schleim, Akkumulation und Festsetzung von toxischen pathogenen Faktoren. Dieser Mechanismus liegt in einer unpassenden Ernährung, der Unfähigkeit, sich Klima- oder Temperaturänderungen anzupassen, in physischer Überarbeitung und emotionalen Störungen begründet. Diese führen einerseits zu einer Dysfunktion der Zang-Fu-Organe, Leitbahnen und Netzgefäße, zu Mangel und Leere von Qi und Blut und andererseits zum Eindringen äußerer pathogener Faktoren.

Das Praktizieren von Qigong kann hauptsächlich durch Übungen, die die Atmung und Qi und Blut regulieren und die Emotionen harmonisieren dazu beitragen, die eigene Gesundheit zu erhalten. Dies führt zu einer Beseitigung von Qi-Stagnation, Auflösung von Blut-Stase und vonAnsammlungen und zur Wiederherstellung der normalen Funktionen von Qi und Blut in den Zang-Fu-Organen, Leitbahnen und Netzgefäßen.

Medizinisches Qigong ist eine Kunst und Fähigkeit, die auf den TCM-Prinzipien von Yin und Yang, Qi und Blut, den Zang-Fu-Organen und den Leitbahnen und Netzgefäßen basiert. Durch das Üben von Qigong kann das äußere Qi das innere Qi darin unterstützen, die Bewegungen von Qi in den Leitbahnen zu befreien und die Zirkulation von Qi und Blut zu harmonisieren. Durch Beeinflussen von Essenz, Qi und Geist mit dem Ziel, einen Zustand von „ruhigem Yin und starkem Yang" zu erreichen, wird ein relatives Gleichgewicht aufrechterhalten und die Gesundheit bewahrt. Das Praktizieren spezieller Übungen, zur Vorbeugung oder Behandlung von Krankheiten, stärkt die Konstitution, vermehrt und tonisiert das Aufrechte Qi (Zheng Qi) und reguliert die Funktionen der Zang-Fu-Organe.

Das Kultivieren von Qi ist die Grundlage der Qigong-Therapie. Daher ist durch das Praktizieren von Qigong das Vermehren und Tonisieren des Ursprungs-Qi (Yuan Qi), ein essentielles Element um die Wurzel zu sichern. So wird es auch dargelegt im *Su Wen: Shang Gu Tian Zhen Lun* [Einfache Fragen: Über den Ursprung des Menschen], wo es heißt: „Halte dich zurück und bleibe leer, dann wird das Wahre Qi folgen; wenn die Essenz und Geist im Körper bewahrt werden, wie ist es dann noch möglich, von Krankheiten befallen zu werden?" Die drei Elemente des Qigong – den Körper regulieren, die Atmung regulieren und den Geist regulieren – können erreicht werden durch Einnehmen der korrekten Haltung, Bewusstwerdung der regelmäßigen Atemrhythmen und durch die Konzentration des Geistes, was die Willenskraft stärken wird. Durch Üben dieser drei Elemente werden Herz und Geist *(shen)* reguliert und genährt, und die Ätherseele *(hun)* und die Körperseele *(po)*, der Geist *(shen)*, das Denken *(yi)* und der Wille *(zhi)*, die von den fünf Zang-Organen aufbewahrt werden, werden beruhigt. Das Herz kann dann richtig als Herrscher der fünf Zang-Fu funktionieren.

Das Konzentrieren des Geistes ermöglicht das Kultivieren des ursprünglichen Yin und Yang, die in den Nieren aufbewahrt werden, und macht das Qi des Früheren Himmels kräftiger und substantieller.

Bewusstes Atmen erlaubt den Lungen, die die Bewegung von Qi im ganzen Körper regieren, in ihrer vollen Ausprägung zu funktionieren. Als ein integraler Teil des Ursprungs-Qi (Yuan Qi) stärkt das Qi der Zang-Fu-Organe und der Leitbahnen und Netzgefäße, wenn es stärker und substanzieller wird, die Funktionen dieser Organe.

Das Vorgehen der Qigong-Therapie beim Vermehren und Tonisieren des Ursprungs-Qi (Yuan Qi), beim Regulieren der Funktionen der Zang-Fu-Organe, beim Befreien der Leitbahnen und Netzgefäße und beim Regulieren und Harmonisieren von Qi und Blut bedeutet, dass Patienten, die an Krebs leiden, Qigong in jeder Phase ihrer Krankheit einsetzen können, sogar wenn sie sich einer Chemo- oder Strahlentherapie unterziehen.

Häufig eingesetzte Qigong-Übungen für Krebspatienten

Stärkendes Qigong

Körperhaltung

Drei Haltungen werden beim Praktizieren von stärkendem Qigong eingesetzt.

Sitzhaltung

Sitzhaltung mit natürlich gekreuzten Beinen: Man sitzt mit dem Gesäß auf einem Sitzkissen oder einem Kissen, das untere Bein unter den Hüften gekreuzt und die Sohlen direkt nach oben und hinten zeigend. Kopf, Nacken und Oberkörper werden aufrecht gehalten, das Gesäß etwas nach hinten gerichtet, die Brust ein wenig eingezogen, die Nackenmuskeln entspannt, der Unterkiefer etwas eingezogen und die Augen ein wenig geschlossen. Die Arme sollten natürlich nach unten hängen und die Handflächen sollten nach oben zeigen, mit verschränkten Fingern oder mit einer Handfläche in der anderen; die Arme liegen dann auf den Oberschenkeln vor dem unteren Abdomen (siehe Abbildung 6-1).
Sitzhaltung mit einem gekreuzten Bein: Man sitzt mit gekreuzten Beinen, ein Bein über das andere mit der Rückseite des Fußes gegen den Oberschenkel des anderen Beines platziert, die Fußsohle ist dabei nach oben gerichtet (siehe Abb. 6-2).

Sitzhaltung mit beiden Beinen gekreuzt: Man sitzt mit beiden Beinen gekreuzt, das linke Bein über dem rechten Oberschenkel und das rechte Bein über dem linken Oberschenkel, beide Fußsohlen zeigen nach oben (siehe Abb. 6-3).

Haltung im Stehen

Man steht natürlich mit beiden Füßen parallel nach vorne zeigend und schulterbreit auseinander, die Kniegelenke leicht gebogen, der Rücken aufrecht, der Unterkiefer etwas eingezogen und die Augen ein wenig geschlossen. Die Schultern sollten entspannt sein, die Ellenbogen nach unten hängend mit den Unterarmen leicht angewinkelt. Beide Hände sind vorne vor dem Abdomen mit den Daumen von den übrigen Fingern getrennt, als wäre ein Gegenstand dazwischen; alternativ können die Hände und Arme vor der Brust etwas angehoben werden, als würde man einen Ball halten (siehe Abb. 6-4).

Freie Haltung

Keine besondere Haltung ist erforderlich. Diese kann eingesetzt werden, um das Regulieren der Atmung und das Meditieren im Dantian (Zinnoberfeld) zu üben, wenn man sich geistig und körperlich müde fühlt.

Atmung

Es gibt drei Methoden, um die Atmung zu regulieren.
Statische (oder natürliche) Atemmethode: Man atmet natürlich ohne bewusstes Zutun. Diese

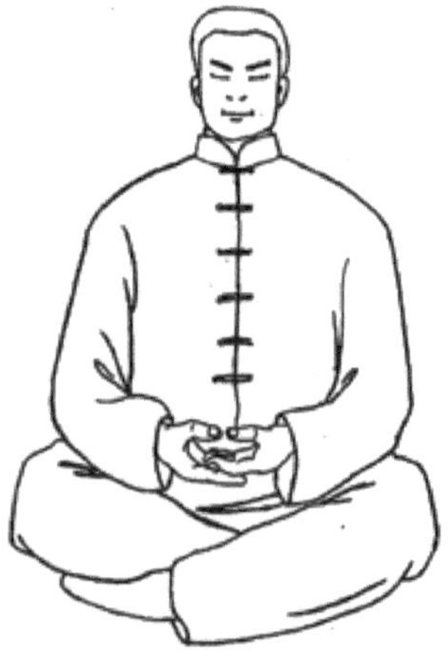

Abbildung 6-1 Sitzhaltung mit natürlich gekreuzten Beinen

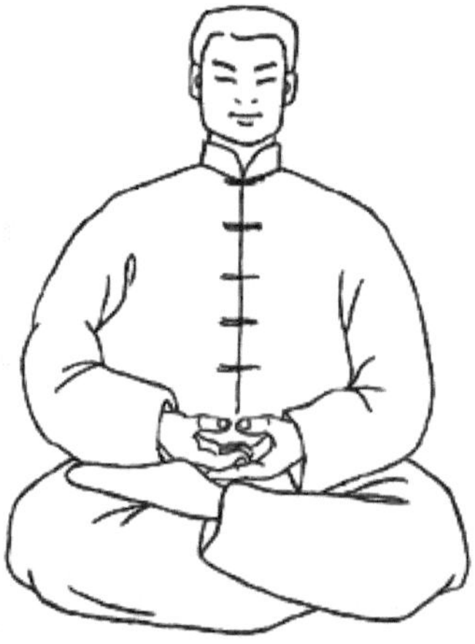

Abbildung 6-2 Sitzhaltung mit einem gekreuzten Bein

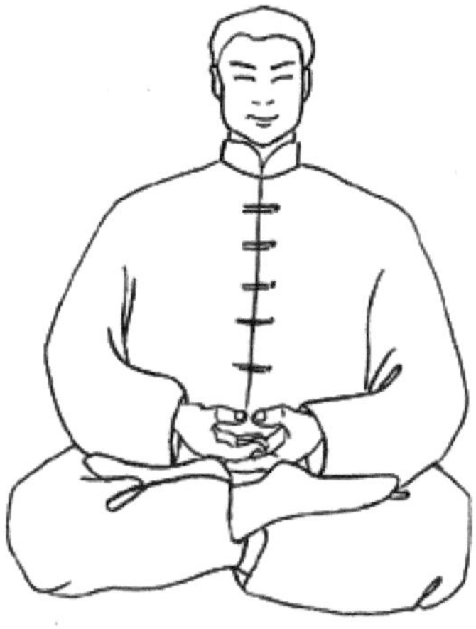

Abbildung 6-3 Sitzhaltung mit beiden Beinen gekreuzt

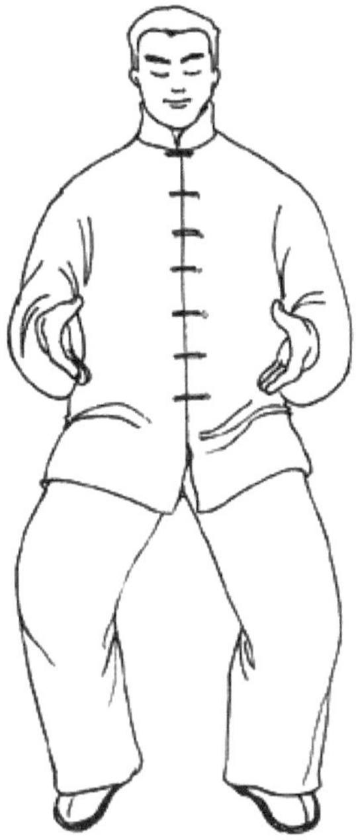

Abbildung 6-4 Haltung im Stehen

Methode ist geeignet für Anfänger, für Ältere oder für diejenigen mit einer schwachen Konstitution.
Abdominale Atemmethode (tiefe oder tiefgemischte und lange Atemmethode): Sowohl die Brust als auch das Abdomen treten beim Einatmen hervor; das Abdomen wird während des Ausatmens eingezogen.
Gegenbauch-Atemmethode (oder umgekehrte Atemmethode): Während der Einatmung wird die Brust gedehnt und das Abdomen eingezogen; während der Ausatmung wird die Brust zurückgezogen und das Abdomen ausgedehnt. Die umgekehrte Atemmethode steigert sich von flach bis tief und sollte Schritt für Schritt eingeübt werden; Überanstrengung oder unpassende Eile sollten vermieden werden. Diese drei Atemmethoden sollten mit dem Einatmen und Ausatmen durch die Nase geübt werden, wobei die Zunge leicht gegen den harten Gaumen gelegt ist. Wenn jedoch die Nasenwege teilweise blockiert sind, kann der Mund etwas geöffnet bleiben, um die Atmung zu unterstützen.

Meditation

Durch Meditation wird der Geist stark auf einen bestimmten Teil des Körpers oder ein Objekt gelenkt. Im stärkenden Qi Gong wird die Meditation auf Ren 6 Qihai (die Lokalisation des unteren Dantian) gelenkt, Ren 17 Danzhong (die Lokalisation des mittleren Dantian) oder EX-HN-3 Yintang (die Lokalisation des oberen Dantian).

Anmerkungen

- Das Üben von Qigong in den Sitzhaltungen führt man am besten in Innenräumen aus, hingegen kann das Üben in der Haltung im Stehen draußen stattfinden; in beiden Fällen sollte die Umgebung ruhig sein mit viel frischer Luft, um dem Geist zu helfen, ruhig zu werden.
- Stärkendes Qigong wird generell in einer der drei Sitzpositionen mit gekreuzten Beinen geübt. Diejenigen Personen, die an langes Sitzen mit gekreuzten Beinen nicht gewöhnt sind, verspüren möglicherweise Taubheit oder Schmerz. Anfänger sollten daher nicht zu lange üben und mit 5 Minuten beginnen und langsam auf 20 oder 30 Minuten steigern. Alternativ kann die Position der Beine gewechselt werden.
- Diejenigen, die es nicht aushalten, mit gekreuzten Beinen zu sitzen, sollten sich dem innerlich-nährenden Qigong (siehe unten) zuwenden und auf einem hölzernen Hocker oder Stuhl sitzen. Personen mit schwacher Konstitution sollten in einer liegenden Position üben (siehe Abbildung 6-9, die stärkende Position im innerlich-nährenden Qigong).
- Anfänger, ältere Personen mit einer schwachen Konstitution oder Personen, die unter Herz- oder Lungenerkrankungen leiden, sollten mit der natürlichen Atemmethode beginnen und allmählich zur abdominalen Atmung und Gegenbauchatmung voranschreiten. Die natürliche Atemmethode kann vor und nach dem Essen geübt werden, die abdominale Atmung und die Gegenbauchatmung hingegen sollten vor dem Essen geübt werden.
- Im stärkenden Qigong wird das Dantian 1,5 cun unterhalb des Bauchnabels lokalisiert. Der Geist sollte entspannt sein und die Aufmerksamkeit sollte sich ohne Anstrengung konzentrieren können.

Indikationen

Diese Methode hat die Funktion, die Wurzel zu kultivieren, das Ursprungs-Qi (Yuan Qi) zu konsolidieren und den Körper zu stärken. Da sie keiner Eile bedarf, ruhig und leicht zu lernen ist, eignet sie sich (wenn sie im Liegen praktiziert wird) für Patienten, die aufgrund von Krebs eine schwache Konstitution aufweisen, oder für Patienten, die sich einer Operation unterzogen haben oder sich mit Chemo- oder Strahlentherapie behandeln lassen.

Innerlich-nährendes Qigong

Körperhaltungen

Vier Körperhaltungen werden beim Üben des innerlich-nährenden Qigong eingesetzt, drei liegende und eine sitzende.

Seitlich liegende Haltung

Man liegt mit einer Körperseite auf einer festen Unterlage, mit etwas eingezogenem Unterkiefer und dem Kopf auf einem erhöhten Kissen, die Wirbelsäule leicht nach hinten gebogen, die Brust leicht eingezogen und der Rücken aufrecht. In der Liegeposition auf der linken Seite ist der linke Arm natürlich gebeugt, die linke Hand mit Daumen und Fingern gestreckt und die Handinnenfläche nach oben, ca 2 cun vom Ohr entfernt, auf das Kissen gelegt. Der rechte Arm wird natürlich ausgestreckt und die rechte Hand mit der Handfläche nach unten auf die ipsilaterale Hüfte gelegt. Das linke Bein ist natürlich gestreckt; das rechte Knie ist in einem Winkel von ca. 120 Grad gebeugt und liegt auf dem linken Knie. Die Augen sind sanft geschlossen oder bleiben etwas geöffnet. Der Mund ist geöffnet oder geschlossen, je nach den Anforderung der Atmung (siehe Abbildung 6-5). Links und rechts werden vertauscht für die rechte seitliche Liegehaltung.

Liegende Haltung

Man liegt flach auf dem Rücken auf einer festen Unterlage mit dem Unterkiefer etwas eingezogen, der Oberkörper ist gerade, die Arme strecken sich natürlich seitlich neben dem Körper aus, mit entspannten und ausgestreckten Fingern, die Handinnenflächen zeigen nach unten. Die Beine sind natürlich ausgestreckt, wobei die Fersen sich gegenseitig berühren und die Zehen nach außen zeigen (siehe Abbildung 6-6).

Sitzende Haltung

Man sitzt aufrecht auf einem Stuhl mit etwas eingezogenem Unterkiefer, der Oberkörper ist gestreckt, die Brust leicht eingezogen und der Rücken aufgerichtet, die Schultern entspannt und die Ellenbogen hängen nach unten, die Hände sind leicht auf den Knien oder Hüften abgelegt und die Handinnenflächen zeigen nach unten. Die Füße berühren fest den Boden, stehen schulterbreit auseinander, die Knie sind in einem Winkel von 90 Grad gebeugt (siehe Abbildung 6-7 und 6-8). Wenn der Stuhl nicht die passende Höhe hat, kann ein Polster oder Kissen unter die Sitzfläche oder die Beine gelegt werden.

Stärkende Haltung

Die Anforderungen sind fast die gleichen wie bei der grundlegenden liegenden Haltung; die Höhe des Kissens sollte jedoch auf 8 cun erhöht werden und Schultern und Rücken in einer geneigten Position abgepolstert werden, ohne dass noch freier Raum zwischen ihnen und der Unterlage bleibt. Die Fersen berühren sich und die Hände sind neben den Hüften abgelegt, mit nach unten zeigenden Handinnenflächen (siehe Abbildung 6-9).

Atmung

Im innerlich-nährenden Qigong sind Atemübungen relativ kompliziert und werden durch Atmen und Pausieren in Koordination mit Bewegungen der Zunge und stillem Sprechen von Wörtern, Wen-

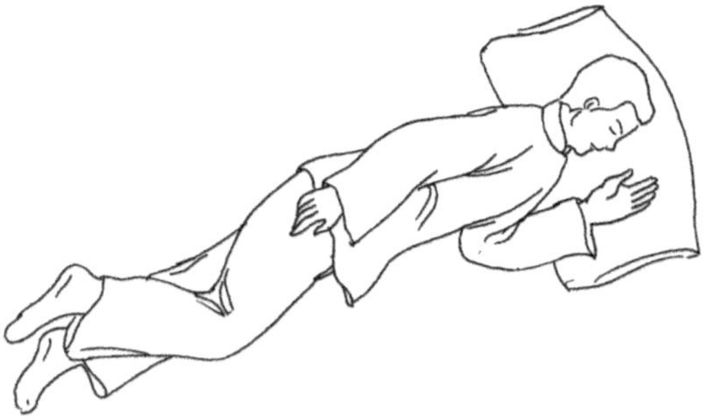

Abbildung 6-5 Seitlich liegende Haltung

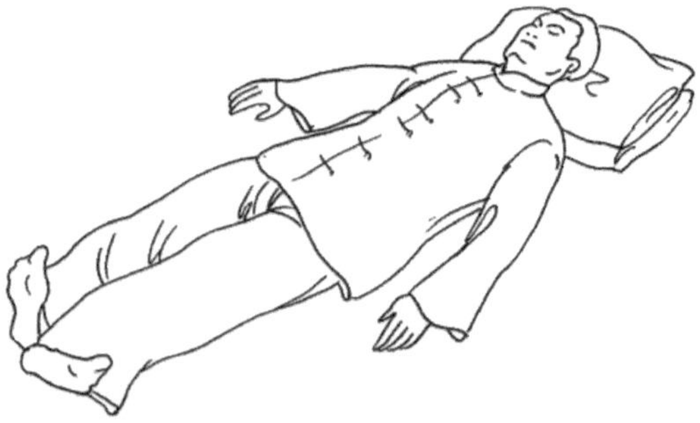

Abbildung 6-6 Liegende Haltung

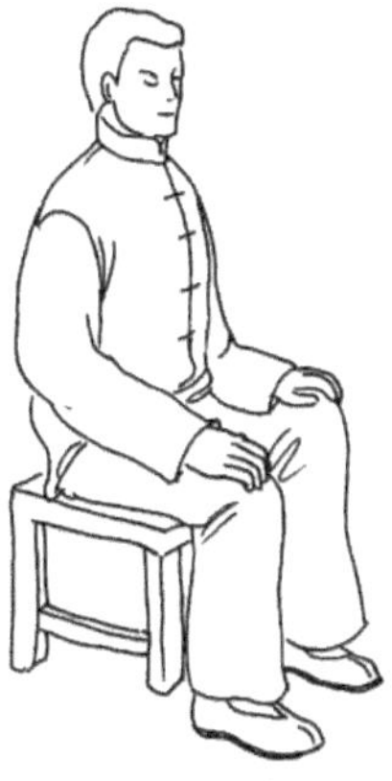

Abbildung 6-7 Sitzende Haltung (seitliche Ansicht)

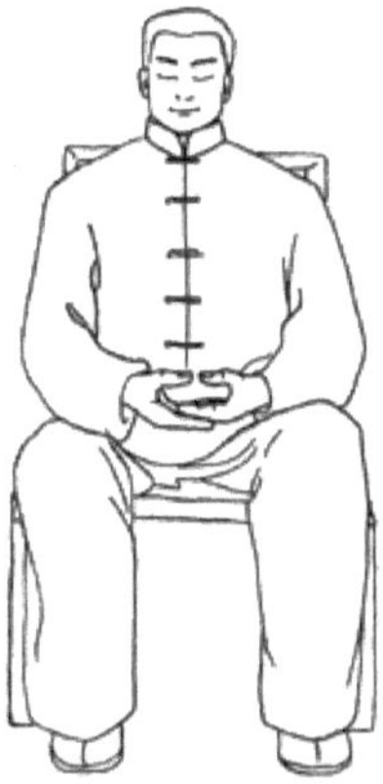

Abbildung 6-8 Sitzende Haltung (Frontalansicht)

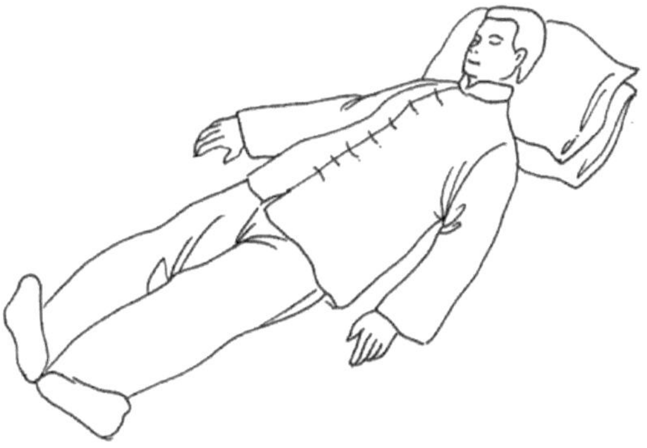

Abbildung 6-9 Stärkende Haltung

dungen oder Sätzen für sich selbst ausgeführt. Drei Atemmethoden werden gewöhnlich benutzt.

Einatmen – Pausieren – Ausatmen: Man atmet durch die Nase mit leicht geschlossenem Mund. Man atmet zuerst ein und setzt die Vorstellung ein, um Qi nach unten in das untere Abdomen zu leiten. Dann hält man den Atem an und pausiert für eine kurze Zeit (weder ein- noch ausatmen), bevor langsam ausgeatmet wird. Die Sequenz ist daher einatmen – pausieren – ausatmen.

Diese Atemsequenz wird von Wörtern begleitet, die man still zu sich selbst spricht. Man beginnt mit einem kurzen Satz wie „Ich bin ruhig und entspannt." Man spricht „Ich bin" beim Einatmen, „ruhig und" beim Pausieren und „entspannt" beim Ausatmen. Beim Üben von Qigong beginnen viele Chinesen mit *„zi ji jing"* („Ich bin ruhig in mir selbst") – *„zi"* beim Einatmen, *„ji"* beim Pausieren und *„jing"* beim Ausatmen. Man wähle Wörter oder Formulierungen aus mit der Bedeutung Entspannung, Ruhe, Freude oder der Gesundheit förderlich und steigere die Anzahl der Wörter langsam bis zu einem Maximum von neun.

Bewegungen der Zunge begleiten ebenfalls die Atemsequenz und das stille Sprechen der Wörter; man hebt die Zunge gegen den harten Gaumen beim Einatmen, hält sie dort in der Pause und senkt sie wieder ab beim Ausatmen.

Einatmen – Ausatmen – Pausieren: Man atmet durch die Nase oder durch die Nase und den Mund. Man atmet sofort nach dem Einatmen wieder aus, dann hält den Atem an. Die Sequenz ist daher einatmen – ausatmen – pausieren. Man spricht das erste Wort oder den ersten Teil der Wendung still zu sich selbst beim Einatmen (hebt die Zunge gegen den harten Gaumen), das zweite Wort oder den zweiten Teil der Formulierung beim Ausatmen (senkt die Zunge ab) und den Rest der Wendung während der Atem angehalten wird (keine Zungenbewegung).

Einatmen – Pausieren – Einatmen – Ausatmen: Man atmet ein wenig Luft durch die Nase ein; gleichzeitig wird die Zunge gegen den harten Gaumen gehoben und das erste Wort oder der erste Teil der Wendung still zu sich selbst gesprochen. Dann hält man den Atem kurz an und spricht das zweite Wort oder den zweiten Teil der Wendung zu sich selbst, während die Zunge noch gegen den harten Gaumen gedrückt bleibt. Sofort danach atmet man eine große Menge Luft ein und leitet Qi nach unten ins untere Abdomen, während man den Rest der Formulierung still zu sich selbst spricht. Dabei den Atem nicht anhalten, sondern langsam ausatmen, während man die Zunge absenkt. Die Sequenz ist daher einatmen – pausieren – einatmen – ausatmen.

Meditation

Beim innerlich-nährenden Qigong konzentriert sich die Meditation auf das untere Dantian, auf Ren 17 Danzhong (das mittlere Dantian) oder die Zehen.

Meditation über das untere Dantian: Beim innerlich-nährenden Qigong ist das Dantian 1,5 cun unterhalb des Bauchnabels und entspricht Ren 6 Qihai. Die Meditation muss sich jedoch nicht notwendigerweise auf den Punkt selbst richten, sondern eher auf einen kreisförmigen Bereich auf der Oberfläche des unteren Abdomens oder einen gedachten Raum im Innern des unteren Abdomens.

Meditation auf Ren 17 Danzhong: Man meditiert über einen runden Bereich zwischen den Brüsten um Ren 17 Danzhong als Zentrum oder über einen Bereich unterhalb des Processus xiphoideus.

Meditation auf die Zehen: Mit leicht geschlossenen Augen lenkt man die Vorstellung an einer Visualisierungslinie entlang zum großen Zeh, oder man schließt die Augen und stellt sich ein Bild des Zehs vor.

Anmerkungen

- Das Üben von innerlich-nährendem Qigong beginnt im Allgemeinen mit einer liegenden Position (Seit- oder Rückenlage). Patienten mit gastrischen Beschwerden, gesteigerter Peristaltik oder langsamer Entleerung des Magens sollten die richtige seitliche Lagerung einnehmen, besonders wenn sie Qigong nach dem Essen ausüben. Ansonsten kann die linke oder die rechte Seitenlage oder die Rückenlage gewählt werden, abhängig von Zustand und Charakter der Krankheit und den Gewohnheiten des Patienten. Sitzende oder liegende Haltungen können abwechselnd gewählt werden oder nur eine von ihnen. Jedoch sollte beim innerlich-nährenden Qigong in den fortgeschrittenen Stadien des Übens die stärkende Position im Liegen eingenommen werden, um den Körper zu stärken.
- Die Meditation sollte sich auf das Dantian ausrichten. Wenn der Atem sich rhythmisch einreguliert hat, können abschweifende Gedanken aus dem Geist verbannt werden, und die Konzentration kann sich verbessern. Während starker oder übermäßiger Menstruation sollte sich die Meditation auf Ren 17 Danzhong richten anstatt auf das untere Dantian. Personen mit vielen abschweifenden Gedanken, die es als schwierig empfinden, mit geschlossenen Augen zu meditieren, können stattdessen über die Zehen meditieren. Meditation ist eines der grundlegenden Elemente von Qigong-Übungen, aber sie muss natürlich entstehen und kann nicht herbeigezwungen werden.

Indikationen

Diese Methode kann eingesetzt werden, um die Funktionen von Milz und Magen zu regulieren, den Appetit zu verbessern, die Verdauung zu unterstützen und die Wurzel vom Qi des Späteren Himmels zu tonisieren. Sie ist geeignet für Patienten mit einer schwachen Konstitution in den späten Stadien von Krebs oder für Patienten, die sich einer Operation unterzogen haben oder sich mit Chemo- oder Strahlentherapie behandeln lassen, besonders für Patienten mit Krebs von Magen und Enddarm.[1]

Die Lungen regulierendes, das Weiße bewahrendes und die Lunge tonisierendes Qigong

Haltung

Man nimmt eine der sitzenden, stehenden oder liegenden Haltungen ein, entspannt den ganzen Körper, schließt ein wenig Mund und Augen, verbannt jeglichen äußeren Lärm, hebt die Zunge gegen den harten Gaumen und befreit sich von abschweifenden Gedanken (siehe Abbildungen 6-1 bis 6-4 und 6-6 bis 6-8).

Atmung

Man atmet gleichmäßig und sanft für kurze Zeit durch die Nase ein; atmet alle verbliebene Luft relativ schnell durch den Mund aus, dabei stellt man sich vor, dass alles kranke Qi ausgeatmet wird; man wiederholt dies 5–10 Atemzyklen lang. Dann atmet 36 Mal mit gleichmäßigen, tiefen und langen Atemzügen durch die Nase ein und aus, um einen Zustand von geistiger und körperlicher Entspannung und Ruhe zu erreichen.

Meditation

Wenn man durch die Nase ein- und ausatmet, stellt man sich vor, dass die Lungen rein, weiß und ohne Makel sind und allmählich in eine Ansammlung von weißem Nebel verwandelt werden, der sich in der Brust für mehrere Minuten sammelt. Dann setzt man den Geist ein, um den Nebel von der Brust und den Achseln über die Lungen-Leitbahn zu den Daumen zirkulieren zu lassen, dann über die Dickdarm-Leitbahn zum Kopf und entlang der anterioren Seite des Körpers über die Magen-Leitbahn zu den Füßen und schließlich über die Milz-Leitbahn nach oben zum Abdomen, von wo aus er durch das Diaphragma zurück zur Brust geleitet wird.

Anmerkungen

- Der Geist sollte entspannt sein, und die Vorstellungskraft sollte sich ohne absichtliche Anstrengung konzentrieren können. Wenn die Atmung rhythmisch einreguliert ist, können abschweifende Gedanken aus dem Geist verbannt werden, und die Konzentration verbessert sich.
- Der Patient sollte eine bequeme Haltung wählen. Das Qigong, das die Lungen reguliert, das Weiße bewahrt und die Lunge tonisiert, kann bis zu einer Stunde geübt werden, wenn der Patient stark genug ist.
- Es wäre nützlich, wenn der Arzt dem Patienten grundlegende Informationen über Akupunktur-Leitbahnen zur Verfügung stellen könnte, so dass der weiße Nebel korrekt geleitet werden kann.

Indikationen

Diese Methode kann verwendet werden, um Lungen-Qi zu regulieren und die allgemeine Gesundheit zu erhalten. Sie ist besonders für Patienten geeignet, die an pulmonarem und nasopharyngealem Krebs und an Hautkrebs leiden, da die Methode besonders auf das Funktionieren der Lungen abzielt.

Akupressur- und Massage-Qigong

Haltung

Man nimmt eine sitzende Haltung oder eine Haltung mit gekreuzten Beinen ein, verbannt abschweifende Gedanken, entspannt sich natürlich, hält den Mund geschlossen und die Kaufläche der Zähne etwas auseinander. Man reguliert den Atem und lenkt Qi zu den Extremitäten beider Hände.

Methoden

- Man drückt Ren 22 Tiantu nachdrücklich mit dem linken Daumen und zwickt und drückt den rechten EX-HN-13 Yuye und den linken EX-HN-12 Jinjin mit dem rechten Daumen und Zeigefinger; lenkt Qi auf die betroffene Stelle und atmet 20 Mal tief. Dann drückt man Ren 23 Lianquan mit dem linken Daumen und zwickt Ren 24 Chengjiang und Shanglianquan (lokalisiert in der Mitte zwischen Ren 23 Lianquan und der unteren Grenze der Mandibula) mit dem rechten Daumen und dem Zeigefinger und atmet 20 Mal tief (um die Punkte zu lokalisieren, siehe Abbildung 6-10 und 6-11).
- Mit nach oben gedrehtem Gesicht zwickt man Ma 12 Quepen und Ma 9 Renying mit dem linken Daumen und dem Mittelfinger und drückt den linken EX-HN-13 Yuye und den rechten EX-HN-12 Jinjin mit dem rechten Daumen und dem Zeigefinger. Man reibt abwechselnd die Punkte 50 Mal, um die Speichelsekretion im Mund auszulösen. Man gurgelt mit dem Speichel und schluckt ihn langsam in drei Portionen bis hinunter zum Dantian, während die Zunge am harten Gaumen angelegt bleibt. Schließlich meditiert man für eine kurze Zeit vor Beendigung der Sitzung (um die Punkte zu lokalisieren, siehe die Abbildungen 6-10 und 6-11).

Anmerkungen

- Der Geist sollte entspannt sein, und die Vorstellungskraft sollte sich ohne absichtliche Anstrengung konzentrieren können. Wenn die Atmung rhythmisch einreguliert ist, können abschwei-

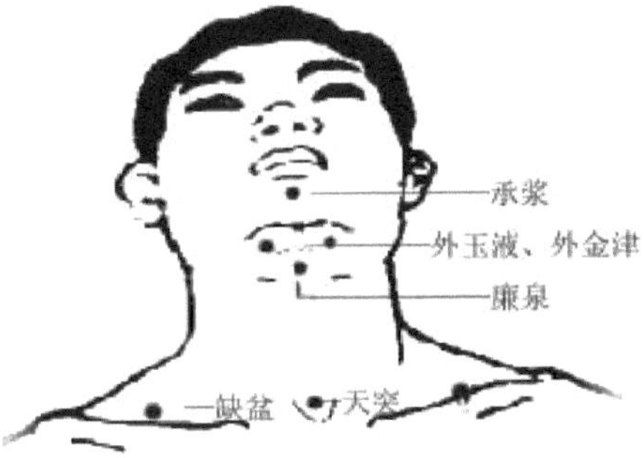

Abbildung 6-10 Akupunktur-Punkte für Akupunktur- und Massage-Qigong (Frontalsicht)

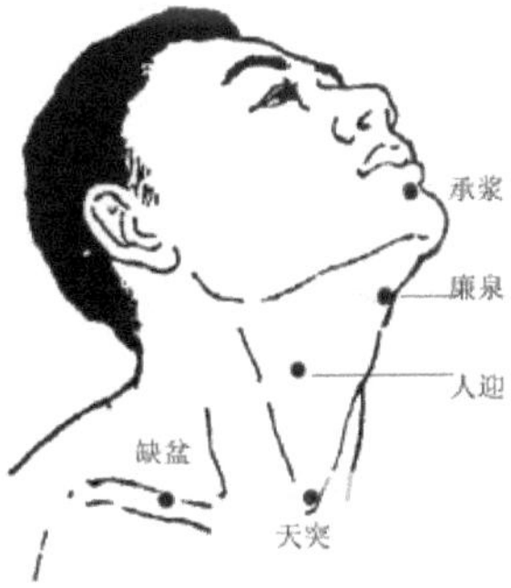

Abbildung 6-11 Akupunktur-Punkte für Akupunktur- und Massage-Qigong (Seitenansicht)

fende Gedanken aus dem Geist verbannt werden, und die Konzentration verbessert sich.
- Der Arzt sollte den Patienten anleiten, um die korrekte Lokalisierung der Akupunkturpunkte zu ermöglichen.

Indikation

Diese Methode kann Qi in den lokalen Leitbahnen regulieren und Qi und Blut harmonisieren; sie ist besonders geeignet für Patienten, die an Krebs der Speiseröhre leiden, da sie sich auf dieses Gebiet konzentriert.

Entspannungs-Qigong

Haltung

Diese Art von Qigong kann in jeder der liegenden, sitzenden oder stehenden Haltungen geübt werden, obwohl die liegenden oder sitzenden Haltungen am häufigsten eingesetzt werden (siehe Abbildung 6-1 bis 6-9). Unabhängig von der Wahl der Haltung ist ein ruhiger Geist erforderlich.

Atmung

Generell wird die abdominale Atmung eingesetzt. Während des Einatmens konzentriert man sich auf die Partien des Körpers, die Entspannung benötigen; während des Ausatmens spricht man leise das Wort „song."

Meditation

6

In den meisten Fällen meditiert man über das untere Dantian oder über Ni 1 Yongquan, Ma 36 Zusanli und Du 4 Mingmen. Die Meditation kann auch auf Objekte außerhalb des Körpers gerichtet sein. Entspannung ist eine notwendige Voraussetzung für Meditation.

Entspannung für die Meditation

Drei-Bahnen-Entspannungsmethode

a) die erste (beidseitige) Bahn verläuft an beiden Seiten des Kopfes und des Nackens über die Schultern, Oberarme, Unterarme, Handgelenke und Hände zu den Fingern. Man meditiert über den Mittelfinger für 1–2 Minuten.
b) die zweite (anteriore) Bahn verläuft über Gesicht, Hals, Brust und Abdomen, über die Hüftgelenke, Knie, Schienenbeine, Fußrücken zu den Extremitäten der Zehen. Man meditiert über den großen Zeh für 1–2 Minuten.
c) die dritte (posteriore) Bahn läuft über Hinterkopf, Rücken, Lenden, den posterioren Anteil der Hüften, die Fossa poplietea, die Waden und die Fersen zu den Sohlen der Füße. Man meditiert über Ni 1 Yongquan für 3–5 Minuten.

Entspannung in einzelnen Abschnitten

Man unterteilt den Körper von Kopf bis Fuß in separate Abschnitte – Kopf, Schultern, Hände, Brust, Abdomen, Beine und Füße – und übt das Entspannen der Abschnitte nacheinander. Man konzentriert sich auf einen Abschnitt und spricht leise zwei- oder dreimal zu sich selbst das Wort „song". Dann konzentriert man sich auf den nächsten Abschnitt und setzt die Entspannung über zwei bis drei Zyklen fort.

Lokale Entspannung

Während man den ganzen Körper entspannt, konzentriert man sich auf die Entspannung eines besonderen Punktes (eine angespannte Region oder eine Region, die von Krankheit befallen ist).

Ganzkörper-Entspannung

Den Körper als Ganzes betrachtend, meditiert man still, um sich entweder vom Kopf bis zu den Füßen wie ein Boot zu entspannen, das vom Fluss getragen wird, oder durch gleichzeitiges Verfolgen aller drei Bahnen nach der drei-Bahnen-Methode.

Anmerkungen

Das Entspannungs-Qigong sollte über mehrere Zyklen geübt werden, abhängig vom Zustand des Patienten. Generell sollte ein Minimum von drei Zyklen ungefähr 30 Minuten dauern. Man lege eine kurze Pause ein vor Beenden der Sitzung.

Indikationen

Da diese Technik den ganzen Körper einbezieht, ist sie besonders geeignet für Patienten, die an Krebsarten wie Leukämie und Retikulosarkomen leiden.

6.2 Grundlegende Prinzipien für das Üben von Qigong und Hinweise für den Patienten

Grundlegende Prinzipien für das Üben von Qigong

Patienten sollten mit dem Üben von Qigong unter der Leitung eines qualifizierten Lehrers oder Arztes beginnen und die drei Schlüsselelemente des Qigong – den Körper regulieren, die Atmung regulieren, den Geist regulieren – beachten. Jede Qigong-Übung hat ihre eigenen Charakteristika und Erfordernisse in Bezug auf diese drei Elemente. Unterschiedliche Übungen haben unterschiedliche Auswirkungen auf die physiologischen Funktionen und die Vorbeugung und Behandlung von Krankheiten. Daher sollten Patienten diejenigen Übungen auswählen, die am besten zu ihrer Physis und der beteiligten Krankheit passen.[2]

Obwohl es hunderte von Übungen im Qigong gibt, stehen sie in Beziehung zueinander und fallen unter die gleichen Regeln. Das Verständnis der unten beschriebenen essentiellen Punkte erleichtert den Fortschritt, beseitigt jegliche Unsicherheiten und vermeidet nachteilige Reaktionen wie geistige Verwirrung.

- Entspannung und Ruhe sollten natürlich entstehen: Die Prinzipien der Entspannung und Ruhe sollten durch die ganze Übungssequenz hindurch befolgt werden. Entspannung heißt, dass der Körper ganz entspannt ist und der Geist frei von Anspannung. Ruhe bedeutet das Beseitigen von abschweifenden Gedanken und das Fokussieren geistiger Aktivitäten, um den Geist ruhig und still zu halten. Natürlich bedeutet, dass sich während des Übens Entspannung und Ruhe ohne Zwang natürlich und spontan einstellen sollten; übermäßige Konzentration sollte vermieden werden.
- Zusammenspiel von Geist und Qi: Patienten setzten ihren Geist ein, um ihre Atmung und die Bewegungen des inneren Qi zu kontrollieren, oder benutzen die Atmung und das innere Qi, um ihren Geist zu kontrollieren; auf diese Art und Weise verknüpfen sie ihre geistigen Aktivitäten mit den Bewegungen von Qi und Atmung. Am Anfang leitet der Geist Qi und Atmung, aber durch fortschreitende Erfahrung mit den Übungen leiten Qi und Atmung den Geist; daher werden Körper, Atmung und Geist allesamt trainiert.
- Leere in der oberen Körperhälfte (oberhalb des Nabels) und Fülle in der unteren Körperhälfte: Dies ist auch bekannt als „Leere in der Brust, Fülle im Abdomen.“ Konkret ausgedrückt bedeutet dies, dass beim Üben von Qigong die eingenommene Haltung den Körperschwerpunkt in der unteren Körperhälfte hält und der ganze Körper solide wie ein Fels wird („so stabil wie der Berg Taishan“), in einer angenehmen und natürlichen Position.
- Mäßigung in Dauer und Ausmaß: Beim Üben von Qigong sollte eine angemessene Menge von Anstrengung und Willenskraft benutzt werden. Zunächst nehme man eine entspannte, natürliche und bequeme Haltung ein, die weder zu angespannt noch zu schlaff ist. Die Atmung sollte tief (Atem und Qi sinken tief in den Körper und füllen das untere Dantian), lang anhaltend (der Atem ist ein langer, stetiger Strom), fein (der Atem ist eher weich und ruhig als heftig) und langsam (der Atemrhythmus ist langsam und die Haltung ohne Eile) sein, ohne unpassende Anstrengung oder übermäßige Kontrolle durch den Geist. Die Konzentration sollte natürlich eintreten und nicht erzwungen werden; vom Geist wird ein wenig Anstrengung erwartet, aber sie sollte nicht übertrieben werden. Die Übungssitzungen sollten lang genug sein, um das erwünschte Ergebnis zu erzielen, aber nicht so lang, dass Müdigkeit auftritt. Man sollte sich nicht unter Druck setzen beim Üben; der Körper sollte sich nicht unwohl fühlen. Nach dem Üben ist der Kopf klar und die Stimmung gut.
- Üben und Erholen: Das Üben von Qigong ist eng mit der Erholung nach dem Üben verknüpft. Krebspatienten haben in der Regel eine geschwächte Konstitution und ermüden leicht. In solchen Fällen besteht kein Bedarf zu meditieren; Entspannung ist ausreichend. Man ruhe sich einfach aus, bis die Müdigkeit vergangen ist und nehme dann das Qigong wieder auf. Wenn sie abwechselnd praktiziert werden, können sich Üben und Ausruhen gegenseitig ergänzen und die Qualität der Therapie steigern.
- Beim Üben von Qigong sollte man zuerst die Grundlagen meistern, dann vom Einfachen zum Komplexen voranschreiten. Man gehe langsam und systematisch voran und eigne sich Schritt für

Schritt die Grundlagen an. Man übe ausdauernd, aber ohne unangemessene Hast, denn Hast stört die Entspannung und Ruhe. Das Üben von Übungen, die nicht zur beteiligten Krankheit passen, oder der Zwang zu üben allein um des Übens willen, ohne dass ein konkretes Ziel anvisiert wird, bringt nicht den gewünschten Erfolg.

Hinweise für den Patienten

- Die Patienten müssen sich am Anfang darüber klar sein, welche Übung, welche Atem- und Meditationsmethoden geübt werden sollen und wo sich die Akupunkturpunkte für die Meditation befinden.
- Die Patienten sollten gewissenhaft und systematisch üben, um die volle Wirkung von Qigong zu erfahren. Man sollte kein Qigong üben, wenn man angespannt oder mit anderen Dingen sehr beschäftig ist.
- Qigong sollte generell an einem ruhigen Ort mit frischer Luft geübt werden (drinnen oder draußen); man übe nicht in der Nähe von Wind oder einem elektrischen Ventilator.
- Man bereite sich gut auf die Sitzung vor; man werde ruhig, entleere Darm und Blase, lege die Armbanduhr, Ringe oder Brille ab, die die Zirkulation von Qi und Blut stören könnten.
- Die Anzahl und Länge der Sitzungen sollten der Verfassung des Patienten angemessen sein und generell von 30 Minuten bis zu einer Stunde reichen. Man übe nicht zu lange oder verbrauche nicht all seine Kraft und Energie. Patienten sollten sich nach einer Sitzung nicht müde fühlen.
- Man übe kein Qigong nach reichhaltigem Essen oder wenn man sich sehr hungrig fühlt. Man reduziere die sexuellen Aktivitäten, den Konsum von Alkohol, Zigaretten, starkem Tee und gewürzter Nahrung, die Körper und Geist stimulieren und die Meditation schwieriger gestalten.
- Das Auftreten von Wahrnehmungen wie Hitze, Spannung, Wundsein, Schmerz, Jucken, Taubheit, Kälte, Kribbeln oder muskulärem Zucken ist normal während einer Qigong-Sitzung, da Qi sich im Körper bewegt. Es gibt keinen Grund, sich darüber oder über mögliche Ursachen zu sorgen; es ist vollkommen natürlich.
- Es gibt keinen Grund, alarmiert zu sein oder in Panik zu geraten, wenn eine plötzliche emotionale Störung wie Rufen oder das Unterbrechen anderer Menschen während einer Sitzung auftritt. Man identifiziere die Ursache, beruhige sich und setze das Üben fort.
- Man praktiziere stetig vom Anfang bis zum Ende. Ein hastiger Beginn oder ein hastiges Ende der Übungssitzung verursachen Probleme wie die Unfähigkeit des Qi, zu seinem Ursprung zurückzukehren, oder Störungen der funktionalen Aktivitäten von Qi.

Literatur

1. Jin Guan et al., *Qi Gong Jing Xuan* [Essentials of Qigong], Beijing: People's Sports Publishing House, 1981.
2. For Western readers, a clear introduction to medical Qigong can be found in Kenneth S. Cohen, *The Way of Qigong: The Art and Science of Chinese Energy Healing*, New York: Ballantine Books, 1997.

Kapitel 7

Diätetik

Diätetik ist ein wichtiger Teil der Traditionellen Chinesischen Medizin. Die Integration der Diätetik in eine umfassende Behandlungsstrategie für Erkrankungen ermöglicht die Unterstützung der Therapie durch den Einsatz bestimmter Nahrungsmittel, die für die Konstitution des Patienten und seine Erkrankung angemessen ist. In der Chinesischen Medizin hat die Diätetik eine lange Geschichte und kann bis zum frühesten medizinischen Werk, dem *Huang Di Nei Jing* [Klassiker des Gelben Kaisers über Innere Medizin], das vor über 2000 Jahren verfasst wurde, zurückverfolgt werden. Das Buch liefert nicht nur eine systematische theoretische Diskussion über die Art und Weise, wie Nahrung verdaut, absorbiert und verteilt wird, um den Körper zu nähren, sowie über die Funktionsweise des Stoffwechsels, sondern es verdeutlicht auch, dass eine unangemessene Ernährung eine der Hauptursachen für Erkrankungen ist. Zusätzlich deutet es an, wie eine passende Nahrungszusammenstellung eingesetzt werden kann, um die Behandlung einer Krankheit mit Arzneien zu ergänzen und zu verstärken und so das Ziel der Stützung des Aufrechten Qi (Zheng Qi) und der Vertreibung pathogener Faktoren zu erreichen.

Im Kapitel *Über die Beziehung zwischen Qi und den Zang-Organen und den vier Jahreszeiten* aus dem *Su Wen* [Einfache Fragen] heißt es: „Die fünf Getreidearten dienen der Ernährung, die fünf Fruchtsorten der Stärkung, das Fleisch der fünf Tierarten der Vermehrung und die fünf Gemüsearten zum Wiederauffüllen. Wenn man sie in einer geeigneten Kombination passend nach ihrer Natur und ihrem Geschmack zu sich nimmt, können sie Essenz und Qi vermehren und ergänzen.“ Dies unterstreicht die Tatsache, dass nach dem Einsatz von Arzneien zur Vertreibung der meisten pathogenen Faktoren Getreide, Früchte, Fleisch und Gemüse zum Nähren und Regulieren verwendet werden sollten, um die Heilung zu vervollständigen; dies ist die Grundlage der Diätetik.

Die ersten Abhandlungen über Diätetik erschienen in den Sui- und Tang-Dynastien (581–907). Sie umfassen das *Shi Jing* [Der Diätklassiker] von Cui Hao und das *Yang Sheng Yao Ji* [Essentielles zur Bewahrung der Gesundheit] von Zhang Zhan. In einem Kapitel über Diätetik im *Qian Jin Yao Fang* [Rezepte, die Tausend Goldstücke wert sind für Notfälle] schrieb Sun Simiao: „Zuerst eigne dir ein gründliches Wissen über die Ursache der Krankheit an; wenn diese bekannt ist, kann die Krankheit angegangen werden. Behandle zuerst mit Diät, aber wenn dies nicht zum Erfolg führt, dann setze Arzneien ein.“ Dieser Auszug verdeutlicht, wie wichtig Diätetik zu jener Zeit gewesen ist. Beispiele für Nahrungsmittel, die er erfolgreich verwendete, um Krankheiten zu heilen, waren u. a. Leber vom Vieh oder Geflügel für die Behandlung von Nachtblindheit, Getreidezucker, ein dickflüssiges Dekokt aus Sojabohnen, um krankes Qi der Beine zu behandeln, und die Schilddrüse von Ziegen, um Kropfbildung zu therapieren.

Andere Werke über dieses Thema, die in dieser Zeit erschienen sind, waren z. B. *Shi Liao Ben Cao* [Eine diätetische Materia Medica] von Meng Xian und *Shi Yi Xin Jian* [Ein überarbeiteter Spiegel für den Diätetiker] von Zan Yin. Das wichtigste Buch über Diätetik aus den Jin und Yuan-Dynastien (1115–1368) war *Yin Shan Zheng Yao* [Prinzipien einer korrekten Diät] von Hu Sihui, der die Prinzipien des Kochens, der diätetischen Hygiene sowie Rezepte und Diätetikn zusammenfasste und beschrieb, welche Nahrungsmittel gemieden werden sollten und welche Vergiftungen hervorrufen könnten. Der große Pharmakologe und Arzt Li Shizhen sammelte und beschrieb im *Ben Cao Gang Mu* [Ein Kompendium der Materia Medica] 462 Arten von Getreide, Früchten, Gemüse, Geflügel, Fisch und Schalentiere, die für medizinische Indikationen verwendet werden konnten.

In diesem Kapitel steht die Anwendung der Diätetik bei der Behandlung von Krebs im Mittelpunkt.

7.1 Diätetik im Rahmen von onkologischen Therapiestrategien

Die Regulation der Ernährung bei Krebspatienten

Krebs ist eine Krankheit, die an den Ressourcen des Körpers zehrt. Zusätzlich werden Qi und Blut bei denjenigen geschädigt, die sich einer chirurgischen Behandlung unterziehen. Strahlen- und Chemotherapie führen zu schlechtem Appetit, Übelkeit und Erbrechen, Diarrhö und anderen nachteiligen Reaktionen im Gastrointestinaltrakt, die die Aufnahme und Verwertung von Nährstoffen stark behindern.

Wenn der Körper weniger Nährstoffe aufnimmt als er braucht, um angemessen zu funktionieren, wird er extrem geschwächt und weniger fähig sein, Krankheiten zu widerstehen; in schweren Fällen kann es zu Auszehrung kommen.

Daher spielt die Regulierung der Nährstoffe eine Schlüsselrolle bei der Gesundung von einer Krankheit. Die Aufnahme einer angemessenen Menge an Grundnährstoffen zur richtigen Zeit ist essentiell für die Reparatur geschädigten Gewebes und für die Aufrechterhaltung eines angemessenen Körpergewichtes; Proteine, Fette und Kohlenhydrate wie Stärke und Zucker sind die Quelle der Energie, und Vitamine, Faserstoffe, Kohlenhydrate und Mineralien sind an den Stoffwechselvorgängen beteiligt. All diese Nährstoffe sollte mit der täglichen Nahrung aufgenommen werden.

Nahrungsmittel, die reich an Protein sind, sind u. a. Fisch, Fleisch, Geflügel, Eier, Bohnen und Erdnüsse; diese Nahrungsmittel sind relativ reich an Vitamin B und Eisen. Frische oder pulverisierte Milch und Milchprodukte wie Kondensmilch, Käse, Butter und Joghurt sind ebenfalls reich an Proteinen, den Vitaminen A und B und Kalzium. Gemüse, Obst, frische Fruchtsäfte und Trockenfrüchte enthalten reichlich Vitamine, Faserstoffe und Mineralien. Reis und Mehl und aus ihnen hergestellte Produkte wie Reiskuchen, Brot, und Kekse sind Quellen von Kohlenhydraten, d. h. Energie für den Körper; sie enthalten auch Vitamin B und Eisen. Fette und pflanzliche Öle, Käse und Butter sind Quellen von Kalorien und Vitamin E.

Musteridentifizierung und diätetische Anforderungen

Eine Diät, die auf der Basis des Appetits und der besonderen Bedürfnisse von Krebspatienten entwickelt wird, kann sowohl den Nährstoffbedarf befriedigen als auch dem Körper helfen, sich zu erholen. Gleichzeitig muss der Therapeut eine Ernährungsstrategie entwickeln, die auf der Musteridentifizierung in den verschiedenen Stadien der Krankheit basiert. In der TCM ändern sich oft die Muster und Symptome in den verschiedenen Stadien der Krankheitsentwicklung im Einklang mit der Krankheitsursache, der Konstitution und dem Alter des Patienten, dem Klima und geographischen Faktoren. Die Diät verändert sich ebenfalls nach den wechselnden Mustern.

Allgemein ausgedrückt sollten ergänzende und tonisierende Nahrungsmittel bei Leere-Mustern verwendet werden, Nahrungsmittel, die pathogene Faktoren vertreiben, bei Fülle-Mustern, Nahrungsmittel, die das Innere wärmen und Hitze zerstreuen, für innere Kälte-Muster und Nahrungsmittel zum Klären und Ausleiten von Hitze für innere Hitze-Muster. Mehr spezielle Beispiele sind detailliert im Folgenden beschrieben:

- Bei übermäßigen Hitze-Toxinen wähle man Gemüsesorten aus, die Hitze klären und Toxizität vermindern, wie Senfblatt, römischen Kopfsalat und Portulak (*Ma Chi Xian*, Herba Portulacae Oleraceae) oder kühle Nahrungsmittel wie Ente, Schilfrohrwurzelstock (*Lu Gen*, Rhizoma Phragmitis Communis) und Spargel. Roter Ginseng (*Hong Shen*, Radix Ginseng Rubra), Zimtzweige (*Gui Zhi*, Ramulus Cinnamomi Cassiae), Lychee, Wild und Lamm oder Schaf sollten jedoch vermieden werden, da sie wärmende und tonisierende Nahrungsmittel sind.
- Bei postoperativen Fällen mit abdominalen Spannungen, weichen Stühlen und Appetitmangel sind geeignete Nahrungsmittel u. a. chinesische Yamswurzelknolle (*Shan Yao*, Rhizoma Dioscoreae Oppositae), Fiederweißdornbeeren (*Shan Zha*, Fructus Crataegi), gekeimte Gerstenkörner (*Mai Ya*, Fructus Hordei Vulgaris Germinatus), Hühnermagenendothel (*Ji Nei Jin*, Endothelium Corneum Gigeriae Galli) und Mandarinenschalen (*Chen Pi*, Pericarpium Citri Reticulatae), da sie die Milz stärken und den Magen harmonisieren. Sie werden am besten in Form von regulierenden und tonisierenden medizinischen Congees wie *Shan Yao Er Mi Zhou* (Congee mit chinesischer Yamswurzelknolle, Reis und Hirse) oder *Yi Mi Zhou* (Hiobstränensamen – Congee) zu sich genommen. Eine starke Tonisierung ist jedoch nicht ratsam, da Qi und Blut durch die Operation stark geschädigt worden sind und die Aufnahmefähigkeit des Magens gestört ist.

Da eine Erkrankung sich in verschiedenen Mustern zeigen kann gibt es auch unterschiedlich geeignete Nahrungsmittel für diese Krankheit. Zum Beispiel, wenn Diarrhö als Komplikation von Dickdarmkrebs auftritt:

- Bei Mustern von sich innerlich sammelnder Feuchte-Hitze ist Portulak (*Ma Chi Xian*, Herba Portulacae Oleraceae) ein geeignetes Nahrungsmittel.

- Bei Mustern von Nahrungsansammlung und unverdauter Nahrung sind geeignete Nahrungsmittel u. a. Rettich (*Lai Fu*, Radix Raphani Sativi) und Fiederweißdornbeeren (*Shan Zha*, Fructus Crataegi).
- Bei Mustern von Milz- und Magenschwäche sollten chinesische Yamswurzelknolle (*Shan Yao*, Rhizoma Dioscoreae Oppositae) und Lotussamen (*Lian Zi*, Semen Nelumbinis Nuciferae) gegessen werden.

Magenkrebs kann als ein weiteres Beispiel genommen werden:

- Bei Muster von Qi-Stagnation und Anhäufung sind Mandarinenschalen (*Chen Pi*, Pericarpium Citri Reticulatae) und Buddhas-Hand-Früchte (*Fo Shou*, Fructus Citri Sarcodactylis) geeignete Nahrungsmittel.
- Bei Muster von mangelndem Magen-Yin können Glehniawurzel (*Sha Shen*, Radix Glehniae seu Adenophorae) und Schlangenbartwurzel (*Mai Men Dong*, Radix Ophiopogonis Japonici) sowie frische Früchte gegessen werden.

Nur bei Orientierung einer Diät an der Basis der Musteridentifizierung können die Funktionen der Zang-Fu-Organe reguliert, die innere Balance wieder hergestellt und die vom Patienten benötigten Nährstoffe adäquat bereitgestellt werden.

Der heiße, warme, kühle oder kalte Charakter der ausgewählten Nahrung muss immer berücksichtigt werden. Einige Ärzte sind der Meinung, dass sowohl Weichpanzerschildkröte als auch Aal gut für Patienten mit Krebs sind. Weichpanzerschildkröte ist von kühlem Charakter und nährt Yin; sie ist nicht geeignet für Patienten mit Magen-Kälte. Auf der anderen Seite ist Aal von warmem und tonisierendem Charakter und geeignet für Magen-Kälte-Muster; er ist jedoch kontraindiziert für Feuchte-Hitze im Magen.

Während man Nahrungsmittel auf der Basis der Musteridentifizierung auswählt, muss zusätzlich eine ausbalancierte, nährstoffreiche Diät eingehalten werden. Die Diät sollte, mit anderen Worten, bezüglich Farbe, Duft und Geschmack so variationsreich wie möglich sein, während sie den erforderlichen Nährstoffbedarf des Patienten deckt; sie sollte auch verschiedene Formen der Zubereitung wie Brühe, dünne Suppe oder Congee beinhalten. Dies vermeidet die Situation, dass der Patient nicht mehr gewillt ist zu essen oder dass er sich zu sehr an einen bestimmten Nahrungstyp hält.

Nahrungsmittel oder Arzneien

Die Chinesische Medizin betont die Kombination von Kräutermedizin und Diätetik und es ist manchmal schwierig zu unterscheiden, ob bestimmte Bestandteile als Arzneien oder als Nahrungsmittel verwendet werden. In Abhängigkeit von ihrer Funktion können Nahrungsmittel (oder Arzneien), die in der Diätetik Verwendung finden, in fünf Kategorien unterteilt werden:

- tonisierende und Qi-vermehrende Gerichte wie *Chun Cai Ji Tang* (Hühnersuppe mit Wasserschild), *Shan Yao Ji Zhi Tang* (chinesische Yamswurzelknolle und Hühnerbrühe), *Dang Gui Yang Rou Geng* (Brühe mit chinesischer Angelikawurzel und Schafsfleisch) oder *Wu Zhi Yin* (Fünf-Säfte-Getränk)
- Gerichte, die das Blut vitalisieren wie *Huang Hua E Jiao Dan Tang* (Suppe mit Lilienblüten, Eselshautgelatine und Eigelb)
- Gerichte, die Hartes erweichen und Verklumpungen zerteilen wie *Huang Qi Hai Dai Yin* (Getränk mit Astragaluswurzel und Seetang)
- Gerichte, die Hitze klären und Toxizität vermindern wie *Li Yan Cha* (Tee, der der Kehle wohltut) und *Yin Lu Bo He Cha* (Tee mit Geißblattblüten, Schilfrohrwurzel und Minze)
- Gerichte, die auf Symptomen basieren:
- Bei Blutungen bereite man *Cong Bai E Jiao Yin* (Getränk aus Lauch und Eselhautgelatine) oder *Huang Hua E Jiao Dan Tang* (Suppe mit Lilienblüten, Eselshautgelatine und Eigelb) zu.
- Bei schlechtem Appetit bereite man *Xiao Shi Yin* (Getränk zur Auflösung von Nahrungsansammlungen) oder *Shan Yao Shuang E Tang* (Suppe mit chinesischer Yamswurzelknolle, Gänseblut und Gänsefleisch) zu.
- Bei Schmerzen bereite man *Nei Jin Ji Li Zhou* (Congee mit Hühnermagenendothel und Astragalus-Samen) oder *Hu Tao Du Zhong Tang* (Suppe mit Walnüssen und Guttapercharinde) zu.
- Bei Fieber bereite man *Zhi Mu Su Rong Yin* (Schnell auflösendes Anemarrhena-Pulver) oder *Da Mai Zhou* (Gerste-Congee) zu.
- Bei Ödemen bereite man *Fu Ling Yi Mi Zhou* (Congee mit Poria and Hiobstränensamen) zu.

Die Vereinbarkeit der Diät mit dem Charakter und dem Zustand der Krankheit

Charakter und Geschmack der Nahrung sollten zu dem Muster der Krankheit passen (Kälte oder Hitze, Leere oder Fülle). In diesem Kontext haben Charakter und Geschmack dieselbe Bedeutung wie bei den Arzneien. Passende Nahrungsmittel bedeutet, dass diese nützlich oder hilfreich für die Behandlung der Krankheit sind; unpassende Nahrungsmittel sind diejenigen, die nichts zur Heilung der Krankheit beitragen und daher vermieden werden sollten.

Krebspatienten mit ausgeprägten Hitze-Mustern aufgrund von Toxinen, die tief in den Körper eindringen und sich als Durst, Reizbarkeit und Ruhelosigkeit, nicht nachlassendes Fieber und trockene, feste Stühle zeigen, sollten Früchte, Wassermelone, Reis-Congees und andere kühlende Nahrungsmittel essen, die Hitze klären, den Magen stärken, Durst löschen und Ärger vertreiben. Der Konsum von warmen, öligen und fetten Nahrungsmitteln sollte auf ein Minimum beschränkt werden.

Krebspatienten mit klinischen Tumorzeichen oder nachteiligen Reaktionen auf dessen Behandlung wie schlechtem Appetit, Übelkeit und Erbrechen, Spannung und Völle im Magen sollten es vermeiden, süße oder fettige Nahrungsmittel wie Süßkartoffel, Getreide, Milch, fettgebackene Nahrungsmittel und Fleischpasteten zu essen. Milde Nahrungsmittel wie Suppen aus frischem Gemüse, Pilzen oder Seetang oder gepresster Saft aus der Lotuswurzel (*Ou*, Rhizoma Nelumbinis Nuciferae), Wasserkastanie oder Apfel sind geeignet.

Patienten mit Ödemen der Glieder sollten salzige oder eingelegte Nahrungsmittel reduzieren und kalte, rohe und klebrige Nahrungsmittel vermeiden, um eine weitere Schädigung von Milz und Magen und eine zunehmende Ansammlung von Wasser und Feuchtigkeit zu verhindern.

Diätetische Unvereinbarkeiten

Volksweisheiten wie „Persimone ist nicht verträglich mit Krabben, Zwiebeln nicht mit Honig und Schildkröte nicht mit dreifarbigem Amaranth" werden durch Spezialistenliteratur über die nachteiligen Reaktionen nach dem kombinierten Essen dieser Nahrungsmittel gestützt. Die Achtzehn Unvereinbarkeiten und Neunzehn Antagonismen, die man in Büchern über Arzneien finden kann, sollten auch beachtet werden. Zusätzlich sollten Rettich (*Lai Fu*, Radix Raphani Sativi) oder Rettichsamen (*Lai Fu Zi*, Semen Raphani Sativi) gemieden werden, wenn man tonisierende oder nährende Arzneien zu sich nimmt.

Vereinbarkeit der Diät mit Jahreszeit und Klima

Wie die Jahreszeiten und das Klima sich ändern, sollte man sich auch den Naturgesetzen anpassen. Yang Qi ist im Frühling und Sommer übermäßig, und wärmende und tonisierende Nahrungsmittel wie Schaf und roter Ginseng (*Hong Shen*, Radix Ginseng Rubra) sollten so häufig es geht vermieden werden. Der Herbst in China ist eine trockene Jahreszeit und viele Patienten leiden unter Trockenheit von Mund und Zunge, Nasenbluten und gesprungenen Lippen; es sollten Früchte mit einem höheren Wassergehalt gegessen und Nahrung mit scharfem Geschmack und heißem Charakter gemieden werden. Im Winter, wenn das Wetter kalt ist, vermeide man kühle oder kalte Nahrungsmittel, die den Magen schädigen, und esse stattdessen warme, tonisierende Nahrung.

Vereinbarkeit der Diät mit Patient und Krankheit

Obwohl die Patienten, die therapeutisch in diesem Buch erfasst werden, alle unter Krebs leiden, unterscheiden sie sich in ihren angeborenen und erworbenen Konstitutionen, durch die Schwere ihre Zustandes und die spezielle Behandlung, die sie erhalten. Konsequenterweise unterscheiden sich auch die Diäten. Allgemein gesagt ist es kontraindiziert, Nahrungsmittel zu essen, die vom Charakter und Geschmack her dem Charakter der Krankheit ähnlich sind (zum Beispiel, scharfe und gewürzte Nahrung sollte bei Hitze-Mustern vermieden werden). Es sollten Nahrungsmittel gegessen werden, die mit der angewendeten Behandlung vereinbar sind, zum Beispiel Nahrung von kaltem Charakter bei Hitze-Mustern und Nahrung mit heißem Charakter bei Kälte-Mustern. Die verschiedenen Maßnahmen der übergreifenden Behandlungsstrategie und jegliche auftretenden nachteiligen Reaktionen sollten auch berücksichtigt werden.

7.2 Auswahl der Ernährung

Tonisierung und Regulierung stehen im Einklang mit der vorgenommenen Behandlung

Chirurgische Behandlung, Strahlen- und Chemotherapie sind die vorrangigen Methoden bei der Tumortherapie.

Vor einer chirurgischen Behandlung sollten die Nährwertmengen erhöht und die Konstitution gestärkt werden, damit der Patient die Operation besser überstehen kann. Nach der chirurgischen Therapie sollte, abhängig von der Lokalisation der Operation und der Geschwindigkeit der Wiederherstellung von Verdauungs- und Absorptionsfunktionen, die Ernährung allmählich reichhaltiger werden, um den Genesungsprozess zu beschleunigen.

Da Strahlentherapie zu Ulzerationen oder Entzündungen führen kann, ist es in diesem Fall besser, tonisierende und auffüllende Nahrungsmittel zu essen, um Körperflüssigkeiten zu erzeugen und Yin zu nähren, so etwa frisches Gemüse und Obst oder Säfte aus diesen Produkten, um so die Aufnahme von Vitaminen und Mineralien zu erhöhen.

Allgemein führen Strahlen- und Chemotherapie zu einer Schwäche und Leere von Qi und Blut oder zu Blut-Mangel aufgrund von Austrocknung der Körperflüssigkeiten. Es wird daher empfohlen, in die Diät Arzneien zur Mehrung von Qi, Nähren von Yin und Tonisieren von Qi und Blut einzubeziehen, wie z. B. *Xi Yang Shen** (Radix Panacis Quinquefolii), *Huang Qi* (Radix Astragali seu Hedysari), *Dang Gui* (Radix Angelicae Sinensis), *Gou Qi Zi* (Fructus Lycii) und *Bai Mu Er* (Tremella).

Auf diese Art und Weise wird die Fähigkeit des Körpers gestärkt, der Behandlung zu widerstehen, und es wird die allgemeine Stärke vermehrt und es dem Patienten ermöglicht, zum nächsten Stadium oder zur nächsten Strahlen- oder Chemotherapie fortzuschreiten.

Die Nahrungsmittel, die für die verschiedenen Stadien der Behandlung am geeignetsten sind, werden weiter unten ausführlicher besprochen.

Nach der chirurgischen Behandlung

Patienten weisen oft Mangel-Muster von Qi und Blut und eine Schwäche von Milz und Magen auf, die durch mangelnde Ernährung und postoperative funktionale Störungen verursacht wurden. Diätetik sollte sich darauf konzentrieren, Nährstoffe und Kalorien durch die Aufnahme von Nahrungsmitteln, die reich an Protein und Vitaminen sind, zu ergänzen und die Funktion von Milz und Magen zu regulieren, um Magen Qi zu aktivieren, die Quelle der Erzeugung und Transformation wiederherzustellen und die Wurzel des Späteren Himmels zu stärken.

Neben Milch und Eiern sollte die Diät auch frisches Gemüse und Obst wie Rettich, Karotten, Spinat, Schnittlauch, Zwiebeln, Chinakohl, Orangen, Grapefruit, Zitronen, Fiederweißdornfrüchte und getrocknete Aprikosen beinhalten.

Die Auswahl der Nahrung sollte sich auch nach dem Zustand des Patienten und dem Ort des chirurgischen Eingriffs richten:

- Nach einer Operation am Kopf weisen Patienten oft geistige Müdigkeit und Zeichen von Angst auf. Die normale Diät sollte um Nahrungsmittel erweitert werden, die die Nieren tonisieren, das Gehirn nähren, den Geist beruhigen und den Verstand schärfen, wie Fiederweißdornfrüchte (*Shan Zha*, Fructus Crataegi), Momordicafrüchte (*Luo Han Guo*, Fructus Momordicae Grosvenori), Walnüsse, Maulbeeren, grünen Tee, Wassermelone, Wachskürbis, Wildreisstengel, Honig, Lotussamen (*Lian Zi*, Semen Nelumbinis Nuciferae), Shiitakepilze, Schweinehirn und Silbermorcheln (*Bai Mu Er*, Tremella).
- Nach chirurgischer Behandlung am Hals, z. B. wegen Krebs der Schilddrüse oder Krebs der Zunge, sollte die Diät Nahrungsmittel zum Transformieren von Schleim, zum Stärken der Kehle, zum Erweichen von Hartem und Zerteilen von Verklumpungen beinhalten wie *Xing Ren Shuang* (Mandelkerngelee), Loquatfrüchte, Bocksdornfrüchte (*Gou Qi Zi*, Fructus Lycii), Birne, Lychees, Seetang, Seegurke, Muscheln, Qualle, Purpurtang und Shiitakepilze.
- Nach chirurgischer Behandlung an der Brust, z. B. bei Lungenkrebs oder ösophagealem Krebs, sollte die Diät Nahrungsmittel zum Nähren und Ergänzen des Blutes, zum Befreien der Brust und Stärken des Diaphragmas beinhalten wie Orangen, Äpfel, Loquatfrüchte, Longanenfrüchte, chine-

sische Datteln (*Da Zao*, Fructus Ziziphi Jujubae), Wachskürbis, Mandeln, Luffaschwammm (*Si Gua*, Fructus Luffae), Lotuswurzel (*Ou*, Rhizoma Nelumbinis Nuciferae), Karotte, Wildreisstengel, Wasserkastanien, Seegurke, chinesisches Yamswurzelpulver, *Yi Mi Zhou* (Hiobstränensamen-Congee), *He Tao Ren Bai He Zhou* (Walnusskern- und Lilienblüten-Congee), and *Mu Er Nuo Mi Zhou* (Congee mit Morcheln und Klebreis).

- Nach chirurgischer Behandlung am Abdomen, z. B. bei Krebs von Magen, Leber, Rektum oder Pankreas, sollte die Diät Nahrungsmittel zum Nähren des Blutes, Besänftigen der Leber und zum Regulieren von Milz und Magen beinhalten wie Zitronen, Orangen, Buddhas-Hand-Früchte (*Fo Shou*, Fructus Citri Sarcodactylis), Zitronenfrüchte (*Xiang Yuan*, Fructus Citri Medicae seu Wilsonii), Bananen, Momordicafrucht (*Luo Han Guo*, Fructus Momordicae Grosvenori), chinesische Datteln (*Da Zao*, Fructus Ziziphi Jujubae), Fiederweißdornfrüchte (*Shan Zha*, Fructus Crataegi), Spinat, Portulak (*Ma Chi Xian*, Herba Portulacae Oleraceae), frischen Ingwer, Honig, Abalone, Reisfeldaal (oder andere Spezies von Süßwasseraal).
- Nach chirurgischer Behandlung am urologischen System, z. B. durch Behandlung von Krebs der Nieren, Blase oder Prostata, sollte die Diät Nahrungsmittel zur Tonisierung der Nieren, zum Nähren der Leber, Befreien der Blase und Förderung des Wasserlassens enthalten wie Bocksdornfrüchte (*Gou Qi Zi*, Fructus Lycii), Birne, Banane, chinesische Quittenfrucht (*Mu Gua*, Fructus Chaenomelis), Momordicafrucht (*Luo Han Guo*, Fructus Momordicae Grosvenori), Kiwifrucht (chinesische stachelbeere), Walnüsse, Maulbeeren, schwarze Sesamsamen, Wassermelone, Wachskürbis, Lotuswurzel (*Ou*, Rhizoma Nelumbinis Nuciferae), chinesisches Yamswurzelpulver, Mungbohnen, Adukibohnen, Portulak, Morcheln, Kürbiskerne, Karpfen, Abalone, grünen Tee und *Yi Mi Zhou* (Hiobstränensamen-Congee).
- Nach chirurgischer Behandlung am weiblichen reproduktiven System, z. B. durch Behandlung von Krebs in Uterus, Zervix oder Ovarien, sollte die Diät Nahrungsmittel zum Nähren des Blutes, Regulieren der Menstruation und zur Anreicherung und Tonisierung von Leber und Nieren enthalten wie Granatapfel, Momordicafrucht (*Luo Han Guo*, Fructus Momordicae Grosvenori), Bocksdornfrüchte (*Gou Qi Zi*, Fructus Lycii), Feigen, Bananen, Zitronen, Longanenfrüchte, Trauben, Walnüsse, Maulbeeren, schwarze Sesamsamen, Wassermelone, Wachskürbis, schwarze Morcheln (*Hei Mu Er*, Exidia Plana), chinesisches Yamswurzelpulver, Lotuswurzel (*Ou*, Rhizoma Nelumbinis Nuciferae), Szechuan-Pfeffer (*Hua Jiao*, Pericarpium Zanthoxyli), Mungbohnen, Adukibohnen, Karpfen, Eier, Milch und *Yi Mi Zhou* (Hiobstränensamen-Congee).
- Nach chirurgischer Behandlung an den Gliedmaßen, z. B. durch Behandlung des weichen Gewebes und der Knochen, sollte die Diät Nahrungsmittel zum Stärken der Sehnen und Knochen beinhalten wie Bocksdornfrüchte (*Gou Qi Zi*, Fructus Lycii), Feigen, Momordicafrüchte (*Luo Han Guo*, Fructus Momordicae Grosvenori), chinesische Quittenfrucht (*Mu Gua*, Fructus Chaenomelis), Luffaschwamm (*Si Gua*, Fructus Luffae), Bitterkürbis, Lychees, Walnüsse, Loganenfrüchte, Maulbeeren und schwarze Morcheln.

Nach der Chemotherapie

Chemotherapeutische Mittel verursachen Nebenwirkungen wie Übelkeit, Erbrechen und eine Verminderung der Blutwerte als Folge von Knochenmarksuppression, die das hämatopoetische System schädigt. Eine Diätetik für Patienten, die sich einer Chemotherapie unterzogen haben, sollte sich auf das Verbessern des Appetits und der Einnahme von mehr nährstoffreicher Nahrung konzentrieren wie *Shan Zha Dun Shou Rou* (Geißblattfrüchte gedämpft mit Schweinefleisch), *Dang Gui Yang Rou Geng* (Brühe mit chinesischer Angelikawurzel und Schafsfleisch), *Chong Cao Zheng An Chun* (Wachteln gedämpft mit Cordyceps), frischem Royal Ginseng Jelly, Silbermorcheln (*Bai Mu Er*, Tremella) und Semmelstoppelpilz (oder andere Spezies von dunklen Pilzen), um das Blut zu nähren und Milz und Magen zu stärken, die Nebenwirkungen zu vermindern und die Wirkung der Therapie insgesamt zu verstärken. Fisch und Schalentiere sind kontraindiziert.

- Die hohen Dosen von kombinierten Chemotherapeutika, die Patienten mit Lymphomen und Leukämie erhalten, verursachen oft starke Nebenwirkungen. Die Diät sollte daher auch Nahrungsmittel zum Vermehren von Qi, Nähren des Blutes, Tonisieren der Knochen und Erzeugen von Knochenmark enthalten wie Äpfel, Orangen, Momordicafrüchte (*Luo Han Guo*, Fructus Momordicae Grosvenori), chinesische Datteln (*Da Zao*, Fruc-

tus Ziziphi Jujubae), Milch, Eier, Spinat, Koriander, Walnüsse und Mark aus den Knochen von Schweinen oder Kühen.
- Für Patienten mit festen Tumoren wie die in Lungen, Magen, Leber, Rektum, Zervix und Ovarien sind die Nebenwirkungen der Chemotherapie ähnlich, obwohl die Lokalisation der Tumoren unterschiedlich ist. Die Diät sollte auch Nahrungsmittel zum Tonisieren und Nähren von Leber und Nieren und Regulieren von Milz und Magen enthalten wie Orangen, Buddhas-Hand-Früchte (*Fo Shou*, Fructus Citri Sarcodactylis), Kokosnuss, Granatapfel, Fiederweißdornfrüchte (*Shan Zha*, Fructus Crataegi), Hühnerleber, schwarze Morcheln (*Hei Mu Er*, Exidia Plana), Pilze, Adukibohnen, Szechuan-Pfeffer (*Hua Jiao*, Pericarpium Zanthoxyli), frischen Ingwer, Honig, Rettich, Tomate, Portulak (*Ma Chi Xian*, Herba Portulacae Oleraceae) und Sonnenblumenkerne.

Nach der Strahlentherapie

Während und nach einer Strahlentherapie weisen Patienten oft Zeichen von brennender Hitze auf, die das Yin schädigt, charakterisiert durch Trockenheit von Mund und Zunge, einen roten und geschälten Zungenkörper und einen drahtigen, fadenförmigen und schnellen Puls. Die Diätetik sollte nährende und befeuchtende Nahrungsmittel bevorzugen, leichte Nahrung und Nahrung mit süßem Geschmack und kalten Eigenschaften, um Körperflüssigkeiten zu erzeugen, so etwa Wasserkastanien, Birne, frische Lotuswurzel (*Ou*, Rhizoma Nelumbinis Nuciferae), Lotussamen (*Lian Zi*, Semen Nelumbinis Nuciferae), Wachskürbis, Wassermelone, Mungbohnen, Zitronenfrucht (*Xiang Yuan*, Fructus Citri Medicae seu Wilsonii) und Silbermmorcheln (*Bai Mu Er*, Tremella). Patienten sollten gewürzte, fettgebackene und stimulierende Nahrungsmittel meiden, ebenso Zigaretten und Alkohol. Andere diätetische Empfehlungen sind abhängig vom Ort der Strahlentherapie:
- Wird Strahlentherapie auf Tumoren am Kopf angewendet, sollte die Diät auch Nahrungsmittel beinhalten, die Yin nähren, das Gehirn stärken, den Verstand schärfen und den Geist beruhigen wie Walnüsse, Kastanien, Erdnüsse, grünen Tee, Maulbeeren, schwarze Sesamsamen, Granatapfel, Mango, Ananas, chinesische Datteln (*Da Zao*, Fructus Ziziphi Jujubae), Stacheljujubensamen (*Suan Zao Ren*, Semen Ziziphi Spinosae) und Seetang.
- Wird Strahlentherapie auf Tumoren in Gesicht und Hals angewendet, sollte die Diät auch Nahrungsmittel beinhalten, die das Yin nähren, Körperflüssigkeiten erzeugen, Hitze klären und Feuer nach unten leiten, wie Birnen, Orangen, Äpfel, Wassermelone, Wassernuss (*Ling Jiao*, Fructus Trapae), Lotuswurzel (*Ou*, Rhizoma Nelumbinis Nuciferae), Grapefruit, Zitronen, Bittermelone, Honig, grünen Tee, Wildreisstengel, Chinakohl, Karpfen und Qualle.
- Wird Strahlentherapie auf Tumoren in der Brust angewendet, sollte die Diät auch Nahrungsmittel beinhalten, die das Yin nähren, die Lungen befeuchten, Husten beenden und Schleim umwandeln, wie Wachskürbis, Wassermelone, Luffaschwamm (*Si Gua*, Fructus Luffae), Orangen, weiße Birne (*Pyrus bretschneideri*), Lotuswurzel (*Ou*, Rhizoma Nelumbinis Nuciferae), chinesisches Yamswurzelpulver, Perillafrucht (*Su Zi*, Fructus Perillae Frutescentis), Rettich, Reisfeld-Aal (oder andere Spezies von Süßwasseraal), Loquat-Früchte und Aprikosen.
- Wird Strahlentherapie auf Tumoren im Abdomen angewendet, sollte die Diät auch Nahrungsmittel zur Stärkung der Milz, Harmonisierung des Magens, zum Nähren des Blutes und Vermehren von Qi beinhalten wie Orangen, Mandarinen, Zitronenfrucht (*Xiang Yuan*, Fructus Citri Medicae seu Wilsonii), rote Lorbeerbaumfrucht, Fiederweißdornfrucht (*Shan Zha*, Fructus Crataegi), Hühnerleber, frischen Ingwer und *Yi Mi Zhou* (Hiobstränensamen-Congee).
- Wird Strahlentherapie auf Tumoren im urogenitalen System angewendet, sollte die Diät auch Nahrungsmittel zum Stärken von Yin, Klären von Hitze, Tonisieren der Nieren und Nähren der Leber beinhalten wie Bocksdornfrüchte (*Gou Qi Zi*, Fructus Lycii), Feigen, Wassermelone, Bitterkürbis, Sonnenblumenkerne, Milch, Eier, Szechuan-Pfeffer (*Hua Jiao*, Pericarpium Zanthoxyli) und Zitronenfrucht (*Xiang Yuan*, Fructus Citri Medicae seu Wilsonii).

7.3 In der onkologischen Therapie indizierte Nahrungsmittel und Arzneien

Wie vorangehend erwähnt, werden in der TCM Nahrungsmittel als Medizin betrachtet und viele Arzneien werden oft als Nahrungsmittel gegessen oder anderen Gerichten beigefügt. Dieser Abschnitt erörtert die Wirkungen und Funktionen von einigen üblicherweise verwendeten Nahrungsmitteln/Arzneien, die, wenn sie nach Anweisung eingenommen werden, die Konstitution von Krebspatienten stärken und ihre allgemeine Gesundheit fördern.
Sie können mit einer Auswahl der folgenden Bestandteile zubereitet werden, zu denen Gewürze hinzugefügt werden, um verschiedene Suppen, Brühen, Congees, Salate und pfannengerührte Gerichte zu bereiten: Walnusskerne (*Hu Tao Ren*, Semen Juglandis Regiae), Longanenfrucht (*Long Yan Rou*, Arillus Euphoriae Longanae), chinesische Datteln (*Da Zao*, Fructus Ziziphi Jujubae), chinesische Yamswurzelknolle (*Shan Yao*, Rhizoma Dioscoreae Oppositae), Lotussamen (*Lian Zi*, Semen Nelumbinis Nuciferae), essbare Vogelnester (der äußere Teil der Nester, gebaut durch Mauersegler der Gattung Collocalia), Fischmagen, Haifischflosse, Seegurke, Muscheln, Reisfeldaal (oder andere Spezies von Süßwasser-Aal), Schmerle, Schlangenkopf, Meeräsche, Wachtel, Taube, Schwarz-konochenhuhn, Hühnchen, Ente, Schweineleber, Schweinenieren, Schweineeingeweide, Schweinesehnen, Filet, Kandiszucker, Bienenpropolis, Lotuswurzelstärke, Wasserkastanie und Zuckerstange. Die meisten dieser Produkte sollten in der ganzen Welt in Supermärkten oder in chinesischen Lebensmittelläden erhältlich sein; wenn nicht, können sie durch geeignete lokale Produkte ersetzt werden.

7

Ren Shen (Radix Ginseng)

Ren Shen (Radix Ginseng) und seine vielen Varianten wie *Gao Li Shen* (Radix Ginseng Coreensis), sonnengetrockneter Ginseng (*Sheng Shai Shen*), *Hong Shen* (Radix Ginseng Rubra) und *Bai Shen* (Radix Ginseng Alba) sowie seine preiswerteren Alternativen *Xi Yang Shen** (Radix Panacis Quinquefolii), *Dang Shen* (Radix Codonopsitis Pilosulae) und *Tai Zi Shen* (Radix Pseudostellariae Heterophyllae) haben allesamt die Funktion, Qi zu tonisieren. Moderne pharmakologische Studien haben bewiesen, dass die im Ginseng enthaltenen Polysacharide bei Patienten mit Magenkrebs im Spätstadium und mit anderen Tumoren[1] aktiv das Immunsystem stärken. Ginseng wird oft in Kombination mit anderen Arzneien eingesetzt, um die Nebenwirkungen von Strahlen- oder Chemotherapie wie Leukopenie, Erythrozytopenie, Thrombozytopenie, Alopezie und Übelkeit und Erbrechen zu lindern.
Rezepte mit Ginseng als einem der Hauptbestandteile sind u. a. *Ren Shen Lian Er Tang* (Suppe mit Ginseng, Lotussamen und Silbermorcheln), *Ren Shen Zhou* (Ginseng-Congee) and *Ren Shen Hong Zao Gui Yuan Tang* (Suppe mit Ginseng, chinesischen Datteln und Longanenfrüchten).

Huang Qi (Radix Astragali seu Hedysari)

Huang Qi (Radix Astragali seu Hedysari) oder Tragantwurzel tonisiert Qi, konsolidiert das Äußere, leitet Toxine aus und erzeugt Fleisch, fördert die Bewegung von Wasser und zerteilt Schwellungen; es ist reich an Selen, Eisen und Kalzium.
Huang Qi (Radix Astragali seu Hedysari) kann das Zentralnervensystem anregen, die Immunfunktion regulieren und die Widerstandskraft des Körpers gegen das Wachstum von Tumoren stärken. Die Abkochung des Krautes kann die Produktion von antikanzerogenen Faktoren und von Interferon stimulieren.[2]
Huang Qi (Radix Astragali seu Hedysari) wird oft in Kombination mit *Dang Gui* (Radix Angelicae Sinensis) und *Long Yan Rou* (Arillus Euphoriae Longanae) eingesetzt, um die Blutwerte bei Leukopenie zu erhöhen, die durch Strahlen- oder Chemotherapie verursacht wurde.
Es kann in einer Vielzahl von Gerichten eingesetzt werden wie *Huang Qi Hai Dai Yin* (Getränk mit Tragantwurzel und Seetang), *Huang Qi Hou Tou Tang* (Suppe mit Tragantwurzel und Semmelstoppelpilz) und *Huang Qi Ji Rou Zhou* (Congee mit Tragantwurzel und Huhn).
Huang Qi Hui Shi Jin (Ausgewählte Zutaten geschmort mit Tragantwurzel) ist ein sehr bekanntes Gericht in Taiwan bei Patienten, die sich von einer Tumorbehandlung erholen. Dazu wird ein Dekokt von *Huang Qi* (Radix Astragali seu Hedysari) benutzt, um darin pfannengerührte Scheiben von Bambussprossen, Schweinefleisch und Karotten zu schmoren.

Dang Gui (Radix Angelicae Sinensis)

Dang Gui (Radix Angelicae Sinensis) oder chinesische Angelikawurzel wird häufig eingesetzt, um das Blut zu nähren und zu vitalisieren. Es hat auch die Funktion, die Därme zu befeuchten und die Eingeweide zu befreien, die Leitbahnen zu befreien und die Netzgefäße zu vitalisieren, Schwellungen zu zerteilen und Verklumpungen aufzulösen. Sie ist indiziert bei Schwindel, Blut-Trockenheit, Trockenheit der Därme, blauen Flecken durch Stürze und Stöße, bei abdomi Schmerzen aufgrund von Stase und Blockierungen. Ihre wasserlöslichen Bestandteile beinhalten die Vitamine A, E und B_{12}, mehr als 10 Aminosäuren und verschiedene Spurenelemente. Ein Extrakt aus *Dang Gui* (Radix Angelicae Sinensis) kann B-Zellen stimulieren und so die immunologische Funktion verstärken. *Dang Gui Wei* (Extremitas Radicis Angelicae Sinensis) hemmt direkt das Wachstum von Krebszellen.[3]

Wenn sie während der Chemotherapie bei Brustkrebs im Spätstadium eingesetzt werden, können Rezepturen mit *Dang Gui* (Radix Angelicae Sinensis) als Hauptbestandteil das Müdigkeitsgefühl verringern, Schmerzen lindern, den Appetit steigern und die Überlebenszeit verlängern.[4] Die in *Dang Gui* (Radix Angelicae Sinensis) enthaltenen Polysacharide haben in Experimenten die Wirkung von Mitomycin verbessert.[3]

Dang Gui (Radix Angelicae Sinensis) wird als Hauptbestandteil in *Dang Gui Yang Rou Geng* (Brühe mit chinesischer Angelikawurzel und Schafsfleisch) verwendet. Zusätzlich können Rekonvaleszenten, abhängig von Jahreszeit und persönlicher Vorliebe, *Dang Gui Huo Guo* (chinesische Angelikawurzel-Hotpot) erhalten, das *Dang Gui* (Radix Angelicae Sinensis), Fischbällchen, Shiitakepilze, Chinakohl und Sojapaste enthält.

Ling Zhi (Ganoderma)

Ling Zhi (Ganoderma) hat stärkende, nährende und tonisierende Funktionen und kann ebenso den Magen stärken wie auch den Geist beruhigen; es verhindert auch Hyperplasien und Alterung.

Ling Zhi (Ganoderma) enthält Triterpen, viele Arten von Aminosäuren, Glukose, Proteine und Polysacharide. Es hat eine deutliche Wirkung bei der Hemmung der Tumorproliferation; besonders *Ling Zhi Po Lie Bao Zu Fen* (Ganoderma Burst Spore Pulver) hemmt die Telomerase-Aktivität von Krebszellen.[5] *Ling Zhi* (Ganoderma) kann zur Behandlung von Krebs in Ösophagus, Magen und Rektum eingesetzt werden. Mit *Ling Zhi* (Ganoderma) zubereitete Suppen, Brühen und Congees wie *Ling Zhi Hong Zao Zhou* (Congee mit Ganoderma und chinesischen Datteln) sind generell sehr gut für Krebspatienten geeignet, da sie leicht zu verdauen sind.

Gou Qi Zi (Fructus Lycii)

Gou Qi Zi (Fructus Lycii) oder Bocksdornfrucht fördert die Immunfunktion, tonisiert Leber und Nieren und stärkt die Sehnen und die Knochen. Es enthält bis zu 166×10^{-6} ml/L des Anti-Krebs-Spurenelementes Germanium, 2,8 Mal so viel wie in *Gao Li Shen* (Radix Ginseng Coreensis) enthalten ist, 28 Mal so viel wie in poliertem Rundreis (*Jing Mi*, Oryza Sativa) und viel mehr als die Mengen, die in *Shan Dou Gen* (Radix Sophorae Tonkinensis) und *Da Suan* (Bulbus Allii Sativi) erhalten sind.[6] Sie enthält auch Karotene, die Vitamine A, B_1, B_2 und C, Selen, Kalzium und Eisen, was sie zu einer ausgezeichneten Ergänzung für eine Diät für Patienten macht, die sich von einer Krebsbehandlung erholen.[7]

Gou Qi Zi (Fructus Lycii) wird in Getränken wie *Gou Qi Cha* (Bocksdornfrucht-Tee) verwendet, wo 5 g grüner Tee in ein Dekokt von 20 g *Gou Qi Zi* (Fructus Lycii), das mit 500 ml Wasser zubereitet wurde, gegeben werden, und *Gou Qi Jiu* (Bocksdornfrucht-Likör), wo 20 g des Krautes in 750 ml Wodka drei bis vier Wochen lang eingelegt und davon jeden Tag eine kleine Menge getrunken werden; es kann auch in Gerichten verwendet werden wie *Qi Qi Tao Ren Tang* (Suppe mit Tragantwurzel, Bocksdornfrüchten, Walnüssen und Erdnüssen), *Qi Zao Dan Hua Tang* (Suppe mit Bocksdornfrüchten, chinesischen Datteln und Ei) and *Shou Wu Zao Qi Zhou* (Congee mit Knöterichwurzel, chinesischen Datteln und Bocksdornfrüchten).

Rou Cong Rong (Herba Cistanches Deserticolae)

Rou Cong Rong (Herba Cistanches Deserticolae) oder Cistanchenkraut tonisiert die Nieren und stärkt die Essenz, befeuchtet die Därme, befreit die Eingeweide und fördert die Langlebigkeit. Es ist indiziert für sowohl Yin- als auch Yang-Schwäche, die sich als Nieren-Schwäche und Mangel an Essenz, Mattigkeit und Schmerzen im unteren Rücken und in den Knien und trockene, feste Stühle zeigt.

7

Moderne Forschungen zeigen, dass die Alkaloide in *Rou Cong Rong* (Herba Cistanches Deserticolae) eine Hormon-ähnliche Funktion haben und die Widerstandskraft des Körpers gegen Krankheiten erhöhen können und wirksam eine Leere und Schädigung von Leber und Nieren, eine Aufzehrung der Körperflüssigkeiten und Blut-Trockenheit sowie Verstopfung bei Krebspatienten im Spätstadium behandeln.[8]
Rou Cong Rong (Herba Cistanches Deserticolae) kann als Congee verarbeitet werden, zubereitet mit poliertem Klebreis oder in einem heißen Topf mit Schafsfleisch und Sojaanudel. Ein Dekokt aus *Rou Cong Rong* (Herba Cistanches Deserticolae) und *Dang Gui* (Radix Angelicae Sinensis) kann mit Entenblut gekocht werden, um eine Flüssigkeit zu erhalten, die wirksam das Blut tonisiert und die Eingeweide befreit.

Zi He Che‡ (Placenta Hominis)

Zi He Che‡ (Placenta Hominis) stärkt Yang, tonisiert Yin und in besonderem Maße das Ursprungs-Qi (Yuan Qi), nährt das Blut und stärkt die Essenz. Es ist indiziert für eine Reihe von Mangel- und Leeremustern, wie z. B. eine Schwäche von Lungen und Nieren. *Zi He Che*‡ (Placenta Hominis) enthält eine Vielzahl von Antikörpern, Interferon, Blutkoagulationsfaktoren, Gonadotropinen, Thyroptropinen, Erythropoetin, Phopholipiden und Polysachariden, die die Immunfunktion verbessern und die Konstitution stärken können.[9] Es ist besonders nützlich bei Auszehrung, schnellem Keuchen bei Anstrengung und starker Anämie im Spätstadium von Krebs.
Es kann mit *Shan Yao* (Rhizoma Dioscoreae Oppositae) gedämpft und zu Hühnerbrühe hinzugegeben werden, um eine klare Hühnersuppe zu bereiten, oder es kann mit *Dong Chong Xia Cao* (Cordyceps Sinensis) oder mit Kandiszucker gekocht werden. Seine lyophilisierte Pulverform kann mit *Hei Zhi Ma* (Semen Sesami Indici) und weißem Zucker gemischt werden.

He Shou Wu (Radix Polygoni Multiflori)

He Shou Wu (Radix Polygoni Multiflori) oder Knöterichwurzel tonisiert Leber und Nieren, stärkt die Sehnen und Knochen, nährt das Blut, erzeugt Haarwuchs und fördert die Langlebigkeit. Die Inhaltsstoffe Lezithin, Glukose, Emodin, Rhapontin, Sennoside und Spurenelemente haben kardiotonische und hypolipämische Eigenschaften und die Fähigkeit den Anteil der Leukozyten zu erhöhen und das Haarwachstum zu fördern, gezeigt.[10] Daher ist *He Shou Wu* (Radix Polygoni Multiflori) indiziert für Leukopenie und Alopezie aufgrund von Strahlen- oder Chemotherapie.
Dieses Kraut kann zusammen mit Schwarzknochenhuhn in einer klaren Suppe gedämpft, mit pulverisiertem poliertem Rundkornreis (*Jing Mi*, Oryza Sativa) zu einer Paste verarbeitet oder als Congee zubereitet werden wie in *Shou Wu Zao Qi Zhou* (Congee mit Knöterichwurzel, chinesischen Datteln und Bocksdornfrüchten). Pulverisiertes *He Shou Wu* (Radix Polygoni Multiflori) kann auch zu einer Reihe von süßen Brühen zubereitet werden wie z B. mit *Long Yan Rou* (Arillus Euphoriae Longanae) oder *Da Zao* (Fructus Ziziphi Jujubae).

Bai He (Bulbus Lilii)

Bai He (Bulbus Lilii) oder Lilienzwiebel reichert Yin an, nährt die Lungen, beendet Husten und befeuchtet die Därme. Neben den Vitaminen B_1, B_2 und C, Karotenen, Proteinen und Lipiden enthält *Bai He* (Bulbus Lilii) auch Alkaloide, von denen eines, Colchicin, sich im In-vitro-Versuch als hemmend auf die Proliferation von Krebszellen gezeigt hat.[11]
Bai He (Bulbus Lilii) wird oft mit Lotuswurzelmehl, Kandiszucker und Rosenblättern zu einer süßen Brühe wie *Bai He Ji Zi Huang Tang* (Suppe mit Lilienzwiebeln und Eigelb) verarbeitet, zu Congees wie *Bai He Zhou* (Lilienzwiebel-Congee) und *He Tao Ren Bai He Zhou* (Congee mit Walnusskernen und Lilienzwiebeln) oder für gedämpfte Gerichte verwendet wie *Fen Mi Zheng Bai He* (Gedämpfte Lilienzwiebeln mit Honig). Diese Gerichte haben die Funktion, Yin zu nähren und Husten zu beenden und sind indiziert für trockenen Husten ohne Schleim bei primären bronchogenen Karzinomen, mediastinalen Lymphosarkomen und Strahlenpneumonitis.

Tian Men Dong (Radix Asparagi Cochinchinensis)

Tian Men Dong (Radix Asparagi Cochinchinensis) oder chinesische Spargelwurzel nährt Yin und erzeugt Körperflüssigkeiten, befeuchtet die Lungen, nährt den Magen und befreit die Eingeweide. Sie kann als Alternative für *Lu Sun* (Herba Asparagi Officinalis) in einer Krebsdiät eingesetzt werden und ist wirksam bei Lungenkrebs im Spätstadium, bei Lymphomen und Leukämie und reduziert nachteilige Nebenwirkungen durch Strahlen- oder Chemothera-

pie. *Tian Men Dong* (Radix Asparagi Cochinchinensis) hat sich als wirksam gezeigt bei der Reduzierung von Hyperplasien in den Lobuli der Mammae-Drüsen und bei der Kontrolle der Entwicklung von gutartigen und malignen Brusttumoren.[12]
Tian Men Dong (Radix Asparagi Cochinchinensis) wird eingesetzt, um *Tian Men Dong Cha* (Spargelwurzeltee) zuzubereiten und es kann kombiniert werden mit *Yu Zhu* (Rhizoma Polygonati Odorati) und *Mai Men Dong* (Radix Ophiopogonis Japonici), um *Yu Zhu Er Dong Tang* (Suppe mit Sibirischem Salomonssiegel, Spargelwurzel und Schlangenbartwurzel) zu bereiten; beide Gerichte sind wirksam durch Nähren von Yin, Klären von Hitze und Hemmen von Tumoren.

Bai Mu Er (Tremella)

Bai Mu Er oder *Yin Er* (Tremella) oder Silbermorcheln nährt Yin und befeuchtet die Lungen, nährt den Magen und befeuchtet die Därme, beruhigt den Geist und stabilisiert den Verstand, fördert Langlebigkeit und nährt die Gesichtsfarbe.
Bai Mu Er (Tremella) enthält saure und neutrale Polysacharide, Proteine, 16 Arten von Aminosäuren, Kalzium, Phosphor und verschiedene Vitamine. Die in *Bai Mu Er* (Tremella), enthaltenen Polysacharide können die Rate der Lymphoblastentransformation bei Leukämiepatienten erhöhen, B- und T-Lymphozyten aktivieren und die Leukozytenzahl bei Patienten, die sich einer Strahlen- oder Chemotherapie unterziehen, erhöhen.[13]
Bai Mu Er (Tremella) kann verwendet werden, um *Yin Er Za Guo Tang* (Suppe aus Silbermorcheln und Früchteauswahl), *Mi Tao Yin Er Tang* (Suppe mit Honigpfirsich und Silbermocheln), *Mu Er Nuo Mi Zhou* (Congee mit Silbermocheln und Klebreis) und *Bai Er Wu Jia Zhou* (Congee aus Silbermocheln und Stachelpanaxwurzel) zuzubereiten. *Bai Mu Er* (Tremella) eingeweicht in Wasser, kann mit Wassermelone und Zucker gemischt und Patienten gegeben werden, die sich einer Strahlen- und Chemotherapie unterziehen, besonders denen, die aufgrund von Yin-Mangel unter Durst leiden.

*Shi Hu** (Herba Dendrobii)

*Shi Hu** (Herba Dendrobii) oder Knotenständel-Stängel tonisiert die Lungen und nährt den Magen, nährt Yin und erzeugt Körperflüssigkeiten, befeuchtet die Därme und befreit die Eingeweide.
Seine aktiven Bestandteile Dendrobin, Dendramin und Mucilage fördern nicht nur die Peristaltik im Gastrointestinaltrakt zur Steigerung des Appetits, sondern erzeugen auch Körperflüssigkeiten, um den Durst zu stoppen, klären Hitze, vermindern Entzündungen und stärken die Immunfunktion.[14]
*Shi Hu** (Herba Dendrobii) wird oft als Infusion im kochendem Wasser zubereitet und als Tee getrunken oder als Dekokt mit *Qing Guo* (Fructus Canarii Albi) und *Jin Yin Hua* (Flos Lonicerae) abgekocht, um trockenen Mund, mangelnden Appetit, Übelkeit, Abneigung gegen Essen und Mundulzera nach Strahlen- oder Chemotherapie zu behandeln.

Dong Chong Xia Cao (Cordyceps Sinensis)

Dong Chong Xia Cao (Cordyceps Sinensis) wird unter den tonisierenden Arzneien oft als genauso wertvoll wie *Ren Shen* (Radix Ginseng) und *Lu Rong*‡ (Cornu Cervi Parvum) betrachtet. Es nährt Lungen-Yin und tonisiert Nieren-Yang, stoppt Husten und beruhigt Keuchen.
Dong Chong Xia Cao (Cordyceps Sinensis) enthält mehr als 20 Arten von Aminosäuren und eine Vielzahl von Vitaminen und Mineralien. Cordyceps-Säuren und Cordycepin wirken stimulierend auf die Nebennieren, erweitern die Bronchiolen, verstärken die Monozyten-Phagozytose, regulieren die humorale Immunität durch Erhöhung der Antikörperproduktion und stärken die Funktion der T-Lymphozyten. Es hemmt auch Tumorzellen bei nasopharyngealem Krebs und Lungenkrebs.[15]
Als Pulver kann es direkt oral eingenommen werden; alternativ kann der Pilz zur Bereitung einer Reihe von für Krebspatienten geeigneten Gerichten wie *Chong Cao Zheng An Chun* (Gedämpfte Wachteln mit Cordyceps) oder *Chong Cao Shen Ya* (Gedämpfte Ente mit Cordyceps und Ginseng) verwendet werden. Zusätzlich kann er mit *Long Yan Rou* (Arillus Euphoriae Longanae), chinesischer Dattelpaste und Kandiszucker zu einer süßen Brühe bereitet oder mit Birnen gedämpft werden.

Lu Sun (Herba Asparagi Officinalis)

Lu Sun (Herba Asparagi Officinalis) oder Spargelkraut nährt Yin, erzeugt Körperflüssigkeiten, transformiert Schleim und zerteilt Verklumpungen. Eine konzentrierte Lösung von *Lu Sun* (Herba Asparagi Officinalis) tötete Tumorzellen von zervikalem, öso-

phagealem oder nasopharyngealem Krebs bei Menschen und von Adenokarzinomen der Lungen bei Mäusen im In-vitro-Versuch, wobei die Wirkung dosisabhängig war. Die Langzeitanwendung von hochkonzentriertem Spargelsaft zeigte eine deutlich hemmende Wirkung auf Tumoren; die Wirkung von wiederholt eingesetzten kleinen Mengen von Spargel aus der Dose war sehr viel geringer.[16]
Krebspatienten kann frischer Spargel kalt serviert werden, mit Zucker und Essig als Dressing, als Congee mit chinesischen Datteln (*Da Zao*, Fructus Ziziphi Jujubae) und Klebreis, als *Lu Sun Men Dong Zhou* (Congee mit Spargel und Spargelwurzel), als Getränk, oder als Omelett mit frischen Eiern zubereitet.

Xian He Cao (Herba Agrimoniae Pilosae)

Xian He Cao (Herba Agrimoniae Pilosae) oder Odermennigkraut tonisiert Qi, stoppt Blutungen, transformiert Blut-Stase und zerteilt Schwellungen. Die im Kraut enthaltenen Agrimonine, Agrimonolide und Glukoside haben hämostatische Eigenschaften gezeigt. Es wurde auch berichtet, dass *Xian He Cao* (Herba Agrimoniae Pilosae) wirksam ist bei der Behandlung der Ehrlich-Aszites-Karzinomen bei Mäusen und dass es die Entwicklung von Melanomen und von Krebs der Zervix hemmt.[17]
Xian He Cao (Herba Agrimoniae Pilosae) kann als *Xian He Cao Cha* (Odermennigkrauttee) serviert werden, wobei 5 g grüner Tee in ein mit 500 ml Wasser zubereitetes Dekokt aus 30 g *Xian He Cao* (Herba Agrimoniae Pilosae) gegeben werden, und als *Xian He Cao Jiu* (Odermennigkrautlikör), wobei 30 g des Krautes in 750 ml Wodka drei bis vier Wochen eingelegt und jeden Tag ein wenig von der Flüssigkeit eingenommen werden; diese Zubereitungen sind besonders geeignet für Hämorrhagien in der Lunge, bei Krebs im Rektum und in der Zervix. Es kann auch verwendet werden, um *He Zao Yin* (Getränk aus Odermennigkraut und Datteln) und *Xian He Cao Zhi Dun Zi Ji* (Gedämpftes junges Huhn mit Odermennigkraut) zuzubereiten.

Bai Guo (Semen Ginkgo Bilobae)

Bai Guo (Semen Ginkgo Bilobae) tonisiert die Lungen und die Nieren, hält das Lungen-Qi zusammen, stabilisiert Husten und Keuchen und reduziert das Wasserlassen: es wird oft eingesetzt, um Husten und Keuchen aufgrund von Lungen-Mangel, häufiges Wasserlassen aufgrund von Nieren-Mangel und (nächtliche) Samenergüsse zu behandeln.
Bai Guo (Semen Ginkgo Bilobae) enthält Proteine, Lipide, Kohlenhydrate, Kalzium, Phosphor, Eisen, Karoten, Riboflavin, eine Reihe von Aminosäuren und kleine Mengen von zyanogenetischen Glykosiden und Gibberellin. Es ist indiziert, wenn die Nieren das Qi nicht aufnehmen können, und bei schnellem, hastigem Atmen und trockenem Husten aufgrund von Lungen-Schwäche bei Krebs im Spätstadium.
Bai Guo (Semen Ginkgo Bilobae) kann als Getränk in Form einer Suppe mit chinesischen Datteln (*Da Zao*, Fructus Ziziphi Jujubae) oder geröstet mit Hühnchen zubereitet werden. Ginkgo sollte nicht roh verzehrt werden, da es Irritationen im Gastrointestinaltrakt auslösen kann; ähnliche Nebenwirkungen treten bei einer Überdosierung auf (manchmal bei nur 40 Samen).

Yi Yi Ren (Semen Coicis Lachryma jobi)

Yi Yi Ren (Semen Coicis Lachryma jobi) oder Hiobstränensamen stärken die Milz und harmonisieren den Mittleren Erwärmer, klären Hitze und leiten Feuchtigkeit aus. Sie enthalten eine Reihe von Aminosäuren, Proteinen, Coixol, Coixenolide, Kalzium, Phosphor und Eisen.
Ihr wässriger Extrakt tötet Zellen beim Yoshida-Sarkom ab und beseitigt Krebszellen in Ehrlichs-Aszites-Karzinomen wenn er bei Mäusen intraperitoneal verabreicht wird.[19]
Yi Yi Ren (Semen Coicis Lachryma jobi) wirkt auch in der Behandlung von Krebs des Magens und der Zervix und bei Aszites als Komplikationen von Krebs.
Die Samen können als Tee, *Yi Yi Ren Cha* (Hiobstränensamentee) zubereitet werden wo 5 g grüner Tee in ein Dekokt von 20 g *Yi Yi Ren* (Semen Coicis Lachryma jobi), das mit 500 ml Wasser zubereitet wurde, gegeben werden, oder als süße Brühe mit Wasserkastanien und Mandarinen; sie werden auch eingesetzt als Bestandteil einer großen Vielzahl von Congees wie *Yi Mi Zhou* (Hiobstränensamen-Congee), *Shi Bing Shan Yao Zhou* (Congee aus getrockneter Persimone, chinesischer Yamswurzelknolle und Hiobstränensamen) and *Fu Ling Yi Mi Zhou* (Congee mit Poria und Hiobstränensamen).

Mi Hou Tao (Fructus Actinidiae Chinensis)

Mi Hou Tao (Fructus Actinidiae Chinensis) oder Kiwifrucht schützt das Herz, stärkt die Konstitution und vermindert Müdigkeit. Sie enthält 5–10mal so viel Vitamin C wie Mandarinen und 20–30mal so viel wie Äpfel.
Mi Hou Tao (Fructus Actinidiae Chinensis) hemmt das Wachstum von Hepatokarzinomen und von Karzinomen in Pankreas, Magen und Ösophagus und hilft, die Nebenwirkungen von Strahlen- und Chemotherapie zu vermindern. Es kann als frischer Saft, Marmelade, verdünntes Getränk oder als Dekokt zubereitet werden, aber es ist am wirkungsvollsten, wenn die Frucht frisch gegessen wird.

Shan Zha (Fructus Crataegi)

Shan Zha (Fructus Crataegi) oder Fliederweißdornfrucht zerteilt Nahrung und transformiert Ansammlungen (daher sein anderer Name *Kai Wei Guo* oder Appetit steigernde Frucht), zerteilt abdominale Massenansammlungen und transformiert Blut-Stase, transformiert Schleim und lindert Schmerzen. Sie enthält Weinsteinsäure, Zitrussäure, Krataegolische Säure, Flavanoide, Saponine, Vitamin C, Fruktose und Proteine.
Ein wässriger Auszug von *Shan Zha* (Fructus Crataegi) kann das Wachstum von Ehrlich-Aszites-Karzinomazellen hemmen, und seine wässrige Abkochung verlangsamt die Wachstumsrate von Zervixkarzinomen bei Mäusen. Dieses Kraut kann auch bei Krebs von Magen und Rektum und bei abdominalen Spannungen und Schmerzen als Komplikation von Krebs eingesetzt werden.[20]
Es kann als Getränk genommen werden, als kandierte Beeren auf einem Stiel, als Marmelade, als Beerenstücke oder als kandierte Frucht. Es kann auch in kochendem Wasser als Infusion zusammen mit Chrysanthemenblüten (*Ju Hua*, Flos Chrysanthemi Morifolii) zubereitet und als Tee eingenommen werden, zu einer süßen Brühe mit Lotussamen, Lotusmehl und Kandiszucker zubereitet werden, oder zusammen mit Schweinefleisch zu *Shan Zha Dun Shou Rou* (Fiedernweißdornfrucht gedämpft mit Schweinefleisch) oder zu *Shan Zha Zhou* (Fiederweißdornfrucht-Congee) verarbeitet werden.

Hai Dai (Laminaria Japonica)

Hai Dai (Laminaria Japonica) oder Seetang transformiert Schleim, löst Kropfbildungen auf, zerteilt Verklumpungen, reguliert Qi und befreit die Eingeweide. Es enthält Laminarin, Proteine, die Vitamine B und C, Karotene, Phophor, Potassium, Jod und Kalzium.[21] Der Einsatz von *Hai Dai* (Laminaria Japonica) zur Behandlung von Schilddrüsenvergrößerungen und Lymphknoten wurde in früher Zeit dokumentiert. Die Blattwedel dieser Meerespflanze sind auch bekannt als *Kun Bu* (Thallus Laminariae seu Eckloniae).
Seetang kann verwendet werden, um Getränke oder Suppen wie *Huang Qi Hai Dai Yin* (Getränk mit Tragantwurzel und Seetang) oder *Hai Zhe Bi Shen Tang* (Suppe mit Qualle, Wasserkastanien und Glockenwindenwurzel) oder Congees wie *Hai Dai Mai Pian Zhou* (Congee mit Seetang und Hafermehl) zuzubereiten. Er kann auch mit Mehl oder Stärke zu einer Paste verarbeitet werden.

Yu Xing Cao (Herba Houttuyniae Cordatae)

Yu Xing Cao (Herba Houttuyniae Cordatae) oder Houttuyniakraut klärt Hitze und mindert Toxizität, fördert das Wasserlassen und zerteilt Schwellungen, greift Hartes an und löst Stase auf. Ein aus diesem Kraut isoliertes Kristall (mit einem Schmelzpunkt von 140 °C) hat sich als sehr wirksam bei der Behandlung von Magenkrebs erwiesen; das im Kraut enthaltene Houttuynin hat eine deutlich hemmende Wirkung auf die Mitose von Krebszellen.[22]
Yu Xing Cao (Herba Houttuyniae Cordatae) kann als Getränk wie *Yu Xing Cao Yin* (Houttuynia-Getränk) oder *Ji Cai Yin* (Getränk mit Houttuyniakraut, Tragantwurzel und Besenrauke) eingenommen werden oder zu einer Suppe mit Schweinekaldaunen zubereitet werden; alternativ kann es kalt mit Bambusschößlingen serviert werden. Es ist indiziert für starke innere Hitze und kurze Abgaben von rötlichem Urin bei Lungen- oder Darmkrebs.

Wu Hua Guo (Receptaculum Fici Caricae)

Wu Hua Guo (Receptaculum Fici Caricae) oder Feige tonisiert die Lungen befeuchtet die Därme stärkt den Magen befreit die Laktation klärt Hitze und vermindert Toxizität. Sie kann sowohl Diarrhö

stoppen als auch die Eingeweide befreien. *Wu Hua Guo* (Receptaculum Fici Caricae) ist reich an Glukose, Polysachariden, Zitronensäure und Apfelsäure.[23]
Sie kann als Feigen-Tee angeboten werden, als Suppe wie in *Wu Hua Guo Pai Gu Tang* (Suppe mit Feigen und Spareribs) oder als Beigabe zu pfannengerührten Schweinefleischscheiben. Sie kann auch in Form der getrockneten Frucht als gesunder Snack gegessen werden.

Ku Gua (Fructus Momordicae Charantiae)

Ku Gua (Fructus Momordicae Charantiae) oder Bitterkürbis klärt Sommerhitze und lindert Durst, klärt Hitze und vermindert Toxizität, vermehrt Qi und leitet Flüssigkeiten nach oben. Er enthält Charantin, Momordicin und eine Reihe von Aminosäuren; Momordicin hat eine inhibitorische Wirkung auf Zungenkrebs, laryngealen und nasopharyngealen Krebs.
Ku Gua (Fructus Momordicae Charantiae) kann als Suppe, kalt in einem Salat oder gekocht mit süß-saurer Soße, gefüllt mit Hackfleisch, gedämpft in einer klaren Suppe oder pfannengerührt mit Schweinefleischstückchen gegessen werden.

Hou Tou Gu (Hydnum Erinaceus)

Hou Tou Gu (Hydnum Erinaceus) oder Semmelstoppelpilz nährt und tonisiert den ganzen Körper, stärkt die Milz und harmonisiert den Magen, zerteilt abdominale Massenansammlungen und transformiert Anhäufungen. Er enthält Vitamine, Proteine, 16 Arten von Aminosäuren, Polypeptide und und kann das Immunsystem stärken und das Wachstum von Tumoren im Verdauungstrakt hemmen. Wenn eine Einnahme nicht ratsam ist, können stattdessen andere Arten von schwarzen Pilzen verwendet werden.
Hou Tou Gu (Hydnum Erinaceus) kann eingesetzt werden für Suppen mit Schweineleber oder Nieren mit Filet oder mit Wachtel, Taube oder Hühnerei.
Er kann auch in klarer Suppe mit Karpfen, Brassen oder Barsch gedämpft oder pfannengerührt werden mit verschiedenen Sorten chinesischen Kohls.
Er kann den Appetit steigern; sein angenehmer Geschmack bewirkt, dass viele Patienten mit schlechtem Appetit während oder nach einer Strahlen- oder Chemotherapie bereit sind, ihn in ihre Diät aufzunehmen.

Pu Gong Ying (Herba Taraxaci cum Radice)

Pu Gong Ying (Herba Taraxaci cum Radice) oder Löwenzahn klärt Hitze und vermindert Toxizität, wirkt sich posituv auf Gallenblase aus und vermindert Gelbsucht, stärkt den Magen, befreit Laktation, fördert Wasserlassen und zerteilt Verklumpungen. Es wird oft eingesetzt zur Behandlung akuter Mastitis, Hepatitis und Cholezystitis, Blaseninfektionen und Gastroenteritis.
Die pharmakologische Analyse hat gezeigt, dass *Pu Gong Ying* (Herba Taraxaci cum Radice) Taraxasterol, Cholin, Fruktose, Glukose, Inulin, Pektin, Vitamin C, Karoten und Riboflavin enthält und wie ein Breitbandantibiotikum wirkt. Es kann auch das Wachstum von *Helicobacter pylori* hemmen und wird zur Behandlung von Gastritis und peptischen Ulzera eingesetzt, die auf dieses Bakterium zurückgehen, von dem erwiesen ist, dass es einen starken Bezug zu Magenkrebs hat. Das Kraut klärt Hitze, vermindert Toxizität, kühlt das Blut und stoppt Blutungen bei der Behandlung von hämorrhagischen Ulzera im Gastrointestinaltrakt als Komplikation von Krebs.[24]
Frisches *Pu Gong Ying* (Herba Taraxaci cum Radice) kann kalt im Salat gegessen werden oder als Suppe, die mit *Da Zao* (Fructus Ziziphi Jujubae) zubereitet wurde; getrocknet kann es als Infusion zubereitet und als Tee getrunken werden.

7.4 Ausgewählte Rezepte für den Einsatz in der Onkologie

Getränke

Therapeutische Getränke sind darauf ausgerichtet, den Körper gesund zu halten und durch Stärkung des Immunsystems und der Konstitution verschiedene Symptome oder Zustände zu vermeiden oder zu behandeln.
Dieser Abschnitt präsentiert eine Reihe von Rezepten für Getränke, die bei der Vorbeugung und Behandlung von Krebs wichtig sind.

Yu Xing Cao Yin (Houttuynia-Getränk)

- Houttuyniakraut (*Yu Xing Cao*, Herba Houttuyniae Cordatae), frisch, 200 g, oder getrocknet, 100 g

Zubereitung: Die Kräuter werden in 500 ml Wasser 20 Minuten lang abgekocht und das fertige Dekokt wird schluckweise von Zeit zu Zeit getrunken.
Eigenschaften: Scharf und leicht warm.
Leitbahnbezug: Leber und Lunge.
Funktionen: Hemmt Bakterien, leitet Toxine aus und vermindert Toxizität, transformiert Schleim, stoppt Husten und beruhigt Keuchen.
Indikationen: Verwendet bei primärem oder metastasiertem Lungenkrebs, der sich durch eine Infektion verkompliziert hat, um die Entzündung aufzulösen, Blut-Stase zu transformieren und die Infektion zu reduzieren.
Anmerkungen: Dieses Getränk ist wegen seines unangenehmen Geschmacks nicht für alle Patienten geeignet. Es kann daher als therapeutisches Getränk klassifiziert werden, es wird nicht zur Langzeiteinnahme empfohlen.

Wu Zhi Yin (Fünf-Säfte-Getränk)

- Birnen, in Stücke geschnitten, 500 g
- Wasserkastanie, geschält und in Scheiben geschnitten, 500 g
- frische Lotuswurzel (*Ou*, Rhizoma Nelumbinis Nuciferae), gewaschen und in Scheiben geschnitten, 500 g
- frische Schilfrohrwurzel (*Lu Gen*, Rhizoma Phragmitis Communis), gewaschen und in Scheiben geschnitten, 500 g
- frische Schlangenbartwurzel (*Mai Men Dong*, Radix Ophiopogonis Japonici), 100 g

Zubereitung: Den Saft aus den Zutaten auspressen, 500 ml kaltes oder warmes abgekochtes Wasser hinzufügen und trinken.
Eigenschaften: Süß, kühl, neutral, nicht-toxisch.
Funktionen: Klärt Hitze, mindert Sommerhitze, befeuchtet die Kehle und beseitigt Trockenheit.
Indikationen: Trockenheit und Unwohlsein in der Kehle, Strahlenpharyngitis, -laryngitis und -ösophagitis aufgrund von Strahlentherapie in Brust- oder Halsregion wegen Behandlung von nasopharyngealem und ösophagealem Krebs und Lungenkrebs, Lymphomen und Thymomen.

Li Yan Cha (Tee, der der Kehle wohl tut)

- Chrysanthemenblüten (*Ju Hua*, Flos Chrysanthemi Morifolii), 20 g
- Japanische Geißblattblüten (*Jin Yin Hua*, Flos Lonicerae), 20 g
- Schlangenbartwurzel (*Mai Men Dong*, Radix Ophiopogonis Japonici), 20 g
- Süßholzwurzel (*Gan Cao*, Radix Glycyrrhizae), 10 g
- Sterkuliensamen (*Pang Da Hai*, Semen Sterculiae Lychnophorae), 1 Samen

Zubereitung: 1000 ml kaltes Wasser den Zutaten hinzufügen und 10 Minuten kochen; von Zeit zu Zeit warm als Tee trinken.
Eigenschaften: Süß, neutral, kühl.
Funktionen: Klärt und hat eine wohltuende Wirkung auf die Kehle, befeuchtet Trockenheit und zerstreut Entzündungen.
Indikationen: Wie bei *Wu Zhi Yin* (Fünf-Säfte-Getränk); jedoch hat *Li Yan Cha* (Tee, der der Kehle wohl tut) eine stärkere antientzündliche Funktion und kann regelmäßig von Patienten getrunken werden, die sich einer Strahlentherapie unterziehen.

Mai Dong Yin (Schlangenbartwurzel-Getränk)

- Schlangenbartwurzel (*Mai Men Dong*, Radix Ophiopogonis Japonici) 20 g

Zubereitung: Die Schlangenbartwurzel in 500 ml kalten Wassers ansetzen und 10 Minuten kochen, vom Dekokt trinken, während es noch warm ist.

Eigenschaften: Süß, kühl, neutral.
Leitbahnbezug: Lunge.
Funktionen: Klärt die Kehle, hat eine wohltuende Wirkung und befeuchtet Trockenheit.
Indikationen: Reduziert die Nebenwirkungen durch Strahlentherapie bei der Behandlung von nasopharyngealem und laryngealem Krebs und Krebs der Tonsillen und des Sinus maxillaris, und bei Tumoren an Kopf und Hals.

Gan Zhe Luo Bo Zhi (Zuckerrohr- und Rübensaft)

- Zuckerrohr, 120 g
- Rübe, 120 g
- Hagenbuttensaft, 200 ml

Zubereitung: Das Zuckerrohr schälen und es in Einzelteile von 2,5 cm zerteilen; die Rübe würfeln. Diese beiden Zutaten in 300 ml Wasser zum Kochen bringen und 30 Minuten köcheln, bis die Rübe durchgekocht ist. Die Hitze erhöhen und die Flüssigkeit auf 50–100 ml herunterkochen, dann den Hagenbuttensaft hinzufügen.
Eigenschaften: Süß, sauer, neutral, etwas kühl.
Leitbahnbezug: Milz, Magen, Herz und Nieren.
Funktionen: Beseitigt Toxizität und hemmt Tumoren.
Indikationen: Schluckauf. Spannungen im Magen und Verdauungsstörungen, die maligne Tumoren verkomplizieren. Der Saft ist verdauungsfördernd, steigert den Appetit und lindert die Symptome.

Zhe Ou Zhi Yin (Getränk aus Zuckerrohr und Lotuswurzelsaft)

- Zuckerrohr, 500 g
- Frische Lotuswurzel (*Ou*, Rhizoma Nelumbinis Nuciferae), 500 g

Zubereitung: Das Zuckerrohr schälen und es in Einzelteile von 2,5 cm zerteilen; die frische Lotuswurzel reinigen und in Teile zerschneiden. Den Saft aus den Zutaten auspressen und trinken.
Eigenschaften: Süß, neutral, kühl.
Leitbahnbezug: Lunge, Herz und Magen.
Funktionen: Erzeugt Körperflüssigkeiten, befeuchtet die Lungen, klärt Hitze und erleichtert Sommerhitze.
Indikationen: Der Saft ist reich an Vitaminen und kann bei einer schwachen Konstitution und schlechtem Appetit bei lang andauernden Krankheiten eingesetzt werden. Seine tonisierende Wirkung lindert auch Symptome wie durch Strahlen- und Chemotherapie verursachten schlechten Appetit.

Mao Qi Bu Yin (Tonisierendes Getränk aus Alang-Alang-Graswurzelstock und Tragantwurzel)

- Tragantwurzel (*Huang Qi*, Radix Astragali seu Hedysari), frisch, 30 g, oder getrocknet, 20 g
- Alang-Alang-Graswurzelstock (*Bai Mao Gen*, Rhizoma Imperatae Cylindricae), 20 g
- Wüstencistanchenkraut (*Rou Cong Rong*, Herba Cistanches Deserticolae), 20 g
- frische Schale der Wassermelone (grüne äußere Schale), 60 g

Zubereitung: Die Zutaten in 300 ml Wasser geben und zum Kochen bringen. Alles 10 Minuten lang köcheln lassen, den Saft abgießen und ihn warm oder kalt trinken. Das Getränk täglich zubereiten.
Eigenschaften: Süß, neutral, etwas bitter.
Leitbahnbezug: Milz, Lunge und Blase.
Funktionen: Tonisiert Qi, um Schwäche zu behandeln.
Indikationen: Schwache Konstitution, Kraftlosigkeit und schlechter Appetit bei Älteren und als tonisierendes und kräftigendes medizinisches Getränk für Patienten mit Mangel-Mustern nach chirurgischer Behandlung oder während oder nach Strahlen- und Chemotherapie.

Chong Cao Shen Cha (Tee aus Cordyceps und Amerikanischem Ginseng)

- Amerikanischer Ginseng* (*Xi Yang Shen*, Radix Panacis Quinquefolii), 10 g
- Cordyceps (*Dong Chong Xia Cao*, Cordyceps Sinensis), 4–8 Stück

Zubereitung: Die Zutaten zu 1000 ml Wasser hinzufügen und schnell zum Kochen bringen; dann alles für vier Stunden bei sehr geringer Hitze köcheln. Die Flüssigkeit abschütten und auf vier bis sechs Portionen verteilt an einem Tag trinken. Der Tee kann auch mit Nahrungsmitteln eingenommen werden.
Eigenschaften: Scharf, neutral, etwas kalt, nichttoxisch.
Leitbahnbezug: Lunge, Milz, Herz und Nieren.
Funktionen: Dies ist eine stark tonisierende Zubereitung, die auch helfen kann, die Entwicklung von Krebs zu hemmen.
Indikationen: Schwache Konstitution, Kraftlosigkeit und Auszehrung nach chirurgischer Behandlung oder nach oder während einer Strahlen- und Chemotherapie.

Lian Cao Cha (Tee aus Lotusplumula und Süßholzwurzel)

- Lotusplumula (*Lian Zi Xin*, Plumula Nelumbinis Nuciferae), 1–2 g
- Süßholzwurzel (*Gan Cao*, Radix Glycyrrhizae), 1–2 g
- Grüner Tee, 10 g

Zubereitung: Den Lotusplumula und der Süßholzwurzel 500 ml Wasser hinzufügen. Nachdem das Wasser gekocht hat, den grünen Tee hinzugeben und alles ziehen lassen.
Eigenschaften: Süß, etwas bitter, neutral, warm.
Leitbahnbezug: Lunge, Milz und Nieren.
Funktionen: Stärkt die Milz und stoppt Husten.
Indikationen: Husten und Keuchen aufgrund von Schwäche bei Lungenkrebs, pulmonarer Tuberkulose oder anderer Zustände; eine Dosis am Tag zu sich nehmen. Langzeitanwendung leitet die Lungen aus, stärkt den Magen, fördert die Verdauung und hilft, Krebs zu hemmen.

Tian Men Dong Cha (Tee aus chinesischer Spargelwurzel)

- Chinesische Spargelwurzel (*Tian Men Dong*, Radix Asparagi Cochinchinensis), 100 g
- Grüner Tee, 3–5 g

Zubereitung: Die Spargelwurzel 10 Minuten in 1000 ml Wasser kochen. Den Tee dem Dekokt hinzufügen und ziehen lassen.
Eigenschaften: Süß, neutral, etwas bitter.
Leitbahnbezug: Lunge, Milz, Nieren und Magen.
Funktionen: Nährt Yin, stärkt den Magen, zerteilt Schleim, senkt Fieber und befeuchtet Trockenheit. Beide Zutaten können das Immunsystem stärken und Krebs hemmen.
Indikationen: Kann als tägliches Getränk für Patienten mit Lungenkrebs oder pulmonarer Tuberkulose gereicht werden.

Qing Hao Shen Mai Yin (Getränk aus Beifußkraut, Schlangenbartwurzel und Ginseng)

- einjähriges Beifußkraut (*Qing Hao*, Herba Artemisiae Qhinghao), 50 g
- Schlangenbartwurzel (*Mai Men Dong*, Radix Ophiopogonis Japonici), 30 g
- Ginseng (*Ren Shen*, Radix Ginseng), 30 g, oder Glockenwindenwurzel (*Dang Shen*, Radix Codonopsitis Pilosulae), 60 g
- Honig, 50 g

Zubereitung: Das Beifußkraut und die Schlangenbartwurzel zu 1000 ml Wasser hinzufügen, alles zum Kochen bringen und köcheln lassen, bis die Flüssigkeit sich auf 500 ml reduziert hat. Den Rest entsorgen und den Ginseng (oder die Schlangenbartwurzel) hinzufügen. Nach fünf bis zehn Minuten des Köchelns den Honig hinzugeben. In drei Portionen aufteilen, die an einem Tag getrunken werden.
Eigenschaften: Süß, scharf, neutral, warm.
Leitbahnbezug: Herz, Milz und Leber.
Funktionen: Vermehrt Qi und stärkt Yang, befeuchtet die Lungen, nährt die Nieren und klärt Leere-Hitze. Ginseng reguliert die Immunfunktion, Beifußkraut hat eine antientzündliche Wirkung und Honig befeuchtet Trockenheit in Därmen und Lungen.
Indikationen: Dieses Rezept kann eingesetzt werden, um bei Patienten, die wegen Krebs chirurgisch oder mit Strahlen- und Chemotherapie behandelt werden, die Kraft zu erhalten; es kann auch auf einer regelmäßigen Basis in der Rekonvaleszenz getrunken werden.

Xiao Shi Yin (Getränk, das Nahrungsansammlungen auflöst)

- Mandarinenschalen (*Chen Pi*, Pericarpium Citri Reticulatae), 50 g
- Lotusblätter (*He Ye*, Folium Nelumbinis Nuciferae), 50 g
- Fiederweißdornfrüchte (*Shan Zha*, Fructus Crataegi), 50 g
- gekeimte Gerstenkörner (*Mai Ya*, Fructus Hordei Vulgaris Germinatus), 50 g
- Kandiszucker, 10 g

Zubereitung: Die Mandarinenschalen, Lotusblätter und Fiederweißdornfrüchte werden pfannengerührt, bis sie gelb werden. Die gekeimten Gerstenkörner hinzufügen und alles in 1000 ml Wasser 20 Minuten kochen. Die Flüssigkeit abgießen und den Kandiszucker hinzufügen. Warm trinken.
Eigenschaften: Süß, neutral, warm.
Leitbahnbezug: Milz und Magen.
Funktionen: Fördert die Verdauung, reduziert Blutfette und senkt den Blutdruck.
Indikationen: Chronische Gastritis, Verdauungsstörungen und primäre Hypertonie; Appetitmangel, abdominale Spannungen. Dieses Getränk kann auch Symptome im Gastrointestinaltrakt bessern.

Yin Lu Bo He Cha (Tee aus Japanischen Geißblattblüten, Schilfrohrwurzel und Minze)

- Japanische Geißblattblüten (*Jin Yin Hua*, Flos Lonicerae), 30 g
- Schilfrohrwurzel (*Lu Gen*, Rhizoma Phragmitis Communis), 30 g
- Minze (*Bo He*, Herba Menthae Haplocalycis), 10 g
- grüner Tee, 3 g

Zubereitung: Die Geißblattblüten und die Schilfrohrwurzel werden in 500 ml Wasser 15 Minuten gekocht, dann wird die Minze hinzugefügt und alles weitere 5 Minuten gekocht. Der grüne Tee wird dem Dekokt beigefügt. Wenn gewünscht, können 10 g Kandiszucker in den Tee gegeben werden.
Eigenschaften: Süß, scharf, kühl, etwas bitter.
Leitbahnbezug: Lunge, Nieren, Blase und Magen.
Funktionen: Klärt Hitze, erzeugt Körperflüssigkeiten und vermindert Toxizität.
Indikationen: Hohes Fieber, Reizbarkeit und Durst im akuten Stadium von Influenza; wunde Kehle mit einem brennenden Gefühl, Durst und Verdauungsstörungen, oder die Vorbeugung und Behandlung von Infektionen in Pharynx, Larynx und Lungen nach einer Strahlentherapie.

Cong Bai E Jiao Yin (Getränk aus Lauch und Eselshautgelatine)

- Lauch, 2 Stangen
- Eselshautgelatine (*E Jiao*, Gelatinum Corii Asini), 9 g

Zubereitung: Den Lauch 10 Minuten in 200–400 ml Wasser kochen und die Gelatine dem Dekokt beifügen; davon eine Portion am Tag trinken.
Eigenschaften: Neutral, scharf, warm.
Leitbahnbezug: Milz, Leber und Lunge.
Funktionen: Nährt und tonisiert das Blut.
Indikationen: Schwache Konstitution bei Älteren, verminderte Widerstandskraft gegen Erkältungen und Influenza; oder anwendbar zur Steigerung der Resistenz gegen Infektionen, zur Verhinderung von Erkältungen und Influenza und zur Anhebung der Erythrozytenzahl bei Krebspatienten.

Gan Cao Cha (Tee aus Süßholzwurzel und Japanischen Geißblattblüten)

- Japanische Geißblattblüten (*Jin Yin Hua*, Flos Lonicerae), 30 g
- Süßholzwurzel (*Gan Cao*, Radix Glycyrrhizae), 30 g
- schwarzer Tee, 3–5 g

Zubereitung: Die Geißblattblüten und das Süßholz werden mit 500 ml Wasser bedeckt und zum Kochen gebracht. Der schwarze Tee wird dem fertigen Dekokt beigefügt.
Eigenschaften: Süß, neutral, warm.
Leitbahnbezug: Lunge, Magen und Nieren.
Funktionen: Beendet Husten und transformiert Schleim, vermindert Toxizität und löst Entzündungen auf.
Indikationen: Dieser Tee kann von Patienten mit Lungenkrebs getrunken werden. Schwarzer Tee wärmt den Magen, fördert die Verdauung und hilft, Krebs zu hemmen. Geißblattblüten vermindern Toxizität, reduzieren Entzündungen und werden oft in Getränken eingesetzt, um die Nebenwirkungen von Strahlentherapie bei ösophagealem Krebs und bei Tumoren in Kopf und Hals zu behandeln.

Ji Cai Yin (Getränk aus Houttuynia, Tragantwurzel und Besenrauke)

- Houttuynia (*Yu Xing Cao*, Herba Houttuyniae Cordatae), 20 g
- Tragantwurzel (*Huang Qi*, Radix Astragali seu Hedysari), 10 g
- Besenrauke-Samen (*Ting Li Zi*, Semen Lepidii seu Descurainiae), 6 g

Zubereitung: Die Zutaten in 300 ml Wasser abkochen und das Dekokt als Tee mehrmals täglich trinken (einmal täglich zubereiten).
Eigenschaften: Scharf und kühl.
Leitbahnbezug: Milz, Magen und Lunge.
Funktionen: Greift Hartes an und löst Stasen, klärt Hitze und vermindert Toxizität, fördert das Wasserlassen und zerteilt Schwellungen.
Indikationen: Chronischer Husten und zur Vorbeugung von Infektionen bei Lungenkrebs. Es enthält Bestandteile mit einer vergleichsweise starken antibiotischen Wirkung und wird empfohlen zur Behandlung von Magenkrebs und Krebs des Anus.

Huang Qi Hai Dai Yin (Getränk aus Tragantwurzel und Seetang)

- Seetang (*Hai Dai*, Laminaria Japonica), 40 g
- Tragantwurzel (*Huang Qi*, Radix Astragali seu Hedysari), 40 g

Zubereitung: 300 ml Wasser zu den Zutaten hinzufügen, zum Kochen bringen und 30 Minuten köcheln lassen. Die Flüssigkeit abgießen, 150 ml Wasser zu den Zutaten hinzufügen und 20 Minuten weiterköcheln lassen. Beide Abkochungen zusammengießen. In vier bis sechs Portionen einteilen und innerhalb eines Tages trinken.
Eigenschaften: Salzig, scharf, etwas süß, warm.
Leitbahnbezug: Milz und Magen.
Funktionen: Erweicht Hartes und löst Blut-Stase, beseitigt Toxizität und hat antikanzerogene Eigenschaften.
Indikationen: Diese Getränk kann für alle Krebspatienten eingesetzt werden.

Zhi Mu Su Rong Yin (Schnell auflösendes Anemarrhenae-Pulver)

- Anemarrhena-Wurzelstock (*Zhi Mu*, Rhizoma Anemarrhenae Asphodeloidis), 30 g

Zubereitung: Den Anemarrhena-Wurzelstock in 300 ml kaltem Wasser 30 Minuten einweichen, zum Kochen bringen, 20 Minuten köcheln lassen. Die Flüssigkeit abgießen und beiseite stellen. Weitere 300 ml Wasser hinzufügen, 20 Minuten köcheln lassen und abgießen; den Vorgang ein drittes Mal wiederholen. Die drei Abkochungen zusammengießen und zu einer dicken Paste herunterköcheln. 300 g Honig hinzufügen, vermischen, in der Sonne oder in einem Ofen bei niedriger Temperatur trocknen; zu Pulver zermahlen und in Flaschen zu je 10 g füllen für den späteren Gebrauch. Den Inhalt einer Flasche zu einer Tasse kochendem Wasser hinzufügen, dreimal täglich.
Eigenschaften: Süß, erfrischend, kalt, befeuchtend.
Leitbahnbezug: Milz, Lunge, Nieren, Herz und Magen.
Funktionen: Leitet Lungen-Feuer aus, nährt Nieren-Wasser, kühlt Herz-Hitze, tonisiert die Schwäche aufgrund von Müdigkeit, befeuchtet Herz und Lungen.
Indikationen: Hohes Fieber aufgrund von malignen Tumoren oder nachteilige Nebenwirkungen durch Strahlen- und Chemotherapie.

Ku Cao Yin (Braunellenähren-Getränk)

- Braunellenähren (*Xia Ku Cao*, Spica Prunellae Vulgaris), 60 g
- Kandiszucker, 3 g

Zubereitung: Die Braunellenähren in 1000 ml Wasser 20 Minuten abkochen, dann den Kandiszucker hinzufügen. Nach dem Essen einnehmen, drei Tassen täglich.
Eigenschaften: Bitter, scharf, warm.
Leitbahnbezug: Milz und Magen.
Funktionen: Beseitigt Toxizität, zerteilt Tumoren und hat antikanzerogene Eigenschaften.
Indikationen: Unterstützende Therapie bei Magenkrebs.

He Zao Yin (Getränk aus Odermennigkraut und chinesischen Datteln)

- Odermennigkraut (*Xian He Cai*, Herba Agrimoniae Pilosae), 15 g
- Chinesische Datteln (*Da Zao*, Fructus Ziziphi Jujubae), 15 g

Zubereitung: Zu den Zutaten 300 ml Wasser hinzufügen, zum Kochen bringen und köcheln, bis die chinesischen Datteln gekocht sind. Als Tee trinken.
Eigenschaften: Süß, duftend, erfrischend, kühl.
Leitbahnbezug: Lunge und Milz.
Funktionen: Beseitig Toxizität, erweicht Hartes und hat antikanzerogene Eigenschaften.
Indikationen: Nachtschweiß bei Lungenkrebs, es kann Symptome von Lungen-Schwäche beseitigen und den Appetit stimulieren.

Suppen

Suppen für die onkologische Therapie und zur Unterstützung der allgemeinen Gesundheit

Hu Luo Bo Zi Cai Tang (Suppe mit Karotten und Purpurtang)

- Karotten, 500 g
- Hühner- oder Schweinfleischbrühe, 1000 ml
- Purpurtang, 20 g
- Koriander, 10 g

- Salz, nach Geschmack
- Sesamöl, 5 Tropfen

Zubereitung: Den Seetang in kaltem Wasser einweichen und abtropfen lassen. Die Karotten schälen und würfeln, zu der Hühner- oder Schweinefleischbrühe hinzufügen und weichkochen. Den Seetang hinzufügen, zum Kochen bringen und eine Minute kochen lassen. Dann den Koriander hinzufügen, mit Salz und Sesamöl würzen und servieren.
Eigenschaften: Weder fett noch stark gewürzt; etwas salzig und duftend.
Funktionen: Zerteilt Schleim und transformiert Blut-Stase, klärt Hitze und fördert Wasserlassen, tonisiert das Herz und reguliert die Nieren.
Indikationen: Hat eine nährende und regulierende Wirkung bei Krebspatienten mit Verdauungsschwierigkeiten; die Zubereitung wird auch verwendet bei chronischer Bronchitis, primärer Hypertonie und Hyperlipidämie.

Chun Cai Ji Tang (Hühnersuppe mit Wasserschild)

- Wasserschild, 50–100 g
- Hühnerfleisch, 150 g
- Szechuan-Pfeffer (*Hua Jiao*, Pericarpium Zanthoxyli), 5 g
- Frischer Ingwer, 10 g
- Lauch, 30 g
- Hühnerbrühe
- Frischer Ingwer, 3 g
- Essig, 1 Teelöffel
- Salz, nach Geschmack

Zubereitung: Den Wasserschild in kochendem Wasser blanchieren und in kaltem Wasser abtropfen lassen. Das Hühnerfleisch würfeln und in 400 ml Wasser legen. Den Szechuan-Pfeffer und den in Scheiben geschnittenen Ingwer in einen Gewürzball[ii] legen und mit dem Lauch in den Topf geben. Über kleiner Hitze kochen, bis das Fleisch weich ist. Den Gewürzball und den Lauch entfernen, den Wasserschild hinzufügen, wieder zum Kochen bringen, mit Hühnerbrühe, fein gehacktem Ingwer, Essig und Salz würzen und servieren.
Eigenschaften: Süß, salzig, sauer, warm.
Leitbahnbezug: Milz und Magen.
Funktionen: Wasserschild hat antivirale und antikanzerogene Eigenschaften; die Hühnerbrühe tonisiert den Mittleren Erwärmer, vermehrt Qi und hemmt Krebs.
Indikationen: Diese Suppe ist für alle Patienten mit malignen Tumoren geeignet.

Bai He Ji Zi Huang Tang (Suppe mit Lilienzwiebel und Eigelb)

- frische Lilienzwiebel (*Bai He*, Bulbus Lilii), 30 g
- Eigelb, 1
- weißer Zucker, 15 g

Zubereitung: Die Lilienzwiebeln über Nacht einweichen. Das Wasser abgießen, 500 ml kaltes Wasser hinzufügen und zum Kochen bringen. Das geschlagene Eigelb hinzufügen und vermischen, dann den weißen Zucker hinzugeben. Die Suppe warm trinken.
Eigenschaften: Warm und süß.
Leitbahnbezug: Milz, Magen und Lunge.
Funktionen: Befeuchtet die Lungen, nährt das Herz und hat antikanzerogene Eigenschaften.
Indikationen: Palpitationen und Unruhe, Erbrechen bei Patienten mit malignen Tumoren.

Ling Jiao Dou Fu Ji Zhi Tang (Brühe mit Wassernuss, Tofu und Huhn)

- Huhn, vorzugsweise ungekocht
- Wassernuss (*Ling Jiao*, Fructus Trapae), 100 g
- Tofu, 100 g
- Kastanien, 20 g
- Gingko (*Bai Guo*, Semen Ginkgo Bilobae), 5 Nüsse
- Szechuan-Pfeffer (*Hua Jiao*, Pericarpium Zanthoxyli), 10 g
- frischer Ingwer, 10 g
- Hühnerbrühe
- Salz, nach Geschmack
- Sesamöl, 5 Tropfen

Zubereitung: Den Szechuan-Pfeffer und den in Scheiben geschnittenen Ingwer in einen Gewürzball[ii] legen und diesen in 500 ml Wasser zusammen mit dem Huhn 30–40 Minuten köcheln. Die Wassernuss schälen und sie wie den Tofu in Würfel schneiden. Das Huhn und den Gewürzball entfernen und Wassernuss, Tofu, Kastanie und Gingko hinzufügen; so lange kochen, bis die Wassernuss weich ist. Zum Schluss Hühnerbrühe, Salz und Sesamöl nach Geschmack hinzugeben und servieren. Einmal täglich essen.
Eigenschaften: Süß, salzig, warm.
Leitbahnbezug: Milz, Magen, Herz und Nieren.
Funktionen: Stützt das Aufrechte Qi (Zheng Qi) und hat antikanzerogene Eigenschaften.
Indikationen: Als tonisierende Suppe für Krebspatienten mit konstitutioneller Schwäche und Kachexie.

Mi Hou Ju Zi Fu Rong Tang (Suppe mit Kiwifrucht, Mandarine und Eiweiß)

- Kiwifrucht (Chinesiche Stachelbeere), 1 Stück
- Mandarine, 1 Stück
- Eiweiß, 2 Stück
- Weißer Zucker, 20 g

Zubereitung: Die Mandarine schälen, die Kerne entfernen und die Frucht zerteilen; die Kiwifrucht schälen und in Scheiben schneiden. Die Mandarinenteile und die Kiwifruchtscheiben in 300 ml Wasser kochen. Dann die Eiweiße hinzufügen und rühren, bis sie fest werden und die Suppe eindickt. Zum Schluss den Zucker hinzufügen und servieren.
Eigenschaften: Süß und sauer; weder fett noch stark gewürzt.
Funktionen: Erzeugt Körperflüssigkeiten und stoppt Durst, stärkt den Magen und löst Entzündungen auf.
Indikationen: Schlechter Appetit und Verdauungsstörungen bei Krebspatienten; als Suppe zur Stärkung des Magens bei chronischen Erkrankungen.

Mi Tao Yin Er Tang (Suppe mit Honigpfirsich und Silbermorcheln)

- Pfirsiche, 200 g
- Silbermorcheln (*Bai Mu Er*, Tremella), 10 g
- Kandiszucker, 10 g

Zubereitung: Die Silbermorcheln einweichen und putzen, in kleine Stücke schneiden und in 300 ml Wasser bis zum Kochen erhitzen. Die Pfirsiche schälen, die Steine entfernen und in Scheiben schneiden; die Scheiben zur Flüssigkeit geben und kochen, bis sie weich sind. Die Suppe andicken, den Kandiszucker hinzufügen und servieren.
Eigenschaften: Süß, weder fett noch stark gewürzt.
Funktionen: Befeuchtet die Lungen und stoppt Durst, stärkt den Magen und hat antikanzerogene Eigenschaften.
Indikationen: Diese Suppe ist für alle Krebspatienten geeignet.

Yu Chi Gui Qi Tang (Suppe mit Haifischflossen, chinesischer Angelikawurzel und Tragantwurzel)

- Haifischflosse, 50–100 g
- Chinesische Angelikawurzel (*Dang Gui*, Radix Angelicae Sinensis), 30 g
- Tragantwurzel (*Huang Qi*, Radix Astragali seu Hedysari), 15 g
- Szechuan-Pfeffer (*Hua Jiao*, Pericarpium Zanthoxyli), 5 g
- frischer Ingwer, 10 g
- Hühnerbrühe
- Salz, nach Geschmack
- Sesamöl, 3 Tropfen

Zubereitung: Den Szechuan-Pfeffer und den in Scheiben geschnittenen Ingwer in einen Gewürzball legen und in 700 ml Wasser zusammen mit der Haifischflosse, der chinesischen Angelikawurzel und der Tragantwurzel erhitzen. Zum Kochen bringen und eine Stunde köcheln, bis die Haifischflosse gut durchgekocht ist. Den Gewürzball entfernen, Hühnerbrühe, Salz und Sesamöl hinzufügen und servieren.
Eigenschaften: Süß, salzig, erfrischend, warm.
Leitbahnbezug: Milz, Magen, Herz und Leber.
Funktionen: Tonisiert den Körper, stärkt Yang und hat antikanzerogene Eigenschaften.
Indikationen: Auszehrung, eine weiße Gesichtsfarbe, Müdigkeit und Kraftlosigkeit bei Patienten mit malignen Tumoren und Kachexie.

Dang Gui Yang Rou Geng (Brühe mit chinesischer Angelikawurzel und Schafsfleisch)

- Lamm- oder Schaffleisch, 500 g
- Chinesische Angelikawurzel (*Dang Gui*, Radix Angelicae Sinensis), 25 g
- Tragantwurzel (*Huang Qi*, Radix Astragali seu Hedysari), 25 g
- Glockenwindenwurzel (*Dang Shen*, Radix Codonopsitis Pilosulae), 25 g
- Szechuan-Pfeffer (*Hua Jiao*, Pericarpium Zanthoxyli), 15 g
- frischer Ingwer, 10 g
- Fenchelsamen, 5 g
- Lauch, 25 g
- Kochwein, 20 ml
- Hühnerbrühe
- Salz, nach Geschmack

Zubereitung: Das Fleisch waschen und in Würfel schneiden. Das Fleisch, die Angelikawurzel, den Lauch, die Tragant- und Glockenwindenwurzel, den Kochwein und einen Gewürzball mit dem Szechuan-Pfeffer, dem in Scheiben geschnittenen Ingwer und den Fenchelsamen in 500 ml Wasser geben. Schnell zum Kochen bringen, dann die Hitze verringern und köcheln, bis das Fleisch gut durchgekocht ist. Den Gewürzball und den Lauch entfernen, Hühnerbrühe und Salz hinzufügen und servieren.

Eigenschaften: Süß, salzig, scharf, warm, mit etwas bitterem Geschmack.
Funktionen: Tonisiert den Mittleren Erwärmer und vermehrt Qi, tonisiert den Körper und hemmt Krebs.
Indikationen: Qi- und Blut-Mangel, Kachexie, Müdigkeit und Kraftlosigkeit bei Patienten mit malignen Tumoren. Diese Suppe kann auch einmal die Woche als allgemeine Gesundheitsmaßnahme gegessen werden.

Suppen zur Krebsbehandlung und Tonisierung des Körpers

Die Hauptabsicht beim Tonisieren ist es, das Immunsystem des Körpers zu stärken und seine Fähigkeit zu steigern, Krankheiten zu widerstehen. Diese Suppen haben drei Kennzeichen:

- Sie sind geschmackvoll und erfrischend und regen so den Appetit an.
- Da die meisten Suppen auf Hühner- oder Fleischbrühen basieren, sind sie reich an Proteinen und Nährstoffen.
- Die meisten Zutaten sind sowohl Nahrungsmittel als auch Arzneien.

San Xian Ji Zhi Tang (Hühnerbrühe mit Drei Delikatessen)

- frisches Huhn
- Tragantwurzel (*Huang Qi*, Radix Astragali seu Hedysari), 20 g
- Bocksdornfrüchte (*Gou Qi Zi*, Fructus Lycii), 10 g
- Szechuan-Pfeffer (*Hua Jiao*, Pericarpium Zanthoxyli), 5 g
- Lauch, 10 g
- frischer Ingwer, 10 g
- Fenchelsamen, 5 g
- Seegurke, 150 g
- geschälte Shrimps, 50 g
- Shiitakepilze, 50 g
- Koriander, 10 g
- Tafelsalz, nach Geschmack
- Stärkemehl, 10 g

Zubereitung: Die vorbereitete Seegurke 30 Minuten in Wasser einweichen, abtropfen lassen und in Stücke zerschneiden; die Pilze in warmem Wasser 20 Minuten einweichen. Den Szechuan-Pfeffer, den Lauch, den in Scheiben geschnittenen Ingwer und die Fenchelsamen in einen Gewürzball füllen[ii] und in 1000 ml Wasser zusammen mit den Hühnerknochen, der Tragantwurzel und den Bocksdornfrüchten zum Kochen bringen und so lange kochen, bis das Fleisch durchgegart ist. Die Brühe (ungefähr 300 ml) abgießen und die Seegurke, die geschälten Shrimps und die Shiitakepilze hinzufügen. Kochen, bis die Zutaten weich sind, dann Koriander und Salz hinzufügen, mit Stärkemehl andicken und servieren.
Eigenschaften: Erfrischend; weder fett noch stark gewürzt.
Funktionen: Seegurke hat antikanzerogene Eigenschaften; wenn sie mit Hühnerbrühe kombiniert wird, stärkt sie das Immunsystem, tonisiert Leber und Milz, vermehrt Nieren-Essenz, nährt das Blut und befeuchtet Trockenheit.
Indikationen: Hat eine tonisierende und regulierende Wirkung bei Krebspatienten mit Symptomen wie Kraftlosigkeit durch lang anhaltende Krankheit, Auszehrung, Schwindel, Tinnitus, Schmerzen im unteren Rücken, Schlaflosigkeit, spontanen Samenergüssen, Verstopfung, Husten, Arteriosklerose und Hypertonie.

Ren Shen Lian Er Tang (Suppe mit Ginseng, Lotussamen und Silbermorcheln)

- Lotussamen (*Lian Zi*, Semen Nelumbinis Nuciferae), mit entfernten Plumula, 20 g
- Chinesische Datteln (*Da Zao*, Fructus Ziziphi Jujubae), 6 g
- Ginseng (*Ren Shen*, Radix Ginseng), 5–10 g
- Kandiszucker, 20 g
- Silbermorcheln (*Bai Mu Er*, Tremella), eingeweicht in Wasser, 15 g

Zubereitung: Die Silbermorcheln in warmem Wasser mindesten 30 Minuten einweichen und dann abtropfen lassen. Die Lotussamen, die Datteln, den Kandiszucker und die Silbermorcheln mit 400 ml Wasser bedecken, zum Kochen bringen und 1 Stunde köcheln lassen. Den Ginseng in die Flüssigkeit hinzufügen. Die Suppe einmal täglich warm essen. Der Ginseng kann gekaut werden, wenn er weich geworden ist.
Eigenschaften: Süß, etwas bitter, warm.
Leitbahnbezug: Milz, Lunge, Herz und Nieren.
Funktionen: Stärkt Yang, befeuchtet die Lungen und tonisiert die Leber, nährt das Blut, tonisiert den Körper und hat antikanzerogene Eigenschaften.
Indikationen: Qi-Mangel, Appetitmangel, Müdigkeit, und Anämie als Komplikation von malignen Tumoren und Kachexie.

Ren Shen Hong Zao Gui Yuan Tang (Suppe mit Ginseng, chinesischen Datteln und Longanenfrüchten)

- Ginseng (*Ren Shen*, Radix Ginseng), 10 g
- Chinesische Datteln (*Da Zao*, Fructus Ziziphi Jujubae), 20 g
- Longanenfrüchte (*Long Yan Rou*, Arillus Euphoriae Longanae), 7
- Kandiszucker, 5 g

Zubereitung: Die Zutaten werden in eine große Schüssel gefüllt und mit 50 ml Wasser bei geringer Hitze eine Stunde gedämpft. Einmal täglich davon essen.
Eigenschaften: Süß, neutral, warm.
Leitbahnbezug: Milz, Herz und Nieren.
Funktionen: Tonisiert den Mittleren Erwärmer und vermehrt Qi, nährt das Herz und beruhigt den Geist.
Indikationen: Reguliert die Immunfunktion des Körpers, tonisiert Blut-Mangel aufgrund von Krebs und hat antikanzerogene Eigenschaften; kann auch eingesetzt werden bei Auszehrung, einer hellen weißen Gesichtsfarbe, Palpitationen, heftigem Träumen und Schlaflosigkeit.

Sun Gu Hai Shen Tang (Suppe mit Bambusschößlingen, Pilzen und Seegurke)

- frisches Huhn
- Tragantwurzel (*Huang Qi*, Radix Astragali seu Hedysari), 20 g
- Bocksdornfrüchte (*Gou Qi Zi*, Fructus Lycii), 10 g
- Szechuan-Pfeffer (*Hua Jiao*, Pericarpium Zanthoxyli), 5 g
- Lauch, 10 g
- frischer Ingwer, 10 g
- Fenchelsamen, 5 g
- Seegurke, 100 g
- Shiitakepilze, 100 g
- Bambusschößlinge, 100 g
- Koriander, 10 g
- Stärkemehl, 10 g
- Salz und Pfeffer, nach Geschmack

Zubereitung: Die vorbereitete Seegurke 30 Minuten in Wasser einlegen, abtropfen lassen und in Stücke schneiden; die Shiitakepilze 20 Minuten in warmem Wasser einweichen, das Wasser ausdrücken und in kleine Stücke schneiden, die Bambusschößlinge mit kaltem Wasser abspülen und würfeln. Den Szechuan-Pfeffer, den Lauch, den in Scheiben geschnittenen Ingwer und die Fenchelsamen in einen Gewürzball füllen und zusammen mit dem Huhn, der Tragantwurzel und den Bocksdornfrüchten in 1000 ml Wasser geben. Zum Kochen bringen und köcheln, bis das Fleisch gut durchgekocht ist. Die Brühe abgießen (ungefähr 300 ml) und sie verwenden, um Seegurke, Pilze und Bambusschößlinge weich zu kochen. Mit Salz, Pfeffer und Koriander würzen; zum Kochen bringen und mit Stärke eindicken.
Eigenschaften: Salzig, erfrischend, duftend, weder fett noch stark gewürzt.
Funktionen: Tonisiert die Nieren und nährt die Leber, stärkt die Milz und befeuchtet Trockenheit, nährt das Blut und stärkt den Körper, beseitigt Toxizität und hemmt Krebs. Seegurke, Bambusschößlinge und Shiitakepilze stärken das Immunsystem, um dem Körper im Kampf gegen Krebs zu helfen.
Indikationen: Schwache Konstitution, Auszehrung, Anämie, Kurzatmigkeit, Keuchen, Husten, Verstopfung, Schwindel und Tinnitus bei Krebspatienten; zur Behandlung von primärer Hypertonie und Arteriosklerose.

Huang Yu Shen Geng (Brühe aus Gelbem Adlerfisch und Seegurke)

- Gelber Adlerfisch, 120 g
- Seegurke, 50 g
- Salz, ½ Teelöffel und nach Geschmack
- Pflanzenöl Öl, 30 ml
- Pfeffer, 10 g
- Knoblauch, 10 g
- Ei, 1 Stück
- Schinken, 20 g
- Wasserkastanienmehl, 10 g
- Kochwein, 10 ml
- Lauch, 10 g

Zubereitung: Den Gelben Adlerfisch in dünne Scheiben schneiden. Den vorbereitete Adlerfisch 30 Minuten in Wasser einweichen, abtropfen lassen und in dünne Scheiben schneiden. Den Knoblauch hacken und den Schinken würfeln. Das Pflanzenöl in einem Wok erhitzen, das Salz kurz pfannenrühren sowie die Hälfte von Pfeffer und Knoblauch, gefolgt von Fisch und Seegurke. Den Kochwein den restlichen Pfeffer, den Schinken und 500 ml Wasser hinzufügen. 10 Minuten dämpfen, bis die Seegurke und der gelbe Adlerfisch gut durchgegart sind. Das Ei

schlagen und mit der Wasserkastanienstärke und ein wenig Wasser vermischen. Langsam dem Eintopf hinzufügen, dabei die ganze Zeit rühren. Den gehackten Lauch darüber verteilen, würzen und servieren.
Eigenschaften: Süß, salzig, warm, erfrischend.
Leitbahnbezug: Milz, Magen, Nieren und Herz.
Funktionen: Tonisiert den Mittleren Erwärmer und vermehrt Qi, tonisiert die Nieren und füllt die Essenz wieder auf, stärkt die Milz, beseitigt Toxizität und hat antikanzerogene Eigenschaften.
Indikationen: Kann als nährende und tonisierende Nahrung eingesetzt werden, um die Kraft von Krebspatienten aufzubauen; bei der Behandlung von Schwäche, Schmerzen im unteren Rücken, Mattigkeit in den Beinen, Rückenschmerzen, Störungen in der Funktion des Gastrointestinaltraktes, Verdauungstörungen, nephrotisches Syndrom und zerebrovaskuläre Krankheiten.

Yang Rou Luo Bo Tang (Suppe aus Schafsfleisch und Rettich)

- Lamm- oder Schaffleisch, 250 g
- Rettich, 100 g
- Karotten, 100 g
- Weißer Rettich (Mooli), 100 g
- Szechuan-Pfeffer (*Hua Jiao*, Pericarpium Zanthoxyli), 5 g
- frischer Ingwer, 10 g
- Lauch, 10 g
- Fenchelsamen, 5 g
- Kochwein, 30 ml
- Koriander, 10 g
- Salz, nach Geschmack

Zubereitung: Den Szechuan-Pfeffer, den Lauch, den in Scheiben geschnittenen Ingwer und die Fenchelsamen in einen Gewürzball füllen.[ii] Das Fleisch würfeln und zu 100 ml Wasser hinzufügen, zum Kochen bringen, dann das Wasser abgießen. Das Fleisch, den Gewürzball und den Kochwein mit 500 ml Wasser in einen Schnellkochtopf füllen und 20 Minuten kochen; dann Rettich, Karotten und weißen Rettich hinzugeben und 20 Minuten köcheln. Den Gewürzball entfernen, mit Salz und Koriander würzen und servieren.
Eigenschaften: Etwas süß, salzig, warm.
Funktionen: Tonisiert den Mittleren Erwärmer und vermehrt Qi, macht die Brust frei und steigert den Appetit, beseitigt Toxizität und hat antikanzerogene Eigenschaften.
Indikationen: Da das Fleisch und das Gemüse in dieser Suppe Mangel tonisieren, den Körper und das Immunsystem stärken ist sie indiziert bei Auszehrung, Müdigkeit und schlechtem Appetit bei Krebspatienten und bei chronischer Bronchitis.

Shan Yao Shuang E Tang (Suppe mit chinesischer Yamswurzelknolle, Gänseblut und Gänsefleisch)

- Gänseblut, 100 ml
- Gänsefleisch, gewürfelt 50 g
- Chinesische Yamswurzelknolle (*Shan Yao*, Rhizoma Dioscoreae Oppositae), 30 g
- Glehniawurzel (*Sha Shen*, Radix Glehniae seu Adenophorae), 15 g
- Weißwurz-Wurzelstock (*Yu Zhu*, Rhizoma Polygonati Odorati), 15 g
- Szechuan-Pfeffer (*Hua Jiao*, Pericarpium Zanthoxyli), 5 g
- Bambusschößlinge, in Scheiben geschnitten, 20 g
- Lauchweiß, 20 g
- Kochwein, 20 ml
- Hühnerbrühe
- Salz, nach Geschmack
- Sesamöl, 2-3 Tropfen

Zubereitung: Der Szechuan-Pfeffer und die Bambusschößlinge werden in einen Gewürzball gelegt.[ii] Das Gänseblut und das Gänsefleisch, die chinesische Yamswurzelknolle, die Glehniawurzel, der Weißwurz-Wurzelstock, Kochwein und Lauchweiß werden zusammen mit 500 ml Wasser und dem Gewürzball zum Kochen gebracht und so lange geköchelt, bis die Zutaten gut durchgegart sind. Den Gewürzball und das Lauchweiß entfernen, mit Hühnerbrühe, Salz und Sesamöl würzen und servieren. Einmal alle zwei Tage davon essen.
Eigenschaften: Salzig, neutral, erfrischend, weder fett noch stark gewürzt.
Leitbahnbezug: Milz, Magen, Lunge und Herz.
Funktionen: Befeuchtet Trockenheit und klärt die Lungen, tonisiert den Mittleren Erwärmer und vermehrt Qi, beseitigt Toxizität und hat antikanzerogene Eigenschaften.
Indikationen: Leere-Muster, trockene Kehle, Kraftlosigkeit, reduzierte Nahrungsaufnahme, schlechter Appetit und Kurzatmigkeit bei Krebspatienten.

Ji Zhi Bao Yu Tang (Hühnerbrühe mit Abalone)

- frisches Huhn
- Tragantwurzel (*Huang Qi*, Radix Astragali seu Hedysari), 20 g
- Bocksdornfrüchte (*Gou Qi Zi*, Fructus Lycii), 10 g
- Szechuan-Pfeffer (*Hua Jiao*, Pericarpium Zanthoxyli), 5 g
- Lauch, 10 g
- frischer Ingwer, 10 g
- Fenchelsamen, 5 g
- Abalone, 100 g
- frische Pilze, 100 g
- Koriander, 10 g
- Salz und Pfeffer, nach Geschmack

Zubereitung: Die Pilze würfeln, den Szechuan-Pfeffer, den Lauch den in Scheiben geschnittenen Ingwer und den Fenchelsamen in einen Gewürzball legen[ii] und zusammen mit dem Huhn, der Tragantwurzel und den Bocksdornfrüchten in 1000 ml Wasser zum Kochen bringen und köcheln lassen, bis das Fleisch gut durchgegart ist. Die Brühe abseihen (ca. 500 ml). Die Abalone von den Eingeweiden säubern, waschen, in Scheiben schneiden und zusammen mit der Hühnerbrühe und den frischen Pilzen in einen Topf geben, den Topf bedecken und köcheln, bis alles gar gekocht ist. Mit Salz, Pfeffer und Koriander würzen.

Eigenschaften: Süß, salzig, neutral, warm, weder fett noch stark gewürzt.

Funktionen: Tonisiert und vermehrt Qi und Blut, stärkt den Körper und hat antikanzerogene Eigenschaften.

Indikationen: Geeignet für alle Typen von Krebspatienten, besonders bei schwacher Konstitution, Auszehrung, Anämie und Kraftlosigkeit. Sie ist auch wirksam bei mittelalten und älteren Personen mit schwacher Konstitution oder vorzeitiger Alterung.

Ling Lian Guo Tang (Suppe mit Wassernuss, Lotussamen und Früchten)

- Wassernuss (*Ling Jiao*, Fructus Trapae), 2
- Lotussamen (*Lian Zi*, Semen Nelumbinis Nuciferae), 20 g
- Pfirsich, 1 Stück
- Mandarine, 1 Stück
- Apfel, 1 Stück
- rote und grüne Holzäpfel, je 2 Stück
- Lotuswurzelstärke (oder Stärkemehl), 10 g
- Kandiszucker, 10 g

Zubereitung: Die Schale und die äußere Haut der Wassernuss entfernen, würfeln und in 1000 ml Wasser zusammen mit den Lotussamen aufsetzen. Über sehr kleiner Hitze köcheln, bis alles gut durchgegart ist. Die Steine aus dem Pfirsich entfernen und das Fruchtfleisch würfeln; die Mandarine schälen, die Kerne entfernen und die Frucht in Stücke teilen; den Apfel schälen, das Kerngehäuse entfernen und das Fruchtfleisch würfeln. Die Früchte der Abkochung hinzufügen und weich kochen. Dann die Holzäpfel hinzufügen, jeder in vier Stücke geschnitten.

Eigenschaften: Süß, mild, erfrischend.

Funktionen: Nährt die Milz und harmonisiert den Magen, tonisiert das Herz und vermehrt Qi; Wassernuss, Pfirsich und Lotussamen haben antikanzerogene Eigenschaften.

Indikationen: Auszehrung und Appetitmangel bei Krebspatienten. Da diese Suppe Ernährungsmängel tonisiert und die Funktionen von Magen und Därmen reguliert, wird sie auch bei schwacher Konstitution und schwachem Magen, nach hohem Fieber, chirurgischer Behandlung, Strahlen- und Chemotherapie eingesetzt.

Xin Pi Shuang Bu Tang (Suppe zur Tonisierung von Herz und Milz)

- Longanenfrüchte (*Long Yan Rou*, Arillus Euphoriae Longanae), 15 g
- Lotussamen (*Lian Zi*, Semen Nelumbinis Nuciferae), mit entfernten Pumula, 15 g
- Chinesische Datteln (*Da Zao*, Fructus Ziziphi Jujubae), 15 g
- Honig, 10–30 ml

Zubereitung: Die Longanenfrüchte, die Lotussamen und die Datteln in 400 ml Wasser einweichen und köcheln lassen, bis alle Zutaten gut durchgekocht sind. Den Honig hinzufügen und servieren.

Eigenschaften: Süß und warm.

Leitbahnbezug: Milz, Magen und Herz.

Funktionen: Die Suppe hat eine tonisierende Wirkung, wenn sie über einen langen Zeitraum eingenommen wird.

Indikationen: Schlechtes Gedächtnis, Schlaflosigkeit, Unruhe und ein fader Mundgeschmack bei Krebspatienten.

Zhi Mu Ji Geng (Brühe mit Anemarrhena-Wurzelstock und Ei)

- Anemarrhena-Wurzelstock (*Zhi Mu*, Rhizoma Anemarrhenae Asphodeloidis), 15–30 g
- Eier, 2 Stück
- Salz, nach Geschmack
- Sesamöl, 2–3 Tropfen

Zubereitung: Den Anemarrhena-Wurzelstock mit 150 ml Wasser zum Kochen bringen und eine Stunde köcheln lassen. Die Flüssigkeit absieben und den verbliebenen Kochrest entsorgen. Die Eier schlagen und dem Dekokt beifügen; mit Salz würzen. In einen Dampfkochtopf geben und dämpfen, Sesamöl in die Suppe geben und servieren.
Eigenschaften: Süß, salzig, warm.
Funktionen: Tonisiert das Blut und stärkt Yang, vermindert Toxizität und hat antikanzerogene Eigenschaften.
Indikationen: Erythropenie und Leukopenie aufgrund von malignen Tumoren oder durch Strahlen- oder Chemotherapie. Ein Langzeitgebrauch kann Krebs direkt hemmen und die Bildung von Tumoren im Verdauungstrakt verhindern.

Gui Hua Lian Zi Tang (Suppe aus Osmanthusblüten und Lotussamen)

- Lotussamen (*Lian Zi*, Semen Nelumbinis Nuciferae), 60 g
- getrocknete Osmanthusblüten, 3 g
- kandierte Früchte (rot und grün), 5 g
- Kandiszucker (besonderes Süßmittel für Diabetiker verwenden), 10 g

Zubereitung: Die Lotussamen eine Stunde in kochendem Wasser einweichen, dann schälen und die Plumula entfernen. 500 ml Wasser hinzufügen und bei geringer Hitze zwei Stunden kochen, bis sie sehr weich sind. Den Kandiszucker hinzufügen und auflösen; die getrockneten Osmanthusblüten und gewürfelten kandierten Früchte als Dekoration über die Suppe verteilen und servieren.
Eigenschaften: Süß, mild, neutral, warm, erfrischend.
Funktionen: Wärmt den Mittleren Erwärmer und nährt die Milz, wärmt den Magen und lindert Schmerzen.
Indikationen: Zur Stärkung von Krebspatienten mit Magenschmerzen, Auszehrung, Abneigung gegen Kälte, Palpitationen, Kurzatmigkeit und Anämie; auch bei gastrischen Ulzera durch Leere-Kälte.

Huang Hua E Jiao Dan Tang (Suppe aus Lilienblüten, Eselshautgelatine und Eigelb)

- Lilienblüten, 20 g
- frische Weiße Pfingstrosenwurzel (*Bai Shao*, Radix Paeoniae Lactiflorae), 10 g
- Chinesische Datteln (*Da Zao*, Fructus Ziziphi Jujubae), 15 g
- Eselshautgelatine (*E Jiao*, Gelatinum Corii Asini), 20 g
- Eigelb, 2 Stück
- Gurke, in Scheiben geschnitten, 50 g
- Hühnerbrühe
- Salz und Pfeffer, nach Geschmack
- Sesamöl, 2–3 Tropfen

Zubereitung: Die Lilienblüten in warmem Wasser 20 Minuten einweichen, dann die weiße Pfingstrosenwurzel die chinesische Datteln und 400 ml Wasser hinzufügen und bis auf 200 ml herunterkochen lassen. Die Flüssigkeit abgießen und die Eselshautgelatine, das Eigelb und die in Scheiben geschnittene Gurke hinzufügen. Wenn die Gelatine geschmolzen ist und die Eier fest geworden sind, die Hühnerbrühe, Salz, Pfeffer und Sesamöl hinzufügen und servieren.
Eigenschaften: Salzig, neutral, mild.
Funktionen: Tonisiert Qi und nährt die Milz, erzeugt Blut und befeuchtet Trockenheit.
Indikationen: Leere-Muster, Anämie, Müdigkeit und Kraftlosigkeit bei mittelalten und älteren Menschen; um den Körper zu kräftigen und zu tonisieren bei der Behandlung von Anämie, Müdigkeit und Kraftlosigkeit bei Krebspatienten; und als unterstützende Therapie für Patienten, die sich einer chirurgischen Behandlung, einer Strahlen- oder Chemotherapie unterziehen.

Ji Zhi Su Mi Geng (Brühe aus Hühnerbrühe und Zuckermais)

- 1 kleines Huhn
- Tragantwurzel (*Huang Qi*, Radix Astragali seu Hedysari), 30 g
- Bocksdornfrüchte (*Gou Qi Zi*, Fructus Lycii), 20 g
- Zuckermais, frisch oder aus der Dose, 500 g
- Eier, 1–2 Stück
- Salz, nach Geschmack

Zubereitung: Eine Hühnerbrühe herstellen durch Abkochen von Huhn, Tragantwurzel und Bocksdornfrüchten mit 1000 ml Wasser, die heruntergekocht werden auf 200–300 ml Flüssigkeit. Die

Brühe abgießen, den Zuckermais hinzufügen und kochen, bis er sehr weich ist. Ein bis zwei geschlagene Eier hinzufügen, zum Kochen bringen, Salz nach Geschmack hinzufügen und servieren.
Eigenschaften: Scharf, etwas salzig, weder fett noch stark gewürzt.
Funktionen: Tonisiert Qi und stärkt den Körper, stärkt die Milz und steigert den Appetit.
Indikationen: Kann regelmäßig eingesetzt werden als kräftigende und nährende Suppe für Krebspatienten mit Auszehrung, Anämie, Leere-Mustern und Kraftlosigkeit; zum Tonisieren und Nähren des Körpers und Stärken von Nieren-Qi bei älteren und entkräfteten Personen zum Verlangsamen des Alterungsprozesses.

Xi Gua Niu Pai Tang (Suppe mit Wassermelone und Beefsteak)

- Beefsteak (Entrecôte), 150 g
- Wassermelonenfruchtfleisch, 150 g
- Szechuan-Pfeffer (*Hua Jiao*, Pericarpium Zanthoxyli), 5 g
- frischer Ingwer, 10 g
- Fenchelsamen, 5 g
- Lauch, 20 g
- Koriander, 10 g
- Rinderbrühe
- Sojasauce
- Sesamöl, 2–3 Tropfen
- Salz, nach Geschmack

Zubereitung: Das Steak in Würfel schneiden, mit 300 ml Wasser bedecken, zum Kochen bringen und eine Stunde köcheln. Den Szechuan-Pfeffer, den Lauch, den in Scheiben geschnittenen Ingwer und die Fenchelsamen in einen Gewürzball füllen[ii] und dem Topf mit dem Wassermelonenfruchtfleisch beigeben (nachdem die äußere grüne Schicht entfernt wurde). Weitere 20 Minuten köcheln lassen. Den Gewürzball entfernen, mit Rinderbrühe, Sojasauce, Sesamöl und Koriander würzen. Noch einmal aufkochen und servieren.
Eigenschaften: Süß, salzig, warm.
Leitbahnbezug: Milz, Magen und Herz.
Funktionen: Stützt das Aufrechte Qi (Zheng Qi) und stärkt Yang, fördert die Bewegung von Wasser und befeuchtet Trockenheit.
Indikationen: Generell zur Vorbeugung und Behandlung von Krebs; auch bei nasopharyngealem Krebs und bei Ulzerationen aufgrund von Strahlentherapie.

Suppen zur Krebsbehandlung auf der Basis von Arzneien

Huang Jing Ju Guo Tang (Suppe aus sibirischem Salomonssiegel, Mandarinen und Äpfeln)

- Sibirischer Salomonssiegel (*Huang Jing*, Rhizoma Polygonati), 60 g
- Schlangenbartwurzel (*Mai Men Dong*, Radix Ophiopogonis Japonici), 30 g
- Süßholzwurzel (*Gan Cao*, Radix Glycyrrhizae), 15 g
- Mandarine, 1 Stück
- Pfirsich, 1 Stück
- Apfel, 1 Stück
- Kandiszucker, 20 g
- Lotuswurzelstärke (oder Stärkemehl), 10 g
- kandierte Früchte (rot und grün), 5 g

Zubereitung: Den sibirischen Salomonssiegel, die Schlangenbartwurzel und die Süßholzwurzel in 1000 ml Wasser zum Kochen bringen und auf 500 ml herunterkochen lassen. Die Flüssigkeit abgießen. Mandarine, Pfirsich und Apfel schälen, die Kerne bzw. Steine entfernen, das Fruchtfleisch würfeln und dem abgeschütteten Dekokt beifügen. Kochen, bis die Früchte weich sind. Stärke, Kandiszucker und gewürfelte kandierte Früchte hinzufügen und servieren.
Eigenschaften: Süß, mild, warm.
Funktionen: Die in sibirischem Salomonssiegel, Süßholzwurzel und Pfirsich enthaltenen Spurenelemente nähren den Magen, stärken die Milz, tonisieren Qi und befeuchten die Lungen.
Indikationen: Mangel-Husten und -Keuchen bei Krebspatienten; hat auch eine regulierende Funktion bei schlechtem Appetit mit reduzierter Nahrungsaufnahme, bei Verdauungsstörungen, Husten mit Schleim und leichtem Fieber

Qi Qi Tao Ren Tang (Suppe mit Tragantwurzel, Bocksdornfrüchten, Walnüssen und Erdnüssen)

- Tragantwurzel (*Huang Qi*, Radix Astragali seu Hedysari), 30 g
- Bocksdornfrüchte (*Gou Qi Zi*, Fructus Lycii), 20 g
- Walnüsse, 30 g
- Erdnüsse, 20 g

- Hühnerbrühe
- Sesamöl, 2–3 Tropfen
- Kandiszucker, 20 g (optional)
- Salz, nach Geschmack

Zubereitung: Tragantwurzel und Bocksdornfrüchte in 800 ml Wasser zum Kochen bringen und auf 400 ml herunterköcheln lassen. Die Flüssigkeit abgießen. Walnüsse und Erdnüsse dem abgegossenen Dekokt hinzugeben und köcheln, bis sie weich sind. Hühnerbrühe, Salz, Sesamöl und Kandiszucker (optional) hinzugeben und servieren.
Eigenschaften: Ohne Kandiszucker etwas salzig, mild, neutral, warm; mit Kandiszucker süß, neutral, warm.
Funktionen: Tonisiert den Mittleren Erwärmer und vermehrt Qi, nährt das Blut und stärkt die Milz, nährt die Nieren und stärkt Yang.
Indikationen: Auszehrung, Anämie, Kraftlosigkeit und Müdigkeit bei verschiedenen Krebsarten; Erschöpfungsmuster bei Krebs- und Nicht-Krebspatienten.

Bu Gu Zhi Zhu Rou Tang (Suppe mit Asphaltkleefrüchten und Schweinefleisch)

- Hartriegelfrüchte (*Shan Zhu Yu*, Fructus Corni Officinalis), 20 g
- Anemarrhena-Wurzelstock (*Zhi Mu*, Rhizoma Anemarrhenae Asphodeloidis), 20 g
- Asphaltkleefrüchte (*Bu Gu Zhi*, Fructus Psoraleae Corylifoliae), 20 g
- mageres Schweinefleisch, 50–100 g
- Szechuan-Pfeffer (*Hua Jiao*, Pericarpium Zanthoxyli), 5 g
- Sternanis, 5 g
- Fenchelsamen, 5 g
- frischer Ingwer, 10 g
- Lauch, 10 g
- Kochwein, 10 ml
- Salz, nach Geschmack
- Koriander, 10 g

Zubereitung: Die Hartriegelfrüchte, den Anemarrhena-Wurzelstock und die Asphaltkleesfrüchte in 800 ml Wasser zum Kochen bringen und auf 400 ml herunterköcheln lassen. Die Flüssigkeit abgießen. Das magere Schweinefleisch in bohnengroße Stücke schneiden und dem Dekokt zusammen mit dem Lauch, Kochwein und mit dem Gewürzball, der den Szechuan-Pfeffer, Sternanis, Fenchelsamen und den in Scheiben geschnittenen Ingwer enthält, beifügen. Über kleiner Hitze kochen, bis das Fleisch weich ist. Den Gewürzball und den Lauch entfernen. Salz, Koriander und frisch geschnittenen Lauch (oder Frühlingszwiebeln) hinzugeben und servieren.
Eigenschaften: Salzig, mild, neutral, warm.
Funktionen: Tonisiert den Mittleren Erwärmer und vermehrt Qi, nährt die Leber und nährt die Nieren.
Indikationen: Tonisiert die Nährstoffe bei Krebspatienten mit Kachexie. Diese Suppe kann auch zur Behandlung von Nephritis, Mattigkeit und Schmerzen im unteren Rücken und in den Knien, bei Kraftlosigkeit und Auszehrung eingesetzt werden.

Ju Hua Zhu Gan Tang (Suppe mit Chrysanthemenblüten und Schweineleber)

- Glockenwindenwurzel (*Dang Shen*, Radix Codonopsitis Pilosulae), 30 g
- Tragantwurzel (*Huang Qi*, Radix Astragali seu Hedysari), 30 g
- Chrysanthemenblüten (*Ju Hua*, Flos Chrysanthemi Morifolii), 15 g
- Schweineleber, 100 g
- Kochwein, 10 ml
- Zucker, 10 g
- frischer Ingwer, 10 g
- Lauch, 10 g
- Szechuan-Pfeffer (*Hua Jiao*, Pericarpium Zanthoxyli), 5 g
- Sternanis, 5 g
- Koriander, 15 g
- Salz, nach Geschmack

Zubereitung: Glockenwindenwurzel und Tragantwurzel in 800 ml Wasser zum Kochen bringen und auf 400 ml herunterköcheln lassen. Die Leber in kleine Würfel zerschneiden und zusammen mit dem Kochwein, Zucker, geriebenem Ingwer, Lauch und einem Gewürzball, der den Szechuan-Pfeffer und Sternanis enthält, dem Dekokt beifügen; köcheln lassen, bis alles gut gar durchgegart ist. Den Gewürzball und den Lauch entfernen, die Chrysanthemenblüten hinzufügen und vier bis fünf Minuten kochen. Salz und Koriander nach Geschmack hinzugeben und servieren.
Eigenschaften: Salzig, mild, neutral, warm.
Funktionen: Nährt die Leber und macht die Augen klar, tonisiert den Mittleren Erwärmer und vermehrt Qi. Glockenwindenwurzel und Tragantwurzel haben antikanzerogene Eigenschaften; das Abkochen von Schweineleber und Chrysanthemenblüten in ihrem Dekokt hilft, die Leber zu schützen.

Indikationen: Anämie bei Mangel-Mustern von Krebs; Kopfschmerzen, Schwindel und verschwommene Sicht bei Patienten mit Hypertonie oder Diabetes.

Yin Yang Huo Mian Tang (Nudelsuppe mit Elfenblumenkraut)

- Elfenblumenkraut (*Yin Yang Huo*, Herba Epimedii), 15 g
- Longanenfrüchte (*Long Yan Rou*, Arillus Euphoriae Longanae), 15 g
- Chinesische Yamswurzelknolle (*Shan Yao*, Rhizoma Dioscoreae Oppositae), 20 g
- dünne Nudeln, 50–100 g (abhängig vom Appetit)
- Spinat, 50 g
- Hühnerbrühe
- Sojasauce, 1 Teelöffel
- Koriander, 10 g
- Sesamöl, 5 Tropfen

Zubereitung: Das Elfenblumenkraut in 300 ml Wasser 30 Minuten kochen. Die Flüssigkeit abgießen und den Kochrest entsorgen. Die chinesische Yamswurzelknolle schälen, würfeln und mit 100 ml Wasser zu einer Paste herunterkochen. Die Longanenfrucht in einem anderen Topf mit 500 ml Wasser zum Kochen bringen. Die Nudeln, das Elfenblumenkrautdekokt, die chinesische Yamswurzelpaste und den Spinat hinzufügen. Zum Kochen bringen, die Hühnerbrühe, Sojasauce, Koriander und Sesamöl hinzugeben und servieren.
Eigenschaften: Salzig und warm.
Leitbahnbezug: Milz, Magen, Lunge und Herz.
Funktionen: Tonisiert den Mittleren Erwärmer und vermehrt Qi, beruhigt den Geist und nährt das Blut, hat antikanzerogene Eigenschaften und stellt die allgemeine Gesundheit sicher.
Indikationen: Rekonvaleszenzstadium für Patienten mit Gehirntumoren, da die Suppe die Funktionen der Gehirnzellen aktiviert; Anämie und verminderter Appetit aufgrund von Strahlen- und Chemotherapie oder anderer Ursachen.

Wu Hua Guo Pai Gu Tang (Suppe mit Feigen und Spareribs)

- frische Feigen, 2
- Spareribs, 500 g
- Bocksdornfrüchte (*Gou Qi Zi*, Fructus Lycii), 20 g
- Lauch, 20 g
- Mandarinenschalen (*Chen Pi*, Pericarpium Citri Reticulatae), 10 g
- Szechuan-Pfeffer (*Hua Jiao*, Pericarpium Zanthoxyli), 10 g
- frischer Ingwer, 10 g
- Spinat, 15 g
- Ei, 1 Stück
- Salz, nach Geschmack

Zubereitung: Die Feigen waschen und in kleine Würfel schneiden. Den Szechuan-Pfeffer, den in Scheiben geschnittenen Ingwer und die Mandarinenschalen in einen Gewürzball geben. Die Spareribs in Wasser brühen, das gerade unter dem Siedepunkt liegt. Die Feigen, den Gewürzball, die Spareribs, die Bocksdornfrüchte und den Lauch zu 500 ml Wasser hinzugeben und 20 Minuten kochen. Die Hitze reduzieren und köcheln, bis die Spareribs gut durchgekocht sind. Mit Salz würzen und servieren. Die Spareribs herausnehmen den Spinat hinzufügen und kochen, bis er zusammengefallen ist, dann die geschlagenen Eier zur Suppe hinzugeben und kochen, bis sie fest sind. Die Spareribs mit der Suppe essen.
Eigenschaften: Salzig und warm.
Leitbahnbezug: Milz, Magen und Herz.
Funktionen: Tonisiert den Mittleren Erwärmer und vermehrt Qi, leitet Feuer nach unten und vermindert Toxizität, nährt das Herz und beruhigt den Geist; tonisiert auch Proteine.
Indikationen: Krebspatienten mit emotionalen Depressionen, Stress und Ängstlichkeit oder für jene, die sich einem Nervenzusammenbruch nähern.

Jin Zhen Gu Ju Hua Ji Zhi Tang (Hühnersuppe mit Lilien- und Chrysanthemenblüten)

- Huhn, vorzugsweise ungekocht
- Glockenwindenwurzel (*Dang Shen*, Radix Codonopsitis Pilosulae), 30 g
- Stacheljujubensamen (*Suan Zao Ren*, Semen Ziziphi Spinosae), 30 g
- Taglilie, 30 g
- Chrysanthemenblüten (*Ju Hua*, Flos Chrysanthemi Morifolii), 30 g
- Weißer Pfeffer, 10 g
- Salz, nach Geschmack
- Sesamöl, 2 Tropfen

Zubereitung: Das Huhn in einen großen Topf geben, mit 1500 ml Wasser bedecken, die Glockenwindenwurzel und den Stacheljujubensamen hinzugeben, zum Kochen bringen und für eine Stunde köcheln, bis ca. 400 ml Hühnerbrühe entstanden sind. Die Taglilie hinzugeben und für weitere

20 Minuten kochen. Dann die Chrysanthemenblüten hinzufügen und 1 Minute kochen. Salz, weißen Pfeffer und Sesamöl hinzugeben und servieren.
Eigenschaften: Salzig, mild, neutral, warm.
Funktionen: Glockenwindenwurzel und Stacheljujubensamen nähren das Herz; weißer Pfeffer hilft dem Schlaf; Taglilie, Glockenwindenwurzel und Chrysanthemenblüten klären die Augen und haben antikanzerogene Eigenschaften.
Indikationen: Schlaflosigkeit, Schwindel und zur Stärkung des Körpers.

Huang Qi Hou Tou Tang (Suppe mit Tragantwurzel und Semmelstoppelpilz)

- 1 junges Huhn
- Kochwein, 10 ml
- Tragantwurzel (*Huang Qi*, Radix Astragali seu Hedysari), 30 g
- Semmelstoppelpilz (oder eine andere Spezies von dunklen Pilzen), 30 g
- Chinakohl, 50 g
- Lauch, 25 g
- Szechuan-Pfeffer (*Hua Jiao*, Pericarpium Zanthoxyli), 10 g
- frischer Ingwer, 15 g
- Hühnerbrühe
- Sesamöl, 5 Tropfen
- Salz, nach Geschmack
- Weißer gemahlener Pfeffer, nach Geschmack

Zubereitung: Das junge Huhn in Stücke hacken und in Kochwein für 10 Minuten einlegen. Die Stücke zusammen mit der Tragantwurzel, dem Lauch und einem Gewürzball[ii], der den Szechuan-Pfeffer und den in Scheiben geschnittenen Ingwer enthält in 1000 ml Wasser geben. Alles schnell zum Kochen bringen und köcheln lassen, bis das Fleisch gar gekocht ist. Den in Scheiben geschnittenen Semmelstoppelpilz hinzufügen und so lange kochen, bis das Hühnerfleisch so weich ist, dass es auseinanderfällt. Dann den Chinakohl hinzufügen und noch einmal abkochen. Den Gewürzball und den Lauch entfernen, mit Hühnerbrühe, Salz, weißem gemahlenem Pfeffer und Sesamöl würzen und servieren.
Eigenschaften: Salzig, mild, neutral, warm.
Funktionen: Stärkt die Milz und nährt den Magen, tonisiert den Mittleren Erwärmer und hat antikanzerogene Eigenschaften.
Indikationen: Pleuraerguss und Aszites durch maligne Tumoren und zur Stärkung des Ursprungs-Qi (Yuan Qi) bei Krebspatienten mit Kachexie.

Huang Sun Rou Si Tang (Suppe mit Yamswurzelknolle, Bambusschößlingen und zerkleinertem Fleisch)

- Yamswurzelknolle (*Huang Yao Zi*, Rhizoma Dioscoreae Bulbiferae), 15 g
- mageres Schweinefleisch, 200 g
- Stärkemehl, 15 g
- Bambusschößlinge, 300 g
- getrocknete kleine Shrimps, 15 g
- Erdnussöl, 10 ml
- Sellerie, 100 g
- Lauch, 50 g
- Salz, nach Geschmack

Zubereitung: Die Yamswurzelknolle bei geringer Hitze in 100 ml Wasser 30 Minuten kochen, die Flüssigkeit abgießen und den Rest entsorgen. Das Schweinefleisch in Streifen schneiden und in mit Wasser gemischtem Stärkemehl wenden. Zum abgegossenen Dekokt die Bambusschößlinge in Streifen, die getrockneten Shrimps und Erdnussöl hinzugeben, 250 ml Wasser zufügen und kochen, bis alles sehr weich ist. Dann den Sellerie und den kleingehackten Lauch hinzugeben, weitere 5 Minuten kochen, mit Salz würzen und servieren. Diese Suppe ist auch sehr schmackhaft, wenn man sie unter dem Namen *Lu Sun Rou Si Mian* (Bambusschößlinge und gehackte Fleisch-Nudeln) zum Kochen von Nudeln verwendet
Eigenschaften: Salzig, kühl.
Leitbahnbezug: Milz und Magen.
Funktionen: Vermindert Toxizität, kühlt das Blut, und hemmt Krebstoxine.
Indikationen: Magenkrebs und andere maligne Tumoren im Verdauungstrakt, Hämorrhagien im Verdauungstrakt und Krebspatienten, die Zeichen von Hitze aufweisen.

Hu Tao Du Zhong Tang (Suppe mit Walnuss und chinesischer Guttapercharinde)

- Chinesische Guttapercharinde (*Du Zhong*, Cortex Eucommiae Ulmoidis), verarbeitet mit Ingwersaft, 50 g
- Asphaltkleefrüchte (*Bu Gu Zhi*, Fructus Psoraleae Corylifoliae), verarbeitet mit Wein, 25 g
- Chinesische Hasenohrwurzel (*Chai Hu*, Radix Bupleuri), 20 g
- Knoblauch, 50 g

- Walnüsse, 50 g
- Reisessig, 20 ml
- Sesamöl, 2–3 Tropfen
- Salz, nach Geschmack

Zubereitung: Die chinesische Guttapercharinde, die Asphaltkleefrüchte, die chinesische Hasenohrwurzel und den Knoblauch in einem Topf mit 800 ml Wasser zum Kochen bringen und köcheln, bis die Flüssigkeit sich auf 400 ml reduziert hat. Die Flüssigkeit abgießen. Die Walnüsse dem abgegossenen Dekokt hinzufügen und sie weichkochen. Mit Salz, Sesamöl und Essig würzen und servieren.
Eigenschaften: Salzig, sauer, neutral.
Funktionen: Stärkt die Nieren und tonisiert das Knochenmark, nährt das Herz und verbessert die Gesichtsfarbe, stärkt die Knochen und vitalisiert das Blut.
Indikationen: Deutliche Zeichen von Nieren-Schwäche oder -Leere bei Krebspatienten wie qualvolle Schmerzen im unteren Rücken (als ob er gebrochen wäre oder dort ein schweres Gewicht angebracht sei), Mattigkeit und Schmerzen im unteren Rücken und in den Knien, Kraftlosigkeit, und Müdigkeit; kann auch als Tonikum für ältere Menschen verwendet werden.

Qi Zao Dan Hua Tang (Suppe mit Bocksdornfrüchten, chinesischen Datteln und Eiern)

- Sibirischer Salomonssiegel (*Huang Jing*, Rhizoma Polygonati), 30 g
- Bocksdornfrüchte (*Gou Qi Zi*, Fructus Lycii), 30 g
- Chinesische Datteln (*Da Zao*, Fructus Ziziphi Jujubae), 15 g
- Eier, 2 Stück
- Salz, nach Geschmack
- Weißer gemahlener Pfeffer, nach Geschmack
- Sesamöl, 2–3 Tropfen

Zubereitung: Den sibirischen Salomonssiegel und die Bocksdornfrüchte in einem Topf mit 500 ml Wasser zum Kochen bringen und herunterköcheln, bis die Flüssigkeit sich auf 250 ml reduziert hat. Die Flüssigkeit abgießen. Die Datteln dem abgegossenen Dekokt hinzufügen und weichkochen. Dann die geschlagenen Eier hinzugeben, mit Salz, weißem gemahlenem Pfeffer und Sesamöl würzen und servieren.
Eigenschaften: Süß, salzig, mild, erfrischend.
Funktionen: Tonisiert die Essenz und Qi, stärkt Milz und Magen, stärkt Nieren-Qi.
Indikationen: Alle Krankheiten aufgrund von Nieren- oder Milz-Schwäche, einschließlich Anämie, Schwäche, vermindertem Appetit und Auszehrung bei Krebspatienten. Da diese Suppe die Menge der verdauten Proteine steigert, stärkt sie die Fähigkeit des Körpers, Krankheiten zu widerstehen.

Shan Yao Ji Zhi Tang (Brühe mit chinesischer Yamswurzelknolle und Huhn)

- Huhn, vorzugsweise ungekocht
- Sibirischer Salomonssiegel (*Huang Jing*, Rhizoma Polygonati), 30 g
- Glockenwindenwurzel (*Dang Shen*, Radix Codonopsitis Pilosulae), 30 g
- Szechuan-Pfeffer (*Hua Jiao*, Pericarpium Zanthoxyli), 5 g
- Lauch, 10 g
- frischer Ingwer, 10 g
- Fenchelsamen, 5 g
- Chinesische Yamswurzelknollen (*Shan Yao*, Rhizoma Dioscoreae Oppositae), 60 g
- Reisessig, 10 ml
- Koriander, 10 g
- Hühnerbrühe
- Frühlingszwiebeln, 5 g
- Salz, nach Geschmack
- Sesamöl, 2–3 Tropfen

Zubereitung: Den Szechuan-Pfeffer, den Lauch, den in Scheiben geschnittenen Ingwer und die Fenchelsamen in einen Gewürzball legen[ii], zusammen mit dem sibirischen Salomonssiegel, dem Huhn und der Glockenwindenwurzel in 800 ml Wasser zum Kochen bringen und köcheln, bis das Fleisch gut durchgegart ist und etwa 400 ml Brühe verbleiben. Die Flüssigkeit abgießen und die chinesische Yamswurzel, geschält und in kleine Würfel geschnitten, hinzugeben; 30 Minuten kochen, bis sie weich ist. Die Suppe mit Hühnerbrühe, Salz, Essig, Koriander, Frühlingszwiebeln und Sesamöl würzen und servieren.
Eigenschaften: Salzig, sauer, neutral, warm, weder fett noch stark gewürzt.
Funktionen: Stärkt die Milz und Yang, tonisiert den Mittleren Erwärmer und vermehrt Qi.
Indikationen: Alle Arten von Mangel-Muster, die sich als Verdauungsstörungen, schlechter Appetit, Müdigkeit und Kraftlosigkeit zeigen, einschließlich jener, die durch Kachexie bei Krebspatienten ausgelöst werden.

Hai Zhe Bi Shen Tang (Suppe mit Qualle, Wasserkastanie und Glockenwindenwurzel)

- Glockenwindenwurzel (*Dang Shen*, Radix Codonopsitis Pilosulae), 60 g
- Qualle, 20 g
- Seetang (*Hai Dai*, Laminaria Japonica), 20 g
- Wasserkastanien, 100 g
- Hühnerbrühe
- Salz, nach Geschmack
- Koriander, 10 g
- Sesamöl, 2–3 Tropfen

Zubereitung: Die Glockenwindenwurzel bei kleiner Hitze in 500 ml Wasser 30 Minuten kochen. Die Flüssigkeit abgießen. Die Qualle und den Seetang in Wasser einweichen, dann säubern, trocknen und in Streifen schneiden. Die Qualle, den Seetang und die zerkleinerten Wasserkastanien dem abgegossenen Dekokt hinzugeben und gut durchkochen. Mit Hühnerbrühe, Salz, Koriander und Sesamöl würzen und mit Reis oder Brot servieren.
Eigenschaften: Salzig, mild, etwas kühl.
Funktionen: Klärt Hitze und befeuchtet die Lungen, transformiert Schleim und stoppt Husten, befeuchtet die Därme, beseitigt Toxizität, zerteilt Verklumpungen und hat antikanzerogene Eigenschaften.
Indikationen: Transformiert Schleim, stoppt Husten und vermindert Symptome bei Lungenkrebs, chronischer Bronchitis und Pneumonie; kann auch eingesetzt werden, um Verstopfung, Hypertonie und Hyperlipidämie bei Krebspatienten vorzubeugen und zu behandeln.

Chuan Xiong Ge Li Tang (Suppe mit Szechuanliebstöckel-Wurzelstock und Muscheln)

- Szechuanliebstöckel-Wurzelstock (*Chuan Xiong*, Rhizoma Ligustici Chuanxiong), 10 g
- Muscheln, eingelegt in Salzwasser, 100 g
- Karotte, 1 Stück
- Kartoffel, 1 Stück
- Currypulver, 10 g
- Salz, nach Geschmack

Zubereitung: Den Szechuanliebstöckel-Wurzelstock bei kleiner Hitze in 300 ml Wasser 30 Minuten kochen. Die Flüssigkeit abgießen und den Kochrest entsorgen. Die Karotte und die Kartoffel schälen und würfeln, dem Dekokt beifügen und kochen, bis sie weich sind. Dann das Muschelfleisch hinzugeben und schnell zum Kochen bringen. Wenn es gekocht hat, mit Currypulver und Salz würzen und servieren.
Eigenschaften: Salzig, süß, warm.
Leitbahnbezug: Milz, Magen und Leber.
Funktionen: Tonisiert das Blut und hat antikanzerogene Eigenschaften.
Indikationen: Anämie bei Patienten mit malignen Tumoren.

Yu Zhu Er Dong Tang (Suppe mit sibirischem Salomonssiegel, Spargelwurzel und Schlangenbartwurzel)

- Spargelwurzel (*Tian Men Dong*, Radix Asparagi Cochinchinensis), 30 g
- Schlangenbartwurzel (*Mai Men Dong*, Radix Ophiopogonis Japonici), 30 g
- Szechuan-Schachblumenzwiebel (*Chuan Bei Mu*, Bulbus Fritillariae Cirrhosae), 40 g
- Mandarinenschalen (*Chen Pi*, Pericarpium Citri Reticulatae), 10 g
- Sibirischer Salomonssiegel (*Yu Zhu*, Rhizoma Polygonati Odorati), 10 g
- mageres Schweinefleisch, 100 g
- Lauch, 10 g
- Szechuan-Pfeffer (*Hua Jiao*, Pericarpium Zanthoxyli), 10 g
- Sternanis, 5 g
- frischer Ingwer (in Scheiben) 10 g
- Salz, nach Geschmack

Zubereitung: Spargelwurzel, Schlangenbartwurzel und Szechuan-Schachblumenzwiebel in einem Topf mit 800 ml Wasser zum Kochen bringen und die Flüssigkeit auf 400 ml herunterköcheln. Die Flüssigkeit abgießen. Das gewürfelte magere Schweinefleisch, den Lauch, die Mandarinenschalen, den geschnittenen sibirischen Salomonssiegel und einen Gewürzball[ii], der Szechuan-Pfeffer, Sternanis und frischen Ingwer enthält, dem abgeschütteten Dekokt hinzugeben. Wenn die Zutaten gut durchgegart sind, die Mandarinenschalen, den Lauch und den Gewürzball entfernen, mit Salz würzen und servieren.
Eigenschaften: Salzig, etwas scharf, mild, erfrischend.
Funktionen: Befeuchtet die Lungen, nährt den Magen, hat eine wohltuende Wirkung auf die Kehle und stoppt Husten.
Indikationen: Müdigkeit, Kraftlosigkeit, Wechselfieber, Trockenheit in Mund und Kehle aufgrund der

Schwäche von Lungen- und Magen-Yin bei Krebspatienten, bei denen diese Symptome nicht zu stark sind; trockene und wunde Kehle während oder nach der Strahlentherapie.

Yin Er Za Guo Tang (Suppe mit Silbermocheln und Früchteauswahl)

- Silbermorcheln (*Bai Mu Er*, Tremella), 40 g
- Kandiszucker, 20 g
- Apfel, 20 g
- Kiwifrucht, 20 g
- Birne, 20 g
- Wassermelone, 20 g

Zubereitung: Die Silbermorcheln über Nacht in Wasser einweichen, dann abtropfen lassen und in 400 ml Wasser über kleiner Hitze kochen, bis sie sehr weich sind. Kandiszucker und den geschälten und gewürfelten Apfel, Kiwifrucht, Birne und Wassermelone hinzugeben und wieder zum Kochen bringen Die Suppe servieren, wenn sie abgekühlt ist, vorzugsweise am Ende einer Mahlzeit.
Eigenschaften: Süß, sauer, neutral mit einer Tendenz zu kühl, erfrischend.
Leitbahnbezug: Milz, Magen und Lunge.
Funktionen: Tonisiert und stärkt Milz und Magen und vermindert Toxizität, um Krebs zu hemmen.
Indikationen: Geschwächte Konstitution, reduzierte Nahrungsaufnahme, Strahlenösophagitis und -stomatitis, wenn die Strahlentherapie an Kopf, Hals, Ösophagus und Magen eingesetzt wird; da diese Suppe die Aufnahme von Nährstoffen fördert, kann sie generell bei Nebenwirkungen der Strahlentherapie eingesetzt werden.

Yin Er Ge Dan Tang (Suppe mit Silbermorcheln und Taubeneiern)

- Silbermorcheln (*Bai Mu Er*, Tremella), 50 g
- Chinesische Datteln (*Da Zao*, Fructus Ziziphi Jujubae), 50 g
- Bocksdornfrüchte (*Gou Qi Zi*, Fructus Lycii), 50 g
- Lotussamen (*Lian Zi*, Semen Nelumbinis Nuciferae), 50 g
- Taubeneier, 20 Stück
- Kandiszucker, 50 g

Zubereitung: Die Silbermorcheln über Nacht in Wasser einweichen, dann abtropfen lassen und in einen Topf mit 250 ml Wasser geben, zusammen mit den Datteln, den Bocksdornfrüchten und Lotussamen. Über sehr kleiner Hitze drei bis vier Stunden kochen, bis die Silbermorcheln wie Brei sind. Die Taubeneier eines nach dem anderen hinzufügen und weitere 30 Minuten kochen, bevor der Kandiszucker hinzukommt. 300 ml einmal täglich trinken.
Eigenschaften: Süß, schlüpfrig, neutral, erfrischend.
Leitbahnbezug: Leber, Milz, Magen und Herz.
Funktionen: Befeuchtet Yin, stützt das Aufrechte Qi (Zheng Qi), nährt den Mittleren Erwärmer und hat antikanzerogene Eigenschaften.
Indikationen: Kachexie und Anämie bei Patienten mit Leber- und Lungenkrebs, Lymphomen, Leukämie und Tumoren der Knochen; Fieber, Blut-durchsetzter Schleim und Husten und Expektoration von Blut bei Lungenkrebs; Linderung von Symptomen bei nasopharyngealem Krebs.

San Qi Dan Ou Tang (Suppe mit Notoginseng, Eiern und Lotuswurzel)

- frische Lotuswurzel (*Ou*, Rhizoma Nelumbinis Nuciferae), 500 g
- pulverisierter Notoginseng (*San Qi Fen*, Pulvis Radicis Notoginseng), 5 g
- Ei, 1 Stück
- Sesamöl, 2–3 Tropfen
- Salz, nach Geschmack

Zubereitung: Den Saft aus den Lotuswurzeln pressen, 500 ml Wasser hinzugeben und 20 Minuten kochen. Den pulverisierten Notoginseng und das geschlagene Ei hinzugeben, mit Salz und Sesamöl würzen, und mit Reis oder Brot servieren, zweimal täglich.
Eigenschaften: Süß, etwas salzig, scharf, neutral.
Leitbahnbezug: Milz und Magen.
Funktionen: Erweicht Hartes, vermindert Toxizität, stoppt Blutungen, tonisiert Yang-Qi und hat antikanzerogene Eigenschaften.
Indikationen: Magenkrebs und Hämorrhagien des Verdauungstraktes bei verschiedenen Krebsarten.

Qi You Rou Tang (Suppe mit Tragantwurzel und Pampelmuse)

- mageres Schweinefleisch, 50 g
- Stärkemehl, 10 g
- Pampelmusenfruchtfleisch, 40 g
- Tragantwurzel (*Huang Qi*, Radix Astragali seu Hedysari), 10 g
- Szechuan-Pfeffer (*Hua Jiao*, Pericarpium Zanthoxyli), 5 g

- frischer Ingwer, 10 g
- Lauch, 20 g
- Pakchoiherzen, 100 g
- Salz, nach Geschmack
- Koriander, 10 g
- Sesamöl, 2–3 Tropfen

Zubereitung: Das Schweinefleisch in Scheiben schneiden und in 5 g mit Wasser vermischtem Stärkemehl wenden. Zusammen mit dem Pampelmusenfruchtfleisch, der Tragantwurzel, dem Lauch und einem Gewürzball, der Szechuan-Pfeffer und in Scheiben geschnittenen frischen Ingwer enthält, in einen Topf geben; 300 ml Wasser hinzugeben und 30 Minuten kochen. Den Gewürzball und den Lauch entfernen, die Pakchoiherzen hinzugeben und kochen, bis sie weich sind. Den Rest der Stärke hinzugeben und mit Salz, Koriander und Sesamöl würzen. Noch einmal aufkochen und sofort servieren.
Eigenschaften: Süß, salzig, aromatisch, neutral.
Leitbahnbezug: Milz, Magen und Lunge.
Funktionen: Tonisiert the Mittleren Erwärmer, nährt den Magen, beseitigt Lungen-Trockenheit, beseitigt Toxizität und hat antikanzerogene Eigenschaften.
Indikationen: Krebs, der sich durch pulmonare Infektionen, Husten und Erkältungen verkompliziert; Beseitigen von Trockenheit-Hitze und Stoppen von Husten bei Lungenkrebs; allgemein tonisierende Wirkung für den ganzen Körper.

Congees

Congees sind eine Art Frühstücksbrei aus poliertem Rundkornreis, Klebreis, Hülsenfrüchten, Sorghum, Hiobstränensamen oder anderen Getreidesorten oder Samen. Die Grundzutat wird langsam 30–50 Minuten mit einer großen Menge Wasser geköchelt, bis sie weich ist und die Flüssigkeit eindickt.
Congees sind sehr nahrhaft und leicht zu verdauen; im Chinesischen gibt es den Satz „Congees heilen hunderte von Krankheiten.“ Sie sind besonders geeignet für Personen mit chronischen Erkrankungen oder Schwächezuständen aufgrund lang anhaltender Krankheiten, einschließlich Krebspatienten. Da sie weich, geschmackvoll und nahrhaft sind, sind sie ein sehr gut geeignetes Mittel, den Appetit zu fördern. Congees helfen der Verdauung, liefern Nährstoffe und regulieren Körperfunktionen. Die Grundzutat kann erweitert werden durch Hinzufügen von Fleisch, Eiern, Milch oder Arzneien, die ein „medizinisches Congee“ mit einer regulierenden, nährenden und tonisierenden Funktion herstellen, um den Körper zu stärken und ihm zu helfen, der Krankheit zu widerstehen.

Congees zur onkologischen Therapie und Förderung der allgemeinen Gesundheit

Congees zur Förderung der allgemeinen Gesundheit helfen der Verdauung und der Aufnahme von Nährstoffen. Sie können nach dem Gesundheitszustand und den wechselnden Jahreszeiten variiert werden. Sie sollten innerhalb der Gesamtdiät nach den Prinzipien der Ausbalancierung zwischen der Hauptzutat und den Nebenzutaten zubereitet werden. Congees mit nur einem Inhaltsstoff sind selten, die meisten Congees enthalten zwischen zwei und zehn Zutaten. Congee ist ein sehr bekanntes Gericht in China, und die jeweils für die Zubereitung ausgewählte Variante ist abhängig vom erforderlichen Nährwert und der Funktion der Zutaten.
Zum Beispiel unterstützt *Shan Yao Er Mi Zhou* (Congee mit chinesischer Yamswurzel, Reis und Hirse die Verdauung durch Nähren des Magens und Stärken der Milz; *Hong Zao Gui Yuan Zhou* (Congee mit chinesischen Datteln und Longan), *Hu Luo Bo Zhou* (Karotten-Congee), *Da Mai Zhou* (Gersten-Congee), *Mu Er Nuo Mi Zhou* (Congee mit Morcheln und Klebreis) und *Hei Zhi Ma Er Mi Zhou* (Congee mit schwarzen Sesamsamen, Reis und Hirse) tragen alle dazu bei, die allgemeine Gesundheit zu gewährleisten. Ihre Zutaten, wie etwa Hiobstränensamen (*Yi Yi Ren*, Semen Coicis Lachryma jobi), Helmbohnensamen (*Bai Bian Dou*, Semen Dolichoris Lablab) und schwarze Sesamsamen (*Hei Zhi Ma*, Semen Sesami Indici), sind reich an Vitaminen und enthalten Substanzen wie Coixenolide, die das Wachstum von Tumoren hemmen.

Da Mai Zhou (Gerste-Congee)

- Gerste, 20 g
- Hiobstränensamen (*Yi Yi Ren*, Semen Coicis Lachryma jobi), 10 g
- Klebreis, 10 g

Zubereitung: Gerste, Hiobstränensamen und Klebreis werden in 1000 ml Wasser zum Kochen gebracht und 50 Minuten geköchelt, bis die Mischung eingedickt ist.

Eigenschaften: Süß, neutral, erfrischend.
Leitbahnbezug: Milz und Magen.
Funktionen: Die in der Gerste enthaltenen Faserstoffe, Vitamine und Mineralien fördern die Verdauung und Absorption. Hiobstränensamen haben antikanzerogene Eigenschaften, fördern die Verdauung und wärmen den Magen. Das Congee stärkt den Magen und tonisiert den Mittleren Erwärmer.
Indikationen: Fieber als Komplikation von Krebs oder andere chronische Krankheiten und zur allgemeinen Gesundheitspflege.

Hu Luo Bo Zhou (Karotten-Congee)

- Karotten, 500 g
- Pflanzenöl, 10 ml
- Reis oder Mais, 50 g

Zubereitung: Die Karotten in Stücke schneiden und im pflanzlichen Öl pfannenrühren, bis sie weich sind. Den Reis oder den Mais in 1000 ml Wasser zum Kochen bringen und 30 Minuten köcheln, bis das Congee fertig ist. Die Karotten hinzufügen und servieren.
Eigenschaften: Süß, neutral, warm.
Leitbahnbezug: Magen und Dünndarm.
Funktionen: Stärkt den Magen, beruhigt die Zang-Organe, tonisiert den Mittleren Erwärmer und leitet Qi nach unten.
Indikationen: Hilft der Verdauung, um leichte Verdauungsstörungen und Aufstoßen aufgrund von Milz- und Magen-Schwäche oder einer Schwäche durch lang anhaltende Krankheiten zu behandeln: maligne Tumoren von Magen und Speiseröhre, Katarakte, Hyperlipidämie, Koronarerkrankungen, chronische Gastritis und chronische Hepatitis.

Qie Zi Er Mi Zhou (Congee mit Auberginen, Reis und Hirse)

- Aubergine, 100 g
- Reis, 25 g
- Hirse, 25 g

Zubereitung: Die Aubergine waschen und mit Haut in Stücke schneiden; alle Zutaten in 1500 ml Wasser zum Kochen bringen und 30–40 Minuten köcheln lassen, bis das Congee fertig ist.
Eigenschaften: Süß, neutral, etwas adstringierend.
Leitbahnbezug: Milz, Nieren und Dünndarm.
Funktionen: Aubergine enthält Substanzen, die Tumoren hemmen; in der Kombination mit Reis und Hirse löst sie Blut-Stase auf, stoppt Schmerzen, zerteilt Schwellungen und hemmt Krebs.
Indikationen: Hypertonie, Hyperlipidämie, Arteriosklerose, Koronarerkrankungen, Krebs und Hämorrhoiden mit Blut im Stuhl.

Shan Yao Er Mi Zhou (Congee mit chinesischer Yamswurzelknolle, Reis und Hirse)

- Chinesische Yamswurzelknolle (*Shan Yao*, Rhizoma Dioscoreae Oppositae), 50–100 g
- Reis, 25 g
- Hirse, 25 g
- Kandiszucker, 20 g

Zubereitung: Die chinesische Yamswurzelknolle schälen und in Stücke schneiden, die Wurzel, Reis und Hirse in 1000 ml Wasser zum Kochen bringen. 40 Minuten köcheln lassen, bis das Congee fertig ist. Dieses Congee kann aufgrund der chinesischen Yamswurzelknolle im Mund eine etwas taube Empfindung auslösen; dies wird ausgeglichen durch Hinzufügen von Kandiszucker.
Eigenschaften: Süß und neutral.
Leitbahnbezug: Milz, Magen, Lunge, Nieren und Dickdarm.
Funktionen: Stärkt die Milz, tonisiert die Lungen, nährt die Nieren und nährt den Magen.
Indikationen: Schwächezustände und Erschöpfung bei lang anhaltenden Krankheiten, schlechter Appetit, weiche Stühle, Husten und häufiges nächtliches Wasserlassen; besonders geeignet für Schwächezustände und Appetitmangel bei Krebspatienten nach einer chirurgischen Behandlung, Strahlen- oder Chemotherapie.

Qiu Li Zhou (Herbstbirnen-Congee)

- frische Birnen, in Scheiben geschnitten, 2
- Reis, 50 g
- Klebreis, 50 g
- Kandiszucker, 10–20 g

Zubereitung: Die Birnen schälen und in Stücke schneiden. Reis und Klebreis in 1000 ml Wasser zum Kochen bringen und 20 Minuten köcheln. Die Birnen hinzugeben und weitere 20 Minuten köcheln, bis das Congee fertig ist. Den Kandiszucker hinzugeben und warm servieren.
Eigenschaften: Süß und kühl.
Leitbahnbezug: Lunge und Milz
Funktionen: Befeuchtet die Lungen und transformiert Schleim.

Indikationen: Eingesetzt, um die allgemeine Gesundheit des Patienten in Fällen von Husten als Komplikation von Lungenkrebs, Pneumonie und chronischer Bronchitis.

Shan Zha Zhou (Fiederweißdornfrüchte-Congee)

- frische Fiederweißdornfrüchte, 10–20 g
- Reis, 100 g

Zubereitung: Die Früchte waschen und die Steine entfernen. Die Früchte und den Reis mit 1000 ml Wasser zum Kochen bringen und 40 Minuten köcheln, bis das Congee fertig ist.
Eigenschaften: Sauer, süß, adstringierend, neutral.
Leitbahnbezug: Milz, Magen und Dickdarm.
Funktionen: Steigert den Appetit, stoppt Diarrhö durch Adstringieren, vitalisiert das Blut und transformiert Blut-Stase.
Indikationen: Unterstützt die Verdauung und zerteilt Nahrungsansammlung, um chronische Schmerzen, schlechten Appetit, abdominale Spannungen und gehemmte gastrische Peristaltik bei Krebspatienten zu behandeln; auch indiziert bei primärer Hypertonie, Hyperlipidämie, Arteriosklerose, Koronarerkrankungen, Cholelithiasis und Verdauungsstörungen. Dieses Congee kann zur allgemeinen Gesundheitsfürsorge und zur Hemmung von Krebs eingesetzt werden.

Hei Zhi Ma Er Mi Zhou (Congee mit schwarzen Sesamsamen, Reis und Hirse)

- Reis, 50 g
- Hirse, 50 g
- Schwarzer Sesamsamen (*Hei Zhi Mai*, Semen Sesami Indici), 50 g

Zubereitung: Die Sesamsamen pfannenrühren und zerstoßen. Reis und Hirse in 1500 ml Wasser zum Kochen bringen und ca. 40 Minuten köcheln, bis das Congee fertig ist. Die Sesamsamen untermischen und servieren.
Eigenschaften: Süß, aromatisch, neutral, erfrischend.
Leitbahnbezug: Milz, Magen, Nieren, und Dickdarm.
Funktionen: Stärkt die Milz, steigert den Appetit und unterstützt die Verdauung, befeuchtet die Därme und hat antikanzerogene Eigenschaften.
Indikationen: Mangel-Muster bei mittelalten und älteren Patienten und bei Krebspatienten.

7

Mu Er Nuo Mi Zhou (Congee mit Morcheln und Klebreis)

- Klebreis, 100 g
- Silbermorcheln (*Bai Mu Er*, Tremella), 5 g
- Schwarze Morcheln (*Hei Mu Er*, Exidia Plana), 5 g
- Kandiszucker, 10–20 g

Zubereitung: Die schwarzen Morcheln und Silbermorcheln über Nacht in Wasser einweichen; säubern und in kleine Stücke teilen. Mit dem Klebreis zusammen in 1000 ml Wasser zum Kochen bringen und 35–40 Minuten köcheln, bis das Congee fertig ist. Den Kandiszucker hinzufügen und servieren.
Eigenschaften: Scharf und neutral (ohne Kandis zucker).
Leitbahnbezug: Milz, Magen und Nieren.
Funktionen: Tonisiert Schwäche, macht das Haar schwarz und nährt die Gesichtsfarbe.
Indikationen: Mangel-Muster bei mittelalten und älteren Patienten und bei Krebspatienten.

Nai Mi Zhou (Congee mit Milch und Reis)

- Reis, 50 g
- Hirse, 50 g
- frische Milch, 250 ml

Zubereitung: Reis und Hirse zu 1000 ml Wasser hinzugeben, zum Kochen bringen und 30 Minuten köcheln, bis das Congee eingedickt ist. Die Milch hinzugeben, zudecken, wieder zum Kochen bringen und servieren.
Eigenschaften: Süß, neutral, warm.
Leitbahnbezug: Leber, Milz, Magen und Nieren.
Funktionen: Stärkt Yang, tonisiert Mangel und stärkt Milz und Magen.
Indikationen: Tonisiert Nährstoffe, um reduzierte Nahrungsaufnahme zu behandeln, bei schlechtem Appetit, Auszehrung und Ernährungsmangel bei Krebspatienten; wird auch eingesetzt bei Mangel-Mustern von Milz und Magen, da es die Verdauung unterstützt und die Absorption fördert.

Yi Mi Zhou (Hiobstränensamen-Congee)

- Hiobstränensamen (*Yi Yi Ren*, Semen Coicis Lachryma jobi), 30 g
- Adukibohnen (*Chi Xiao Dou*, Semen Phaseoli Calcarati), 30 g

Zubereitung: Die Adukibohnen in 500 ml Wasser zum Kochen bringen und eine Stunde lang köcheln, dann die Hiobstränensamen hinzugeben, wieder zum Kochen bringen und ein bis zwei Stunden köcheln, bis das Congee fertig ist.
Eigenschaften: Süß, mild, neutral.
Funktionen: Stützt das Aufrechte Qi (Zheng Qi) und hat antikanzerogene Eigenschaften, fördert die Bewegung von Wasser und leitet Feuchtigkeit aus, klärt Hitze und leitet Eiter aus.
Indikationen: Bei Krebs in Blase, Magen, Zervix, Brust und Dickdarm und als Ergänzung während der Chemotherapie.

Congees zur onkologischen Therapie und Tonisierung des Körpers

Obwohl diese Congees auch die Funktion haben, die Gesundheit im Ganzen zu bewahren, liegt ihre Wirkung mehr im Regulieren, Tonisieren und Nähren der Zang-Organe und im Stärken des Körpers durch Verbessern des spezifischen und nicht-spezifischen Immunsystems.
Wenn sie über einen langen Zeitraum alternierend mit Congees zur allgemeinen Gesundheitsstärkung eingesetzt werden, haben diese Congees eine deutliche Wirkung auf die Bewahrung der Gesundheit; wenn sie allein verwendet werden, kann das Abwechseln mit verschiedenen tonisierenden Congees ebenfalls die Körperfunktionen signifikant verbessern.
Congees dieser Art für Krebspatienten sind u. a. *Ling Zhi Hong Zao Zhou* (Congee mit Ganoderma und chinesischen Datteln), *Ren Shen Zhou* (Ginseng-Congee), *Lian Zi Yan Wo Zhou* (Congee mit Lotussamen und essbarem Vogelnest) und *Chong Cao Hong Zao Zhou* (Congee mit Cordyceps und chinesischen Datteln).

Ling Zhi Hong Zao Zhou (Congee mit Ganoderma und chinesischen Datteln)

- Ganoderma, 15–20 g
- Chinesische Datteln (*Da Zao*, Fructus Ziziphi Jujubae), 15–30 g
- Reis, 50 g

Zubereitung: Ganoderma, chinesische Datteln und den Reis in 1500 ml Wasser zum Kochen bringen und 40 Minuten köcheln, bis das Congee eingedickt ist, dann servieren.
Eigenschaften: Süß, mild, warm.
Funktionen: Tonisiert den Mangel in hohem Maße.
Indikationen: Leukopenie im frühen, mittleren oder späten Stadium von Strahlen- oder Chemotherapie.

Ling Jiao Zhou (Wassernuss-Congee)

- Wassernuss (*Ling Jiao*, Fructus Trapae), 2 Stück
- Reis, 50 g

Zubereitung: Die Wassernuss schälen und in Stücke schneiden, zu 1000 ml Wasser und dem Reis hinzufügen und zum Kochen bringen, 40 Minuten köcheln lassen, bis das Congee fertig ist.
Eigenschaften: Neutral und warm.
Leitbahnbezug: Milz und Nieren.
Funktionen: Stärkt the Milz, tonisiert die Nieren und hat antikanzerogene Eigenschaften.
Indikationen: Eine Langzeitanwendung hilft, bei Patienten mit chronischem Diarrhö, Verdauungsstörungen und Mangelernährung oder bei mittelalten und älteren Patienten mit einer schwachen Konstitution, besonders bei jenen mit Krebs oder Tuberkulose die Konstitution zu stärken und das Immunsystem zu verbessern.

Lu Jiao Jiao Zhou (Hirschhorngelatine-Congee)

- Reis, 50 g
- Hirse, 100 g
- Hiobstränensamen (*Yi Yi Ren*, Semen Coicis Lachryma jobi), 50 g
- Hirschhorngelatine (*Lu Jiao Jiao*, Gelatinum Cornu Cervi), 20 g
- Kandiszucker, 10–20 g

Zubereitung: Reis, Hirse und Hiobstränensamen in 1500 ml Wasser zum Kochen bringen und 30 Minuten köcheln lassen. Dann die Hirschhorngelatine und den Kandiszucker hinzugeben und weitere 10 Minuten köcheln lassen, dann servieren.
Eigenschaften: Süß, scharf, warm, neutral.
Leitbahnbezug: Nieren und Magen.
Funktionen: Tonisiert die Nieren und stärkt Yang.
Indikationen: Leber- und Nierenerkankungen, besonders jene mit niedrigen Plasmaproteinspiegeln im Spätstadium von Krebs; Nierenschwäche, chronische Nephritis und nephrotisches Syndrom bei mittelalten und älteren Patienten.

Lian Zi Yan Wo Zhou (Congee mit Lotussamen und essbarem Vogelnest)

- essbares Vogelnest, 10 g
- Reis, 50 g
- Hirse, 50 g
- Hiobstränensamen (*Yi Yi Ren*, Semen Coicis Lachryma jobi), 50 g

Zubereitung: Alle Zutaten in 1500 ml Wasser zum Kochen bringen und 30–40 Minuten köcheln lassen, bis das Congee fertig ist.
Eigenschaften: Scharf, neutral, warm.
Leitbahnbezug: Lunge, Milz und Magen.
Funktionen: Nährt Yin, tonisiert die Lungen und befeuchtet Trockenheit.
Indikationen: Mangel-Muster bei Krebspatienten nach chirurgischer Behandlung; Yin-Mangel-Muster aufgrund von Trockenheit-Hitze nach Strahlen- oder Chemotherapie; Husten und Keuchen bei Lungenkrebs, chronische Bronchitis, pulmonare Herzerkrankungen und Mangel-Muster bei mittelalten und älteren Patienten.

E Jiao Nuo Mi Zhou (Congee mit Eselshautgelatine und Klebreis)

- Eselshautgelatine (*E Jiao*, Gelatinum Corii Asini), 30 g
- Klebreis, 50 g
- Hirse, 50 g
- Roter Reis, 50 g
- Brauner Zucker, 50 g

Zubereitung: Klebreis, Hirse und roten Reis in 1500 ml Wasser zum Kochen bringen und ca. 40 Minuten köcheln lassen, bis das Congee fertig ist. Den braunen Zucker und die Gelatine, in Stücke zerbrochen und klein gemörsert, hinzugeben. Noch einmal aufkochen, gut durchmischen und servieren.
Eigenschaften: Süß, scharf, neutral, warm.
Leitbahnbezug: Milz und Magen.
Funktionen: Nährt das Blut und die Gesichtsfarbe, harmonisiert den Magen, stärkt das Immunsystem und die Widerstandskraft des Körpers gegen Krankheiten.
Indikationen: Eingesetzt zur Tonisierung, um Anämie aufgrund von Krebs oder anderen Ursachen zu behandeln. Dieses Congee tonisiert sehr gut Patienten mit größeren chirurgischen Eingriffen oder mit Mangel-Zeichen während einer lang andauernden Krankheit.

Niu Rou Zhou (Rindfleisch-Congee)

- Rindfleisch, 100 g
- Stärkemehl, 10 g
- Reis, 25 g
- Hirse, 20 g
- Hiobstränensamen (*Yi Yi Ren*, Semen Coicis Lachryma jobi), 20 g
- Rinderbrühe
- Salz, nach Geschmack

Zubereitung: Das Rindfleisch in dünne Scheiben schneiden und in dem mit Wasser vermischten Stärkemehl wenden. Reis, Hirse und Hiobstränensamen in 500 ml Wasser zum Kochen bringen und 20 Minuten köcheln. Das Rindfleisch hinzufügen und weitere 30 Minuten köcheln. Rinderbrühe und Salz hinzugeben und heiß servieren.
Eigenschaften: Salzig, süß, warm.
Leitbahnbezug: Milz und Magen.
Funktionen: Tonisiert Milz-Erde, stärkt Milz und Magen und hat eine ähnliche Funktion wie *Huang Qi* (Radix Astragali seu Hedysari) im Tonisieren von Qi- und Blutschwäche des Späteren Himmels.
Indikationen: Kachexie aufgrund von malignen Tumoren, besonders Tumoren im Verdauungstrakt mit weichen Stühlen oder Diarrhö.

Ren Shen Zhou (Ginseng-Congee)

- Ginseng (*Ren Shen*, Radix Ginseng), 5 g
- frischer Ingwer, 15 g
- Reis, 50 g

Zubereitung: Den Ginseng zu einem feinen Pulver zermahlen und den frischen Ingwer auspressen. 1000 ml Wasser hinzugeben und bis auf 500 ml Flüssigkeit herunterkochen. Den Reis hinzugeben und bei geringer Hitze 30 Minuten köcheln, bis das Congee fertig ist. Davon in regelmäßigen Abständen ein wenig auf leeren Magen zu sich nehmen.
Eigenschaften: Süß, salzig, mild, warm.
Leitbahnbezug: Milz, Magen, Herz und Nieren.
Funktionen: Tonisiert in besonderem Maße die Zang-Organe, vermehrt Ursprungs-Qi (Yuan Qi), nährt den Geist und hat antikanzerogene Eigenschaften.
Indikationen: Kachexie, Anämie, Schwächezustände, Auszehrung, Palpitationen, Kurzatmigkeit, Schlaflosigkeit, schlechter Appetit und chronische Diarrhö bei Krebspatienten; kann auch eingesetzt werden, um die Nebenwirkungen von chirurgischer Behandlung, Strahlen- und Chemotherapie zu lindern.

7

Xing Ren Nai Zhou (Congee mit Aprikosenkernen und Milch)

- Reis, 100 g
- Aprikosenkerne (*Xing Ren*, Semen Pruni Armeniacae), 100 g
- Frische Milch, 100 ml
- Weißer Zucker, 20 g

Zubereitung: Den Reis und die Aprikosenkerne in 1000 ml Wasser zum Kochen bringen und 30 Minuten köcheln lassen. Die Milch hinzufügen und köcheln, bis das Congee eingedickt ist, den Zucker einrühren und warm servieren.
Eigenschaften: Süß und kühl.
Leitbahnbezug: Milz, Herz, Nieren und Magen.
Funktionen: Befeuchtet the Lungen, stoppt Husten, transformiert Schleim und beruhigt Keuchen.
Indikationen: Maligne Tumoren der Lunge (auf einer täglichen Langzeitbasis); trockene Kehle, Reizbarkeit und Durst.

Hong Zao Gui Yuan Zhou (Congee mit chinesischen Datteln und Longanenfrüchten)

- Chinesische Datteln (*Da Zao*, Fructus Ziziphi Jujubae), 10–20 g
- Longanenfrüchte (*Long Yan Rou*, Arillus Euphoriae Longanae), 30 g
- Klebreis, 50 g
- Roter Reis, 20 g
- Hirse, 30 g

Zubereitung: Alle Zutaten in einem Topf mit 1500 ml Wasser zum Kochen bringen und 40–50 Minuten köcheln lassen, bis das Congee eingedickt ist.
Eigenschaften: Süß, neutral, warm.
Leitbahnbezug: Milz, Herz und Nieren.
Funktionen: Tonisiert die Milz, stärkt das Herz und nährt das Blut.
Indikationen: Schlaflosigkeit und schlechtes Gedächtnis bei mittelalten und älteren Patienten und bei klimakterischem Syndrom aufgrund von Herz- und Milz-Schwäche; kann auch eingesetzt werden, um das Immunsystem zu regulieren, und als Tonikum für das Blut bei Mangel aufgrund von Krebs.

Yang Rou Zhou (Lamm-Congee)

- Lammfleisch, 100 g
- Szechuan-Pfeffer (*Hua Jiao*, Pericarpium Zanthoxyli), 5 g
- Kochwein, 10 ml
- Reis, 50 g
- Hirse, 50 g
- Salz, nach Geschmack

Zubereitung: Das Lammfleisch würfeln, mit Wasser bedecken und 30 Minuten mit dem Szechuan-Pfeffer und Kochwein einweichen. Das Wasser schnell zum Kochen bringen, dann abseihen. Lammfleisch, Reis und Hirse in 1500 ml kaltem Wasser zum Kochen bringen und 40 Minuten köcheln, bis das Congee eindickt. Mit Salz würzen und servieren.
Eigenschaften: Süß und warm.
Leitbahnbezug: Milz und Magen.
Funktionen: Wärmt den Mittleren Erwärmer und stärkt die Milz, tonisiert Qi und nährt das Blut.
Indikationen: Eingesetzt als Tonikum für Patienten mit einer schwachen Konstitution aufgrund von Krebs oder für Patienten in der Erholungsphase nach einer chirurgischen Behandlung, Strahlen- oder Chemotherapie. Es kann auch verwendet werden in Fällen von Abneigung gegen Kälte, Anämie, Keuchen, bei einer Vorliebe für scharfes Essen und eine Abneigung gegen kalte Getränke, besonders im Herbst und Winter.

Qi Qi Ling Fen Zhou (Congee mit Tragantwurzel, Bocksdornfrüchten und Wassernuss)

- Tragantwurzel (*Huang Qi*, Radix Astragali seu Hedysari), 30 g
- Bocksdornfrüchte (*Gou Qi Zi*, Fructus Lycii), 20 g
- Reis, 20 g
- Hirse, 20 g
- Chinesische Datteln (*Da Zao*, Fructus Ziziphi Jujubae), 10 g
- Wassernussmehl (oder Wasserkastanienmehl), 15 g

Zubereitung: Die Tragantwurzel in 300 ml Wasser kochen und bis auf 150 ml herunterkochen. Die Flüssigkeit abgießen und den Kochrest entsorgen. Bocksdornfrüchte, Reis, Hirse und Datteln zum abgegossenen Dekokt hinzufügen, mit 150 ml Wasser aufgießen, zum Kochen bringen und 30 Minuten

köcheln, bis das Congee fertig ist. Die Wassernussstärke einmischen, zum Kochen bringen und warm servieren. Einmal alle drei Tage essen.
Eigenschaften: Süß, warm, erfrischend.
Funktionen: Tonisiert den Mittleren Erwärmer und vermehrt Qi, stützt das Aufrechte Qi (Zheng Qi) und hat antikanzerogene Eigenschaften. Tragantwurzel, Bocksdornfrüchte und Wassernuss sind tonisierende Zutaten, die Krebs hemmen; chinesische Datteln vermindern Toxizität und nähren das Blut, um Krebs zu hemmen.
Indikationen: Schwäche und Auszehrung bei Patienten mit malignen Tumoren; Linderung der Nebenwirkungen von Strahlen- und Chemotherapie.

Hai Shen Yu Pian Zhou (Congee mit Seegurke und zerteiltem Fisch)

- Seegurke, 50 g
- Karpfen, 400 g
- Kochwein, 10 ml
- Szechuan-Pfeffer (*Hua Jiao*, Pericarpium Zanthoxyli), 10 g
- Reis, 100 g
- Salz, nach Geschmack

Zubereitung: Die vorbereitete Seegurke 30 Minuten in Wasser einweichen und in Stücke schneiden. Den Karpfen entschuppen, aufschneiden und die Innereien und Gräten entnehmen (oder als Filet kaufen) und in Stücke zerteilen. Die Stücke in einer Mischung aus Kochwein und Szechuan-Pfeffer 30 Minuten einweichen. Die Stücke entnehmen und zusammen mit Seegurke und Reis zu 1500 ml Wasser hinzufügen, zum Kochen bringen und 30 Minuten köcheln. Mit Salz würzen und servieren.
Eigenschaften: Süß, etwas fischig, neutral.
Leitbahnbezug: Milz, Herz, Leber, Lunge, Nieren und Magen.
Funktionen: Stärkt Yang und tonisiert Qi und Blut, um Krebs zu hemmen.
Indikationen: Schwächezustände aufgrund einer größeren oder lang andauernden Erkrankung; zur Unterstützung, um Kraft wiederzuerlangen und die Immunfunktion nach chirurgischer Behandlung, Strahlen- oder Chemotherapie zu stärken; Leere und Schädigung des Nieren-Qi und Auszehrung bei mittelalten und älteren Personen, besonders bei jenen mit Kachexie aufgrund von Krebs mit Symptomen wie trockener Haut, subfebrilen Temperaturen, Nachtschweiß, trockenem Husten und Reizbarkeit aufgrund von Trockenheit-Hitze.

Fo Shou Gan Zhou (Buddhas-Hand-Früchte-Congee)

- Buddhas-Hand-Früchte (*Fo Shou*, Fructus Citri Sarcodactylis), 20 g
- Reis, 50 g
- Hirse, 50 g

Zubereitung: Die Früchte in 300 ml Wasser 20 Minuten kochen. Den Kochrest entfernen und Reis und Hirse in das abgegossene Dekokt geben. Weitere 1000 ml Wasser hinzufügen, zum Kochen bringen und 30–40 Minuten köcheln, bis das Congee eingedickt ist.
Eigenschaften: Sauer und neutral.
Leitbahnbezug: Milz und Magen.
Funktionen: Reguliert Qi und lindert Schmerzen, stärkt die Milz und vermehrt den Appetit.
Indikationen: Schlechter Appetit, Verdauungsstörungen, Aufstoßen, Magenschmerzen, weiche Stühle und Diarrhö bei Krebspatienten; am Ende einer Mahlzeit eingenommen kann dieses Congee die Verdauung unterstützen, Milz und Magen stärken und Magenschmerzen lindern.

Qin Qie Yang Cong Zhou (Congee mit Stangensellerie, Aubergine und Zwiebel)

- Stangensellerie, 100 g
- Aubergine, 100 g
- Reis, 50 g
- Hirse, 50 g
- Zwiebel, 100 g

Zubereitung: Die Selleriestangen in Stücke schneiden, die Aubergine schälen und würfeln und die Zwiebeln hacken. Den Sellerie und die Aubergine mit Reis und Hirse in 1500 ml Wasser geben. Zum Kochen bringen und 30–40 Minuten köcheln, bis es fast fertig ist. Die Zwiebel hinzugeben, wieder zum Kochen bringen und köcheln, bis das Congee eingedickt ist. Mit Salz würzen und servieren.
Eigenschaften: Scharf, mild, neutral, den Geschmack von Sellerie und Zwiebeln kombinierend.
Leitbahnbezug: Lunge, Milz, Magen, Dickdarm und Nieren.
Funktionen: Sellerie, Aubergine und Zwiebel enthalten Substanzen, die Krebs hemmen. Das gekochte Congee tonisiert Milz und Magen, beruhigt die Leber, fördert das Wasserlassen, nährt das Blut und vermehrt Qi.

Indikationen: Da die groben Faserstoffe im Congee die Darmperistaltik fördern, kann dieses Rezept für Verdauungsstörungen und Verstopfung eingesetzt werden. Dieses Congee ist auch indiziert für primäre Hypertonie, Diabetes, Hyperlipidämie und Arteriosklerose.

Chong Cao Hong Zao Zhou (Congee mit Cordyceps und chinesischen Datteln)

- Cordyceps (*Dong Chong Xia Cao*, Cordyceps Sinensis), 5 g
- Chinesische Datteln (*Da Zao*, Fructus Ziziphi Jujubae), 20 g
- Reis, 20 g
- Klebreis, 20 g
- Hirse, 20 g
- Hiobstränensamen (*Yi Yi Ren*, Semen Coicis Lachryma jobi), 20 g
- Kandiszucker, 5–10 g

Zubereitung: Cordyceps zu einem Pulver zermahlen. Datteln, Reis, Klebreis, Hirse und Hiobstränensamen mit 1000 ml Wasser bedecken und zum Kochen bringen, 30–40 Minuten köcheln, bis es fast fertig ist. Das pulverisierte Cordyceps hinzugeben, wieder zum Kochen bringen und köcheln, bis das Congee eingedickt ist. Kandiszucker hinzugeben, um das Congee zu süßen, wenn gewünscht. Dieses Congee kann zum Frühstück oder zum Abendessen gegessen werden.
Eigenschaften: Scharf, etwas fischig, süß, neutral.
Leitbahnbezug: Leber, Milz, Magen und Lunge.
Funktionen: Tonisiert die Leber, nährt Qi, tonisiert Lungen und Nieren.
Indikationen: Chinesische Datteln und Cordyceps haben eine deutliche Wirkung auf die Stärkung des Immunsystems; sie können auch das Wachstum von Tumoren hemmen und Mangelzustände tonisieren, den Körper stärken und die Lebenserwartung von Krebspatienten erhöhen. Dieses Congee kann auch als Tonikum bei Patienten mit einer geschwächten Konstitution aufgrund von chronischer Hepatitis, chronischer Bronchitis, pulmonarer Tuberkulose, Asthma oder Nephritis eingesetzt werden.

Nei Jin Ju Sha Zhou (Congee mit Hühnermagenendothel, Mandarinenschale und Kardamomfrucht)

- Hühnermagenendothel (*Ji Nei Jin*, Endothelium Corneum Gigeriae Galli), 6 g
- frische Mandarinenschale (*Chen Pi*, Pericarpium Citri Reticulatae), 6 g
- Reis, 20 g
- Klebreis, 20 g
- Hirse, 20 g
- Hiobstränensamen (*Yi Yi Ren*, Semen Coicis Lachryma jobi), 20 g
- Zuckermais, 20 g
- Kardamomfrucht (*Sha Ren*, Fructus Amomi), 1,5 g

Zubereitung: Die Kardamomfrucht pfannenrühren, bis sie gelb ist, dann zu Pulver zermahlen. Die Mandarinenschalen in Stücke schneiden. Reis, Klebreis, Hirse, Hiobstränensamen und Zuckermais in 1000 ml Wasser zum Kochen bringen und so lange köcheln, bis alles zu 80 % gar ist. Dann das Hühnermagenendothel, die Mandarinenschalen und die pulverisierte Kardamomfrucht hinzufügen, zum Kochen bringen und kochen, bis das Congee fertig ist.
Eigenschaften: Scharf und neutral.
Leitbahnbezug: Magen, Dünndarm und Dickdarm.
Funktionen: Zerteilt Nahrungsansammlung und stärkt Milz und Magen.
Indikationen: Da dieses Congee die Verdauung unterstützt und Mangelzustände tonisiert, kann es bei Verdauungsstörungen nach dem Essen und bei schlechtem Appetit von Krebspatienten eingesetzt werden.

Huang Qi Ji Rou Zhou (Congee mit Tragantwurzel und Huhn)

- Tragantwurzel (*Huang Qi*, Radix Astragali seu Hedysari), 120 g
- Hühnerbrust, klein gehackt, 300 g
- frischer Ingwer, 10 g
- Szechuan-Pfeffer (*Hua Jiao*, Pericarpium Zanthoxyli), 5 g
- Lauch, 10 g
- Reis, 100 g
- Salz, nach Geschmack

Zubereitung: Aus der Tragantwurzel, eingewickelt in Gaze, dem Hühnerklein und einem Gewürzball, der Ingwer, Szechuan-Pfeffer und Lauch enthält, einen Eintopf herstellen, mit 1000 ml Wasser bedecken, Salz hinzugeben und kochen, bis ca. 300 ml

Hühnerbrühe übrig sind. Die Tragantwurzel und den Gewürzball entfernen; die Brühe warm halten. Den Reis in 1000 ml Wasser zum Kochen bringen und 40 Minuten köcheln, bis das Congee eingedickt ist. Die Hühnerbrühe hinzugeben und eine Minute kochen. Würzen und servieren.
Eigenschaften: Salzig und etwas bitter.
Funktionen: Stärkt den Mittleren Erwärmer, tonisiert Qi und stützt das Aufrechte Qi (Zheng Qi), um Krebs zu hemmen.
Indikationen: Eingesetzt zur Regulierung der Nährstoffe und zur Vermeidung oder Behandlung von Kachexie bei Krebspatienten nach chirurgische Behandlung oder Strahlen- und Chemotherapie; zur Nahrungsergänzung bei mittelalten und älteren Personen mit Mangel-Mustern.

Xiao Mai Zhou (Weizen-Congee)

- Leichte Weizenkörner (*Fu Xiao Mai*, Fructus Tritici Aestivi Levis), 60 g
- Reis, 100 g
- Chinesische Datteln (*Da Zao*, Fructus Ziziphi Jujubae), 15 g

Zubereitung: Den Weizen waschen in 1000 ml Wasser zum Kochen bringen und 50 Minuten köcheln. Den Weizen entfernen und Reis und Datteln zur Flüssigkeit hinzufügen, 30 Minuten köcheln, bis das Congee fertig ist. In zwei oder drei Portionen einteilen, die am selben Tag gegessen werden.
Eigenschaften: Süß, salzig, kalt.
Funktionen: Tonisiert den Mangel und stoppt Schwitzen.
Indikationen: Krebspatienten mit einer schwachen Konstitution nach chirurgischer Behandlung, Chemotherapie oder Strahlentherapie.

Xing Ren Mi Nai Shuang (Marmelade aus Mandeln, Honig und Milch)

- Mandelpulver, 30 g
- Honig, 300 ml
- frische Milch, 500 ml
- Stärkemehl, 50 g

Zubereitung: 800 ml Wasser in einem großen Kochtopf zum Kochen bringen, nach und nach das Mandelpulver hinzugeben und gleichmäßig während des Kochens umrühren. Die Milch hinzufügen und wieder kochen lassen, bevor Stärkemehl und Honig hinzukommen und gut mit den übrigen Zutaten vermischt werden.
Eigenschaften: Süß und kühl.
Funktionen: Befeuchtet die Lungen und stoppt Husten, transformiert Schleim und beruhigt Keuchen.
Indikationen: Maligne Tumoren der Lunge (auf einer täglichen Langzeitbasis); trockene Kehle, Reizbarkeit und Durst.

Congees zur Krebsbehandlung auf der Basis von Arzneien

Diese Gruppe von Congees hat sich als wirksam bei der Krebsbehandlung herausgestellt. Die Auswahl von Arzneien, die auch als Nahrungsmittel eingesetzt werden können und primär die Funktionen des Tonisierens und der Erhaltung der allgemeinen Gesundheit und sekundär die Funktionen der Beseitigung von Toxizität und Hemmung des Krebse erfüllen, stellt eine wertvolle Ergänzungsbehandlung für Krebs dar.

Hu Tao Ren Bai He Zhou (Congee mit Walnusskernen und Lilienzwiebeln)

- Walnüsse, 30 g
- Lilienzwiebel (*Bai He*, Bulbus Lilii), 30 g
- Reis, 50 g
- Klebreis, 20 g
- Roter Reis, 10 g
- Gerste, 20 g

Zubereitung: Die Zutaten in einem Topf mit 1500 ml Wasser zum Kochen bringen und 40 Minuten köcheln lassen, bis das Congee eingedickt ist.
Eigenschaften: Süß, mild, neutral, etwas warm.
Leitbahnbezug: Lunge, Milz, Nieren und Magen.
Funktionen: Tonisiert die Nieren und wärmt die Lungen, stoppt Husten und stabilisiert Keuchen, konsolidiert die Essenz und befeuchtet die Lungen.
Indikationen: Husten, Keuchen, Verstopfung und Schmerzen im unteren Rücken und in den Knien bei Krebspatienten, besonders bei Lungenkrebs; auch bei andauerndem Husten mit klarem Schleim, Abneigung gegen Kälte, Neurasthenie, Reizbarkeit und Verstopfung.

7

Bai Er Wu Jia Zhou (Congee mit Silbermorcheln und Stachelpanaxwurzel)

- Stachelpanaxwurzel (*Ci Wu Jia*, Radix Acanthopanacis Senticosi), 30–50 g
- Reis, 25 g
- Klebreis, 25 g
- Silbermorcheln (*Bai Mu Er*, Tremella), 10 g

Zubereitung: Den Silbermorcheln über Nacht in kaltem Wasser einweichen. Die Stachelpanaxwurzel in Stücke schneiden und in 200 ml kaltem Wasser 15–30 Minuten einweichen, dann in 1500 ml Wasser 30 Minuten abkochen. Die Flüssigkeit abgießen und den Kochrest entsorgen. Reis, Klebreis und Silbermorcheln dem abgegossenen Dekokt hinzufügen und ungefähr 30 Minuten köcheln, bis das Congee fertig ist.
Eigenschaften: Süß und mild.
Leitbahnbezug: Nieren, Herz, Milz und Magen.
Funktionen: Stärkt den Körper und tonisiert den Mangel, stärkt die allgemeine Immunität.
Indikationen: Krebspatienten mit Qi-Mangel-Muster, das sich als fahle gelbe Gesichtsfarbe zeigt, Schwindel und Kraftlosigkeit.

Tao Hua Er Mi Zhou (Congee mit Pfirsichblütenblättern, Reis und Klebreis)

- frische Pfirsichblütenblätter, 4 g
- Reis, 50 g
- Klebreis, 50 g

Zubereitung: Die Zutaten zu 1500 ml Wasser hinzugeben, zum Kochen bringen und 30–40 Minuten köcheln lassen, bis das Congee fertig ist.
Eigenschaften: Scharf, etwas bitter, neutral.
Leitbahnbezug: Milz, Magen und Dickdarm.
Funktionen: Befeuchtet die Därme und befreit die Eingeweide.
Indikationen: Verstopfung bei Krebspatienten, besonders aufgrund von Trockenheit-Hitze in Därmen und Magen infolge von Strahlentherapie, da dieses Congee Trockenheit befeuchtet und die intestinale Peristaltik fördert. Es kann auch bei Schwächezuständen bei lang anhaltenden Krankheiten und bei Verstopfung von Älteren eingesetzt werden.

Wu Ren Er Mi Zhou (Congee mit Fünf Kernen und zwei Reissorten)

- Reis, 100 g
- Klebreis, 50 g
- Pfirsichkerne (*Tao Ren*, Semen Persicae), 10 g
- Walnusskerne (*Hu Tao Ren*, Semen Juglundis Regiae), 10 g
- Aprikosenkerne (*Xing Ren*, Semen Pruni Armeniacae), 10 g
- Pinienkerne (*Song Zi Ren*, Semen Pini), 10 g
- Schwarze Sesamsamen (*Hei Zhi Ma*, Semen Sesami Indici), 10 g
- Salz oder Zucker, nach Geschmack

Zubereitung: Reis und Klebreis in 1500 ml Wasser zum Kochen bringen und 30 Minuten köcheln. Die Pfirsichkerne pfannenrühren, bis sie gelb sind; Walnuss-, Aprikosen-, Pinienkerne und Sesamsamen pfannenrühren, bis sie trocken sind und sie dann zerdrücken. Die Kerne dem Congee beifügen und weitere 20 Minuten köcheln. Mit Salz oder Zucker servieren, je nach Geschmack.
Eigenschaften: Aromatisch.
Leitbahnbezug: Milz, Magen und Dickdarm.
Funktionen: Befeuchtet the Därme und befreit die Eingeweide, nährt das Blut und stärkt die Milz. Schwarze Sesamsamen, Pfirsichkerne und Walnusskerne enthalten Substanzen, die Krebs hemmen.
Indikationen: Verstopfung aufgrund von Mangel-Trockenheit bei Krebspatienten oder aufgrund von schwacher Konstitution bei Älteren.

Shan Yao Ban Xia Zhou (Congee mit chinesischen Yamswurzelknollen und Pinelliaknollen)

- gereinigte Pinelliaknollen (*Qing Ban Xia*, Rhizoma Pinelliae Ternatae Depurata), 30 g
- Chinesische Yamswurzelknollen (*Shan Yao*, Rhizoma Dioscoreae Oppositae), 25 g
- Reis, 25 g
- Hirse, 25 g
- Kandiszucker, 20 g

Zubereitung: Die gereinigte Pinelliaknolle in warmem Wasser abspülen, mit 500 ml Wasser zum Kochen bringen und herunterkochen auf 250 ml. Den Kochrest entsorgen. Die Yamswurzelknolle schälen und zerteilen, dem abgegossenen Dekokt zusammen mit Reis und Hirse beifügen, zum Kochen bringen und 30 Minuten köcheln, bis das Congee fertig ist. Kandiszucker hinzufügen und servieren.

Eigenschaften: Süß, mild, neutral, warm.
Leitbahnbezug: Milz, Magen und Dünndarm.
Funktionen: Stärkt die Milz und nährt den Magen.
Indikationen: Säurereflux, Aufstoßen, Rülpsen und Erbrechen bei Krebspatienten; Übelkeit und Erbrechen aufgrund von Chemotherapie; lindert die Nebenwirkungen von Chemotherapie und tonisiert mit Nährstoffen.

Shou Wu Zao Qi Zhou (Congee mit Knöterichwurzel, chinesischen Datteln und Bocksdornfrüchten)

- Knöterichwurzel (*He Shou Wu*, Radix Polygoni Multiflori), 6 g
- Chinesische Datteln (*Da Zao*, Fructus Ziziphi Jujubae), 10 g
- Bocksdornfrüchte (*Gou Qi Zi*, Fructus Lycii), 10 g
- Hiobstränensamen (*Yi Yi Ren*, Semen Coicis Lachryma jobi), 25 g
- Reis, 25 g
- Hirse, 25 g
- Kandiszucker, 10–20 g

Zubereitung: Die Knöterichwurzel in 250 ml Wasser abkochen und auf 100 ml zu einer konzentrierten Flüssigkeit herunterkochen; den Kochrest entsorgen. Reis, Hiobstränensamen, Hirse, Datteln und Bocksdornfrüchte in das abgegossenen Dekokt geben, weitere 500 ml Wasser hinzufügen, zum Kochen bringen und 30 Minuten köcheln, bis das Congee fertig ist. Kandiszucker hinzufügen und servieren.
Eigenschaften: Scharf, etwas bitter, warm.
Leitbahnbezug: Leber, Nieren, Magen, Milz und Dünndarm.
Funktionen: Chinesische Datteln und Bocksdornfrüchte stärken die Immunfunktion und haben antikanzerogene Eigenschaften. Knöterichwurzel tonisiert die Leber, stärkt die Nieren, harmonisiert den Magen, vitalisiert Qi, erzeugt Blut und stärkt den Körper.
Indikationen: Kann zum Aufbau von Kraft nach einer chirurgischen Krebsbehandlung eingesetzt werden oder zur Linderung von Nebenwirkungen der Strahlen- und Chemotherapie; auch verwendbar bei Arteriosklerose, primärer Hypertonie und Hyperlipidämie.

Fu Ling Yi Mi Zhou (Congee mit Poria und Hiobstränensamen)

- Hiobstränensamen (*Yi Yi Ren*, Semen Coicis Lachryma jobi), 60 g
- Poria (*Fu Ling*, Sclerotium Poriae Cocos), 10 g
- Hirse, 25 g

Zubereitung: Die Hiobstränensamen in Wasser waschen und trocknen; dann die Samen 30 Minuten in Essig einweichen und in klarem Wasser abspülen. Poria zu Pulver zerreiben und zusammen mit den Hiobstränensamen und der Hirse zu 1500 ml Wasser hinzufügen. Zum Kochen bringen und ca. 30 Minuten köcheln, bis das Congee fertig ist.
Eigenschaften: Scharf, neutral, etwas warm.
Leitbahnbezug: Lunge, Milz, Magen und Nieren.
Funktionen: Stärkt die Milz und tonisiert den Mittleren Erwärmer, bewegt nach oben, um Hitze im Oberen Erwärmer zu klären, und nach unten, um Milz-Feuchtigkeit zu regulieren.
Indikationen: Da dieses Congee Nahrungsansammlungen zerstreut, Schleim zerteilt und Keuchen beruhigt, wird es für Magen-Disharmonien, Verdauungsstörungen, aufgedunsene Schwellungen in den unteren Gliedmaßen, Keuchen und Husten mit viel Schleim bei Krebspatienten, besonders bei Lungenkrebs, verwendet; es klärt ebenfalls Lungen-Hitze während der Strahlentherapie und kann bei chronischer Bronchitis mit Husten, Keuchen und viel Schleim eingesetzt werden.

Bai He Zhou (Lililenzwiebel-Congee)

- frische Lilienzwiebel (*Bai He*, Bulbus Lilii), 30 g (oder getrocknete Lillienzwiebel, 20 g)
- Reis, 25 g
- Klebreis, 20 g
- Hiobstränensamen (*Yi Yi Ren*, Semen Coicis Lachryma jobi), 15 g
- Perlgraupen, 10 g

Zubereitung: Die frische Lilienzwiebel zerteilen (oder die getrocknete Lilienzwiebel in warmem Wasser einweichen, bis sie weich ist), dann zu 1500 ml Wasser zusammen mit dem Reis, Klebreis, den Hiobstränensamen und Perlgraupen hinzufügen. Zum Kochen bringen und 30 Minuten köcheln, bis das Congee fertig ist.
Eigenschaften: Süß, neutral, etwas kühl.
Leitbahnbezug: Lunge, Milz, Leber und Magen.
Funktionen: Befeuchtet die Lungen, klärt das Herz, stoppt Husten, beruhigt den Geist, klärt die Augen

und schränkt Schwitzen ein. Lilienzwiebel kann das Immunsystem stärken; Perlgraupen und Hiobstränensamen enthalten eine Reihe von Vitaminen und Spurenelementen, die helfen, Krebs zu hemmen.
Indikationen: Kann während der ganzen Behandlungszeit von Lungenkrebs verwendet werden; zur Behandlung von Strahlenbronchitis und -pneumonie nach einer Strahlentherapie für Tumoren im Mediastinum und Ösophagus durch Beseitigen von Trockenheit, Befeuchten der Lungen, Klären des Herzens und Zerteilen von Schleim; auch bei chronischer Bronchitis, Emphysemen, pulmonarer Tuberkulose, Neurasthenie und Schwindel.

Shi Bing Shan Yao Zhou (Congee aus getrockneten Persimonen, Chinesischer Yamswurzelknolle und Hiobstränensamen)

- Chinesische Yamswurzelknolle (*Shan Yao*, Rhizoma Dioscoreae Oppositae), 70 g
- Hiobstränensamen (*Yi Yi Ren*, Semen Coicis Lachryma jobi), 60 g
- Hirse, 25 g
- getrocknete Persimonen, 250 g (in Stücke geschnitten)

Zubereitung: Die chinesische Yamswurzelknolle schälen, würfeln und zusammen mit den Hiobstränensamen und der Hirse in 1500 ml Wasser geben, zum Kochen bringen und 30–40 Minuten köcheln. Die getrocknete Persimone in Stücke schneiden, zum Congee hinzufügen und servieren.
Eigenschaften: Süß, etwas adstringierend, neutral.
Leitbahnbezug: Milz, Lunge und Magen.
Funktionen: Beruhigt den Magen, vermehrt Qi, stärkt die Milz, stoppt Husten, nährt Yin und tonisiert Schwäche.
Indikationen: Schwächezustände, schlechter Appetit, dünne und weiche Stühle, Kraftlosigkeit in den Gliedmaßen und Husten und Keuchen bei Krebspatienten; auch bei chronischer Bronchitis, Emphysemen, pulmonarer Herzerkrankung und pulmonarer Tuberkulose.

Gui Pi Mai Pian Zhou (Congee aus Angelikawurzel und Hafermehl)

- Glockenwindenwurzel (*Dang Shen*, Radix Codonopsitis Pilosulae), 15 g
- Tragantwurzel (*Huang Qi*, Radix Astragali seu Hedysari), 15 g
- Chinesische Angelikawurzel (*Dang Gui*, Radix Angelicae Sinensis), 10 g
- Stacheljujubensamen (*Suan Zao Ren*, Semen Ziziphi Spinosae), 10 g
- Süßholzwurzel (*Gan Cao*, Radix Glycyrrhizae), 10 g
- Rotwurzsalbeiwurzel (*Dan Shen*, Radix Salviae Miltiorrhizae), 12 g
- Zimtzweige (*Gui Zhi*, Ramulus Cinnamomi Cassiae), 5 g
- Hafermehl, 60 g
- Longanenfrüchte (*Long Yan Rou*, Arillus Euphoriae Longanae), 20 g
- Chinesische Datteln (*Da Zao*, Fructus Ziziphi Jujubae), 10 g

Zubereitung: Die Glockenwindenwurzel, Angelikawurzel, Stacheljujubensamen, Süßholzwurzel, Rotwurzsalbeiwurzel und die Zimtzweige eine Stunde in 800–1000 ml Wasser einlegen, dann schnell zum Kochen bringen und 40 Minuten köcheln. Die Flüssigkeit abgießen und den Kochrest entsorgen. Hafermehl, Longanenfrüchte und Datteln dem abgegossenen Dekokt beifügen und 10–15 Minuten köcheln, bis das Congee fertig ist.
Eigenschaften: Süß, scharf, etwas bitter, warm.
Leitbahnbezug: Herz, Milz, Leber und Magen.
Funktionen: Stärkt YangQi, tonisiert Herz-Blut, stärkt die Milz und nährt das Herz. Glockenwindenwurzel, Tragantwurzel, Süßholzwurzel und Hafermehl haben auch antikanzerogene Eigenschaften.
Indikationen: Anämie, Kachexie, Schwächezustände, Abneigung gegen Kälte, Palpitationen, Kurzatmigkeit und Müdigkeit bei Krebspatienten; auch bei Palpitationen, Kurzatmigkeit und zyanotischen Lippen bei Herzinsuffizenz.

Huang Jing Er Mi Zhou (Congee aus sibirischem Salomonssiegel, Reis und Hirse)

- Sibirischer Salomonssiegel (*Huang Jing*, Rhizoma Polygonati), 30 g
- Helmbohnensamen (*Bai Bian Dou*, Semen Dolichoris Lablab), 20 g
- Hiobstränensamen (*Yi Yi Ren*, Semen Coicis Lachryma jobi), 20 g
- Reis, 25 g
- Hirse, 20 g
- Roter Reis, 10 g

Zubereitung: Den sibirischen Salomonssiegel in 200 ml Wasser abkochen und auf 100 ml herunterkochen. Die Flüssigkeit abgießen und den Kochrest

entsorgen. Reis, Hiobstränensamen, Hirse, roten Reis, und Helmbohnensamen in das abgegossene Dekokt geben und weitere 500 ml Wasser hinzugeben. Zum Kochen bringen und 30 Minuten köcheln, bis das Congee fertig ist.
Eigenschaften: Süß und neutral.
Leitbahnbezug: Milz, Lungen, Nieren und Magen.
Funktionen: Tonisiert den Mittleren Erwärmer und vermehrt Qi, klärt das Herz und befeuchtet die Lungen, stärkt die Sehnen und Knochen. Hiobstränensamen und Helmbohnensamen besitzen antikanzerogene Eigenschaften, sibirischer Salomonssiegel hingegen tonisiert Proteine.
Indikationen: Kachexie, Knochenschmerzen, Kraftlosigkeit, schlechter Appetit und reduzierte Nahrungsaufnahme bei Krebspatienten; bei fortschreitender Mangelernährung, chronischer Gastritis, Neurasthenie, Müdigkeit, Kraftlosigkeit, schlechtem Appetit, trockenem Husten aufgrund von Lungen-Schwäche, Tuberkulose und Bluthusten.

Yuan Zhi Yi Zhi Ren Zhou (Congee mit Kreuzblumenwurzel und schwarzem Kardamom)

- Sibirische Kreuzblumenwurzel (*Yuan Zhi*, Radix Polygalae), 20 g
- Schwarze Kardamomfrucht (*Yi Zhi Ren*, Fructus Alpiniae Oxyphyllae), 20 g
- Reis, 25 g
- Hirse, 20 g
- Zuckermais, zerstoßen, 10 g
- Longanenfrüchte (*Long Yan Rou*, Arillus Euphoriae Longanae), 10 g

Zubereitung: Die sibirische Kreuzblumenwurzel und die schwarze Kardamomfrucht in 1000 ml Wasser abkochen und auf 500 ml herunterkochen. Die Flüssigkeit abgießen und den Kochrest entsorgen. Reis, Hirse und zerstoßenen Zuckermais in das abgegossene Dekokt geben und weitere 500 ml Wasser hinzugeben. Zum Kochen bringen und 30–40 Minuten köcheln, bis das Congee fertig ist. Die Longanenfrucht in Stücke schneiden, dem Congee beigeben und vor dem Servieren weitere 5 Minuten kochen.
Eigenschaften: Scharf, etwas bitter, warm.
Leitbahnbezug: Milz, Nieren, Herz und Magen.
Funktionen: Reguliert Milz und Magen, stärkt das Ursprungs-Qi (Yuan Qi), tonisiert Nieren-Mangel und stabilisiert den Geist und den Verstand.
Indikationen: Auszehrung, Schwächezustände, Anämie und schlechter Appetit bei Krebspatienten; wirksam bei Reizbarkeit und schlechtem Appetit, oft empfohlen bei Schlaflosigkeit und schlechtem Gedächtnis aufgrund von Strahlentherapie nach chirurgischer Behandlung wegen Gehirntumoren, da es das Gehirn stärkt.

Chuan Xiong Huang Qi Zhou (Congee aus Szechuanliebstöckel-Wurzelstock und Tragantwurzel)

- Szechuanliebstöckel-Wurzelstock (*Chuan Xiong*, Rhizoma Ligustici Chuanxiong), 10 g
- Tragantwurzel (*Huang Qi*, Radix Astragali seu Hedysari), 15 g
- Hiobstränensamen (*Yi Yi Ren*, Semen Coicis Lachryma jobi), 20 g
- Klebreis, 20 g
- Hirse, 20 g
- Stärkemehl, 15 g
- Kandiszucker, 10 g

Zubereitung: Den Szechuanliebstöckel-Wurzelstock und die Tragantwurzel in 500 ml Wasser abkochen und auf 250 ml herunterkochen. Die Flüssigkeit abgießen und den Kochrest entsorgen. Klebreis, Hirse und Hiobstränensamen in das abgegossenen Dekokt geben und 250 ml Wasser hinzufügen. Zum Kochen bringen und 30 Minuten köcheln, bis das Congee fertig ist. Stärkemehl hinzugeben und weitere ein bis zwei Minuten kochen, dann den Kandiszucker hinzugeben und servieren.
Eigenschaften: Scharf, etwas süß, etwas bitter, warm.
Leitbahnbezug: Milz, Magen und Leber.
Funktionen: Tonisiert Qi und konsolidiert das Äußere, stärkt die Milz und nährt den Magen.
Indikationen: Nachteilige Nebenwirkungen durch Strahlen- und Chemotherapie, einschließlich aplastischer Anämie und Leukopenie; hilft auch bei der Kontrolle von Leukämie.

Chen Pi Suan Zhou (Congee mit Mandarinenschalen und Knoblauch)

- Mandarinenschalen (*Chen Pi*, Pericarpium Citri Reticulatae), 5 g
- Klebreis, 25 g
- Knoblauch, 5 g
- Kandiszucker, 10 g

Zubereitung: Die Knoblauchzehen zerdrücken, die Mandarinenschalen pfannenrühren und zu einem Pulver zerstoßen. Den Klebreis mit 500 ml Wasser bedecken, zum Kochen bringen und 30 Minuten köcheln lassen. Knoblauch und Mandarinenschalen hinzugeben und weitere 5 Minuten bei geringer Hitze köcheln. Den Kandiszucker hinzumischen und servieren.
Eigenschaften: Süß, stechend, warm.
Leitbahnbezug: Milz, Magen und Leber.
Funktionen: Stärkt Milz und Magen, leitet die Leber aus, vermindert Toxizität von Krebs.
Indikationen: Tumoren des Verdauungstraktes.

San Qi Mai Pian Zhou (Congee mit Notoginseng und Sesamsamen)

- Notoginsengpulver (*San Qi Fen*, Pulvis Radicis Notoginseng), 3 g
- Schwarze Sesamsamen (*Hei Zhi Ma*, Semen Sesami Indici), 50 g
- Brauner Reis, 50 g
- Leichte Weizenkörner (*Fu Xiao Mai*, Fructus Tritici Aestivi Levis), 50 g
- Brauner Zucker, 10 g

Zubereitung: Die Sesamsamen, den braunen Reis und die Weizenkörner in 1500 ml Wasser zum Kochen bringen und 30 Minuten köcheln, bis das Congee fertig ist. Das Notoginsengpulver und den braunen Zucker hinzugeben, wieder zum Kochen bringen und servieren.
Eigenschaften: Süß, aromatisch, scharf.
Leitbahnbezug: Milz, Magen und Herz.
Funktionen: Zerteilt Schwellungen und löst Blut-Stase, leitet die Leber aus und reguliert Qi, vitalisiert das Blut, beseitigt Toxizität und hat antikanzerogene Eigenschaften.
Indikationen: Niedergeschlagenheit, Kraftlosigkeit und Auszehrung bei Krebspatienten, besonders wo der Krebs noch nicht metastasiert ist.

Lu Hui Hong Zao Zhou (Congee mit Aloe und chinesischen Datteln)

- Aloe* (*Lu Hui*, Herba Aloes), 100 g
- Reis, 50 g
- Chinesische Datteln (*Da Zao*, Fructus Ziziphi Jujubae), 25 g
- pulverisierte Mandarinenschalen (*Chen Pi*, Pericarpium Citri Reticulatae), 10 g

Zubereitung: Die Aloe in 500 ml Wasser geben und schnell zum Kochen bringen, dann die Hitze reduzieren und 10–20 Minuten köcheln lassen. Die Flüssigkeit abgießen und den Kochrest entsorgen. Reis, Datteln und pulverisierte Mandarinenschalen hinzugeben und 30 Minuten köcheln, bis das Congee fertig ist.
Eigenschaften: Süß, scharf, warm.
Leitbahnbezug: Leber, Milz, Magen und Nieren.
Funktionen: Stärkt das Immunsystem und hat antikanzerogene Eigenschaften.
Indikationen: Schlechter Appetit, Niedergeschlagenheit und Auszehrung bei allen Krebsarten.

Hai Dai Mai Pian Zhou (Congee mit Seetang und Hafermehl)

- Seetang (*Hai Dai*, Laminaria Japonica), 50 g
- Hafermehl, 250 g
- Kandiszucker, 10 g

Zubereitung: Den Seetang in Streifen schneiden und in 1000 ml Wasser weich kochen. Das Hafermehl hinzugeben und weitere drei bis vier Minuten kochen lassen. Den Kandiszucker einrühren und servieren.
Eigenschaften: Süß, scharf, etwas salzig.
Leitbahnbezug: Milz und Magen.
Funktionen: Erweicht Hartes, löst Verklumpungen und hat antikanzerogene Eigenschaften.
Indikationen: Ösophagealer Krebs und andere maligne Tumoren.

Bai Mao Teng Zao Zhou (Congee mit Kletterndem Nachtschatten und chinesischen Datteln)

- Kletternder Nachtschatten (*Bai Ying*, Herba Solani Lyrati), 30 g
- Brauner Reis, 20 g
- Hirse, 20 g
- Hiobstränensamen (*Yi Yi Ren*, Semen Coicis Lachryma jobi), 20 g
- Chinesische Datteln (*Da Zao*, Fructus Ziziphi Jujubae), 10–20 g
- Stärkemehl, 15 g

Zubereitung: Den kletternden Nachtschatten in 500 ml Wasser abkochen und auf 300 ml herunterkochen. Die Flüssigkeit abgießen und den Kochrest entsorgen. Braunen Reis, Hirse, Hiobstränensamen und Datteln hinzufügen, zum Kochen bringen und

30 Minuten köcheln, bis das Congee fertig ist. Das Stärkemehl einrühren und noch einmal aufkochen, dann servieren. Einmal täglich davon essen.
Eigenschaften: Süß, etwas bitter, neutral.
Leitbahnbezug: Milz und Lunge.
Funktionen: Tonisiert the Mittleren Erwärmer und vermehrt Qi, verjüngt den Körper und fördert die Langlebigkeit.
Indikationen: Geschwächte Patienten mit malignen Tumoren; Störung von körperlichen Funktionen infolge einer Strahlen- und Chemotherapie.

San Qi Shan Zha Zhou (Congee mit Notoginseng-Pulver und Fiederweißdornfrüchten)

- Fiederweißdornfrüchten (*Shan Zha*, Fructus Crataegi), 15 g
- Pulverisierter Notoginseng (*San Qi Fen*, Pulvis Radicis Notoginseng), 3 g
- Reis, 30 g
- Leichte Weizenkörner (*Fu Xiao Mai*, Fructus Tritici Aestivi Levis), 20 g
- Honig, 10 ml

Zubereitung: Fiederweißdornfrüchte, Reis und Weizenkörner in 1500 ml Wasser zum Kochen bringen und 30 Minuten köcheln lassen. Den pulverisierten Notoginseng und den Honig hinzufügen, wieder zum Kochen bringen und zum Frühstück servieren.
Eigenschaften: Süß, etwas bitter, sauer, erfrischend.
Leitbahnbezug: Milz, Magen und Herz.
Funktionen: Stärkt den Magen und hat eine wohltuende Wirkung auf den Därme, löst Blut-Stase und hat antikanzerogene Eigenschaften.
Indikationen: Dickdarm- und Magenkrebs.

Nei Jin Ji Li Zhou (Congee mit Hühnermagenendothel und Astragalus-Samen)

- Hühnermagenendothel (*Ji Nei Jin*, Endothelium Corneum Gigeriae Galli), 5 g
- Astragalussamen (*Sha Yuan Zi*, Semen Astragali Complanati), 5 g
- Fiederweißdornfrüchte und -kerne (*Shan Zha He*, Endocarpium et Semen Crataegi), 5 g
- Reis, 20 g
- Hirse, 20 g
- Zuckermais, 20 g

Zubereitung: Das Hühnermagenendothel, die Astragalussamen und die Fiederweißdornbeeren und -kerne backen und zu einem feinen Pulver zermahlen. Reis, Hirse und Zuckermais in einem Topf mit 1500 ml Wasser zum Kochen bringen und 40 Minuten köcheln lassen, bis das Congee fertig ist. Das pulverisierte Hühnermagenendothel, Astragalussamen und Fiederweißdornfrüchten und -kerne hinzufügen, zum Kochen bringen und in drei Portionen aufteilen.
Eigenschaften: Sauer, etwas süß, neutral.
Leitbahnbezug: Milz und Magen.
Funktionen: Verteilt Nahrung und löst Ansammlungen, beseitigt Toxizität und hat antikanzerogene Eigenschaften.
Indikationen: Verdauungsstörungen, Nahrungsansammlung, gastrische Beschwerden, Säureregurgitation und Interkostalschmerzen aufgrund von Massenbildung bei Patienten mit Magenkrebs.

Lu Sun Men Dong Zhou (Congee mit Spargel und Spargelwurzel)

- Spargel, 100 g
- Spargelwurzel (*Tian Men Dong*, Radix Asparagi Cochinchinensis), 60 g
- Chinesische Datteln (*Da Zao*, Fructus Ziziphi Jujubae), 10 g
- Reis, 25 g
- Perlgraupen, 20 g
- Zuckermais, 20 g
- Hirse, 20 g

Zubereitung: Alle Zutaten mit 1500 ml Wasser bedecken, zum Kochen bringen und 30–40 Minuten köcheln lassen. Zum Frühstück zu sich nehmen.
Eigenschaften: Süß, etwas bitter, warm, erfrischend.
Leitbahnbezug: Milz, Lunge und Magen.
Funktionen: Stützt das Aufrechte Qi (Zheng Qi) und hat antikanzerogene Eigenschaften.
Indikationen: Eingesetzt als ergänzende Therapie bei Brustkrebs und Krebs des Verdauungstraktes.

Hauptgerichte

Neben Getränken, Suppen und Congees, können weitere Gerichte ebenfalls Teil einer Diät bilden, die darauf ausgerichtet ist, zusätzliche Nährstoffe zur Verfügung zu stellen. Diese Gerichte können als Basis Fleisch, Geflügel, Eier, Fisch, Trockenfrüchte, Gemüse oder frische Früchte aufweisen. Krebspatienten sollten eine Diät zu sich nehmen, die reich an Proteinen und Vitaminen ist und in der das ausgewählte Gericht die Lokalisation und Schwere des Tumors und die allgemeine Verfassung des Patienten und besonders die Symptome widerspiegelt. Als allgemeines Prinzip gilt, dass die Nahrung schmackhaft sein sollte, um den Appetit anzuregen, und dass sie auch eine tonisierende Wirkung haben sollte, um den Körper zu stärken und den Krebs zu hemmen.

Xian He Cao Zhi Dun Zi Ji (Junges Huhn gedämpft mit Odermennigkraut)

- Odermennigkraut (*Xian He Cao*, Herba Agrimoniae Pilosae), 100 g
- Gemeines Leimkraut (*Nong Ji Li*, Herba Crotolariae Sessiliflorae), 100 g
- 1 junges Huhn
- Lauch, 50 g
- Knoblauchzehen, 50 g
- Kochwein, 20–30 ml
- Szechuan-Pfeffer (*Hua Jiao*, Pericarpium Zanthoxyli), 15 g
- frischer Ingwer, 15 g
- Fenchelsamen, 15 g
- Hühnerbrühe
- Salz, nach Geschmack

Zubereitung: Das Odermennigkraut und das Leimkraut in einem Topf mit 700 ml Wasser, schnell zum Kochen bringen und eine Stunde köcheln lassen. Das Dekokt abgießen und den Kochrest entsorgen. Das junge Huhn reinigen, in Stücke schneiden und dem abgegossenen Dekokt zusammen mit Lauch, Knoblauch, Kochwein und einem Gewürzball[ii] hinzufügen, der den Szechuan-Pfeffer, den frischen Ingwer und den Fenchelsamen enthält. Schnell zum Kochen bringen, dann köcheln lassen, bis sich das Hühnerfleisch vom Knochen löst. Den Gewürzball, Lauch und Knoblauch entfernen, mit der Hühnerbrühe und Salz würzen und servieren.
Eigenschaften: Salzig, süß, kühl.
Leitbahnbezug: Milz, Magen und Herz.
Funktionen: Fördert die Hämatopoese, erweicht Hartes, vermindert Toxizität und hat antikanzerogene Eigenschaften.
Indikationen: Schwindel oder Morbus Menière bei Krebspatienten; Behandlung von Lungenkrebs.

Yan Wo Bao Yu Chi (Eintopf mit essbarem Vogelnest und Haifischflossen)

- Haifischflossen, 50 g
- Essbares Vogelnest, 2 g
- Hühnerbrust, 150 g
- mageres Schweinefleisch, 150 g
- Schinken, 30 g
- Lauch, 30 g
- Szechuan-Pfeffer (*Hua Jiao*, Pericarpium Zanthoxyli), 15 g
- frischer Ingwer, 15 g
- Fenchelsamen, 5 g
- Hühnerbrühe
- Salz, nach Geschmack
- Koriander, 10 g

Zubereitung: Die Haifischflosse in 100 ml Wasser kochen, die Knochen entfernen und zwei Stunden dämpfen. Das essbare Vogelnest in warmem Wasser einweichen, alle losen Teile entfernen und 30 Minuten dämpfen. Die Hühnerbrust, das Schweinefleisch und den Schinken in kleine Würfel und den Lauch in Stücke schneiden. Das Fleisch, den Lauch und einen Gewürzball[ii], der den Szechuan-Pfeffer, den frischen Ingwer und den Fenchelsamen enthält, in 400 ml Wasser so lange kochen, bis das Fleisch weich ist. Den Gewürzball und den Lauch entfernen, das Vogelnest und die Haifischflosse hinzugeben und bei geringer Hitze 20 Minuten dünsten. Mit Hühnerbrühe, Salz und Koriander würzen und servieren.
Eigenschaften: Süß, salzig, aromatisch, warm.
Leitbahnbezug: Leber, Milz, Magen, Herz und Nieren.
Funktionen: Vermehrt Qi, steigert den Appetit, tonisiert die Zang-Organe und hat antikanzerogene Eigenschaften.
Indikationen: Stärkt die Immunfunktion bei Patienten mit malignen Tumoren und hilft bei der Erholung nach chirurgischer Behandlung, nach Strahlen- und Chemotherapie.

Chong Cao Zheng An Chun (Gedämpfte Wachteln mit Cordyceps)

- Wachteln, 5 Stück
- Cordyceps (*Dong Chong Xia Cao*, Cordyceps Sinensis), 10 Stück
- Kochwein, 20 ml
- Frischer Ingwer, 10 g
- Lauch, 10 g

- Stärkemehl, 15 g
- Salz, 2 Teelöffel
- Pfeffer, 1 Teelöffel
- Kochwein, 20 ml

Zubereitung: Die Wachteln säubern und waschen, den frischen Ingwer und den Lauch sehr fein hacken und mit Salz, Pfeffer und Kochwein vermischen. Die Mischung über die innere und äußere Oberfläche der Wachteln verteilen. Zwei Stücke Cordyceps in jede Wachtel als Füllung geben. Die Wachteln in eine Porzellankasserole legen und über Wasser 40 Minuten dämpfen, bis die Wachteln gar gekocht sind. Die Flüssigkeit, die sich während des Dämpfens in der Kasserole angesammelt hat, zusammen mit dem Ingwer und dem Lauch in eine andere Schüssel füllen; das mit Wasser vermischte Stärkemehl hinzufügen und rühren, bis es eingedickt ist. Die Flüssigkeit über die Wachteln geben und servieren. Davon einmal täglich 5 Tage lang essen.
Eigenschaften: Salzig, süß, scharf, warm.
Leitbahnbezug: Milz, Magen und Lungen.
Funktionen: Tonisiert den Mangel und stärkt den Körper, beseitigt Toxizität und hemmt Krebs.
Indikationen: Stoppt Husten, beruhigt Keuchen, beseitigt chronischen Husten aufgrund von Überanstrengung und stoppt blutdurchsetzen Schleim bei Patienten mit malignen Tumoren, besonders bei primärem oder metastasiertem Lungenkrebs; lindert auch Symptome wie Schmerzen und Mattigkeit im unteren Rücken und in den Knien, Schwächezustände und mangelnden Appetit.

Chong Cao Shen Ya (Gedämpfte Ente mit Cordyceps und Ginseng)

- 1 kleine Ente
- Cordyceps (*Dong Chong Xia Cao*, Cordyceps Sinensis), 2 Stück
- Ginseng (*Ren Shen*, Radix Ginseng), 5 g
- Kochwein, 20 ml
- frischer Ingwer, 10 g
- Lauch, 10 g
- Stärkemehl, 15 g
- Salz, 2 Teelöffel
- Pfeffer, 1 Teelöffel
- Kochwein, 20 ml

Zubereitung: Zuzubereiten wie *Chong Cao Zheng An Chun* (Gedämpfte Wachteln mit Cordyceps), außer, dass die Ente mit zwei Cordyceps und Ginseng gefüllt wird.
Eigenschaften: Süß, salzig, warm.
Leitbahnbezug: Milz, Magen, Lunge und Leber.
Funktionen: Stärkt Yang, beseitigt Toxizität, tonisiert den Körper, stärkt das Immunsystem und hat antikanzerogene Eigenschaften.
Indikationen: Anämie, Auszehrung und Schwächezustände bei kachetischen Krebspatienten.

Shen Qi Ji (Huhn mit Glockenwindenwurzel und Tragantwurzel)

- Schwarzknochenhuhn, 1 Stück
- Tragantwurzel (*Huang Qi*, Radix Astragali seu Hedysari), 10–30 g
- Glockenwindenwurzel (*Dang Shen*, Radix Codonopsitis Pilosulae), 20 g
- Lauch, 20 g
- Szechuan-Pfeffer (*Hua Jiao*, Pericarpium Zanthoxyli), 15 g
- frischer Ingwer, 15 g
- Fenchelsamen, 5 g
- Hühnerbrühe
- Salz, nach Geschmack

Zubereitung: Das Huhn säubern, waschen und zusammen mit der Tragantwurzel, der Glockenwindenwurzel, dem Lauch und einem Gewürzball, der den Szechuan-Pfeffer, den in Scheiben geschnittenen Ingwer und den Fenchelsamen enthält, in einen Topf füllen. 500 ml Wasser hinzufügen, zum Kochen bringen und köcheln, bis das Huhn gar gekocht ist. Den Gewürzball[ii] und den Lauch entfernen, mit Hühnerbrühe und Salz würzen und servieren.
Eigenschaften: Süß, salzig, aromatisch, warm.
Leitbahnbezug: Milz, Magen, Herz und Lungen.
Funktionen: Tonisiert Ursprungs-Qi (Yuan Qi), stärkt die Milz, tonisiert die Lungen, nährt Yin und mildert Fieber, um Krebs zu hemmen.
Indikationen: Alle Arten von malignen Tumoren.

Chong Cao Huang Shen (Süßwasseraal mit Cordyceps)

- 1 Süßwasseraal
- Cordyceps (*Dong Chong Xia Cao*, Cordyceps Sinensis), 10 g
- Lauch, 30 g
- Karotten, 20 g
- Grüner Pfeffer, 20 g
- Bambusschößlinge, 20 g
- Szechuan-Pfeffer (*Hua Jiao*, Pericarpium Zanthoxyli), 10 g

- frischer Ingwer, 15 g
- Fenchelsamen, 10 g
- Lotuswurzelmehl oder Wasserkastanienmehl, 15 g
- Hühnerbrühe
- Salz, nach Geschmack

Zubereitung: Den Aal ausnehmen, waschen und in Stücke schneiden. Zusammen mit Coryceps, Lauch und einem Gewürzball[ii], der Szechuan-Pfeffer, in Scheiben geschnittenen Ingwer und Fenchelsamen enthält, in einen Topf geben. Mit 400 ml Wasser bedecken, zum Kochen bringen und so lange köcheln, bis der Aal ganz durchgegart ist und die Coryceps weich geworden sind. Die Karotten in der Zwischenzeit schälen und würfeln, den grünen Pfeffer und die Bambusschößlinge würfeln. Den Gewürzball und den Lauch entfernen. Die Karotten, den grünen Pfeffer und die Bambusschößlinge hinzugeben und zwei bis fünf Minuten kochen, bis das Gemüse weich ist. Das mit Stärke versetzte Wasser hinzufügen, mit Hühnerbrühe und Salz würzen und servieren.

Eigenschaften: Süß, salzig, warm.

Leitbahnbezug: Milz, Magen, Nieren und Lunge.

Funktionen: Tonisiert Qi, beseitigt Toxizität und hemmt Tumoren.

Indikationen: Schwache Konstitution, Husten und Kachexie bei Patienten mit malignen Tumoren; besonders wirksam zur Behandlung von Lungen und Nieren durch Befeuchten der Lungen und Stoppen von Husten, fördert das Bewegen von Wasser und zerteilt Schwellungen.

Fen Mi Zheng Bai He (Gedämpfte Lilienzwiebel mit Honig)

- frische Lilienzwiebel (*Bai He*, Bulbus Lilii), 120 g
- Honig, 30 ml
- Schlangenbartwurzel (*Mai Men Dong*, Radix Ophiopogonis Japonici), 10 g
- Süßholzwurzel (*Gan Cao*, Radix Glycyrrhizae), 5 g
- Chinesische Datteln (*Da Zao*, Fructus Ziziphi Jujubae), 5 g

Zubereitung: Alle Zutaten in das obere Fach eines Dampfgarers füllen. 30 Minuten dämpfen, bis die Lilienzwiebeln gar gekocht sind. Einmal täglich die Lilienzwiebeln essen und den Saft trinken, der sich angesammelt hat.

Eigenschaften: Süß, aromatisch, neutral, kühl, erfrischend.

Funktionen: Tonisiert die Milz, befeuchtet die Lungen, beseitigt Toxizität und hat antikanzerogene Eigenschaften.

Indikationen: Kann bei malignen Tumoren der Lunge eingesetzt werden, da es für die Kehle wohltuend ist, Trockenheit klärt, die Lungen befeuchtet und Schleim transformiert; kann nach einer Strahlentherapie auch die Symptome von Strahlenstomatitis, -pharyngitis, -laryngitis und ösophagitis in diesen Bereichen lindern.

Chen Pi Niu Rou (Rindfleisch mit Mandarinenschale)

- Mandarinenschalen (*Chen Pi*, Pericarpium Citri Reticulatae), 5 g
- Kardamomfrucht (*Sha Ren*, Fructus Amomi), 10 g
- Rindfleisch, 500–1000 g
- frischer Ingwer, 15 g
- Lauch, 30 g
- Zimtrinde (*Rou Gui*, Cortex Cinnamomi Cassiae), 3 g
- Szechuan-Pfeffer (*Hua Jiao*, Pericarpium Zanthoxyli), 10 g
- Fenchelsamen, 3 g
- Salz, nach Geschmack
- Lotuswurzelmehl, 10 g

Zubereitung: Das Rindfleisch zusammen mit der Mandarinenschale, der Kardamomfrucht, dem in Scheiben geschnittenen Ingwer, dem Lauch und einem Gewürzball, der Szechuan-Pfeffer, Zimtrinde und Fenchelsamen enthält, in einen Topf geben. Mit 1500 ml Wasser bedecken, schnell zum Kochen bringen und für mindestens eine Stunde köcheln, bis das Rindfleisch gar ist. Das Rindfleisch herausnehmen und in Streifen schneiden. Die Flüssigkeit abgießen und den Kochrest entsorgen. Nochmals zum Kochen bringen, das Fleisch hinzugeben und mit Salz würzen. Das Lotuswurzelmehl mit Wasser vermischen, den angedickten Saft über das Fleisch gießen und servieren. Wenn möglich, zweimal die Woche kochen.

Eigenschaften: Süß, salzig, aromatisch, scharf, warm.

Leitbahnbezug: Milz, Magen und Leber.

Funktionen: Tonisiert den Mittleren Erwärmer und vermehrt Qi, beseitigt Toxizität und hat antikanzerogene Eigenschaften.

Indikationen: Appetitmangel, Auszehrung und Kachexie aufgrund von Tumoren im Verdauungstrakt oder verschiedenen malignen Tumoren.

Qi Gou Qi Hai Shen (Seegurke gekocht mit Tragantwurzel und Bocksdornfrüchten)

- Seegurke, 200 g
- Tragantwurzel (*Huang Qi*, Radix Astragali seu Hedysari), 30 g
- Bocksdornfrüchte (*Gou Qi Zi*, Fructus Lycii), 20 g
- frischer Ingwer, 5 g
- Bambusschößlinge, 15 g
- Shiitakepilze, 20 g
- Karotten, 20 g
- Stangensellerie, 20 g
- Stärkemehl, 10 g
- Lauch, 10 g
- Knoblauch, 10 g
- Koriander, 10 g
- Hühnerbrühe
- Pflanzenöl, 15 ml
- Salz, nach Geschmack

Zubereitung: Die vorbereitete Seegurke 30 Minuten in Wasser einlegen und abtropfen lassen. Den Ingwer fein hacken und in Öl pfannenrühren. Die Seegurke, die Tragantwurzel und die Bocksdornfrüchte hinzugeben, gefolgt vom Wasser. Schnell zum Kochen bringen, dann köcheln, bis die Seegurke weich ist. In der Zwischenzeit Bambusschößlinge, Pilze, Karotten und Sellerie würfeln. Ist die Seegurke fertig, das Gemüse in den Topf geben und 5 Minuten kochen. Dann den geschnittenen Lauch, den gehackten Knoblauch und den Koriander hinzugeben. Mit Hühnerbrühe und Salz würzen und servieren.

Eigenschaften: Süß, etwas salzig, warm, erfrischend.

Leitbahnbezug: Milz, Magen, Herz, Leber und Nieren.

Funktionen: Tonisiert den Mittleren Erwärmer und vermehrt Qi, stärkt den Körper und hat antikanzerogene Eigenschaften.

Indikationen: Hat eine tonisierende Wirkung und kann die Überlebenszeit von Patienten mit Lymphomen, Leukämie, metastasiertem Brustkrebs und anderen malignen Tumoren verlängern, besonders bei jenen mit Kachexie und Auszehrung.

Zhi Mu Dun Niu Rou (Gedünstetes Rindfleisch mit Anemarrhena-Wurzelstock)

- Anemarrhena-Wurzelstock (*Zhi Mu*, Rhizoma Anemarrhenae Asphodeloidis), 50 g
- Rindfleisch, 200 g
- Szechuan-Pfeffer (*Hua Jiao*, Pericarpium Zanthoxyli), 10 g
- frischer Ingwer, 15 g
- Fenchelsamen, 5 g
- Lauch, 10 g
- Zwiebel, 20 g
- Koriander, 10 g
- Rinderbrühe
- Salz, nach Geschmack

Zubereitung: Den Ingwer in Scheiben und Lauch und Zwiebeln in Streifen schneiden. Das Rindfleisch, den Anemarrhena-Wurzelstock und einen Gewürzball[ii] mit dem Szechuan-Pfeffer, dem in Scheiben geschnittenen Ingwer und den Fenchelsamen in 400 ml Wasser zum Kochen bringen und bei geringer Hitze köcheln, bis das Fleisch weich ist. Den Gewürzball entfernen, Koriander, Lauch und Zwiebel hinzugeben. Mit Rinderbrühe und Salz würzen und servieren.

Eigenschaften: Süß, salzig, warm.

Leitbahnbezug: Milz, Magen und Lunge.

Funktionen: Stärkt Yang und tonisiert Qi, beseitigt Toxizität und hat antikanzerogene Eigenschaften.

Indikationen: Frühe Stadien von Lungen-, Magen- und Leberkrebs; schränkt auch das Ausmaß von Leukopenie und Erythropenie aufgrund von Chemotherapie ein.

Ren Shen Diao Yu Dun Dou Fu (Gedämpfter Tofu mit Ginseng und Rotbrasse)

- Ginseng (*Ren Shen*, Radix Ginseng), 5 g
- Rotbrasse, 750 g
- Tofu, 25 g
- frischer Ingwer, 20 g
- Lauch, 35 g
- Pampelmuse, 2 Schnitze
- Koriander, 10 g
- Roter Paprika, 10 g
- Sesamöl, 2–3 Tropfen
- Kochwein, 20 ml
- Weißer Zucker, 5 g

- Pfeffer, 10 g
- Salz, nach Geschmack

Zubereitung: Die Rotbrasse ausnehmen und waschen (einschließlich des Kopfes). Den Fisch mit Salz bestreuen und in kochendem Wasser kurz überbrühen. 15 g des Ingwers in Scheiben schneiden und den Rest klein hacken; den Ginseng in Scheiben schneiden, den Tofu würfeln und Lauch und roten Paprika in Streifen schneiden. Den Fisch in 500 ml kaltes Wasser geben und Ginseng, Ingwer, 30 g Lauch, Kochwein und weißen Zucker hinzufügen. Zum Kochen bringen, die Hitze reduzieren und zehn Minuten köcheln. Den Tofu hinzufügen und weiter köcheln lassen, bis der Fisch (einschließlich des Kopfes) ganz gar gekocht ist. Die beiden Pampelmusenteile und den Pfeffer hinzugeben, eine weitere Minute kochen und mit Salz würzen. Koriander, geschnittenen Lauch, Ingwer und roten Paprika über den Fisch streuen, einige Tropfen Sesamöl darübergeben und servieren.
Eigenschaften: Süß, salzig, mild, warm.
Leitbahnbezug: Milz, Magen, Herz und Nieren.
Funktionen: Tonisiert und stärkt Yang in besonderem Maße und hat antikanzerogene Eigenschaften.
Indikationen: Kachexie, Anämie und Schwächezustände bei Patienten mit malignen Tumoren; auch zur Reduzierung der Nebenwirkungen von chirurgischer Behandlung, Strahlen- und Chemotherapie.

Zhi Mu Dang Gui Ji Dan (Eier gekocht mit Anemarrhena-Wurzelstock und chinesischer Angelikawurzel)

- Anemarrhena-Wurzelstock (*Zhi Mu*, Rhizoma Anemarrhenae Asphodeloidis), 60 g
- Chinesische Angelikawurzel (*Dang Gui*, Radix Angelicae Sinensis), 35 g
- Eier, 6 Stück
- Grüne Teeblätter, 6 g
- Soyasauce, 120 ml

Zubereitung: Die Eier zusammen mit dem Anemarrhena-Wurzelstock und der Angelikawurzel in 400 ml kaltes Wasser geben, zum Kochen bringen und zehn Minuten kochen. Die Eier schälen und zusammen mit den Teeblättern und der Sojasauce fünf Minuten kochen oder solange, bis die Flüssigkeit fast verdunstet ist. Zwei Eier täglich zum Frühstück essen.
Eigenschaften: Süß, salzig, warm, neutral.
Leitbahnbezug: Milz, Magen, Herz und Nieren.
Funktionen: Tonisiert den Mangel, stärkt Yang und hat antikanzerogene Eigenschaften.
Indikationen: Hypoproteinämie bei Krebspatienten; zur Wiederherstellung der Kraft nach chirurgischer Behandlung, Strahlen- und Chemotherapie.

Fu Ling Bao Zi (Teigbeutel mit Poria gefüllt)

- pulversierte Chinesische Yamswurzelknolle (*Shan Yao*, Rhizoma Dioscoreae Oppositae), 100 g
- pulversierter Kokospilz (*Fu Ling*, Sclerotium Poriae Cocos), 100 g
- Mehl mit Backpulver, 200 g
- Hühnerbrust, 200 g
- Bambusschößlinge, 300 g
- Shiitakepilze, 20 g
- frischer Ingwer, 10 g
- Lauch, 10 g
- Pfeffer, 5 g
- Pflanzenöl, 30 ml
- Ei, 1 Stück
- Salz, nach Geschmack

Zubereitung: Die pulverisierten Yamswurzel und Poria in 150–200 ml Wasser einweichen, bis sie eine Paste bilden. 30 Minuten dämpfen, mit dem Mehl vermischen und zu einem Teig für die Teigbeutel kneten. Eine Stunde an einem warmen Ort stehen lassen, damit der Teig aufgehen kann. Die Hühnerbrust zerkleinern, den Saft aus den Pilzen pressen und schließlich den Ingwer und den Lauch hacken. Eine Füllung herstellen durch gutes Vermischen von klein geschnittenem Huhn, Bambusschößlingen, Pilzen, Ingwer, Lauch, Pfeffer, Pflanzenöl und Eiern. Die Teigbeutel herstellen durch Formen des Teiges zu einer Wurstform von 50 cm Länge und 2 cm Breite; den Teig mit einem scharfen Messer in 20–25 Portionen teilen. Jede Portion auf einem gut ausgemehlten Brett auslegen und zu einem Kreis von ca 10 cm Durchmesser ausrollen (das Zentrum sollte dicker als der Rand sein). Die Füllung in der Mitte des Kreises platzieren und den Teig in Falten darüberziehen; die Falten zusammendrücken, um den Teigbeutel zu schließen. Die Teigbeutel 30 Minuten dämpfen und servieren.
Eigenschaften: Süß, weich, aromatisch, warm.
Leitbahnbezug: Milz, Magen, Herz und Nieren.
Funktionen: Tonisiert den Mittleren Erwärmer und vermehrt Qi, beseitigt Toxizität und hat antikanzerogene Eigenschaften; stärkt auch das Immunsystem, leitet Feuchtigkeit aus und fördert die Bewegung von Wasser, stärkt die Milz und harmonisiert den Magen, beruhigt Herz und Geist.

Indikationen: Magen- und Leberkrebs, Pleuraerguss und Aszites als Komplikationen von Krebs; Schlaflosigkeit und schlechter Appetit; kann auch als tonisierende Nahrung bei allen Krebsarten gereicht werden.

Su Shao Cai (Pfannengerührtes Gemüse)

- Pilze, 20 g
- Karotten, 20 g
- Bambusschößlinge, 20 g
- Sellerie, 20 g
- Aubergine, 20 g
- Pflanzenöl, 20 ml
- Salz, nach Geschmack

Zubereitung: Die Pilze, Karotten, Bambusschößlinge, den Sellerie und die Aubergine würfeln und 2 Minuten in einem Wok pfannenrühren. 50 ml Wasser hinzufügen und kochen, bis das Gemüse weich ist. Mit Sesamöl und Salz würzen und servieren.
Eigenschaften: Süß, salzig, scharf, warm.
Leitbahnbezug: Milz, Magen und Gallenblase.
Funktionen: Stärkt Yang, löst Nahrungsansammlungen auf, beseitigt Reizbarkeit und lindert Durst.
Indikationen: Tonisiert Proteine bei Krebspatienten mit Kachexie; auch einsetzbar bei Dyspepsie, Verdauungstörungen und anderen Nebenwirkungen im Mundraum und Verdauungstrakt während einer Strahlentherapie.

Huang Jing Shan Yao Dun Ji Kuai (Gedämpftes Huhn mit sibirischem Salomonssiegel und chinesischer Yamswurzelknolle)

- Sibirischer Salomonssiegel (*Huang Jing*, Rhizoma Polygonati), 20 g
- Chinesische Yamswurzelknolle (*Shan Yao*, Rhizoma Dioscoreae Oppositae), 150 g
- Hühnerbrust, 500 g
- Shiitakepilze, 50 g
- Kochwein, 20 ml
- Zucker, 10 g
- Knoblauchzehen, 10
- Lauch, 30 g
- frischer Ingwer, 20 g
- Szechuan-Pfeffer (*Hua Jiao*, Pericarpium Zanthoxyli), 15 g
- Hühnerbrühe
- Salz, nach Geschmack

Zubereitung: Den Salomonssiegel, die Yamswurzelknolle und die Hühnerbrust in Stücke schneiden und in einen Topf mit 500 ml Wasser legen. Die Pilze, den Kochwein, den Zucker, frische Ingwerscheiben, Knoblauch, Lauch und Szechuan-Pfeffer hinzufügen und zum Kochen bringen, dann köcheln, bis das Huhn weich ist und die Brühe sich konzentriert hat. Mit der Hühnerbrühe und Salz würzen und servieren.
Eigenschaften: Süß, mild, salzig, etwas scharf, warm.
Leitbahnbezug: Milz, Magen, Herz, Nieren und Leber.
Funktionen: Sibirischer Salomonssiegel, chinesische Yamswurzelknolle, Huhn und Shiitakepilze stärken Yang und hemmen Krebs.
Indikationen: Mangel-Muster bei Krebspatienten, die sich als Kachexie, schlechter Appetit und Kraftlosigkeit zeigen.

Shan Zha Dun Shou Rou (Gedämpfte Fiederweißdornfrüchte mit Schweinefleisch)

- Schweinefleisch, 200 g
- Fiederweißdornfrüchte (*Shan Zha*, Fructus Crataegi), 15 g
- frischer Ingwer, 10 g
- Zimtrinde (*Rou Gui*, Cortex Cinnamomi Cassiae), 3 g
- Salz, nach Geschmack

Zubereitung: Das Schweinefleisch in Streifen schneiden und in einen Topf mit 150 ml Wasser legen. Den Ingwer und die Zimtrinde hinzufügen, zum Kochen bringen und eine Stunde lang köcheln lassen. Die Fiederweißdornfrüchte hinzufügen und eine weitere Stunde köcheln, bis das Fleisch weich ist. Mit Salz würzen und servieren.
Eigenschaften: Sauer, süß, etwas warm.
Funktionen: Steigert den Appetit und tonisiert das Blut.
Indikationen: Schlechter Appetit und Abfall in den Blutwerten nach der Chemotherapie.

Hinweise zu einigen Zutaten

Die oben aufgeführten Rezepte sind eine Auswahl aus denjenigen, die in China als Teil einer Diättherapie in der Onkologie verwendet werden. Zu einem gewissen Teil ist die Auswahl bestimmt durch die Zutaten, die auch außerhalb Chinas erhältlich sind. Was vor einigen Jahren noch „exotische" Nahrungsmittel waren, ist heute häufig direkt in lokalen Supermärkten erhältlich, obwohl einige Produkte wahrscheinlich immer noch ausschließlich in chinesischen Lebensmittelläden zu finden sind, von denen einige einen Post- oder Internetbestellservice anbieten. Einige von den weniger bekannten chinesischen Zutaten sind weiter unten als Hilfe bei der Identifikation und Zubereitung aufgelistet (weitere Informationen sollten in jedem guten chinesischen Kochbuch zu finden sein.)

Bittergurke

Teil der Kürbisfamilie und in Größe und Form einer Zucchini ähnlich, und obwohl es faltenreicher ist, ist dieses Gemüse so bitter, wie sein Name suggeriert. Diese Bitterkeit kann durch Kochen oder Einlegen in Salzwasser etwas gelindert werden.

Taglilienknospen

Auch bekannt als Tigerlilienknospen oder Goldnadeln. Sie werden in getrockneter Form verkauft und sollten 10–20 Minuten in warmem Wasser eingelegt werden, die harten Stengel sollten entfernt werden. Sie werden häufig in Kombination mit Morcheln verwendet.

Qualle

Gesalzene Qualle kann gewöhnlich in chinesischen Lebensmittelläden flachgepresst gefunden werden. Mit kochendem Wasser übergießen und drei Tage kalt einweichen lassen, das Wasser täglich wechseln. Vor dem Kochen in Streifen schneiden.

Morcheln

Zwei Varianten von Morcheln finden sich in den obigen Rezepten – Silbermochel (*bai mu er* oder *yin er*), auch bekannt als Silberholzohr, und schwarze Morchel (*hei mu er*), auch bekannt als Holzohr oder schwarzer Pilz. Beide Arten in warmem Wasser 30 Minuten einweichen und dann gut abspülen, die harten Bestandteile vor dem Kochen entfernen.

Lotuswurzel

Frische Lotuswurzeln sind knackig und innen weiß mit einem Lochmuster. Diese Wurzeln sollten vor dem Kochen geschält und in Scheiben geschnitten werden. Sie sollten in asiatischen Lebensmittelgeschäften zu bekommen sein.

Lotuswurzelmehl oder Wasserkastanienmehl

In China gibt es viele Arten von Mehl und Stärke, um Saucen und Suppen anzudicken, von denen Lotuswurzelmehl und Wasserkastanienmehl die am verbreitetsten sind. Sollten sie nicht in asiatischen Lebensmittelgeschäften zu bekommen sein, ist Stärkemehl ein guter Ersatz.

Seegurke

Seegurken von guter Qualität ähneln harten schwarzen Gurken. Sie sollten drei Tage in kaltem Wasser eingeweicht werden, wobei das Wasser häufig zu wechseln ist, und dann in frischem Wasser 20 Minuten gekocht werden, bevor sie innerlich und äußerlich abgeschrubbt werden, um Überflüssiges zu entfernen. Wie im Rezept verwenden.

Wassernuss

Auch bekannt als Hornnuss, ist sie oft in Teilen von Süd- und Ostasien als Wasserkastanie bekannt. Wassernuss ist eine schwimmende Wasserpflanze (*Trapa natans)* mit vier zackigen essbaren Nussähnlichen Früchten. Sollte sie nicht in asiatischen Lebensmittelgeschäften zu bekommen sein, sind frische Wasserkastanien ein guter Ersatz.

Wasserkastanien

Wasserkastanien (*Eleocharis tuberosa*) zählen eigentlich nicht zur Familie der Kastanien. Es handelt sich um ein süßes Wurzelgemüse in der Größe einer Walnuss, das unter Wasser im Schlamm wächst. Frische Wasserkastanien sind normalerweise in chinesischen Lebensmittelläden erhältlich; sie sollten vor dem Gebrauch abgespült und geschält werden. Sie haben eine viel knackigere Konsistenz und einen süßeren Geschmack als Wasserkastanien aus der Dose.

Weißer Rettich (mooli)

Obwohl weißer Rettich sehr klein sein kann, ist die Variante, die am häufigsten in China zu finden ist und die in diesen Rezepten verwendet wird, ungefähr 20–30 cm lang und ähnelt einer großen, dicken weißen Karotte, aber mit einem viel schärferen Geschmack.

Anmerkungen

i. Aus diesem Grund ist die Bezeichnung der Arzneien gegenüber den anderen Kapiteln dieses Buches etwas abgeändert worden. Wo Nahrungsmittel generell unter einem deutschen Namen erhältlich sind, ist dieser Name im Text verwendet worden; wo Zutaten mehr als Arzneien denn als Nahrungsmittel bekannt sind, ist der Name in Pinyin und Latein hinzugefügt worden. Es wird angenommen, dass der Patient in letzterem Fall auf den Therapeuten zurückgreifen muss, um die Zutat zu bekommen, hingegen gebräuchlichere Zutaten in örtlichen Geschäften gekauft werden können.
ii. Ein Gewürzball ist eine kleine rostfreie Stahlkugel mit einer Vielzahl von kleinen Löchern, die es erlauben, dass der Geschmack der Kräuter vom Kochwasser aufgenommen wird; als Alternative können die Zutaten in Gaze eingepackt werden.

Literatur

1. Wang Yusheng et al., *Zhong Yao Yao Li Yu Ying Yong* [Pharmacology und Application of Chinese Materia Medica] (Beijing: People's Medical Publishing House, 1998), 18.
2. Wang Yusheng et al., *Zhong Yao Yao Li Yu Ying Yong*, 983.
3. Wang Yusheng et al., *Zhong Yao Yao Li Yu Ying Yong*, 441.
4. Chen Yuchun et al., *Dang Gui Bu Xue Tang Bu Xue Zuo Yong Ji Li De Tan Tao* [Discussion of the Mechanism of the Blood-Supplementing Effect of *Dang Gui Bu Xue Tang* (Chinese Angelica Root Dekokt for Supplementing the Blood], *Zhong Guo Zhong Yao Za Zhi* [Journal of Chinese Materia Medica] 19, 1 (1994): 43–45.
5. Wang Yusheng et al., *Zhong Yao Yao Li Yu Ying Yong*, 614.
6. Wang Yusheng et al., *Zhong Yao Yao Li Yu Ying Yong*, 763.
7. Liu Junian et al., „The Effect of the Polysaccharides Contained in *Gou Qi Zi* (Fructus Lycii) on the Immune Function in Patienten Receiving Strahlentherapie for Malignant Tumors", *Zhong Hua Fang She Yi Xue Yu Fang Hu Za Zhi* [Chinese Journal of Radiation Medicine und Radiation Protection] 16, 1 (1996): 18–19.
8. Mei Jinxi et al., *Xian Dai Zhong Yao Yao Li Shou Ce* [Manual of Pharmacology of Current Chinese Materia Medica] (Beijing: Traditional Chinese Medicine Publishing House, 1998), 563.
9. Mei Jinxi et al., *Xian Dai Zhong Yao Yao Li Shou Ce*, 574.
10. Mei Jinxi et al., *Xian Dai Zhong Yao Yao Li Shou Ce*, 582.
11. Lei Zaiquan und Zhang Tingmo, *Zhong Hua Lin Chuang Zhong Yao Xue* [Chinese Clinical Materia Medica] (Beijing: People's Medical Publishing House, 1998), 1807.
12. Wang Yusheng et al., *Zhong Yao Yao Li Yu Ying Yong*, 146.
13. Lei Zaiquan und Zhang Tingmo, *Zhong Hua Lin Chuang Zhong Yao Xue*, 1808.
14. Wang Yusheng et al., *Zhong Yao Yao Li Yu Ying Yong*, 273.
15. Wang Yusheng et al., *Zhong Yao Yao Li Yu Ying Yong*, 319.
16. Wang Yusheng et al., *Zhong Yao Yao Li Yu Ying Yong*, 522.
17. Wang Yusheng et al., *Zhong Yao Yao Li Yu Ying Yong*, 312.
18. Wang Yusheng et al., *Zhong Yao Yao Li Yu Ying Yong*, 1078.
19. Mei Jinxi et al., *Xian Dai Zhong Yao Yao Li Shou Ce*, 350.
20. Wang Yusheng et al., *Zhong Yao Yao Li Yu Ying Yong*, 105.
21. Wang Yusheng et al., *Zhong Yao Yao Li Yu Ying Yong*, 685.
22. Wang Yusheng et al., *Zhong Yao Yao Li Yu Ying Yong*, 740.
23. Li Peiwen, *E Xing Zhong Liu De Shu Hou Zhi Liao* [Postoperative Treatment of Malignant Tumors] (Beijing: People's Medical Publishing House, 2002), 166.
24. Wang Yusheng et al., Zhong Yao Yao Li Yu Ying Yong, 1182.

Kapitel 8

Chinesische Medizin in der Onkologie: Klinische Erfahrungen und Fallberichte

Dieses Kapitel erörtert die hauptsächlichen therapeutischen Prinzipien für viele der häufigsten Krebsarten mit festem Tumor und beschreibt, wie die Chinesische Medizin optimal in eine Behandlungsstrategie für diese Krebsarten integriert werden kann. Es erweitert auch den Blickwinkel, indem es klinische Erfahrungen und Fallberichte von einer Reihe führender TCM-Ärzte in China einbezieht und so einen größeren Einblick in den Ansatz der Chinesischen Medizin für den Umgang mit Krebs bietet.

8.1 Nasopharynxkarzinom

Das Nasopharynxkarzinom ist ein maligner Tumor im oberen Teil des Pharynx, der nasopharyngealen Region. Obwohl er in westlichen Ländern relativ selten ist, tritt er sehr häufig bei Bewohnern der ostasiatischen Länder auf. In China nimmt er unter den Krebsarten die achte Stelle ein. Er ist auch unter denjenigen Chinesen, die in den Westen emigriert sind, weiter verbreitet als in der einheimischen Bevölkerung, obwohl es Anzeichen dafür gibt, dass das Auftreten in der zweiten Generation abnimmt.
Das Nasopharynxkarzinom betrifft Männer 2- bis 3-mal häufiger als Frauen. Obwohl dieser Krebs auch bei jungen Männer auftreten kann, ist das höchste Vorkommen im Alter zwischen 40 und 60. Eine Metastasierung in die regionalen Lymphknoten des Halses ist häufig.
Risikofaktoren sind Alkohol- und Zigarettenkonsum und es wird auch davon ausgegangen, dass das Epstein-Barr-Virus eine Rolle bei der Krankheitsentwicklung spielt.
Die TCM kennt diese Krankheit als solche nicht; sie kann, abhängig von ihren Symptomen, klassifiziert werden als *bi nü* (Nasenbluten), *zhen tou tong* (wahre oder unerträgliche Kopfschmerzen), *shang shi ju* (Steinabszess im oberen Körper – was sich normalerweise auf metastasierenden Krebs der zervikalen Lymphknoten bezieht), *bi zhi* (Nasenpolypen), *shi rong* (Verlust des Glanzes oder maligner Tumor der zervikalen Lymphknoten) *shi qi* (Doppelsehen).

Klinische Zeichen

- Das erste wahrnehmbare Symptom ist in der Regel eine andauernde Blockade der Nase oder der Eustachischen Röhre. Wenn die Eustachische Röhre blockiert ist, kann sich Flüssigkeit im Mittelohr sammeln.
- Ausfluss von Eiter oder Blut aus der Nase oder Nasenbluten können ebenfalls auftreten.
- Das Nasopharynxkarzinom kann sich auf die zervikalen Lymphknoten ausbreiten.

Ätiologie und Pathologie

Übermaß und Stagnation von Hitze-Toxinen

Wenn die Sechs Pathogenen Faktoren die Lunge befallen und sich dort für eine lange Zeit sammeln, werden sie sich schließlich in Hitze umwandeln und die Funktion der Lunge, das Qi zu verteilen, beeinträchtigen und zu übermäßiger Hitze im Oberen Erwärmer führen. Übermäßige Hitze veranlasst das Blut, sich außerhalb der Leitbahnen zu bewegen, was sich als Nasenbluten zeigt, da die Lungen sich in die Nase öffnen.

Erstarren und Stagnieren von Qi und Blut

Emotionale Unzufriedenheit verursacht Depression und festsitzendes Leber-Qi und ein Versagen der ausleitenden und drainierenden Funktion der Leber, was zu einer fehlenden Verteilung von Qi und somit zu einem Erstarren und Stagnieren von Qi und Blut führt. Wenn es zu einem aufsteigenden Gegenfluss von Leber-Qi kommt, treten Kopfschmerzen auf. Leber-Depression führt zu Hitze-Toxinen, die entlang der Gallenblasen-Leitbahn nach oben steigen; tritt dies in Kombination mit aufsteigendem Gegenfluss von Leber-Qi auf, entstehen Tinnitus und Taubheit.

Festsetzen von Schleim-Hitze

Eingezwängtes Leber-Qi und Leber-Milz-Disharmonie stören die Funktion der Milz zu transportieren und zu transformieren. Wasser und Feuchtigkeit sammeln sich innerlich und führen zur Entstehung von trübem Schleim, der die Leitbahnen und Netzgefäße blockiert, mit Hitze-Toxinen kämpft und Blut-Stase und Qi-Stagnation nachfolgt. Lang andauerndes Festsetzen von Schleim und Hitze verbleibt in der Shaoyang-Leitbahn und sammelt sich innerlich in den Öffnungen der Lunge, um malignes Gewebe zu produzieren.

Musteridentifizierung und therapeutische Prinzipien

Innere Behandlung

Erstarren und Stagnieren von Qi und Blut aufgrund von Leber-Depression, die die Lungen befällt

Wichtige Symptome und Zeichen

Blutige Absonderungen aus der Nase, Spannung und Beklemmung im Innenohr, Kopfschmerzen, Schwindel, Reizbarkeit durch Hitze, Spannung und Schmerz in Brust und Hypochondrium und Obstipation. Der Zungenkörper ist matt oder hat livide Stasezeichen; der Zungenbelag ist gelb oder weiß; der Puls ist drahtig und rauen.

Arzneitherapie

Therapeutisches Prinzip

Die Leber ausleiten und Depression lindern, Schwellungen zerteilen und Festsitzendes auflösen (bezieht sich hier auf das Erstarren und Stagnieren von Qi und Blut).

Rezeptur

***Jia Wei Xiao Yao San Jia Jian* (Erweitertes Umherstreifen-Pulver, mit Modifikationen)**

- *Mu Dan Pi* (Cortex Moutan Radicis) 30 g
- *Chao Zhi Zi* (Fructus Gardeniae Jasminoidis, pfannengerührt) 10 g
- *Chai Hu* (Radix Bupleuri) 6 g
- *Chi Shao* (Radix Paeoniae Rubrae) 15 g
- *Long Dan Cao* (Radix Gentianae Scabrae) 10 g
- *Xia Ku Cao* (Spica Prunellae Vulgaris) 20 g
- *Dan Shen* (Radix Salviae Miltiorrhizae) 30 g
- *Bai Mao Gen* (Rhizoma Imperatae Cylindricae) 30 g
- *Xian He Cao* (Herba Agrimoniae Pilosae) 30 g
- *Yu Jin* (Radix Curcumae) 10 g
- *Cang Er Zi* (Fructus Xanthii Sibirici) 10 g
- *Bai Hua She She Cao* (Herba Hedyotidis Diffusae) 30 g

Erklärung

- *Chai Hu* (Radix Bupleuri), *Xia Ku Cao* (Spica Prunellae Vulgaris), *Yu Jin* (Radix Curcumae) und *Chao Zhi Zi* (Fructus Gardeniae Jasminoidis, pfannengerührt) klären Hitze und leiten die Leber aus.
- *Chi Shao* (Radix Paeoniae Rubrae), *Mu Dan Pi* (Cortex Moutan Radicis) und *Dan Shen* (Radix Salviae Miltiorrhizae) klären Leber-Feuer und vitalisieren das Blut.
- *Long Dan Cao* (Radix Gentianae Scabrae) trocknet Feuchtigkeit und klärt Hitze aus Leber und Gallenblase.
- *Bai Mao Gen* (Rhizoma Imperatae Cylindricae) und *Xian He Cao* (Herba Agrimoniae Pilosae) kühlen das Blut und stoppen Blutungen.
- *Cang Er Zi* (Fructus Xanthii Sibirici) öffnet die nasalen Passagewege.
- *Bai Hua She She Cao* (Herba Hedyotidis Diffusae) klärt Hitze, vermindert Toxizität und hat anti-kanzerogene Eigenschaften.

Angesammelte Hitze in den Lungen versengt die Körperflüssigkeiten und bildet Schleim

Wichtige Symptome und Zeichen

Blutige Absonderungen aus der Nase, nasale Verstopfung und verlegte Nase, Husten mit Schleim, Beklemmung in der Brust und Kurzatmigkeit, schwerer Kopf und Kopfschmerzen, Palpitationen, Übelkeit, schlechter Appetit und weiche Stühle. Der Zungenkörper ist glanzlos mit einem dicken und schmierigen Belag; der Puls ist drahtig und schnell.

Arzneitherapie

Therapeutisches Prinzip

Hitze in den Lungen klären und Trübes transformieren, die Milz stärken und Schleim zerteilen.

Rezeptur

***Qing Qi Hua Tan Wan Jia Jian* (Pille, die das Qi klärt und Schleim transformiert, mit Modifikationen)**

- *Chen Pi* (Pericarpium Citri Reticulatae) 10 g
- *Qing Pi* (Pericarpium Citri Reticulatae Viride) 10 g

- *Xing Ren* (Semen Pruni Armeniacae) 10 g
- *Huang Qin* (Radix Scutellariae Baicalensis) 12 g
- *Gua Lou Ren* (Semen Trichosanthis) 20 g
- *Dan Nan Xing*‡ (Pulvis Arisaematis cum Felle Bovis) 10 g
- *Fa Ban Xia* (Rhizoma Pinelliae Ternatae Praeparata) 10 g
- *Zhu Ling* (Sclerotium Polypori Umbellati) 30 g
- *Tu Fu Ling* (Rhizoma Smilacis Glabrae) 30 g
- *Tu Bei Mu* (Tuber Bolbostemmatis) 30 g
- *Xiao Ji* (Herba Cephalanoploris seu Cirsii) 30 g
- *Gou Teng* (Ramulus Uncariae cum Uncis) 15 g
- *Shi Shang Bai* (Herba Selaginellae Doederleinii) 30 g
- *Xin Yi Hua* (Flos Magnoliae) 10 g, eingepackt

Erklärung

- *Dan Nan Xing*‡ (Pulvis Arisaematis cum Felle Bovis) klärt besonders gut Blockierungen durch Schleim-Hitze.
- *Xing Ren* (Semen Pruni Armeniacae), *Chen Pi* (Pericarpium Citri Reticulatae) und *Qing Pi* (Pericarpium Citri Reticulatae Viride) regulieren Qi, um die Zerteilung von Schleim zu unterstützen.
- *Huang Qin* (Radix Scutellariae Baicalensis) und *Gua Lou Ren* (Semen Trichosanthis) leiten Lungen-Feuer aus, klären Hitze und transformieren Schleim.
- *Fa Ban Xia* (Rhizoma Pinelliae Ternatae Praeparata) und *Zhu Ling* (Sclerotium Polypori Umbellati) trocknen Feuchtigkeit und transformieren Schleim.
- *Tu Fu Ling* (Rhizoma Smilacis Glabrae) und *Tu Bei Mu* (Tuber Bolbostemmatis) vermindern Toxizität und transformieren Schleim.
- *Xiao Ji* (Herba Cephalanoploris seu Cirsii) kühlt das Blut und vermindert Toxizität.
- *Xin Yi Hua* (Flos Magnoliae) öffnet mit seinen aromatischen Bestandteilen die Öffnungen, um Kopfschmerzen zu behandeln.
- *Gou Teng* (Ramulus Uncariae cum Uncis) klärt Hitze und leitet Qi nach unten.
- *Shi Shang Bai* (Herba Selaginellae Doederleinii) klärt Hitze, vermindert Toxizität und hat antikanzerogene Eigenschaften.

Pathogene Wind-Hitze-Toxine sammeln sich in den Zang-Fu-Organen und blockieren die Netzgefäße der Lunge

Wichtige Symptome und Zeichen

Kopfschmerzen und Schwindel, verschwommene Sicht, in schweren Fällen faziale Lähmung, verstopfte Nase und Nasenbluten, bitterer Mundgeschmack und trockene Kehle, Reizbarkeit, Schlaflosigkeit, Aushusten von zähem Schleim und zeitweise Rötung der Wangen. Der Zungenkörper ist rot oder purpurfarben mit einem gelben Belag; der Puls ist drahtig und schnell.

Arzneitherapie

Therapeutisches Prinzip

Das Blut kühlen, Wind auslöschen und Hitze aus den Lungen klären.

Rezeptur

***Ling Jiao Gou Teng Tang Jia Jian* (Dekokt mit Antilopenhorn und Ra. Uncariae, mit Modifikationen)**

- *Ling Yang Jiao*‡ (Cornu Antelopis) 10 g, zwei Stunden gekocht vor Hinzufügen der übrigen Bestandteile
- *Sang Ye* (Folium Mori Albae) 10 g
- *Chuan Bei Mu* (Bulbus Fritillariae Cirrhosae) 10 g
- *Sheng Di Huang* (Radix Rehmanniae Glutinosae) 15 g
- *Gou Teng* (Ramulus Uncariae cum Uncis) 20 g
- *Ju Hua* (Flos Chrysanthemi Morifolii) 20 g
- *Bai Shao* (Radix Paeoniae Lactiflorae) 15 g
- *Dan Zhu Ye* (Herba Lophatheri Gracilis) 10 g
- *Fu Shen* (Sclerotium Poriae Cocos cum Ligno Hospite) 15 g
- *Xia Ku Cao* (Spica Prunellae Vulgaris) 20 g
- *Dan Shen* (Radix Salviae Miltiorrhizae) 30 g
- *Zhi Zi* (Fructus Gardeniae Jasminoidis) 10 g
- *Ban Zhi Lian* (Herba Scutellariae Barbatae) 20 g
- *Xian He Cao* (Herba Agrimoniae Pilosae) 25 g

Erklärung

- *Ling Yang Jiao*‡ (Cornu Antelopis) und *Gou Teng* (Ramulus Uncariae cum Uncis) klären Hitze, beruhigen die Leber und löschen Wind aus.

- *Sang Ye* (Folium Mori Albae) und *Ju Hua* (Flos Chrysanthemi Morifolii) vertreiben Wind und klären Hitze aus Leber und Lungen.
- *Chuan Bei Mu* (Bulbus Fritillariae Cirrhosae) klärt Hitze und transformiert Schleim.
- *Sheng Di Huang* (Radix Rehmanniae Glutinosae) und *Bai Shao* (Radix Paeoniae Lactiflorae) nähren Yin und vermehren die Körperflüssigkeiten, um die Leber zu besänftigen.
- *Dan Zhu Ye* (Herba Lophatheri Gracilis), *Xia Ku Cao* (Spica Prunellae Vulgaris) und *Zhi Zi* (Fructus Gardeniae Jasminoidis) klären Hitze und in Kombination mit *Fu Shen* (Sclerotium Poriae Cocos cum Ligno Hospite) und *Dan Shen* (Radix Salviae Miltiorrhizae) beseitigen sie Reizbarkeit.
- *Ban Zhi Lian* (Herba Scutellariae Barbatae) und *Xian He Cao* (Herba Agrimoniae Pilosae) klären Hitze und vermindern Toxizität, fördern die Kontraktion und stoppen Blutungen.

Leere von Qi und Blut aufgrund von Leere des Aufrechten Qi (Zheng Qi)

Wichtige Symptome und Zeichen

Eine matt-graue Gesichtsfarbe, keine Kraft in den Gliedmaßen, kalte Gliedmaßen und Abneigung gegen Kälte, Auszehrung, Schmerzen im unteren Rücken und Schmerzen in den Knochen. Der Zungenkörper ist glanzlos und blass mit einem weißen Belag; der Puls ist tief und fadenförmig.

Arzneitherapie

Therapeutisches Prinzip

Qi tonisieren und Blut nähren.

Rezeptur

Ren Shen Yang Rong Tang Jia Jian
(Ginseng-Dekokt zum Nähren von Ying Qi, mit Modifikationen)

- *Ren Shen* (Radix Ginseng) 10 g, eine Stunde separat abgekocht und dem fertigen Dekokt beigefügt
- *Dang Shen* (Radix Codonopsitis Pilosulae) 10 g
- *Fu Ling* (Sclerotium Poriae Cocos) 30 g
- *Gan Cao* (Radix Glycyrrhizae) 10 g
- *Dang Gui* (Radix Angelicae Sinensis) 15 g
- *Bai Shao* (Radix Paeoniae Lactiflorae) 20 g
- *Shu Di Huang* (Radix Rehmanniae Glutinosae Conquita) 10 g
- *Huang Qi* (Radix Astragali seu Hedysari) 30 g
- *Nü Zhen Zi* (Fructus Ligustri Lucidi) 20 g
- *Sang Ji Sheng* (Ramulus Loranthi) 30 g
- *Yin Yang Huo* (Herba Epimedii) 20 g
- *Wu Wei Zi* (Fructus Schisandrae) 10 g
- *Bai Hua She She Cao* (Herba Hedyotidis Diffusae) 20 g

Erklärung

- *Ren Shen* (Radix Ginseng) und *Huang Qi* (Radix Astragali seu Hedysari) tonisieren das Aufrechte Qi (Zheng Qi).
- *Dang Shen* (Radix Codonopsitis Pilosulae), *Fu Ling* (Sclerotium Poriae Cocos) und *Gan Cao* (Radix Glycyrrhizae) stärken die Milz und vermehren Qi.
- *Dang Gui* (Radix Angelicae Sinensis), *Bai Shao* (Radix Paeoniae Lactiflorae) und *Shu Di Huang* (Radix Rehmanniae Glutinosae Conquita) nähren das Blut.
- *Nü Zhen Zi* (Fructus Ligustri Lucidi), *Sang Ji Sheng* (Ramulus Loranthi) und *Yin Yang Huo* (Herba Epimedii) stärken die Nieren.
- *Wu Wei Zi* (Fructus Schisandrae) adstringiert die Lungen und nährt die Nieren.
- *Bai Hua She She Cao* (Herba Hedyotidis Diffusae) klärt Hitze, vermindert Toxizität und hat anti-kanzerogene Eigenschaften.

Akupunktur

Punkte

- **Hauptpunkte:** Bl 13 Feishu, Bl 15 Xinshu, 3E 17 Yifeng, Di 20 Yingxiang, 3E 21 Ermen und Dü 19 Tinggong.
- **Hilfspunkte:** Lu 7 Lieque, Pe 6 Neiguan, Di 4 Hegu und Ma 36 Zusanli.

Technik

Man wende eine Kombination von stärkender und ableitender Technik an. Die Nadeln werden 20–30 Minuten in den Punkten belassen. Einmal täglich behandeln.

Moxibustion

Punkte

Du 22 Xinhui, Ren 23 Shangxing, Bl 7 Tongtian, Du 20 Baihui, EX-HN 5 Taiyang, Ma 2 Sibai und Gb 14 Yangbai.

Bestandteile

Ai Rong (Folium Tritium Artemisiae Argyi) 80 g, *Long Kui* (Herba Solani Nigri) 40 g, *Shan Dou Gen* (Radix Sophorae Tonkinensis) 40 g, *Da Suan* (Bulbus Allii Sativi) 30 Zehen.

Technik

Die drei Kräuter zermahlen und sie gleichmäßig mischen, um medizinisches Moxa herzustellen; den Knoblauch in 5 mm dicke Scheiben schneiden. Drei Punkte gleichzeitig auswählen. Den Knoblauch auf die Punkte legen, das medizinische Moxa hinzufügen und anzünden. Einmal täglich behandeln; dreißig Behandlungen bilden einen Zyklus. Ein oder zwei Zyklen sind je nach Ansprechbarkeit notwendig.

Ohr-Akupunktur

Punkte

Obere und untere Lunge, Herz, Dickdarm, Nebennieren, Endokrinum, Nase und Kehle.

Technik

Man befestige *Wang Bu Liu Xing*-Samen (Semen Vaccariae Segetalis) auf diesen Punkten mit selbstklebendem Pflaster. Den Patienten anweisen, jeden Samen zehnmal täglich eine Minute lang zu drücken. Die Samen alle drei Tage auswechseln, dabei das andere Ohr wählen.

TCM-Behandlung von häufigen Komplikationen bei nasopharyngealem Krebs

Man wähle drei bis fünf Kräuter aus der Liste für den entsprechenden Zustand aus. Weitere Details für die Behandlung von Kopfschmerzen sind in Kapitel 5 angeführt.

Nasenbluten

- *Bai Mao Gen* (Rhizoma Imperatae Cylindricae) 30 g
- *Xian He Cao* (Herba Agrimoniae Pilosae) 30 g
- *Bai Ji** (Rhizoma Bletillae Striatae) 15 g
- *San Qi Fen* (Pulvis Radicis Notoginseng) 6 g, dem fertigen Dekokt beigegeben
- *Sheng Di Huang* (Radix Rehmanniae Glutinosae) 15 g
- *Ce Bai Ye Tan* (Cacumen Biotae Orientalis Carbonisatum) 9 g

Brennender Schmerz in der Kehle

- *She Gan* (Rhizoma Belamcundae Chinensis) 9 g
- *Ma Bo* (Sclerotium Lasiosphaerae seu Calvatiae) 6 g
- *Ban Lan Gen* (Radix Isatidis seu Baphicacanthi) 20 g
- *Shan Dou Gen* (Radix Sophorae Tonkinensis) 9 g
- *Long Dan Cao* (Radix Gentianae Scabrae) 6 g
- *Huang Lian* (Rhizoma Coptidis) 6 g
- *Lu Gen* (Rhizoma Phragmitis Communis) 20 g
- *Jie Geng* (Radix Platycodi Grundiflori) 9 g
- *Gan Cao* (Radix Glycyrrhizae) 6 g
- *Jue Ming Zi* (Semen Cassiae) 9 g
- *Mai Men Dong* (Radix Ophiopogonis Japonici) 15 g
- *Shi Hu** (Herba Dendrobii) 15 g

Niedriges Fieber

- *Di Gu Pi* (Cortex Lycii Radicis) 15 g
- *Yin Chai Hu* (Radix Stellariae Dichotomae) 15 g
- *Mu Dan Pi* (Cortex Moutan Radicis) 15 g
- *Qing Hao* (Herba Artemisiae Qhinghao) 15 g
- *Zhi Mu* (Rhizoma Anemarrhenae Asphodeloidis) 15 g
- *Gui Ban** (Plastrum Testudinis) 15 g

Hohes Fieber

- *Jin Yin Hua* (Flos Lonicerae) 20 g
- *Shi Gao*‡ (Gypsum Fibrosum) 15 g
- *Zhi Mu* (Rhizoma Anemarrhenae Asphodeloidis) 15 g
- *Cu Chai Hu* (Radix Bupleuri, mit Essig zubereitet) 9 g
- *Da Qing Ye* (Folium Isatidis seu Baphicacanthi) 9 g
- *Ling Yang Jiao Fen*‡ (Cornu Antelopis, pulverisiert) 2 g, dem fertigen Dekokt beigegeben
- *Huang Qin* (Radix Scutellariae Baicalensis) 9 g
- *Long Dan Cao* (Radix Gentianae Scabrae) 6 g

Übelkeit und schlechter Appetit

- *Zhu Ru* (Caulis Bambusae in Taeniis) 15 g
- *Xuan Fu Hua* (Flos Inulae) 9 g, eingepackt
- *Dai Zhe Shi*‡ (Haematitum) 20 g, mindestens 30 Minuten abgekocht vor Hinzufügen der übrigen Bestandteile
- *Ji Nei Jin*‡ (Endothelium Corneum Gigeriae Galli) 15 g
- *Huo Xiang* (Herba Agastaches seu Pogostemi) 9 g
- *Sha Ren* (Fructus Amomi) 6 g, zerkleinert
- *Shan Yao* (Rhizoma Dioscoreae Oppositae) 20 g
- *Bai Zhu* (Rhizoma Atractylodis Macrocephalae) 9 g
- *Chao Chen Pi* (Pericarpium Citri Reticulatae, pfannengerührt) 9 g
- *Jiao Shan Zha* (Fructus Crataegi, scharf gebraten) 15 g
- *Jiao Shen Qu* (Massa Fermentata, scharf gebraten) 15 g und *Jiao Mai Ya* (Fructus Hordei Vulgaris Germinatus, scharf gebraten) 15 g, zusammen verwendet

Scrofula und Schleimknoten

- *Zhi Tian Nan Xing* (Rhizoma Arisaematis Praeparata) 9 g
- *Hai Zao* (Herba Sargassi) 15 g
- *Kun Bu* (Thallus Laminariae seu Eckloniae) 15 g
- *Xia Ku Cao* (Spica Prunellae Vulgaris) 15 g
- *Shan Ci Gu* (Pseudobulbus Shancigu) 15 g
- *Huang Yao Zi* (Rhizoma Dioscoreae Bulbiferae) 15 g
- *Tu Bei Mu* (Tuber Bolbostemmatis) 15 g
- *Mu Li*‡ (Concha Ostreae) 15 g
- *Tu Fu Ling* (Rhizoma Smilacis Glabrae) 15 g
- *Bai Ying* (Herba Solani Lyrati) 15 g
- *Long Kui* (Herba Solani Nigri) 15 g
- *Chong Lou* (Rhizoma Paridis) 15 g

Einbeziehung der Chinesischen Medizin in onkologische Behandlungsstrategien bei nasopharyngealem Krebs

Chirurgische Behandlung und postoperative Phase

Chirurgische Behandlung bei nasopharyngealem Krebs wird normalerweise nur eingesetzt, um große oder hartnäckige Tumoren zu beseitigen.

Akupunktur

Akupunktur kann eingesetzt werden, um verschiedene postoperative Zustände zu behandeln:

Tinnitus und schlechtes Hören

Ätiologie

Übermäßiges Feuer in Leber und Gallenblase führt zu einer Blockierung von Qi in der Shaoyang-Leitbahn, was zu einem Zurückbleiben und Festsetzen von Schleim und Hitze führt mit dem Ergebnis, dass die klaren Öffnungen blockiert werden.

Therapeutisches Prinzip

Leber-Feuer klären und ausleiten, Schleim zerteilen und die Öffnungen befreien.

Punkte

Gb 42 Diwuhui, 3E 3 Zhongzhu, Gb 2 Tinghui, 3E 21 Ermen und 3E 17 Yifeng.

Modifikationen

- Bei nach oben schlagendem Leber-Feuer füge man Le 2 Xingjian hinzu.
- Bei Depression und Festsetzen von Schleim und Hitze füge man Pe 8 Laogong und Ma 40 Fenglong hinzu.

Technik

Man verwende die ableitende Methode und belasse die Nadeln 20–30 Minuten in den Punkten.

Erklärung

- Die Lokalpunkte Gb 2 Tinghui, 3E 21 Ermen und 3E 17 Yifeng befreien Qi und Blut und leiten sie lokal aus, um die Öffnungen zu befreien.
- Die Kombination von 3E 17 Yifeng und 3E 3 Zhongzhu, Hand-Shaoyang-Leitbahnpunkte hinter dem Ohr, mit Gb 42 Diwuhui und Gb 2 Tinghui, den Meer-*he*-Punkten auf der Fuß-Shaoyang-Leitbahn, leiten Qi aus und führen es in der Shaoyang-Leitbahn.
- Die Anwendung der ableitenden Methode bei Le 2 Xingjian, dem Quellen-*ying*-Punkt der Leber-Leitbahn, klärt die Leber und leitet Feuer aus.
- Pe 8 Laogong und Ma 40 Fenglong klären Hitze und transformieren Schleim.
- Wenn das Leber-Feuer ausgeleitet und Schleim-Hitze geklärt ist, können Tinnitus und schlechtes Hören gelindert werden.

Verstopfte Nase durch Lungen-Qi-Mangel

Ätiologie

Die Lungen öffnen sich in die Nase. Schwäche und Leere von Lungen-Qi behindern die Öffnungen der Nase, und pathogene Faktoren, die in der Nase stagnieren, verursachen eine Blockade der Nase.

Therapeutisches Prinzip

Lungen-Qi tonisieren und vermehren, pathogene Faktoren zerstreuen und die Öffnungen befreien.

Punkte

Bl 13 Feishu, Lu 9 Taiyuan, Di 20 Yingxiang und Di 4 Hegu.

Technik

Man verwende die ableitende Methode und belasse die Nadeln 20–30 Minuten in den Punkten.

Erklärung

- Die Kombination von Bl 13 Feishu mit Lu 9 Taiyuan, dem Ursprungs-*yuan*-Punkt der Lungen-Leitbahn, tonisiert die Lungen und vermehrt Qi.
- Der Lokalpunkt Di 20 Yingxiang befreit und leitet Qi und Blut in der Nase aus, um pathogene Faktoren zu vertreiben und die Öffnungen zu befreien.
- Di 4 Hegu, der Ursprungs-*yuan*-Punkt der Dickdarm- (Hand-Yangming-) Leitbahn befreit und leitet Leitbahn-Qi aus, diffundiert die Lungen und befreit die Öffnungen.

Verstopfte Nase durch Qi-Stagnation und Blut-Stase

Ätiologie

Eine länger bestehende Krankheit dringt in die Netzgefäße ein und verursacht eine Ansammlung von Blut-Stase, die die funktionalen Aktivitäten von Qi behindert und so die Blockierung der Nase verschlimmert.

Therapeutisches Prinzip

Das Blut vitalisieren und Blut-Stase transformieren, pathogene Faktoren vertreiben und die Öffnungen befreien.

Punkte

Ren 17 Danzhong, Le 3 Taichong, Mi 10 Xuehai, Di 20 Yingxiang und Di 4 Hegu.

Erklärung

- Die Kombination von Le 3 Taichong, dem Bach-*shu*- und Ursprungs-*yuan*-Punkt der Leber-Leitbahn, mit Ren 17 Danzhong befreit und leitet Qi aus.
- Le 3 Taichong und Mi 10 Xuehai vitalisieren das Blut und transformieren Blut-Stase.
- Der Lokalpunkt Di 20 Yingxiang befreit und leitet Qi und Blut aus, um pathogene Faktoren zu vertreiben und die Öffnungen zu befreien.
- Di 4 Hegu befreit und leitet Leitbahn-Qi aus, diffundiert die Lungen und befreit die Öffnungen.

Weitere Details zur Behandlung von Kopfschmerzen finden sich in Kapitel 5.

Ohr-Akupunktur

Punkte

Innere Nase, Lunge, Kehle, Endokrinum und Nebennieren.

Methode

Man befestige *Wang Bu Liu Xing*-Samen (Semen Vaccariae Segetalis) auf diesen Punkten mit selbstklebendem Pflaster. Den Patienten anweisen, jeden Samen zehnmal täglich eine Minute lang zu drücken. Die Samen alle drei Tage auswechseln, dabei das andere Ohr wählen.

Strahlentherapie

Die Rolle der TCM bei der Verminderung von durch Strahlentherapie verursachten Nebenwirkungen

Strahlentherapie ist gewöhnlich die erste Wahl bei der Behandlung von Nasopharynxkarzinom. Nebenwirkungen der Strahlentherapie bei nasopharyngealem Krebs sind u. a. Trockenheit von Mund und Zunge, Dysphagie, rotes und geschwollenes Zahnfleisch, lockere Zähne, Tinnitus, Nasenverstopfung und schlechter Appetit.

Innere Behandlung

Die folgenden Muster können auf der Basis der klinischen Symptome identifiziert werden:

Schädigung von Lungen- und Magen-Yin

Wichtige Symptome und Zeichen

Trockenheit in Mund und Kehle, ausgetrocknete Lippen, wunde Kehle, die das Schlucken beeinträchtigt, Husten mit wenig Schleim, trockener Stuhl und kurze Abgaben von spärlichem Urin. Der Zungenkörper ist rot mit einem trockenen, gelben Belag; der Puls ist fadenförmig und schnell oder drahtig und schlüpfrig, oder schlüpfrig und schnell.

Arzneitherapie

Therapeutisches Prinzip

Die Lungen befeuchten und Hitze klären, den Magen nähren und die Kehle stärken.

Bestandteile

- *Bei Sha Shen* (Radix Glehniae Littoralis) 15 g
- *Tian Men Dong* (Radix Asparagi Cochinchinensis) 15 g
- *Mai Men Dong* (Radix Ophiopogonis Japonici) 15 g
- *Pi Pa Ye* (Folium Eriobotryae Japonicae) 9 g
- *Xuan Shen* (Radix Scrophulariae Ningpoensis) 15 g
- *Tian Hua Fen* (Radix Trichosanthis) 30 g
- *Bai He* (Bulbus Lilii) 20 g
- *Ju Hua* (Flos Chrysanthemi Morifolii) 6 g
- *Jin Yin Hua* (Flos Lonicerae) 20 g
- *Shan Dou Gen* (Radix Sophorae Tonkinensis) 9 g
- *She Gan* (Rhizoma Belamcundae Chinensis) 9 g
- *Ban Lan Gen* (Radix Isatidis seu Baphicacanthi) 20 g
- *Pang Da Hai* (Semen Sterculiae Lychnophorae) 3 g
- *Jie Geng* (Radix Platycodi Grundiflori) 9 g
- *Ban Zhi Lian* (Herba Scutellariae Barbatae) 30 g
- *Gan Cao* (Radix Glycyrrhizae) 6 g

Feuchte-Hitze blockiert den Mittleren Erwärmer

Wichtige Symptome und Zeichen

Trockener Mund mit einem bitteren Geschmack, Übelkeit und Erbrechen, schlechter Appetit und reduzierte Nahrungsaufnahme, Beklemmung in der Brust und Spannung im Abdomen, geistige Müdigkeit und Schwindel, weiche Stühle. Der Zungenkörper ist rot mit einem gelben und schmierigen Belag; der Puls ist schlüpfrig oder schnell und fadenförmig.

Arzneitherapie

Therapeutisches Prinzip

Hitze klären und die Bewegung von Feuchtigkeit fördern, die Milz stärken und den Magen harmonisieren.

Bestandteile

- *Tai Zi Shen* (Radix Pseudostellariae Heterophyllae) 15 g
- *Bai Zhu* (Rhizoma Atractylodis Macrocephalae) 9 g
- *Fu Ling* (Sclerotium Poriae Cocos) 9 g
- *Mu Xiang** (Radix Aucklandiae Lappae) 9 g
- *Huang Lian* (Rhizoma Coptidis) 6 g
- *Hou Po* (Cortex Magnoliae Officinalis) 6 g
- *Qing Ban Xia* (Rhizoma Pinelliae Ternatae Depurata) 9 g
- *Chao Chen Pi* (Pericarpium Citri Reticulatae, pfannengerührt) 9 g
- *Shi Chang Pu* (Rhizoma Acori Graminei) 6 g
- *Yi Yi Ren* (Semen Coicis Lachryma-jobi) 30 g
- *Fo Shou* (Fructus Citri Sarcodactylis) 9 g

- *Jiao Shan Zha* (Fructus Crataegi, scharf gebraten) 12 g
- *Jiao Shen Qu* (Massa Fermentata, scharf gebraten) 12 g
- *Jiao Mai Ya* (Fructus Hordei Vulgaris Germinatus, scharf gebraten) 12 g
- *Ji Nei Jin*‡ (Endothelium Corneum Gigeriae Galli) 12 g
- *Huang Bai* (Cortex Phellodendri) 9 g
- *Pei Lan* (Herba Eupatorii Fortunei) 9 g

Lungen- und Nieren-Yin-Mangel

Wichtige Symptome und Zeichen

Undulierendes Fieber und Nachschweiß, Hitzegefühle in Brust, Handflächen und Fußsohlen, Mattigkeit und Schmerzen im unteren Rücken und in den Knien, Schwindel und verschwommenes Sehen, Palpitationen und Kurzatmigkeit. Der Zungenkörper ist rot oder purpurfarben, möglicherweise mit Rissen; der Belag ist spärlich oder fehlt und schält sich ab. Der Puls ist fadenförmig oder fadenförmig und schwach.

Arzneitherapie

Therapeutisches Prinzip

Leber und Nieren nähren und tonisieren, Yin nähren und Blut erzeugen.

Bestandteile

- *Sheng Di Huang* (Radix Rehmanniae Glutinosae) 20 g
- *Shu Di Huang* (Radix Rehmanniae Glutinosae Conquita) 20 g
- *Shan Zhu Yu* (Fructus Corni Officinalis) 15 g
- *Mu Dan Pi* (Cortex Moutan Radicis) 9 g
- *Fu Ling* (Sclerotium Poriae Cocos) 15 g
- *Nü Zhen Zi* (Fructus Ligustri Lucidi) 15 g
- *Gou Qi Zi* (Fructus Lycii) 15 g
- *Gui Ban** (Plastrum Testudinis) 20 g
- *Di Gu Pi* (Cortex Lycii Radicis) 15 g
- *Zhi Mu* (Rhizoma Anemarrhenae Asphodeloidis) 12 g
- *Qing Hao* (Herba Artemisiae Qhinghao) 15 g
- *Mai Men Dong* (Radix Ophiopogonis Japonici) 15 g
- *Tian Hua Fen* (Radix Trichosanthis) 30 g
- *He Shou Wu* (Radix Polygoni Multiflori) 20 g
- *Wu Wei Zi* (Fructus Schisandrae) 9 g
- *Chi Shao* (Radix Paeoniae Rubrae) 15 g
- *Jiao Shan Zha* (Fructus Crataegi, scharf gebraten) 15 g
- *Jiao Shen Qu* (Massa Fermentata, scharf gebraten) 15 g
- *Jiao Mai Ya* (Fructus Hordei Vulgaris Germinatus, scharf gebraten) 15 g

Der Umgang mit Folgeerscheinungen nach der Strahlentherapie

Schwierigkeiten beim Öffnen des Mundes

Man zermahle gleiche Mengen von *Ru Xiang* (Gummi Olibanum), *Mo Yao* (Myrrha), *San Qi* (Radix Notoginseng), *Quan Xie*‡ (Buthus Martensi) und *Wei Ling Xian* (Radix Clematidis) zu Pulver und mische es gut durch. Man wende es extern auf dem Gebiet an der Grenze der Temporal- und Frontalknochen an und fixiere es mit einer Mullauflage und man behandle täglich bis zur Genesung. Zur gleichen Zeit füge man die folgenden Arzneien zu den verordneten Dekokten, die die Nebenwirkungen von Strahlentherapie reduzieren, hinzu:

- *Ge Gen* (Radix Puerariae) 20 g
- *Tian Ma** (Rhizoma Gastrodiae Elatae) 9 g
- *Si Gua Luo* (Fasciculus Vascularis Luffae) 20 g
- *Di Long*‡ (Lumbricus) 9 g
- *Bai Shao* (Radix Paeoniae Lactiflorae) 15 g

Strahlenschäden am Knochenmark

Strahlenschäden am Knochenmark können drei Monate nach Beendigung des Strahlentherapiezyklus auftreten. Sie zeigen sich als ein dem elektrischen Schock ähnliches Gefühl, der sich beim Senken des Kopfes bis zu den distalen Enden der Gliedmaßen ausdehnt, als Mangel an Kraft in den Gliedmaßen und als verminderte Sensibilität auf Schmerzen sowie als trockener Stuhl.

Bestandteile

- *Sang Ji Sheng* (Ramulus Loranthi) 30 g
- *Du Zhong* (Cortex Eucommiae Ulmoidis) 15 g
- *Hai Feng Teng* (Caulis Piperis Kadsurae) 30 g

- *Gou Qi Zi* (Fructus Lycii) 15 g
- *Nü Zhen Zi* (Fructus Ligustri Lucidi) 15 g
- *Ge Gen* (Radix Puerariae) 15 g
- *Shan Zhu Yu* (Fructus Corni Officinalis) 15 g
- *Huai Niu Xi* (Radix Achyranthis Bidentatae) 9 g
- *Bu Gu Zhi* (Fructus Psoraleae Corylifoliae) 15 g
- *Dong Chong Xia Cao*‡ (Cordyceps Sinensis) 3 g, separat abgekocht
- *Qing Hao* (Herba Artemisiae Chinghao) 9 g
- *Gui Zhi* (Ramulus Cinnamomi Cassiae) 6 g
- *Sang Zhi* (Ramulus Mori Albae) 9 g

Anmerkungen zur Behandlung

Die durchschnittliche Überlebenszeit bei nasopharyngealem Krebs beträgt 18,7 Monate; ungefähr 35 Prozent der Patienten überlebt um mehr als fünf Jahre. Nach unserer Erfahrung hat die Einbeziehung von TCM in die Behandlungsstrategie die Überlebenszeit um fünf Jahre verlängert.

Strahlentherapie ist generell die erste Wahl bei der Behandlung. Vor der Strahlen- oder Chemotherapie weisen Patienten mir nasopharyngealem Krebs generell ein Fülle-Muster auf, charakterisiert durch Hitze im Unteren Erwärmer, übermäßiges Feuer in Leber und Gallenblase, Qi-Depression und festsitzenden Schleim und innere Ansammlung von Hitze-Toxinen. Das therapeutische Prinzip sollte darin bestehen, die Fülle auszuleiten.

Nach Strahlentherapie oder Chemotherapie ist das Ursprungs-Qi (Yuan Qi) zunehmend geschädigt. Das therapeutische Prinzip sollte in diesem Fall darauf basieren, den Mangel zu tonisieren.

In den ersten sechs Monaten nach der Strahlentherapie ist es günstiger, mehr zu tonisieren und weniger anzugreifen; besondere Aufmerksamkeit sollte auf das Regulieren von Milz und Magen und das Wiederherstellen des Ursprungs-Qi gerichtet werden.

In der Phase von sechs Monaten bis zwei Jahren nach der Strahlentherapie ist es besser, eine Kombination von Attackieren und Tonisieren einzusetzen, um die Möglichkeit einer Reduzierung des Wiederauftretens und der Metastasierung zu reduzieren und die Überlebenszeit zu verlängern. Diese Kombination sollte fünf Jahre lang nach der Strahlentherapie aufrechterhalten werden.

Warme tonisierende Kräuter sollten nicht übermäßig gebraucht werden, um zu vermeiden, dass sich übermäßige Hitze zu Feuer wandelt.

Andere Therapien

Während des Behandlungsprozesses sind Beratung und Anleitung für die Patienten über Diätetik und das Praktizieren von Qigong sehr wichtig.

Diätetik

- Nach unserer Erfahrung profitieren Patienten mit nasopharyngealem Krebs davon, mehr frisches Gemüse und Früchte wie Karotte, Kastanie, weißen Rettich *(Mooli)*, Tomate, Lotuswurzel, Birne, Orange, Zitrone und Weißdornfrüchte zu essen.
- Patienten mit vermindertem Appetit, Übelkeit und Erbrechen sollten Grundnahrungsmittel mit einem hohen Nährwert zu sich nehmen.
- Patienten im Spätstadium der Krankheit mit sehr schlechtem Appetit aufgrund von Feuer-Toxinen, die nach oben schlagen, können frischen Granatapfel, schwarze Pflaume, Grapefruit, Zitronenfrucht (*Xiang Yuan*, Fructus Citri Medicae seu Wilsonii), Ananas, grüne Pflaume, Kastanie und Birne zu sich nehmen oder ein Congee aus Kandiszucker und Hiobstränensamen (*Yi Yi Ren*, Semen Coicis Lachryma-jobi). Frische Fiederweißdornfrüchte können im Mund belassen und gelutscht werden, um die Kehle zu klären und Flüssigkeiten zu erzeugen.
- Alkohol und Zigaretten müssen vermieden werden, genau wie stimulierende Nahrungsmittel wie gewürzte Nahrung, Chilli, rohe Zwiebeln und Senf.

Qigong-Therapie

Stärkendes Qigong in einer sitzenden Position und innerlich-nährendes Qigong-Atmen (Einatmen-Pausieren-Ausatmen) und Zungenbewegungen können geübt werden, um Flüssigkeiten zu erzeugen, die den Durst stoppen, die Kehle klären und Trockenheit befeuchten (siehe Details in Kapitel 6). Qigong sollte nicht geübt werden, wenn das Risiko besteht, sich eine Erkältung zuzuziehen.

Klinische Erfahrung und Fallbeispiele

Liu Weisheng

Klinische Erfahrung

Dr. Liu ist der Ansicht, dass Fieber bei Patienten mit nasopharyngealem Krebs generell durch innere Schädigung verursacht wird und sich in Form von Yin-Mangel-Fieber oder Qi-Mangel-Fieber zeigt, das in den meisten Fällen am Nachmittag oder Abend auftritt. Diese Art von Fieber ist normalerweise gekennzeichnet durch trockene Kehle, Schwindel, Müdigkeit und Qi-Mangel mit wenig Neigung zu sprechen. Der Zungenkörper ist rot und der Puls fadenförmig.

Strahlen- und Chemotherapie verbrauchen und schädigen in starkem Maß Qi, Blut und Körperflüssigkeiten und führen zu einem Mangel sowohl an Qi als auch an Yin und der Entstehung von innerer Leere-Hitze. Nach der Chemotherapie (gewöhnlich bei metastasiertem Krebs) führten eine Schädigung von Milz und Magen zu Schwäche und Leere von Qi im Mittleren Erwärmer, geschwächtem Yang, das davonschwebt, Disharmonie zwischen Ying Qi und Wei Qi und dem Ausbruch von Fieber.

Die Behandlung sollte dem Prinzip folgen „die Quelle des Feuers stärken, um die Umhüllung von Yin zu zerstreuen, und den Herrscher des Wassers stärken, um das Strahlen von Yang einzuschränken" mit *Sheng Mai San Jia Jian* (Pulserzeugendes Pulver, mit Modifikationen) plus *Bu Zhong Yi Qi Tang* (Dekokt, das die Mitte tonisiert und das Qi vermehrt, mit Modifikationen).

Erklärung

- *Tai Zi Shen* (Radix Pseudostellariae Heterophyllae), *Mai Men Dong* (Radix Ophiopogonis Japonici), *Xuan Shen* (Radix Scrophulariae Ningpoensis) und *Sheng Di Huang* (Radix Rehmanniae Glutinosae) vermehren Qi, nähren Yin und leiten Feuer nach unten.
- *Sheng Ma* (Rhizoma Cimicifugae) und *Chai Hu* (Radix Bupleuri) heben das klare Yang und leiten pathogene Hitze nach außen.
- *Mu Dan Pi* (Cortex Moutan Radicis) und *Chi Shao* (Radix Paeoniae Rubrae) kühlen und vitalisieren das Blut.
- *Rou Gui* (Cortex Cinnamomi Cassiae) und *Huang Qi* (Radix Astragali seu Hedysari) wärmen Yang und vermehren Qi.
- Werden diese Bestandteile kombiniert, regulieren und harmonisieren sie Yin und Yang, damit Feuer und Wasser sich gegenseitig helfen können, so wie es im *Jing Yue Quan Shu* [Die vollständigen Werke von Zhang Jingyue] dokumentiert wird: „Stärke Wasser, um Feuer aufgrund von Yin-Mangel zu beruhigen; stärke Feuer, um wurzelloses Fieber zu kultivieren."

Fallbeispiel 1

Ein 45-jähriger Mann wurde im August 1992 in das örtliche Krankenhaus eingewiesen zur Behandlung wiederholten Nasenblutens, das im vorangegangenen Jahr aufgetreten war und von Schmerzen im unteren Rücken begleitet wurde, die sechs Monate zuvor begonnen hatten (Metastasen des Krebses, die zu der Zeit nicht diagnostiziert worden waren), und Husten, der mehr als einem Monat zuvor begonnen hatte. Die pathologische Diagnose der Biopsieproben ergab schlecht differenzierte squamöse Zellkarzinome der Nasopharynx. Der Patient erhielt zwei Zyklen Strahlentherapie für den Nasopharynx und den Hals.

Im Mai 1993 traten das Nasenbluten und die Schmerzen im unteren Rücken erneut auf und es zeigte sich ein Klumpen unter dem rechten Augenlid, der allmählich an Größe zunahm. Der Patient wurde dann an die Krebsabteilung in Dr. Lius Klinik überwiesen. Die CT-Untersuchung zeigte ein Wiederauftreten des Krebses am rechten Augenlid, in der nasalen Kavität und dem Sinus ethmoidalis; die Nuklid-Untersuchung zeigte multiple Metastasenherde in Brust, Lendenwirbeln, Rippen und rechtem Schultergelenk.

Von Juni bis August erhielt der Patient drei Zyklen an Chemotherapie mit dem PF-Regime (Cisplatin und 5-Fluorouracil); jedoch waren die gastrointestinalen Reaktionen wie abdominale Spannungen, reduzierte Nahrungsaufnahme, Übelkeit und Würgen zu schwer, um sie auszuhalten, und der Patient wurde an Dr. Lius Abteilung überwiesen. Der Patient wies mentale und physische Müdigkeit auf, wenig Neigung, zu sprechen, Nasenbluten mit hellrotem Blut, Husten mit Schleim, der gelegentlich mit Blut durchsetzt war, Nachmittagsfieber, eine Körpertemperatur von 38,3–38,5, keine Abneigung gegen Kälte, Schmerzen im unteren Rücken, eingeschränkte Beweglichkeit, trockenen Mund, schlechten Appetit, normalen Urin und Stuhl, einen roten Zungenkörper mit einem dünnen gelben Belag und einen fadenförmigen Puls.

Musteridentifizierung

Mangel an Qi und Yin, festsitzende Schleim-Hitze.

Therapeutisches Prinzip

Qi vermehren und Yin nähren, Hitze klären und Trockenheit befeuchten, Toxizität vermindern und Festsitzendes zerstreuen.

Bestandteile

- *Zhe Bei Mu* (Bulbus Fritillariae Thunbergii) 18 g
- *Huang Qin* (Radix Scutellariae Baicalensis) 12 g
- *Quan Xie*‡ (Buthus Martensi) 6 g
- *Tian Hua Fen* (Radix Trichosanthis) 15 g
- *Gan Cao* (Radix Glycyrrhizae) 6 g
- *Chi Shao* (Radix Paeoniae Rubrae) 15 g
- *Yi Yi Ren* (Semen Coicis Lachryma-jobi) 30 g
- *Long Dan Cao* (Radix Gentianae Scabrae) 5 g
- *Mu Dan Pi* (Cortex Moutan Radicis) 15 g
- *Wu Zhao Long* (Herba Humuli Scundentis) 30 g
- *Yu Xing Cao* (Herba Houttuyniae Cordatae) 30 g
- *San Qi Fen* (Pulvis Radicis Notoginseng) 6 g, als Infusion separat gegeben

Ein Päckchen am Tag wurde zur Bereitung eines Dekoktes verwendet, das zweimal täglich getrunken wurde. Zusätzlich wurden 10 ml *Sheng Mai Yin* (Puls-erzeugendes Getränk) oral verabreicht (siehe die Beschreibung weiter unten bzgl. der Bestandteile dieses Getränkes).

Am sechsten Tag nahm das Nasenbluten allmählich ab, der Husten hatte sich gebessert und es gab weniger Blutbeimengungen im Schleim. Der Zungenkörper war rot mit spärlichem Belag und der Puls war fadenförmig. Das Fieber war jedoch nicht zurückgegangen und trat hauptsächlich am Nachmittag und abends auf. Dies war ein Phänomen von Fülle in der Manifestation, die allmählich verschwindet, und Leere in der Wurzel, die allmählich sichtbar wird.

Musteridentifizierung

Mangel an Qi und Yin, mit Fieber aufgrund von Leere-Feuer, das nach oben schlägt, und Feuer, das nicht zu seiner Quelle zurückkehrt.

Therapeutisches Prinzip

Qi vermehren und Yin nähren.

Rezeptur

Sheng Mai San Jia Jian
(Pulserzeugendes Pulver, mit Modifikationen plus Rou Gui (Cx. Cinnamomi Cassiae), damit das Feuer wieder zu seinem Ursprung zurückkehrt)

- *Tai Zi Shen* (Radix Pseudostellariae Heterophyllae) 30 g
- *Mai Men Dong* (Radix Ophiopogonis Japonici) 15 g
- *Xuan Shen* (Radix Scrophulariae Ningpoensis) 15 g
- *Rou Gui* (Cortex Cinnamomi Cassiae) 3 g, dem fertigen Dekokt beigefügt
- *Sheng Ma* (Rhizoma Cimicifugae) 15 g
- *Chai Hu* (Radix Bupleuri) 5 g
- *Mu Dan Pi* (Cortex Moutan Radicis) 15 g
- *Chi Shao* (Radix Paeoniae Rubrae) 15 g
- *Sheng Di Huang* (Radix Rehmanniae Glutinosae) 15 g
- *Huang Qi* (Radix Astragali seu Hedysari) 30 g
- *Gan Cao* (Radix Glycyrrhizae) 6 g

Ein Päckchen am Tag wurde zur Bereitung eines Dekoktes verwendet, das zweimal täglich getrunken wurde. Gleichzeitig wurden 60 ml *Shen Mai Zhu She Ye* (Rx. Ginseng- und Rx. Ophiopogonis-Injektion) zu 500 ml 5%iger Glukoselösung gegeben und als intravenöse Infusion verabreicht, um die Wirkung des Vermehrens von Qi und Nähren des Blutes zu verstärken. Nach zwei Wochen dieser Behandlung ging das Fieber allmählich zurück und die mentale Müdigkeit des Patienten war besser als zuvor. Der Husten und die Schmerzen hatten sich jedoch nicht merklich gebessert.

Dr. Liu war der Meinung, dass sich der Hauptfokus des Zustandes nun auf die entfernten Metastasen gerichtet hatte und jetzt mit Maßnahmen zur Stützung des Aufrechten Qi (Zheng Qi) behandelt werden sollte, unterstützt – falls notwendig – durch Arzneien aus Insekten, um den Krebs zu hemmen und Toxizität zu mindern.

Bestandteile

- *Dang Shen* (Radix Codonopsitis Pilosulae) 20 g
- *Huang Qi* (Radix Astragali seu Hedysari) 30 g
- *Fu Ling* (Sclerotium Poriae Cocos) 15 g
- *Shan Yao* (Rhizoma Dioscoreae Oppositae) 30 g
- *Bai Zhu* (Rhizoma Atractylodis Macrocephalae) 15 g
- *Tai Zi Shen* (Radix Pseudostellariae Heterophyllae) 30 g

- *Mai Men Dong* (Radix Ophiopogonis Japonici) 15 g
- *Quan Xie*‡ (Buthus Martensi) 6 g
- *Tian Hua Fen* (Radix Trichosanthis) 15 g
- *Xian He Cao* (Herba Agrimoniae Pilosae) 20 g
- *Zhi Ke* (Fructus Citri Aurantii) 15 g

Nach der Einnahme des Dekoktes über einen Monat zeigten sich im Röntgenbild keine weiteren Metastasen.

Kommentar

Die routinemäßigen hämostatischen Maßnahmen der Westlichen Medizin sind oftmals für Patienten nach einer Strahlen- oder Chemotherapie bei nasopharyngealem Krebs nicht sehr befriedigend; ihre Lebensqualität ist schlecht, die entfernten Metastasen in Lunge und Knochen können nicht kontrolliert werden, der Tumor infiltriert lokal und häufig tritt Nasenbluten auf. Jedoch sind TCM-Maßnahmen auf der Basis von Musteridentifizierung oft eine wirkungsvolle Hilfe für die Patienten.

Dieser Zustand zeichnet sich durch Leere in der Wurzel und Fülle in der Manifestation aus, die zunächst nach dem Prinzip „Hitze klären, Schleim transformieren, Blut kühlen und Blutungen stoppen" behandelt werden sollte. *Zhe Bei Mu* (Bulbus Fritillariae Thunbergii), *Huang Qin* (Radix Scutellariae Baicalensis), *Yu Xing Cao* (Herba Houttuyniae Cordatae) und *Long Dan Cao* (Radix Gentianae Scabrae) werden zum Klären von Hitze, Transformieren von Feuchtigkeit und Ausleiten von Trübem empfohlen, *Mu Dan Pi* (Cortex Moutan Radicis) hingegen kann eingesetzt werden, um das Blut zu kühlen und Blutungen zu stoppen. Die übergreifende Wirkung ist daher das Klären von Hitze im Blut.

Die Leere in der Wurzel ist jedoch ein Mangel an Qi und Blut. Wenn unter diesen Umständen kalte Arzneien in hohen Dosen eingesetzt werden, wird das Magen-Qi geschädigt und ist nicht mehr in der Lage, das Blut zu kontrollieren, das aus den Leitbahnen austritt. Daher kann *Wu Zhao Long* (Herba Humuli Scundentis) hinzugefügt werden, um Qi zu vermehren und die Milz zu stärken und so das Magen-Qi zu kräftigen. Dies folgt den Prinzipien, die in „Über Nasenbluten"dargelegt werden, einem Kapitel in *Ji Sheng Fang* [Verordnungen, um den Kranken beizustehen]: „Wilde Bewegungen des Blutes werden durch Hitze verursacht. Wenn das Blut erhitzt ist, wird es mit dem Qi nach oben getragen und führt zu Nasenbluten. Wenn das Blut mit dem sinkenden Qi nach unten getragen wird, hört das Bluten langsam auf."

Fallbeispiel 2

Während einer routinemäßigen Gesundheitsuntersuchung wurde 1991 bei einer 53-jährigen Frau eine Lymphknotenvergrößerung hinter dem rechten Sternokleidomastoideus-Muskel entdeckt; es wurde bei ihr durch nasolaryngoskopische und und zytologische Untersuchung nasopharyngealer Krebs diagnostiziert. Sie erhielt daraufhin zwei Zyklen an Strahlentherapie und der Krebs konnte kontrolliert werden.

Im Oktober 1995 entdeckte die Patientin einen Tumor in der rechten submandibularen Region, diagnostiziert als Wiederauftreten des Krebses. Sie erhielt einen weiteren Zyklus an Strahlentherapie. Nachher fühlte sie einen stechenden Schmerz in beiden Ohren mit gelbem, eitrigen Exsudat aus den Ohren und der Nase; andere Nebenwirkungen waren Mundulzera, leichter Hörverlust, Schwierigkeiten, den Mund zu öffnen, und Rötung, Schwellung, Härte und Schmerzen in den Wangen mit einer brennenden Wahrnehmung. Der Zungenkörper war rot mit spärlichem Belag; der Puls war fadenförmig und schnell. Im Januar 1996 wurde die Patientin stationär in die TCM-Abteilung aufgenommen.

Musteridentifizierung

Mangel an Qi und Yin, festsitzender Schleim und Blut-Stase, innere Ansammlung von Hitze-Toxinen.

Therapeutisches Prinzip

Qi vermehren und Yin nähren, Schleim zerteilen und Toxizität vermindern.

Bestandteile

- *Tai Zi Shen* (Radix Pseudostellariae Heterophyllae) 30 g
- *Mai Men Dong* (Radix Ophiopogonis Japonici) 10 g
- *Wu Wei Zi* (Fructus Schisandrae) 10 g
- *Sheng Di Huang* (Radix Rehmanniae Glutinosae) 20 g
- *Shan Zhu Yu* (Fructus Corni Officinalis) 8 g
- *Shan Yao* (Rhizoma Dioscoreae Oppositae) 15 g
- *Mu Dan Pi* (Cortex Moutan Radicis) 15 g
- *Ze Xie* (Rhizoma Alismatis Orientalis) 5 g
- *Fu Ling* (Sclerotium Poriae Cocos) 15 g
- *Fa Ban Xia* (Rhizoma Pinelliae Ternatae Praeparata) 15 g

Ein Päckchen am Tag wurde zur Bereitung eines Dekoktes verwendet, das zweimal täglich eingenommen wurde. Gleichzeitig erhielt die Patientin einmal täglich eine intravenöse Infusion von 40 ml *Qing Kai Ling* (Wirksames Mittel zum Klären und Öffnen) in 500 ml einer 10%igen Glukoselösung; einmal täglich 1 g *Xi Huang Wan* (Rhinozerus-Magenstein-Pille); *Zhen Zhu Fen* (Perlen-Pulver) für äußerliche Anwendung an den Hautläsionen; Tropfen aus 1%igen Hydrokortisonazetat, die dreimal täglich in das Ohr eingebracht wurden, und die eigene Herstellung des Hospitals von *Di Bi Ling* (Wirksames Nasentropfen-Mittel), das dreimal täglich topisch in der Nase eingesetzt wurde.

Nach vierwöchiger Behandlung war der Ausfluss aus Ohren und Nase signifikant weniger geworden, die Mundulzera hatten sich gelöst und die Patientin konnte normal essen.

Im Mai 1997 traten die Symptome wieder auf. Zusätzlich hatte die Patientin eine entzündete Kehle, die das Sprechen erschwerte, und konnte nur flüssige Nahrung zu sich nehmen. Hals und rückwärtiger Teil der Brust waren geschwollen und das Auftreten von matt-farbigen Ekchymosen wurde festgestellt.

Musteridentifizierung

Mangel an Qi und Yin mit überschießenden Hitze-Toxinen.

Therapeutisches Prinzip

Hitze klären und Toxizität vermindern, Yin nähren und Qi vermehren.

Bestandteile

- *Sha Shen* (Radix Glehniae seu Adenophorae) 20 g
- *Mai Men Dong* (Radix Ophiopogonis Japonici) 15 g
- *Wu Wei Zi* (Fructus Schisandrae) 6 g
- *Xuan Shen* (Radix Scrophulariae Ningpoensis) 15 g
- *Jin Yin Hua* (Flos Lonicerae) 20 g
- *Lian Qiao* (Fructus Forsythiae Suspensae) 15 g
- *Bai Hua She She Cao* (Herba Hedyotidis Diffusae) 30 g
- *Mao Zhao Cao* (Tuber Ranunculi Ternati) 30 g
- *Jie Geng* (Radix Platycodi Grundiflori) 15 g
- *Tai Zi Shen* (Radix Pseudostellariae Heterophyllae) 20 g
- *Ban Lan Gen* (Radix Isatidis seu Baphicacanthi) 15 g
- *Gan Cao* (Radix Glycyrrhizae) 6 g

Gleichzeitg erhielt die Patientin eine intravenöse Infusion von 30 ml *Shen Mai Zhu She Ye* (Rx. Ginseng- und Rx. Ophiopogonis-Injektion) in 250 ml einer 5%igen Glukoselösung und 5 mg Dexamethason in 250 ml einer 5%igen Glukoselösung, beides einmal täglich. Die Patientin erhielt auch regelmäßig kleine Mengen eines Congees, zubereitet aus je 50 g *Lü Dou* (Semen Phaseoli Radiati) und *Xian Chou Cao* (Herba Rutae Recens). Nach vierwöchiger Behandlung hatten sich alle Symptome beträchtlich gebessert.

Fallbeispiel 3

Eine 44-jährige Frau wurde 1988 stationär aufgenommen zur Behandlung von Kopfschmerzen, Tinnitus und schlechtem Hören auf der rechten Seite, bilateraler zervikaler Lymphadenopathie und wiederholtem Nasenbluten in den vorangegangenen Monaten. Die pathologische Diagnose der Biopsieproben zeigte schlecht differenzierte squamöse Zellkarzinome der Nasopharynx. Die Patientin wies eine schwache Konstitution, Auszehrung, häufige Schlaflosigkeit, Palpitationen, Schwindel, Kraftlosigkeit und Abneigung gegen Kälte auf; sie war nicht stark genug, um sich einer sofortigen Strahlentherapie zu unterziehen.

Musteridentifizierung

Milz- und Nieren-Mangel.

Therapeutisches Prinzip

Die Milz stärken und Qi vermehren, Leber und Nieren nähren und tonisieren.

Bestandteile

- *Dang Shen* (Radix Codonopsitis Pilosulae) 15 g
- *Bai Zhu* (Rhizoma Atractylodis Macrocephalae) 9 g
- *Fu Ling* (Sclerotium Poriae Cocos) 12 g
- *Shan Yao* (Rhizoma Dioscoreae Oppositae) 20 g
- *Yi Yi Ren* (Semen Coicis Lachryma-jobi) 30 g
- *Sheng Ma* (Rhizoma Cimicifugae) 3 g
- *Wu Wei Zi* (Fructus Schisandrae) 9 g
- *Sha Shen* (Radix Glehniae seu Adenophorae) 15 g
- *Suan Zao Ren* (Semen Ziziphi Spinosae) 30 g
- *Jin Yin Hua* (Flos Lonicerae) 15 g
- *Gan Cao* (Radix Glycyrrhizae) 20 g

Nach Einnahme eines Päckchens zweimal täglich über 15 Tage hatten sich die Symptome der Milz- und Nieren-Schwäche gebessert und die Patientin fühlte sich in einer besseren Stimmung. Sie war in der Lage, sich einer Strahlentherapie zu unterziehen und erhielt eine Gesamtdosis von 7000 cGy in sieben Wochen. Nach zwei Wochen Strahlentherapie begann die Patientin unter Nebenwirkungen wie Trockenheit von Mund und Zunge, Durst und einem Bedürfnis nach Getränken, Erosion der mukösen Membrane des Mundes, wunder Kehle, Schwindel und Kraftlosigkeit zu leiden. Der Zungenkörper war rot mit einem dünnen gelben Belag; der Puls war tief und fadenförmig.

Therapeutisches Prinzip

Milz und Nieren kultivieren und tonisieren, kombiniert mit dem Erzeugen von Körperflüssigkeiten und der Verminderung von Toxizität.

Bestandteile

- *Sha Shen* (Radix Glehniae seu Adenophorae) 20 g
- *Bai Zhu* (Rhizoma Atractylodis Macrocephalae) 9 g
- *Fu Ling* (Sclerotium Poriae Cocos) 12 g
- *Yi Yi Ren* (Semen Coicis Lachryma-jobi) 30 g
- *Gou Qi Zi* (Fructus Lycii) 12 g
- *Nü Zhen Zi* (Fructus Ligustri Lucidi) 15 g
- *Huang Qi* (Radix Astragali seu Hedysari) 20 g
- *Shi Hu** (Herba Dendrobii) 15 g
- *Jin Yin Hua* (Flos Lonicerae) 15 g
- *Tian Hua Fen* (Radix Trichosanthis) 20 g
- *Xuan Shen* (Radix Scrophulariae Ningpoensis) 15 g
- *Dan Shen* (Radix Salviae Miltiorrhizae) 20 g
- *Chi Shao* (Radix Paeoniae Rubrae) 15 g
- *Mai Men Dong* (Radix Ophiopogonis Japonici) 15 g
- *Bai Hua She She Cao* (Herba Hedyotidis Diffusae) 20 g
- *Shan Dou Gen* (Radix Sophorae Tonkinensis) 9 g
- *Gan Cao* (Radix Glycyrrhizae) 6 g

Die Patientin nahm zweimal täglich ein Päckchen zu sich bis zum Ende der Strahlentherapie. Gleichzeitig wurden eine Mischung aus Gentamicin 400 000 U und Dexamethason 5 mg in 500 ml 0,9%iger Kochsalzlösung aufgelöst, und 120–150 ml der Mischung wurden verwendet, um damit 3–4mal täglich den Mund auszuwaschen.
Nach der Strahlentherapie setzte die Patientin die Einnahme von Arzneien zur Stützung des Aufrechten Qi (Zheng Qi) und Verminderung von Toxizität fort.

Bestandteile

- *Huang Qi* (Radix Astragali seu Hedysari) 30 g
- *Sha Shen* (Radix Glehniae seu Adenophorae) 25 g
- *Tai Zi Shen* (Radix Pseudostellariae Heterophyllae) 20 g
- *Yi Yi Ren* (Semen Coicis Lachryma-jobi) 30 g
- *Fu Ling* (Sclerotium Poriae Cocos) 12 g
- *Gou Qi Zi* (Fructus Lycii) 12 g
- *Nü Zhen Zi* (Fructus Ligustri Lucidi) 15 g
- *Bie Jia** (Carapax Amydae Sinensis) 15 g
- *Shan Dou Gen* (Radix Glehniae seu Adenophorae) 9 g
- *Shan Ci Gu* (Pseudobulbus Shancigu) 15 g
- *Ban Zhi Lian* (Herba Scutellariae Barbatae) 30 g
- *E Zhu* (Rhizoma Curcumae) 15 g
- *Hai Zao* (Herba Sargassi) 15 g
- *Bai Hua She She Cao* (Herba Hedyotidis Diffusae) 30 g
- *Xia Ku Cao* (Spica Prunellae Vulgaris) 9 g
- *Gan Cao* (Radix Glycyrrhizae) 6 g

Im ersten Jahr nahm die Patientin sechs Päckchen in der Woche zu sich; dies wurde auf 3–4 Päckchen im zweiten Jahr und auf zwei Päckchen im dritten Jahr reduziert. Sie erhielt auch *Xi Huang Wan* (Rhinozerus-Magenstein-Pille) und *Liu Wei Di Huang Wan* (Rehmannia-Pille mit sechs Bestandteilen), je nach den Erfordernissen ihres Zustandes. Die Gesamtverfassung der Patientin war gut genug, um ihre Arbeit in Vollzeit wieder aufzunehmen.

8.2 Speiseröhrenkrebs

Speiseröhrenkrebs ist die achthäufigste Krebsart in der Welt und weist große Unterschiede in der geographischen Verbreitung auf, die eine größere Vielfalt erkennen lässt als bei anderen Krebsarten. Ungefähr 40 % dieser Krebsart sind Plattenepithelkarzinome, v. a. im mittleren Drittel des Ösophagus, ein ähnlich hoher Anteil besteht aus Adenokarzinomen im unteren Drittel und der Kardia. Andere Arten von Speiseröhrenkrebs sind Lymphome, Leiomyosarkome und metastasierte Karzinome. Das Vorkommen von Plattenepithelkarzinomen im Ösophagus ist in China besonders hoch; insgesamt ist der Speiseröhrenkrebs für ungefähr ein Viertel aller Krebsarten verantwortlich. Das Verhältnis von männlicher zu weiblicher Morbidität und Mortalität liegt jeweils im Bereich von 1,6 : 1.

Krebs kann überall im Ösophagus auftreten und sich als Verengung des Lumens, als Knoten oder Plaque manifestieren, mit einer Diagnosespitze bei Patienten im Alter von 60–70 Jahren zeigen. Starkes Trinken und Rauchen sind beides Hauptrisikofaktoren, besonders für Plattenepithelkarzinome; weitere Risikofaktoren sind Achalasie (das Versagen des unteren Ösophagussphinkters, richtig zu öffnen) und chronischer Säurereflux. Da es schwierig ist, die Frühstadien von Speiseröhrenkrebs zu diagnostizieren, sind ca. 70–80 % der Patienten bereits in einem mittleren oder späten Stadium der Krankheit, bevor diese erkannt wird. Hat der Krebs dieses Stadium erreicht, ist die Prognose mit einer Fünf-Jahres-Überlebensrate von weniger als 5 % sehr schlecht.

Eine chirurgische Tumorentfernung ist in der Regel nur im Frühstadium möglich, bevor eine Infiltration in das umliegende Gewebe stattgefunden hat. Chemo- oder Strahlentherapie können nach der chirurgischen Behandlung zur Symptomlinderung angewendet werden. Bei Patienten mit Speiseröhrenkrebs im Spätstadium ist eine Chemotherapie oder eine Kombination von Strahlen- und Chemotherapie die Hauptbehandlungsmethode; obwohl der Krebs nicht geheilt wird, können die Symptome gelindert und die Überlebenszeit verlängert werden.

Klinische Zeichen

- Das erste Symptom ist gewöhnlich Schwierigkeiten beim Schlucken fester Nahrung; die Dysphagie verschlimmert sich, und betrifft schließlich auch weiche Nahrung und Flüssigkeiten.
- Die Dysphagie wird oft begleitet von retrosternalen Schmerzen und Erbrechen von Schleim.
- Die frühen Stadien können begleitet werden von einem Kloßgefühl oder Fremdkörpergefühl im Hals.
- Dysphagie und Appetitverlust führen häufig zu einem deutlichen Gewichtsverlust.
- Schwellungen am Hals können auftreten.

Ätiologie und Pathologie

Depression und Festsetzen von Leber-Qi

Emotionale Probleme führen zu Depression und Festsetzen von Leber-Qi und Qi-Stagnation. Diätetische Unregelmäßigkeiten schädigen Milz und Magen und verbrauchen allmählich die Körperflüssigkeiten mit dem Ergebnis von Qi-Depression und der Erzeugung von Schleim, der die Passagewege blockiert und Qi veranlasst, nach oben anstatt nach unten abzusteigen, was sich in Schwierigkeiten beim Schlucken und durch Auszehrung zeigt.

Schleim-Stase und Qi-Stagnation

Eine Schädigung von Milz und Magen führt zu der Unfähigkeit, Schleim-Feuchtigkeit umzuwandeln, und so zur Bildung von Schleim-Stase und Tumoren.

Leere von Qi und Blut aufgrund von Altersschwäche

Schwäche im Alter oder eine lang andauernde Krankheit können zu einer Leere von Qi und Blut und zur Austrocknung von Körperflüssigkeiten führen, mit dem Ergebnis von Dysphagie im oberen Teil des Ösophagus, die darauf beruht, dass das Qi unfähig ist, sich zu bewegen.

Musteridentifizierung und therapeutische Prinzipien

Innere Behandlung

Depression und Festsetzen von Leber-Qi

Wichtige Symptome und Zeichen

Unwohlsein nach der Nahrungsaufnahme, gelegentlicher Schluckauf, Beklemmung in der Brust, ein bitterer Mundgeschmack, Spannung und Schmerz im Hypochondrium, Kopfschmerzen und Schwindel, Reizbarkeit und Schlaflosigkeit. Der Zungenkörper ist blass-rot mit einem dünnen gelben Belag; der Puls ist drahtig und fadenförmig.

Arzneitherapie

Therapeutisches Prinzip

Die Leber besänftigen, Qi regulieren und Verklumpungen auflösen.

Rezeptur

***Xiao Yao San He Xuan Fu Dai Zhe Tang Jia Jian* (Umherstreifen Pulver kombiniert mit Dekokt mit Fl. Inulae und Haematitum, mit Modifikationen)**

- *Chai Hu* (Radix Bupleuri) 10 g
- *Bai Shao* (Radix Paeoniae Lactiflorae) 10 g
- *Fu Ling* (Sclerotium Poriae Cocos) 30 g
- *Gua Lou* (Fructus Trichosanthis) 20 g
- *Dai Zhe Shi*‡ (Haematitum) 30 g, mindestens 30 Minuten abgekocht vor Hinzufügen der übrigen Bestandteile
- *Xuan Fu Hua* (Flos Inulae) 10 g
- *Chen Pi* (Pericarpium Citri Reticulatae) 10 g
- *Zhu Ru* (Caulis Bambusae in Taeniis) 10 g
- *Shan Dou Gen* (Radix Sophorae Tonkinensis) 15 g
- *Huai Niu Xi* (Radix Achyranthis Bidentatae) 10 g
- *Yu Jin* (Radix Curcumae) 10 g
- *Bai Ying* (Herba Solani Lyrati) 20 g

Erklärung

- *Chai Hu* (Radix Bupleuri) und *Yu Jin* (Radix Curcumae) erlauben dem eingezwängten Leber-Qi, frei zu fließen, und klären Hitze.
- *Gua Lou* (Fructus Trichosanthis), *Xuan Fu Hua* (Flos Inulae), *Zhu Ru* (Caulis Bambusae in Taeniis), *Fu Ling* (Sclerotium Poriae Cocos), und *Chen Pi* (Pericarpium Citri Reticulatae) regulieren Qi und transformieren Schleim.
- *Dai Zhe Shi*‡ (Haematitum), *Huai Niu Xi* (Radix Achyranthis Bidentatae) und *Bai Shao* (Radix Paeoniae Lactiflorae) beruhigen die Leber und leiten gegenläufiges Qi nach unten.
- *Shan Dou Gen* (Radix Sophorae Tonkinensis) und *Bai Ying* (Herba Solani Lyrati) klären Hitze, haben eine positive Wirkung auf die Kehle und anti-kanzerogene Eigenschaften.

Schleim-Stase und Qi-Stagnation

Wichtige Symptome und Zeichen

Eingeschränkte Nahrungsaufnahme, steife Beklemmung in der Brust oder Spannung und Völle in Brust und Diaphragma, Unwohlsein in Brust und Rücken, Husten mit reichlich Schleim, Übelkeit und Erbrechen mit häufigem Erbrechen von Schleim. Der Zungenkörper ist vergrößert mit Zahneindrücken und einem weißen und schmierigen Belag; der Puls ist drahtig und schlüpfrig.

Arzneitherapie

Therapeutisches Prinzip

Schleim transformieren und Stase zerteilen, Qi nach unten leiten und Verklumpungen auflösen.

Rezeptur

***Bei Mu Gua Lou San He Xuan Fu Dai Zhe Tang Jia Jian* (Bb. Fritillariae- und Fr. Trichosanthis-Pulver kombiniert mit Dekokt mit Fl. Inulae und Haematitum, mit Modifikationen)**

- *Chuan Bei Mu* (Bulbus Fritillariae Cirrhosae) 10 g
- *Gua Lou* (Fructus Trichosanthis) 20 g
- *Tian Hua Fen* (Radix Trichosanthis) 20 g
- *Fu Ling* (Sclerotium Poriae Cocos) 20 g
- *Ju Hong* (Pars Rubra Epicarpii Citri Erythrocarpae) 10 g
- *Jie Geng* (Radix Platycodi Grundiflori) 10 g
- *Dai Zhe Shi*‡ (Haematitum) 30 g, mindestens 30 Minuten abgekocht vor Hinzufügen der übrigen Bestandteile

- *Xuan Fu Hua* (Flos Inulae) 10 g
- *Fa Ban Xia* (Rhizoma Pinelliae Ternatae Praeparata) 10 g
- *Dan Nan Xing*‡ (Pulvis Arisaematis cum Felle Bovis) 10 g
- *Xia Ku Cao* (Spica Prunellae Vulgaris) 20 g
- *Wei Ling Xian* (Radix Clematidis) 30 g
- *Hai Zao* (Herba Sargassi) 10 g
- *Teng Li Gen* (Radix Actinidiae Chinensis) 30 g

Erklärung

- Chuan Bei Mu (Bulbus Fritillariae Cirrhosae), Gua Lou (Fructus Trichosanthis), Hai Zao (Herba Sargassi), Xia Ku Cao (Spica Prunellae Vulgaris) und Dan Nan Xing‡ (Pulvis Arisaematis cum Felle Bovis) klären Hitze, transformieren Schleim und lösen Verklumpungen auf.
- Ju Hong (Pars Rubra Epicarpii Citri Erythrocarpae), Jie Geng (Radix Platycodi Grundiflori) und Wei Ling Xian (Radix Clematidis) zerteilen Schleim und haben eine positive Wirkung auf die Kehle.
- Xuan Fu Hua (Flos Inulae), Fa Ban Xia (Rhizoma Pinelliae Ternatae Praeparata), Fu Ling (Sclerotium Poriae Cocos) und Dai Zhe Shi‡ (Haematitum) leiten gegenläufiges Qi nach unten und stoppen Erbrechen.
- Teng Li Gen (Radix Actinidiae Chinensis) und Tian Hua Fen (Radix Trichosanthis) klären Hitze, vermindern Toxizität und haben anti-kanzerogene Eigenschaften.

Leere von Qi und Blut aufgrund von Altersschwäche

Wichtige Symptome und Zeichen

Dysphagie, Auszehrung und Kraftlosigkeit, eine fahl-gelbe oder matt-weiße Gesichtsfarbe; dünne oder weiche Stühle, spontanes Schwitzen, eine schwache, tiefe oder heisere Stimme und Erbrechen von Schleim. Der Zungenkörper ist blass mit einem dünnen oder dünnen weißen Belag; der Puls ist tief, fadenförmig und kraftlos.

Arzneitherapie

Therapeutisches Prinzip

Qi tonisieren und das Blut nähren, Schleim transformieren und Verklumpungen auflösen.

Rezeptur

Shi Quan Da Bu Tang He Xuan Fu Dai Zhe Tang Jia Jian **(Perfektes großes Tonisierungsdekokt kombiniert mit Dekokt mit Fl. Inulae und Haematitum, mit Modifikationen)**

- *Dang Shen* (Radix Codonopsitis Pilosulae) 30 g
- *Jiao Bai Zhu* (Rhizoma Atractylodis Macrocephalae, scharf gebraten) 9 g
- *Fu Ling* (Sclerotium Poriae Cocos) 9 g
- *Mu Xiang** (Radix Aucklandiae Lappae) 6 g
- *Chao Chen Pi* (Pericarpium Citri Reticulatae, pfannengerührt) 9 g
- *Dang Gui* (Radix Angelicae Sinensis) 30 g
- *Chuan Xiong* (Rhizoma Ligustici Chuanxiong) 12 g
- *Shu Di Huang* (Radix Rehmanniae Glutinosae Conquita) 12 g
- *Bai Shao* (Radix Paeoniae Lactiflorae) 15 g
- *He Shou Wu* (Radix Polygoni Multiflori) 20 g
- *Ji Xue Teng* (Caulis Spatholobi) 30 g
- *Huang Qi* (Radix Astragali seu Hedysari) 30 g
- *Huang Jing* (Rhizoma Polygonati) 20 g
- *Mu Li*‡ (Concha Ostreae) 15 g, 20–30 Minuten abgekocht vor Hinzufügen der übrigen Bestandteile
- *Xia Ku Cao* (Spica Prunellae Vulgaris) 12 g
- *Bai Hua She She Cao* (Herba Hedyotidis Diffusae) 20 g

Erklärung

- Dang Shen (Radix Codonopsitis Pilosulae), Huang Qi (Radix Astragali seu Hedysari) und Huang Jing (Rhizoma Polygonati) tonisieren Qi.
- Mu Xiang* (Radix Aucklandiae Lappae), Chao Chen Pi (Pericarpium Citri Reticulatae, pfannengerührt), Jiao Bai Zhu (Rhizoma Atractylodis Macrocephalae, scharf gebraten) und Fu Ling (Sclerotium Poriae Cocos) trocknen Feuchtigkeit, regulieren Qi und unterstützen die Milz in ihrer Funktion, zu transformieren und zu transportieren.
- Dang Gui (Radix Angelicae Sinensis), Chuan Xiong (Rhizoma Ligustici Chuanxiong), Ji Xue Teng (Caulis Spatholobi), Shu Di Huang (Radix Rehmanniae Glutinosae Conquita), Bai Shao (Radix Paeoniae Lactiflorae) und He Shou Wu (Radix Polygoni Multiflori) tonisieren, nähren und vitalisieren das Blut.
- Mu Li‡ (Concha Ostreae) und Xia Ku Cao (Spica Prunellae Vulgaris) erweichen Hartes und lösen Verklumpungen auf.
- Bai Hua She She Cao (Herba Hedyotidis Diffusae) klärt Hitze, vermindert Toxizität und hat anti-kanzerogene Eigenschaften.

Allgemeine Modifikationen

- Bei starkem Erbrechen von Blut füge man 3 g San Qi Fen (Pulvis Radicis Notoginseng), 2 g Yun Nan Bai Yao (Yunnan White), 30 g Xian He Cao (Herba Agrimoniae Pilosae) und 10 g E Jiao‡ (Gelatinum Corii Asini) hinzu.
- Bei Schmerzen in Brust und Rücken füge man 30 g Bai Qu Cai (Herba Chelidonii), 6 g Chao Wu Ling Zhi‡ (Excrementum Trogopteri, pfannengerührt), 6 g Pu Huang (Pollen Typhae) und 15 g Huang Yao Zi (Rhizoma Dioscoreae Bulbiferae) hinzu.
- Bei ständigem Reizhusten füge man 10 g Qian Hu (Radix Peucedani), 20 g Yu Xing Cao (Herba Houttuyniae Cordatae), 20 g Gua Lou (Fructus Tricosanthis) und 30 g Dai Zhe Shi‡ (Haematitum) hinzu.
- Starke Dysphagie kann durch Hinzufügen von Zi Nao Sha‡ (Sal Ammoniacum Purpureum) behandelt werden. 30 g werden in 1500 ml Wasser abgekocht und auf 1000 ml heruntergekocht. Die Flüssigkeit abfiltern, 1000 ml Essig hinzufügen und kochen, bis sie eingetrocknet ist. Dreimal täglich nimmt man 1,5 g des Pulvers zu sich.

Akupunktur

Punkte

- **Hauptpunkte:** Ren 22 Tiantu, Di 17 Tianding, Ren 13 Shangwan, Ren 12 Zhongwan und Pe 6 Neiguan.
- **Hilfspunkte:**
- Bei Krebs im oberen Teil des Ösophagus füge man Ren 21 Xuanji und Bl 13 Feishu zusammen mit Bl 15 Xinshu hinzu
- Bei Krebs im zentralen Teil des Ösophagus füge man Ren 17 Danzhong und Bl 20 Pishu zusammen mit Bl 17 Geshu hinzu.
- Bei Krebs im unteren Teil des Ösophagus füge man Ren 14 Juque und Bl 18 Ganshu hinzu.
- Bei Erbrechen und viel Schleim füge man Ma 40 Fenglong hinzu.
- Bei Beklemmung und Schmerz in der Brust füge man Di 4 Hegu, Pe 6 Neiguan, Ren 20 Huagai und Ma 18 Rugen hinzu.
- Bei Qi-Mangel und Kraftlosigkeit füge man Ma 36 Zusanli und Ren 6 Qihai hinzu.

Technik

Man steche schrägt nach unten bis zu einer Tiefe von 1,0–1,5 cun in Ren 22 Tiantu ein und manipuliere die Nadel 30 Sekunden lang; an den anderen Punkten sollte die Standardstichtechnik eingesetzt werden. Die Nadeln werden 20–30 Minuten in den Punkten belassen.

Einbeziehung der Chinesischen Medizin in onkologische Behandlungsstrategien bei ösophagealem Krebs

Chirurgische Behandlung und postoperative Phase

Innere Behandlung

Vor der Operation

Die Verabreichung von TCM-Rezepturen mit Arzneien, die das Aufrechte Qi (Zheng Qi) stützen, verbessert die Chancen des Patienten, von der Operation zu profitieren. Eine ausführliche Erörterung der angesprochenen Rezepturen findet sich in Kapitel 3.

Postoperative Phase

Zwei Muster zeigen sich oft während der Phase nach der Operation:

1. Leere und Schädigung von Qi und Blut und Disharmonie von Milz und Magen

Arzneitherapie

Therapeutisches Prinzip

Die Leber besänftigen und die Milz stärken, Toxizität vermindern und Tumoren hemmen.

Häufig verwendete Bestandteile

- *Cu Chao Chai Hu* (Radix Bupleuri, pfannengerührt mit Essig) 9 g
- *Huang Qin* (Radix Scutellariae Baicalensis) 9 g
- *Bai Shao* (Radix Paeoniae Lactiflorae) 10 g
- *Chao Bai Zhu* (Rhizoma Atractylodis Macrocephalae, pfannengerührt) 9 g
- *Fu Ling* (Sclerotium Poriae Cocos) 9 g
- *Mu Xiang** (Radix Aucklandiae Lappae) 6 g

- *Teng Li Gen* (Radix Actinidiae Chinensis) 15 g
- *Ban Zhi Lian* (Herba Scutellariae Barbatae) 30 g
- *Ji Nei Jin*‡ (Endothelium Corneum Gigeriae Galli) 12 g
- *Shan Zha* (Fructus Crataegi) 30 g

2. Qi- und Yin-Mangel

Therapeutisches Prinzip

Qi tonisieren und Yin nähren, Toxizität vermindern und Tumoren hemmen.

Häufig verwendete Bestandteile

- *Xi Yang Shen** (Radix Panacis Quinquefolii) 3 g, von den anderen Bestandteilen getrennt abgekocht
- *Sha Shen* (Radix Glehniae seu Adenophorae) 15 g
- *Tai Zi Shen* (Radix Pseudostellariae Heterophyllae) 15 g
- *Xuan Shen* (Radix Scrophulariae Ningpoensis) 10 g
- *Mai Men Dong* (Radix Ophiopogonis Japonici) 9 g
- *Shi Hu** (Herba Dendrobii) 10 g
- *Yu Zhu* (Rhizoma Polygonati Odorati) 9 g
- *Bai Zhu* (Rhizoma Atractylodis Macrocephalae) 9 g
- *Fu Ling* (Sclerotium Poriae Cocos) 9 g
- *Jiao Shen Qu* (Massa Fermentata, scharf gebraten) 15 g
- *Chen Pi* (Pericarpium Citri Reticulatae) 9 g
- *Fo Shou* (Fructus Citri Sarcodactylis) 9 g
- *Shan Zha* (Fructus Crataegi) 15 g
- *Ban Zhi Lian* (Herba Scutellariae Barbatae) 30 g
- *Bai Hua She She Cao* (Herba Hedyotidis Diffusae) 30 g

Akupunktur

Akupunktur ist sehr wirksam bei der Behandlung von Schluckbeschwerden aufgrund von doppelter Blockierung von Schleim und Qi und eingeschränkter Beweglichkeit im Ösophagus.

Therapeutisches Prinzip

Depression lindern, Schleim transformieren und Blockierungen öffnen.

Punkte

Ma 36 Zusanli, Bl 21 Weishu, Pe 6 Neiguan, Ren 17 Danzhong und Ren 22 Tiantu.

Technik

Man wende die ableitende Technik an und belasse die Nadeln 20–30 Minuten in den Punkten.

Erklärung

- Die Kombination von Ma 36 Zusanli mit Bl 21 Weishu stärkt die Milz und kräftigt den Magen, um so die Wurzel des Späteren Himmels zu tonisieren und pathogene Faktoren zu vertreiben.
- Pe 6 Neiguan, der Öffnungs-*luo*-Punkt des Yin Wei Mai, leitet pathogenes Trübes nach unten, um so die funktionalen Aktivitäten von Qi zu regulieren.
- Die Kombination von Ren 17 Danzhong, dem Meer des Qi, mit Ren 22 Tiantu beruhigt Qi in der Brust, löst Verklumpungen auf und hat eine positive Wirkung auf die Kehle.
- Die gesamte Kombination von Punkten lindert Schluckbeschwerden durch Befreien der funktionalen Aktivitäten von Qi.

Ohr-Akupunktur

Punkte

Ösophagus, Magen und Shenmen.

Technik

Man befestige *Wang Bu Liu Xing*-Samen (Semen Vaccariae Segetalis) auf diesen Punkten mit selbstklebendem Pflaster. Den Patienten anweisen, jeden Samen zehnmal täglich eine Minute lang zu drücken. Die Samen alle drei Tage auswechseln, dabei das andere Ohr wählen.

Strahlentherapie

Innere Behandlung

Die chinesischen Arzneien, die gewöhnlich in Rezepturen zur Linderung der Nebenwirkungen von Strahlentherapie bei ösophagealem Krebs eingesetzt werden, variieren je nach therapeutischem Prinzip und beteiligtem Muster.

Hitze klären und Toxizität vermindern

- *Jin Yin Hua* (Flos Lonicerae) 15 g
- *Lian Qiao* (Fructus Forsythiae Suspensae) 15 g
- *Huang Qin* (Radix Scutellariae Baicalensis) 9 g

- *Yu Xing Cao* (Herba Houttuyniae Cordatae) 30 g
- *Shan Dou Gen* (Radix Sophorae Tonkinensis) 9 g
- *Ban Lan Gen* (Radix Isatidis seu Baphicacanthi) 20 g
- *She Gan* (Rhizoma Belamcundae Chinensis) 9 g
- *Pu Gong Ying* (Herba Taraxaci cum Radice) 30 g
- *Sang Bai Pi* (Cortex Mori Albae Radicis) 15 g
- *Chong Lou* (Rhizoma Paridis) 15 g
- *Ban Zhi Lian* (Herba Scutellariae Barbatae) 30 g

Qi und Blut kühlen und tonisieren

- *Xi Yang Shen** (Radix Panacis Quinquefolii) 3 g, von den anderen Bestandteilen getrennt abgekocht
- *Huang Qi* (Radix Astragali seu Hedysari) 30 g
- *Huang Jing* (Rhizoma Polygonati) 20 g
- *He Shou Wu* (Radix Polygoni Multiflori) 20 g
- *Ji Xue Teng* (Caulis Spatholobi) 30 g
- *Bei Sha Shen* (Radix Glehniae Littoralis) 15 g
- *Sheng Di Huang* (Radix Rehmanniae Glutinosae) 15 g
- *Dang Shen* (Radix Codonopsitis Pilosulae) 20 g

Körperflüssigkeiten erzeugen und Trockenheit befeuchten

- *Sheng Di Huang* (Radix Rehmanniae Glutinosae) 15 g
- *Xuan Shen* (Radix Scrophulariae Ningpoensis) 9 g
- *Mai Men Dong* (Radix Ophiopogonis Japonici) 9 g
- *Tian Hua Fen* (Radix Trichosanthis) 15 g
- *Lu Gen* (Rhizoma Phragmitis Communis) 30 g
- *Shi Hu** (Herba Dendrobii) 15 g
- *Tian Men Dong* (Radix Asparagi Cochinchinensis) 10 g

Die Milz stärken und den Magen harmonisieren

Arzneitherapie

1. Bei schwachem Appetit als Hauptsymptom

***Xiang Sha Liu Jun Zi Tang Jia Jian* (Dekokt der sechs Edlen mit Rx. Aucklandiae Lappae und Fr. Amomi, mit Modifikationen)**

- *Tai Zi Shen* (Radix Pseudostellariae Heterophyllae) 15 g
- *Bai Zhu* (Rhizoma Atractylodis Macrocephalae) 9 g
- *Fu Ling* (Sclerotium Poriae Cocos) 9 g
- *Gan Cao* (Radix Glycyrrhizae) 6 g
- *Chen Pi* (Pericarpium Citri Reticulatae) 9 g
- *Fa Ban Xia* (Rhizoma Pinelliae Ternatae Praeparata) 9 g
- *Mu Xiang** (Radix Aucklandiae Lappae) 6 g
- *Sha Ren* (Fructus Amomi) 3 g
- *Jiao Shan Zha* (Fructus Crataegi, scharf gebraten) 12 g
- *Jiao Shen Qu* (Massa Fermentata, scharf gebraten) 12 g
- *Jiao Mai Ya* (Fructus Hordei Vulgaris Germinatus, scharf gebraten) 12 g
- *Ji Nei Jin*‡ (Endothelium Corneum Gigeriae Galli) 9 g

Alternative Rezeptur

***Xiao Yao San Jia Jian* (Umherstreifen-Pulver, mit Modifikationen)**

- *Cu Chao Chai Hu* (Radix Bupleuri, pfannengerührt mit Essig) 15 g
- *Dang Gui* (Radix Angelicae Sinensis) 15 g
- *Bai Shao* (Radix Paeoniae Lactiflorae) 15 g
- *Fu Ling* (Sclerotium Poriae Cocos) 9 g
- *Bai Zhu* (Rhizoma Atractylodis Macrocephalae) 9 g
- *Gan Cao* (Radix Glycyrrhizae) 6 g
- *Huang Lian* (Rhizoma Coptidis) 6 g
- *Jiao Shan Zha* (Fructus Crataegi, scharf gebraten) 15 g
- *Jiao Shen Qu* (Massa Fermentata, scharf gebraten) 15 g
- *Jiao Mai Ya* (Fructus Hordei Vulgaris Germinatus, scharf gebraten) 15 g

2. Bei Übelkeit und Erbrechen als Hauptsymptom

Rezeptur

***Er Chen Tang Jia Jian* (Zweifach behandeltes Dekokt, mit Modifikationen)**

- *Chao Chen Pi* (Pericarpium Citri Reticulatae, pfannengerührt) 9 g
- *Qing Ban Xia* (Rhizoma Pinelliae Ternatae Depurata) 9 g
- *Fu Ling* (Sclerotium Poriae Cocos) 9 g
- *Gan Cao* (Radix Glycyrrhizae) 6 g

Modifikationen

- Bei Erbrechen aufgrund von Magen-Kälte füge man 6 g Sheng Jiang (Rhizoma Zingiberis Officinalis Recens) hinzu.

- Bei Erbrechen aufgrund von Magen-Hitze füge man 10 g Zhu Ru (Caulis Bambusae in Taeniis) hinzu.

Alternative Rezeptur

Ju Pi Zhu Ru Tang Jia Jian
(Pericarpium Citri Reticulatae und Caulis Bambusae In Taeniis Dekokt, mit Modifikationen)

- *Chen Pi* (Pericarpium Citri Reticulatae) 9 g
- *Fa Ban Xia* (Rhizoma Pinelliae Ternatae Praeparata) 9 g
- *Fu Ling* (Sclerotium Poriae Cocos) 9 g
- *Gan Cao* (Radix Glycyrrhizae) 6 g
- *Zhu Ru* (Caulis Bambusae in Taeniis) 15 g
- *Dang Shen* (Radix Codonopsitis Pilosulae) 15 g
- *Mai Men Dong* (Radix Ophiopogonis Japonici) 9 g
- *Pi Pa Ye* (Folium Eriobotryae Japonicae) 20 g
- *Sheng Jiang* (Rhizoma Zingiberis Officinalis Recens) 6 g
- *Da Zao* (Fructus Ziziphi Jujubae) 10 g

Modifikationen

- Bei Magen-Kälte entferne man Zhu Ru (Caulis Bambusae in Taeniis) und Mai Men Dong (Radix Ophiopogonis Japonici).
- Bei Magen-Hitze ersetze man Dang Shen (Radix Codonopsitis Pilosulae) durch 5 g Ding Xiang (Flos Caryophylli).

Empirische Rezeptur

- *Huang Qi* (Radix Astragali seu Hedysari) 15–30 g
- *Sheng Di Huang* (Radix Rehmanniae Glutinosae) 15–30 g
- *Shan Dou Gen* (Radix Sophorae Tonkinensis) 15–30 g
- *Lian Qiao* (Fructus Forsythiae Suspensae) 15–30 g
- *She Gan* (Rhizoma Belamcundae Chinensis) 9–15 g
- *Ban Lan Gen* (Radix Isatidis seu Baphicacanthi) 15–30 g
- *Xuan Shen* (Radix Scrophulariae Ningpoensis) 9 g
- *Chen Pi* (Pericarpium Citri Reticulatae) 9 g
- *Qing Ban Xia* (Rhizoma Pinelliae Ternatae Depurata) 9 g
- *Jiao Bai Zhu* (Rhizoma Atractylodis Macrocephalae, scharf gebraten) 9 g
- *Jiao Shen Qu* (Massa Fermentata, scharf gebraten) 15–30 g
- *Gua Lou* (Fructus Trichosanthis) 15–30 g

Ein Päckchen am Tag wird zur Bereitung eines Dekoktes verwendet, das zwei- oder dreimal täglich eingenommen wird. Man beginne mit der Einnahme drei oder vier Tage vor Beginn der Strahlentherapie.

Chemotherapie

Innere Behandlung

Arzneitherapie

Therapeutisches Prinzip

Qi tonisieren und das Blut nähren, die Milz stärken und den Magen harmonisieren, Leber und Nieren nähren und tonisieren, Toxizität vermindern und Schleim transformieren.

Bestandteile der Basisrezeptur

- *Huang Qi* (Radix Astragali seu Hedysari) 30 g
- *Dang Shen* (Radix Codonopsitis Pilosulae) 15 g
- *Bai Zhu* (Rhizoma Atractylodis Macrocephalae) 9 g
- *Fu Ling* (Sclerotium Poriae Cocos) 9 g
- *Chen Pi* (Pericarpium Citri Reticulatae) 9 g
- *Fa Ban Xia* (Rhizoma Pinelliae Ternatae Praeparata) 9 g
- *Ji Nei Jin*‡ (Endothelium Corneum Gigeriae Galli) 12 g
- *Jiao Shen Qu* (Massa Fermentata, scharf gebraten) 20 g
- *Nü Zhen Zi* (Fructus Ligustri Lucidi) 15 g
- *Gou Qi Zi* (Fructus Lycii) 15 g
- *Tu Si Zi* (Semen Cuscutae) 15 g
- *He Shou Wu* (Radix Polygoni Multiflori) 20 g
- *Dan Shen* (Radix Salviae Miltiorrhizae) 20 g
- *Shan Dou Gen* (Radix Sophorae Tonkinensis) 9 g
- *Chong Lou* (Rhizoma Paridis) 15 g

Gesamtkombinationstherapie

Absicht: Das Verstärken der Gesamtergebnisse, die durch die Behandlungsstrategie erzielt wurden, und die Verhinderung von lokaler Fixierung und Wiederauftreten.

Arzneitherapie

Therapeutisches Prinzip

Qi tonisieren und das Blut nähren, Hitze klären und Toxizität vermindern, die Milz stärken und den Magen harmonisieren, unterstützt von Arzneien, die Hartes erweichen und Verklumpungen auflösen, Blutungen beenden und Tumoren hemmen.

Bestandteile

- *Huang Qi* (Radix Astragali seu Hedysari) 15–30 g
- *Jin Yin Hua* (Flos Lonicerae) 15–30 g
- *Shan Dou Gen* (Radix Sophorae Tonkinensis) 15–30 g
- *Ban Lan Gen* (Radix Isatidis seu Baphicacanthi) 15–30 g
- *Xuan Shen* (Radix Scrophulariae Ningpoensis) 9 g
- *Chao Chen Pi* (Pericarpium Citri Reticulatae, pfannengerührt) 9 g
- *Xia Ku Cao* (Spica Prunellae Vulgaris) 15 g
- *Hai Zao* (Herba Sargassi) 9 g
- *Xian He Cao* (Herba Agrimoniae Pilosae) 30 g
- *Bai Zhu* (Rhizoma Atractylodis Macrocephalae) 9 g
- *Yi Yi Ren* (Semen Coicis Lachryma-jobi) 60 g
- *Ban Zhi Lian* (Herba Scutellariae Barbatae) 30 g
- *Jiao Shen Qu* (Massa Fermentata, scharf gebraten) 30 g

Ein Päckchen am Tag wird verwendet, um ein Dekokt zu bereiten, das zweimal täglich über einen Mindestzeitraum von drei Monaten getrunken wird. Anhängig von der Konstitution des Patienten kann es nötig sein, diese Rezeptur länger als sechs Monate einzunehmen.
Absicht: Mobilisierung der Abwehrmechanismen des Körpers, um das Immunsystem zu stärken, die therapeutische Langzeitwirkung zu verbessern und die Überlebenszeit nach Operation, Strahlen- oder Chemotherapie zu verlängern.

Therapeutisches Prinzip

Qi tonisieren und das Blut nähren, Hitze klären und Toxizität vermindern und Krebs hemmen.

Bestandteile

- *Huang Qi* (Radix Astragali seu Hedysari) 15–30 g
- *Ji Xue Teng* (Caulis Spatholobi) 30 g
- *Dan Shen* (Radix Salviae Miltiorrhizae) 20 g
- *Gua Lou* (Fructus Trichosanthis) 15–30 g
- *Xia Ku Cao* (Spica Prunellae Vulgaris) 9–15 g
- *Hai Zao* (Herba Sargassi) 9–15 g
- *Wei Ling Xian* (Radix Clematidis) 15 g
- *Shan Dou Gen* (Radix Sophorae Tonkinensis) 9 g
- *Long Kui* (Herba Solani Nigri) 20–30 g
- *Chen Pi* (Pericarpium Citri Reticulatae) 9 g
- *Bai Zhu* (Rhizoma Atractylodis Macrocephalae) 9 g
- *Yi Yi Ren* (Semen Coicis Lachryma-jobi) 30 g
- *Jiao Shan Zha* (Fructus Crataegi, scharf gebraten) 12 g
- *Jiao Shen Qu* (Massa Fermentata, scharf gebraten) 12 g
- *Jiao Mai Ya* (Fructus Hordei Vulgaris Germinatus, scharf gebraten) 12 g
- *Ban Zhi Lian* (Herba Scutellariae Barbatae) 30 g
- *Chong Lou* (Rhizoma Paridis) 15–20 g

Ein Päckchen am Tag wird verwendet, um ein Dekokt zu bereiten, das zweimal täglich auf Langzeitbasis getrunken wird.

Anmerkungen zur Behandlung

Da die Früherkennung von ösophagealem Krebs immer noch schwierig ist, sind 70–80% der Patienten nicht für eine Operation geeignet, wenn sie schließlich mit der Erkrankung diagnostiziert werden. Auch wenn eine chirurgische Behandlung in den frühen Stadien ausgeführt wird, gibt es immer noch eine signifikante Möglichkeit von Wiederauftreten oder Metastasierung. Chemotherapie oder eine Kombination von Chemo- und Strahlentherapie haben bisher nur wenig Erfolg gezeigt. Obwohl eine postoperative Chemotherapie theoretisch in der Lage sein sollte, entfernte Metastasierungen zu kontrollieren, gibt es bisher keinen schlüssigen wissenschaftlichen Beweis, dass dem so ist. Nach meiner Erfahrung am Sino-Japanischen Friendship Hospital in Beijing hat die Integration von TCM in diese Therapien die Gesamtwirkung der Behandlung bezüglich Symptomlinderung und Verlängerung der Überlebenszeit verbessert.
Die TCM kann nicht nur die Toxizität von Strahlentherapie bei ösophagealem Krebs abschwächen, sondern auch synergistisch durch Erhöhung der Sensibilität gegenüber Strahlentherapie, Verbesserung der Mikrozirkulation und Steigerung des Blutflusses arbeiten. Arzneien zur Vitalisierung des Blutes und

Transformation von Blut-Stase, die häufig verwendet werden, um diese Wirkung zu erzielen sind u. a. *Hong Hua* (Flos Carthami Tinctorii), *Su Mu* (Lignum Sappan), *Ji Xue Teng* (Caulis Spatholobi), *Chi Shao* (Radix Paeoniae Rubrae), *San Qi Fen* (Pulvis Radicis Notoginseng) und *Chuan Xiong* (Rhizoma Ligustici Chuanxiong). Höhere Dosen dieser Arzneien müssen jedoch vermieden werden, um dem Risiko der Fernmetastasierung während der Strahlentherapie zu begegnen.
Die meisten Patienten, die die Klinik des Hospitals aufsuchen, sind bereits im mittleren oder späten Stadium von ösophagealem Krebs. Die doppelte Leere von Qi und Blut sowie Qi-Stagnation und Blut-Stase sind die am häufigsten anzutreffenden Muster. In den meisten Fällen werden sie nach dem Prinzip „Qi vermehren und Blut nähren" behandelt, begleitet vom Freimachen der Brust, Regulieren von Qi, Transformieren von Blut-Stase und Vermindern von Toxizität.

Häufig eingesetzte Arzneien sind u. a.:

- Um Qi zu tonisieren und das Blut zu nähren
- *Huang Qi* (Radix Astragali seu Hedysari)
- *Dang Shen* (Radix Codonopsitis Pilosulae)
- *Bai Zhu* (Rhizoma Atractylodis Macrocephalae)
- *Dang Gui* (Radix Angelicae Sinensis)
- *Ji Xue Teng* (Caulis Spatholobi)
- *Dan Shen* (Radix Salviae Miltiorrhizae)
- Um die Brust freizumachen und Qi zu regulieren
- *Gua Lou* (Fructus Trichosanthis)
- *Xie Bai* (Bulbus Allii Macrostemi)
- *Chen Pi* (Pericarpium Citri Reticulatae)
- *Yu Jin* (Radix Curcumae)
- *Yan Hu Suo* (Rhizoma Corydalis Yanhusuo)
- Um Blut-Stase zu transformieren und Toxizität zu vermindern
- *Ban Zhi Lian* (Herba Scutellariae Barbatae)
- *Bai Hua She She Cao* (Herba Hedyotidis Diffusae)
- Um symptomatisch zu behandeln
- *Wei Ling Xian* (Radix Clematidis)
- *Ji Xing Zi* (Semen Impatientis Balsaminae)
- *Fa Ban Xia* (Rhizoma Pinelliae Ternatae Praeparata)
- *Dan Nan Xing*‡ (Pulvis Arisaematis cum Felle Bovis)

Andere Therapien

Diätetik

- Wenn die Patienten nach dem chirurgischen Eingriff Nahrung wieder normal zu sich nehmen können, sollten sie sich an einer flüssigen oder halb-flüssigen Diät mit hohem Nährwert orientieren, die Nahrungsmittel wie *Bai He Zhou* (Lilien-Congee) in Kombination mit Suppen hergestellt aus frischem Fleisch, Eiern, Gemüse und Früchten (siehe Kapitel 7 für weitere Informationen) einschließt. Anregende Nahrungsmittel wie gewürzte oder physikalisch heiße Nahrung sollten vermieden werden.
- Für Patienten mit einer vorherrschenden Magen-Kälte koche man eine Portion Schweineinnereien mit 30 g Szechuan-Pfeffer (Hua Jiao, Pericarpium Zanthoxyli) und 10 g Erdnüssen, bis alle Zutaten sehr weich sind; man füge Salz nach Geschmack hinzu. Davon 30 g täglich zu sich nehmen.
- Für Patienten mit einer vorherrschenden Magen-Hitze zerstoße man je 50 g Erdnüsse und frische Lotuswurzel, füge 200 ml frische Milch und 30 ml Honig hinzu und koche alles sehr weich. Davon jeden Abend 30–50 ml zu sich nehmen.
- Patienten sollten 3–5mal täglich essen. Wenn es zu Übelkeit und Erbrechen nach dem Essen kommt, sollten die Patienten angewiesen werden, sich eine Weile zu setzen oder langsam umherzugehen; die Symptome sollten dann sehr schnell verschwinden. Den Patienten kann auch ein Dekokt aus 10 g frischem Ingwer gegeben werden, an dem häufig genippt wird. Für nicht endendes Erbrechen koche man drei Kakipflaumen (*Shi Di*, Calyx Diospyri Kaki) und trinke die Flüssigkeit.
- Während der Strahlen- oder Chemotherapie sollten Patienten Nahrungsmittel mit einem hohen Nährwert zu sich nehmen, die leicht zu schlucken sind, wie Milch, gekochten Pudding, chinesisches Yamswurzelpulver gemischt mit Wasser, Koriander, Raps, Morcheln und Purpurtang.
- Für Patienten im Spätstadium von ösophagealem Krebs zerstoße man 100 g chinesischen Schnittlauch (*Xie Bai*, Bulbus Allii Macrostemi) zu einem Saft, dämpfe diesen mit zwei Eiern und nehme ihn in zwei gleichen Portionen separat zu sich; alternativ nimmt man *Ling Jiao Zhou* (Wassernuss-Congee) regelmäßig zu sich.

- Als Teil einer regulären Diät sollten Patienten mehr Birnen, Kakipflaumen und Honig zu sich nehmen; Alkohol, Zigaretten, Chillies, harte und knusprige Nahrungsmittel wie Kartoffelchips und fett-gebackene Nahrungsmittel sind kontraindiziert.

Qigong-Therapie

Stärkendes Qigong ist für diesen Krebstyp geeignet, aber sollte nicht praktiziert werden, wenn das Risiko einer Erkältung für den Patienten besteht.

Klinische Erfahrung und Fallbeispiele

Li Peiwen

Fallbeispiel

Ein 38-jähriger Mann suchte im Juni 1985 das Sino-Japanische Friendship Hospital in Beijing auf und klagte über stetig sich verschlimmerndes Erbrechen und Dysphagie. Sein Zustand wurde durch röntgenologische und ösophagoskopische Untersuchung als Ösophaguskarzinom diagnostiziert. Im September 1985 wurde eine Resektion des Tumors durch Ösophagogastrostomie durchgeführt. Eine histologische Untersuchung des Resektionsmaterials ergab die Diagnose eines squamösen Zellkarzinoms (Stadium III).
Zwei Monate später wurde der Patient an die TCM-Abteilung überwiesen. Seit der Operation war sein Allgemeinzustand schlecht und er litt oft unter Müdigkeit, Schwitzen, Beklemmung und Schmerzen in der Brust bei reduzierter Nahrungsaufnahme und schlechtem Schlaf; Urin und Stuhl waren normal. Der Zungenkörper war blass mit einer leicht roten Spitze und einem gelben Belag; der Puls war fadenförmig und schwach.

Musteridentifizierung

Mangel an Qi und Yin, Milz-Magen-Disharmonie.

Therapeutisches Prinzip

Qi vermehren und Yin nähren, die Milz stärken und den Magen harmonisieren, die Brust freimachen und Qi regulieren, Blut-Stase transformieren und Toxizität vermindern.

Bestandteile der Haupt-Rezeptur

- *Dang Shen* (Radix Codonopsitis Pilosulae) 20 g
- *Huang Qi* (Radix Astragali seu Hedysari) 30 g
- *Mai Men Dong* (Radix Ophiopogonis Japonici) 15 g
- *Wu Wei Zi* (Fructus Schisandrae) 9 g
- *Gua Lou* (Fructus Trichosanthis) 20 g
- *Yu Jin* (Radix Curcumae) 9 g
- *Fu Ling* (Sclerotium Poriae Cocos) 12 g
- *Ji Nei Jin*‡ (Endothelium Corneum Gigeriae Galli) 12 g
- *Fa Ban Xia* (Rhizoma Pinelliae Ternatae Praeparata) 9 g
- *Dan Nan Xing*‡ (Pulvis Arisaematis cum Felle Bovis) 6 g
- *Ji Xing Zi* (Semen Impatientis Balsaminae) 9 g
- *Wei Ling Xian* (Radix Clematidis) 15 g
- *Fu Xiao Mai* (Fructus Tritici Aestivi Levis) 30 g

Ergänzungen bei schwachem Appetit und schlechtem Schlaf

- *Jiao Shan Zha* (Fructus Crataegi, scharf gebraten) 15 g
- *Jiao Mai Ya* (Fructus Hordei Vulgaris Germinatus, scharf gebraten) 15 g
- *Jiao Shen Ju* (Massa Fermentata, scharf gebraten) 15 g
- *Bai Zi Ren* (Semen Biotae Orientalis) 20 g
- *Chao Suan Zao Ren* (Semen Ziziphi Spinosae, pfannengerührt) 20 g

Die Verordnung wurde kombininiert mit *Jia Wei Xi Huang Jiao Nang* (Verstärkte westliche Rinder-Magenstein-Pille), zwei Pillen täglich, und *Tian Xian Wan* (Pille der Himmlischen Göttin), drei Pillen zweimal täglich.
Der Patient setzte die Behandlung mehr als drei Jahre lang fort. Die Symptome besserten sich allmählich und verschwanden schließlich. Im Februar 1989 wurde der Patient erneut untersucht. Die Ergebnisse der Röntgenuntersuchung der Brust, der Radiographie des oberen Verdauungstraktes, Leber- und Nierenfunktionstests, Blutsedimentwerte, die Werte für Karzinoembryonisches Antigen, Immunglobulin, Komplement und Serumprotein-Elektrophorese waren im normalen Rahmen. Es war zu keinem Wiederauftreten oder Metastasierungen gekommen und der Patient hatte dreieinhalb Jahre überlebt, seit die definitive Diagnose gestellt worden war.

8.3 Brustkrebs

Brustkrebs ist der häufigste maligne Tumor bei Nichtraucherinnen. Weltweit werden jedes Jahr 1,2 Millionen Frauen mit Brustkrebs diagnostiziert und 0,5 Millionen sterben daran. Es gibt bedeutsame geographische Unterschiede mit den höchsten Morbiditätsraten in Westeuropa, Nordamerika, Australien und Neuseeland und den niedrigsten in Asien, Afrika und Lateinamerika.

Mit zunehmender Lebenszeit in China und der Einführung regelmäßiger Screenings, hat sich das Altersspektrum für Brustkrebs von 45–60 auf 35–70 erweitert, wobei 75% der Fälle in die Altersgruppe 40–59 fallen. In vielen westlichen Ländern mit einem höheren Anteil an älteren Menschen an der Gesamtbevölkerung treten ungefähr 60% des Brustkrebses bei Frauen über 60 auf. Neben dem Alter sind die Hauptrisikofaktoren vorangegangener Brustkrebs und Brustkrebs in der Familienanamnese.

Brustkrebs kann sich in den Milchdrüsen entwickeln, in den Milchgängen, im Fett- oder Bindegewebe und kann in situ oder invasiv sein; invasiver Brustkrebs kann lokal auftreten, nur eine oder beide Brüste betreffen oder in die Lungen, Leber, Knochen, Lymphknoten und das Gehirn metastasieren. Die meisten Brustkrebserkrankungen beginnen in den Milchgängen oder Milchdrüsen; duktale Karzinome in situ können sich vor oder nach der Menopause entwickeln, lobuläre Karzinome in situ treten hingegen gewöhnlich vor der Menopause auf. Die meisten invasiven Brustkrebse sind duktal.

Klinische Zeichen

- Erstes Symptom bei 80% der Patientinnen mit Brustkrebs ist gewöhnlich ein fester, schmerzlos anwachsender Knoten ohne klare Abgrenzung und vornehmlich im oberen Teil der Brust lokalisiert.
- Im Anfangsstadium kann der Knoten beweglich sein; in den späteren Stadien ist er an der Brustwand oder der darüberliegenden Haut fixiert. In fortgeschrittenen Fällen können sich Schwellung oder Ulzeration auf der Haut entwickeln.
- Invertierte Brustwarzen, Erosionen der Brustwarzen oder Absonderungen aus den Brustwarzen können auftreten.
- Die Brust kann ihre normale Form verlieren und die darüberliegende Haut kann ein orangenhautähnliches Aussehen annehmen (peau d'orange) oder sich entzünden.

Ätiologie und Pathologie

Innere Faktoren

- Die Brust wird von der Leber-Leitbahn durchkreuzt, die Magen-Leitbahn hingegen führt durch die Brustwarzen. Zusätzlich sind Frauen auf das Durchdringungs- und Konzeptionsgefäß als Wurzel angewiesen, die vom Essenz-Qi der Nieren abhängig ist. Ein Mangel an Aufrechtem Qi (Zheng Qi), innere Schädigung aufgrund der Sieben Emotionen, Blockierung von Milz-Qi und Schwäche von Leber und Nieren bringt Qi und Blut durcheinander und erzeugt eine Disharmonie zwischen Durchdringungs- und Konzeptionsgefäß. Wenn die Funktionen der Zang-Fu-Organe geschädigt sind und die Immunfunktion schwach ist, stagnieren Qi und Blut, und Schleim setzt sich fest. Pathogene Faktoren sammeln sich schließlich in den Netzgefäßen der Brust an und führen zu Krebs.
- Lang andauernde emotionale Depression kann endokrine Störungen, Ungleichgewichte in den Sexualhormonen und eine Überproduktion von Östrogen nach sich ziehen. Eine ständige Stimulation von Östrogen führt zu einem Kontrollverlust der Zellteilung, so dass karzinogene Veränderungen entstehen können.

Äußere Faktoren

- Äußere pathogene Wind-Kälte kann sich eine Schwäche in den Leitbahnen zunutze machen, um sich festzusetzen und sich mit Blut zu verbinden, um Verklumpungen zu bilden.
- Pathogene Feuer-Toxine dringen in die Zang-Fu-Organe ein, um Brustkrebs mit Entzündung zu verursachen, charakterisiert durch Rötung, Schwellung und Schmerz.
- Eine Erosion der Brustwarzen oder deren Ablösung geht auf ein Eindringen von pathogener Feuchtigkeit zurück.

Musteridentifizierung und therapeutische Prinzipien

Leber-Depression und Qi-Stagnation

Wichtige Symptome und Zeichen

Feste Klumpen in der Brust mit Spannungen und Schmerzen, aber ohne eine Veränderung der Hautfarbe, eine ungeduldige oder melancholische Stimmung, Beklemmung in der Brust und Spannungen im Hypochondrium, Reizbarkeit, schlechter Appetit, ein bitterer Mundgeschmack, trockene Kehle, Schwindel und Spannungen in der Brust vor der Menstruation. Der Zungenkörper ist glanzlos mit einem dünnen gelben Belag; der Puls ist drahtig oder drahtig und fadenförmig.

Arzneitherapie

Therapeutisches Prinzip

Die Leber ausleiten und Qi regulieren, Schleim transformieren und Verklumpungen auflösen.

Rezeptur

***Xiao Yao San* (Umherstreifen-Pulver, mit Modifikationen)**

- *Cu Chao Chai Hu* (Radix Bupleuri, pfannengerührt mit Essig) 9 g
- *Dang Gui* (Radix Angelicae Sinensis) 12 g
- *Bai Shao* (Radix Paeoniae Lactiflorae) 10 g
- *Xiang Fu* (Rhizoma Cyperi Rotundi) 9 g
- *Yu Jin* (Radix Curcumae) 9 g
- *Qing Pi* (Pericarpium Citri Reticulatae Viride) 9 g
- *Chen Pi* (Pericarpium Citri Reticulatae) 9 g
- *Chuan Lian Zi* (Fructus Meliae Toosendan) 9 g
- *Ju Ye* (Folium Citri Reticulatae) 9 g
- *Huang Qi* (Radix Scutellariae Baicalensis) 9 g
- *Xia Ku Cao* (Spica Prunellae Vulgaris) 15 g
- *Pu Gong Ying* (Herba Taraxaci cum Radice) 20 g
- *Gua Lou* (Fructus Trichosanthis) 30 g
- *Xie Bai* (Bulbus Allii Macrostemi) 9 g
- *Shan Ci Gu* (Pseudobulbus Shancigu) 15 g
- *Yi Yi Ren* (Semen Coicis Lachryma-jobi) 30 g
- *Bai Zhu* (Rhizoma Atractylodis Macrocephalae) 9 g
- *Chong Lou* (Rhizoma Paridis) 15 g

Erklärung

- *Cu Chao Chai Hu* (Radix Bupleuri, pfannengerührt mit Essig) lässt das eingezwängte Leber-Qi frei fließen.
- *Dang Gui* (Radix Angelicae Sinensis) und *Bai Shao* (Radix Paeoniae Lactiflorae) nähren das Blut und besänftigen die Leber.
- *Xiang Fu* (Rhizoma Cyperi Rotundi), *Yu Jin* (Radix Curcumae) und *Xie Bai* (Bulbus Allii Macrostemi) bewegen Qi und erleichtern Depression, vitalisieren das Blut und lindern Schmerz.
- *Chen Pi* (Pericarpium Citri Reticulatae), *Qing Pi* (Pericarpium Citri Reticulatae Viride), *Chuan Lian Zi* (Fructus Meliae Toosendan) und *Ju Ye* (Folium Citri Reticulatae) regulieren Qi und transformieren Stagnation.
- *Huang Qi* (Radix Scutellariae Baicalensis) tonisiert Qi.
- *Pu Gong Ying* (Herba Taraxaci cum Radice), *Xia Ku Cao* (Spica Prunellae Vulgaris) und *Gua Lou* (Fructus Trichosanthis) klären Hitze, vermindern Toxizität und transformieren Schleim, um Verklumpungen in den Brüsten aufzulösen.
- *Yi Yi Ren* (Semen Coicis Lachryma-jobi) und *Bai Zhu* (Rhizoma Atractylodis Macrocephalae) stärken die Funktion der Milz zu transportieren und zu transformieren.
- *Chong Lou* (Rhizoma Paridis) und *Shan Ci Gu* (Pseudobulbus Shancigu) klären Hitze, vermindern Toxizität und haben anti-kanzerogene Eigenschaften.

Schleim-Feuchtigkeit durch Milz-Mangel

Wichtige Symptome und Zeichen

Feste und uneinheitliche Verklumpungen in Brust und Axillae, eine fahl-gelbe Gesichtsfarbe, mentale und physische Müdigkeit, kalte Hände und Füße, Beklemmung in der Brust und Spannungen im Magen, verminderter Appetit und weiche Stühle. Der Zungenkörper ist blass mit Zahneindrücken und einem weißen oder weißen und schmierigen Belag; der Puls ist schlüpfrig und fadenförmig oder drahtig und schlüpfrig.

Arzneitherapie

Therapeutisches Prinzip

Die Milz stärken und Schleim transformieren, Hartes erweichen und Verklumpungen auflösen.

Rezeptur

Xiang Sha Liu Jun Zi Tang Jia Jian**
(Dekokt der sechs Edlen mit Rx. Aucklandiae Lappae und Fr. Amomi, mit Modifikationen)**

- *Dang Shen* (Radix Codonopsitis Pilosulae) 15 g
- *Bai Zhu* (Rhizoma Atractylodis Macrocephalae) 9 g
- *Fu Ling* (Sclerotium Poriae Cocos) 9 g
- *Chen Pi* (Pericarpium Citri Reticulatae) 9 g
- *Mu Xiang** (Radix Aucklandiae Lappae) 6 g
- *Sha Ren* (Fructus Amomi) 3 g
- *Yi Yi Ren* (Semen Coicis Lachryma-jobi) 30 g
- *Mu Li*‡ (Concha Ostreae) 15 g
- *Xia Ku Cao* (Spica Prunellae Vulgaris) 15 g
- *Shan Ci Gu* (Pseudobulbus Shancigu) 15 g
- *Gua Lou* (Fructus Trichosanthis) 30 g
- *Fa Ban Xia* (Rhizoma Pinelliae Ternatae Praeparata) 9 g
- *Chuan Bei Mu* (Bulbus Fritillariae Cirrhosae) 9 g
- *Ji Nei Jin*‡ (Endothelium Corneum Gigeriae Galli) 12 g

Erklärung

- *Dang Shen* (Radix Codonopsitis Pilosulae), *Bai Zhu* (Rhizoma Atractylodis Macrocephalae), *Fu Ling* (Sclerotium Poriae Cocos) und *Yi Yi Ren* (Semen Coicis Lachryma-jobi) stärken die Milz und trocknen Feuchtigkeit.
- *Chen Pi* (Pericarpium Citri Reticulatae), *Sha Ren* (Fructus Amomi), *Mu Xiang** (Radix Aucklandiae Lappae) und *Ji Nei Jin*‡ (Endothelium Corneum Gigeriae Galli) regulieren Qi und zerstreuen Ansammlungen.
- *Xia Ku Cao* (Spica Prunellae Vulgaris) und *Shan Ci Gu* (Pseudobulbus Shancigu) klären Hitze und vermindern Toxizität.
- *Gua Lou* (Fructus Trichosanthis), *Fa Ban Xia* (Rhizoma Pinelliae Ternatae Praeparata), *Chuan Bei Mu* (Bulbus Fritillariae Cirrhosae) und *Mu Li*‡ (Concha Ostreae) erweichen Hartes, transformieren Schleim und lösen Verklumpungen auf.

Disharmonie zwischen Durchdringungs- und Konzeptionsgefäß

Wichtige Symptome und Zeichen

Feste Verklumpungen in der Brust, die auf Druck schmerzen, unregelmäßige Menstruation, Schmerzen und Mattigkeit im unteren Rücken und in den Beinen, Spannungen in der Brust vor der Menstruation, Hitzegefühle in Brust, Handflächen und Fußsohlen, trockene Augen und trockener Mund. Der Zungenkörper ist blass mit einem dünnen weißen Belag; der Puls ist drahtig und fadenförmig oder schlüpfrig und fadenförmig. Dieses Muster tritt häufiger auf, wenn die Frau noch nicht geboren hat, mehrfach Fehlgeburten hatte, oder ihr Baby nicht brusternährt hat.

Arzneitherapie

Therapeutisches Prinzip

Durchdringungs- und Konzeptionsgefäß harmonisieren, die Leber nähren und die Nieren tonisieren.

Rezeptur

Liu Wei Di Huang Tang Jia Jian**
(Rehmannia-Dekokt mit sechs Bestandteilen, mit Modifikationen)**

- *Xian Mao* (Rhizoma Curculiginis Orchioidis) 15 g
- *Yin Yang Huo* (Herba Epimedii) 9 g
- *Xiang Fu* (Rhizoma Cyperi Rotundi) 9 g
- *Yu Jin* (Radix Curcumae) 9 g
- *Dang Gui* (Radix Angelicae Sinensis) 9 g
- *Bai Shao* (Radix Paeoniae Lactiflorae) 15 g
- *Chai Hu* (Radix Bupleuri) 6 g
- *Chuan Xiong* (Rhizoma Ligustici Chuanxiong) 6 g
- *Sheng Di Huang* (Radix Rehmanniae Glutinosae) 15 g
- *Shu Di Huang* (Radix Rehmanniae Glutinosae Conquita) 15 g
- *Nü Zhen Zi* (Fructus Ligustri Lucidi) 15 g
- *Gou Qi Zi* (Fructus Lycii) 15 g
- *Shan Yao* (Rhizoma Dioscoreae Oppositae) 20 g
- *Ju Hua* (Flos Chrysanthemi Morifolii) 3 g
- *Gua Lou* (Fructus Trichosanthis) 20 g
- *Hai Zao* (Herba Sargassi) 15 g
- *Shan Ci Gu* (Pseudobulbus Shancigu) 15 g
- *Qing Pi* (Pericarpium Citri Reticulatae Viride) 9 g

Erklärung

- *Shu Di Huang* (Radix Rehmanniae Glutinosae Conquita), *Sheng Di Huang* (Radix Rehmanniae Glutinosae), *Gou Qi Zi* (Fructus Lycii), *Nü Zhen Zi* (Fructus Ligustri Lucidi), *Xian Mao* (Rhizoma Curculiginis Orchioidis), *Yin Yang Huo* (Herba Epimedii) und *Shan Yao* (Rhizoma Dioscoreae Oppositae) tonisieren Nieren-Yin und -Yang.

- *Xiang Fu* (Rhizoma Cyperi Rotundi), *Yu Jin* (Radix Curcumae), *Ju Hua* (Flos Chrysanthemi Morifolii) und *Qing Pi* (Pericarpium Citri Reticulatae Viride) regulieren Qi und erleichtern Depression, bewegen das Blut, klären Hitze und lindern Schmerzen.
- *Dang Gui* (Radix Angelicae Sinensis) und *Bai Shao* (Radix Paeoniae Lactiflorae) nähren das Blut und besänftigen die Leber.
- *Chai Hu* (Radix Bupleuri) und *Chuan Xiong* (Rhizoma Ligustici Chuanxiong) lassen das eingezwängte Leber-Qi frei fließen und vitalisieren das Blut.
- *Gua Lou* (Fructus Trichosanthis), *Hai Zao* (Herba Sargassi) und *Shan Ci Gu* (Pseudobulbus Shancigu) lösen Verklumpungen auf, klären Hitze und transformieren Schleim.

Ansammlung von Stase und Toxinen

Wichtige Symptome und Zeichen

Feste und unbewegliche Verklumpungen in der Brust mit einem Gefühl brennender Hitze und Schmerzen, die Haut über den Verklumpungen ist matt-purpurfarben mit fehlender Abgrenzung, oder es kann eine ulzerierte Schwellung wie eine nach oben gestülpte Blume mit Austreten von übel riechendem Blut oder Eiter vorliegen; begleitende Symptome sind u. a. Reizbarkeit, trockener Mund, Nachmittagsfieber, Kurzatmigkeit, Kraftlosigkeit, Verstopfung und rötlicher Urin. Der Zungenkörper ist rot oder matt-rot mit Stasezeichen und einem gelben Belag; der Puls ist schlüpfrig und schnell oder drahtig und schnell.

Arzneitherapie

Therapeutisches Prinzip

Hitze klären und Toxizität vermindern, Blut-Stase transformieren und Verklumpungen auflösen.

Rezeptur

***Tao Hong Si Wu Tang He Jin Yin Hua Gan Cao Tang Jia Jian* (Vier-Arzneien-Dekokt mit Fl. Carthami Tinctorii und Sm. Persicae kombiniert mit einem Dekokt aus Fl. Lonicerae und Rx. Glycyrrhizae, mit Modifikationen)**

- *Tao Ren* (Semen Persicae) 9 g
- *Hong Hua* (Flos Carthami Tinctorii) 9 g
- *Chi Shao* (Radix Paeoniae Rubrae) 12 g
- *Dan Shen* (Radix Salviae Miltiorrhizae) 20 g
- *Jin Yin Hua* (Flos Lonicerae) 15 g
- *Pu Gong Ying* (Herba Taraxaci cum Radice) 20 g
- *Chong Lou* (Rhizoma Paridis) 15 g
- *Ye Ju Hua* (Flos Chrysanthemi Morifolii) 6 g
- *E Zhu* (Rhizoma Curcumae) 9 g
- *Shan Ci Gu* (Pseudobulbus Shancigu) 15 g
- *Ku Shen* (Radix Sophorae Flavescentis) 15 g
- *Huang Qi* (Radix Astragali seu Hedysari) 30 g
- *Yan Hu Suo* (Rhizoma Corydalis Yanhusuo) 9 g
- *Bai Ying* (Herba Solani Lyrati) 20 g
- *Ban Zhi Lian* (Herba Scutellariae Barbatae) 30 g
- *San Qi Fen* (Pulvis Radicis Notoginseng) 3 g, in das fertige Dekokt eingefügt

Erklärung

- *Yan Hu Suo* (Rhizoma Corydalis Yanhusuo), *Tao Ren* (Semen Persicae), *Chi Shao* (Radix Paeoniae Rubrae), *Dan Shen* (Radix Salviae Miltiorrhizae), *E Zhu* (Rhizoma Curcumae), *Hong Hua* (Flos Carthami Tinctorii) und *San Qi Fen* (Pulvis Radicis Notoginseng) vitalisieren das Blut und lindern Schmerzen.
- *Jin Yin Hua* (Flos Lonicerae), *Pu Gong Ying* (Herba Taraxaci cum Radice), *Ye Ju Hua* (Flos Chrysanthemi Morifolii), *Ku Shen* (Radix Sophorae Flavescentis) und *Chong Lou* (Rhizoma Paridis) klären Hitze, trocknen Feuchtigkeit und vermindern Toxizität.
- *Huang Qi* (Radix Astragali seu Hedysari) tonisiert Qi und fördert die Ausleitung von Eiter.
- *Ban Zhi Lian* (Herba Scutellariae Barbatae), *Shan Ci Gu* (Pseudobulbus Shancigu) und *Bai Ying* (Herba Solani Lyrati) klären Hitze, vermindern Toxizität und haben anti-kanzerogene Eigenschaften.

Qi- und Blut-Leere

Wichtige Symptome und Zeichen

Brustkrebs im Spätstadium (auch bekannt in der TCM als *ru yan* oder Mamma-Stein), charakterisiert durch Verklumpungen in der Brust, die erodieren und dann ulzerieren und einen fauligen Geruch absondern, dünnes, klares Exsudat begleitet von trockener und glanzloser Haut, mentale Müdigkeit, Auszehrung, bleiche Gesichtsfarbe, Schwindel, ein Gefühl der Verwirrung, Kurzatmigkeit, verminderten Appetit, schlechte Verdauung, starkes Schwitzen, Schlaflosigkeit, klaren Urin und weiche Stühle.

Der Zungenkörper ist blass mit einem gelben oder dicken und schmierigen Belag; der Puls ist tief, fadenförmig und kraftlos.

Arzneitherapie

Therapeutisches Prinzip

Qi tonisieren und das Blut nähren, während die Toxizität vermindert wird.

Rezeptur

***Yi Qi Yang Rong Tang He Shi Quan Da Bu Tang Jia Jian* (Dekokt, das das Qi und Ying-Qi nährt kombiniert mit dem Perfekten großen Tonisierungsdekokt, mit Modifikationen)**

- *Dang Shen* (Radix Codonopsitis Pilosulae) 20 g
- *Tai Zi Shen* (Radix Pseudostellariae Heterophyllae) 20 g
- *Xi Yang Shen** (Radix Panacis Quinquefolii) 3 g, separat abgekocht
- *Bai Zhu* (Rhizoma Atractylodis Macrocephalae) 9 g
- *Fu Ling* (Sclerotium Poriae Cocos) 9 g
- *Dang Gui* (Radix Angelicae Sinensis) 9 g
- *Huang Qi* (Radix Astragali seu Hedysari) 40 g
- *Huang Jing* (Rhizoma Polygonati) 20 g
- *Dan Shen* (Radix Salviae Miltiorrhizae) 20 g
- *Chi Shao* (Radix Paeoniae Rubrae) 15 g
- *Ji Xue Teng* (Caulis Spatholobi) 15 g
- *Xiang Fu* (Rhizoma Cyperi Rotundi) 9 g
- *Ban Zhi Lian* (Herba Scutellariae Barbatae) 20 g
- *Pu Gong Ying* (Herba Taraxaci cum Radice) 20 g
- *Bai Hua She She Cao* (Herba Hedyotidis Diffusae) 30 g
- *Long Kui* (Herba Solani Nigri) 20 g

Erklärung

- *Dang Shen* (Radix Codonopsitis Pilosulae), *Bai Zhu* (Rhizoma Atractylodis Macrocephalae) und *Fu Ling* (Sclerotium Poriae Cocos) stärken die Milz und trocknen Feuchtigkeit.
- *Huang Qi* (Radix Astragali seu Hedysari) und *Dang Gui* (Radix Angelicae Sinensis) tonisieren Qi und Blut.
- *Huang Jing* (Rhizoma Polygonati), *Xi Yang Shen** (Radix Panacis Quinquefolii) und *Tai Zi Shen* (Radix Pseudostellariae Heterophyllae) tonisieren Qi und nähren Yin.
- *Dan Shen* (Radix Salviae Miltiorrhizae), *Chi Shao* (Radix Paeoniae Rubrae), *Ji Xue Teng* (Caulis Spatholobi) und *Xiang Fu* (Rhizoma Cyperi Rotundi) regulieren Qi, klären Hitze und vitalisieren das Blut.
- *Ban Zhi Lian* (Herba Scutellariae Barbatae), *Pu Gong Ying* (Herba Taraxaci cum Radice), *Bai Hua She She Cao* (Herba Hedyotidis Diffusae) und *Long Kui* (Herba Solani Nigri) klären Hitze, vermindern Toxizität and haben anti-kanzerogene Eigenschaften.

Einbeziehung der Chinesischen Medizin in onkologische Behandlungsstrategien bei Brustkrebs

Die Einbeziehung der Chinesischen Medizin in die Gesamtbehandlungsstrategie bei Brustkrebs kann durch Verbesserung der therapeutischen Wirkung, Heben der Lebensqualität und Verlängern der Überlebenszeit zu sehr guten Ergebnissen führen.
Die TCM-Behandlung zur Stützung des Aufrechten Qi (Zheng Qi) und Vertreibung pathogener Faktoren sollte begleitend während des gesamten Behandlungsverlaufes mit chirurgischer Behandlung, Strahlen- und Chemotherapie eingesetzt werden.

Chirurgische Behandlung und postoperative Phase

Innere Behandlung

Nach chirurgischer Behandlung wegen Brustkrebs kann die Innerliche Behandlung mit chinesischen Arzneien dem Patienten helfen, schneller zu genesen und auch die Grundlagen liefern, den Körper zu stärken, um so besser mit zukünftiger Strahlen- oder Chemotherapie umzugehen.

Arzneitherapie

Therapeutisches Prinzip

Qi tonisieren und Blut nähren, die Milz stärken und die Nieren tonisieren.

Bestandteile

- *Huang Qi* (Radix Astragali seu Hedysari) 30 g
- *Tai Zi Shen* (Radix Pseudostellariae Heterophyllae) 20 g
- *Dang Gui* (Radix Angelicae Sinensis) 15 g
- *Huang Jing* (Rhizoma Polygonati) 20 g
- *Ji Xue Teng* (Caulis Spatholobi) 20 g
- *Chi Shao* (Radix Paeoniae Rubrae) 10 g
- *Sheng Di Huang* (Radix Rehmanniae Glutinosae) 20 g
- *Bai Zhu* (Rhizoma Atractylodis Macrocephalae) 9 g
- *Fu Ling* (Sclerotium Poriae Cocos) 9 g
- *Chen Pi* (Pericarpium Citri Reticulatae) 9 g
- *Jiao Shan Zha* (Fructus Crataegi, scharf gebraten) 12 g
- *Jiao Shen Qu* (Massa Fermentata, scharf gebraten) 12 g
- *Jiao Mai Ya* (Fructus Hordei Vulgaris Germinatus, scharf gebraten) 12 g
- *Gou Qi Zi* (Fructus Lycii) 15 g
- *Dan Shen* (Radix Salviae Miltiorrhizae) 20 g
- *Nü Zhen Zi* (Fructus Ligustri Lucidi) 15 g
- *Yin Yang Huo* (Herba Epimedii) 10 g
- Wenn die chirurgische Wunde nicht heilt, ist dies auf eine Leere und Schwäche von Qi und Blut zurückzuführen.

Therapeutisches Prinzip

Qi vermehren und Blut nähren, das Blut vitalisieren und die Netzgefäße befreien.

Bestandteile

- *Huang Qi* (Radix Astragali seu Hedysari) 30 g
- *Dang Shen* (Radix Codonopsitis Pilosulae) 15 g
- *Dang Gui* (Radix Angelicae Sinensis) 20 g
- *Dan Shen* (Radix Salviae Miltiorrhizae) 30 g
- *Bai Zhu* (Rhizoma Atractylodis Macrocephalae) 9 g
- *Fu Ling* (Sclerotium Poriae Cocos) 9 g
- *Ji Xue Teng* (Caulis Spatholobi) 30 g
- *Chi Shao* (Radix Paeoniae Rubrae) 15 g
- *Ye Ju Hua* (Flos Chrysanthemi Morifolii) 9 g
- *Jin Yin Hua* (Flos Lonicerae) 20 g
- *Chong Lou* (Rhizoma Paridis) 15 g
- *Er Cha* (Pasta Acaciae seu Uncariae) 9 g
- *Long Gu*‡ (Os Draconis) 15 g
- *Mu Li*‡ (Concha Ostreae) 15 g
- *Chen Pi* (Pericarpium Citri Reticulatae) 9 g
- *Yu Jin* (Radix Curcumae) 9 g

Begleitende äußerliche Behandlung

Man wende *Sheng Ji San* (Pulver zum Erzeugen von Fleisch) oder *Hua Yu Sheng Ji Fen* (Pulver zum Transformieren von Blut-Stase und Erzeugen von Fleisch) auf dem betroffenen Gebiet an und fixiere es mit einer Mullauflage. Einmal täglich auswechseln.

Äußerliche Behandlung

Bei postoperativen Schwellungen in den Oberarmen, kann die lokale äußerliche Behandlung mit der oben beschriebenen innerlichen Behandlung, die auf der Musteridentifizierung für postoperative Zustände basiert, kombiniert werden.

Drei Verordnungen können eingesetzt werden, abhängig von den Symptomen. Man koche die Bestandteile ab, um eine Flüssigkeit von 500–800 ml herzustellen, die zuerst benutzt wird, um den Arm zu bedampfen und ihn dann ein- oder zweimal täglich 30 Minuten zu benetzen. Alternativ können 50 ml des konzentrierten Dekoktes hergestellt werden, um diese am betroffenen Arm aufzubringen, ihn danach mit Mull zu bedecken und mit einem Plastiktuch einzuschlagen; man wechsle die Auflage zwei- oder dreimal täglich aus.

Arzneitherapie

Rezeptur 1

- *Zhu Ling* (Sclerotium Polypori Umbellati) 50 g
- *Fu Ling* (Sclerotium Poriae Cocos) 50 g
- *Ze Xie* (Rhizoma Alismatis Orientalis) 50 g
- *Che Qian Zi* (Semen Plantaginis) 50 g
- *Dang Gui* (Radix Angelicae Sinensis) 20 g
- *Da Fu Pi* (Fructus Kochiae Scopariae) 30 g

Indikation: milde und mittelmäßige Schwellungen mit matt-weißer Haut, die sich beim Berühren kalt anfühlt.

Therapeutisches Prinzip: Die Milz stärken und die Bewegung von Wasser fördern.

Rezeptur 2

- *Huang Qi* (Radix Astragali seu Hedysari) 50 g
- *Zhu Ling* (Sclerotium Polypori Umbellati) 50 g
- *Ban Lan Gen* (Radix Isatidis seu Baphicacanthi) 50 g
- *Da Qing Ye* (Folium Isatidis seu Baphicacanthi) 50 g
- *Jin Yin Hua* (Flos Lonicerae) 30 g
- *Huang Lian* (Rhizoma Coptidis) 20 g
- *Da Fu Pi* (Fructus Kochiae Scopariae) 30 g

Indikation: Schwellung am Oberarm mit geröteter Haut, die sich beim Berühren heiß anfühlt.
Therapeutisches Prinzip: Die Milz stärken und die Bewegung von Wasser fördern, Hitze klären und Toxizität vermindern.

Rezeptur 3

- *Huang Qi* (Radix Astragali seu Hedysari) 50 g
- *Fu Ling* (Sclerotium Poriae Cocos) 50 g
- *Ze Xie* (Rhizoma Alismatis Orientalis) 50 g
- *Xia Ku Cao* (Spica Prunellae Vulgaris) 50 g
- *Jiang Can*‡ (Bombyx Batryticatus) 50 g
- *Dang Gui* (Radix Angelicae Sinensis) 20 g
- *San Qi Fen* (Pulvis Radicis Notoginseng) 15 g
- *Bai Qu Cai* (Herba Chelidonii) 50 g
- *Chi Shao* (Radix Paeoniae Rubrae) 30 g
- *Ji Xue Teng* (Caulis Spatholobi) 60 g

Indikation: Schwellung mit blau-livider Haut, die sich beim Berühren kalt anfühlt.
Therapeutisches Prinzip: Die Milz stärken und die Bewegung von Wasser fördern, Blut-Stase transformieren und Verklumpungen auflösen.

Diätetik

Bei andauernder Schwellung mit einer normalen Hautfarbe und einer Haut, bei der Berühren Einbuchtungen hinterlässt (Grübchen-Ödeme), verordnet man *Wu Mi Zhou* (Fünf-Getreide-Congee), das ein- oder zweimal täglich auf einer Langzeitbasis eingenommen wird.

- *Yi Yi Ren* (Semen Coicis Lachryma-jobi) 30 g
- *Lian Zi* (Semen Nelumbinis Nuciferae) 30 g
- *Gao Liang Mi* (Sorghum Vulgare) 30 g
- *Qian Shi* (Semen Euryales Ferocis) 30 g
- *Da Zao* (Fructus Ziziphi Jujubae) 30 g

Zubereitung

Man gebe die Bestandteile in einen Topf mit 1000 ml Wasser, bringe alles zum Kochen und lasse es 40 Minuten köcheln, bis das Congee eingedickt ist.

Strahlentherapie

Brustkrebs spricht relativ sensibel auf Strahlentherapie an, die vor oder nach der chirurgischen Behandlung oder als palliative Behandlung bei Patienten, die nicht in der Lage sind oder nicht wünschen, chirurgisch behandelt zu werden, gegeben werden kann. Strahlentherapie bei Brustkrebs kann jedoch starke Nebenwirkungen verursachen, die sich als örtlich schmerzhafte Haut, Ulzeration, Schwellung und Fibrose, Strahlenpneumonitis und Strahlenschädigung des Herzens zeigen können. Strahlenpneumonitis und Kardiotoxizität werden ausführlich in Kapitel 4 erörtert.

Innere Behandlung

Yin-Schädigung

Wichtige Symptome und Zeichen

Ein Gefühl von brennender Hitze und Schmerz in der Haut, trockener Mund mit einem Bedürfnis nach Getränken, Reizbarkeit aufgrund von Hitze, reduzierte Nahrungsaufnahme, trockene Stühle und gelber oder rötlicher Urin. Der Zungenkörper ist rot mit geringem Belag; der Puls ist fadenförmig und schnell.

Arzneitherapie

Therapeutisches Prinzip

Yin nähren und Körperflüssigkeiten erzeugen, Hitze klären und Toxizität vermindern.

Bestandteile

- *Bei Sha Shen* (Radix Glehniae Littoralis) 20 g
- *Mai Men Dong* (Radix Ophiopogonis Japonici) 15 g
- *Tian Hua Fen* (Radix Trichosanthis) 30 g
- *Sheng Di Huang* (Radix Rehmanniae Glutinosae) 20 g
- *Shi Hu** (Herba Dendrobii) 20 g
- *Jin Yin Hua* (Flos Lonicerae) 30 g
- *Huang Qi* (Radix Scutellariae Baicalensis) 9 g
- *Zhi Zi* (Fructus Gardeniae Jasminoidis) 9 g
- *Ban Zhi Lian* (Herba Scutellariae Barbatae) 30 g
- *Chi Shao* (Radix Paeoniae Rubrae) 9 g
- *Su Mu* (Lignum Sappan) 9 g
- *Ji Xue Teng* (Caulis Spatholobi) 30 g
- *Jiao Shan Zha* (Fructus Crataegi, scharf gebraten) 12 g
- *Jiao Shen Qu* (Massa Fermentata, scharf gebraten) 12 g
- *Jiao Mai Ya* (Fructus Hordei Vulgaris Germinatus, scharf gebraten) 12 g
- *Gou Qi Zi* (Fructus Lycii) 15 g
- *Nü Zhen Zi* (Fructus Ligustri Lucidi) 15 g
- *Chen Pi* (Pericarpium Citri Reticulatae) 9 g

Innere und Äußerliche Behandlung

Schädigung der Haut durch Strahlung

Wichtige Symptome und Zeichen

Die Haut im betroffenen Gebiet ist rot, trocken, schuppig und juckend; es kann Erosion bestehen, Exsudation oder Ulzeration mit akutem Schmerz.

Arzneitherapie

Therapeutisches Prinzip

Qi vermehren und Blut nähren, Toxine ausleiten und Fleisch erzeugen.

Bestandteile

- *Huang Qi* (Radix Astragali seu Hedysari) 40 g
- *Sheng Di Huang* (Radix Rehmanniae Glutinosae) 20 g
- *Xuan Shen* (Radix Scrophulariae Ningpoensis) 20 g
- *Bei Sha Shen* (Radix Glehniae Littoralis) 15 g
- *Tian Hua Fen* (Radix Trichosanthis) 30 g
- *Chi Shao* (Radix Paeoniae Rubrae) 15 g
- *Tai Zi Shen* (Radix Pseudostellariae Heterophyllae) 20 g
- *Jin Yin Hua* (Flos Lonicerae) 20 g
- *Zhi Zi* (Fructus Gardeniae Jasminoidis) 12 g
- *Ju Hua* (Flos Chrysanthemi Morifolii) 9 g
- *Pu Gong Ying* (Herba Taraxaci cum Radice) 20 g
- *Bai Xian Pi* (Cortex Dictamni Dasycarpi Radicis) 15 g
- *Ku Shen* (Radix Sophorae Flavescentis) 15 g
- *Di Fu Zi* (Fructus Kochiae Scopariae) 15 g
- *Yan Hu Suo* (Rhizoma Corydalis Yanhusuo) 9 g
- *Shan Ci Gu* (Pseudobulbus Shancigu) 15 g
- *Ban Zhi Lian* (Herba Scutellariae Barbatae) 30 g
- *Chen Pi* (Pericarpium Citri Reticulatae) 9 g
- *Chao Mai Ya* (Fructus Hordei Vulgaris Germinatus, pfannengerührt) 20 g

Äußerliche Behandlung

- *Sheng Ji Yu Hong Gao* (Jade- und rote Paste zum Erzeugen von Fleisch)
- *Dan Huang You* (Eigelb-Öl)
- *Sheng Ji Fen* (Pulver zum Erzeugen von Fleisch)

Man wende eine dieser Verordnungen in dem betroffenen Gebiet zweimal täglich an.

Chemotherapie

Brustkrebs bildet einen festen Tumor und ist eine der Krebsarten, die am besten auf Chemotherapie ansprechen. Allgemeine und lokale Chemotherapie kann dazu beitragen, die therapeutische Wirkung von chirurgischer Behandlung und Strahlentherapie zu verbessern und so viel von der Brust zu erhalten wie möglich. Chemotherapie bei metastasierendem Brustkrebs hilft, Symptome zu lindern und die Lebensqualität zu verbessern.

Chemotherapie bei Brustkrebs verursacht häufig gastrointestinale Reaktionen, charakterisiert durch Übelkeit und Erbrechen und unregelmäßige Darmbewegungen; andere Nebenwirkungen sind u. a. schlechter Appetit, Knochenmarksuppression, geänderte Leberfunktion, Kardiotoxizität und Alopezie. Die Behandlung dieser Zustände wird ausführlich in Kapitel 4 erörtert.

Endokrine Therapie

Endokrine Therapie mit Hormon-blockierenden Medikamenten ist eine palliative Behandlung und kann eine bedeutsame Wirkung bezüglich der Remission von Symptomen haben, die Überlebenszeit verlängern und die Lebensqualität für Patienten in einem fortgeschrittenen Stadium verbessern. Der Langzeitgebrauch von Medikamenten wie Tamoxifen, Medroxyprogesteron Acetat, Megestrol Acetat oder Aminoglutethimide kann zu unregelmäßiger Menstruation, Übelkeit und Erbrechen und schlechtem Appetit führen. Die Behandlung dieser Zustände wird ausführlich in Kapitel 4 und 5 erörtert.

Anmerkungen zur Behandlung

In China hat die Einbeziehung von TCM in die Gesamtbehandlungsstrategie bei Brustkrebs gute Ergebnisse hervorgebracht. Die verschiedenen eingesetzten Methoden sind essentiell von dem Stadium abhängig, den der Krebs erreicht hat (die Stadieneinteilung basiert auf der WHO-Klassifikation nach der TNM-Methode):

- Carcinoma *in situ*: einfache Resektion mit postoperativer TCM-Behandlung zur Stützung des Aufrechten Qi (Zheng Qi) und Ausleitung pathogener Faktoren.

- Stadium I: chirurgische Behandlung, die aus einfacher Mastektomie plus Ausräumung der axillaren Lymphknoten besteht (Knotendissektion). Chemotherapie wird postoperativ durchgeführt, um das Risiko von Streuung zu reduzieren (dies trifft auf ca. 15% der Patientinnen zu). Bei menopausalen und Östrogenrezeptor-positiven Patientinnen kann eine endokrine Therapie als adjuvante Therapie durchgeführt werden, unterstützt durch TCM-Maßnahmen zur Stützung des Aufrechten Qi (Zheng Qi) und Ausleitung pathogener Faktoren.
- Stadium II und IIIa: Chemotherapie sollte ca. drei Wochen vor einer radikalen oder modifizierten radikalen Mastektomie durchgeführt werden. Chemotherapie sollte ungefähr einen Monat nach der Operation erneut gegeben werden; Strahlentherapie kann ergänzend hinzukommen in Fällen mit hohem Risiko eines Wiederauftretens. Endokrine Therapie sollte auch bei Östrogenrezeptor-positiven und postmenopausalen Patientinnen durchgeführt werden. Alternativ kann eine subtotale Mastektomie ausgeführt werden, gefolgt von großflächiger Strahlen- und Chemotherapie. Während der Behandlung verordne man Arzneien zur Stützung des Aufrechten Qi (Zheng Qi); nach Beendigung der Therapie sollten die Arzneien zur Stützung des Aufrechten Qi und zur Ausleitung pathogener Faktoren weiter genommen werden.
- Stadium IIIb: Strahlen- oder Chemotherapie (systemische oder arterielle Intervention) sollten vor der einfachen Mastektomie mit oder ohne Entfernung der axillaren Lymphknoten (Knotendissektion) durchgeführt werden. Postoperativ wird allgemein eine systemische Chemotherapie und eine endokrine Therapie durchgeführt. Arzneien zur Stützung des Aufrechten Qi (Zheng Qi), unterstützt von Arzneien zur Vertreibung pathogener Faktoren, sollten während der gesamten Behandlung eingenommen werden.
- Stadium IV: systemische Chemotherapie mit adjuvanter endokriner Behandlung ist geeignet. Wenn nötig, können intervenierende radiologische Behandlung oder palliative lokale Strahlentherapie in Betracht gezogen werden. Arzneien zur Stützung des Aufrechten Qi (Zheng Qi), unterstützt von Arzneien zur Vertreibung pathogener Faktoren, sollten während der Behandlung im Einklang mit den identifizierten Mustern eingenommen werden. Alternativ behandelt man mit diesen Arzneien und kombiniert sie mit endokriner Therapie.

Andere Therapien

Diätetik

- Nach der chirurgischen Behandlung sollten Patientinnen angewiesen werden, Nahrungsmittel zum Vermehren von Qi, Tonisieren des Blutes und Regulieren von Milz und Magen zu sich zu nehmen wie chinesisches Yamswurzelpulver, Spinat, Luffa cylindrica, Seetang, chinesische Datteln (*Da Zao*, Fructus Ziziphi Jujubae), *Ling Zhi Hong Zao Zhou* (Congee aus glänzendem Ganoderma und chinesischen Datteln) oder *Hong Zao Gui Yuan Zhou* (Congee mit chinesischen Datteln und Longanenfleisch).
- Während der Strahlentherapie sollten die Patientinnen Nahrungsmittel zu sich nehmen, die das Yin nähren und Trockenheit befeuchten wie *Xing Ren Shuang* (Marmelade aus Aprikosenkernen), *Xing Ren Mi Nai Shuang* (Marmelade aus Mandeln, Honig und Milch), *Wu Zhi Yin* (Fünf-Früchte-Getränk) und *Zhe Ou Zhi Yin* (Zuckerrohr- und Lotuswurzelsaft).
- Während der Chemotherapie sollten die Patientinnen regelmäßig Ganoderma, Silbermorcheln (*Bai Mu Er*, Tremella), chinesische Oliven, Orangen, Weißdornfrüchte, frischen Ingwer, Rettich, Tomate und andere frische Gemüse und Früchte essen sowie auch *Yi Mi Zhou* (Hiobstränensamen-Congee) und *Mu Er Nuo Mi Zhou* (Congee aus Morcheln und Klebreis).
- Patientinnen mit Brustkrebs sollten stimulierende Nahrungsmittel wie rohen Ingwer, Knoblauch oder reifen Kürbis meiden.

Qigong-Therapie

Nach der chirurgischen Behandlung sollten die Patientinnen so früh wie möglich beginnen, stärkendes Qigong in einer stehenden Position zu üben; man übe durch langsames Heben von Händen und Armen mit wachsender vertikaler Höhe (siehe Kapitel 6).

Klinische Erfahrung und Fallbeispiele

Zhang Daizhao

Fallbeispiel

Eine 40-jährige Frau entdeckte einen festen, relativ unbeweglichen 1,5 × 1,0 cm großen Knoten in ihrer linken Brust. Mit der Nadelbiospie wurden Krebszellen entdeckt. Eine modifizierte radikale Mastektomie mit Entfernung der axillaren Lymphknoten wurde durchgeführt. Die postoperative Pathologie zeigte, dass der Tumor ein infiltratives duktales Karzinom war, teilweise verhärtet in der Struktur, und dass durch Metastasierung zwei von zehn axillaren Lymphknoten betroffen waren. Nach der chirurgischen Behandlung begann eine Chemotherapie mit Cyclophosphamid (CTX), 5-Fluorouracil (5-Fu) und Epiadriamycin (E-ADM).
Während der zwei Chemotherapie-Zyklen litt die Patientin an Übelkeit, Erbrechen, schlechtem Appetit und Kraftlosigkeit. Der Zungenkörper war blass mit einem dünnen, gelben Belag an der Spitze; der Puls war fadenförmig.

Musteridentifizierung

Milz-Magen-Disharmonie, Insuffizienz von Leber und Nieren.

Therapeutisches Prinzip

Die Milz stärken und den Magen harmonisieren, Leber und Nieren nähren und tonisieren.

Bestandteile

- *Huang Qi* (Radix Astragali seu Hedysari) 30 g
- *Sheng Di Huang* (Radix Rehmanniae Glutinosae) 20 g
- *Sha Shen* (Radix Glehniae seu Adenophorae) 20 g
- *Bai Zhu* (Rhizoma Atractylodis Macrocephalae) 12 g
- *Yi Yi Ren* (Semen Coicis Lachryma-jobi) 30 g
- *Zhu Ru* (Caulis Bambusae in Taeniis) 20 g
- *Fa Ban Xia* (Rhizoma Pinelliae Ternatae Praeparata) 9 g
- *Xuan Fu Hua* (Flos Inulae) 9 g, eingepackt
- *Huang Jing* (Rhizoma Polygonati) 20 g
- *Ji Xue Teng* (Caulis Spatholobi) 30 g
- *Nü Zhen Zi* (Fructus Ligustri Lucidi) 15 g
- *Gou Qi Zi* (Fructus Lycii) 15 g
- *Chao Zhi Zi* (Fructus Gardeniae Jasminoidis, pfannengerührt) 15 g

Ein Päckchen am Tag wurde zur Bereitung eines Dekoktes verwendet, das zweimal täglich eingenommen wurde. Das Dekokt wurde vom ersten Tag der Chemotherapie an eingenommen, bis die oben aufgeführten Symptome verschwunden waren; es konnte somit der Patientin ermöglicht werden, beide Chemotherapie-Zyklen zu beenden.
Achtzehn Monate später entdeckte die Patientin multiple kleine feste Knötchen unterschiedlicher Größe im lateralen oberen Quadranten ihrer rechten Brust, die später als metastatische Läsionen in der Brustwand bestätigt wurden. Zu dieser Zeit hatte sie ungefähr fünf Monate an Amenorrhoe gelitten. Sie fühlte manchmal Spannungen im unteren Abdomen, die sich als nicht maligne herausstellten. Die Zungenspitze war rot mir einem dünnen Belag; der Puls war drahtig.

Musteridentifizierung

Leber-Depression, Qi-Stagnation und Blut-Stase.

Therapeutisches Prinzip

Die Leber ausleiten und Qi regulieren, Blut-Stase transformieren und Verklumpungen auflösen.

Bestandteile

- *Pu Gong Ying* (Herba Taraxaci cum Radice) 20 g
- *Xiang Fu* (Rhizoma Cyperi Rotundi) 10 g
- *Yu Jin* (Radix Curcumae) 9 g
- *Chuan Xiong* (Rhizoma Ligustici Chuanxiong) 9 g
- *Di Long*‡ (Lumbricus) 15 g
- *Yan Hu Suo* (Rhizoma Corydalis Yanhusuo) 12 g
- *Yi Mu Cao* (Herba Leonuri Heterophylli) 30 g
- *Niu Xi* (Radix Achyranthis Bidentatae) 15 g
- *E Zhu* (Rhizoma Curcumae) 10 g
- *Shan Ci Gu* (Pseudobulbus Shancigu) 15 g
- *Tu Bei Mu* (Tuber Bolbostemmatis) 20 g
- *Hai Zao* (Herba Sargassi) 15 g
- *Bie Jia** (Carapax Amydae Sinensis) 20 g
- *Gan Cao* (Radix Glycyrrhizae) 6 g

Der Patientin wurden auch 6 g *Jia Wei Xiao Yao San* (Erweitertes Umherstreifen-Pulver) verordnet, zweimal täglich einzunehmen, und *Dan Shen Pian* (Rote Salbeiwurzel-Tablette), zwei Tabletten dreimal täglich. Nach Einnahme der Medikamente über sechs Monate begann eine ständig tropfende Menstruation, aber das Menstruationsblut war dunkel und mit einer großen Zahl von Blutklumpen vermischt. Das ursprüngliche

Rezept wurde modifiziert durch Hinzufügen von 10 g *Ge Gen* (Radix Puerariae), 10 g *Dang Gui* (Radix Angelicae Sinensis), 30 g *Mu Li*‡ (Concha Ostreae), 15 g *Huang Qi* (Radix Astragali seu Hedysari) und 15 g *Dan Shen* (Radix Salviae Miltiorrhizae), um Qi und Blut zu vermehren und zu tonisieren, Hartes zu erweichen und Verklumpungen aufzulösen. Die Menstruationssymptome besserten sich allmählich und die abdominalen Spannungen stabilisierten sich. Der Patientin wurde eine neue Rezeptur verordnet, die auf einer Langzeitbasis dreimal wöchentlich einzunehmen war.

Bestandteile

- *Pu Gong Ying* (Herba Taraxaci cum Radice) 20 g
- *Ji Xue Teng* (Caulis Spatholobi) 30 g
- *Huang Qi* (Radix Astragali seu Hedysari) 30 g
- *Bai Zhu* (Rhizoma Atractylodis Macrocephalae) 9 g
- *Yi Yi Ren* (Semen Coicis Lachryma-jobi) 30 g
- *Chen Pi* (Pericarpium Citri Reticulatae) 9 g
- *E Zhu* (Rhizoma Curcumae) 15 g
- *Shan Ci Gu* (Pseudobulbus Shancigu) 15 g
- *Hai Zao* (Herba Sargassi) 15 g
- *Bie Jia** (Carapax Amydae Sinensis) 15 g
- *Di Long*‡ (Lumbricus) 9 g
- *Tu Bei Mu* (Tuber Bolbostemmatis) 15 g
- *Huai Niu Xi* (Radix Achyranthis Bidentatae) 9 g
- *Yi Mu Cao* (Herba Leonuri Heterophylli) 20 g
- *Nü Zhen Zi* (Fructus Ligustri Lucidi) 15 g
- *Gou Qi Zi* (Fructus Lycii) 15 g
- *Xiang Fu* (Rhizoma Cyperi Rotundi) 9 g
- *Chuan Xiong* (Rhizoma Ligustici Chuanxiong) 9 g
- *Ban Zhi Lian* (Herba Scutellariae Barbatae) 30 g

Sie erhielt ebenfalls *Xi Huang Wan* (Rhinozeros-Magenstein-Pille) und *Liu Wei Di Huang Wan* (Rehmannia-Pille mit sechs Bestandteilen) mit jeweils 6 g, die zweimal täglich alternierend einzunehmen waren. Sie wurde regelmäßig untersucht und hatte zum Zeitpunkt dieses Berichtes bereits mehr als sechs Jahre überlebt.

Wang Jinhong

Klinische Erfahrung

Professor Wang arbeitet an der TCM-Universität von Nanjing und verfügt über weitreichende Erfahrungen in der Behandlung von malignen Tumoren. Professor Wang ist der Ansicht, dass das Aufrechte Qi (Zheng Qi) durch Tonisieren und Stärken von Milz und Nieren unterstützt werden sollte, um den geschwächten Gesamtzustand des Patienten zu kräftigen, Nervensystem, Endokrinum und Flüssigkeitshaushalt zu regulieren und das innere Milieu des Körpers ausbalanciert und stabil zu halten.

Er kombiniert Musteridentifizierung und Krankheitsdifferenzierung und verwendet Arzneien flexibel unter Einbeziehung neuerer Fortschritte der pharmakologischen Forschung, um eine Rezeptur mit multiplen Funktionen zu erstellen. Die hauptsächlichen Arzneien, die er verordnet, sind im Folgenden aufgelistet:

Zum Vermehren von Qi und Stärken der Milz:

- *Dang Shen* (Radix Codonopsitis Pilosulae)
- *Huang Qi* (Radix Astragali seu Hedysari)
- *Bai Zhu* (Rhizoma Atractylodis Macrocephalae)
- *Fu Ling* (Sclerotium Poriae Cocos)

Zum Tonisieren der Nieren und Vermehren der Essenz:

- *Yin Yang Huo* (Herba Epimedii)
- *Gan Di Huang* (Radix Rehmanniae Glutinosae Exsiccata)
- *Gou Qi Zi* (Fructus Lycii)
- *Tu Si Zi* (Semen Cuscutae)

Zum Vitalisieren des Blutes und Transformieren von Blut-Stase:

- *San Leng* (Rhizoma Sparganii Stoloniferi)
- *E Zhu* (Rhizoma Curcumae)
- *Dang Gui* (Radix Angelicae Sinensis)

Zum Befreien der Leitbahnen und Vitalisieren der Netzgefäße:

- *Zao Jiao Ci* (Spina Gleditsiae Sinensis)
- *Wang Bu Liu Xing* (Semen Vaccariae Segetalis)

Zum Ausleiten der Leber und Lindern von Depression:

- *Chai Hu* (Radix Bupleuri)
- *Chuan Lian Zi* (Fructus Meliae Toosendan)

Zum Transformieren von Schleim und Erweichen von Hartem:

- *Zhe Bei Mu* (Bulbus Fritillariae Thunbergii)
- *Xia Ku Cao* (Spica Prunellae Vulgaris)
- *Shan Ci Gu* (Pseudobulbus Shancigu)

Zum Klären von Hitze und Vermindern von Toxizität:

- *Bai Hua She She Cao* (Herba Hedyotidis Diffusae)
- *Ban Zhi Lian* (Herba Scutellariae Barbatae)
- *Chong Lou* (Rhizoma Paridis)

Um Gegenläufiges nach unten zu leiten und durch Chemotherapie verursachtes Erbrechen zu beenden:

- *Zhu Ru* (Caulis Bambusae in Taeniis)
- *Jiang Ban Xia* (Rhizoma Pinelliae cum Zingibere Praeparatum)

- Bei Flüssigkeitsverlust und trockenem Mund während der Strahlentherapie füge man *Shi Hu** (Herba Dendrobii) und *Tian Hua Fen* (Radix Trichosanthis) hinzu, um Körperflüssigkeiten zu erzeugen und Trockenheit zu befeuchten.
- Bei Metastasen in den Knochen füge man *Lu Jiao Shuang*‡ (Cornu Cervi Degelatinatum) und *Gui Ban** (Plastrum Testudinis) hinzu, um Essenz und Mark wieder aufzufüllen.
- Bei Metastasen in den Knochen und starken Schmerzen füge man *Gan Di Long*‡ (Lumbricus Exsiccatus) und *Quan Xie*‡ (Buthus Martensi) hinzu, um die Netzgefäße zu befreien und Schmerzen zu lindern.
- Bei Leukopenie, die durch Strahlentherapie oder Chemotherapie verursacht wurde, füge man *Bu Gu Zhi* (Fructus Psoraleae Corylifoliae), *Ji Xue Teng* (Caulis Spatholobi) und *E Jiao*‡ (Gelatinum Corii Asini) hinzu, um Qi und Blut zu tonisieren und zu vermehren.

Fallbeispiel

Eine 38-jährige Frau suchte erstmalig im Oktober 1999 Professor Wangs TCM-Klinik auf. Sie war 1992 mit infiltrativen duktalen Karzinomen der linken Brust diagnostiziert worden. Sie hatte sich einer radikalen Mastektomie unterzogen und erhielt sechs Zyklen an Chemotherapie. 1994 wurden Knochemetastasen in Brust und Wirbelsäule entdeckt und die Patientin unterzog sich 1996 einer Resektion der Metastasenherde in den linken Rippen und 1999 einer Resektion der Ovarien. Eine vor kurzem durchgeführte CT-Untersuchung hatte einen Metastasenherd von 1,5 × 1,2 cm Größe im unteren Abschnitt der linken Lunge und multiple Metastasenherde in Schädel, vertebralen, thorakalen und lumbaren Wirbeln und im Becken gezeigt. Sie hatte Strahlentherapie (tangentiale Bestrahlung der gesamten Brust) erhalten, aber die therapeutischen Wirkungen waren nicht bedeutsam.

Die Patientin hatte sich daraufhin entschlossen, Hilfe bei einem TCM-Arzt zu suchen. Obwohl ihre Gesichtfarbe typisch war für eine Person, die an einer chronischen Krankheit leidet, war ihre Stimmung nicht niedergedrückt. Das Hauptsymptom waren generalisierte Schmerzen in den Knochen, besonders stark in den thorakalen Wirbeln und in der lumbosakralen Region; die Schmerzen verringerten sich während des Tages, verschlimmerten sich aber in der Nacht und waren stark genug, den Schlaf zu stören. Appetit, Wasserlassen und Stuhlgang waren normal. Der Zungenkörper war matt mit einem schwarzen oder grauen Belag; der Puls war tief und fadenförmig.

Musteridentifizierung

Leere und Schwäche von Milz und Nieren, Qi-Stagnation und Blut-Stase.

Therapeutisches Prinzip

Die Milz tonisieren und die Nieren stärken, Toxizität vermindern und das Blut vitalisieren, die Netzgefäße befreien und Schmerzen lindern.

Bestandteile

- *Chong Lou* (Rhizoma Paridis) 15 g
- *Ren Dong Teng* (Caulis Lonicerae Japonicae) 15 g
- *Ye Qiao Mai* (Radix et Rhizoma Fagopyri Cymosi) 15 g
- *San Qi* (Radix Notoginseng) 5 g
- *Dang Gui* (Radix Angelicae Sinensis) 12 g
- *Gan Di Huang* (Radix Rehmanniae Glutinosae Exsiccata) 20 g
- *Tao Ren* (Semen Persicae) 10 g
- *Zao Jiao Ci* (Spina Gleditsiae Sinensis) 10 g
- *Di Long*‡ (Lumbricus) 10 g
- *Gui Ban** (Plastrum Testudinis) 10 g
- *Zhi Gan Cao* (Radix Glycyrrhizae, unter Rühren kurz angebraten mit Honig) 6 g
- *Shi Da Gong Lao Ye* (Folium Mahoniae) 15 g
- *Zhi Da Huang* (Radix et Rhizoma Rhei Praeparatae) 3 g
- *Huai Niu Xi* (Radix Achyranthis Bidentatae) 10 g

Nach einem Monat Behandlung waren die Schmerzen deutlich geringer. Zwei Monate später zeigte die CT-Untersuchung, dass die Metastasenherde in der Lunge auf 1,0 × 0,8 cm geschrumpft waren. Zur Zeit leidet die Patientin nicht mehr unter Schmerzen und ist in der Lage, einige Hausarbeiten zu erledigen. Sie nimmt weiterhin das Dekokt, modifiziert durch zusätzliche Kräuter, die Milz und Magen regulieren, wie *Jiao Shan Zha* (Fructus Crataegi, scharf gebraten), *Jiao Shen Qu* (Massa Fermentata, scharf gebraten), *Jiao Mai Ya* (Fructus Hordei Vulgaris Germinatus, scharf gebraten), *Chen Pi* (Pericarpium Citri Reticulatae) und *Gan Cao* (Radix Glycyrrhizae).

Shi Yulin

Klinische Erfahrung

Dr. Shi Yulin aus dem Dritten TCM-Hospital von Baoding in der Provinz Hebei bevorzugt den Einsatz von *Jin Gui Shen Qi Wan* (Goldene Schatztruhe-Nieren-Qi-Pille), *Liu Wei Di Huang Wan* (Rehmannia Pille mit sechs Bestandteilenl) oder *Zuo Gui Yin* (Getränk, das die linke Niere [Nieren-Yin] wiederherstellt) als Hauptrezepturen für die Behandlung von Knochenmetastasen bei Brustkrebs. Er modifiziert die Rezepte entsprechend der identifizierten Muster. Oft bezieht er *Lu Jiao Jiao*‡ (Gelatinum Cornu Cervi) und *Gui Ban** (Plastrum Testudinis) ein, beide dem fertigen Dekokt hinzugefügt, um Konzeptions- und das Lenkergefäß zu verbinden und aufzufüllen, und benutzt hohe Dosen von *Rou Cong Rong* (Herba Cistanches Deserticolae), um das Nieren-Yang zu wärmen und zu tonisieren.
Die Arzneien, die er zum Tonisieren von Qi, Nähren des Blutes, Erweichen von Hartem und Transformieren von Blut-Stase, um Tumoren zu zerstreuen empfiehlt, sind u. a.:

- *Huang Qi* (Radix Astragali seu Hedysari)
- *Bai Zhu* (Rhizoma Atractylodis Macrocephalae)
- *Ji Xue Teng* (Caulis Spatholobi)
- *Dang Gui* (Radix Angelicae Sinensis)
- *Hong Hua* (Flos Carthami Tinctorii)
- *Tu Bie Chong*‡ (Eupolyphaga seu Steleophaga)
- *Chuan Shan Jia*‡ (Squama Manitis Pentadactylae)
- *Shan Ci Gu* (Pseudobulbus Shancigu)

Zusätzlich kann *Zhu Ji Sui*‡ (Medulla Suis Spinae) verordnet werden, um das Mark zu nähren und zu tonisieren und die Knochen zu stärken und zu erzeugen. Ein Behandlungszyklus dauert drei Monate.
Dr. Shi vertritt die TCM-Theorie der Ätiologie und Pathologie von Knochenmetastasen bei Brustkrebs. Da die Nieren die Knochen regieren und das Mark erzeugen, ist er der Meinung, dass die hauptsächliche Ätiologie dieser Metastasenform eine Nieren-Schwäche ist, hervorgerufen durch Nieren-Qi-Leere, Mangel an Nieren-Yin und Yin-Yang-Disharmonie. Nach einer Brustkrebsdiagnose können lang andauernde Ängste wegen dieser Krankheit die Nieren weiter schädigen, hingegen können übermäßiges Grübeln und Sorgen über den Zustand die Milz schädigen. Eine Schwäche der Milz beeinträchtigt ihre Fähigkeit, die Nahrungsessenz zu transportieren und zu transformieren, um die Nieren zu nähren, und kann so den Nieren weiteren Schaden zufügen. Eine Nieren-Schwäche impliziert, dass diese das Mark nicht nähren können, um die Knochen zu erzeugen, was bedeutet, dass die Knochen entweder überhaupt nicht erzeugt werden oder geschwächt sind. Wenn zusätzlich sowohl Qi als auch Blut geschwächt sind, können die Knochen durch metastasierenden Krebs befallen werden.
Daher muss das hauptsächliche therapeutische Prinzip neben dem Erweichen von Hartem, Auflösen von Verklumpungen, Vitalisieren des Blutes und Transformieren von Blut-Stase auch das Wärmen und Tonisieren von Nieren-Yang, Nähren und Tonisieren von Nieren-Yin, Ausbalancieren von Yin und Yang und das Regulieren von Qi und Blut beinhalten, um die Nieren zu tonisieren, das Mark zu nähren und die Knochen zu erzeugen und zu stärken.

Fallbeispiel

Eine Gymnastiklehrerin im Alter von 46 Jahren wurde im Juli 1996 mit Brustkrebs diagnostiziert. Der Krebs wurde durch pathologische Untersuchung bestätigt und resektiert. Nach der Operation unterzog sich die Patientin einer Chemotherapie.
Im Juli 1997 suchte die Patientin Dr. Shis Klinik auf. Die Untersuchung ergab eine allgemeine Schwäche mit einer blassen und glanzlosen Gesichtsfarbe, schwache und schnelle Atmung, schwerfällige Bewegungen und gelegentlichen trockenen Husten. Schmerzen im unteren Rücken behinderten die freie Beweglichkeit. Die Patientin klagte auch über Kraftlosigkeit und Schlaflosigkeit. Der Zungenkörper war rot ohne Belag; der Puls war tief, fadenförmig und schnell.

Therapeutisches Prinzip

Leber und Nieren nähren und tonisieren, Yin und Yang regulieren, Hartes erweichen und Verklumpungen auflösen, unterstützt durch das Vermindern von Toxizität und Zerstreuen von Hitze.

Bestandteile

- *Dang Gui* (Radix Angelicae Sinensis) 10 g
- *Lu Jiao Jiao*‡ (Gelatinum Cornu Cervi) 10 g, eingeschmolzen in das fertige Dekokt
- *Gui Ban Jiao** (Plastrum Testudinis) 30 g, eingeschmolzen in das fertige Dekokt
- *Shi Hu** (Herba Dendrobii) 10 g
- *Wu Gong*‡ (Scolopendra Subspinipes) 3 Stückchen
- *Ji Xue Teng* (Caulis Spatholobi) 30 g

- *Rou Cong Rong* (Herba Cistanches Deserticolae) 30 g
- *Du Zhong* (Cortex Eucommiae Ulmoidis) 10 g
- *Sheng Di Huang* (Radix Rehmanniae Glutinosae) 15 g
- *Chuan Shan Jia*‡ (Squama Manitis Pentadactylae) 10 g
- *Gou Qi Zi* (Fructus Lycii) 10 g
- *Bai He* (Bulbus Lilii) 15 g
- *Tu Bie Chong*‡ (Eupolyphaga seu Steleophaga) 10 g
- *Shi Gao*‡ (Gypsum Fibrosum) 30 g
- *Huang Qi* (Radix Astragali seu Hedysari) 30 g
- *Bai Zhu* (Rhizoma Atractylodis Macrocephalae) 15 g
- *Gua Lou* (Fructus Trichosanthis) 15 g
- *Chen Pi* (Pericarpium Citri Reticulatae) 5 g
- *Shan Ci Gu* (Pseudobulbus Shancigu) 10 g

Die Symptome besserten sich signifikant nach dreimonatiger Behandlung und waren nach zwei weiteren Monaten vollständig verschwunden.

8.4 Lungenkrebs

Die meisten Lungenkrebserkrankungen sind Bronchialkarzinome, die Mehrzahl der restlichen Fälle sind Alveolarzellkarzinome. Das Bronchialkarzinom ist der häufigste maligne Tumor in westlichen Ländern. Es ist die häufigste Todesursache durch Krebs bei Männern und steht bei Frauen an zweiter Stelle hinter dem Brustkrebs. Männer haben eine dreimal höhere Wahrscheinlichkeit, an Lungenkrebs zu sterben, als Frauen. Lungenkrebs tritt vorwiegend nach 40 auf, mit dem Höhepunkt im Alter zwischen 50–70. In China ist die Morbiditäts- und Mortalitätsrate von Lungenkrebs in den letzten Jahren deutlich gestiegen, da das Rauchen weiter zugenommen hat, die Behandlungsergebnisse sich jedoch in den letzten 10 Jahren nicht wesentlich gebessert haben.

Zigarettenrauchen ist bei weitem die Hauptursache für Lungenkrebs, in bestimmten Ländern bei bis zu 90% bei Männern. Auch bei Beteiligung anderer Umweltfaktoren wie Asbest-, Arsen-, Radon- oder Petroleumprodukte, sind Raucher sehr viel häufiger betroffen als Nichtraucher. Sogar Passivrauchen erhöht das Risiko von Lungenkrebs um 150%.

Bronchialkarzinome werden unterteilt in kleinzellige und nicht-kleinzellige Karzinome. Etwas 20–25% aller Lungenkrebserkrankungen sind kleinzellige Karzinome; sie neigen zu schnellem Wachstum, sprechen jedoch auf Chemotherapie an. Zu den nicht-kleinzelligen Karzinomen gehören die Plattenepithelkarzinome (40%), großzellige Karzinome (25%) oder Adenokarzinome (10%); Plattenepithelkarzinome metastasieren relativ spät, großzellige Karzinome hingegen breiten sich in einem früheren Stadium aus. Adenokarzinome metastasieren oft in die Pleura, in die mediastinalen Lymphknoten, in das Gehirn und in die Knochen.

Viele andere Krebsformen metastasieren in die Lungen, v. a. Karzinome von Brust, Nieren, Dickdarm, Magen, Prostata, Knochen, Zervix und Ovarien.

Klinische Zeichen

- Die Symptome des Lungenkrebs sind abhängig von der Art des Tumors, seiner Lokalisation und der Art und Weise seiner Ausbreitung. Das Hauptsymptom ist normalerweise ein andauernder Husten, Brustschmerz oder eine Kombination dieser beiden. Der Schleim kann von Blut durchsetzt sein.
- Spätere Symptome sind im Allgemeinen u. a. Gewichtsverlust, Mattigkeit, Anorexie und Pleuraerguss.
- Starke Blutungen können auftreten, wenn der Tumor in benachbarte Blutgefäße eindringt.
- Ein pfeifendes Atemgeräusch kann auftreten, wenn der Tumor den Bronchus verengt; in schweren Fällen kommt es zu Atelektasen.
- Zusätzliche Komplikationen können u. a. Pneumonie mit Husten, Fieber, Brustschmerz und Kurzatmigkeit sein; der Brustschmerz kann chronisch sein, wenn der Krebs in die Brustwand eindringt.
- Werden die Nerven im Hals befallen, kann es zu einem Horner-Syndrom kommen (einseitige Ptosis, Miosis und vermindertes Schwitzen)
- Tumoren in den oberen Lungenspitzen können die Nerven, die den Arm versorgen, beeinträchtigen und zu Schmerzen und Schwäche im Arm führen; ist der Nervus laryngeus recurrens betroffen, wird die Stimme heiser.
- Tumoren, die den Ösophagus komprimieren, führen zu Dysphagie; wenn der Tumor sich in das Perikard ausbreitet, können Arrhythmien oder Perikarderguss die Folgen sein.
- Lungentumoren können auch in die Vena cava superior einwachsen und eine Erweiterung der Vena jugularis und der Venen in der Brustwand, Kopfschmerzen, Kurzatmigkeit und ein aufgedunsenes Gesicht verursachen.
- Metastasiert der Lungenkrebs, besonders das kleinzellige Karzinom, durch hämatogene Streuung in Leber, Gehirn und Knochen, kann dies zu Leberversagen, geistiger Verwirrung oder Knochenschmerzen führen.

Ätiologie und Pathologie

Pathogene Toxine befallen die Lungen

Externe pathogene Hitze-Toxine befallen die Lungen und beeinträchtigen ihre Funktion, zu verteilen und nach unten zu leiten. Lungen-Qi sammelt sich daher an und führt zu Qi-Stagnation und Blut-Stase, die die Bewegung in den Gefäßen und Netzgefäßen behindert.

Übermaß an Schleim-Feuchtigkeit

Wenn die Funktion des Lungen-Qi, zu verteilen und nach unten zu leiten, versagt, führt dies zu einem Übermaß an Schleim, der sich verfestigt und die Passagewege der Lungen blockiert. Da die Milz nicht genährt wird, ist ihre Transport- und Transformationsfunktion beeinträchtigt, so dass sich in Folge davon übermäßige Schleim-Feuchtigkeit und Hitze-Toxine verfestigen und allmählich Tumoren bilden.

Schwäche und Leere der Zang-Fu-Organe

Die hauptsächliche innere Ursache ist eine Yin-Yang-Disharmonie und ein Mangel an Qi und Yin. Schwäche des Lungen-Yin und Mangel an Qi und Yin beeinträchtigen die reinigende Funktion der Lungen, nach unten zu leiten; Schwäche von Milz-Qi führt zu Milz-Magen-Disharmonie; Unvermögen der Nieren, Qi aufzunehmen und Unvermögen des Nieren-Yin, nach oben zu nähren, führen zu einer Leere von Lungen und Nieren. Äußere pathogene Faktoren nutzen die Schwäche und Leere der Zang-Fu-Organe aus, um sich in den Lungen festzusetzen, zu sammeln und Tumoren zu bilden.

Musteridentifizierung und therapeutische Prinzipien

Innerliche Behandlung

Hitze-Toxine und Lungen-Yin-Mangel

Wichtige Symptome und Zeichen

Trockener Husten ohne Schleim oder mit wenig klebrigem blutdurchsetztem Schleim, Kurzatmigkeit und Schmerzen in der Brust, Reizbarkeit, schlechter Schlaf, undulierendes Fieber und Nachtschweiß, Rötung der Wangen am Nachmittag, Trockenheit von Kehle, Zunge und Mund, heisere Stimme, rötlicher Urin und trockene Stühle. Der Zungenkörper ist rot und trocken matt-rot oder hochrot mit einem dünnen gelben oder spärlichen Belag; der Puls ist fadenförmig und schnell.

Arzneitherapie

Therapeutisches Prinzip

Yin nähren und die Lungen befeuchten, Hitze klären und Toxizität vermindern.

Rezeptur

Qing Zao Jiu Fei Tang Jia Jian
(Dekokt, das die Trockenheit eliminiert und die Lunge rettet, mit Modifikationen)

- *Bei Sha Shen* (Radix Glehniae Littoralis) 20 g
- *Sheng Di Huang* (Radix Rehmanniae Glutinosae) 20 g
- *Mai Men Dong* (Radix Ophiopogonis Japonici) 15 g
- *Qing Hao* (Herba Artemisiae Qhinghao) 12 g
- *Jiang Can*‡ (Bombyx Batryticatus) 9 g
- *Di Gu Pi* (Cortex Lycii Radicis) 15 g
- *Bai He* (Bulbus Lilii) 20 g
- *Xing Ren* (Semen Pruni Armeniacae) 12 g
- *Zhe Bei Mu* (Bulbus Fritillariae Thunbergii) 9 g
- *Gua Lou* (Fructus Trichosanthis) 30 g
- *Bai Bu* (Radix Stemonae) 9 g
- *Qian Hu* (Radix Peucedani) 9 g
- *Yu Xing Cao* (Herba Houttuyniae Cordatae) 30 g
- *Ban Zhi Lian* (Herba Scutellariae Barbatae) 30 g
- *Bai Hua She She Cao* (Herba Hedyotidis Diffusae) 30 g

Erklärung

- *Bei Sha Shen* (Radix Glehniae Littoralis), *Bai He* (Bulbus Lilii) und *Mai Men Dong* (Radix Ophiopogonis Japonici) nähren Yin, klären Hitze und erzeugen Körperflüssigkeiten.
- *Qing Hao* (Herba Artemisiae Qhinghao), *Di Gu Pi* (Cortex Lycii Radicis) und *Sheng Di Huang* (Radix Rehmanniae Glutinosae) klären Feuer aufgrund von Leere und kühlen das Blut.
- *Zhe Bei Mu* (Bulbus Fritillariae Thunbergii), *Xing Ren* (Semen Pruni Armeniacae), *Gua Lou* (Fructus Trichosanthis), *Qian Hu* (Radix Peucedani) und *Bai Bu* (Radix Stemonae) klären Hitze, transformieren Schleim und leiten Qi nach unten, um Husten zu stoppen.
- *Jiang Can*‡ (Bombyx Batryticatus) transformiert Schleim und löst Verklumpungen auf.
- *Yu Xing Cao* (Herba Houttuyniae Cordatae), *Ban Zhi Lian* (Herba Scutellariae Barbatae) und *Bai Hua She She Cao* (Herba Hedyotidis Diffusae) klären Hitze und vermindern Toxizität.

Milz- und Lungen-Qi-Mangel

Wichtige Symptome und Zeichen

Andauernder Husten mit losem Schleim, Beklemmung in der Brust, Kurzatmigkeit, schnelles Atmen, aufgedunsene Schwellung des Gesichts, verminderter Appetit und verminderte Nahrungsaufnahme, Spannung im Abdomen, Kraftlosigkeit in den Gliedmaßen und weiche Stühle. Der Zungenkörper ist blass mit Zahneindrücken oder vergrößert mit einem dünnen oder leicht schmierigen Belag; der Puls ist gemäßigt, fadenförmig und kraftlos.

Arzneitherapie

Therapeutisches Prinzip

Die Lungen tonisieren und die Milz stärken, Schleim transformieren und Tumoren zerteilen.

Rezeptur

***Liu Jun Zi Tang He Jie Geng Tang Jia Jian* (Dekokt der sechs Edlen kombiniert mit einem Dekokt aus Rx. Platycodi, mit Modifikationen)**

- *Huang Qi* (Radix Astragali seu Hedysari) 30 g
- *Dang Shen* (Radix Codonopsitis Pilosulae) 15 g
- *Bai Zhu* (Rhizoma Atractylodis Macrocephalae) 9 g
- *Fu Ling* (Sclerotium Poriae Cocos) 9 g
- *Yi Yi Ren* (Semen Coicis Lachryma-jobi) 30 g
- *Chen Pi* (Pericarpium Citri Reticulatae) 9 g
- *Qing Ban Xia* (Rhizoma Pinelliae Ternatae Depurata) 9 g
- *Jie Geng* (Radix Platycodi Grundiflori) 9 g
- *Lu Gen* (Rhizoma Phragmitis Communis) 20 g
- *Sang Bai Pi* (Cortex Mori Albae Radicis) 15 g
- *Hai Zao* (Herba Sargassi) 12 g
- *Mai Ya* (Fructus Hordei Vulgaris Germinatus) 20 g
- *Shan Yao* (Rhizoma Dioscoreae Oppositae) 20 g
- *Ze Xie* (Rhizoma Alismatis Orientalis) 9 g
- *Chong Lou* (Rhizoma Paridis) 15 g
- *Ban Zhi Lian* (Herba Scutellariae Barbatae) 30 g

Erklärung

- *Huang Qi* (Radix Astragali seu Hedysari), *Dang Shen* (Radix Codonopsitis Pilosulae), *Bai Zhu* (Rhizoma Atractylodis Macrocephalae) und *Shan Yao* (Rhizoma Dioscoreae Oppositae) stärken die Milz und trocknen Feuchtigkeit.
- *Fu Ling* (Sclerotium Poriae Cocos) und *Yi Yi Ren* (Semen Coicis Lachryma-jobi) leiten Feuchtigkeit aus, um die Milz in ihrer Funktion, zu transformieren und zu transportieren, zu unterstützen.
- *Qing Ban Xia* (Rhizoma Pinelliae Ternatae Depurata), *Jie Geng* (Radix Platycodi Grundiflori) und *Hai Zao* (Herba Sargassi) zerteilen Schleim und erweichen Hartes, fördern die Bewegung von Wasser und haben eine positive Wirkung auf die Kehle.
- *Mai Ya* (Fructus Hordei Vulgaris Germinatus) und *Chen Pi* (Pericarpium Citri Reticulatae) regulieren Qi, um den Mittleren Erwärmer zu harmonisieren.
- *Ze Xie* (Rhizoma Alismatis Orientalis), *Sang Bai Pi* (Cortex Mori Albae Radicis) und *Lu Gen* (Rhizoma Phragmitis Communis) klären Hitze durch den Urin, während sie die Körperflüssigkeiten beschützen.
- *Chong Lou* (Rhizoma Paridis) und *Ban Zhi Lian* (Herba Scutellariae Barbatae) klären Hitze und vermindern Toxizität.

Ansammlung von Schleim-Feuchtigkeit in den Lungen

Wichtige Symptome und Zeichen

Starker Husten mit reichlich weißem oder gelbem Schleim, Schleimrasseln in der Kehle, Beklemmung oder steife Schmerzen in der Brust, Kurzatmigkeit, Ödeme in Gesicht, Brust oder Gliedmaßen oder generalisierte Ödeme, schlechter Appetit, Müdigkeit, Kraftlosigkeit und weiche Stühle. Der Zungenkörper ist matt oder blass und vergrößert mit einem dünnen weißen oder gelben schmierigen Belag; der Puls ist schlüpfrig oder schlüpfrig und schnell.

Arzneitherapie

Therapeutisches Prinzip

Die Milz stärken und Schleim transformieren, Tumoren zerteilen und Toxizität vermindern.

Rezeptur

***Ping Wei San Jia Jian* (Beruhige-den-Magen-Pulver, mit Modifikationen)**

- *Chen Pi* (Pericarpium Citri Reticulatae) 9 g
- *Bai Zhu* (Rhizoma Atractylodis Macrocephalae) 9 g
- *Cang Zhu* (Rhizoma Atractylodis) 9 g
- *Qing Ban Xia* (Rhizoma Pinelliae Ternatae Depurata) 9 g

- *Dang Shen* (Radix Codonopsitis Pilosulae) 15 g
- *Fu Ling* (Sclerotium Poriae Cocos) 9 g
- *Yi Yi Ren* (Semen Coicis Lachryma-jobi) 30 g
- *Zhi Nan Xing* (Rhizoma Arisaematis Praeparata) 9 g
- *Xing Ren* (Semen Pruni Armeniacae) 9 g
- *Lai Fu Zi* (Semen Raphani Sativi) 9 g
- *Qian Hu* (Radix Peucedani) 9 g
- *Zhi Ma Huang** (Herba Ephedrae, unter Rühren kurz angebraten mit Honig) 3 g
- *Long Kui* (Herba Solani Nigri) 20 g
- *Bai Hua She She Cao* (Herba Hedyotidis Diffusae) 20 g
- *Ban Zhi Lian* (Herba Scutellariae Barbatae) 30 g

Erklärung

- *Chen Pi* (Pericarpium Citri Reticulatae), *Dang Shen* (Radix Codonopsitis Pilosulae), *Fu Ling* (Sclerotium Poriae Cocos), *Yi Yi Ren* (Semen Coicis Lachryma-jobi), *Bai Zhu* (Rhizoma Atractylodis Macrocephalae) und *Cang Zhu* (Rhizoma Atractylodis) zerstreuen Feuchtigkeit und stärken die Transportfunktion der Milz.
- *Zhi Nan Xing* (Rhizoma Arisaematis Praeparata) und *Qing Ban Xia* (Rhizoma Pinelliae Ternatae Depurata) trocknen Feuchtigkeit und transformieren Schleim.
- *Xing Ren* (Semen Pruni Armeniacae) und *Zhi Ma Huang** (Herba Ephedrae, unter Rühren kurz angebraten mit Honig) beruhigen Keuchen und diffundieren Lungen-Qi.
- *Lai Fu Zi* (Semen Raphani Sativi) und *Qian Hu* (Radix Peucedani) veranlassen Lungen-Qi abzusteigen und transformieren Schleim.
- *Long Kui* (Herba Solani Nigri), *Bai Hua She She Cao* (Herba Hedyotidis Diffusae) und *Ban Zhi Lian* (Herba Scutellariae Barbatae) klären Hitze, vermindern Toxizität und stärken das Blut.

Qi-Stagnation und Blut-Stase

Wichtige Symptome und Zeichen

Unterdrückter Husten, Schleim durchsetzt mit hellrotem oder dunkelrotem Blut, schnelles Atmen, ein scharfer, fixierter Schmerz in der Brust, Reizbarkeit, Durst, trockener Stuhl und dunkel-livide Lippen. Der Zungenkörper ist matt mit Stasezeichen oder blau-purpur mit einem dünnen gelben Belag; der Puls ist drahtig oder fadenförmig und rau.

Arzneitherapie

Therapeutisches Prinzip

Qi regulieren und das Blut vitalisieren, Blut-Stase transformieren und Toxizität vermindern.

Rezeptur

Xue Fu Zhu Yu Tang Jia Jian
(Dekokt, das Stasen aus dem Haus des Blutes treibt, mit Modifikationen)

- *Dang Gui* (Radix Angelicae Sinensis) 9 g
- *Chi Shao* (Radix Paeoniae Rubrae) 12 g
- *Hong Hua* (Flos Carthami Tinctorii) 9 g
- *Tao Ren* (Semen Persicae) 9 g
- *Xing Ren* (Semen Pruni Armeniacae) 9 g
- *Yan Hu Suo* (Rhizoma Corydalis Yanhusuo) 12 g
- *Gua Lou* (Fructus Trichosanthis) 30 g
- *Yu Jin* (Radix Curcumae) 9 g
- *Zhi Ke* (Fructus Citri Aurantii) 6 g
- *Jie Geng* (Radix Platycodi Grundiflori) 6 g
- *Dan Shen* (Radix Salviae Miltiorrhizae) 20 g
- *E Zhu* (Rhizoma Curcumae) 9 g
- *Zi Cao* (Radix Arnebiae seu Lithospermi) 9 g
- *Xian He Cao* (Herba Agrimoniae Pilosae) 30 g
- *Xia Ku Cao* (Spica Prunellae Vulgaris) 12 g
- *Jin Yin Hua* (Flos Lonicerae) 10 g
- *Long Kui* (Herba Solani Nigri) 20 g
- *Bai Hua She She Cao* (Herba Hedyotidis Diffusae) 20 g

Erklärung

- *Dang Gui* (Radix Angelicae Sinensis), *Chi Shao* (Radix Paeoniae Rubrae) und *Dan Shen* (Radix Salviae Miltiorrhizae) nähren, kühlen und vitalisieren das Blut.
- *Hong Hua* (Flos Carthami Tinctorii), *Tao Ren* (Semen Persicae), *Yan Hu Suo* (Rhizoma Corydalis Yanhusuo) und *E Zhu* (Rhizoma Curcumae) vitalisieren das Blut und brechen die Blut-Stase auf.
- *Gua Lou* (Fructus Trichosanthis), *Jie Geng* (Radix Platycodi Grundiflori) und *Xing Ren* (Semen Pruni Armeniacae) transformieren Schleim, stoppen Husten und fördern die verteilende und absteigende Funktion der Lungen.
- *Yu Jin* (Radix Curcumae), *Xia Ku Cao* (Spica Prunellae Vulgaris) und *Zhi Ke* (Fructus Citri Aurantii) klären Hitze, regulieren Qi und Blut und eliminieren fokale Anspannung.

- *Zi Cao* (Radix Arnebiae seu Lithospermi) und *Xian He Cao* (Herba Agrimoniae Pilosae) kühlen das Blut und stoppen Blutungen.
- *Jin Yin Hua* (Flos Lonicerae), *Long Kui* (Herba Solani Nigri) und *Bai Hua She She Cao* (Herba Hedyotidis Diffusae) klären Hitze und vermindern Toxizität.

Lungen- und Nieren-Mangel

Wichtige Symptome und Zeichen

Fehlende Kraft beim Aushusten von Schleim, Kurzatmigkeit, eine matt-weiße Gesichtsfarbe, schlechter Appetit, abdominale Spannungen, Mattigkeit und Schmerzen im unteren Rücken und in den Knien, Müdigkeit und Kraftlosigkeit, Samenergüsse, Nachtschweiß und spontanes Schwitzen, kalte Gliedmaßen und Abneigung gegen Kälte, weiche Stühle und spärlicher Urin oder lange Abgaben von klarem Urin. Der Zungenbelag ist rot oder blass-rot mit einem dünnen weißen Belag; der Puls ist tief, fadenförmig und kraftlos.

Arzneitherapie

Therapeutisches Prinzip

Die Lungen tonisieren und die Nieren nähren, Qi vermehren und Toxizität vermindern.

Rezeptur

***Sha Shen Mai Dong Tang He Liu Wei Di Huang Tang Jia Jian* (Dekokt mit Rx. Adenophorae Glehniae und Rx. Ophiopogonis kombiniert mit Rx. Rehmanniae und sechs Bestandteilen)**

- *Dong Chong Xia Cao*‡ (Cordyceps Sinensis) 6–9 g, separat abgekocht
- *Huang Qi* (Radix Astragali seu Hedysari) 30 g
- *Sha Shen* (Radix Glehniae seu Adenophorae) 15 g
- *Mai Men Dong* (Radix Ophiopogonis Japonici) 12 g
- *Wu Wei Zi* (Fructus Schisandrae) 9 g
- *Sheng Di Huang* (Radix Rehmanniae Glutinosae) 15 g
- *Shan Zhu Yu* (Fructus Corni Officinalis) 12 g
- *Zhi Mu* (Rhizoma Anemarrhenae Asphodeloidis) 12 g
- *Chuan Bei Mu* (Bulbus Fritillariae Cirrhosae) 9 g
- *Gou Qi Zi* (Fructus Lycii) 15 g
- *Nü Zhen Zi* (Fructus Ligustri Lucidi) 15 g
- *Tu Si Zi* (Semen Cuscutae) 15 g
- *Bai Zhu* (Rhizoma Atractylodis Macrocephalae) 9 g
- *Fu Ling* (Sclerotium Poriae Cocos) 9 g
- *Xian Mao* (Rhizoma Curculiginis Orchioidis) 15 g
- *Bai Ying* (Herba Solani Lyrati) 15 g
- *Chong Lou* (Rhizoma Paridis) 15 g
- *Xia Ku Cao* (Spica Prunellae Vulgaris) 15 g
- *Xian He Cao* (Herba Agrimoniae Pilosae) 20 g

Erklärung

- *Dong Chong Xia Cao*‡ (Cordyceps Sinensis), *Tu Si Zi* (Semen Cuscutae) und *Xian Mao* (Rhizoma Curculiginis Orchioidis) tonisieren die Nieren und nähren die Lungen.
- *Huang Qi* (Radix Astragali seu Hedysari), *Bai Zhu* (Rhizoma Atractylodis Macrocephalae) und *Fu Ling* (Sclerotium Poriae Cocos) stärken die Milz und fördern ihre Funktion, zu transformieren und zu transportieren.
- *Sha Shen* (Radix Glehniae seu Adenophorae), *Mai Men Dong* (Radix Ophiopogonis Japonici), *Gou Qi Zi* (Fructus Lycii), *Nü Zhen Zi* (Fructus Ligustri Lucidi) und *Sheng Di Huang* (Radix Rehmanniae Glutinosae) nähren Yin und befeuchten die Lungen, reichern die Nieren an, vermehren die Essenz und nähren das Blut.
- *Wu Wei Zi* (Fructus Schisandrae) und *Shan Zhu Yu* (Fructus Corni Officinalis) adstringieren die Lungen und reichern die Nieren an.
- *Bai Ying* (Herba Solani Lyrati), *Chong Lou* (Rhizoma Paridis), *Xia Ku Cao* (Spica Prunellae Vulgaris), *Xian He Cao* (Herba Agrimoniae Pilosae), *Chuan Bei Mu* (Bulbus Fritillariae Cirrhosae) und *Zhi Mu* (Rhizoma Anemarrhenae Asphodeloidis) klären Hitze, vermindern Toxizität und haben anti-kanzerogene Eigenschaften.

Lungen-Yin-Mangel im Spätstadium von Krebs

Obwohl eine Reihe von Mustern bei Lungenkrebs beobachtet werden können, repräsentieren diejenigen, die sich durch Husten von großen Mengen an Blut, mit Infektion, zerstreute intravaskuläre Koagulation oder respiratorische Azidose auszeichnen, gewöhnlich einen Lungen-Yin-Mangel; dieses Muster neigt dazu, sich zu verschlechtern, je weiter der Krebs fortgeschritten ist. Daher spielt das Vermeiden und Behandeln von Yin-Mangel eine sehr wichtige Rolle in der klinischen Praxis.

Obwohl Symptome wie *xi ben* (schnelle Atmung)[i] und *ke sou* (Husten), die in klassischen TCM-Abhandlungen beschrieben werden, Ähnlichkeiten mit Lungenkrebs aufweisen, ist *fei wei* (Lungen-Wei-Syndrom)[ii] denjenigen am ähnlichsten, die im Spätstadium von Lungenkrebs beobachtet werden können. Lungen-Wei-Syndrom aufgrund von Leere-Hitze ist oft ein kritischer Zustand. Schwächung und Schädigung von Lungen-Qi und Mangel an Körperflüssigkeiten beeinträchtigen das Befeuchten und Nähren und führen schließlich zu einer Austrocknung der Lungen-Lobuli. Die Symptome dieses Musters werden im *Wai Tai Mi Yao* [Geheimnisse eines Grenzbeamten] als „trockener Husten, schnelles Atmen, klebriger Schleim, der manchmal mit Blut durchsetzt ist, Reizbarkeit, Durst, Wechselfieber, ein roter Zungenkörper mit spärlichem Belag und ein fadenförmiger und schneller Puls" beschrieben.

Faktoren, die zu einem Lungen-Yin-Mangel führen, sind u. a.:

- Personen mit chronischen Erkrankungen haben gewöhnlich eine konstitutionelle Schwäche des Lungen- und Nieren-Yin, die sich in den späten Stadien von Lungenkrebs verschlechtert.
- Der Verlust von großen Mengen an Flüssigkeit während der Lungenresektion und wenn diese nach der Operation nicht sehr schnell wieder ersetzt werden.
- Hitze-Toxine, die das Yin während der Strahlentherapie schädigen.
- Anwendung von großen Mengen an Diuretika bei der Behandlung von hartnäckigen Flüssigkeitsansammlungen, die zu einem großen Flüssigkeitsverlust und Hypokaliämie führen.
- Pulmonare Fibrose durch chemotherapeutische Mittel wie Bleomycin und hohe Dosen an Cyclophosphamiden oder durch die kumulative Wirkung der Strahlentherapie.

Bai He Gu Jin Tang (Bb. Lilii-Dekokt zur Erhaltung des Metalls) und *Qing Zao Jiu Fei Tang* (Dekokt, das die Trockenheit eliminiert und die Lunge rettet) sind die empfohlenen Rezepturen bei Lungen-Yin-Mangel, da sie die Funktionen erfüllen, das Yin zu nähren, Qi zu vermehren, Husten zu stoppen und Verklumpungen aufzulösen. Neuere Berichte weisen darauf hin, dass diese Rezepturen die Immunfunktion stärken, das Wachstum von Tumoren hemmen und Husten stoppen.[1, 2]

Bai He (Bulbus Lilii) vermehrt Qi, klärt das Herz, befeuchtet die Lungen und stoppt Husten; eines der Hauptbestandteile, Colchicin, hat im in-vitro-Versuch die Entwicklung von Tumoren hemmen können.

Da die komplexe Rezeptur von *Tian Men Dong* (Radix Asparagi Cochinchinensis) eine deutlich hemmende Wirkung auf squamöse Zellkarzinome der Lungen bei Tieren hat, sind einige Forscher der Meinung, dass sie auch das Ausmaß von Metastasenherden in den Lungen reduzieren, die Rate der Lymphoblastentransformation steigern und die Anzahl natürlicher Killerzellen bei Menschen erhöhen kann.[3]

Andere Bestandteile der Rezepturen wie *Pi Pa Ye* (Folium Eriobotryae Japonicae), *Yu Xing Cao* (Herba Houttuyniae Cordatae), *Ban Zhi Lian* (Herba Scutellariae Barbatae) und *Bei Mu* (Bulbus Fritillariae) dringen in die Lungen-Leibahn ein und entfalten ihre Wirkung, indem sie Hartes erweichen und Verklumpungen zerteilen. Wenn man sie Arzneien beifügt, die Husten stoppen, die Lungen befeuchten, Blutungen beenden und Hitze klären, hat die gesamte Rezeptur eine starke Wirkung.

Modifikationen bei häufigen Komplikationen von Lungenkrebs

Man wähle drei bis fünf der aufgelisteten Arzneien aus, um sie den obigen Rezepturen zur Behandlung der folgenden häufigen Komplikationen von Lungenkrebs hinzuzufügen.

Husten

- *Xing Ren* (Semen Pruni Armeniacae) 12 g
- *Jie Geng* (Radix Platycodi Grundiflori) 9 g
- *Chuan Bei Mu* (Bulbus Fritillariae Cirrhosae) 9 g
- *Bai Bu* (Radix Stemonae) 9 g
- *Qian Hu* (Radix Peucedani) 9 g
- *Sang Bai Pi* (Cortex Mori Albae Radicis) 9 g

---

i Eine Ansammlung von pathogenen Faktoren in der Lunge, eine der fünf Arten von Ansammlungen. Xi ben zeigt sich als eine Verklumpung im rechten Hypochondrium, mit schnellem Atmen, Fieber und Abneigung gegen Kälte, Beklemmung in der Brust, Würgen und Husten von eitrigem oder blutigem Schleim.

ii Ein chronisch schwächender Lungenzustand hervorgerufen durch Schädigung von Lungen-Yin, der sich als Husten mit weißem, schaumigem Schleim, Auszehrung, mentale Teilnahmslosigkeit, Trockenheit von Mund und Lippen und ein schwacher und schneller Puls zeigt.

- *Zi Wan* (Radix Asteris Tatarici) 9 g
- *Wu Wei Zi* (Fructus Schisandrae) 9 g
- *Pi Pa Ye* (Folium Eriobotryae Japonicae) 15 g

Husten mit stark klebrigem Sputum

- *Qing Ban Xia* (Rhizoma Pinelliae Ternatae Depurata) 9 g
- *Dan Nan Xing* (Pulvis Arisaematis cum Felle Bovis) 9 g
- *Gua Lou* (Fructus Trichosanthis) 30 g
- *Xia Ku Cao* (Spica Prunellae Vulgaris) 15 g
- *Sang Ye* (Folium Mori Albae) 9 g
- *Ju Luo* (Retinervus Fructus Citri Reticulatae) 9 g
- *Hai Zao* (Herba Sargassi) 9 g
- *Lai Fu Zi* (Semen Raphani Sativi) 15 g
- *Bei Mu* (Bulbus Fritillariae) 15 g
- *Zhu Ru* (Caulis Bambusae in Taeniis) 15 g
- *Jie Geng* (Radix Platycodi Grundiflori) 9 g

Blutiger Husten

- *Bai Mao Gen* (Rhizoma Imperatae Cylindricae) 30 g
- *Xian He Cao* (Herba Agrimoniae Pilosae) 30 g
- *Bai Ji** (Rhizoma Bletillae Striatae) 9 g
- *Hua Rui Shi*‡ (Ophicalcitum) 3 g
- *San Qi Fen* (Pulvis Radicis Notoginseng) 3 g, dem fertigen Dekokt beigefügt
- *Xue Yu Tan*‡ (Crinis Carbonisatus Hominis) 9 g
- *Han Lian Cao* (Herba Ecliptae Prostratae) 20 g
- *Di Yu* (Radix Sanguisorbae Officinalis) 15 g
- *Qian Cao Gen* (Radix Rubiae Cordifoliae) 9 g
- *Ou Jie* (Nodus Nelumbinis Nuciferae Rhizomatis) 9 g

Keuchen und Kurzatmigkeit

- *Zhi Ma Huang** (Herba Ephedrae, pfannengerührt mit Honig) 3 g
- *Jie Geng* (Radix Platycodi Grundiflori) 9 g
- *Su Zi* (Fructus Perillae Frutescentis) 9 g
- *Xing Ren* (Semen Pruni Armeniacae) 15 g
- *Zhi Mu* (Rhizoma Anemarrhenae Asphodeloidis) 12 g
- *He Zi* (Fructus Terminaliae Chebulae) 6 g
- *Bai Guo* (Semen Ginkgo Bilobae) 6 g
- *Huang Qi* (Radix Astragali seu Hedysari) 30 g
- *Dong Chong Xia Cao*‡ (Cordyceps Sinensis) 3 g

Schmerzen in der Brust

- *Yan Hu Suo* (Rhizoma Corydalis Yanhusuo) 12 g
- *Gua Lou* (Fructus Trichosanthis) 30 g
- *Xie Bai* (Bulbus Allii Macrostemi) 9 g
- *Yu Jin* (Radix Curcumae) 9 g
- *Bai Shao* (Radix Paeoniae Lactiflorae) 15 g
- *Si Gua Luo* (Fasciculus Vascularis Luffae) 15 g
- *Zhi Ke* (Fructus Citri Aurantii) 9 g
- *Dan Shen* (Radix Salviae Miltiorrhizae) 20 g
- *Xu Chang Qing* (Radix Cynanchi Paniculati) 9 g
- *Bai Qu Cai* (Herba Chelidonii) 15 g
- *Wu Yao* (Radix Linderae Strychnifoliae) 9 g
- *E Zhu* (Rhizoma Curcumae) 9 g

Anhaltendes hohes Fieber

- *Shi Gao*‡ (Gypsum Fibrosum) 20 g
- *Da Qing Ye* (Folium Isatidis seu Baphicacanthi) 9 g
- *Chao Zhi Zi* (Fructus Gardeniae Jasminoidis, pfannengerührt) 9 g
- *Jin Yin Hua* (Flos Lonicerae) 30 g
- *Ling Yang Jiao*‡ (Cornu Antelopis, pulverisiert) 3 g, dem fertigen Dekokt beigefügt
- *Mu Dan Pi* (Cortex Moutan Radicis) 12 g
- *Zi Cao* (Radix Arnebiae seu Lithospermi) 9 g

Fertigarzneien wie *Zi Xue San* (Purpurschnee-Pulver) oder *An Gong Niu Huang Wan* (Friedlicher Palast Rinder-Magenstein-Pille) können auch separat eingenommen werden.

Geringes Fieber oder undulierendes Fieber am Nachmittag

- *Di Gu Pi* (Cortex Lycii Radicis) 15 g
- *Yin Chai Hu* (Radix Stellariae Dichotomae) 9 g
- *Qing Hao* (Herba Artemisiae Qhinghao) 12 g
- *Zhi Mu* (Rhizoma Anemarrhenae Asphodeloidis) 12 g
- *Mu Dan Pi* (Cortex Moutan Radicis) 9 g
- *Huang Qin* (Radix Scutellariae Baicalensis) 9 g
- *Mai Men Dong* (Radix Ophiopogonis Japonici) 9 g
- *Tian Hua Fen* (Radix Trichosanthis) 30 g

Spontanes Schwitzen und Kurzatmigkeit

- *Zhi Huang Qi* (Radix Astragali seu Hedysari, unter Rühren kurz angebraten mit Honig) 30 g
- *Dang Shen* (Radix Codonopsitis Pilosulae) 20 g
- *Tai Zi Shen* (Radix Pseudostellariae Heterophyllae) 20 g
- *Fu Xiao Mai* (Fructus Tritici Aestivi Levis) 30 g
- *Da Zao* (Fructus Ziziphi Jujubae) 9 g
- *Duan Long Gu*‡ (Os Draconis Calcinatum) 15 g
- *Duan Mu Li*‡ (Concha Ostreae Calcinata) 15 g

- *Chao Bai Zhu* (Rhizoma Atractylodis Macrocephalae, pfannengerührt) 9 g
- *Wu Bei Zi*‡ (Galla Rhois Chinensis) 9 g
- *Qian Cao Gen* (Radix Rubiae Cordifoliae) 12 g
- *Xian He Cao* (Herba Agrimoniae Pilosae) 30 g

Pleuraerguss

- *Ting Li Zi* (Semen Lepidii seu Descurainiae) 9 g
- *Long Kui* (Herba Solani Nigri) 20 g
- *Zhu Ling* (Sclerotium Polypori Umbellati) 30 g
- *Fu Ling* (Sclerotium Poriae Cocos) 20 g
- *Ze Xie* (Rhizoma Alismatis Orientalis) 9 g
- *Yuan Hua* (Flos Daphnes Genkwa) 6 g
- *Yi Yi Ren* (Semen Coicis Lachryma-jobi) 30 g
- *Hai Zao* (Herba Sargassi) 9 g
- *Che Qian Zi* (Semen Plantaginis) 20 g
- *Che Qian Cao* (Herba Plantaginis) 20 g
- *Chi Xiao Dou* (Semen Phaseoli Calcarati) 9 g
- *Sang Bai Pi* (Cortex Mori Albae Radicis) 9 g
- *Chi Shao* (Radix Paeoniae Rubrae) 15 g

Scrofula

- *Shan Ci Gu* (Pseudobulbus Shancigu) 15 g
- *Xia Ku Cao* (Spica Prunellae Vulgaris) 15 g
- *Hai Zao* (Herba Sargassi) 9 g
- *Bei Mu* (Bulbus Fritillariae) 3 g
- *Huang Yao Zi* (Rhizoma Dioscoreae Bulbiferae) 9 g
- *Kun Bu* (Thallus Laminariae seu Eckloniae) 9 g
- *Chuan Shan Jia*‡ (Squama Manitis Pentadactylae) 9 g
- *Jiang Can*‡ (Bombyx Batryticatus) 6 g
- *Quan Xie*‡ (Buthus Martensi) 6 g

Fertigarzneien wie *Xi Huang Wan* (Verstärkte westliche Rinder-Magenstein-Pille) oder *Xiao Jin Dan* (Kleine Goldene Spezialpille) können auch separat eingenommen werden.

Metastasierte Tumoren im Knochen und Knochenschmerzen

- *Xu Chang Qing* (Radix Cynanchi Paniculati) 12 g
- *Tou Gu Cao* (Herba Speranskiae seu Impatientis) 15 g
- *Bu Gu Zhi* (Fructus Psoraleae Corylifoliae) 15 g
- *Hai Feng Teng* (Caulis Piperis Kadsurae) 20 g
- *Gui Zhi* (Ramulus Cinnamomi Cassiae) 6 g
- *Yan Hu Suo* (Rhizoma Corydalis Yanhusuo) 12 g
- *Bai Qu Cai* (Herba Chelidonii) 20 g
- *Chong Lou* (Rhizoma Paridis) 15 g

Akupunktur

Akupunktur hat nur eine unterstützende Rolle bei der Behandlung von Lungenkrebs.

Punkte

- **Hauptpunkte:** Bl 12 Fengmen, Bl 13 Feishu, Bl 15 Xinshu, Bl 43 Gaohuang, Lu 1 Zhongfu, Ren 17 Danzhong und Lu 5 Chize.
- **Hilfspunkte:** Lu 7 Lieque, Pe 6 Neiguan, Ma 36 Zusanli, Di 11 Quchi, Gb 20 Fengchi, Di 4 Hegu und Ashi-Punkte.

Technik

Man wende die ausgleichende Methode an und belasse die Nadeln 20–30 Minuten in den Punkten. Nachdem die Nadeln gezogen sind, wende man 5–10 Minuten Akupressur durch Reiben oder sanftes Klopfen in den Punkten Du 14 Dazhui, Gb 21 Jianjing, Du 4 Mingmen, Di 11 Quchi und Di 4 Hegu an, um Husten, Keuchen und Brustschmerzen zu mildern.

Moxibustion

Punkte

Du 22 Xinhui, Du 23 Shangxing, Bl 7 Tongtian, Du 20 Baihui, EX-HN 5 Taiyang, Ma 2 Sibai und Gb 14 Yangbai.

Bestandteile

Ai Rong (Folium Tritium Artemisiae Argyi) 80 g, *Long Kui* (Herba Solani Nigri) 40 g, *Shan Dou Gen* (Radix Sophorae Tonkinensis) 40 g und *Da Suan* (Bulbus Allii Sativi) 30 Zehen.

Technik

Man zermahle die drei Kräuter zu einer weichen Substanz, um medizinisches Moxa herzustellen, und schneide die Knoblauchzwiebeln in 5 mm dicke Scheiben. Man wähle jedes Mal drei Punkte aus, lege den Knoblauch auf die Punkte, füge das medizinische Moxa hinzu und zünde es an. Man behandle einmal täglich; dreißig Behandlungen ergeben einen Zyklus. Ein oder zwei Zyklen sind notwendig, abhängig von der Ansprechbarkeit.

Ohr-Akupunktur

Punkte

Obere Lunge, Lunge, Untere Lunge, Herz, Dickdarm, Nebennieren, Endokrinum, Nase, Kehle und Brust.

Technik

Man befestige *Wang Bu Liu Xing*-Samen (Semen Vaccariae Segetalis) mit selbstklebendem Pflaster auf den Punkten. Den Patienten anweisen, jeden Samen zehnmal täglich eine Minute lang zu drücken. Die Samen alle drei Tage auswechseln, dabei das andere Ohr wählen.

Einbeziehung der Chinesischen Medizin in onkologische Behandlungsstrategien bei Lungenkrebs

Chirurgische Behandlung und postoperative Phase

Eine kurative chirurgische Behandlung ist bei Tumoren, die zum Zeitpunkt der Diagnose gestreut haben, nicht möglich. Eine chirurgische Behandlung kann bei einem Karzinom möglich sein, das sich noch nicht jenseits der Lungen ausgebreitet hat (normalerweise nur in den Stadien I und II oder bei Patienten mit einem isolierten, langsam wachsenden Tumor).

Innere Behandlung

Leber-Milz- und Magen-Disharmonie

Arzneitherapie

Therapeutisches Prinzip

Die Milz stärken und den Magen harmonisieren, die Leber ausleiten und Qi regulieren.

Bestandteile

- *Cu Chai Hu* (Radix Bupleuri, zubereitet mit Essig) 9 g
- *Bai Zhu* (Rhizoma Atractylodis Macrocephalae) 9 g
- *Fu Ling* (Sclerotium Poriae Cocos) 9 g
- *Huang Qin* (Radix Scutellariae Baicalensis) 9 g
- *Bai Shao* (Radix Paeoniae Lactiflorae) 15 g
- *Mu Xiang** (Radix Aucklandiae Lappae) 6 g
- *Sha Ren* (Fructus Amomi) 3 g
- *Chao Chen Pi* (Pericarpium Citri Reticulatae, pfannengerührt) 9 g
- *Fo Shou* (Fructus Citri Sarcodactylis) 9 g
- *Ji Nei Jin*‡ (Endothelium Corneum Gigeriae Galli) 12 g
- *Yu Jin* (Radix Curcumae) 9 g
- *Ban Zhi Lian* (Herba Scutellariae Barbatae) 30 g

Qi- und Yin-Mangel

Arzneitherapie

Therapeutisches Prinzip

Qi tonisieren und regulieren, Yin nähren und die Milz stärken.

Bestandteile

- *Tai Zi Shen* (Radix Pseudostellariae Heterophyllae) 15 g
- *Bei Sha Shen* (Radix Glehniae Littoralis) 20 g
- *Huang Qi* (Radix Astragali seu Hedysari) 30 g
- *Xuan Shen* (Radix Scrophulariae Ningpoensis) 15 g
- *Mai Men Dong* (Radix Ophiopogonis Japonici) 15 g
- *Shi Hu** (Herba Dendrobii) 15 g
- *Sheng Di Huang* (Radix Rehmanniae Glutinosae) 15 g
- *Dan Shen* (Radix Salviae Miltiorrhizae) 20 g
- *Bai Zhu* (Rhizoma Atractylodis Macrocephalae) 9 g
- *Yi Yi Ren* (Semen Coicis Lachryma-jobi) 30 g
- *Fu Ling* (Sclerotium Poriae Cocos) 9 g
- *Fo Shou* (Fructus Citri Sarcodactylis) 9 g
- *Chen Pi* (Pericarpium Citri Reticulatae) 9 g
- *Hou Po* (Cortex Magnoliae Officinalis) 9 g
- *Chao Mai Ya* (Fructus Hordei Vulgaris Germinatus, pfannengerührt) 20 g
- *Jiao Shen Qu* (Massa Fermentata, scharf gebraten) 15 g
- *Chong Lou* (Rhizoma Paridis) 15 g

Generelle Modifikationen

- Bei schlechtem Appetit füge man *Shan Zha* (Fructus Crataegi, scharf gebraten), *Jiao Shen Qu* (Massa Fermentata, scharf gebraten) und *Jiao Mai Ya* (Fructus Hordei Vulgaris Germinatus, scharf gebraten)– wenn sie nicht schon im obigen Rezept eingeschlossen sind – und *Bai Bian Dou* (Semen Dolichoris Lablab) hinzu.

- Bei niedrigem Fieber und Nachtschweiß füge man *Di Gu Pi* (Cortex Lycii Radicis), *Yin Chai Hu* (Radix Bupleuri), *Qing Hao* (Herba Artemisiae Qinghao) und *Gui Ban** (Plastrum Testudinis) hinzu.
- Bei Blut-Mangel füge man *Dang Gui* (Radix Angelicae Sinensis), *Zi He Che*‡ (Placenta Hominis), *Long Yan Rou* (Arillus Euphoriae Longanae), *Shu Di Huang* (Radix Rehmanniae Glutinosae Conquita) und *Ji Xue Teng* (Caulis Spatholobi) hinzu.
- Bei viel Schleim füge man *Xing Ren* (Semen Pruni Armeniacae), *Jie Geng* (Radix Platycodi Grundiflori), *Chuan Bei Mu* (Bulbus Fritillariae Cirrhosae), *Pi Pa Ye* (Folium Eriobotryae Japonicae) und *Zhi Tian Nan Xing* (Rhizoma Arisaematis Praeparata) hinzu.
- Bei Husten füge man *Qian Hu* (Radix Peucedani), *Bai Bu* (Radix Stemonae), *Sang Bai Pi* (Cortex Mori Albae Radicis) und *Yu Xing Cao* (Herba Houttuyniae Cordatae) hinzu.
- Bei Keuchen und Kurzatmigkeit füge man *Zhi Ma Huang** (Herba Ephedrae, unter Rühren kurz angebraten mit Honig), *Zi Wan* (Radix Asteris Tatarici) und *Dong Chong Xia Cao*‡ (Cordyceps Sinensis) hinzu.

Akupunktur kann eingesetzt werden, um eine Reihe von häufig auftretenden Komplikationen nach einer Operation wegen Lungenkrebs zu behandeln.

Husten

Ätiologie

Husten nach einer Operation wegen Lungenkrebs beruht auf einer Schädigung der Lungen und einem Mangel an Lungen-Qi, das nicht in der Lage ist, zu verteilen und nach unten zu leiten, was zu einem aufsteigenden Gegenfluss von Lungen-Qi führt.

Akupunktur

Therapeutisches Prinzip

Die Lungen tonisieren, die Milz stärken und Husten stoppen.

Punkte

Bl 13 Feishu, Lu 7 Lieque, Ma 40 Fenglong, und Mi 3 Taibai.

Technik

Man wende die ausgleichende Methode an und belasse die Nadeln 20–30 Minuten in den Punkten. Moxibustion kann bei Mi 3 Taibai eingesetzt werden.

Erklärung

- Bl 13 Feishu, der Rücken-*shu*-Punkt der Lungen, tonisiert und vermehrt Lungen-Qi.
- Lu 7 Lieque leitet gegenläufiges Lungen-Qi nach unten.
- Mi 3 Taibai, der Ursprungs-*yuan*-Punkt der Milz-Leitbahn, stärkt die Milz und zerstreut Feuchtigkeit, da die Krankheit des Sohnes auch die Mutter betrifft.
- Die Anwendung von Moxibustion bei Mi 3 Taibai stärkt die Transport- und Transformationsfunktion der Milz und in Kombination mit Ma 40 Fenglong stärkt sie die Milz und zerteilt Schleim.

Brustschmerzen

Ätiologie

Schädigung der Lungen und Mangel an Lungen-Qi führen zu einem Unvermögen, zu verteilen und nach unten zu leiten, und so zu einer Beeinträchtigung der Fähigkeit, die Wasserwege zu befreien und zu regulieren. Wasser bewegt sich nicht und sammelt sich, um Schleim zu bilden, der sich in die Brust eingräbt und das Brust-Yang daran hindert, sich zu bewegen, und so Brustschmerzen hervorruft.

Akupunktur

Therapeutisches Prinzip

Die Lungen tonisieren und die Milz stärken, Qi regulieren und Schmerzen lindern.

Punkte

Ren 17 Danzhong, Lu 9 Taiyuan, Pe 6 Neiguan, Bl 20 Pishu und Ma 40 Fenglong.

Technik

Man wende die ausgleichende Methode an und belasse die Nadeln 20–30 Minuten in den Punkten.

Erklärung

- Pe 6 Neiguan und Ren 17 Danzhong regulieren Qi und lindern Schmerzen.
- Lu 9 Taiyuan, der Ursprungs-*yuan*-Punkt der Lungen-Leitbahn, tonisiert die Lungen und vermehrt Qi.
- Bl 20 Pishu und Ma 40 Fenglong stärken die Milz und zerteilen Schleim.

Keuchen durch Lungen-Schwäche

Akupunktur

Therapeutisches Prinzip

Die Lungen diffundieren und Keuchen beruhigen.

Punkte

Ren 17 Danzhong, Bl 43 Gaohuang, Lu 5 Chize, Lu 2 Yunmen und Dingchuan (0,5 cun lateral von Du 14 Dazhui).

Technik

Man wende die ausgleichende Methode an und belasse die Nadeln 20–30 Minuten in den Punkten.

Erklärung

- Ren 17 Danzhong reguliert Qi und stabilisiert Keuchen.
- Bl 43 Gaohuang behandelt hauptsächlich Husten und Keuchen aufgrund von Schwäche und Leere.
- Dingchuan ist ein wichtiger Punkt zur Stabilisierung von Keuchen.
- Die Kombination von Lu 5 Chize, dem Meer-*he*-Punkt der Lungen-Leitbahn, und dem Lokapunkt Lu 2 Yunmen stimuliert die Funktion des Lungen-Qi, nach unten zu leiten, um so gegenläufiges Qi zu behandeln und Keuchen zu beruhigen.

Blutiger Husten

Ätiologie

Yin-Mangel durch eine lang andauernde Krankheit verursacht Leere-Feuer, das die Netzgefäße der Lungen verbrennt und schädigt und zum Aushusten von Blut führt.

Akupunktur

Therapeutisches Prinzip

Yin nähren und die Nieren tonisieren, die Lungen klären und Blutungen stoppen.

Punkte

Lu 5 Chize, Lu 6 Kongzui, Ni 7 Fuliu und Ni 3 Taixi.

Technik

Man wende die stärkende Methode an und belasse die Nadeln 20–30 Minuten in den Punkten.

Erklärung

- Die Kombination von Lu 5 Chize und Lu 6 Kongzui, den Meer-*he*- und Spalten-*xi*-Punkten der Lungen-Leitbahn, klärt die Lungen und stoppt Blutungen.
- Die Kombination von Ni 7 Fuliu und Ni 3 Taixi, den Fluss-*jing*- und Ursprungs-*yuan*-Punkten der Nieren-Leitbahn, nährt und tonisiert Nieren-Yin.
- In Fällen von Schwäche kann die Behandlung durch Regulieren des Mutter-Sohn-Verhältnisses (hier ist Lunge die Mutter und Niere der Sohn) effektiviert werden. Wenn Lungen-Yin genährt und tonisiert wird, kann Nieren-Wasser steigen und das Aushusten von Blut wird sich spontan bessern.

Heisere Stimme

Ätiologie

Leere und Schwäche von Qi und Yin aufgrund einer lang andauernden Krankheit der Lungen schädigt Nieren-Yin, die Körperflüssigkeiten können nicht aufsteigen und das Fehlen von Feuchtigkeit führt zu einer heiseren Stimme.

Akupunktur

Therapeutisches Prinzip

Lungen und Nieren nährend, Trübes ausleiten und die Öffnungen öffnen.

Punkte

Di 18 Futu, Di 17 Tianding, Lu 11 Shaoshang, und Ni 3 Taixi.

Technik

Man wende die stärkende Methode an und belasse die Nadeln 20–30 Minuten in den Punkten.

Erklärung

- Di 17 Tianding und Di 18 Futu sind Lokalpunkte, sie befreien Qi und Blut und leiten sie in dem betroffenen Gebiet aus.
- Lu 11 Shaoshang, der Brunnen-*jing*-Punkt der Lungen-Leitbahn, leitet Trübes aus und öffnet die Öffnungen.
- Ni 3 Taixi, der Ursprungs-*yuan*-Punkt der Nieren-Leitbahn, vermehrt Nieren-Yin und leitet Leere-Feuer nach unten zur Behandlung der Wurzel.

Husten

Ohr-Akupunktur

Punkte

Lunge, Bronchen, Milz und Shenmen.

Brustschmerzen

Ohr-Akupunktur

Punkte

Herz, Brust, Leber und Shenmen.

Keuchen durch Lungen-Mangel

Ohr-Akupunktur

Punkte

Lunge, Bronchen, Dickdarm, Leber und Sympathikus.

Blutiger Husten

Ohr-Akupunktur

Punkte

Lunge, Nebennieren, Shenmen, Subkortex.

Technik

Man befestige *Wang Bu Liu Xing*-Samen (Semen Vaccariae Segetalis) mit selbstklebendem Pflaster auf diesen Punkten. Den Patienten anweisen, jeden Samen zehnmal täglich eine Minute lang zu drücken. Die Samen alle drei Tage auswechseln, dabei das andere Ohr wählen.

Strahlentherapie

Hohe Strahlendosen können eingesetzt werden, um langsam wachsende squamöse Zellkarzinome bei Patienten zu behandeln, die abgesehen von ihrer Krebserkrankung einigermaßen gesund sind. Strahlentherapie wird auch eingesetzt, um Lungenkrebs zu behandeln, wenn der Tumor inoperabel ist oder der Patient andere ernsthafte Erkrankungen hat; in diesen Fällen wirkt die Strahlentherapie eher palliativ als kurativ. Sie kann auch eingesetzt werden, um Symptome von Metastasierungen zu kontrollieren wie Knochenschmerzen, Syndrome der oberen Vena cava oder Hämoptyse.

Nebenwirkungen von Strahlentherapie bei Lungenkrebs sind u. a. ein Abfall der Werte für weiße Blutzellen und Blutplättchen, Strahlenpneumonitis und Kardiotoxizität. Diese Nebenwirkungen werden ausführlich in Kapitel 4 erörtert.

Andere Symptome sind trockener Husten mit spärlichem Schleim oder fehlendem Schleim, Kurzatmigkeit und schnelles Atmen, Beklemmung und Schmerzen in der Brust, Trockenheit von Mund und Zunge, juckende Kehle, Fieber, Reizbarkeit, allgemeine Kraftlosigkeit, schlechter Appetit, eine Vorliebe für Kälte, gelegentliche Übelkeit und Erbrechen, sich verwirrt fühlen und Mattigkeit und Schmerzen im unteren Rücken und in den Knien.

Diese Symptome werden nach der Musteridentifizierung mit Rezepturen behandelt, die auf den folgenden Prinzipien basieren:

- Hitze klären und Toxizität vermindern
- Qi und Blut kühlen und tonisieren
- Körperflüssigkeiten erzeugen und Trockenheit befeuchten
- Die Milz stärken und den Magen harmonisieren.

Rezepturen für diese Behandlung finden sich ausführlich im Kapitel über Speiseröhrenkrebs (Kap. 8.2).

Yin nähren und Lungen-Hitze klären

- *Bei Sha Shen* (Radix Glehniae Littoralis) 20 g
- *Bai He* (Bulbus Lilii) 20 g
- *Mai Men Dong* (Radix Ophiopogonis Japonici) 15 g
- *Pi Pa Ye* (Folium Eriobotryae Japonicae) 15 G
- *Bei Mu* (Bulbus Fritillariae) 15 g
- *Zhi Mu* (Rhizoma Anemarrhenae Asphodeloidis) 15 g
- *Jie Geng* (Radix Platycodi Grundiflori) 9 g
- *Sang Bai Pi* (Cortex Mori Albae Radicis) 15 g
- *Zi Wan* (Radix Asteris Tatarici) 9 g
- *Kuan Dong Hua* (Flos Tussilaginis Farfarae) 15 g
- *Yu Xing Cao* (Herba Houttuyniae Cordatae) 30 g
- *Qian Hu* (Radix Peucedani) 9 g

Leber und Nieren nähren und tonisieren

- *Dong Chong Xia Cao*‡ (Cordyceps Sinensis) 2 g, separat abgekocht
- *Gou Qi Zi* (Fructus Lycii) 15 g
- *Nü Zhen Zi* (Fructus Ligustri Lucidi) 15 g
- *Bai Shao* (Radix Paeoniae Lactiflorae) 15 g
- *Shan Zhu Yu* (Fructus Corni Officinalis) 15 g
- *Gui Ban** (Plastrum Testudinis) 15 g
- *He Shou Wu* (Radix Polygoni Multiflori) 15 g

Chemotherapie

Chemotherapie ist gewöhnlich das Mittel der Wahl bei Tumoren, die sich zum Zeitpunkt der Diagnose ausgebreitet haben, und wird manchmal zur palliativen Erleichterung mit Strahlentherapie kombiniert. Adjuvante Chemotherapie mit Strahlentherapie kann die Überlebenszeit verlängern.

Nebenwirkungen der Chemotherapie bei Lungenkrebs sind u. a. schlechter Appetit, Übelkeit und Erbrechen, Knochenmarksuppression und Mundulzera; diese werden ausführlich in Kapitel 4 erörtert Chemotherapie kann auch Schwächezustände und eine Schwächung der Konstitution verursachen. Ein oder zwei Wochen nach der Chemotherapie weisen Patienten oft Kraftlosigkeit, mentale Teilnahmslosigkeit, Kurzatmigkeit, Schlaflosigkeit, Schwitzen aufgrund von Schwäche, Trockenheit von Mund und Zunge und Haarausfall auf. Zwei Muster lassen sich identifizieren:

Qi- und Blut-Mangel mit ausgeprägten Hitze-Zeichen

Arzneitherapie

Therapeutisches Prinzip

Qi und Blut kühlen und tonisieren.

Bestandteile

- *Huang Qi* (Radix Astragali seu Hedysari) 15–30 g
- *Xi Yang Shen** (Radix Panacis Quinquefolii) 3–6 g, separat abgekocht
- *Sha Shen* (Radix Glehniae seu Adenophorae) 15–30 g
- *Sheng Di Huang* (Radix Rehmanniae Glutinosae) 15–30 g
- *Dan Shen* (Radix Salviae Miltiorrhizae) 15–30 g

Qi- und Blut-Mangel mit ausgeprägten Kälte-Zeichen

Arzneitherapie

Therapeutisches Prinzip

Qi und Blut wärmen und tonisieren.

Bestandteile

- *Dang Shen* (Radix Codonopsitis Pilosulae) 15–30 g
- oder *Tai Zi Shen* (Radix Pseudostellariae Heterophyllae) 15–30 g
- oder *Hong Shen* (Radix Ginseng Rubra) 6 g
- oder *Bai Shen* (Radix Ginseng Alba) 6 g
- oder *Ren Shen* (Radix Ginseng) 6 g
- *Dang Gui* (Radix Angelicae Sinensis) 15–30 g
- *Shu Di Huang* (Radix Rehmanniae Glutinosae Conquita) 9–15 g
- *E Jiao*‡ (Gelatinum Corii Asini) 9 g, eingeschmolzen in das fertige Dekokt
- *Huang Jing* (Rhizoma Polygonati) 15–30 g
- *Zi He Che*‡ (Placenta Hominis) 6 g
- *Long Yan Rou* (Arillus Euphoriae Longanae) 6 g
- *Da Zao* (Fructus Ziziphi) 20 g

Anmerkungen zur Behandlung

Wie bereits weiter oben erwähnt, ist die chirurgische Behandlung die erste Wahl bei Lungenkrebs in den Stadien I und II. Vorausgesetzt es gibt keine lokalen Lymphknotenmetastasen, braucht keine Strahlen- oder Chemotherapie eingesetzt werden. In diesem Fall ist die Einbeziehung von Arzneien zur Vermehrung von Qi, Nähren von Yin und Regulieren von Milz und Magen sehr wichtig, um die postoperative Genesung des Patienten zu unterstützen. Sie sollte für einige Jahre aufrecht erhalten werden, um die Überlebenszeit durch Stützen des Aufrechten Qi (Zheng Qi) und Vertreiben pathogener Faktoren zu verlängern.

Die klinische Praxis in Onkologieabteilungen in ganz China hat in den letzten 40 Jahren gezeigt, dass die Einbindung von TCM in eine Chemo- oder Strahlentherapie für Lungenkrebs, entweder vor oder nach der Operation, die Wirkung der Behandlung verbessern und die Nebenwirkungen reduzieren kann.

Andere Therapien

Diätetik

- Nach der Operation sollten Nahrungsmittel zum Tonisieren von Qi und Nähren des Blutes integriert werden, um die Schädigung des Lungen-Qi durch die Operation zu kompensieren. Patienten sollten angewiesen werden, Nahrungsmittel wie *Xing Ren Shuang* (Marmelade aus Aprikosenkernen), chinesische Yamswurzel, frischen Chinakohl, weißen Rettich (Mooli), Wintermelone, weiße Birne und Lotuswurzel zu essen.
- Patienten, die sich einer Strahlentherapie unterziehen, sollten Nahrungsmittel zu sich nehmen, die das Yin anreichern und das Blut nähren, da das Lungen-Yin während der Strahlentherapie geschädigt wird. Diese Nahrungsmittel beinhalten frisches Gemüse und Früchte wie Spinat, Kastanie, Aprikosenkerne, Pfirsichkerne, Loquatfrüchte und Bocksdornbeeren (*Gou Qi Zi*, Fructus Lycii).
- Patienten, die eine Chemotherapie erhalten, sollten Nahrungsmittel essen, die Qi und Blut tonisieren, um die starke Schädigung von Qi und Blut, die während der Chemotherapie eintritt, zu kompensieren. Diese Nahrungsmittel beinhalten Morcheln, Shiitakepilze, Sonnenblumenkerne, weiße Birne und Ginkgonüsse.
- Für Patienten im Spätstadium von Lungenkrebs kann das Folgende alternativ zu sich genommen werden:
- *Wu Zhi Yin* (Fünf-Früchte-Getränk)
- *Chong Cao Shen Cha* (Tee mit Cordyceps und Amerikanischem Ginseng)
- *Qi Qi Tao Ren Tang* (Suppe mit Rx. Astragalus, Bocksdornfrüchten, Walnüssen und Erdnüssen)
- Patienten sollten Alkohol und Zigaretten, rohe Zwiebeln und Knoblauch und salzige Nahrung meiden.

Qigong-Therapie

Patienten können stärkendes oder innerlich-nährendes Qigong in einer sitzenden Haltung üben (siehe Kapitel 6). Während sie Qigong üben, sollten die Patienten es vermeiden, sich beim Schwitzen Wind auszusetzen, um so das Risiko einer Erkältung zu reduzieren.

Klinische Erfahrung und Fallbeispiele

Zhang Daizhao

Fallbeispiel

Eine Frau von 52 Jahren kam im März 1986 zu einer Konsultation, bei der sie über Schmerzen im dr oberen linken Brustraum klagte, die sich nachts verschlimmerten, sowie über Husten mit spärlichem Schleim und niedrigem Fieber. Eine Radiographie zeigte eine Tumormasse an der linken oberen Brustwand und einen runden Schatten am linken Hilum mit schlecht-definierter Umgrenzung. Das CT zeigte einen massiven Schatten, 2,8 cm groß mit einer unebenen Oberfläche im oberen lateralen Teil der linken Lunge, der von der Brustwand in das Feld der Lunge hineinragte. Die zytologische Untersuchung des Bronchialaspirates zeigte schlecht differenzierte Adenokarzinome der Lunge. Weitere Radiographie zeigte eine osteolytische Zerstörung in der zweiten linken Rippe, übereinstimmend mit dem Metastasierungsmuster von pulmonaren Karzinomen.

Die Patientin wurde zwischen 1986 und 1990 dreimal in das Hospital eingewiesen; jedes Mal wurde sie mit einem 21-Tage-Zyklus von Cyclophosphamid (CTX), Adriamycin® (ADM), 5-Fluorouracil (5-Fu) und Vincristin (VCR) und auch mit einer lokalen Strahlentherapie mit einer Gesamtdosis von 4000 cGy behandelt. Die Symptome besserten sich signifikant und der Tumor hörte auf zu wachsen. Ein systemischer Knochenscan und eine Radiographie im November 1986 zeigten, dass die Metastasenherde verschwunden waren.

Während der Strahlen- und Chemotherapiezyklen litt die Patientin unter Müdigkeit, schlechtem Appetit, Völle und Beklemmung in Brust und Hypochondrium und Husten. Der Zungenkörper war blass-rot; der Puls fadenförmig und schwach.

Musteridentifizierung

Leere von Qi und Blut und Versagen der Transportfunktion der Milz.

Therapeutisches Prinzip

Qi vermehren und das Blut nähren, den Mittleren Erwärmer wärmen und die Milz stärken.

Rezeptur (1. Teil)

***Fu Zheng Jie Du Chong Ji* (Lösliches Granulat zum Stützen des Aufrechten Qi und Verminderung der Toxizität, eine empirische Rezeptur, die ausführlich in Kapitel 3 erörtert wird.)**

- *Huang Qi* (Radix Astragali seu Hedysari) 15 g
- *Shu Di Huang* (Radix Rehmanniae Glutinosae Conquita) 15 g
- *Jin Yin Hua* (Flos Lonicerae) 15 g
- *Huang Lian* (Rhizoma Coptidis) 10 g
- *Mai Men Dong* (Radix Ophiopogonis Japonici) 10 g
- *Shi Hu** (Herba Dendrobii) 10 g
- *Chen Pi* (Pericarpium Citri Reticulatae) 10 g
- *Ji Nei Jin*‡ (Endothelium Corneum Gigeriae Galli) 10 g
- *Zhu Ru* (Caulis Bambusae in Taeniis) 10 g
- *Gou Qi Zi* (Fructus Lycii) 15 g
- *Nü Zhen Zi* (Fructus Ligustri Lucidi) 15 g

Der Patientin wurden 9 g des Granulates verordnet, die zwei- oder dreimal täglich einzunehmen waren. Eine Woche vor der Chemotherapie wurde damit begonnen und die Einnahme bis zwei Wochen nach dem Abschluss des Zyklus fortgesetzt.

Rezeptur (2. Teil)

***Gui Shao Liu Jun Zi Tang Jia Jian* (Dekokt der sechs Edlen mit Rx. Angelicae Sinensis und Rx. Paeoniae lactiflorae, mit Modifikationen)**

- *Chen Pi* (Pericarpium Citri Reticulatae) 9 g
- *Qing Ban Xia* (Rhizoma Pinelliae Ternatae Depurata) 9 g
- *Dang Gui* (Radix Angelicae Sinensis) 9 g
- *Bai Shao* (Radix Paeoniae Lactiflorae) 15 g
- *Bai Zhu* (Rhizoma Atractylodis Macrocephalae) 12 g
- *Fu Ling* (Sclerotium Poriae Cocos) 12 g
- *Xuan Fu Hua* (Flos Inulae) 12 g
- *Zhu Ru* (Caulis Bambusae in Taeniis) 20 g
- *Nü Zhen Zi* (Fructus Ligustri Lucidi) 15 g
- *Gou Qi Zi* (Fructus Lycii) 15 g

Modifikationen

- Bei ausgeprägter Leere und Schwäche von Qi und Blut wurde die Dosis von *Huang Qi* (Radix Astragali seu Hedysari) auf 50 g und diejenige von *Shu Di Huang* (Radix Rehmanniae Glutinosae Conquita) auf 30 g erhöht.
- Bei Trockenheit von Mund und Zunge wurden je 10 g *Bei Sha Shen* (Radix Glehniae Littoralis) und *Xi Yang Shen** (Radix Panacis Quinquefolii) hinzugefügt.
- Bei einer wunden und ulzerierten Kehle wurden je 15 g *Ban Lan Gen* (Radix Isatidis seu Baphicacanthi) und *Shan Dou Gen* (Radix Sophorae Tonkinensis) hinzugefügt.
- Bei Übelkeit und Erbrechen wurden 10 g *Xuan Fu Hua* (Flos Inulae) hinzugefügt.
- Gegen Schmerzen beim Schlucken wurden je 10 g *Yan Hu Suo* (Rhizoma Corydalis Yanhusuo) 10 g und *Dan Shen* (Radix Salviae Miltiorrhizae) hinzugefügt, und die Dosis von *Jin Yin Hua* (Flos Lonicerae) wurde auf 30 g erhöht.
- Bei einem Abfall der Blutwerte wurde die Dosis von *Huang Qi* (Radix Astragali seu Hedysari) auf 50 g und die von *Shu Di Huang* (Radix Rehmanniae Glutinosae Conquita) auf 30 g erhöht, und es wurden 6 g *San Qi Fen* (Pulvis Radicis Notoginseng) und 15 g *Nü Zhen Zi* (Fructus Ligustri Lucidi) dem Dekokt beigefügt.

Während der Zeit der Strahlen- und Chemotherapie waren die Blutwerte stabil und die Zyklen konnten abgeschlossen werden.
Nach jedem Chemotherapiezyklus litt die Patientin unter Kurzatmigkeit, Kraftlosigkeit und einem leichten Husten.

Musteridentifizierung

Unvermögen, das Lungen-Qi zu adstringieren, Lungen-Schwäche und Schwäche von Qi.

Rezeptur

Jiu Xian San Jia Jian
(Neun-Unsterbliche-Pulver, mit Modifikationen)

- *Dang Shen* (Radix Codonopsitis Pilosulae) 10 g
- *E Jiao*‡ (Gelatinum Corii Asini) 10 g, eingeschmolzen in das fertige Dekokt
- *Chuan Bei Mu* (Bulbus Fritillariae Cirrhosae) 10 g
- *Jie Geng* (Radix Platycodi Grundiflori) 10 g
- *Kuan Dong Hua* (Flos Tussilaginis Farfarae) 15 g
- *Wu Wei Zi* (Fructus Schisandrae) 6 g
- *Sang Bai Pi* (Cortex Mori Albae Radicis) 10 g
- *Yu Xing Cao* (Herba Houttuyniae Cordatae) 30 g
- *Ban Zhi Lian* (Herba Scutellariae Barbatae) 10 g

Die Patientin fühlte sich nach der Einnahme des Dekoktes viel besser. Sie setzte die Einnahme dann regelmäßig fort (zwei Wochen Einnahme des Dekoktes gefolgt von einer Pause von zwei Wochen). Der Tumor war stabil, die Patientin fühlte

8

sich stärker und alle Labortests waren im Normbereich, außer der Blutsenkungsgeschwindigkeit.
Die Patientin übte jeden Tag Qigong und Taijiquan. Die letzte Nachfolgeuntersuchung im Juli 1997 zeigte weder ein Wiederauftreten noch eine Metastasierung.

Kommentar

Pulmonale Adenokarzinome sprechen generell nicht auf Strahlen- oder Chemotherapie an. Die natürliche Überlebensrate beträgt ungefähr ein Jahr, wenn nicht frühzeitig operiert wurde. Gibt es Knochenmetastasen, beträgt die mittlere Überlebenszeit weniger als sechs Monate. Der vorliegende Fall war ein schlecht differenziertes Adenokarzinom mit früher Metastasierung in die Knochen, was seinen hoch malignen Charakter und die schlechte Prognose reflektiert.
Der Zustand wurde mit Strahlen- und Chemotherapie in Kombination mit chinesischen Arzneien behandelt. Die Einbeziehung der TCM-Behandlung trug dazu bei, die Überlebenszeit auszudehnen und die Lebensqualität zu verbessern.
Der Zustand zeichnete sich durch eine starke Schwäche von Lungen-Qi aus. Basierend auf der Theorie des Aufrechten Qi (Zheng Qi), das die pathogenen Faktoren bekämpft, konzentrierte sich Dr. Zhang auf das Tonisieren und Nähren von Lungen-Qi und das Stützen des Aufrechten Qi, begleitet vom Vertreiben pathogener Faktoren mit *Ban Zhi Lian* (Herba Scutellariae Barbatae) und *Yu Xing Cao* (Herba Houttuyniae Cordatae). Die Symptome besserten sich und der Tumor wurde unter Kontrolle gebracht.
Die Effektivität der Behandlung stützt die TCM-Theorie, dass Tumoren sich aufgrund von Ansammlungen bilden, wenn pathogene Faktoren die Schwäche des Aufrechten Qi ausnutzen, und dass sich pathogene Faktoren vertreiben lassen.

Liao Jinbiao

Klinische Erfahrung

Dr. Liao betont bei der Krebsbehandlung die Wichtigkeit, Milz und Magen zu stärken und zu regulieren, um die Lebensqualität zu verbessern und die Überlebenszeit zu verlängern. Er ist der Meinung, dass sich pathogene Faktoren im frühen Stadium zu sammeln beginnen und der Tumor beim Fortschreiten der Krankheit gesundes Gewebe aufbraucht, was letztlich zu einer Schwächung führt. Als Folge dieser Umstände als Ergebnis einer chirurgischen Behandlung oder stärker noch durch die Nebenwirkungen von Strahlen- oder Chemotherapie verschlechtert sich die Konstitution des Patienten, und die Funktionen von Milz und Magen werden geschädigt.
Dies führt zu Symptomen wie vermindertem Appetit, Übelkeit und Erbrechen, abdominalen Spannungen, Diarrhö, Kraftlosigkeit in den Gliedmaßen, mentaler Trägheit, Palpitationen, Kurzatmigkeit, Schlaflosigkeit und Auszehrung.
Wenn offensive Methoden wie das Attackieren von Toxinen durch Toxine, oder das Vitalisieren von Blut und Transformieren von Blut-Stase und das Erweichen von Hartem und Auflösen von Verklumpungen zum Einsatz kommen, werden die Nachteile die Vorteile überwiegen. Obwohl der Krebs unter Kontrolle gebracht werden kann, wird das Ursprungs-Qi (Yuan Qi) des Körpers stark geschädigt. Diese Behandlungsmethode verstärkt nicht nur das Leiden des Patienten, sie verlängert auch die für eine Behandlung notwendige Zeitperiode.
Auf der anderen Seite sind Milz und Magen die Wurzel des Späteren Himmels und die Quelle der Erzeugung und Transformation von Qi und Blut. Die Ernährung des Körpers ist abhängig von der Verdauung in Milz und Magen und der Absorption der Essenz aus Wasser und Nahrung. Daher ist das Regulieren der Funktionen von Milz und Magen unverzichtbar bei der Behandlung von Tumoren.
Dr. Liao schlägt eine Auswahl von vier seiner eigenen Rezepturen zur Stärkung der Milz und Vermehrung von Qi vor, die das Auf- und Absteigen von Qi regulieren, Yin nähren und den Magen tonisieren:

- *Gui Qi San Jiao Tang* (Dekokt mit Rx. Angelicae Sinensis, Rx. Astragali und dreifacher Gelatine)
- *Huang Qi* (Radix Astragali seu Hedysari) 30 g
- *Tai Zi Shen* (Radix Pseudostellariae Heterophyllae) 15 g
- *Bai Zhu* (Rhizoma Atractylodis Macrocephalae) 15 g
- *Fu Ling* (Sclerotium Poriae Cocos) 15 g
- *Zhi Gan Cao* (Radix Glycyrrhizae, unter Rühren kurz angebraten mit Honig) 6 g
- *Dang Gui* (Radix Angelicae Sinensis) 10 g
- *Ji Xue Teng* (Caulis Spatholobi) 30 g
- *Zi He Che*‡ (Placenta Hominis) 10 g
- *Bu Gu Zhi* (Fructus Psoraleae Corylifoliae) 10 g
- *Tu Si Zi* (Semen Cuscutae) 30 g
- *E Jiao*‡ (Gelatinum Corii Asini) 10 g
- *Gui Ban Jiao** (Gelatinum Plastri Testudinis) 10 g
- *Lu Jiao Jiao*‡ (Gelatinum Cornu Cervi) 10 g

- *Jiang Ni Zhi Ou Tang* (Dekokt, das Gegenläufiges nach unten leitet und Erbrechen beendet)
- *Xuan Fu Hua* (Flos Inulae) 10 g
- *Dai Zhe Shi*‡ (Haematitum) 10 g
- *Shi Di* (Calyx Diospyri Kaki) 10 g
- *Zi Su Ye* (Folium Perillae Frutescentis) 10 g
- *Ding Xiang* (Flos Caryophylli) 6 g
- *Chen Pi* (Pericarpium Citri Reticulatae) 10 g
- *Fa Ban Xia* (Rhizoma Pinelliae Ternatae Praeparata) 10 g
- *Fu Ling* (Sclerotium Poriae Cocos) 15 g
- *Pi Pa Ye* (Folium Eriobotryae Japonicae) 10 g
- *Huang Lian* (Rhizoma Coptidis) 6 g
- *Zha Mei Yi Wei Tang* (Dekokt mit Fr. Crataegi und Fr. Pruni Mume zum Stärken des Magens)
- *Bei Sha Shen* (Radix Glehniae Littoralis) 10 g
- *Mai Men Dong* (Radix Ophiopogonis Japonici) 10 g
- *Shi Hu** (Herba Dendrobii) 10 g
- *Yu Zhu* (Rhizoma Polygonati Odorati) 10 g
- *Sheng Di Huang* (Radix Rehmanniae Glutinosae) 10 g
- *Mu Gua* (Fructus Chaenomelis) 10 g
- *Wu Mei* (Fructus Pruni Mume) 10 g
- *Shan Zha* (Fructus Crataegi) 10 g
- *Bai Shao* (Radix Paeoniae Lactiflorae) 10 g
- *Gan Cao* (Radix Glycyrrhizae) 5 g
- *Fu Pi Yue Wei Tang* (Dekokt zum Stärken der Milz und Erfreuen des Magens)
- *Huang Qi* (Radix Astragali seu Hedysari) 30 g
- *Dang Shen* (Radix Codonopsitis Pilosulae) 15 g
- *Shan Yao* (Rhizoma Dioscoreae Oppositae) 30 g
- *Qian Shi* (Semen Euryales Ferocis) 10 g
- *Lian Zi* (Semen Nelumbinis Nuciferae) 30 g
- *Bai Zhu* (Rhizoma Atractylodis Macrocephalae) 15 g
- *Fu Ling* (Sclerotium Poriae Cocos) 15 g
- *Yi Yi Ren* (Semen Coicis Lachryma-jobi) 30 g
- *Bai Bian Dou* (Semen Dolichoris Lablab) 10 g
- *Huo Xiang* (Herba Agastaches seu Pogostemi) 10 g
- *Huang Lian* (Rhizoma Coptidis) 5 g
- *Sha Ren* (Fructus Amomi) 10 g
- *Jie Geng* (Radix Platycodi Grundiflori) 10 g
- *Mu Xiang** (Radix Aucklandiae Lappae) 6 g
- *Shan Zha* (Fructus Crataegi) 10 g

Alle diese Rezepturen werden eingesetzt, um das Aufrechte Qi (Zheng Qi) zu stützen, die Widerstandskraft des Körpers, die im Kampf gegen den Krebs gesunken ist, zu stärken und dem Patienten zu helfen, die Anti-Krebsbehandlung durchzustehen.

Die Bedeutung von Milz und Magen für die Körperfunktionen wird im *Huang Di Nei Jing* [Der Klassiker des Gelben kaisers zur Inneren Medizin] verdeutlicht, in dem es heißt: „Was immer Nahrung erhält, wird gedeihen, was immer keine Nahrung erhält, wird sterben (…) im Menschen ist das Magen-Qi die Wurzel (…) der Magen ist die Quelle der Erzeugung und Transformation von Qi und Blut.“

Fallbeispiel

Bei einem 71-jährigen Mann wurden squamöse Zellkarzinome im Stadium III im mittleren Lobulus der rechten Lunge diagnostiziert. Der Patient litt unter wiederkehrendem Husten, einem hauptsächlich trockenen Husten, und Fieber; der Schleim war gelegentlich mit kleinen Mengen Blut durchsetzt.
Da die Krankheit bereits in einem späten Stadium war, kam eine Operation nicht in Frage. Der Zustand des Patienten erlaubte ihm auch nicht, sich einer Chemotherapie zu unterziehen, und so wurde er mit westlichen Antibiotika wie Penizillin und Cefalexin, Antitussiva wie Kodeinphosphaten und Tonika wie Vitamin C und Potassiumchlorid behandelt.
Da er jedoch immer noch unter einer Abneigung gegen Nahrung, Schwindel, mentaler und physischer Müdigkeit und trockenem Husten litt, wurde er an Dr. Liao überwiesen. Die Erstuntersuchung zeigte mentale Teilnahmslosigkeit, Auszehrung, Husten mit kleinen Mengen von Blut im Schleim, zeitweise Rötung der Wangen, rote Lippen, generalisierte Schmerzen, Trockenheit des Mundes, Verstopfung, Reizbarkeit, Schlaflosigkeit, Kurzatmigkeit bei Anstrengung, einen dunkelroten Zungenkörper mit einem spärlichem Belag und einen drahtigen und fadenförmigen Puls.

Musteridentifizierung

Mangel an Qi und Yin und starke Leere des Magen-Yin

Therapeutisches Prinzip

Magen-Yin anreichern und nähren und Qi vermehren.

Rezeptur

Zha Mei Yi Wei Tang Jia Jian
(Dekokt mit Fr. Crataegi und Fr. Pruni Mume zum Stärken des Magens, mit Modifikationen)

- *Bei Sha Shen* (Radix Glehniae Littoralis) 30 g
- *Mai Dong* (Radix Ophiopogonis Japonici) 10 g
- *Shi Hu** (Herba Dendrobii) 15 g
- *Yu Zhu* (Rhizoma Polygonati Odorati) 12 g

- *Sheng Di Huang* (Radix Rehmanniae Glutinosae) 10 g
- *Ji Nei Jin*‡ (Endothelium Corneum Gigeriae Galli) 12 g
- *Mu Gua* (Fructus Chaenomelis) 10 g
- *Chuan Bei Mu* (Bulbus Fritillariae Cirrhosae) 10 g
- *Wu Mei* (Fructus Pruni Mume) 12 g
- *Sha Ren* (Fructus Amomi) 3 g
- *Shan Zha* (Fructus Crataegi) 15 g
- *Shen Qu* (Massa Fermentata) 10 g
- *Yi Yi Ren* (Semen Coicis Lachryma-jobi) 30 g
- *Zi He Che*‡ (Placenta Hominis) 15 g

Ein Päcken wurde täglich zur Bereitung eines Dekoktes verwendet, das zweimal täglich eingenommen wurde. Nach sieben Päckchen hatte der Appetit des Patienten stark zugenommen, sein Mund war nicht länger trocken, er war mental aufgeweckter und seine Obstipation hatte sich gebessert. Die verbliebenen Symptome waren jedoch noch generalisierte Schmerzen, Aushusten von weißem Schleim, ein roter Zungenkörper mit einem weißen und glatten Belag und ein fadenförmiger Puls.
Die Verordnung wurde modifiziert durch Hinzufügen von 20 g *Shi Da Gong Lao Ye* (Folium Mahoniae), 15 g *Ye Qiao Mai* (Radix et Rhizoma Fagopyri Cymosi), 20 g *Gua Lou Pi* (Pericarpium Trichosanthis) und 10 g *Yu Jin* (Radix Curcumae). Zusätzlich wurden 100 g *Ren Shen* (Radix Ginseng) und 60 g *Dong Chong Xia Cao*‡ (Cordyceps Sinensis) zu einem Pulver zermahlen und separat eingenommen, 10 g zweimal täglich. Zwei Wochen später konnte sich der Patient einer Chemotherapie unterziehen. Er setzte die Einnahme der obigen Verordnung, passend modifiziert nach seinem aktuellen Befinden, während der Behandlung fort.

Zheng Sunmo

Klinische Erfahrung

Lungenkrebs wird generell erst im mittleren oder späten Stadium diagnostiziert. Nach Dr. Zhengs Erfahrungen sind die folgenden Muster in diesen Stadien am häufigsten.

1. Milz-Schwäche und Fehlen ihrer Transport-Funktion

Wichtige Symptome und Zeichen

Geistige Müdigkeit, Kurzatmigkeit, eine glanzlose Gesichtsfarbe, Husten mit schaumigem Schleim, Expektoration von Blut oder mit Blut durchsetztem Schleim, trockener Mund, Beklemmung in der Brust, schlechter Appetit, trockene oder weiche Stühle, ein blasser Zungenkörper mit einem dünnen Belag, purpurne Varikosität am Frenulum der Zunge und ein fadenförmiger und schwacher Puls.

Arzneitherapie

Therapeutisches Prinzip

Den Magen tonisieren und das Yang nach oben leiten.

Rezeptur

- *Sheng Yang Yi Wei Tang* (Dekokt, das das Yang nach oben leitet und den Magen tonisiert), oder
- *Bu Zhong Yi Qi Tang* (Dekokt, das die Mitte tonisiert und Qi vermehrt)

2. Lungen-Schwäche und Schädigung der Körperflüssigkeiten

Wichtige Symptome und Zeichen

Fieber, Hitzegefühle in Brust, Handflächen und Fußsohlen, Nachtschweiß, Müdigkeit, Kraftlosigkeit, Beklemmung in der Brust, Kurzatmigkeit, trockener Mund, rote Kehle und ein dünner Zungenbelag.

Arzneitherapie

Therapeutisches Prinzip

Yin nähren und die Lungen klären.

Rezeptur

- *Bai He Gu Jin Tang* (Bb. Lilii-Dekokt zur Erhaltung des Metalls)

3. Lungen- und Milz-Schwäche

Arzneitherapie

Therapeutisches Prinzip

Qi tonisieren und die Milz stärken, Yin nähren und die Lungen klären.

Rezeptur

- *Bai He Gu Jin Tang* (Bb. Lilii-Dekokt zur Erhaltung des Metalls) plus
- *Sheng Yang Yi Wei Tang* (Dekokt, um den Magen zu tonisieren und das Yang nach oben leiten) oder
- *Bu Zhong Yi Qi Tang* (Dekokt, das die Mitte tonisiert und Qi vermehrt)

3. Gegenseitiges Festsetzen von Schleim, Qi, Blut-Stase und Toxinen

Arzneitherapie

Therapeutisches Prinzip

Hartes erweichen und Schleim transformieren, Qi bewegen und Toxizität vermindern.

Bestandteile

- *Huang Qi* (Radix Astragali seu Hedysari)
- *Yi Yi Ren* (Semen Coicis Lachryma-jobi)
- *Bai Tou Weng* (Radix Pulsatillae Chinensis)
- *Sha Shen* (Radix Glehniae seu Adenophorae)
- *Bai Bu* (Radix Stemonae)
- *Xian He Cao* (Herba Agrimoniae Pilosae)
- *Yu Xing Cao* (Herba Houttuyniae Cordatae)
- *Bai Hua She She Cao* (Herba Hedyotidis Diffusae)
- *Tian Hua Fen* (Radix Trichosanthis)
- *Mu Li*‡ (Concha Ostreae)
- *Mu Dan Pi* (Cortex Moutan Radicis)
- *Xia Ku Cao* (Spica Prunellae Vulgaris)
- *Zi Cao* (Radix Arnebiae seu Lithospermi)
- *Shan Ci Gu* (Pseudobulbus Shancigu)

4. Durch postoperative Strahlen- oder Chemotherapie verursachte Leukopenie

Arzneitherapie

Therapeutisches Prinzip

Qi vermehren und Körperflüssigkeiten erzeugen.

Rezeptur

Man nehme 9 g *Sheng Shai Shen* (Radix Ginseng, sonnengetrocknet), 3 g *Xi Yang Shen** (Radix Panacis Quinquefolii) und 15 g *Huang Qi* (Radix Astragali seu Hedysari) zweimal wöchentlich ein, um die Konstitution zu stärken und die Überlebenszeit zu erhöhen.

Der angemessene Einsatz von chinesischen Arzneien, besonders jenen, die Qi vermehren und die Milz stärken, das Yin nähren und die Lungen klären, ist ein wirkungsvoller Weg, die Effektivität der Behandlung von Lungenkrebs mit Techniken der westlichen Medizin zu steigern. Jedoch ist Lungenkrebs eine hartnäckige Krankheit, die nicht alleine mit einer Methode erfolgreich behandelt werden kann; andere Methoden wie psychotherapeutische Beratung, Qigong und Diätetik können ebenfalls helfen, die Lebensqualität des Patienten zu verbessern.

Fallbeispiel 1

Ein 68-jähriger Mann wurde im Oktober 1985 mit squamösen Zellkarzinomen der Lunge im Stadium III unter Beteiligung der regionalen Lymphknoten diagnostiziert und durch Chemotherapie mit dem CAP-Regime (Cyclophosphamid, Adriamycin®, Cisplatin) behandelt. Obwohl er den ersten Zyklus bewältigen konnte, musste der zweite Zyklus kurz nach dem Beginn ausgesetzt werden, da der Patient zu schwach war. Da der Krebs in die Leber metastasiert war, wurde die Überlebenszeit auf drei Monate geschätzt. Der Patient wurde an Dr. Zheng überwiesen. Die Untersuchung zeigte Auszehrung, Müdigkeit, leise Stimme, schwaches Atmen, schlechten Appetit, trockenen Mund, Husten mit schaumigem und blutigem Sputum, Keuchen, Beklemmung und Schmerzen in der Brust, Obstipation, einen dunkelroten Zungenkörper mit einem gelben und schmierigen Belag und einen fadenförmigen, kleinen, verknoteten und regelmäßig unterbrochenen Puls.

Musteridentifizierung

Schwäche von Lungen- und Milz-Qi mit Schleim und Feuchtigkeit, die sich innerlich sammeln. Die Schwäche der Milz beeinträchtigt Transformation und Transport von Wasser und Nahrung, was bedeutet, dass die Essenz nicht verteilt wird und Schleim und Feuchtigkeit erzeugt werden. Das Lungen-Qi wird noch schwächer, wenn der Mangel an Qi im Mittleren Erwärmer das Metall (die Lungen) davon abhält, kultiviert zu werden. Daher muss die Milz zuerst behandelt werden, um die Lungen zu therapieren.

Therapeutisches Prinzip

Die Milz tonisieren und Qi vermehren, die Lungen befeuchten und Schleim transformieren.

Rezeptur

Bu Zhong Yi Qi Tang He Sheng Yang Yi Wei Tang Jia Jian **(Dekokt, das die Mitte tonisiert und Qi vermehrt kombiniert mit Dekokt, das das Yang nach oben leitet und den Magen tonisiert, mit Modifikationen)**

- *Huang Qi* (Radix Astragali seu Hedysari) 18 g
- *Bai Zhu* (Rhizoma Atractylodis Macrocephalae) 6 g
- *Sheng Ma* (Rhizoma Cimicifugae) 3 g

- *Dang Shen* (Radix Codonopsitis Pilosulae) 15 g
- *Qing Ban Xia* (Rhizoma Pinelliae Ternatae Depurata) 6 g
- *Yi Yi Ren* (Semen Coicis Lachryma-jobi) 9 g
- *Tian Hua Fen* (Radix Trichosanthis) 9 g
- *Bai Bu* (Radix Stemonae) 9 g
- *Bai Tou Weng* (Radix Pulsatillae Chinensis) 9 g
- *Bai Hua She She Cao* (Herba Hedyotidis Diffusae) 15 g
- *Xian He Cao* (Herba Agrimoniae Pilosae) 15 g

Der Patient wurde auch gebeten, einen Tee aus 3 g *Xi Yang Shen** (Radix Panacis Quinquefolii) mehrmals am Tag zu trinken.
Der Patient nahm das Dekokt sechs Monate lang ein, nach denen die Nahrungsaufnahme sich erhöhte und sein Körper kräftiger wurde. Sein Keuchen beruhigte sich und er konnte sich normal bewegen. Jedoch hustete er noch gelegentlich mit Blut durchsetzten Schleim aus.

Therapeutisches Prinzip

Yin nähren und die Lungen befeuchten, Husten beenden und Schleim transformieren.

Rezeptur

***Bai He Gu Jin Tang Jia Jian* (Bb. Lilii-Dekokt zur Erhaltung des Metalls, mit Modifikationen)**

- *Bai He* (Bulbus Lilii) 12 g
- *Shu Di Huang* (Radix Rehmanniae Glutinosae Conquita) 9 g
- *Sheng Di Huang* (Radix Rehmanniae Glutinosae) 9 g
- *Mai Men Dong* (Radix Ophiopogonis Japonici) 10 g
- *Xuan Shen* (Radix Scrophulariae Ningpoensis) 10 g
- *Chuan Bei Mu* (Bulbus Fritillariae Cirrhosae) 6 g
- *Jie Geng* (Radix Platycodi Grundiflori) 6 g
- *Gan Cao* (Radix Glycyrrhizae) 3 g
- *Huang Qi* (Radix Astragali seu Hedysari) 15 g
- *Yi Yi Ren* (Semen Coicis Lachryma-jobi) 9 g
- *Bai Shao* (Radix Paeoniae Lactiflorae) 6 g
- *Dang Gui Shen* (Corpus Radicis Angelicae Sinensis) 6 g
- *Bai Tou Weng* (Radix Pulsatillae Chinensis) 9 g

Während der Einnahme des Dekoktes hustet der Patient noch gelegentlich Blut aus. Zu Beginn des Jahres 1987 begann er, festes Material auszuhusten, gefolgt von einem Gefühl der Erleichterung in der Brust. Eine pathologische Untersuchung des betreffenden Materials zeigte kanzerogenes Gewebe.
Der Patient kehrte zu der ursprünglichen Verordnung zur Stärkung der Milz und Befeuchtung der Lungen zurück, um den Körper zu stärken. Während der Einnahme der Rezeptur stabilisierte sich die Krankheit über drei Jahre hinweg. Nachfolgeuntersuchungen in den nächsten fünf Jahren zeigten keine Ausweitung des Krebses.

Fallbeispiel 2

Ein 55-jähriger Mann stellte sich Ende 1985 mit Symptomen wie Aushusten von mit Blut durchsetztem Schleim und Beklemmung und Schmerzen in der Brust vor. Bronchoskopie und CT-Untersuchung führten zu der Diagnose Lungenkrebs (undifferenzierte kleinzellige Karzinome im oberen Lobulus der linken Lunge) und der Patient unterzog sich einer radikalen Resektion des Tumors im Januar 1986. Die postoperative Chemotherapie mit dem EC-Regime (Etoposid und Carboplatin) führte zu einer allgemeinen Schwächung und einem Leukozytenwert von $<2{,}0 \times 10^9$/L.
Damit er die Behandlung fortsetzen konnte, wurde der Patient an Dr. Zheng überwiesen. Zu dieser Zeit umfassten die Symptome Müdigkeit, Kraftlosigkeit, Übelkeit, schlechten Appetit, trockenen Mund ohne das Bedürfnis nach Getränken, Husten, Schmerzen in der Brust, dünne und weiche Stühle, Auszehrung, eine hell-weiße Gesichtsfarbe, einen roten Zungenkörper mit einem dünnen weißen Belag und einen fadenförmigen und kleinen Puls.

Musteridentifizierung

Schädigung des Qi im Mittleren Erwärmer und Beeinträchtigung der Transport- und Transformationsfunktion. Es wurde deutlich, dass, wenn die Chemotherapie nicht durch andere Maßnahmen begleitet wird, Qi, Blut und Essenz aufgebraucht und geschädigt werden.

Therapeutisches Prinzip

Qi tonisieren und das Blut nähren, die Milz stärken und den Magen kräftigen, begleitet vom Befeuchten der Lungen und dem Nähren von Yin. Dies wird allmählich das Aufrechte Qi (Zheng Qi) wiederherstellen und in der Folge die pathogenen Faktoren spontan zum Verschwinden bringen.

Rezeptur

***Bu Zhong Yi Qi Tang He Bai He Gu Jin Tang Jia Jian* (Dekokt, das die Mitte tonisiert und Qi vermehrt, kombiniert mit Bb. Lilii-Dekokt zur Erhaltung des Metalls, mit Modifikationen)**

- *Huang Qi* (Radix Astragali seu Hedysari) 18 g
- *Bai Zhu* (Rhizoma Atractylodis Macrocephalae) 6 g
- *Dang Shen* (Radix Codonopsitis Pilosulae) 15 g
- *Sheng Ma* (Rhizoma Cimicifugae) 3 g
- *Sheng Di Huang* (Radix Rehmanniae Glutinosae) 9 g
- *Shu Di Huang* (Radix Rehmanniae Glutinosae Conquita) 9 g
- *Yi Yi Ren* (Semen Coicis Lachryma-jobi) 9 g
- *Mai Men Dong* (Radix Ophiopogonis Japonici) 10 g
- *Bai Hua She She Cao* (Herba Hedyotidis Diffusae) 15 g
- *E Jiao*‡ (Gelatinum Corii Asini) 9 g, eingeschmolzen in das fertige Dekokt
- *Chen Pi* (Pericarpium Citri Reticulatae) 3 g
- *Bai Tou Weng* (Radix Pulsatillae Chinensis) 9 g

Nach Einnahme des Dekoktes erhöhte sich die Leukozytenzahl und die weiteren Symptome verbesserten sich. Der Patient nahm die Verordnung während des verbliebenen Restes des Chemotherapiezyklus und weitere sechs Monate darüber hinaus ein, so dass er in der Lage war, den ersten Zyklus und weitere Zyklen bis zum Januar 1989 abzuschließen.

Yu Rencun

Klinische Erfahrung

Dr. Yu behandelt Lungenkrebs auf der Basis der Musteridentifizierung:

1. Mangel an Milz- und Lungen-Qi mit trübem Schleim, der die Lungen blockiert

Therapeutisches Prinzip

Die Milz stärken und die Lungen tonisieren, Schleim transformieren und Trübes ausleiten.

Bestandteile

- *Huang Qi* (Radix Astragali seu Hedysari) 15 g
- *Bai Zhu* (Rhizoma Atractylodis Macrocephalae) 10 g
- *Fu Ling* (Sclerotium Poriae Cocos) 10 g
- *Chen Pi* (Pericarpium Citri Reticulatae) 6 g
- *Gua Lou* (Fructus Trichosanthis) 10 g
- *Fa Ban Xia* (Rhizoma Pinelliae Ternatae Praeparata) 10 g
- *Yu Xing Cao* (Herba Houttuyniae Cordatae) 15 g
- *Chuan Bei Mu* (Bulbus Fritillariae Cirrhosae) 10 g
- *Xing Ren* (Semen Pruni Armeniacae) 10 g

2. Mangel an Qi und Yin und innerliche Ansammlung von Blut-Stase-Toxinen

Therapeutisches Prinzip

Qi vermehren und Yin nähren, Blut-Stase transformieren und Toxizität vermindern.

Bestandteile

- *Huang Qi* (Radix Astragali seu Hedysari) 20 g
- *Nan Sha Shen* (Radix Adenophorae) 20 g
- *Bei Sha Shen* (Radix Glehniae Littoralis) 20 g
- *Shi Hu** (Herba Dendrobii) 10 g
- *Chuan Xiong* (Rhizoma Ligustici Chuanxiong) 10 g
- *E Zhu* (Rhizoma Curcumae) 10 g
- *Pu Huang* (Pollen Typhae) 10 g
- *San Qi* (Radix Notoginseng) 10 g
- *Wu Wei Zi* (Fructus Schisandrae) 6 g

3. Leere von Qi und Yin mit Festsetzen von Schleim und Blut-Stase

Therapeutisches Prinzip

Qi vermehren und Yin nähren, Schleim transformieren und Blut-Stase zerteilen.

Bestandteile

- *Huang Qi* (Radix Astragali seu Hedysari) 20 g
- *Tai Zi Shen* (Radix Pseudostellariae Heterophyllae) 30 g
- *Mai Men Dong* (Radix Ophiopogonis Japonici) 15 g
- *Ji Xue Teng* (Caulis Spatholobi) 30 g
- *Wu Wei Zi* (Fructus Schisandrae) 6 g
- *Nü Zhen Zi* (Fructus Ligustri Lucidi) 10 g
- *Fa Ban Xia* (Rhizoma Pinelliae Ternatae Praeparata) 10 g
- *Xing Ren* (Semen Pruni Armeniacae) 10 g
- *Gua Lou* (Fructus Trichosanthis) 12 g
- *Quan Xie*‡ (Buthus Martensi) 6 g
- *Nan Sha Shen* (Radix Adenophorae) 12 g
- *Bei Sha Shen* (Radix Glehniae Littoralis) 12 g

- *San Qi* (Radix Notoginseng) 10 g
- *Chuan Xiong* (Rhizoma Ligustici Chuanxiong) 10 g
- *Wu Gong*‡ (Scolopendra Subspinipes) 2 Stückchen

Eine Auswahl der unten aufgelisteten Arzneien kann den obigen Rezepturen hinzugefügt werden, um Toxizität zu vermindern und Krebs zu hemmen, wo die Musteridentifizierung anzeigt, dass dies angebracht ist.

- *Long Kui* (Herba Solani Nigri) 10 g
- *Ban Zhi Lian* (Herba Scutellariae Barbatae) 30 g
- *Tu Fu Ling* (Rhizoma Smilacis Glabrae) 20 g
- *Pu Gong Ying* (Herba Taraxaci cum Radice) 15 g
- *Chong Lou* (Rhizoma Paridis) 10 g
- *Shi Jian Chuan* (Herba Salviae Chinensis) 30 g
- *Shan Ci Gu* (Pseudobulbus Shancigu) 10 g

Fallbeispiel

Während einer Routineuntersuchung der Brust bei einem 59-jährigen Mann wurde ein Schatten im unteren Lobulus der linken Lunge entdeckt.

Nach der Bronchoskopie wurde eine Resektion des betroffenen Gebietes durchgeführt; die pathologische Untersuchung erbrachte die Diagnose eines squamösen Zellkarzinoms mit hilaren Lymphknotenmetastasen (zwei von drei Knoten waren betroffen). Nach der Operation erhielt der Patient lokale Strahlentherapie mit einem linearen Beschleuniger und einer Gesamtdosis von 6000 cGy. Eine Chemotherapie wurde nicht verabreicht. Der Patient wurde an Dr. Yu überwiesen, um Unterstützung bei der Bekämpfung von Nebenwirkungen der Strahlentherapie zu bekommen.

Die Symptome waren u. a. Kurzatmigkeit, trockener Mund, gelegentlicher Husten mit etwas grauem Sputum und häufiges Aufstoßen. Der Urin war normal und der Patient hatte ein- oder zweimal täglich Stuhlgang, wobei der Stuhl manchmal ungeformt war. Der Zungenkörper war rot mit einem dünnen weißen Belag; der Puls war drahtig, schlüpfrig und fadenförmig.

Der Patient hatte über 37 Jahre durchschnittlich 20 Zigaretten täglich geraucht und war ein Gelegenheitstrinker; in seiner Krankengeschichte fanden sich Malaria, Kala-Azar, Hypertonie und Koronarerkrankung, aber kein Krebs in der Familienanamnese.

Musteridentifizierung

Post-operative Lungen-Schwäche, Qi-Leere und Schleim und Feuchtigkeit, die sich innerlich festsetzen.

Therapeutisches Prinzip

Die Milz stärken und Qi vermehren, die Lungen befeuchten und Schleim transformieren, unterstützt durch das Vermindern von Toxizität und Hemmen von Krebs.

Bestandteile

- *Huang Qi* (Radix Astragali seu Hedysari) 20 g
- *Tai Zi Shen* (Radix Pseudostellariae Heterophyllae) 30 g
- *Sha Shen* (Radix Glehniae seu Adenophorae) 30 g
- *Mai Men Dong* (Radix Ophiopogonis Japonici) 15 g
- *Bai Zhu* (Rhizoma Atractylodis Macrocephalae) 10 g
- *Fu Ling* (Sclerotium Poriae Cocos) 10 g
- *Xuan Fu Hua* (Flos Inulae) 10 g, eingepackt
- *Dai Zhe Shi*‡ (Haematitum) 15 g, mindesten 30 Minuten abgekocht vor Hinzufügen der übrigen Bestandteile
- *Zhe Bei Mu* (Bulbus Fritillariae Thunbergii) 10 g
- *Ji Xue Teng* (Caulis Spatholobi) 30 g
- *Xia Ku Cao* (Spica Prunellae Vulgaris) 15 g
- *Ban Zhi Lian* (Herba Scutellariae Barbatae) 30 g
- *Shi Jian Chuan* (Herba Salviae Chinensis) 30 g
- *Bai Hua She She Cao* (Herba Hedyotidis Diffusae) 30 g
- *Tian Hua Fen* (Radix Trichosanthis) 15 g
- *Gua Lou* (Fructus Trichosanthis) 20 g
- *Sheng Di Huang* (Radix Rehmanniae Glutinosae) 10 g
- *Jiao Shan Zha* (Fructus Crataegi, scharf gebraten) 10 g
- *Jiao Shen Qu* (Massa Fermentata, scharf gebraten) 10 g
- *Jiao Mai Ya* (Fructus Hordei Vulgaris Germinatus, scharf gebraten) 10 g

Der Patient nahm das Dekokt ein Jahr lang zu sich (ein Päckchen zweimal täglich), mit kleineren Modifikationen abhängig von seinem Allgemeinzustand. Symptome wie Kurzatmigkeit zeigten eine deutliche Verbesserung. Während dieser Zeit zog sich der Patient zweimal eine Erkältung zu mit Aushusten von großen Mengen gelben Sputums, aber ohne erhöhte Temperatur. Während dieser Phasen wurde die Verordnung modifiziert durch Entfernen von *Huang Qi* (Radix Astragali seu Hedysari) und *Tai Zi Shen* (Radix Pseudostellariae Heterophyllae) und Hinzufügen der folgenden Bestandteile, um Hitze zu klären und Toxizität zu vermindern.

Bestandteile

- *Tao Ren* (Semen Persicae) 10 g
- *Xing Ren* (Semen Pruni Armeniacae) 10 g
- *Huang Qin* (Radix Scutellariae Baicalensis) 15 g
- *Yu Xing Cao* (Herba Houttuyniae Cordatae) 30 g
- *Bai Bu* (Radix Stemonae) 10 g
- *Zi Cao* (Radix Arnebiae seu Lithospermi) 10 g
- *Jie Geng* (Radix Platycodi Grundiflori) 10 g

Der Patient unterzog sich danach einem vierwöchigen Chemotherapiezyklus mit wöchentlich 600 mg Cyclophosphamid, 1 mg Vincristin und 20 mg Methotrexat; der Zyklus wurde beendet, als die Werte für Alanin-Transaminase (ALT) auf 130 anstiegen.

Nachdem der ALT Wert auf 90 gesunken war, hatte der Patient Husten mit etwas weißem Sputum, litt unter verminderter Nahrungsaufnahme und schlief nicht gut. Der Zungenkörper war blass-rot mit einem dünnen weißen Belag, der Puls war fadenförmig, schlüpfrig und schnell.

Therapeutisches Prinzip

Die Milz stärken und Qi vermehren, die Lungen befeuchten und Schleim transformieren, begleitet vom Mindern von Toxizität und Hemmen von Krebs.

Der Patient setzte die Einnahme der Originalverordnung fort. Nach zwei weiteren Monaten war der Husten weniger ausgeprägt, der Appetit hatte sich gebessert und der Patient hatte keine weiteren Beschwerden.

Da der Patient eine Krankengeschichte mit Hypertonie und einer Koronarerkrankung aufwies, ging Dr. Yu jetzt dazu über, Symptome wie Schwindel, moderaten Anstieg des Blutdrucks, Palpitationen und Tremor in beiden Händen zu behandeln. Der Zungenkörper war rot mit einem dünnen weißen Belag; der Puls war drahtig und schlüpfrig.

Arzneien zur Besänftigung der Leber wie 15 g *Xia Ku Cao* (Spica Prunellae Vulgaris), 30 g *Gou Teng* (Ramulus Uncariae cum Uncis), 30 g *Ye Ju Hua* (Flos Chrysanthemi Indici) und 10 g *Sang Zhi* (Ramulus Mori Albae) wurden der Originalrezeptur drei Monate lang hinzugefügt. Der Blutdruck stabilisierte sich daraufhin. Der Patient erhielt eine verbesserte Rezeptur für seine Langzeitbehandlung.

Therapeutisches Prinzip

Die Milz stärken und Qi vermehren, Yin nähren und die Lungen befeuchten, Toxizität vermindern und Schleim transformieren.

Bestandteile

- *Nan Sha Shen* (Radix Adenophorae) 30 g
- *Bei Sha Shen* (Radix Glehniae Littoralis) 30 g
- *Mai Men Dong* (Radix Ophiopogonis Japonici) 15 g
- *Tian Hua Fen* (Radix Trichosanthis) 15 g
- *Tai Zi Shen* (Radix Pseudostellariae Heterophyllae) 30 g
- *Sheng Di Huang* (Radix Rehmanniae Glutinosae) 15 g
- *Huang Qi* (Radix Astragali seu Hedysari) 20 g
- *Chuan Bei Mu* (Bulbus Fritillariae Cirrhosae) 10 g
- *Nü Zhen Zi* (Fructus Ligustri Lucidi) 12 g
- *Ji Xue Teng* (Caulis Spatholobi) 10 g
- *He Shou Wu* (Radix Polygoni Multiflori) 30 g
- *Jie Geng* (Radix Platycodi Grundiflori) 10 g
- *Fu Ling* (Sclerotium Poriae Cocos) 10 g
- *Xing Ren* (Semen Pruni Armeniacae) 10 g
- *Pi Pa Ye* (Folium Eriobotryae Japonicae) 10 g
- *Qian Hu* (Radix Peucedani) 10 g
- *Ban Zhi Lian* (Herba Scutellariae Barbatae) 20 g
- *Jiao Shan Zha* (Fructus Crataegi, scharf gebraten) 30 g
- *Jiao Shen Qu* (Massa Fermentata, scharf gebraten) 30 g
- *Jiao Mai Ya* (Fructus Hordei Vulgaris Germinatus, scharf gebraten) 30 g
- *Bai Hua She She Cao* (Herba Hedyotidis Diffusae) 30 g

Manchmal wurden die Arzneien der Rezeptur zum Vermehren von Qi und Nähren von Yin geändert zu 20 g *Shi Hu** (Herba Dendrobii), 10 g *Wu Wei Zi* (Fructus Schisandrae) und 30 g *Chao Suan Zao Ren* (Semen Ziziphi Spinosae, pfannengerührt) und jene zum Hemmen von Krebs und Minderung von Toxizität zu 10 g *Chong Lou* (Rhizoma Paridis), 10 g *Long Kui* (Herba Solani Nigri) und 30 g *Shi Jian Chuan* (Herba Salviae Chinensis).

Der Patient überlebte 10 Jahre nach der ersten Operation. Routinemäßige Röntgen- und B-Ultrasonographie-Untersuchungen alle sechs Monate zeigten keinerlei besondere Anormalität. Appetit, Schlaf und mentale Einstellung des Patienten waren allesamt normal; gelegentlich hatte er leichten Husten mit weißem Schleim und der Blutdruck war etwas erhöht, aber insgesamt war seine Lebensqualität relativ gut.

Bei seinem letzten Besuch 10 Jahre nach der ersten Konsultation war die Zunge des Patienten etwas dunkel mit spärlichem Belag. Um den Zustand zu verbessern, wurde der Patient angewiesen, mit der TCM-Behandlung fortzufahren.

Therapeutisches Prinzip

Qi vermehren und Yin nähren, Toxizität vermindern und Krebs hemmen, die Leber beruhigen und den Blutdruck senken.

Bestandteile

- *Nan Sha Shen* (Radix Adenophorae) 30 g
- *Bei Sha Shen* (Radix Glehniae Littoralis) 30 g
- *Mai Men Dong* (Radix Ophiopogonis Japonici) 15 g
- *Shi Hu** (Herba Dendrobii) 15 g
- *Tai Zi Shen* (Radix Pseudostellariae Heterophyllae) 20 g
- *Ji Xue Teng* (Caulis Spatholobi) 30 g
- *Ye Jiao Teng* (Caulis Polygoni Multiflori) 30 g
- *Chao Suan Zao Ren* (Semen Ziziphi Spinosae, pfannengerührt) 15 g
- *Jiao Shan Zha* (Fructus Crataegi, scharf gebraten) 30 g
- *Jiao Shen Qu* (Massa Fermentata, scharf gebraten) 30 g
- *Jiao Mai Ya* (Fructus Hordei Vulgaris Germinatus, scharf gebraten) 30 g
- *Xia Ku Cao* (Spica Prunellae Vulgaris) 15 g
- *Ju Hua* (Flos Chrysanthemi Morifolii) 15 g
- *Bai Zhi* (Radix Angelicae Dahuricae) 10 g
- *Chong Lou* (Rhizoma Paridis) 15 g
- *Long Kui* (Herba Solani Nigri) 20 g
- *Sang Ji Sheng* (Ramulus Loranthi) 30 g
- *Bai Hua She She Cao* (Herba Hedyotidis Diffusae) 30 g

Kommentar

Dieser Patient wurde ohne irgendwelche toxische Nebenwirkungen 10 Jahre mit Kräutermedizin behandelt. Er wurde jedes Jahr erneut untersucht, ohne dass neue Läsionen entdeckt wurden. Obwohl er eine Krankengeschichte mit Hypertonie und koronarer Erkrankung aufwies, stützt diese Rezeptur das Aufrechte Qi (Zheng Qi) und vertreibt pathogene Faktoren. Innerhalb der Rezeptur finden sich:

- Bestandteile von *Sheng Mai San* (Pulserzeugendes Pulver) einschließlich *Mai Men Dong* (Radix Ophiopogonis Japonici), *Tai Zi Shen* (Radix Pseudostellariae Heterophyllae) und *Chao Suan Zao Ren* (Semen Ziziphi Spinosae, pfannengerührt), die das Yin nähren, Qi vermehren, die Lungen befeuchten und das Herz stärken.
- *Xia Ku Cao* (Spica Prunellae Vulgaris), *Ju Hua* (Flos Chrysanthemi Morifolii) und *Sang Ji Sheng* (Ramulus Loranthi), die die Leber beruhigen und den Blutdruck senken.
- *Chong Lou* (Rhizoma Paridis), *Long Kui* (Herba Solani Nigri) und *Bai Hua She She Cao* (Herba Hedyotidis Diffusae) als unterstützende Bestandteile zur Verminderung von Toxizität und Hemmung von Krebs.
- Indem der Rezeptur sowohl die Muster- als auch die Krankheitsdifferenzierung als Grundlage diente, führte sie zu einem exzellenten Behandlungergebnis.

8.5 Leberkrebs

Die häufigsten primären Leberkrebserkrankungen sind Hepatome (hepatozelluläre Karzinome). Obwohl diese Krebsart bei Patienten ohne Leberzirrhose in den USA und Europa relativ selten ist, bedeutet sein hohes Vorkommen in anderen Gebieten der Erde, besonders in Südostasien und Afrika, dass er eine der 10 häufigsten Krebsarten weltweit ist und eine der häufigsten krebsbedingten Todesursachen ist. In den Risikogebieten stehen Hepatome in engem Zusammenhang mit einem vermehrten Auftreten des Hepatitis-B- und -C-Virus und mit Vorkommen von karzinogenen Aflatoxinen in der Nahrung. Männer sind häufiger betroffen als Frauen.
In westlichen Ländern bilden metastasierende Karzinome, v. a. aus Lunge, Brust, Magen, Dickdarm, Pankreas oder Magen den größten Anteil an Leberkrebserkrankungen. Die Diagnose von Krebsmetastasen in der Leber ist oft das erste Anzeichen für eine Krebserkrankung an anderer Stelle im Körper.

Klinische Symptome

- Im Frühstadium können Symptome gänzlich fehlen, obwohl Patienten einen verminderten Appetit, Unwohlsein und Spannungen im oberen Abdomen oder Müdigkeit verspüren können.
- Die typischen klinischen Symptome von primärem Leberkrebs treten generell im mittleren und späten Stadium auf und schließen Schmerzen im rechten Hypochondrium, Aszites, Gelbsucht, fortschreitende Auszehrung, Fieber, Kraftlosigkeit, schlechten Appetit und Kachexie ein.
- Eine große Masse kann gewöhnlich im oberen rechten Quadranten des Abdomens getastet werden.
- Eine plötzliche Verschlechterung des Allgemeinzustandes bei Zirrhose-Patienten kann auf die Entstehung eines hepatozellulären Karzinoms hinweisen.
- Die Frühsymptome von metastasiertem Leberkrebs sind gewöhnlich Gewichtsverlust und schlechter Appetit mit dem Befund einer vergrößerten Leber. Fieber und Aszites können später hinzukommen. Gelbsucht ist wahrscheinlich und verschlechtert sich, wenn die Krankheit voranschreitet.

Ätiologie und Pathologie

Die hauptsächliche Ätiologie und Pathologie von Leberkrebs ist das Eindringen von äußerer pathogener Kälte oder Feuchtigkeit, die das Milz-Yang überlastet und sich in Hitze wandelt, die verdampft und so Gelbsucht erzeugt. Diätetische Unregelmäßigkeiten schädigen Milz und Magen und führen zu Milz-Schwäche und Feuchtigkeit, die die Milz überlastet. Emotionale Probleme verursachen Depression und Festsetzen von Leber-Qi, was Qi-Stagnation und Blut-Stase und schließlich Tumoren zur Folge hat.

Musteridentifizierung und therapeutische Prinzipien

Innere Behandlung

Leber-Depression und Milz-Mangel

Wichtige Symptome und Zeichen

Spannung und Völle in Abdomen und Hypochondrium, besonders auf der rechten Seite, intermittierende fokale Aufblähung unter dem Hypochondrium, Beklemmung und Unwohlsein in der Brust, die sich bei Wut verschlimmern, ein bitterer Mundgeschmack, schlechter Appetit oder Übelkeit und Aufstoßen, Reizbarkeit und Jähzorn und gelegentlich weiche Stühle. Der Zungenkörper ist blass-rot mit einem dünnen gelben oder weißen Belag; der Puls ist drahtig und schnell.

Arzneitherapie

Therapeutisches Prinzip

Die Leber ausleiten und Qi regulieren, die Milz stärken und den Magen harmonisieren.

Rezeptur

***Chai Hu Shu Gan San He Xiao Yao San Jia Jian* (Radix Bupleuri-Pulver, das die Leber verteilt, kombiniert mit Umherstreifen-Pulver, mit Modifikationen)**

- *Cu Chai Hu* (Radix Bupleuri, zubereitet mit Essig) 9 g
- *Dang Gui* (Radix Angelicae Sinensis) 9 g

- *Huang Qin* (Radix Scutellariae) 9 g
- *Bai Zhu* (Rhizoma Atractylodis Macrocephalae) 9 g
- *Fu Ling* (Sclerotium Poriae Cocos) 9 g
- *Bai Shao* (Radix Paeoniae Lactiflorae) 15 g
- *Chao Chen Pi* (Pericarpium Citri Reticulatae, pfannengerührt) 9 g
- *Zhi Ke* (Fructus Citri Aurantii) 9 g
- *Yu Jin* (Radix Curcumae) 9 g
- *Xia Ku Cao* (Spica Prunellae Vulgaris) 15 g
- *Yi Yi Ren* (Semen Coicis Lachryma-jobi) 30 g
- *Ba Yue Zha* (Fructus Akebiae) 15 g
- *Ji Nei Jin*‡ (Endothelium Corneum Gigeriae Galli) 12 g
- *Jiao Shan Zha* (Fructus Crataegi, scharf gebraten) 12 g
- *Jiao Shen Qu* (Massa Fermentata, scharf gebraten) 12 g
- *Jiao Mai Ya* (Fructus Hordei Vulgaris Germinatus, scharf gebraten) 12 g

Erklärung

- *Cu Chai Hu* (Radix Bupleuri, zubereitet mit Essig), *Yu Jin* (Radix Curcumae) und *Xia Ku Cao* (Spica Prunellae Vulgaris) klären Hitze und regulieren Leber-Qi.
- *Dang Gui* (Radix Angelicae Sinensis) und *Bai Shao* (Radix Paeoniae Lactiflorae) nähren Leber-Yin und nähren das Blut.
- *Huang Qin* (Radix Scutellariae) und *Yi Yi Ren* (Semen Coicis Lachryma-jobi) klären Hitze und leiten Feuchtigkeit aus.
- *Bai Zhu* (Rhizoma Atractylodis Macrocephalae) und *Fu Ling* (Sclerotium Poriae Cocos) stärken die Milz und harmonisieren den Magen.
- *Chao Chen Pi* (Pericarpium Citri Reticulatae, pfannengerührt) und *Zhi Ke* (Fructus Citri Aurantii) regulatieren Qi im Mittleren Erwärmer, um die Transport- und Transformationsfunktionen der Milz zu unterstützen.
- *Ba Yue Zha* (Fructus Akebiae) leitet die Leber aus, reguliert Qi und vitalisiert das Blut.
- *Ji Nei Jin*‡ (Endothelium Corneum Gigeriae Galli), *Jiao Shan Zha* (Fructus Crataegi, scharf gebraten), *Jiao Shen Qu* (Massa Fermentata, scharf gebraten), und *Jiao Mai Ya* (Fructus Hordei Vulgaris Germinatus, scharf gebraten) zerteilen Nahrungsansammlung und steigern den Appetit.

Qi-Stagnation und Blut-Stase

Wichtige Symptome und Zeichen

Scharfer und fixierter Schmerz im Hypochondrium, der in den Rücken und unteren Rücken ausstrahlt, der Schmerz verschlimmert sich in der Nacht, fokale Aufblähung unter dem Hypochondrium, Beklemmung in der Brust, Spannung im Abdomen, verminderter Appetit und wenig Neigung zu essen, Aufstoßen und Rülpsen, trockene Stühle und spärlicher Urin. Der Zungenkörper ist purpur oder dunkelrot mit Stasepunkten oder -zeichen und einem dünnen weißen oder gelben Belag; der Puls ist tief und fadenförmig oder rau.

Arzneitherapie

Therapeutisches Prinzip

Das Blut vitalisieren und Blut-Stase transformieren, Qi bewegen und Verklumpungen auflösen.

Rezeptur

Tao Hong Si Wu Tang He Da Huang Zhe Chong Wan Jia Jian **(Vier-Arzneien-Dekokt mit Fl. Carthami Tinctorii und Sm. Persicae kombiniert mit Rx. et Rz. Rhei- und Eupolyphaga seu Opisthoplatia-Pille, mit Modifikationen)**

- *Tao Ren* (Semen Persicae) 9 g
- *Hong Hua* (Flos Carthami Tinctorii) 9 g
- *Chuan Xiong* (Rhizoma Ligustici Chuanxiong) 6 g
- *Sheng Di Huang* (Radix Rehmanniae Glutinosae) 15 g
- *E Zhu* (Rhizoma Curcumae) 9 g
- *Shan Ci Gu* (Pseudobulbus Shancigu) 9 g
- *Ba Yue Zha* (Fructus Akebiae) 12 g
- *Yu Jin* (Radix Curcumae) 9 g
- *Zhi Ke* (Fructus Citri Aurantii) 9 g
- *Yan Hu Suo* (Rhizoma Corydalis Yanhusuo) 9 g
- *Tu Bie Chong*‡ (Eupolyphaga seu Steleophaga) 15 g
- *Bai Shao* (Radix Paeoniae Lactiflorae) 15 g
- *Da Huang* (Radix et Rhizoma Rhei) 3 g
- *Quan Xie*‡ (Buthus Martensi) 3 g
- *Bai Qu Cai* (Herba Chelidonii) 15 g
- *Gui Ban** (Plastrum Testudinis) 20 g
- *Ban Zhi Lian* (Herba Scutellariae Barbatae) 30 g

Erklärung

- *Tao Ren* (Semen Persicae), *Hong Hua* (Flos Carthami Tinctorii) und *Chuan Xiong* (Rhizoma Ligustici Chuanxiong) vitalisieren das Blut und fördern die Bewegung von Qi.
- *E Zhu* (Rhizoma Curcumae) und *Tu Bei Chong*‡ (Eupolyphaga seu Steleophaga) brechen Blut-Stasen auf, zerteilen Ansammlungen und lindern Schmerzen.
- *Shan Ci Gu* (Pseudobulbus Shancigu), *Ban Zhi Lian* (Herba Scutellariae Barbatae) und *Bai Qu Cai* (Herba Chelidonii) klären Hitze, vermindern Toxizität und haben anti-kanzerogene Eigenschaften.
- *Yu Jin* (Radix Curcumae), *Yan Hu Suo* (Rhizoma Corydalis Yanhusuo) und *Ba Yue Zha* (Fructus Akebiae) vitalisieren das Blut und erleichtern Depression.
- *Da Huang* (Radix et Rhizoma Rhei) und *Zhi Ke* (Fructus Citri Aurantii) brechen Blut-Stasen durch Attackieren und Reinigen auf, während sie Qi regulieren, Hitze klären und nach unten leiten.
- *Quan Xie*‡ (Buthus Martensi) attackiert stark Toxine und klärt Hitze.
- *Sheng Di Huang* (Radix Rehmanniae Glutinosae), *Bai Shao* (Radix Paeoniae Lactiflorae) und *Gui Ban** (Plastrum Testudinis) reichern Yin an und nähren das Blut.

Feuchte-Hitze-Toxine

Wichtige Symptome und Zeichen

Schwellung im oberen Abdomen, Spannung und Völle im Magen und Abdomen mit zeitweiser Aufblähung des Abdomens wie eine Trommel, gelbe Augen und gelbe Haut, Reizbarkeit, ein bitterer Mundgeschmack, Übelkeit, schlechter Appetit, gelber fester Stuhl, Fieber und Schwitzen. Der Zungenkörper ist rot oder hochrot und trocken mit einem dicken, gelben und schmierigen Belag; der Puls ist schlüpfrig und schnell oder drahtig, schlüpfrig und schnell.

Arzneitherapie

Therapeutisches Prinzip

Hitze klären und die Bewegung von Feuchtigkeit fördern, Toxizität vermindern und Verklumpungen auflösen.

Rezeptur

***Yin Chen Hao Tang He Si Ling Tang Jia Jian* (Hb. Artemisiae Yinchenhao-Dekokt kombiniert mit Vier-Poria-Dekokt, mit Modifikationen)**

- *Yin Chen Hao* (Herba Artemisiae Scopariae) 30 g
- *Long Dan Cao* (Radix Gentianae Scabrae) 9 g
- *Huang Bai* (Cortex Phellodendri) 9 g
- *Chao Zhi Zi* (Fructus Gardeniae Jasminoidis, pfannengerührt) 9 g
- *Da Huang* (Radix et Rhizoma Rhei) 6 g
- *Pu Gong Ying* (Herba Taraxaci cum Radice) 20 g
- *Long Kui* (Herba Solani Nigri) 30 g
- *Ze Xie* (Rhizoma Alismatis Orientalis) 15 g
- *Zhu Ling* (Sclerotium Polypori) 15 g
- *Yi Yi Ren* (Semen Coicis Lachryma-jobi) 30 g
- *Dan Shen* (Radix Salviae Miltiorrhizae) 20 g
- *Shui Hong Hua Zi* (Fructus Polygoni) 30 g
- *Da Fu Pi* (Pericarpium Arecae Catechu) 15 g
- *Yu Jin* (Radix Curcumae) 9 g
- *Hou Po* (Cortex Magnoliae Officinalis) 9 g
- *Ji Nei Jin*‡ (Endothelium Corneum Gigeriae Galli) 12 g
- *Jiao Shan Zha* (Fructus Crataegi, scharf gebraten) 15 g
- *Jiao Shen Qu* (Massa Fermentata, scharf gebraten) 15 g
- *Jiao Mai Ya* (Fructus Hordei Vulgaris Germinatus, scharf gebraten) 15 g

Erklärung

- *Yin Chen Hao* (Herba Artemisiae Scopariae), *Yu Jin* (Radix Curcumae), *Long Dan Cao* (Radix Gentianae Scabrae) und *Huang Bai* (Cortex Phellodendri) klären Hitze, trocknen Feuchtigkeit und vitalisieren das Blut, um Gelbsucht zu mildern.
- *Chao Zhi Zi* (Fructus Gardeniae Jasminoidis, pfannengerührt) und *Da Huang* (Radix et Rhizoma Rhei) 6 g klären Hitze und leiten nach unten aus.
- *Pu Gong Ying* (Herba Taraxaci cum Radice), *Long Kui* (Herba Solani Nigri) und *Dan Shen* (Radix Salviae Miltiorrhizae) klären Hitze, vermindern Toxizität und vitalisieren das Blut.
- *Ze Xie* (Rhizoma Alismatis Orientalis), *Zhu Ling* (Sclerotium Polypori) und *Yi Yi Ren* (Semen Coicis Lachryma-jobi) klären Hitze durch den Urin.
- *Shui Hong Hua Zi* (Fructus Polygoni) klären Hitze und erweichen Hartes.
- *Hou Po* (Cortex Magnoliae Officinalis), *Ji Nei Jin*‡ (Endothelium Corneum Gigeriae Galli), *Da Fu Pi* (Pericarpium Arecae Catechu), *Jiao Shan Zha* (Fructus Crataegi, scharf gebraten), *Jiao*

Shen Qu (Massa Fermentata, scharf gebraten) und *Jiao Mai Ya* (Fructus Hordei Vulgaris Germinatus, scharf gebraten) zerteilen Nahrungsansammlung und regulieren Qi im Mittleren Erwärmer.

Leber- und Nieren-Yin-Mangel

Wichtige Symptome und Zeichen

Andauernder dumpfer Schmerz im Hypochondrium, vergrößerte Leber, Trommelaufblähung und Völle im Abdomen, Übelkeit, ein bitterer Mundgeschmack, verminderter Appetit, Auszehrung, eine matt-gelbe Gesichtsfarbe, Durst und der Wunsch nach Getränken, niedriges Fieber oder Hitzegefühle in Brust, Handflächen und Fußsohlen, spontanes Schwitzen und Nachtschweiß, trockene Haut, Schwindel, Reizbarkeit, Petechien, Nasenbluten, Zahnfleischbluten oder Erbrechen von Blut, trockene oder schwarze Stühle, spärlicher Urin und Mattigkeit und Schmerzen im unteren Rücken und in den Knien. Der Zungenkörper ist rot oder matt-rot und trocken mit Abschälungen und Rissen und einem dünnen weißen Belag; der Puls ist tief, fadenförmig und schnell.

Arzneitherapie

Therapeutisches Prinzip

Leber und Nieren nähren und tonisieren, das Blut nähren und die Leber besänftigen, die Bewegung von Wasser fördern und Toxizität vermindern.

Rezeptur

***Zi Shui Qing Gan Yin He Mai Wei Di Huang Wan Jia Jian* (Getränk zum Anreichern des Wassers und Klären der Leber kombiniert mit Ophiopogonum und Rehmannia-Pille, mit Modifikationen)**

- *Dong Chong Xia Cao*‡ (Cordyceps Sinensis) 5 g, von den anderen Bestandteilen getrennt abgekocht
- *Sheng Di Huang* (Radix Rehmanniae Glutinosae) 20 g
- *Shan Zhu Yu* (Fructus Corni Officinalis) 20 g
- *Chi Shao* (Radix Paeoniae Rubrae) 15 g
- *Bai Shao* (Radix Paeoniae Lactiflorae) 15 g
- *Nü Zhen Zi* (Fructus Ligustri Lucidi) 15 g
- *Gou Qi Zi* (Fructus Lycii) 15 g
- *Han Lian Cao* (Herba Ecliptae Prostratae) 30 g
- *Xian He Cao* (Herba Agrimoniae Pilosae) 30 g
- *San Qi Fen* (Pulvis Radicis Notoginseng), 3 g als Tee separat eingenommen
- *He Shou Wu* (Radix Polygoni Multiflori) 20 g
- *Gui Ban** (Plastrum Testudinis) 20 g
- *Mu Dan Pi* (Cortex Moutan Radicis) 12 g
- *Mai Men Dong* (Radix Ophiopogonis Japonici) 12 g
- *Wu Wei Zi* (Fructus Schisandrae) 9 g
- *Fu Ling* (Sclerotium Poriae Cocos) 15 g
- *Zhi Mu* (Rhizoma Anemarrhenae Asphodeloidis) 15 g
- *Ze Xie* (Rhizoma Alismatis Orientalis) 9 g
- *Bai Hua She She Cao* (Herba Hedyotidis Diffusae) 30 g
- *Long Kui* (Herba Solani Nigri) 20 g
- *Ba Yue Zha* (Fructus Akebiae) 15 g
- *Jiao Shan Zha* (Fructus Crataegi, scharf gebraten) 15 g
- *Jiao Shen Qu* (Massa Fermentata, scharf gebraten) 15 g
- *Jiao Mai Ya* (Fructus Hordei Vulgaris Germinatus, scharf gebraten) 15 g

Erklärung

- *Sheng Di Huang* (Radix Rehmanniae Glutinosae) und *Zhi Mu* (Rhizoma Anemarrhenae Asphodeloidis) klären Hitze und erzeugen Körperflüssigkeiten.
- *Bai Shao* (Radix Paeoniae Lactiflorae), *He Shou Wu* (Radix Polygoni Multiflori), *Wu Wei Zi* (Fructus Schisandrae) und *Gou Qi Zi* (Fructus Lycii) besänftigen die Leber und nähren das Blut.
- *Nü Zhen Zi* (Fructus Ligustri Lucidi), *Mai Men Dong* (Radix Ophiopogonis Japonici), *Shan Zhu Yu* (Fructus Corni Officinalis), *Gui Ban** (Plastrum Testudinis) und *Dong Chong Xia Cao*‡ (Cordyceps Sinensis) nähren Leber- und Nieren-Yin.
- *Mu Dan Pi* (Cortex Moutan Radicis), *Chi Shao* (Radix Paeoniae Rubrae), *Ba Yue Zha* (Fructus Akebiae), *Han Lian Cao* (Herba Ecliptae Prostratae), *Xian He Cao* (Herba Agrimoniae Pilosae) und *San Qi Fen* (Pulvis Radicis Notoginseng) kühlen und vitalisieren das Blut, um Blutungen zu stoppen.
- *Fu Ling* (Sclerotium Poriae Cocos) und *Ze Xie* (Rhizoma Alismatis Orientalis) leiten Feuchtigkeit aus, während sie Yin beschützen.
- *Bai Hua She She Cao* (Herba Hedyotidis Diffusae) und *Long Kui* (Herba Solani Nigri) klären Hitze, vermindern Toxizität und haben anti-kanzerogene Eigenschaften.

- *Jiao Shan Zha* (Fructus Crataegi, scharf gebraten), *Jiao Shen Qu* (Massa Fermentata, scharf gebraten) und *Jiao Mai Ya* (Fructus Hordei Vulgaris Germinatus, scharf gebraten) zerteilen Ansammlungen und regulieren Qi im Mittleren Erwärmer.

TCM-Behandlung von häufigen Komplikationen bei Leberkrebs

Häufige Komplikationen wie Übelkeit und Erbrechen, Schmerzen, Fieber, Gelbsucht, Verstopfung, Erbrechen von Blut und Blut im Stuhl werden ausführlich in Kapitel 4 und 5 erörtert.
Bei Aszites, Diarrhö und weichen Stühlen als spezifische Komplikationen bei Leberkrebs wähle man drei bis fünf der folgenden Kräuter aus und fügte sie den Rezepturen, die in der obigen Musteridentifizierung genauer erläutert sind, hinzu.

Aszites

- *Che Qian Zi* (Semen Plantaginis) 15 g
- *Che Qian Cao* (Herba Plantaginis) 15 g
- *Zhu Ling* (Sclerotium Polypori Umbellati) 30 g
- *Fu Ling* (Sclerotium Poriae Cocos) 15 g
- *Long Kui* (Herba Solani Nigri) 20 g
- *Ze Xie* (Rhizoma Alismatis Orientalis) 15 g
- *Chi Xiao Dou* (Semen Phaseoli Calcarati) 15 g
- *Shang Lu* (Radix Phytolaccae) 12 g
- *Qian Niu Zi* (Semen Pharbitidis) 6 g
- *Huai Niu Xi* (Radix Achyranthis Bidentatae) 9 g
- *Ban Bian Lian* (Herba Lobeliae Chinensis cum Radice) 20 g
- *Tong Cao* (Medulla Tetrapanacis Papyriferi) 3 g
- *Shui Hong Hua Zi* (Fructus Polygoni) 20 g

Diarrhö und weiche Stühle durch Milz-Qi-Mangel

- *Chao Bai Bian Dou* (Semen Dolichoris Lablab, pfannengerührt) 20 g
- *Shan Yao* (Rhizoma Dioscoreae Oppositae) 20 g
- *Yi Yi Ren* (Semen Coicis Lachryma-jobi) 30 g
- *Rou Dou Kou* (Semen Myristicae Fragrantis) 12 g
- *Chi Shi Zhi*‡ (Halloysitum Rubrum) 15 g
- *Bai Zhu* (Rhizoma Atractylodis Macrocephalae) 9 g
- *Fu Ling* (Sclerotium Poriae Cocos) 15 g
- *Dang Shen* (Radix Codonopsitis Pilosulae) 15 g
- *Cang Zhu* (Rhizoma Atractylodis) 9 g
- *Pao Jiang* (Rhizoma Zingiberis Officinalis Praeparata) 9 g

Diarrhö und weiche Stühle durch Feuchte-Hitze, die nach unten strömt

- *Mu Xiang** (Radix Aucklandiae Lappae) 6 g
- *Huang Lian* (Rhizoma Coptidis) 6 g
- *Qin Pi* (Cortex Fraxini) 9 g
- *Bai Tou Weng* (Radix Pulsatillae Chinensis) 9 g
- *Huang Bai* (Cortex Phellodendri) 9 g

Einbeziehung der Chinesischen Medizin in onkologische Behandlungsstrategien bei Leberkrebs

Chirurgische Behandlung und postoperative Phase

Innere Behandlung

Vor der Operation

Chirurgische Behandlung ist die hauptsächliche Behandlungsmethode bei primärem Leberkrebs im frühen Stadium. Arzneien zur Stützung des Aufrechten Qi (Zheng Qi) und zum Regulieren von Därmen und Magen sollten eine Woche lang vor der Operation eingenommen werden (siehe Kapitel 3).

Postoperative Phase

In der unmittelbaren postoperativen Phase kann *Tiao Wei Cheng Qi Tang He Sheng Mai Yin Jia Jian* (Dekokt zum Regulieren des Magens und Stützen von Qi kombiniert mit dem Pulserzeugenden Getränk, mit Modifikationen) eingenommen werden, um das Magen-Qi zu regulieren und zu vermehren, Yin zu adstringieren, Körperflüssigkeiten zu erzeugen und das Herz zu nähren.

- *Sha Shen* (Radix Glehniae seu Adenophorae) 20 g
- *Dang Gui* (Radix Angelicae Sinensis) 9 g

- *Sheng Di Huang* (Radix Rehmanniae Glutinosae) 15 g
- *Mai Men Dong* (Radix Ophiopogonis Japonici) 15 g
- *Wu Wei Zi* (Fructus Schisandrae) 6 g
- *Bai Zhu* (Rhizoma Atractylodis Macrocephalae) 9 g
- *Fu Ling* (Sclerotium Poriae Cocos) 9 g
- *Yi Yi Ren* (Semen Coicis Lachryma-jobi) 30 g
- *Ji Nei Jin*‡ (Endothelium Corneum Gigeriae Galli) 12 g
- *Long Dan Cao* (Radix Gentianae Scabrae) 9 g
- *Chao Mai Ya* (Fructus Hordei Vulgaris Germinatus, pfannengerührt) 20 g
- *Da Huang* (Radix et Rhizoma Rhei) 12 g
- *Zhi Ke* (Fructus Citri Aurantii) 9 g
- *Fo Shou* (Fructus Citri Sarcodactylis) 9 g
- *Xian He Cao* (Herba Agrimoniae Pilosae) 15 g
- *Bai Ji** (Rhizoma Bletillae Striatae) 10 g
- *San Qi Fen* (Pulvis Radicis Notoginseng) 3 g, dem fertigen Dekokt beigegeben und separat eingenommen

Bei **Fieber** kann *Qing Hao Bie Jia Tang He Ge Xia Zhu Yu Tang* (Dekokt aus Hb. Artemisiae und Schildkrötenpanzer, kombiniert mit dem Dekokt, das Blut-Stasen unterhalb des Diaphragmas eliminiert) verordnet werden. Zusätzliche Rezepturen zur Behandlung von postoperativem Fieber können in Kapitel 5 gefunden werden.

Allgemeine Behandlungen zur Unterstützung der postoperativen Genesung werden ausführlich in Kapitel 3 beschrieben.

Strahlentherapie

Strahlentherapie ist geeignet für Patienten mit einem guten Allgemeinzustand, mit normalen Leberwerten und einem lokalisierten Tumor, der chirurgisch nicht entfernt werden kann.

Innere Behandlung:

- Die Behandlungsprinzipien Qi vermehren, das Blut nähren, Körperflüssigkeiten erzeugen und Trockenheit befeuchten, Hitze klären und Toxizität vermindern können als angemessen eingesetzt werden (siehe Speiseröhrenkrebs, Kap. 8.2).
- Um die Milz zu stärken und Qi zu regulieren, Yin zu nähren und Körperflüssigkeiten zu erzeugen und Leber und Nieren zu nähren und zu tonisieren, können die folgenden Bestandteile eingesetzt werden:
- *Sha Shen* (Radix Glehniae seu Adenophorae)
- *Mai Men Dong* (Radix Ophiopogonis Japonici)
- *Xuan Shen* (Radix Scrophulariae Ningpoensis)
- *Tian Hua Fen* (Radix Trichosanthis)
- *Bai Zhu* (Rhizoma Atractylodis Macrocephalae)
- *Fu Ling* (Sclerotium Poriae Cocos)
- *Mu Xiang** (Radix Aucklandiae Lappae)
- *Yi Yi Ren* (Semen Coicis Lachryma-jobi)
- *Jiao Shan Zha* (Fructus Crataegi, scharf gebraten)
- *Jiao Shen Qu* (Massa Fermentata, scharf gebraten)
- *Jiao Mai Ya* (Fructus Hordei Vulgaris Germinatus, scharf gebraten)
- *Chao Zhi Ke* (Fructus Citri Aurantii, pfannengerührt)
- *Zhu Ru* (Caulis Bambusae in Taeniis)
- *Xuan Fu Hua* (Flos Inulae)
- *Huang Lian* (Rhizoma Coptidis)
- *Jin Yin Hua* (Flos Lonicerae)
- *Pu Gong Ying* (Herba Taraxaci cum Radice)
- *Nü Zhen Zi* (Fructus Ligustri Lucidi)
- *Han Lian Cao* (Herba Ecliptae Prostratae)
- *Gou Qi Zi* (Fructus Lycii)
- *Wu Wei Zi* (Fructus Schisandrae)
- *Bai Jiang Cao* (Herba Patriniae cum Radice)
- *Gan Cao* (Radix Glycyrrhizae)
- Unsere klinischen Erfahrungen am Sino-Japanischen Friendship Hospital in Beijing zeigen, dass hohe Dosen von Arzneien, die das Blut vitalisieren und Blut-Stase transformieren, Hartes erweichen und Verklumpungen auflösen, wie *San Leng* (Rhizoma Sparganii Stoloniferi), *E Zhu* (Rhizoma Curcumae), *Tao Ren* (Semen Persicae) und *Hong Hua* (Flos Carthami Tinctorii), nicht während einer Strahlentherapie für Leberkrebs verordnet werden sollten, da sie die Überlebenszeit verkürzen können. Die Kombination dieser Arzneien mit jenen, die das Aufrechte Qi (Zheng Qi) stützen, gleicht dieses Risiko aus.

Chemotherapie

Die Wirkung einer generalisierten Chemotherapie auf Leberkrebs ist sehr schlecht und die unmittelbare Wirkung bei Leberkrebs im Spätstadium schlägt sich nur bei 15% der Behandelten in einer Verbesserung der Lebensqualität und Verlängerung der Überlebenszeit nieder. Nach unserer klinischen Erfahrung wirkt die Einbeziehung von TCM besser als Chemotherapie allein und verstärkt deren Wirkung bei Patienten, die für eine chirurgische Behandlung oder Strahlentherapie nicht geeignet sind (siehe auch Kapitel 3).

Nebenwirkungen der Chemotherapie bei Leberkrebs sind u. a. Knochenmarksuppression und Reaktionen des Verdauungstraktes wie Übelkeit, Erbrechen, schlechter Appetit und Leber-Magen-Disharmonie (für ausführlichere Erörterungen siehe die relevanten Abschnitte in den Kapiteln 4 und 5).

Anmerkungen zur Behandlung

Wie bereits vorher erwähnt, ist die chirurgische Behandlung die Hauptbehandlungsmethode für primären Leberkrebs im Frühstadium. Die Einbeziehung von TCM vor oder nach der Operation verbessert die Lebensqualität des Patienten und verlängert die Überlebenszeit. *Xiao Chai Hu Tang* (Kleines Bupleurum-Dekokt), *Xiao Yao San* (Umherstreifen-Pulver) und *Liu Wei Di Huang Tang* (Dekokt aus Rx. Rehmanniae und sechs Bestandteilen) können während der postoperativen Genesung verordnet werden. Nachdem der Patient sich von der Operation erholt hat, sollten Arzneien zum Zerteilen von Ansammlungen, zum Erweichen von Hartem, zur Minderung der Toxizität und zum Klären von Hitze verordnet werden, um das Aufrechte Qi (Zheng Qi) zu stützen und pathogene Faktoren zu vertreiben, indem gleichzeitig tonisiert und attackiert wird. Geeignete Arzneien sind u. a. *Ba Yue Zha* (Fructus Akebiae), *Gui Ban** (Plastrum Testudinis), *Pu Gong Ying* (Herba Taraxaci cum Radice) und *Bai Jiang Cao* (Herba Patriniae cum Radice). Die therapeutischen Prinzipien des Stärkens der Milz und Harmonisierens des Magens, Ausleitens der Leber und Nährens der Nieren sollten während des gesamten Behandlungsprozesses angewendet werden.

Andere Therapien

Diätetik

- Nach der Operation sollten Patienten Nahrungsmittel mit einem hohen Protein- und Vitamingehalt essen, wie Eier, Schweine- und Lammleber, Weißdornfrüchte, Bananen, Granatäpfel und Wassermelonen.
- Während der Strahlentherapie sollten Patienten Nahrungsmittel mit einem hohen Nährwert und mit einem nährenden und befeuchtenden Charakter essen, wie frische Lotuswurzel, Kastanien, Wachskürbis, wilde Reisstengel, Birnen und Trauben.
- Während der Chemotherapie ist es besser, leichte und leicht verdauliche Nahrung mit einem hohen Nährwert zu essen, wie Gänsefleisch, *Yi Mi Zhou* (Hiobstränensamen-Congee), chinesisches Yamswurzelpulver, *Xing Ren Shuang* (Marmelade aus Aprikosenkernen), frische Pfirsiche, Wachskürbis, Lotuswurzel und Wassermelone.
- Patienten müssen Alkohol und Zigaretten meiden und dürfen keine stimulierenden Nahrungsmittel wie gewürzte Nahrung, Chillies, rohe Zwiebeln und Schnittlauch oder Nahrung, die schwer verdaulich ist, zu sich nehmen.

Qigong-Therapie

Patienten mit Leberkrebs können stärkendes Qigong in einer stehenden Position üben, aber ohne dass sie eine ausdehnende Bewegung machen. Diese Übungen sind jedoch nicht geeignet für Patienten, die sich gerade einer Operation unterzogen haben. Patienten mit Aszites oder einem Riss der Leberkapsel sollten kein Qigong üben.

Das stärkende Qigong in einer Sitzposition und die innerlich-nährende Qigong-Atmung (Einatmen – Pausieren – Ausatmen) mit Zungenbewegungen können ebenfalls geübt werden, um Körperflüssigkeiten zu erzeugen und Durst zu stoppen, die Kehle zu klären und Trockenheit zu befeuchten (siehe Details in Kapitel 6). Qigong sollte nicht geübt werden, wenn das Risiko besteht, dass der Patient sich erkältet.

Klinische Erfahrung und Fallbeispiele

Gu Zhendong

Klinische Erfahrung

Leberkrebs ist eine extrem ernste Krankheit mit einer sehr schlechten Prognose; die Überlebenszeit nach der Diagnose, die gewöhnlich im Spätstadium erfolgt, beträgt eher Monate als Jahre. Wenn die klinischen Symptome eine feste Masse im Abdomen, Schmerzen im Hypochondrium, die in den Rücken ausstrahlen, fokale Aufblähung und Völle unterhalb des Herzens, verminderten Appetit oder die Unfähigkeit zu essen, Spannung und Völle oder Spannung und Schmerzen im Abdomen, Gelbsucht, aufgeblähte Schwellungen der Gliedmaßen, Trommelaufblähung und Schwierigkeiten beim Wasserlassen und bei der Defäkation einschließen, deutet dies ein Muster von Stauung und Übermaß von pathogenen Faktoren an; Dr. Gu konzentriert sich allerdings nicht auf Maßnahmen zur Vertreibung pathogener Faktoren, sondern er zieht es vor, die Leber zu besänftigen, zu nähren und auszuleiten und Qi zu regulieren.

Seine Methode basiert auf den TCM-Prinzipien, die besagen, dass sich Ansammlungen nur bei Personen mit einer geschwächten Konstitution und durch einen Mangel an Aufrechtem Qi (Zheng Qi) bilden, so dass pathogene Faktoren dominieren können.

Viele Patienten mit Leberkrebs weisen eine lange Krankengeschichte mit Hepatitis oder Leberzirrhose auf, die durch Müdigkeit, Kurzatmigkeit, schlechten Appetit, trockenen Mund, Nachtschweiß, Hitzegefühle in Brust, Handflächen und Fußsohlen, Auszehrung, eine blanke Zunge ohne Belag und einen fadenförmiger und schnellen Puls gekennzeichnet ist. Unter diesen Umständen ist Yin vorherrschend und Yang neigt dazu, aufgebraucht zu werden. Wenn Yin vorherrscht, ist wahrscheinlich das Leber-Blut leer und Leber-Yin ist geschädigt; wenn Yang aufgebraucht ist, neigt das Leber-Qi dazu, unterdrückt zu werden und zu stagnieren.

Rezeptur

Gan Ai Tang **(Leberkrebs-Dekokt)**

- *Sheng Di Huang* (Radix Rehmanniae Glutinosae) 15 g
- *Mai Men Dong* (Radix Ophiopogonis Japonici) 20 g
- *Bai Shao* (Radix Paeoniae Lactiflorae) 15 g
- *Shan Zhu Yu* (Fructus Corni Officinalis) 15 g
- *Gou Qi Zi* (Fructus Lycii) 15 g
- *Chai Hu* (Radix Bupleuri) 12 g
- *Yu Jin* (Radix Curcumae) 15 g
- *Sha Ren* (Fructus Amomi) 10 g
- *Bai Hua She She Cao* (Herba Hedyotidis Diffusae) 40 g
- *Ban Zhi Lian* (Herba Scutellariae Barbatae) 30 g
- *Dang Shen* (Radix Codonopsitis Pilosulae) 15 g
- *Bai Zhu* (Rhizoma Atractylodis Macrocephalae) 15 g
- *Fu Ling* (Sclerotium Poriae Cocos) 10 g
- *Gan Cao* (Radix Glycyrrhizae) 5 g

Modifikationen

- Bei starken Schmerzen füge man 6 g bis maximal 9 g *Xi Xin* (Herba cum Radice Asari), 6 g *Quan Xie*‡ (Buthus Martensi) und 3 g *Wu Gong*‡ (Scolopendra Subspinipes) hinzu.
- Bei Gelbsucht füge man 30 g *Yin Chen Hao* (Herba Artemisiae Scopariae) und 6 g *Huang Bai* (Cortex Phellodendri) hinzu.
- Bei harten Verklumpungen füge man 20 g *Chuan Shan Jia*‡ (Squama Manitis Pentadactylae), 10 g *Shui Zhi*‡ (Hirudo seu Whitmania) und 10 g *Zhe Bei Mu* (Bulbus Fritillariae Thunbergii) hinzu.
- Bei Aszites und aufgedunsenen Schwellungen füge man 30 g *Yi Yi Ren* (Semen Coicis Lachryma-jobi), 30 g *Ze Xie* (Rhizoma Alismatis Orientalis) und 15 g *Fu Ling* (Sclerotium Poriae Cocos) hinzu.
- Bei abdominalen Spannungen füge man 6 g *Chen Pi* (Pericarpium Citri Reticulatae) und 10 g *Da Fu Pi* (Pericarpium Arecae Catechu) hinzu.
- Bei Reizbarkeit und Hitzegefühlen in Brust, Handflächen und Fußsohlen und einem sehr trockenen Mund füge man 6 g *Zhi Zi* (Fructus Gardeniae Jasminoidis), 6 g *Huang Bai* (Cortex Phellodendri) und 20 g *Gui Ban** (Plastrum Testudinis) hinzu.
- Bei trockenem Stuhl füge man 30 g *Rou Cong Rong* (Herba Cistanches Deserticolae), 10 g *Bai Zi Ren* (Semen Biotae Orientalis) und 30 g *Dang Gui* (Radix Angelicae Sinensis) hinzu.

Fallbeispiel

Ein 61 Jahre alter Mann hatte eine lange Krankengeschichte von Hepatitis B. In den vorangegangenen fünf Monaten hatte er unter Auszehrung, Müdigkeit und Abneigung gegen Nahrung gelitten. Die Krankheit wurde durch CT-Untersuchung und ein Anwachsen des Alpha-Fetoprotein-Wertes auf 990 µg/L als Leberkrebs diagnostiziert. Im November 1995 unterzog sich der Patient einer chirurgischen Behandlung, aber da der Tumor multifokal war, sich auf die regionalen Lymphknoten ausgebreitet und sich in benachbarte Gewebe und Muskeln festgesetzt hatte, konnte er nicht vollständig ausgeräumt werden. Der Patient erhielt danach drei Zyklen an Chemotherapie.

Im März 1996 suchte er Dr. Gus Klinik auf. Die Symptome bestanden u. a. aus Spannungen und Schmerzen im rechten Hypochondrium, die in den Rücken ausstrahlten, Abneigung gegen Nahrung, fokale Aufblähung und Völle in Abdomen und Magen, besonders nach dem Essen und bei Nacht, mit Blähungen, die ihn durch ihre Stärke manchmal am Schlafen hinderten, Trockenheit von Mund und Kehle, Müdigkeit, Reizbarkeit, Ruhelosigkeit und Jähzorn und gelegentlichen aufgedunsenen Schwellungen in den Beinen. Der Zungenkörper war rot mit spärlichem Belag; der Puls war drahtig, fadenförmig und schnell.

Therapeutisches Prinzip

Leber und Nieren nähren und tonisieren, Toxizität vermindern und Ansammlungen auflösen.

Bestandteile

- *Sheng Di Huang* (Radix Rehmanniae Glutinosae) 15 g
- *Mai Men Dong* (Radix Ophiopogonis Japonici) 20 g
- *Mu Dan Pi* (Cortex Moutan Radicis) 15 g
- *Bai Shao* (Radix Paeoniae Lactiflorae) 15 g
- *Chai Hu* (Radix Bupleuri) 12 g
- *Yu Jin* (Radix Curcumae) 15 g
- *Huang Qin* (Radix Scutellariae Baicalensis) 12 g
- *Bai Hua She She Cao* (Herba Hedyotidis Diffusae) 50 g
- *Ban Zhi Lian* (Herba Scutellariae Barbatae) 30 g
- *Dang Shen* (Radix Codonopsitis Pilosulae) 15 g
- *Bai Zhu* (Rhizoma Atractylodis Macrocephalae) 15 g
- *Fu Ling* (Sclerotium Poriae Cocos) 10 g
- *Sha Ren* (Fructus Amomi) 10 g
- *Xi Xin** (Herba cum Radice Asari) 6 g
- *Gan Cao* (Radix Glycyrrhizae) 5 g

Ein Päcken am Tag wurde zur Zubereitung eines Dekoktes verwendet, das zweimal täglich eingenommen wurde. Nach 12 Päckchen fühlte sich der Patient wesentlich weniger müde als vorher und die Nahrungsaufnahme hatte sich gesteigert. Obwohl es noch tief sitzende Schmerzen im Hypochondrium und Blähungen und Schmerzen in Magen und Abdomen gab, waren diese weniger stark als vorher, der Patient konnte gut schlafen und fühlte sich in einer besseren Stimmung.

Die Verordnung wurde modifiziert durch Entfernen von *Huang Qin* (Radix Scutellariae Baicalensis), Anheben der Dosis für *Bai Shao* (Radix Paeoniae Lactiflorae) auf 20 g und für *Xi Xin** (Herba cum Radice Asari) auf 10 g und Hinzufügen von 10 g *Chuan Shan Jia*‡ (Squama Manitis Pentadactylae), 20 g *Zhe Bei Mu* (Bulbus Fritillariae Thunbergii) und 6 g *Shui Zhi*‡ (Hirudo seu Whitmania). Nach sechs Päckchen hatten sich die Symptome beträchtlich gebessert.

Der Patient setzte die Einnahme des Basisdekoktes bis November 1997 fort, modifiziert im Einklang mit seinem aktuellen Gesundheitszustand (zum Beispiel wurden bei Blut-Stase Arzneien zum Vitalisieren des Blutes und Transformieren von Blut-Stase, bei Qi-Stagnation Arzneien zum Regulieren von Qi hinzugefügt). In dieser Zeit fühlte der Patient keine Schmerzen, schlief gut, aß regelmäßig und Urin und Stuhl waren normal. Die B-Ulraschall-Untersuchung ergab, dass sich die Massenbildung in der Leber im vorangegangenen Jahr nicht vergrößert hatte.

Kommentar

Die Hauptsymptome von Leberkrebs sind Spannungen, Völle, fokale Aufblähung und Schmerzen. Wenn chirurgische Behandlung nicht geeignet ist (wie es gewöhnlich der Fall ist bei Spätdiagnosen) kann eine überstarke Chemotherapie eine nachteilige Wirkung haben, indem sie das Aufrechte Qi (Zheng Qi) noch mehr schwächt, die Symptome verschlimmert und die Gesamtverfassung verschlechtert.

Dr. Gu ist der Ansicht, dass die grundlegende Ursache von Leberkrebs lange Zeit bestanden haben muss und dass pathogene Faktoren tief in den Körper eingedrungen sind und das Aufrechte Qi geschädigt worden ist. Wenn die pathogenen Faktoren zu heftig angegriffen werden, wird das Aufrechte Qi noch mehr geschädigt und erlaubt es den pathogenen Faktoren, ihre Position zu festigen. Daher sollte das Tonisieren der Schwäche als Hauptprinzip verwendet oder in Kombination mit Maßnahmen zum Attackieren pathogener Faktoren genutzt werden.

Aus diesem Grund werden *Sheng Di Huang* (Radix Rehmanniae Glutinosae), *Bai Shao* (Radix Paeoniae Lactiflorae), *Shan Zhu Yu* (Fructus Corni Officinalis) und *Gou Qi Zi* (Fructus Lycii) eingesetzt, um Leber- und Nieren-Yin stark zu tonisieren. Sie werden kombiniert mit *Chai Hu* (Radix Bupleuri) und *Yu Jin* (Radix Curcumae) zur Ausleitung der Leber und zum Regulieren von Qi, unterstützt von *Ren Shen* (Radix Ginseng), *Fu Ling* (Sclerotium Poriae Cocos), *Bai Zhu* (Rhizoma Atractylodis Macrocephalae), *Gan Cao* (Radix Glycyrrhizae) und *Sha Ren* (Fructus Amomi), die die Milz stärken und Leber-Holz daran hindern, Milz-Erde zu bedrängen. *Bai Hua She She Cao* (Herba Hedyotidis Diffusae) und *Ban Zhi Lian* (Herba Scutellariae Barbatae) werden verwendet, um Toxizität zu vermindern und Ansammlungen aufzulösen.

Nach Einnahme der Rezeptur erleben die meisten Patienten eine Minderung der Müdigkeit, eine Steigerung des Appetits und eine Verringerung von Völlegefühl, Spannungen und Schmerzen. Da der Allgemeinzustand der Patienten sich verbessert, ist die Überlebenszeit generell länger.

8.6 Magenkrebs

Magenkrebs ist in China, Japan und Chile viel weiter verbreitet als in anderen Ländern. Es ist die siebthäufigste Todesursache durch Krebs in den USA und die sechshäufigste in Großbritannien. In China ist er für 10% aller maligner Tumoren und für die Hälfte aller Tumoren im Verdauungstrakt verantwortlich und ist eine der Hauptursachen für den Krebstod. Das Risiko, an Magenkrebs zu erkranken, wächst mit dem Alter, in weniger als 25% sind Menschen unter 50 betroffen. Das Verhältnis von männlichem zu weiblichem Anteil variiert von Land zu Land zwischen 2,5–4:1.

Die meisten Magenkrebserkrankungen sind Adenokarzinome und treten im Antrum auf. Es gibt eine starke Verbindung zwischen *Helicobacter pylori*, dem Bakterium, das eine Rolle bei der Entstehung von Duodenalulzera spielt, und Magenkrebs; die WHO stuft *H. pylori* als ein Magen-Karzinogen der Klasse 1 ein. Diätetische Faktoren, wie z. B. eine hohe Aufnahme von Salz oder Kohlenhydraten oder eine geringe Aufnahme von grünem Gemüse und Früchten, kann zu Magenkrebs prädisponieren. Das Risiko ist auch erhöht bei Rauchern.

Generell ist die Prognose schlecht, da sich die meisten Patienten erst bei ihrem Arzt vorstellen, wenn der Krebs weit fortgeschritten ist. In Japan jedoch, wo Magenkrebs häufig vorkommt und daher Endoskopie zur Früherkennung durchgeführt wird, kann eine chirurgische Behandlung viel früher und mit besseren Ergebnissen durchgeführt werden.

In anderen Ländern wird in allen Stadien chirurgisch behandelt, sofern der Zustand operabel ist, und es werden der Magen und die angrenzenden Lymphknoten entfernt. Hat der Krebs bereits metastasiert, kann die chirurgische Behandlung zur Symptomlinderung durchgeführt werden, besonders bei Blockade der Nahrungspassage durch den Tumor. Ansonsten werden Chemo- und Strahlentherapie zur symptomatischen Erleichterung angewendet.

Klinische Zeichen

- Ungefähr ein Drittel der Patienten hat im frühen Stadium keine erkennbaren Symptome im Bereich des Verdauungstraktes.
- Obwohl einige Patienten über Symptome des Unwohlseins im Magen klagen, wie z. B. Aufstoßen mit üblem Geruch, Säurereflux, einen dumpfen Oberbauchschmerz, schlechten Appetit, Auszehrung, Kraftlosigkeit, okkultes Blut im Stuhl oder Teerstühle (Melaena), werden diese anfänglich fälschlicherweise als Symptome von Gastritis oder gutartigen peptischen Ulzera gesehen.
- Wenn sich das Karzinom weiter entwickelt, der Tumor größer wird und zu bluten beginnt, ist das Spätstadium bereits erreicht. Symptome sind dann starke Schmerzen im Oberbauch nach der Nahrungsaufnahme, deutlich verminderter Appetit, Anämie, Auszehrung, Melaena, Müdigkeit und Kraftlosigkeit.
- Metastasen des Magenkrebs können zu einer Vergrößerung der Leber (Hepatomegalie), zu Gelbsucht und zu Aszites mit abdomineller Schwellung führen. Der Krebs kann auch in Gehirn und Knochen metastasieren.

Ätiologie und Pathologie

- Diätetische Unregelmäßigkeiten wie ein Übermaß an Alkohol oder das Eindringen von pathogenen Wind-Kälte-Faktoren, die sich dann innerlich ansammeln, schädigen Milz und Magen und verursachen ein Versagen der Transport- und Transformationsfunktion mit der Folge einer Störung in der Verteilung der Körperflüssigkeiten und innerer Ansammlung von Schleim-Feuchtigkeit.
- Emotionale Probleme, wie lang bestehende Ansammlung von Wut und Depression, führen zu einem eingezwängten Leber-Qi und zu Leber-Magen-Disharmonie, Qi-Stagnation in Milz und Magen, Leber-Depression und Magen-Hitze, die Yin schädigt. Lang andauernde Leber-Depression, Qi-Stagnation, Blut-Stase und festsitzende Schleim-Stase beeinträchtigen Milz und Magen, schwächen den Magen und hindern ihn daran, die Essenz aus Getreide richtig zu verteilen und führen so zur Bildung von Tumoren.
- Lang andauernde Krankheit verbraucht und schädigt Yang Qi, was zu einer Schwäche und Leere von Qi und Blut und zu Schwäche und Leere von Milz und Magen führt.

Musteridentifizierung und therapeutische Prinzipien

Innere Behandlung

Leber-Magen-Disharmonie

Wichtige Symptome und Zeichen

Aufblähung, Völle und intermittierende Schmerzen in Magen und Brust, die in die Rippen ausstrahlen, Aufstoßen, Erbrechen, Rülpsen und Säurereflux. Der Zungenkörper ist blass oder matt-rot mit einem dünnen weißen oder dünnen gelben Belag; der Puls ist drahtig oder drahtig und fadenförmig.

Arzneitherapie

Therapeutisches Prinzip

Die Leber besänftigen und den Magen harmonisieren, Gegenläufiges nach unten leiten und Schmerzen lindern.

Rezeptur

Xiao Yao San He Xuan Fu Dai Zhe Tang Ji Shu Gan Wan Jia Jian **(Umherstreifen-Pulver kombiniert mit Dekokt mit Fl. Inulae und Haematitum und Pille, die die Leber besänftigt, mit Modifikationen)**

- *Cu Chao Chai Hu* (Radix Bupleuri, pfannengerührt mit Essig) 9 g
- *Zhi Xiang Fu* (Rhizoma Cyperi Rotundi, zubereitet) 9 g
- *Mu Xiang** (Radix Aucklandiae Lappae) 6 g
- *Chao Zhi Ke* (Fructus Citri Aurantii, pfannengerührt) 6 g
- *Bai Shao* (Radix Paeoniae Lactiflorae) 15 g
- *Bai Zhu* (Rhizoma Atractylodis Macrocephalae) 9 g
- *Fu Ling* (Sclerotium Poriae Cocos) 9 g
- *Xuan Fu Hua* (Flos Inulae) 9 g
- *Dai Zhe Shi*‡ (Haematitum) 15 g, mindestens 30 Minuten abgekocht vor Hinzufügen der übrigen Bestandteile
- *Chen Pi* (Pericarpium Citri Reticulatae) 9 g
- *Qing Ban Xia* (Rhizoma Pinelliae Ternatae Depurata) 9 g
- *Yu Jin* (Radix Curcumae) 9 g
- *Chen Xiang* (Lignum Aquilariae Resinatum) 6 g
- *Yan Hu Suo* (Rhizoma Corydalis Yanhusuo) 9 g
- *Chuan Lian Zi* (Fructus Meliae Toosendan) 9 g
- *Ji Nei Jin*‡ (Endothelium Corneum Gigeriae Galli) 12 g
- *Bai Ying* (Herba Solani Lyrati) 15 g
- *Ban Zhi Lian* (Herba Scutellariae Barbatae) 30 g

Erklärung

- *Yu Jin* (Radix Curcumae), *Cu Chao Chai Hu* (Radix Bupleuri, pfannengerührt mit Essig), *Zhi Xiang Fu* (Rhizoma Cyperi Rotundi, zubereitet) und *Chen Pi* (Pericarpium Citri Reticulatae) bewegen Qi und erleichtern Depression.
- *Chao Zhi Ke* (Fructus Citri Aurantii, pfannengerührt), *Ji Nei Jin*‡ (Endothelium Corneum Gigeriae Galli) und *Mu Xiang** (Radix Aucklandiae Lappae) regulieren Magen-Qi, um Stagnation aufzulösen und Ansammlung zu transformieren.
- *Bai Shao* (Radix Paeoniae Lactiflorae) beruhigt Leber-Yang, um den Fluss von Qi zu fördern.
- *Bai Zhu* (Rhizoma Atractylodis Macrocephalae) und *Fu Ling* (Sclerotium Poriae Cocos) trocknen Feuchtigkeit und stärken die Milz.
- *Xuan Fu Hua* (Flos Inulae), *Dai Zhe Shi*‡ (Haematitum), *Chen Xiang* (Lignum Aquilariae Resinatum) und *Qing Ban Xia* (Rhizoma Pinelliae Ternatae Depurata) leiten gegenläufiges Qi nach unten, transformieren Schleim und stoppen Erbrechen.
- *Yan Hu Suo* (Rhizoma Corydalis Yanhusuo) und *Chuan Lian Zi* (Fructus Meliae Toosendan) bewegen Qi, vitalisieren das Blut und lindern Schmerzen.
- *Bai Ying* (Herba Solani Lyrati) und *Ban Zhi Lian* (Herba Scutellariae Barbatae) klären Hitze, vermindern Toxizität und haben anti-kanzerogene Eigenschaften.

Mangel-Kälte in Milz und Magen

Wichtige Symptome und Zeichen

Dumpfer Schmerz im Magen, der Wärme und Druck mag, die morgendliche Nahrung wird abends erbrochen oder die abendliche Nahrung wird morgens erbrochen, Nahrung, die im Magen bleibt und nicht verdaut wird, Erbrechen von klarem Wasser, eine matt-weiße Gesichtsfarbe, kalte Gliedmaßen, mentale Müdigkeit, Ödeme und weiche Stühle oder frühmorgendliche Diarrhö. Die Zunge ist blass und vergrößert mit Zahneindrücken und einem weißen und sehr feuchten Belag; der Puls ist tief und gemäßigt, tief und fadenförmig oder fadenförmig und träge.

Arzneitherapie

Therapeutisches Prinzip

Den Mittleren Erwärmer wärmen und Kälte zerstreuen, die Milz stärken und den Magen harmonisieren.

Rezeptur

***Li Zhong Tang He Liu Jun Zi Tang Jia Jian* (Dekokt, das die Mitte reguliert kombiniert mit Dekokt der sechs Edlen, mit Modifikationen)**

- *Ren Shen* (Radix Ginseng) 6 g oder
- *Dang Shen* (Radix Codonopsitis Pilosulae) 15 g
- *Bai Zhu* (Rhizoma Atractylodis Macrocephalae) 9 g
- *Fu Ling* (Sclerotium Poriae Cocos) 9 g
- *Gan Jiang* (Rhizoma Zingiberis Officinalis) 3 g
- *Rou Gui* (Cortex Cinnamomi Cassiae) 9 g, 5 Minuten vor Ende des Kochvorganges hinzugefügt
- *Hong Dou Kou* (Fructus Alpiniae Galangae) 9 g
- *Wu Zhu Yu* (Fructus Evodiae Rutaecarpae) 6 g
- *Ding Xiang* (Flos Caryophylli) 6 g
- *Tan Xiang* (Lignum Santali Albi) 6 g
- *Fa Ban Xia* (Rhizoma Pinelliae Ternatae Praeparata) 9 g
- *Huang Qi* (Radix Astragali seu Hedysari) 30 g
- *Chao Yi Yi Ren* (Semen Coicis Lachryma-jobi, pfannengerührt) 30 g
- *Jiao Shan Zha* (Fructus Crataegi, scharf gebraten) 9 g
- *Jiao Shen Qu* (Massa Fermentata, scharf gebraten) 9 g
- *Jiao Mai Ya* (Fructus Hordei Vulgaris Germinatus, scharf gebraten) 9 g
- *Chen Pi* (Pericarpium Citri Reticulatae) 9 g
- *Tu Si Zi* (Semen Cuscutae) 15 g
- *Long Kui* (Herba Solani Nigri) 15 g

Erklärung

- *Ren Shen* (Radix Ginseng), *Dang Shen* (Radix Codonopsitis Pilosulae) und *Huang Qi* (Radix Astragali seu Hedysari) tonisieren Qi.
- *Bai Zhu* (Rhizoma Atractylodis Macrocephalae), *Fu Ling* (Sclerotium Poriae Cocos) und *Chao Yi Yi Ren* (Semen Coicis Lachryma-jobi, pfannengerührt) leiten Feuchtigkeit aus und unterstützen die Milz in ihrer Transformations- und Transportfunktion.
- *Gan Jiang* (Rhizoma Zingiberis Officinalis), *Rou Gui* (Cortex Cinnamomi Cassiae), *Wu Zhu Yu* (Fructus Evodiae Rutaecarpae), *Hong Dou Kou* (Fructus Alpiniae Galangae), *Fa Ban Xia* (Rhizoma Pinelliae Ternatae Praeparata) und *Ding Xiang* (Flos Caryophylli) wärmen den Mittleren Erwärmer und zerstreuen Kälte, transformieren Schleim und stoppen Erbrechen
- *Tu Si Zi* (Semen Cuscutae) wärmt und tonisiert die Nieren.
- *Tan Xiang* (Lignum Santali Albi) bewegt Qi und lindert Schmerzen.
- *Jiao Shan Zha* (Fructus Crataegi, scharf gebraten), *Jiao Shen Qu* (Massa Fermentata, scharf gebraten), *Jiao Mai Ya* (Fructus Hordei Vulgaris Germinatus, scharf gebraten) und *Chen Pi* (Pericarpium Citri Reticulatae) harmonisieren den Magen, lösen Stagnation auf und transformieren Ansammlung.
- *Long Kui* (Herba Solani Nigri) klärt Hitze, vermindert Toxizität und hat anti-kanzerogene Eigenschaften.

Magen-Hitze schädigt Yin

Wichtige Symptome und Zeichen

Ein Gefühl brennender Hitze, dumpfe Schmerzen und Unwohlsein im Magen, Rülpsen, kein Bedürfnis zu essen trotz Hunger, akute Schmerzen nach der Nahrungsaufnahme, trockener Mund, eine Vorliebe für kalte Getränke, Hitzegefühle in Brust, Handflächen und Fußsohlen und trockene Stühle. Der Zungenkörper ist tiefrot oder hochrot und trocken oder hellrot, oder weist Risse und einen spärlichen oder sich abschälenden Belag auf; der Puls ist fadenförmig und schnell oder schlüpfrig und schnell.

Arzneitherapie

Therapeutisches Prinzip

Den Magen tonisieren und Yin nähren, Hitze klären und Toxizität vermindern.

Rezeptur

***Yi Wei Tang He Mai Men Dong Tang Jia Jian* (Dekokt, das dem Magen gut tut, kombiniert mit Ophiopogonum-Dekokt, mit Modifikationen)**

- *Shi Gao*‡ (Gypsum Fibrosum) 15 g, mindestens 15 Minuten abgekocht vor Hinzufügen der übrigen Bestandteile

- *Zhi Mu* (Rhizoma Anemarrhenae Asphodeloidis) 9 g
- *Bei Sha Shen* (Radix Glehniae Littoralis) 20 g
- *Mai Men Dong* (Radix Ophiopogonis Japonici) 15 g
- *Yu Zhu* (Rhizoma Polygonati Odorati) 9 g
- *Shi Hu** (Herba Dendrobii) 15 g
- *Tian Hua Fen* (Radix Trichosanthis) 30 g
- *Chen Pi* (Pericarpium Citri Reticulatae) 9 g
- *Fa Ban Xia* (Rhizoma Pinelliae Ternatae Praeparata) 9 g
- *Huang Lian* (Rhizoma Coptidis) 6 g
- *Zhu Ru* (Caulis Bambusae in Taeniis) 15 g
- *Da Huang* (Radix et Rhizoma Rhei) 6 g
- *Mang Xiao*‡ (Mirabilitum) 6 g
- *Ji Nei Jin*‡ (Endothelium Corneum Gigeriae Galli) 12 g
- *Mu Dan Pi* (Cortex Moutan Radicis) 9 g
- *Chao Mai Ya* (Fructus Hordei Vulgaris Germinatus, pfannengerührt) 20 g
- *Chao Zhi Zi* (Fructus Gardeniae Jasminoidis, pfannengerührt) 9 g

Erklärung

- *Shi Gao*‡ (Gypsum Fibrosum), *Huang Lian* (Rhizoma Coptidis) und *Zhi Mu* (Rhizoma Anemarrhenae Asphodeloidis) leiten Magen-Feuer aus und schützen die Körperflüssigkeiten.
- *Bei Sha Shen* (Radix Glehniae Littoralis), *Mai Men Dong* (Radix Ophiopogonis Japonici), *Yu Zhu* (Rhizoma Polygonati Odorati), *Shi Hu** (Herba Dendrobii) und *Tian Hua Fen* (Radix Trichosanthis) nähren Yin und erzeugen Körperflüssigkeiten.
- *Chen Pi* (Pericarpium Citri Reticulatae), *Fa Ban Xia* (Rhizoma Pinelliae Ternatae Praeparata) und *Zhu Ru* (Caulis Bambusae in Taeniis) klären Hitze und transformieren Schleim, leiten gegenläufiges Qi nach unten und stoppen Erbrechen.
- *Da Huang* (Radix et Rhizoma Rhei), *Mang Xiao*‡ (Mirabilitum), *Mu Dan Pi* (Cortex Moutan Radicis) und *Chao Zhi Zi* (Fructus Gardeniae Jasminoidis, pfannengerührt) klären Hitze durch die Stühle und leiten Stagnation aus.
- *Chao Mai Ya* (Fructus Hordei Vulgaris Germinatus, pfannengerührt) und *Ji Nei Jin*‡ (Endothelium Corneum Gigeriae Galli) transformieren Nahrungsansammlung und fördern den Appetit.

Schleim-Kälte, die sich festigt

Wichtige Symptome und Zeichen

Beklemmung in der Brust und Völle im Diaphragma und unterhalb des Herzens, behindertes Schlucken, Erbrechen von Schleim und Speichel, ein fader Mundgeschmack, reduzierte Nahrungsaufnahme, Spannungen im Abdomen, Schleimknoten, Fettleibigkeit aufgrund von Mangel, eine gelbe Gesichtsfarbe und weiche Stühle. Der Zungenkörper ist blass-rot mit einem weißen und dicken oder gelben und schmierigen Belag; der Puls ist drahtig und schlüpfrig.

Arzneitherapie

Therapeutisches Prinzip

Die Milz stärken und Feuchtigkeit trocknen, Schleim transformieren und Verklumpungen auflösen.

Rezeptur

***Er Chen Tang He Hai Zao Yu Hu Tang Jia Jian* (Zweifach behandeltes Dekokt kombiniert mit Hb. Sargassi-Dekokt für die Jade-Flasche, mit Modifikationen)**

- *Tai Zi Shen* (Radix Pseudostellariae Heterophyllae) 15 g
- *Cang Zhu* (Rhizoma Atractylodis) 9 g
- *Bai Zhu* (Rhizoma Atractylodis Macrocephalae) 9 g
- *Chen Pi* (Pericarpium Citri Reticulatae) 9 g
- *Qing Ban Xia* (Rhizoma Pinelliae Ternatae Depurata) 9 g
- *Gua Lou* (Fructus Trichosanthis) 20 g
- *Hai Zao* (Herba Sargassi) 15 g
- *Jiang Can*‡ (Bombyx Batryticatus) 10 g
- *Kun Bu* (Thallus Laminariae seu Eckloniae) 9 g
- *Lai Fu Zi* (Semen Raphani Sativi) 15 g
- *Shan Ci Gu* (Pseudobulbus Shancigu) 15 g
- *Zhu Ru* (Caulis Bambusae in Taeniis) 15 g
- *Dai Zhe Shi*‡ (Haematitum) 20 g, mindestens 30 Minuten abgekocht vor Hinzufügen der übrigen Bestandteile
- *Si Gua Luo* (Fasciculus Vascularis Luffae) 15 g
- *Yi Yi Ren* (Semen Coicis Lachryma-jobi) 30 g

Erklärung

- *Tai Zi Shen* (Radix Pseudostellariae Heterophyllae) tonisiert Qi und erzeugt Körperflüssigkeiten.

- *Cang Zhu* (Rhizoma Atractylodis), *Bai Zhu* (Rhizoma Atractylodis Macrocephalae) und *Yi Yi Ren* (Semen Coicis Lachryma-jobi) leiten Feuchtigkeit aus und stärken die Milz.
- *Lai Fu Zi* (Semen Raphani Sativi) und *Chen Pi* (Pericarpium Citri Reticulatae) fördern die Bewegung von Qi und transformieren Ansammlung.
- *Qing Ban Xia* (Rhizoma Pinelliae Ternatae Depurata), *Si Gua Luo* (Fasciculus Vascularis Luffae) und *Gua Lou* (Fructus Trichosanthis) trocknen Feuchtigkeit, transformieren Schleim und zerstreuen fokale Aufblähung.
- *Hai Zao* (Herba Sargassi), *Jiang Can*‡ (Bombyx Batryticatus) und *Kun Bu* (Thallus Laminariae seu Eckloniae) erweichen Hartes und zerteilen Schwellungen mit Salzigem.
- *Shan Ci Gu* (Pseudobulbus Shancigu) klärt Hitze, vermindert Toxizität und hat anti-kanzerogene Eigenschaften.
- *Dai Zhe Shi*‡ (Haematitum) und *Zhu Ru* (Caulis Bambusae in Taeniis) leitet gegenläufiges Qi nach unten und stoppt Erbrechen.

Leere von Qi und Blut

Wichtige Symptome und Zeichen

Generalisierte Kraftlosigkeit, Verwirrtheit, Kurzatmigkeit, Schwindel, eine fahl-gelbe, glanzlose Gesichtsfarbe, blasse Lippen und Nägel, Reizbarkeit durch Schwäche, Schlaflosigkeit, spontanes Schwitzen und Nachtschweiß oder niedriges Fieber; in ernsteren Fällen kann es zu aufgedunsener Schwellung der Gliedmaßen und des Gesichtes, reduzierter Nahrungsaufnahme, Unfähigkeit, Nahrung zu schmecken, und Auszehrung aufgrund von Schwäche des Nieren-Yin und -Yang kommen. Der Zungenkörper ist blass und vergrößert mit einem dünnen oder schmierigen Belag; der Puls ist tief, fadenförmig und kraftlos.

Arzneitherapie

Therapeutisches Prinzip

Qi tonisieren und das Blut nähren, die Milz stärken und die Nieren vermehren.

Rezeptur

***Shi Quan Da Bu Tang Jia Jian* (Perfektes großes Tonisierungsdekokt, mit Modifikationen)**

- *Huang Qi* (Radix Astragali seu Hedysari) 30 g
- *Dang Shen* (Radix Codonopsitis Pilosulae) 20 g
- *Bai Zhu* (Rhizoma Atractylodis Macrocephalae) 9 g
- *Fu Ling* (Sclerotium Poriae Cocos) 9 g
- *Dang Gui* (Radix Angelicae Sinensis) 15 g
- *Sheng Di Huang* (Radix Rehmanniae Glutinosae) 15 g
- *Shu Di Huang* (Radix Rehmanniae Glutinosae Conquita) 15 g
- *Bai Shao* (Radix Paeoniae Lactiflorae) 15 g
- *Huang Jing* (Rhizoma Polygonati) 15 g
- *E Jiao*‡ (Gelatinum Corii Asini) 15 g, eingeschmolzen in das fertige Dekokt
- *Zi He Che*‡ (Placenta Hominis) 12 g
- *Rou Gui* (Cortex Cinnamomi Cassiae) 3 g
- *Dan Shen* (Radix Salviae Miltiorrhizae) 20 g
- *Gou Qi Zi* (Fructus Lycii) 15 g
- *Tu Si Zi* (Semen Cuscutae) 15 g
- *Chen Pi* (Pericarpium Citri Reticulatae) 9 g
- *Chao Mai Ya* (Fructus Hordei Vulgaris Germinatus, pfannengerührt) 30 g

Erklärung

- *Huang Qi* (Radix Astragali seu Hedysari), *Dang Shen* (Radix Codonopsitis Pilosulae) and *Huang Jing* (Rhizoma Polygonati) tonisieren Qi.
- *Bai Zhu* (Rhizoma Atractylodis Macrocephalae) und *Fu Ling* (Sclerotium Poriae Cocos) stärken die Milz und trocknen Feuchtigkeit.
- *Dang Gui* (Radix Angelicae Sinensis), *Dan Shen* (Radix Salviae Miltiorrhizae), *Sheng Di Huang* (Radix Rehmanniae Glutinosae), *Shu Di Huang* (Radix Rehmanniae Glutinosae Conquita), *E Jiao*‡ (Gelatinum Corii Asini), *Gou Qi Zi* (Fructus Lycii) und *Bai Shao* (Radix Paeoniae Lactiflorae) tonisieren, nähren und vitalisieren das Blut.
- *Tu Si Zi* (Semen Cuscutae), *Zi He Che*‡ (Placenta Hominis) und *Rou Gui* (Cortex Cinnamomi Cassiae) tonisieren die Nieren, konsolidieren die Essenz und wärmen Yang.
- *Chen Pi* (Pericarpium Citri Reticulatae) und *Chao Mai Ya* (Fructus Hordei Vulgaris Germinatus, pfannengerührt) fördern die Bewegung von Qi und transformieren Ansammlung.

Akupunktur

Akupunktur ist eine ergänzende Behandlungsmethode bei Magenkrebs und kann nur helfen, die Symptome zu lindern, die Konstitution zu stärken und die Verdauung zu verbessern.

Punkte

- **Hauptpunkte:** Ren 12 Zhongwan, Bl 17 Geshu, Bl 21 Weishu und Ma 36 Zusanli.
- **Hilfspunkte:** Pe 6 Neiguan, Bl 20 Pishu, Di 4 Hegu und Mi 6 Sanyinjiao.

Technik

Man wende die ausgleichende Methode an und belasse die Nadeln 20–30 Minuten in den Punkten. Man führe eine Moxibustion mit der warmen Nadel in den Punkten Ma 36 Zusanli und Mi 6 Sanyinjiao aus.

TCM-Behandlung von häufigen Komplikationen bei Magenkrebs

Übelkeit und Erbrechen, Mundtrockenheit, Schmerzen, Verstopfung, Erbrechen von Blut und Blut im Stuhl sind häufige Komplikationen bei Magenkrebs. Die Behandlung dieser Zustände nach der Musteridentifizierung wird in den entsprechenden Abschnitten der Kapitel 4 und 5 erörtert.

Abdominale Spannung wird mit der folgenden Rezeptur behandelt:

- *Da Fu Pi* (Pericarpium Arecae Catechu) 20 g
- *Hou Po* (Cortex Magnoliae Officinalis) 9 g
- *Zhi Ke* (Fructus Citri Aurantii) 9 g
- *Jiao Bing Lang** (Semen Arecae Catechu, scharf gebraten) 9 g
- *Lai Fu Zi* (Semen Raphani Sativi) 15 g
- *Mu Xiang** (Radix Aucklandiae Lappae) 6 g
- *Sha Ren* (Fructus Amomi) 3 g

Weiche Stühle werden mit der folgenden Rezeptur behandelt:

- *Chao Yi Yi Ren* (Semen Coicis Lachryma-jobi, pfannengerührt) 30 g
- *Cang Zhu* (Rhizoma Atractylodis) 12 g
- *Bai Zhu* (Rhizoma Atractylodis Macrocephalae) 12 g
- *Er Cha* (Pasta Acaciae seu Uncariae) 9 g
- *Shan Yao* (Rhizoma Dioscoreae Oppositae) 20 g
- *Bai Bian Dou* (Semen Dolichoris Lablab) 15 g
- *He Zi* (Fructus Terminaliae Chebulae) 9 g
- *Rou Dou Kou* (Semen Myristicae Fragrantis) 15 g

Anämie wird mit der folgenden Rezeptur behandelt:

- *Dang Gui* (Radix Angelicae Sinensis) 15 g
- *Ji Xue Teng* (Caulis Spatholobi) 30 g
- *E Jiao*‡ (Gelatinum Corii Asini) 15 g
- *Gui Ban Jiao** (Gelatinum Plastri Testudinis) 15 g
- *Dan Shen* (Radix Salviae Miltiorrhizae) 20 g
- *Zi He Che*‡ (Placenta Hominis) 15 g
- *San Qi* (Radix Notoginseng) 6 g
- *Huang Qi* (Radix Astragali seu Hedysari) 40 g
- *Lu Jiao Jiao*‡ (Gelatinum Cornu Cervi) 15 g

Einbeziehung der Chinesischen Medizin in onkologische Behandlungsstrategien bei Magenkrebs

Chirurgische Behandlung und postoperative Phase

Innere Behandlung

Die Behandlung von Nebenwirkungen der chirurgischen Behandlung mit chinesischen Arzneien sollte sich auf das Regulieren von Milz und Magen konzentrieren. Es gibt zwei Hauptmuster für die Behandlung mit Kräutermedizin:

Leber-Magen-Disharmonie

Arzneitherapie

Therapeutisches Prinzip

Die Leber ausleiten, die Milz stärken und den Magen harmonisieren als Hauptprinzip, unterstützt durch Vermindern von Toxizität und Vertreibung pathogener Faktoren.

Häufig verwendete Arzneien

- *Cu Chao Chai Hu* (Radix Bupleuri, pfannengerührt mit Essig)
- *Huang Qin* (Radix Scutellariae Baicalensis)
- *Bai Shao* (Radix Paeoniae Lactiflorae)
- *Jiao Bai Zhu* (Rhizoma Atractylodis Macrocephalae, scharf gebraten)
- *Fu Ling* (Sclerotium Poriae Cocos)
- *Mu Xiang** (Radix Aucklandiae Lappae)
- *Sha Ren* (Fructus Amomi)
- *Chen Pi* (Pericarpium Citri Reticulatae)
- *Xiang Fu* (Rhizoma Cyperi Rotundi)
- *Qing Ban Xia* (Rhizoma Pinelliae Ternatae Depurata)

- *Jiao Yi Yi Ren* (Semen Coicis Lachryma-jobi, scharf gebraten)
- *Hou Po* (Cortex Magnoliae Officinalis)
- *Huang Qi* (Radix Astragali seu Hedysari)
- *Tai Zi Shen* (Radix Pseudostellariae Heterophyllae)
- *Ji Nei Jin*‡ (Endothelium Corneum Gigeriae Galli)
- *Jiao Shan Zha* (Fructus Crataegi, scharf gebraten)
- *Jiao Shen Qu* (Massa Fermentata, scharf gebraten)
- *Jiao Mai Ya* (Fructus Hordei Vulgaris Germinatus, scharf gebraten)
- *Ban Zhi Lian* (Herba Scutellariae Barbatae)
- *Bai Hua She She Cao* (Herba Hedyotidis Diffusae)

Qi- und Yin-Mangel

Arzneitherapie

Therapeutisches Prinzip

Qi tonisieren und Yin nähren als Hauptprinzip, unterstützt durch Vermindern von Toxizität und Vertreiben pathogener Faktoren.

Häufig verwendete Arzneien

- *Sha Shen* (Radix Glehniae seu Adenophorae)
- *Tai Zi Shen* (Radix Pseudostellariae Heterophyllae)
- *Xuan Shen* (Radix Scrophulariae Ningpoensis)
- *Mai Men Dong* (Radix Ophiopogonis Japonici)
- *Shi Hu** (Herba Dendrobii)
- *Yu Zhu* (Rhizoma Polygonati Odorati)
- *Bai Zhu* (Rhizoma Atractylodis Macrocephalae)
- *Fu Ling* (Sclerotium Poriae Cocos)
- *Jiao Shen Qu* (Massa Fermentata, scharf gebraten)
- *Chen Pi* (Pericarpium Citri Reticulatae)
- *Fo Shou* (Fructus Citri Sarcodactylis)
- *Shan Zha* (Fructus Crataegi)
- *Ban Zhi Lian* (Herba Scutellariae Barbatae)
- *Bai Hua She She Cao* (Herba Hedyotidis Diffusae)

Generelle Modifikationen

- Bei starkem spontanem Schwitzen aufgrund von Schwäche füge man *Fu Xiao Mai* (Fructus Tritici Aestivi Levis), *Wu Wei Zi* (Fructus Schisandrae) und *Xian He Cao* (Herba Agrimoniae Pilosae) hinzu.
- Bei starken abdominalen Spannungen füge man *Lai Fu Zi* (Semen Raphani Sativi), *Da Fu Pi* (Pericarpium Arecae Catechu) und *Zhi Ke* (Fructus Citri Aurantii) hinzu.
- Bei trockenen Stühlen füge man *Huo Ma Ren* (Semen Cannabis Sativae), *Gua Lou Ren* (Semen Trichosanthis) und *Fan Xie Ye* (Folium Sennae) hinzu.
- Bei weichen Stühlen füge man *Shan Yao* (Rhizoma Dioscoreae Oppositae), *Rou Dou Kou* (Semen Myristicae Fragrantis) und *Chi Shi Zhi*‡ (Halloysitum Rubrum) hinzu.

Magenschmerzen

Chirurgische Behandlung schädigt Qi und Blut und verursacht Mangel und Schwäche von Milz und Magen mit der Folge von Mangel-Kälte im Mittleren Erwärmer und Magenschmerzen. Das allmähliche Aufzehren von Qi und Blut bei einer lang andauernden Krankheit führt zum gleichen Ergebnis.

Akupunktur

Therapeutisches Prinzip

Milz und Magen nähren und tonisieren, den Mittleren Erwärmer wärmen und Kälte zerstreuen.

Punkte

Bl 21 Weishu, Bl 20 Pishu, Ma 36 Zusanli, Ren 12 Zhongwan und Le 13 Zhangmen. Bei einem Brennen im Magen füge man Ni 3 Taixi hinzu.

Technik

Man wende die stärkende Methode an und belasse die Nadeln 20–30 Minuten in den Punkten.

Erklärung

- Das Stechen von Bl 21 Weishu, Bl 20 Pishu, Ren 12 Zhongwan und Le 13 Zhangmen, den Rücken-*shu*- und Alarm-*mu*-Punkten von Milz und Magen, gefolgt von Moxibustion, wärmt den Mittleren Erwärmer und zerstreut Kälte, tonisiert und stärkt Milz und Magen.
- Die Anwendung der stärkenden Methode bei Ma 36 Zusanli, gefolgt von Moxibustion, stärkt die Milz und tonisiert den Magen.
- Ni 3 Taixi, der Ursprungs-*yuan*-Punkt der Nieren-Leitbahn, nährt Nieren-Yin, um das Leere-Feuer im Magen nach unten zu leiten und so Schmerzen zu lindern.

Spannungs- und Völlegefühl im Magen

Mangel und Schwäche von Milz und Magen nach der Operation beeinträchtigen die Transport- und Transformationsfunktion und blockieren die Verteilung von Wasser und Körperflüssigkeiten, die sich im Mittleren Erwärmer ansammeln, statt im ganzen Körper verteilt zu werden.

Akupunktur

Therapeutisches Prinzip

Die Milz stärken, den Mittleren Erwärmer harmonisieren und die Bewegung von Wasser fördern.

Punkte

Bl 20 Pishu, Bl 21 Weishu, Le 13 Zhangmen, Ren 12 Zhongwan und Mi 9 Yinlingquan.

Technik

Man wende zunächst die ausleitende Methode, dann die stärkende Methode an und belasse die Nadeln 20–30 Minuten in den Punkten. Es folgt eine Moxibustion mit der warmen Nadel; alternativ können nach dem Ziehen der Nadeln 3–5 Moxakegel auf Ingwerscheiben abgebrannt werden.

Erklärung

- Bl 20 Pishu, Le 13 Zhangmen und Mi 9 Yinlingquan stärken die Milz und fördern die Bewegung von Feuchtigkeit, unterstützen den Mittleren Erwärmer beim Transformieren von trüber Feuchtigkeit.
- Bl 21 Weishu und Ren 12 Zhongwan, die Rücken-*shu*- und Alarm-*mu*-Punkte des Magens, wärmen den Mittleren Erwärmer und zerstreuen Kälte, erwecken Yang im Mittleren Erwärmer und trocknen Milz-Feuchtigkeit.
- Die Anwendung der ableitenden Methode zerstreut Kälte, gefolgt vom Einsatz der stärkenden Methode, um den Mittleren Erwärmer zu aktivieren. In Kombination mit Moxibustion führt dies zum Zerstreuen während des Erwärmens und zum Bewegen während des Tonisierens.

Für eine ausführliche Erörterung der Akupunkturbehandlung bei Übelkeit und Erbrechen nach der Musteridentifizierung orientiere man sich an Kapitel 4.

8

Magenschmerzen

Ohr-Akupunktur

Punkte

Milz, Magen, Shenmen und Subkortex.

Technik

Man befestige *Wang Bu Liu Xing*-Samen (Semen Vaccariae Segetalis) mit selbstklebendem Pflaster auf den Punkten. Den Patienten anweisen, jeden Samen zehnmal täglich eine Minute lang zu drücken. Die Samen alle drei Tage auswechseln, dabei das andere Ohr wählen.

Spannungs- und Völlegefühl im Magen

Ohr-Akupunktur

Punkte

Milz, Lunge, Sympathikus, Endokrinum und Subkortex.

Technik

Wie oben.

Strahlentherapie

Gastrische Adenokarzinome sprechen sehr wenig auf Strahlentherapie an, obwohl diese eingesetzt werden kann, um Symptome vor oder nach der Operation zu behandeln, und auch als palliative Behandlung. Strahlentherapie erzeugt ein inneres Übermaß an Hitze-Toxinen, eine Schädigung der Körperflüssigkeiten, Disharmonie von Qi und Blut, Milz-Magen-Disharmonie und Leere und Schädigung von Leber und Nieren. Das therapeutische Prinzip „Hitze klären und Toxizität vermindern, Körperflüssigkeiten erzeugen und Trockenheit befeuchten, Qi und Blut kühlen und tonisieren, die Milz stärken und den Magen harmonisieren und Leber und Nieren nähren und tonisieren“ sollte Anwendung finden (siehe die Abschnitte in diesem Kapitel über Speiseröhren- und Lungenkrebs, Kap. 8.2 und 8.4).

Strahlentherapie bei der Behandlung von Magenkrebs verursacht oft Nebenwirkungen wie verminderten Appetit, Übelkeit, Erbrechen, Diarrhö, abdominale Spannungen, verminderte Leukozytenzahl,

Trockenheit von Mund und Zunge, Fieber und Gelbsucht. Die Behandlung dieser Symptome wird ausführlicher in den Kapiteln 3, 4 und 5 erläutert.

Chemotherapie

Chemotherapie wird oft eingesetzt, wenn der Tumor nicht operabel ist. Eine Kombination aus Chemo- und Strahlentherapie kann helfen, die Symptome nach einer Operation zu lindern. TCM-Arzneien werden in China oft zusammen mit Chemotherapie als Teil einer integrativen Behandlungsstrategie bei Magenkrebs eingesetzt, entweder während der akuten Phase der Chemotherapie oder in den Pausen zwischen zwei Chemotherapiezyklen.

Behandlung nach den Hauptsymptomen

In den meisten Fällen treten Symptome ein oder zwei Wochen nach Beginn der Chemotherapie auf. Die Hauptsymptome im Verdauungstrakt sind Völle und Spannung im Magen, verminderter Appetit, Übelkeit und Würgen, abdominale Blähungen oder Diarrhö. Systemische Symptome sind Müdigkeit, Kraftlosigkeit in den Gliedmaßen, emotionale Mattigkeit, Verwirrung, Kurzatmigkeit und Schwitzen aufgrund von Schwäche. Knochenmarksuppression ist ein weiteres häufiges Ergebnis, das sich als niedrige Leukozyten- und Thrombozytenzahl und Anämie (Panzytopenie) zeigt.

Verminderter Appetit

- Bei Mangel-Kälte in Milz und Magen mit Völlegefühl und Spannung im Magen und einem Bedürfnis nach heißen Getränken verordne man *Xiang Sha Liu Jun Zi Tang* (Dekokt der sechs Edlen mit Rx. Aucklandiae und Fr. Amomi).
- Bei Völlegefühl und Spannung im Magen und wandernden Schmerzen in Brust und Hypochondrium mit einem Bedürfnis nach kalten Getränken verordne man *Xiao Yao San* (Umherstreifen-Pulver).

Weitere Details der Behandlung von Appetitmangel als Nebenwirkung von Chemotherapie finden sich in Kapitel 4.

Übelkeit und Erbrechen

- Erbrechen von sauren oder bitteren Flüssigkeiten ist generell ein Magen-Hitze-Muster und eine Behandlung mit *Ju Pi Zhu Ru Tang* (Pericarpium Citri Reticulare- und Caulis Bambusae in Taeniis-Dekokt) wird empfohlen.
- Erbrechen von klaren oder kalten Flüssigkeiten ist normalerweise ein Magen-Kälte-Muster und wird am besten behandelt mit *Ding Xiang Shi Di San* (Pulver aus Gewürznelken und Kakipflaume).

Weitere Details der Behandlung von Übelkeit und Erbrechen als Nebenwirkung von Chemotherapie finden sich in Kapitel 4.

Diarrhö

Diarrhö als Nebenwirkung von Chemotherapie bei Magenkrebs ist generell ein Milz-Mangel-Muster und wird mit *Shen Ling Bai Zhu San* (Rx. Ginseng-Pulver, Sclerotium Poriae Cocos- und Rz. Atractylodis Macrocephalae-Pulver) behandelt.

Schwache Konstitution

- Bei Leere von sowohl Qi als auch Blut mit Vorherrschen von Hitze behandle man durch Kühlen und Tonisieren von Qi und Blut. Häufig verwendete Arzneien sind:
- *Huang Qi* (Radix Astragali seu Hedysari)
- *Xi Yang Shen** (Radix Panacis Quinquefolii)
- *Sha Shen* (Radix Glehniae seu Adenophorae)
- *Sheng Di Huang* (Radix Rehmanniae Glutinosae)
- *Dan Shen* (Radix Salviae Miltiorrhizae)
- Bei Leere von sowohl Qi als auch von Blut mit Vorherrschen von Kälte behandle man durch Wärmen und Tonisieren von Qi und Blut. Häufig verwendete Arzneien sind:
- *Dang Shen* (Radix Codonopsitis Pilosulae)
- *Tai Zi Shen* (Radix Pseudostellariae Heterophyllae)
- *Ren Shen* (Radix Ginseng)
- *Dang Gui* (Radix Angelicae Sinensis)
- *Shu Di Huang* (Radix Rehmanniae Glutinosae Conquita)
- *E Jiao*‡ (Gelatinum Corii Asini)
- *Huang Jing* (Rhizoma Polygonati)
- *Zi He Che*‡ (Placenta Hominis)
- *Long Yan Rou* (Arillus Euphoriae Longanae)
- *Da Zao* (Fructus Ziziphi Jujubae)

Knochenmarksuppression

Neben dem Tonisieren von Qi und dem Nähren von Blut sollten auch Leber und Nieren genährt und tonisiert werden. Häufig verwendete Arzneien sind:

- *Gou Qi Zi* (Fructus Lycii)
- *Nü Zhen Zi* (Fructus Ligustri Lucidi)

- *Tu Si Zi* (Semen Cuscutae)
- *He Shou Wu* (Radix Polygoni Multiflori)
- *Du Zhong* (Cortex Eucommiae Ulmoidis)
- *Shan Zhu Yu* (Fructus Corni Officinalis)
- *Bu Gu Zhi* (Fructus Psoraleae Corylifoliae)

Weitere Details der Behandlung von Knochenmarksuppression als Nebenwirkung von Chemotherapie finden sich in Kapitel 4.

Behandlung nach Musteridentifizierung

Leber-Milz-Disharmonie

Wichtige Symptome und Zeichen

Ein bitterer Mundgeschmack, trockene Kehle, Spannung und Schmerzen im Hypochondrium, Völle und Aufblähung im Magen und schlechter Appetit mit gelegentlichem Regurgitieren von Säure und Rülpsen. Der Zungenkörper ist rot mit einem gelben oder gelben und schmierigen Belag; der Puls ist drahtig und fadenförmig oder drahtig und schlüpfrig.

Arzneitherapie

Therapeutisches Prinzip

Die Leber regulieren und die Milz harmonisieren.

Rezeptur

***Xiao Yao San Jia Jian* (Umherstreifen-Pulver, mit Modifikationen)**

- *Dang Gui* (Radix Angelicae Sinensis) 10 g
- *Bai Shao* (Radix Paeoniae Lactiflorae) 10 g
- *Cu Chao Chai Hu* (Radix Bupleuri, pfannengerührt mit Essig) 10 g
- *Bai Zhu* (Rhizoma Atractylodis Macrocephalae) 10 g
- *Fu Ling* (Sclerotium Poriae Cocos) 15 g
- *Chen Pi* (Pericarpium Citri Reticulatae) 6 g
- *Ji Nei Jin*‡ (Endothelium Corneum Gigeriae Galli) 10 g
- *Zhu Ru* (Caulis Bambusae in Taeniis) 10 g
- *Yu Jin* (Radix Curcumae) 10 g
- *Da Zao* (Fructus Ziziphi Jujubae) 9 g

Milz-Magen-Disharmonie

Wichtige Symptome und Zeichen

Mentale und körperliche Müdigkeit, Völle und Spannung in Magen und Abdomen, verminderter Appetit oder Würgen, Übelkeit, Erbrechen und weiche Stühle. Der Zungenkörper ist rot mit einem dünnen und weißen, weißen und schmierigen oder grauen und schmierigen Belag; der Puls ist tief und fadenförmig oder fadenförmig und schlüpfrig.

Arzneitherapie

Therapeutisches Prinzip

Die Milz stärken und den Magen harmonisieren.

Rezeptur

***Shen Ling Bai Zhu San Jia Jian* (Rx. Ginseng-, Scelortium Poriae Cocos- und Rz. Atractylodis Macrocephalae-Pulver, mit Modifikationen)**

- *Dang Shen* (Radix Codonopsitis Pilosulae) 10 g
- *Bai Zhu* (Rhizoma Atractylodis Macrocephalae) 10 g
- *Fu Ling* (Sclerotium Poriae Cocos) 15 g
- *Chen Pi* (Pericarpium Citri Reticulatae) 6 g
- *Zhu Ru* (Caulis Bambusae in Taeniis) 10 g
- *Qing Ban Xia* (Rhizoma Pinelliae Ternatae Depurata) 15 g
- *Yi Yi Ren* (Semen Coicis Lachryma-jobi) 30 g
- *Shan Yao* (Rhizoma Dioscoreae Oppositae) 30 g
- *Da Zao* (Fructus Ziziphi Jujubae) 9 g
- *Ji Nei Jin*‡ (Endothelium Corneum Gigeriae Galli) 15 g
- *Jiao Shan Zha* (Fructus Crataegi, scharf gebraten) 30 g
- *Jiao Shen Qu* (Massa Fermentata, scharf gebraten) 30 g
- *Jiao Mai Ya* (Fructus Hordei Vulgaris Germinatus, scharf gebraten) 30 g

Herz- und Milz-Mangel

Wichtige Symptome und Zeichen

Verwirrung, Kurzatmigkeit, generalisierte Kraftlosigkeit, Schlaflosigkeit, heftiges Träumen, schlechter Appetit oder Übelkeit und weiche Stühle. Der Zungenkörper ist blass mit einem dünnen und weißen oder leicht gelben Belag; der Puls ist tief, fadenförmig und kraftlos.

Arzneitherapie

Therapeutisches Prinzip

Das Herz tonisieren und die Milz vermehren.

Rezeptur

***Gui Pi Tang Jia Jian* (Dekokt, das die Milz wiederherstellt)**

- *Dang Shen* (Radix Codonopsitis Pilosulae) 30 g
- *Bai Zhu* (Rhizoma Atractylodis Macrocephalae) 15 g
- *Fu Ling* (Sclerotium Poriae Cocos) 15 g
- *Huang Qi* (Radix Astragali seu Hedysari) 20 g
- *Dang Gui* (Radix Angelicae Sinensis) 10 g
- *Yuan Zhi* (Radix Polygalae) 6 g
- *Mu Xiang** (Radix Aucklandiae Lappae) 6 g
- *Suan Zao Ren* (Semen Ziziphi Spinosae) 10 g
- *Long Yan Rou* (Arillus Euphoriae Longanae) 10 g
- *Shi Chang Pu* (Rhizoma Acori Graminei) 10 g
- *Zhu Ru* (Caulis Bambusae in Taeniis) 10 g
- *Da Zao* (Fructus Ziziphi Jujubae) 9 g

Milz- und Nieren-Mangel

Wichtige Symptome und Zeichen

Schwindel, Tinnitus, Schlaflosigkeit, heftiges Träumen, Schmerzen im Rücken und unteren Rücken, abdominale Blähungen, schlechter Appetit, aufgedunsene Schwellungen, weiche Stühle und Blutwerte unterhalb der Normwerte. Der Zungenkörper ist rot oder blass-rot mit einem weißen oder dünnen und gelben Belag; der Puls ist fadenförmig oder fadenförmig und schnell.

Arzneitherapie

Therapeutisches Prinzip

Die Nieren tonisieren und die Milz vermehren.

Rezeptur

***Si Jun Zi Tang He Liu Wei Di Huang Tang Jia Jian* (Dekokt der vier Edlen kombiniert mit Rehmannia-Pille mit sechs Bestandteilen, mit Modifikationen)**

- *Dang Shen* (Radix Codonopsitis Pilosulae) 15 g
- *Fu Ling* (Sclerotium Poriae Cocos) 15 g
- *Bai Zhu* (Rhizoma Atractylodis Macrocephalae) 10 g
- *Bu Gu Zhi* (Fructus Psoraleae Corylifoliae) 15 g
- *Tu Si Zi* (Semen Cuscutae) 30 g
- *Nü Zhen Zi* (Fructus Ligustri Lucidi) 15 g
- *Gou Qi Zi* (Fructus Lycii) 10 g
- *Zhu Ru* (Caulis Bambusae in Taeniis) 10 g
- *Ji Nei Jin*‡ (Endothelium Corneum Gigeriae Galli) 10 g

Anmerkungen zur Behandlung

Die radikale chirurgische Behandlung ist die einzige Methode, um gastrische Karzinome zu beseitigen und wird hauptsächlich in den Stadien I und II eingesetzt. In China werden oft Behandlungen vor der Operation mit Arzneien, die Toxizität vermindern und pathogene Faktoren vertreiben und Behandlungen nach der Operation mit Arzneien, die Qi vermehren, Yin nähren und Milz und Magen regulieren, in die Gesamtstrategie integriert, mit dem Ziel, die Entwicklung des Krebs zu kontrollieren, die Symptome zu verbessern und die Überlebenszeit zu verlängern. TCM-Arzneien werden in China oft zusammen mit Chemotherapie als Teil einer integrativen Behandlungstrategie für Magenkrebs eingesetzt, entweder während der Phase der Chemotherapie oder in den Pausen zwischen den Chemotherapiezyklen. Werden sie während der Chemotherapie eingesetzt, unterstützen die Arzneien die Behandlung hauptsächlich durch Stützen des Aufrechten Qi (Zheng Qi) und Abmildern der toxischen Nebenwirkungen der Chemotherapie. Zwischen den Zyklen konzentriert sich das therapeutische Prinzip auf das Stützen des Aufrechten Qi und das Vertreiben von pathogenen Faktoren, um die Wirkungen der Behandlung zu konsolidieren.

Andere Therapien

Diätetik

- Patienten sollten angewiesen werden, Nahrungsmittel mit einem hohen Nährwert wie *Bai He Zhou* (Lilienzwiebel-Congee) und *Da Mai Zhou* (Gersten-Congee) mit frischem Fleisch, Eiern, Gemüse und Früchten zu sich zu nehmen.
- Bei Übelkeit und Erbrechen aufgrund von vorherrschender Magen-Kälte, koche man eine Portion Schweineinnereien mit 30 g Szechuan-Pfeffer (*Hua Jiao*, Pericarpium Zanthoxyli) und

10 g Erdnüssen so lange, bis alle Zutaten sehr weich sind; salzen nach Geschmack. Davon 30 g täglich zu sich nehmen.

- Bei Übelkeit und Erbrechen aufgrund von vorherrschender Magen-Hitze zerstoße man 50 g Erdnüsse und 50 g frische Lotuswurzeln, füge 200 ml frische Milch und 30 ml Honig hinzu und koche alles so lange, bis alles sehr weich ist. Man trinke davon jeden Abend 30–50 ml.
- Patienten mit vermindertem Appetit sollte empfohlen werden, mehr frische Gemüse und Früchte wie Karotte, Kastanie, weißen Rettich (Mooli), Tomate, Lotuswurzel, Birne, Orange, Zitrone, schwarze Pflaume oder Bocksdornfrüchte zu essen und auch andere Nahrungsmittel mit hohem Nährwert wie *San Xian Ji Zhi Tang* (Hühnersuppe mit drei Delikatessen) zu sich zu nehmen.
- Patienten mit begleitender Symptomatik von Gelbsucht und Aszites sollten Wassermelone und chinesische Yamswurzel (*Shan Yao*, Rhizoma Dioscoreae Oppositae) zu ihrer Diät hinzufügen.
- Patienten mit Magenkrebs sollten Alkohol, Chilli, kalte Nahrungsmitttel und harte und knusprige Nahrung wie Kartoffelchips oder sehr trockenen Toast meiden, und sie sollten nicht zu viel auf einmal essen, so dass der Magen nicht überfüllt wird.

Qigong-Therapie

Patienten sollten ermutigt werden, Qigong zu üben, besonders innerlich-nährendes Qigong (siehe Kapitel 6) und Taijiquan.

Klinische Erfahrung und Fallbeispiele

Zhang Daizhao

Fallbeispiel 1

Ein 40-jähriger Mann, der unter Spannung, Rülpsen und epigastrischen Schmerzen litt, die besonders nach dem Essen auftraten, suchte im Mai 1984 das Hospital für eine Gastroskopie auf, die eine Tumormasse in der kleinen Kurvatur des Magens sichtbar machte. Die Biopsie-Untersuchung führte zur Diagnose eines Siegelringzellkarzinoms (Adenokarzinom mit intrazellulären Vakuolen). Die B-Ultraschall-Untersuchung zeigte eine Massenbildung im rechten Leberlobulus; die klinische Diagnose lautete Magenkrebs mit hepatischen Metastasen. Der Patient lehnte anfänglich eine Operation ab.

Da der Allgemeinzustand des Patienten, abgesehen vom Tumor, relativ gut war, stimmte er im September einer Operation zu, obwohl sich die Situation nicht wesentlich geändert hatte. Eine subtotale Gastrektomie wurde durchgeführt. Die Untersuchung der chirurgischen Probe ergab als Diagnose schlecht differenzierte gastrische Adenokarzinome, Teile davon waren Siegelringzellkarzinome. Die Beteiligung der Lymphknoten erstreckte sich auf ein Fünftel der großen Kurvatur und auf die gesamte kleinere Kurvatur.

Im Dezember begann der Patient seinen ersten 6-wöchigen Behandlungszyklus mit Chemotherapie mit Mitomycin (MMC), 4 mg, einmal wöchentlich, 5-Fluorouracil (5-Fu), 100 mg, zweimal wöchentlich, und Vincristin (VCR), 1 mg, einmal wöchentlich. Die B-Ultraschall-Untersuchung zeigte eine Läsion in der Leber von 5,7×3,3 cm, sehr wahrscheinlich metastasierende gastrische Karzinome.

Im Februar 1985 verspürte der Patient Schmerzen in der Lebergegend und wurde in die Klinik eingewiesen, wo er hauptsächlich mit TCM behandelt wurde.

Musteridentifizierung

Leber-Depression, Qi-Stagnation und Blut-Stase.

Therapeutisches Prinzip

Die Leber besänftigen und Qi regulieren, das Blut vitalisieren und Blut-Stase transformieren, Toxizität vermindern und Verklumpungen auslösen.

Bestandteile

- *Cu Chai Hu* (Radix Bupleuri, zubereitet mit Essig) 9 g
- *Huang Qin* (Radix Scutellariae Baicalensis) 9 g
- *Bai Shao* (Radix Paeoniae Lactiflorae) 20 g
- *Mu Xiang** (Radix Aucklandiae Lappae) 6 g
- *Yu Jin* (Radix Curcumae) 9 g
- *Shan Ci Gu* (Pseudobulbus Shancigu) 15 g
- *Ba Yue Zha* (Fructus Akebiae) 15 g
- *Xia Ku Cao* (Spica Prunellae Vulgaris) 15 g
- *Ban Zhi Lian* (Herba Scutellariae Barbatae) 30 g
- *Yi Yi Ren* (Semen Coicis Lachryma-jobi) 30 g
- *Jiao Shan Zha* (Fructus Crataegi, scharf gebraten) 20 g
- *Jiao Mai Ya* (Fructus Hordei Vulgaris Germinatus, scharf gebraten) 20 g
- *Jiao Shen Qu* (Massa Fermentata, scharf gebraten) 20 g

Ein Päckchen am Tag wurde zur Zubereitung eines Dekoktes verwendet, das zweimal täglich eingenommen wurde. Nach dreimonatiger Einnahme des Dekoktes besserten sich die Symptome allmählich. Während der TCM-Behandlung wurde keine Chemotherapie oder Strahlentherapie gegeben.
Die CT-Untersuchung ergab eine regelmäßige Kalzifikation im rechten Leberlappen, diagnostiziert als metastasierte Karzinome. Die B-Ultraschall-Untersuchung zeigte einen Tumor von 4,9×5,3×4,5 cm. Zwei weitere Zyklen an Chemotherapie mit intravenöser Infusion von 500 mg/m^2 5-Fu am ersten, achten, 29. und 36. Tag, intravenöser Injektion von 10 mg/m^2 MMC am ersten Tag und intravenöser Injektion von 30 mg/m^2 ADM am ersten und 29. Tag wurden im Mai und September durchgeführt, gefolgt von einem vierten Zyklus im Mai 1986.
Eine erneute Untersuchung mit B-Ultraschall zeigte eine unregelmäßige Masse von 5,8×5,1×3,3 cm in der Leber. Eine weitere B-Ultraschall-Untersuchung im November 1988 erzeugte ein starkes Echo von einer unregelmäßigen Massenbildung von 6,5×5,1×7,1 cm; der Tumor war größer als zuvor. Der Patient fühlte sich jedoch nicht unwohl und setzte die Einnahme derselben TCM-Verordnung wie zuvor fort, abwechselnd mit *Jia Wei Xi Huang Wan* (Verstärkte westliche Rinder-Magenstein-Pille), zwei Pillen dreimal täglich. Bei einem Folgebesuch im April 1990 war der Allgemeinzustand des Patienten gut und er führte ein normales Leben.

Kommentar

Es gibt eine Vielzahl von chemotherapeutischen Methoden bei der Behandlung von Magenkrebs. In Dr. Zhangs Klinik werden jedoch keine hohen Dosen von Mitomycin, 5-Fluorouracil, Vincristin und Adriamycin® bei robusten Patienten eingesetzt, stattdessen werden moderate oder niedrige Dosen in Kombination mit TCM-Behandlung bevorzugt. TCM-Arzneien, die häufig verschrieben werden, sind pulverisiertes *Ren Shen* (Radix Ginseng), 2 g, und pulverisiertes *San Qi* (Radix Notoginseng), 3 g, einmal täglich. Zusätzlich wird der Patient angewiesen, einmal die Woche ein mit *San Qi* (Radix Notoginseng) gekochtes Hühnchen zu essen, um Qi und Blut zu tonisieren und das Immunsystem zu stärken. Im vorliegenden Fall wurde auch *Jia Wei Xi Huang Wan* (Verstärkte westliche Rinder-Magenstein-Pille) gegeben, um das Blut zu vitalisieren, Blut-Stase zu transformieren, Hartes zu erweichen und Verklumpungen aufzulösen.
Nach dem Überleben von mehr als fünf Jahren nach der anfänglichen Diagnose wurde die Medikation beendet und die Behandlung wechselte zu Psychotherapie und **Diätetik**. Der Patient hat seitdem mehr als 10 Jahre weitergelebt. Hier lag eine Lebermetastase eines gastrischen Karzinoms vor, das mit einem integrativen System behandelt wurde. Obwohl der Lebertumor langsam weiter wuchs, war der Patient in der Lage, eine gute Lebensqualität aufrechtzuhalten.

Fallbeispiel 2

Ein 38-jähriger Mann wies eine 15-jährige Geschichte von gastrischen Störungen auf. Regelmäßige starke epigastrische Schmerzen, begleitet von Auszehrung und schwarzen Stühlen, führten zu der Entscheidung, eine subtotale Gastrektomie vornehmen zu lassen. Die postoperative pathologische Untersuchung zeigte ein ulzeratives, Schleim absonderndes Adenokarzinom in der kleinen Kurvatur mit Metastasierung in zwei Fünftel der Lymphknoten des Omentum majus. Nach der Operation verhinderten der schlechte Allgemeinzustand des Patienten, sein schlechter Appetit, seine Kraftlosigkeit, der Verlust an Körpergewicht (11 kg) und eine Leukopenie ($<2{,}9\times10^9$/L) eine Chemotherapie.
Als er an die TCM-Klinik überweisen wurde, waren seine Symptome Kurzatmigkeit, Verwirrtheit, schlechter Appetit, Kraftlosigkeit, bitterer Mundgeschmack, trockene Kehle, Schlaflosigkeit, intensives Träumen, Auszehrung und eine fahl-gelbe Gesichtsfarbe.
Der Zungenkörper war blass-rot mit einem dünnen, gelben Belag; der Puls war tief und fadenförmig.

Musteridentifizierung

Mangel an Qi und Blut aufgrund einer Schwäche von Milz und Magen.

Therapeutisches Prinzip

Qi und Blut tonisieren, die Milz stärken und den Magen tonisieren, Toxizität vermindern und Hitze klären.

Bestandteile

- *Huang Qi* (Radix Astragali seu Hedysari) 40 g
- *Huang Jing* (Rhizoma Polygonati) 20 g
- *Dan Shen* (Radix Salviae Miltiorrhizae) 20 g
- *Ji Xue Teng* (Caulis Spatholobi) 30 g

- *Nü Zhen Zi* (Fructus Ligustri Lucidi) 15 g
- *Gou Qi Zi* (Fructus Lycii) 15 g
- *Tu Si Zi* (Semen Cuscutae) 15 g
- *San Qi Fen* (Pulvis Radicis Notoginseng) 3 g, dem fertigen Dekokt beigegeben
- *E Jiao*‡ (Gelatinum Corii Asini) 12 g, eingeschmolzen in das fertige Dekokt
- *Ban Zhi Lian* (Herba Scutellariae Barbatae) 30 g
- *Bai Hua She She Cao* (Herba Hedyotidis Diffusae) 30 g

Nach einwöchiger Behandlung hatte sich die Nahrungsaufnahme gesteigert und der Patient konnte gut schlafen; nach zwei Wochen war die Leukozytenzahl auf $4{,}6 \times 10^9$/L gestiegen und der Patient hatte 2 kg an Körpergewicht zugenommen. Der Patient begann danach eine postoperative Chemotherapie, kombiniert mit TCM-Behandlung.

Er erhielt drei Zyklen an Chemotherapie mit 5-Fluorouracil (5-Fu) und Mitomycin (MMC). Während dieser Zyklen basierte das therapeutische Prinzip der TCM-Behandlung auf dem Tonisieren von Qi und Blut, Stärken der Milz und Harmonisieren des Magens, um Gegenläufiges nach unten zu leiten, und auf dem Nähren und Tonisieren von Leber und Nieren.

Bestandteile (modifiziert in Abstimmung mit den Symptomen)

- *Huang Qi* (Radix Astragali seu Hedysari) 40 g
- *Sheng Di Huang* (Radix Rehmanniae Glutinosae) 20 g
- *Huang Jing* (Rhizoma Polygonati) 20 g
- *Dan Shen* (Radix Salviae Miltiorrhizae) 20 g
- *Ji Xue Teng* (Caulis Spatholobi) 30 g
- *Chi Shao* (Radix Paeoniae Rubrae) 10 g
- *E Jiao*‡ (Gelatinum Corii Asini) 15 g, eingeschmolzen in das fertige Dekokt
- *Chao Chen Pi* (Pericarpium Citri Reticulatae, pfannengerührt) 9 g
- *Bai Zhu* (Rhizoma Atractylodis Macrocephalae) 9 g
- *Zhu Ru* (Caulis Bambusae in Taeniis) 15 g
- *Xuan Fu Hua* (Flos Inulae) 9 g, eingepackt
- *Ding Xiang* (Flos Caryophylli) 6 g
- *Mu Xiang** (Radix Aucklandiae Lappae) 9 g
- *Jiao Shan Zha* (Fructus Crataegi, scharf gebraten) 15 g
- *Jiao Mai Ya* (Fructus Hordei Vulgaris Germinatus, scharf gebraten) 15 g
- *Jiao Shen Qu* (Massa Fermentata, scharf gebraten) 15 g
- *Nü Zhen Zi* (Fructus Ligustri Lucidi) 15 g
- *Han Lian Cao* (Herba Ecliptae Prostratae) 30 g
- *Gou Qi Zi* (Fructus Lycii) 15 g

Der Patient war dann in der Lage, die Chemotherapie zu beenden, wobei die Blutwerte generell im Normbereich blieben. Es gab keinen Gewichtsverlust und die nachteiligen Nebenwirkungen waren gering.

Kommentar

Bei dem Patienten waren durch die Operation, die eine Schwäche von Milz und Magen verursacht hatte, die Funktionen von Milz und Magen geschädigt worden und hatten zu einem Mangel von Qi und Blut geführt. Der Appetit war schlecht und die verbliebenen Toxine waren nicht vollständig beseitigt worden. Die anfängliche Behandlung konzentrierte sich daher darauf, Qi zu tonisieren und das Blut zu nähren, die Milz zu stärken und den Magen zu harmonisieren, begleitet vom Vermindern der Toxizität. Während der Chemotherapie richtete sich der Fokus der Behandlung auf das Tonisieren von Qi und Blut, das Stärken der Milz und Harmonisieren des Magens, um Gegenläufiges nach unten zu leiten, und auf das Nähren und Tonisieren von Leber und Nieren; dieses Prinzip ermöglichte, dass die Chemotherapie beendet werden konnte und nachteilige Nebenwirkungen reduziert wurden.

Sun Guizhi

Klinische Erfahrung

Nach Dr. Suns Meinung fällt Magenkrebs in der TCM in die Kategorie von Krankheiten, die in Verbindung stehen mit *fan wei* (Magenreflux),[i] *wei wan tong* (Magenschmerz und epigastrischer Schmerz) oder *zheng ji* (Massenbildung und Ansammlung). Sie teilt Zhu Danxis Theorie, dass es vier Hauptgründe für *fan wei* gibt, die in Blut-Schwäche, Qi-Schwäche, Hitze und Schleim bestehen, und auch Zhang Jingyues Ansicht, dass „alle ernsthaften inneren Verletzungen, die das Magen-Qi schädigen, Hitze erzeugen."

Sie meint, dass Auftreten und Metastasierung von Magenkrebs auf einer Schwächung des Aufrechten Qi (Zheng Qi) beruhen. Schwäche führt zu Ansammlungen, und Ansammlungen intensivieren sich, wenn eine Schwäche vorliegt. Die grundlegende Pathologie ist Qi-Stagnation, Blut-Stase und festsitzender Schleim. Beim Schreiben einer Rezep-

[i] Siehe Kapitel 1

tur betont sie, dass Arzneien mit besonderer Wirkung in Kombination mit Arzneien, die nach der Musteridentifizierung ausgewählt wurden, eingesetzt werden sollten. Auf der Basis ihrer weitreichenden klinischen Erfahrung favorisiert Dr. Sun *Yi Gong San* (Spezielles Leistungs-Pulver) und *Dang Gui Bu Xue Tang Jia Wei* (Rx. Angelicae Sinensis-Dekokt zur Tonisierung des Blutes, mit Zusätzen), mit denen sie sehr befriedigende Ergebnisse bei der Behandlung von Magenkrebs erzielt hat.

Bestandteile

- *Dang Shen* (Radix Codonopsitis Pilosulae) 12 g
- *Chao Bai Zhu* (Rhizoma Atractylodis Macrocephalae, pfannengerührt) 10 g
- *Fu Ling* (Sclerotium Poriae Cocos) 10 g
- *Chao Chen Pi* (Pericarpium Citri Reticulatae, pfannengerührt) 10 g
- *Huang Qi* (Radix Astragali seu Hedysari) 10 g
- *Dang Gui* (Radix Angelicae Sinensis) 10 g
- *Xue Yu Tan*‡ (Crinis Carbonisatus Hominis) 10 g
- *Bai Zhi* (Radix Angelicae Dahuricae) 10 g
- *Ban Zhi Lian* (Herba Scutellariae Barbatae) 15 g
- *Bai Hua She She Cao* (Herba Hedyotidis Diffusae) 15 g
- *Feng Fang*‡ (Nidus Vespae) 6 g

Sie betont besonders die Bedeutung von *Xue Yu Tan*‡ (Crinis Carbonisatus Hominis), *Bai Zhi* (Radix Angelicae Dahuricae) und *Feng Fang*‡ (Nidus Vespae) in der Rezeptur für die Hemmung von Wiederauftreten und Metastasierung von Krebs.[4]

Modifikationen

- Bei Leber-Magen-Disharmonie füge man je 10 g *Bai Shao* (Radix Paeoniae Lactiflorae), *Chai Hu* (Radix Bupleuri), *Fo Shou* (Fructus Citri Sarcodactylis), *Xiang Yuan* (Fructus Citri Medicae seu Wilsonii), *Ba Yue Zha* (Fructus Akebiae), *Mei Hua* (Flos Pruni Mume) und *Chao Zhi Ke* (Fructus Citri Aurantii, pfannengerührt) hinzu.
- Bei Magen-Hitze, die Yin schädigt, füge man 20 g *Mai Men Dong* (Radix Ophiopogonis Japonici), 10 g *Shi Hu** (Herba Dendrobii), 10 g *Tian Hua Fen* (Radix Trichosanthis), 20 g *Shi Gao*‡ (Gypsum Fibrosum) und 10 g *Zhi Mu* (Rhizoma Anemarrhenae Asphodeloidis) hinzu.
- Bei Festsetzen von Schleim-Feuchtigkeit füge man 6 g *Fa Ban Xia* (Rhizoma Pinelliae Ternatae Praeparata), 10 g *Zhu Ru* (Caulis Bambusae in Taeniis), 10 g *Zhi Shi* (Fructus Immaturus Citri Aurantii), 10 g *Shi Chang Pu* (Rhizoma Acori Graminei), 10 g *Huo Xiang* (Herba Agastaches seu Pogostemi), 6 g *Sha Ren* (Fructus Amomi), 30 g *Yi Yi Ren* (Semen Coicis Lachryma-jobi) und 6 g *Bai Dou Kou* (Fructus Amomi Kravanh) hinzu.
- Bei Leere-Kälte in Milz und Magen füge man 10 g *Ren Shen* (Radix Ginseng), 3 g *Gan Jiang* (Rhizoma Zingiberis Officinalis), 10 g *Gui Zhi* (Ramulus Cinnamomi Cassiae), 6 g *Xiao Hui Xiang* (Fructus Foeniculi Vulgaris) und 6 g *Zhi Gan Cao* (Radix Glycyrrhizae, unter Rühren kurz angebraten mit Honig) hinzu.
- Bei Leere von Qi und Yin erhöhe man die Menge an *Huang Qi* (Radix Astragali seu Hedysari) auf 30 g und füge 6 g *Rou Gui* (Cortex Cinnamomi Cassiae), 15 g *Bai Shao* (Radix Paeoniae Lactiflorae), 15 g *Shu Di Huang* (Radix Rehmanniae Glutinosae Conquita), 10 g *Gou Qi Zi* (Fructus Lycii), 15 g *Nü Zhen Zi* (Fructus Ligustri Lucidi), 30 g *Shan Yao* (Rhizoma Dioscoreae Oppositae), 10 g *Shan Zhu Yu* (Fructus Corni Officinalis) und 10 g *E Jiao*‡ (Gelatinum Corii Asini) hinzu.
- Bei Metastasierung in die Knochen füge man 10 g *Tou Gu Cao* (Herba Speranskiae seu Impatientis), 10 g *Lu Xian Cao* (Herba Pyrolae), 20 g *Gu Sui Bu* (Rhizoma Trocknennariae) und 30 g *Ji Xue Teng* (Caulis Spatholobi) hinzu.

Kommentar

Dr. Sun ist der Meinung, dass Magenkrebs zu dem Muster „Leere in der Wurzel und Fülle in den Manifestationen" gehört. Qi-Stagnation, Blut-Stase und sich festsetzender Schleim sind die Manifestationen, und Schwäche von Milz, Magen und Niere sind die Wurzel. Wenn das Aufrechte Qi (Zheng Qi) geschwächt ist, verbleiben pathogene Faktoren im Körper, setzen sich im Magen fest und führen zu *fan wei*, das für sie ein Synonym für Magenkrebs ist. Die Behandlung sollte daher darauf basieren, pathogene Faktoren durch chirurgische Behandlung und Chemotherapie zu vertreiben und das Aufrechte Qi mit chinesischen Arzneien zu stützen.

Fallbeispiel

Ein Mann von 59 Jahren hatte ein lang bestehendes Unwohlsein im Epigastrium mit übel riechendem Aufstoßen. Vor kurzem hatte er Gewicht verloren. Er wurde im September 1985 mit akuten abdominalen Schmerzen in die Klinik eingewiesen. Die radiologische Untersuchung ergab eine Tumormasse mit einer ulzerierten Oberfläche und erhabenem Rand

im gastrischen Antrum und Bulbus duodenus. Es wurde Magenkrebs vermutet und sofort eine Operation durchgeführt. Nach der Operation ergab die pathologische Diagnose ein Adenokarzinom mit peripheren Lymphknotenmetastasen und Krebszelleninfiltration entlang der distalen Resektionslinie. Einen Monat später wurde der Patient an Dr. Suns Klinik überwiesen.
Beim ersten Besuch klagte der Patient über schlechten Appetit, fehlendes Bedürfnis zu essen, Völle und Aufblähung im Magen nach dem Essen, Gewichtsverlust, Müdigkeit, spontanes Schwitzen und weichen Stuhlgang dreimal täglich. Der Zungenkörper war blassrot mit Zahneindrücken und einem dünnen weißen Belag; der Puls war fadenförmig und etwas schnell.

Musteridentifizierung

Milz-Qi-Schwäche; zu dieser Zeit war das Aufrechte Qi (Zheng Qi) geschwächt und die Funktionen von Milz und Magen waren sehr schlecht.

Therapeutisches Prinzip

Die Milz stärken und Qi vermehren, begleitet vom Hemmen des Krebses.

Bestandteile

- *Dang Shen* (Radix Codonopsitis Pilosulae) 12 g
- *Chao Bai Zhu* (Rhizoma Atractylodis Macrocephalae, pfannengerührt) 10 g
- *Ling* (Sclerotium Poriae Cocos) 10 g
- *Chao Chen Pi* (Pericarpium Citri Reticulatae, pfannengerührt) 6 g
- *Huang Qi* (Radix Astragali seu Hedysari) 15 g
- *Dang Gui* (Radix Angelicae Sinensis) 10 g
- *Feng Fang*‡ (Nidus Vespae) 6 g
- *Xue Yu Tan*‡ (Crinis Carbonisatus Hominis) 10 g
- *Bai Hua She She Cao* (Herba Hedyotidis Diffusae) 15 g
- *Ban Zhi Lian* (Herba Scutellariae Barbatae) 15 g
- *Ji Nei Jin*‡ (Endothelium Corneum Gigeriae Galli) 10 g
- *Chao Gu Ya* (Fructus Setariae Italicae Germinatus, pfannengerührt) 12 g
- *Chao Mai Ya* (Fructus Hordei Vulgaris Germinatus, pfannengerührt) 12 g

Ein Päcken am Tag wurde zur Zubereitung eines Dekoktes verwendet, das zweimal täglich eingenommen wurde. Der Einnahmezyklus dauerte 10 Tage.
Zur Zeit des zweiten Besuchs hatten sich die Symptome verbessert, der Appetit hatte zugenommen und der Patient fühlte sich stärker. Der Stuhlgang war auf ein- oder zweimal täglich zurückgegangen, aber die Stühle waren noch weich; zusätzlich litt der Patient nun unter Mattigkeit und Schmerzen in den Beinen und Schmerzen im unteren Rücken und in den Knien.

Rezeptur

Ren Gong Niu Huang San
(Synthetisches Rinder-Magenstein-Pulver)

- *Ren Gong Niu Huang*‡ (Calculus Bovis Syntheticus) 15 g
- *Shan Cha Hua* (Flos Camelliae Japonicae) 20 g
- *He Shou Wu* (Radix Polygoni Multiflori) 30 g
- *Yi Yi Ren* (Semen Coicis Lachryma-jobi) 30 g
- *Ji Nei Jin*‡ (Endothelium Corneum Gigeriae Galli) 30 g
- *Shan Ci Gu* (Pseudobulbus Shancigu) 30

Die Bestandteile wurden zu einem feinen Pulver zermahlen und in Kapseln abgefüllt, wovon dreimal täglich zwei Kapseln 30 Minuten nach den Mahlzeiten eingenommen wurden.
Nach zwei weiteren Wochen hatte sich der Patient gut erholt und wurde in das Hospital für einen fünfwöchigen Chemotherapiezyklus eingewiesen (Mitomycin, 4 mg, einmal wöchentlich, 5-Fluorouracil, 500 mg, zweimal wöchentlich, und Vincristin, 1 mg, einmal wöchentlich, alle durch intravenöse Infusion), unterstützt von Arzneien zum Stärken der Milz und Tonisieren der Nieren.

Bestandteile

- *Dang Shen* (Radix Codonopsitis Pilosulae) 15 g
- *Bai Zhu* (Rhizoma Atractylodis Macrocephalae) 10 g
- *Gou Qi Zi* (Fructus Lycii) 15 g
- *Nü Zhen Zi* (Fructus Ligustri Lucidi) 15 g
- *Tu Si Zi* (Semen Cuscutae) 15 g
- *Bu Gu Zhi* (Fructus Psoraleae Corylifoliae) 10 g
- *Zhu Ru* (Caulis Bambusae in Taeniis) 10 g
- *Qing Ban Xia* (Rhizoma Pinelliae Ternatae Depurata) 10 g
- *Jiao Shan Zha* (Fructus Crataegi, scharf gebraten) 10 g
- *Jiao Mai Ya* (Fructus Hordei Vulgaris Germinatus, scharf gebraten) 10 g
- *Jiao Shen Qu* (Massa Fermentata, scharf gebraten) 10 g
- *Gan Cao* (Radix Glycyrrhizae) 6 g

Ein Päckchen am Tag wurde zur Zubereitung eines Dekoktes verwendet, das zweimal täglich eingenommen wurde. Während der Chemotherapie waren die Blutwerte und die Leber- und renalen Funktionstests alle im Normbereich. Nach der Chemotherapie wurde die TCM-Behandlung eingesetzt, um die Wirkungen zu stabilisieren.

Rezeptur

Xiang Sha Liu Jun Zi Tang Jia
(Dekokt der sechs Edlen mit Rx. Aucklandiae und Fr. Amomi, mit Zusätzen)

- *Gou Qi Zi* (Fructus Lycii) 15 g
- *Nü Zhen Zi* (Fructus Ligustri Lucidi) 15 g
- *Bai Zhi* (Radix Angelicae Dahuricae) 10 g
- *Feng Fang*‡ (Nidus Vespae) 6 g
- *Xue Yu Tan*‡ (Crinis Carbonisatus Hominis) 10 g
- *Bai Hua She She Cao* (Herba Hedyotidis Diffusae) 15 g
- *Ban Zhi Lian* (Herba Scutellariae Barbatae) 15 g
- *Jiao Shan Zha* (Fructus Crataegi, scharf gebraten) 10 g
- *Jiao Mai Ya* (Fructus Hordei Vulgaris Germinatus, scharf gebraten) 10 g
- *Jiao Shen Qu* (Massa Fermentata, scharf gebraten) 10 g

Ein Päckchen am Tag wurde zur Zubereitung eines Dekoktes verwendet, das zweimal täglich eingenommen wurde. Der Patient nahm weiterhin *Ren Gong Niu Huang San* (Synthetisches Rinder-Magenstein-Pulver) ein, zwei Kapseln dreimal täglich, 30 Minuten nach den Mahlzeiten.

Im März 1986, Juli 1987 und Mai 1989 erhielt der Patient drei weitere fünfwöchige Chemotherapiezyklen in Kombination mit einer TCM-Verordnung zur Stärkung der Milz und Tonisierung der Nieren, um die Gesamtwirkung zu konsolidieren.

Bestandteile

- *Dang Shen* (Radix Codonopsitis Pilosulae) 15 g
- *Bai Zhu* (Rhizoma Atractylodis Macrocephalae) 10 g
- *Huang Qi* (Radix Astragali seu Hedysari) 20 g
- *Gou Qi Zi* (Fructus Lycii) 15 g
- *Nü Zhen Zi* (Fructus Ligustri Lucidi) 15 g
- *Tu Si Zi* (Semen Cuscutae) 15 g
- *Huai Niu Xi* (Radix Achyranthis Bidentatae) 15 g
- *Bu Gu Zhi* (Fructus Psoraleae Corylifoliae) 10 g
- *Zhu Ru* (Caulis Bambusae in Taeniis) 10 g
- *Qing Ban Xia* (Rhizoma Pinelliae Ternatae Depurata) 10 g
- *Chen Pi* (Pericarpium Citri Reticulatae) 6 g
- *Jiao Shan Zha* (Fructus Crataegi, scharf gebraten) 10 g
- *Jiao Mai Ya* (Fructus Hordei Vulgaris Germinatus, scharf gebraten) 10 g
- *Jiao Shen Qu* (Massa Fermentata, scharf gebraten) 10 g
- *Gan Cao* (Radix Glycyrrhizae) 6 g

Beim letzten Nachfolgetermin im Oktober 1990 hatte der Patient keine Beschwerden, und Appetit, Schlaf, Urin und Stuhlgang waren normal. B-Ultraschall- und Röntgenuntersuchung der abdominalen Region zeigten keine Anormalität und sein Körpergewicht hatte um 4 kg zugenommen. Der Patient nahm dann *Fu Zheng Fang Ai Kou Fu Ye* (Orale Flüssigkeit zum Stützen des Aufrechten Qi und Vermeiden von Krebs) und *Jia Wei Xi Huang Wan* (Verstärkte westliche Rinder-Magenstein-Pille), beide im Guang'anmen-Hospital zubereitet, zwei Zubereitungen dreimal täglich ein. Der Patient hat überlebt und befindet sich seither in guter Gesundheit.

Kommentar

Allgemein gesagt, beträgt die postoperative Fünfjahres-Überlebensrate bei Patienten mit Magenkrebs im mittleren oder späten Stadium weniger als 40% und ein Drittel der Patienten stirbt an Wiederauftreten oder Metastasen innerhalb von zwei Jahren. Die Kombination von TCM und Westlicher Medizin kann die Fünfjahres-Überlebensrate auf ca. 50% anheben. Soweit ich weiß, gibt es nirgendwo sonst Berichte über ein mehr als fünfjähriges Überleben bei Fällen von unvollständiger Resektion (Krebs an der distalen Resektionslinie).

Dr. Suns Erfahrungen zeigen jedoch, dass Attackieren (durch Operation und Chemotherapie) in Kombination mit Stützen des Aufrechten Qi (durch TCM-Behandlung) eine Wirkung erzielen kann, die durch westliche oder TCM-Behandlung allein unmöglich ist. Das Stärken der Milz und das Harmonisieren des Magens stärkt ihre Transport- und Transformationsfunktionen und liefert eine Quelle für die Erzeugung und Transformation von Qi und Blut, so dass alle Zang-Fu-Organe genährt werden.

Eine korrekte Musteridentifizierung, eine geeignete Kombination von Arzneien und kontinuierliche und integrierte Behandlung funktionieren weitaus besser als eine Behandlungsmethode für sich allein, besonders in den späten Stadien von Krebs des Verdauungstraktes, wo das Stärken der Milz und Tonisieren der Nieren, unterstützt durch das Hemmen von Krebs (Vertreiben pathogener Faktoren) ein sehr befriedigendes Ergebnis erzielen kann. In den letzten 10 Jahren haben in Dr. Suns Klinik vier Patienten mit Krebszellen-Infiltration an der distalen Resektionslinie um mehr als fünf Jahre überlebt.

8.7 Dickdarmkrebs

Dickdarmkrebs (Krebs in Dickdarm und Rektum) ist eine der häufigsten malignen Tumorerkrankungen und weist bedeutende geographische Unterschiede auf, mit einer hohen Morbidität in Nordamerika, West- und Nordeuropa, Australien und Neuseeland; es ist die zweithäufigste Ursache für Krebstod in Großbritannien. Das Vorkommen könnte in Bezug zur Ernährung stehen, die in diesen Regionen mehr Fett und raffinierte Kohlenhydrate enthält und weniger Ballaststoffe. Die Morbiditäts- und Mortalitätsraten haben in China in den letzten Jahren zugenommen.

Im Westen nimmt das Vorkommen von Dickdarmkrebs ab dem Alter von 40 Jahren zu, mit einem Höhepunkt zwischen 60 und 65; der Höhepunkt liegt in China ein wenig früher. Männer haben gegenüber Frauen ein doppeltes Risiko an Dickdarmkrebs zu erkranken. 50–70 % des Dickdarmkrebses ist im Kolon lokalisiert (hauptsächlich Krebs des absteigenden Kolons oder Sigmoids), der restliche Teil tritt im Rektum auf; der relative Prozentsatz variiert von Land zu Land.

Neben Ernährung und Alter sind die Hauptrisikofaktoren Dickdarmkrebs in der Familienanamnese oder entzündliche Darmerkrankungen wie ulzerative Colitis oder Morbus Crohn.

Klinische Zeichen

- Dickdarmkrebs wächst generell langsam und es gibt keine deutlichen Frühsymtome.
- Krebs im absteigenden Kolon ist gewöhnlich gekennzeichnet durch einen Wechsel von Verstopfung mit häufigen Stuhlentleerungen mit frischem Blut oder blutigem Schleim im Stuhl und abdominellen Schmerzen.
- Krebs im Sigmoid und Rektum führt zu frischem Blut oder blutigem Schleim im Stuhl oder verursacht ein ziehendes Gefühl im Anus und Tenesmen nach der Defäkation.
- Krebs im aufsteigenden Kolon kann sich lediglich als Kraftlosigkeit, Anämie und Schmerzen sowie Bildung einer harten Masse im Abdomen manifestieren.
- Ein Darmverschluss tritt häufiger bei Krebs im absteigenden Kolon als bei Krebs im aufsteigenden Kolon auf.
- Fieber und Auszehrung sind häufige Begleitsymptome.
- Dickdarmkrebs infiltriert zuerst die Darmwand und die lokalen Lymphknoten, bevor er in die Leber metastasiert.

Ätiologie und Pathologie

Feuchte-Hitze, Feuer-Toxine und Stagnation sind die Manifestationen dieser Krankheit; Milz-Schwäche, Nieren-Leere und Schwächung des Aufrechten Qi (Zheng Qi) sind ihre Wurzel.

Äußere Faktoren

Äußere Ursachen für Dickdarmkrebs sind u. a. Kälte, die sich außerhalb der Därme festsetzt[i], und diätetische Unregelmäßigkeiten wie ein übermäßiger Konsum von Alkohol und reichhaltigen Nahrungsmitteln, die Milz und Magen schädigen. Ein Versagen der Transport- und Transformationsfunktion der Milz erzeugt innerlich Feuchte-Hitze, die zu Hitze-Toxinen führt, die nach unten in den Dickdarm strömen, sich in den Zang-Fu-Organen festsetzen und sich im Rektum ansammeln und schließlich Tumoren bilden.

Innere Faktoren

- Ängste und Depression führen zu einer festsitzenden Depression von Leber-Qi, das die Milz überwältigt und den Magen befällt, um in Milz und Magen Mangel und Schwäche hervorzurufen.
- Angeborene Schwäche von Milz und Magen verursacht ebenfalls ein Versagen ihrer Transport- und Transformationsfunktionen, was zu einer inneren Erzeugung von trüber Feuchtigkeit führt, die sich im Darmtrakt sammelt, sich dann mit Feuchte-Hitze verbindet und Tumoren entstehen lässt.
- Anhaltende Diarrhö und Dysenterie, konstitutionelle Schwäche, Überarbeitung oder Schwäche von Leber und Nieren bei älteren Personen machen es es allesamt für die äußeren pathogenen

[i] Im *Huang Di Nei Jing* [Der Klassiker des Gelben Kaisers zur Inneren Medizin] sagt Qi Bo: „Pathogene Kälte sammelt sich außerhalb der Eingeweide und kämpft mit dem Wei Qi (Abwehr-Qi). Qi wird erhält nicht ausreichend ernährt und Ansammlungen *(pi)* erscheinen im Innern; wenn das pathogene Qi zunimmt, werden Polypen erzeugt."

8

Faktoren leichter, die nachobenleitende und nachuntenführende Funktion von Qi zu beinträchtigen, dadurch Blockierung der Bewegungen von Qi und Blut hervorzurufen und schließlich zu Feuchtigkeits-Toxinen zu führen, die im Darmtrakt stagnieren und Tumoren bilden.

Musteridentifizierung und therapeutische Prinzipien

Innere Ansammlung von Feuchte-Hitze

Wichtige Symptome und Zeichen

Krampfende Schmerzen im Abdomen, Diarrhö mit blutigem Schleim im Stuhl, Tenesmen, ein Gefühl brennender Hitze im Anus, Übelkeit, Beklemmung in der Brust, trockener Mund mit einem Bedürfnis nach Getränken oder Fieber. Der Zungenkörper ist rot mit einem gelben und schmierigen Belag; der Puls ist schlüpfrig und schnell oder drahtig und schlüpfrig.

Arzneitherapie

Therapeutisches Prinzip

Hitze klären und die Bewegung von Feuchtigkeit fördern, die Milz stärken und Qi regulieren.

Rezeptur

***Huai Hua Di Yu Tang He Bai Tou Weng Tang Jia Jian* (Dekokt aus Fl. Sophorae und Rx. Sanguisorbae kombiniert mit Rx. Pulsatilla-Dekokt, mit Modifikationen)**

- *Huai Hua* (Flos Sophorae Japonicae) 9 g
- *Di Yu* (Radix Sanguisorbae Officinalis) 9 g
- *Bai Jiang Cao* (Herba Patriniae cum Radice) 30 g
- *Ku Shen* (Radix Sophorae Flavescentis) 9 g
- *Ma Chi Xian* (Herba Portulacae Oleraceae) 30 g
- *Huang Bai* (Cortex Phellodendri) 9 g
- *Bai Tou Weng* (Radix Pulsatillae Chinensis) 15 g
- *Yi Yi Ren* (Semen Coicis Lachryma-jobi) 30 g
- *Chi Shao* (Radix Paeoniae Rubrae) 15 g
- *Xian He Cao* (Herba Agrimoniae Pilosae) 20 g
- *Cang Zhu* (Rhizoma Atractylodis) 9 g
- *Bai Zhu* (Rhizoma Atractylodis Macrocephalae) 9 g
- *Hou Po* (Cortex Magnoliae Officinalis) 9 g
- *Bai Ying* (Herba Solani Lyrati) 20 g
- *Tu Fu Ling* (Rhizoma Smilacis Glabrae) 10 g

Erklärung

- *Huai Hua* (Flos Sophorae Japonicae), *Xian He Cao* (Herba Agrimoniae Pilosae), *Chi Shao* (Radix Paeoniae Rubrae) und *Di Yu* (Radix Sanguisorbae Officinalis) kühlen Hitze und stoppen Blutungen.
- *Bai Jiang Cao* (Herba Patriniae cum Radice) und *Bai Tou Weng* (Radix Pulsatillae Chinensis) klären Hitze und vermindern Toxizität, behandeln Schleim im Stuhl und stoppen Diarrhö.
- *Huang Bai* (Cortex Phellodendri), *Ku Shen* (Radix Sophorae Flavescentis) und *Ma Chi Xian* (Herba Portulacae Oleraceae) trocknen Feuchtigkeit und klären Hitze aus dem Unteren Erwärmer und stoppen Diarrhö.
- *Yi Yi Ren* (Semen Coicis Lachryma-jobi), *Hou Po* (Cortex Magnoliae Officinalis), *Cang Zhu* (Rhizoma Atractylodis) und *Bai Zhu* (Rhizoma Atractylodis Macrocephalae) trocknen Feuchtigkeit, stärken die Milz und zerstreuen Ansammlungen.
- *Bai Ying* (Herba Solani Lyrati) und *Tu Fu Ling* (Rhizoma Smilacis Glabrae) leiten Feuchtigkeit aus, klären Hitze und vermindern Toxizität.

Innere Blockierung von Toxinen

Wichtige Symptome und Zeichen

Schmerz und Verklumpungen an einer festen Stelle im Abdomen, die empfindlich auf Druck reagiert, Diarrhö mit eitrigem, purpurfarbenen Blut und Schleim, Tenesmen, übelriechende Stühle, Rektumprolaps oder Schwierigkeiten bei der Defäkation, Reizbarkeit aufgrund von Hitze, Durst und eine matt-graue Gesichtsfarbe. Der Zungenkörper ist matt-pupurfarben oder hat Stasezeichen; der Belag ist dünn und gelb. Der Puls ist rau oder fadenförmig und schnell.

Arzneitherapie

Therapeutisches Prinzip

Blut-Stase transformieren, Toxizität vermindern und Qi regulieren.

Rezeptur

***Tao Hong Si Wu Tang He Shi Xiao San Jia Jian* (Vier-Arzneien-Dekokt mit Fl. Carthami Tinctorii und Sm. Persicae, kombiniert mit Plötzliches-Lächeln-Pulver mit Modifikationen)**

- *Tao Ren* (Semen Persicae) 9 g
- *Hong Hua* (Flos Carthami Tinctorii) 9 g
- *Dang Gui Wei* (Extremitas Radicis Angelicae Sinensis) 6 g
- *Chi Shao* (Radix Paeoniae Rubrae) 15 g
- *Bai Jiang Cao* (Herba Patriniae cum Radice) 30 g
- *Jin Yin Hua* (Flos Lonicerae) 20 g
- *Pu Huang* (Pollen Typhae) 9 g
- *Chuan Lian Zi* (Fructus Meliae Toosendan) 9 g
- *Yan Hu Suo* (Rhizoma Corydalis Yanhusuo) 12 g
- *Mu Xiang** (Radix Aucklandiae Lappae) 9 g
- *E Zhu* (Rhizoma Curcumae) 9 g
- *Huang Bai* (Cortex Phellodendri) 9 g
- *Ban Zhi Lian* (Herba Scutellariae Barbatae) 30 g
- *Ma Chi Xian* (Herba Portulacae Oleraceae) 30 g
- *Bai Qu Cai* (Herba Chelidonii) 15 g
- *Er Cha* (Pasta Acaciae seu Uncariae) 9 g

Erklärung

- *Tao Ren* (Semen Persicae), *Hong Hua* (Flos Carthami Tinctorii), *Pu Huang* (Pollen Typhae), *Dang Gui Wei* (Extremitas Radicis Angelicae Sinensis), *Chi Shao* (Radix Paeoniae Rubrae) und *E Zhu* (Rhizoma Curcumae) brechen Blut-Stase auf und erleichtern Schmerz.
- *Bai Jiang Cao* (Herba Patriniae cum Radice), *Er Cha* (Pasta Acaciae seu Uncariae) und *Ma Chi Xian* (Herba Portulacae Oleraceae) klären Hitze und vermindern Toxizität, stoppen Blutungen und stoppen Diarrhö.
- *Chuan Lian Zi* (Fructus Meliae Toosendan), *Yan Hu Suo* (Rhizoma Corydalis Yanhusuo) und *Mu Xiang** (Radix Aucklandiae Lappae) regulieren Qi und erleichtern Schmerz.
- *Huang Bai* (Cortex Phellodendri) und *Jin Yin Hua* (Flos Lonicerae) trocknen Feuchtigkeit und klären Hitze.
- *Ban Zhi Lian* (Herba Scutellariae Barbatae) und *Bai Qu Cai* (Herba Chelidonii) klären Hitze, vermindern Toxizität und haben anti-kanzerogene Eigenschaften.

Milz- und Nieren-Yang-Mangel

Wichtige Symptome und Zeichen

Spannung und Schmerz im Abdomen, der Druck und Wärme mag, anhaltende frühmorgendliche Diarrhö, anhaltende dysenterische Störungen oder weiche Stühle mit Schleim, schlechter Appetit, generalisierte Kälte oder kalte Gliedmaßen, Kurzatmigkeit, Kraftlosigkeit, Mattigkeit und Schmerzen im unteren Rücken und in den Knien und eine ganzlose, fahl-gelbe Gesichtsfarbe. Der Zungenkörper ist blass-rot oder blass und vergrößert mit Zahneindrücken und einem dünnen weißen Belag; der Puls ist tief und fadenförmig mit einem schwachen Ellen-*chi*-Puls.

Arzneitherapie

Therapeutisches Prinzip

Die Nieren wärmen und die Milz stärken, Feuchtigkeit ausleiten und Kälte zerstreuen.

Rezeptur

***Shen Ling Bai Zhu San He Si Shen Wan Jia Jian* (Rx. Ginseng-, Sclerotium Poriae Cocos- und Rz. Atractylodis Macrocephala-Pulver kombiniert mit Vier-Wunder-Pille, mit Modifikationen)**

- *Dang Shen* (Radix Codonopsitis Pilosulae) 20 g oder
- *Ren Shen* (Radix Ginseng) 6 g
- *Fu Ling* (Sclerotium Poriae Cocos) 15 g
- *Yi Yi Ren* (Semen Coicis Lachryma-jobi) 30 g
- *Sha Ren* (Fructus Amomi) 3 g, 5 Minuten vor Ende des Kochvorganges hinzugefügt
- *Shan Yao* (Rhizoma Dioscoreae Oppositae) 30 g
- *Rou Dou Kou* (Semen Myristicae Fragrantis) 15 g
- *Bu Gu Zhi* (Fructus Psoraleae Corylifoliae) 9 g
- *Wu Zhu Yu* (Fructus Evodiae Rutaecarpae) 6 g
- *Wu Wei Zi* (Fructus Schisandrae) 9 g
- *Gan Jiang* (Rhizoma Zingiberis Officinalis) 6 g
- *Fu Pen Zi* (Fructus Rubi Chingii) 10 g
- *He Zi* (Fructus Terminaliae Chebulae) 9 g
- *Cang Zhu* (Rhizoma Atractylodis) 9 g
- *Huang Qi* (Radix Astragali seu Hedysari) 30 g
- *Yin Yang Huo* (Herba Epimedii) 15 g
- *Chi Shi Zhi*‡ (Halloysitum Rubrum) 9 g
- *Sheng Ma* (Rhizoma Cimicifugae) 3 g
- *Da Zao* (Fructus Ziziphi Jujubae) 9 g

Erklärung

- *Dang Shen* (Radix Codonopsitis Pilosulae), *Huang Qi* (Radix Astragali seu Hedysari), *Ren Shen* (Radix Ginseng), *Shan Yao* (Rhizoma Dioscoreae Oppositae) und *Da Zao* (Fructus Ziziphi Jujubae) tonisieren Qi und stärken die Milz.
- *Fu Ling* (Sclerotium Poriae Cocos), *Yi Yi Ren* (Semen Coicis Lachryma-jobi), *Sha Ren* (Fructus Amomi) und *Cang Zhu* (Rhizoma Atractylodis) trocknen Feuchtigkeit und regulieren Qi, um Stagnation vorzubeugen.
- *He Zi* (Fructus Terminaliae Chebulae), *Chi Shi Zhi*‡ (Halloysitum Rubrum) und *Wu Wei Zi* (Fructus Schisandrae) schließen Lecks in den Därmen durch Adstringieren und stoppen Diarrhö.
- *Bu Gu Zhi* (Fructus Psoraleae Corylifoliae) und *Wu Zhu Yu* (Fructus Evodiae Rutaecarpae) tonisieren die Nieren, stärken und wärmen Yang und stoppen Diarrhö.
- *Rou Dou Kou* (Semen Myristicae Fragrantis), *Gan Jiang* (Rhizoma Zingiberis Officinalis), *Yin Yang Huo* (Herba Epimedii) und *Fu Pen Zi* (Fructus Rubi Chingii) wärmen die Nieren, nähren Milz-Yang und zerstreuen Kälte.
- *Sheng Ma* (Rhizoma Cimicifugae) hebt Yang-Qi, um Diarrhö zu stoppen.

Leber- und Nieren-Yin-Mangel

Wichtige Symptome und Zeichen

Dumpfer Schmerz im Abdomen, Verstopfung, gelegentlich Eiter und Blut als Stuhlbeimengung, Hitzegefühle in Brust, Handflächen und Fußsohlen, Schwindel, Tinnitus, Mattigkeit und Schmerzen im unteren Rücken und in den Beinen, Samenergüsse, Impotenz, Auszehrung, Nachtschweiß, bitterer Mundgeschmack, trockene Kehle, Schlaflosigkeit und intensives Träumen. Der Zungenkörper ist rot oder tiefrot mit spärlichem Belag oder geschält; der Puls ist drahtig und fadenförmig oder tief und fadenförmig.

Arzneitherapie

Therapeutisches Prinzip

Leber und Nieren nähren und tonisieren, Yin nähren und Hitze klären.

Rezeptur

***Zhi Bai Di Huang Wan Jia Jian* (Rx. Anemarrhenae Asphodeloidis-, Cx. Phellodendri- und Rx- Rehmanniae Glutinosae Conquitae-Pille, mit Modifikationen)**

- *Zhi Mu* (Rhizoma Anemarrhenae Asphodeloidis) 9 g
- *Huang Bai* (Cortex Phellodendri) 9 g
- *Sheng Di Huang* (Radix Rehmanniae Glutinosae) 15 g
- *Shu Di Huang* (Radix Rehmanniae Glutinosae Conquita) 15 g
- *Gou Qi Zi* (Fructus Lycii) 15 g
- *Nü Zhen Zi* (Fructus Ligustri Lucidi) 15 g
- *Fu Ling* (Sclerotium Poriae Cocos) 15 g
- *Shan Zhu Yu* (Fructus Corni Officinalis) 15 g
- *Bai Shao* (Radix Paeoniae Lactiflorae) 15 g
- *Mai Men Dong* (Radix Ophiopogonis Japonici) 15 g
- *Mu Dan Pi* (Cortex Moutan Radicis) 9 g
- *Chao Zhi Zi* (Fructus Gardeniae Jasminoidis, pfannengerührt) 9 g
- *Gui Ban Jiao** (Gelatinum Plastri Testudinis) 15 g
- *Wu Wei Zi* (Fructus Schisandrae) 9 g
- *Shan Yao* (Rhizoma Dioscoreae Oppositae) 20 g
- *Bai Jiang Cao* (Herba Patriniae cum Radice) 30 g
- *Suan Zao Ren* (Semen Ziziphi Spinosae) 30 g
- *Mu Xiang** (Radix Aucklandiae Lappae) 6 g
- *Ze Xie* (Rhizoma Alismatis Orientalis) 9 g
- *Ban Zhi Lian* (Herba Scutellariae Barbatae) 30 g

Erklärung

- *Shu Di Huang* (Radix Rehmanniae Glutinosae Conquita), *Sheng Di Huang* (Radix Rehmanniae Glutinosae), *Gui Ban Jiao** (Gelatinum Plastri Testudinis), *Gou Qi Zi* (Fructus Lycii), *Nü Zhen Zi* (Fructus Ligustri Lucidi), *Mai Men Dong* (Radix Ophiopogonis Japonici) und *Shan Yao* (Rhizoma Dioscoreae Oppositae) tonisieren das Blut und nähren Yin.
- *Mu Dan Pi* (Cortex Moutan Radicis), *Chao Zhi Zi* (Fructus Gardeniae Jasminoidis, pfannengerührt), *Zhi Mu* (Rhizoma Anemarrhenae Asphodeloidis), *Fu Ling* (Sclerotium Poriae Cocos), *Huang Bai* (Cortex Phellodendri) und *Ze Xie* (Rhizoma Alismatis Orientalis) leiten Feuchtigkeit aus, klären Hitze und kühlen das Blut.
- *Shan Zhu Yu* (Fructus Corni Officinalis), *Bai Shao* (Radix Paeoniae Lactiflorae), *Wu Wei Zi* (Fructus Schisandrae) und *Suan Zao Ren* (Semen Ziziphi Spinosae) schränken das Schwitzen ein, konsolidieren die Essenz und nähren Leber, Herz und Nieren.

- *Bai Jiang Cao* (Herba Patriniae cum Radice) und *Ban Zhi Lian* (Herba Scutellariae Barbatae) klären Hitze, vermindern Toxizität und haben anti-kanzerogene Eigenschaften.
- *Mu Xiang** (Radix Aucklandiae Lappae) reguliert Qi und lindert Schmerz.

Qi- und Blut-Leere

Wichtige Symptome und Zeichen

Spannung und Völle im Abdomen, gelegentlich weiche Stühle oder Diarrhö mit Blut und Schleim im Stuhl, Rektumprolaps, Auszehrung, Kraftlosigkeit, Palpitationen, Kurzatmigkeit, eine matt-weiße Gesichtsfarbe, schlechter Appetit und reduzierte Nahrungsaufnahme, aufgedunsene Schwellungen der Gliedmaßen und glanzlose Nägel und Lippen. Der Zungenkörper ist blass mit einem dünnen weißen Belag; der Puls ist tief, fadenförmig und kraftlos.

Arzneitherapie

Therapeutisches Prinzip

Qi tonisieren und das Blut nähren, die Milz unterstützen und die Nieren tonisieren.

Rezeptur

***Ba Zhen Tang He Dang Gui Bu Xue Tang Jia Jian* (Acht-Schätze-Dekokt kombiniert mit Rx. Angelicae Sinensis-Dekokt zur Tonisierung des Blutes, mit Modifikationen)**

- *Tai Zi Shen* (Radix Pseudostellariae Heterophyllae) 30 g
- *Bai Zhu* (Rhizoma Atractylodis Macrocephalae) 9 g
- *Fu Ling* (Sclerotium Poriae Cocos) 9 g
- *Dang Gui* (Radix Angelicae Sinensis) 15 g
- *Chi Shao* (Radix Paeoniae Rubrae) 15 g
- *Bai Shao* (Radix Paeoniae Lactiflorae) 15 g
- *Shu Di Huang* (Radix Rehmanniae Glutinosae Conquita) 15 g
- *Huang Qi* (Radix Astragali seu Hedysari) 30 g
- *Dan Shen* (Radix Salviae Miltiorrhizae) 20 g
- *Rou Gui* (Cortex Cinnamomi Cassiae) 6 g
- *Huang Jing* (Rhizoma Polygonati) 20 g
- *Ji Xue Teng* (Caulis Spatholobi) 30 g
- *San Qi Fen* (Pulvis Radicis Notoginseng) 6 g, dem fertigen Dekokt beigefügt
- *Gou Qi Zi* (Fructus Lycii) 15 g
- *Tu Si Zi* (Semen Cuscutae) 15 g
- *Zi He Che*‡ (Placenta Hominis) 15 g
- *E Jiao*‡ (Gelatinum Corii Asini) 9 g, eingeschmolzen in das fertige Dekokt
- *Huang Bai* (Cortex Phellodendri) 9 g
- *Sheng Ma* (Rhizoma Cimicifugae) 6 g
- *Da Zao* (Fructus Ziziphi Jujubae) 15 g

Erklärung

- *Tai Zi Shen* (Radix Pseudostellariae Heterophyllae), *Huang Jing* (Rhizoma Polygonati) und *Da Zao* (Fructus Ziziphi Jujubae) vermehren Qi, stärken die Milz und erzeugen Körperflüssigkeiten.
- *Huang Bai* (Cortex Phellodendri), *Bai Zhu* (Rhizoma Atractylodis Macrocephalae) und *Fu Ling* (Sclerotium Poriae Cocos) trocknen Feuchtigkeit, klären Hitze und stärken die Milz.
- *Dang Gui* (Radix Angelicae Sinensis), *Bai Shao* (Radix Paeoniae Lactiflorae), *Chi Shao* (Radix Paeoniae Rubrae), *Ji Xue Teng* (Caulis Spatholobi), *San Qi Fen* (Pulvis Radicis Notoginseng), *Dan Shen* (Radix Salviae Miltiorrhizae), *Shu Di Huang* (Radix Rehmanniae Glutinosae Conquita), *Gou Qi Zi* (Fructus Lycii) und *E Jiao*‡ (Gelatinum Corii Asini) nähren, tonisieren und vitalisieren das Blut.
- *Huang Qi* (Radix Astragali seu Hedysari) und *Sheng Ma* (Rhizoma Cimicifugae) leiten Milz-Yang nach oben und tonisieren Qi.
- *Tu Si Zi* (Semen Cuscutae), *Rou Gui* (Cortex Cinnamomi Cassiae) und *Zi He Che*‡ (Placenta Hominis) konsolidieren die Essenz und tonisieren Yang.

Einbeziehung der Chinesischen Medizin in onkologische Behandlungsstrategien bei Dickdarmkrebs

Chirurgische Behandlung und postoperative Phase

Äußerliche Behandlung

Radikale chirurgische Behandlung (chirurgische Entfernung eines großen Darmabschnitts und der damit verbundenen Lymphknoten) ist die Hauptbehandlungsmethode bei Dickdarmkrebs. Die Einbe-

ziehung innerlicher Behandlung mit Arzneien zum Tonisieren und Regulieren von Qi, Nähren des Blutes, Stärken der Milz, Harmonisieren des Magens und Befeuchten der Därme reduziert das Leiden des Patienten während und nach der Operation.
Nach der Operation hilft die Einbeziehung von TCM-Behandlung mit Arzneien zur Stärkung der Milz, Harmonisieren des Magens, Vermehren von Qi und Tonisieren des Blutes, Klären von Hitze und Vermindern von Toxizität dem Patienten, zu genesen. Weitere Einzelheiten werden in Kapitel 3 behandelt.
Zusätzlich können Rektumprolaps und starke Schleimabsonderungen durch äußerliches Bedampfen und Waschen behandelt werden.

Bestandteile zum Dämpfen und Waschen

- *She Chuang Zi* (Fructus Cnidii Monnieri) 30 g
- *Ku Shen* (Radix Sophorae Flavescentis) 30 g
- *Bo He* (Herba Menthae Haplocalycis) 10 g
- *Da Huang* (Radix et Rhizoma Rhei) 10 g

Man lege die ersten drei Bestandteile in 1000 ml kaltes Wasser und koche sie 20 Minuten lang; 2 Minuten vor dem Kochende füge man *Da Huang* (Radix et Rhizoma Rhei) hinzu. Je 10 g *Ru Xiang* (Gummi Olibanum) und *Mang Xiao*‡ (Mirabilitum) werden dem Dekokt beigemischt. Man bedampfe zuerst die Analregion und weiche sie dann 20–30 Minuten ein, sobald das Dekokt auf eine annehmbare Temperatur abgekühlt ist. Das Dekokt einmal täglich zubereiten und damit behandeln.
Akupunktur kann postoperativ eingesetzt werden, um Blut im Stuhl, abdominalen Schmerz und Rektumprolaps zu behandeln.

Rektumprolaps

Rektumprolaps entsteht, wenn das klare Yang aufgrund einer Milz-Qi-Schwäche nicht nach oben geleitet wird.

Akupunktur

Therapeutisches Prinzip

Den Mittleren Erwärmer tonisieren und Qi vermehren.

Punkte

Ren 20 Baihui, Ren 4 Guanyuan, Ren 6 Qihai, Bl 20 Pishu und Du 1 Changqiang.

Technik

Man wende die stärkende Methode bei Du 20 Baihui, Bl 20 Pishu und Du 1 Changqiang an und belasse die Nadeln 20–30 Minuten in den Punkten. Eine Moxibustion von Bl 20 Pishu, Ren 4 Guanyuan und Ren 6 Qihai kann sich anschließen.

Erklärung

- Die Anwendung der stärkenden Methode mit Moxibustion bei Bl 20 Pishu stärkt die Milz und vermehrt Qi.
- Moxibustion bei Ren 4 Guanyuan und Ren 6 Qihai tonisiert besonders gut das Ursprungs-Qi (Yuan Qi) und leitet Yang nach oben, um den Prolaps einzudämmen.
- Du 20 Baihui, der Treff-*hui*-Punkt der hundert Gefäße, tonisiert und hebt Yang Qi an.
- Der Lokalpunkt Du 1 Changqiang unterstützt Du 20 Baihui und Ren 6 Qihai beim Tonisieren von Qi und Anheben des Rektumprolapses.

Für Einzelheiten der Akupunkturbehandlung bei Blut im Stuhl und abdominalem Schmerz orientiere man sich an Kapitel 5.

Strahlentherapie

Innere Behandlung

Präoperative oder postoperative Strahlentherapie bei rektalem Krebs kann die Überlebensraten deutlich verbessern. Innerliche TCM-Behandlung kann eingesetzt werden, um die folgenden Nebenwirkungen von Strahlentherapie zu behandeln:

Feuchte-Hitze, die in der Blase nach unten strömt

Indikationen: häufiges und dringendes Bedürfnis zu urinieren mit Brennen und Schmerz während des Wasserlassens oder Blut im Urin, ein roter Zungenkörper mit einem weißen und schmierigen oder gelben und schmierigen Belag.

Rezeptur

***Ba Zheng San He Xiao Ji Yin Zi Jia Jian* (Acht-Arzneien-Pulver zur Korrektur kombiniert mit Hb. Cephalanoplos-Dekokt, mit Modifikationen)**

- *Che Qian Zi* (Semen Plantaginis) 20 g, eingepackt
- *Che Qian Cao* (Herba Plantaginis) 20 g
- *Tong Cao* (Medulla Tetrapanacis Papyriferi) 3 g

- *Bian Xu* (Herba Polygoni Avicularis) 9 g
- *Qu Mai* (Herba Dianthi) 9 g
- *Bai Mao Gen* (Rhizoma Imperatae Cylindricae) 30 g
- *Da Ji* (Herba seu Radix Cirsii Japonici) 9 g
- *Xiao Ji* (Herba Cephalanoploris seu Cirsii) 9 g
- *Xian He Cao* (Herba Agrimoniae Pilosae) 30 g
- *Hua Shi*‡ (Talcum) 20 g
- *Mu Dan Pi* (Cortex Moutan Radicis) 9 g
- *Sheng Di Huang* (Radix Rehmanniae Glutinosae) 20 g
- *Fu Ling* (Sclerotium Poriae Cocos) 15 g
- *Dan Zhu Ye* (Herba Lophatheri Gracilis) 6 g

Feuchte-Hitze im Dickdarm

Indikationen

Spannung und Schmerz im unteren Abdomen, Verstopfung oder Diarrhö mehr als 10 Mal täglich, möglicherweise mit Eiter und Blut im Stuhl.

Rezepturen

***Ge Gen Qin Lian Tang Jia Jian* (Dekokt aus Radix Puerariae, Radix Scutellariae und Rz. Coptidis, mit Modifikationen)**
***Lian Li Tang Jia Jian* (Dekokt mit Rz. Coptidis zur Regulation, mit Modifikationen)**

- *Ge Gen* (Radix Puerariae) 30 g
- *Huang Lian* (Rhizoma Coptidis) 6 g
- *Huang Bai* (Cortex Phellodendri) 9 g
- *Ma Chi Xian* (Herba Portulacae Oleraceae) 30 g
- *Bai Tou Weng* (Radix Pulsatillae Chinensis) 15 g
- *Qin Pi* (Cortex Fraxini) 9 g
- *Da Fu Pi* (Pericarpium Arecae Catechu) 15 g
- *Chao Bai Zhu* (Rhizoma Atractylodis Macrocephalae, pfannengerührt) 9 g
- *Fu Ling* (Sclerotium Poriae Cocos) 15 g
- *Cang Zhu* (Rhizoma Atractylodis) 9 g
- *Yi Yi Ren* (Semen Coicis Lachryma-jobi) 30 g
- *Shan Yao* (Rhizoma Dioscoreae Oppositae) 30 g
- *Lian Zi* (Semen Nelumbinis Nuciferae) 20 g
- *Rou Dou Kou* (Semen Myristicae Fragrantis) 15 g
- *He Zi* (Fructus Terminaliae Chebulae) 9 g
- *Wu Wei Zi* (Fructus Schisandrae) 9 g

Trockenheit von Mund und Zunge und Mundulzera werden ausführlich in Kapitel 4 besprochen.

Chemotherapie

Dickdarmkrebs spricht nicht besonders auf Chemotherapie an, die als ergänzende Behandlung vor und nach der Operation und auch als palliative Behandlung bei Patienten, deren Krebserkrankung sich nicht operieren oder bestrahlen lässt, eingesetzt wird. Chemotherapeutische Mittel, die zur Behandlung von Dickdarmkrebs eingesetzt werden, besonders 5-Fluorouracil, verursachen Nebenwirkungen wie Reaktionen im Gastrointestinaltrakt und Knochenmarksuppression. Über die Behandlung dieser Zustände orientiere man sich in Kapitel 4.

Anmerkungen zur Behandlung

In China ist in den letzten Jahren mehr Nachdruck auf einen umfassenderen Behandlungsansatz für Dickdarmkrebs gelegt worden und die Fünfjahres-Überlebensrate ist gestiegen. Zeitige und gründliche Behandlung von chronischen Krankheiten, die als Komplikationen von Dickdarmkrebs erscheinen wie Analfisteln, chronische Kolitis und dysenterische Störungen, sind auch sehr wichtig. Genaue Untersuchung und Nachfolgeuntersuchung von Adenomen und Polypen in Darm und Rektum geben einen frühen Hinweis auf potentiellen Krebs und erlauben es, vorbeugende Maßnahmen zu ergreifen. Krebs entwickelt sich wahrscheinlicher bei Patienten mit unbehandelten Polypen oder einer Familienanamnese von Polyposis Coli. Eine teilweise oder vollständige Kolektomie sollte in Betracht gezogen werden, wenn bei diesen Patienten Karzinome identifiziert werden können.

Andere Therapien

Diätetik

- Nach der Operation sollten Patienten Nahrung zu sich nehmen, die einen hohen Nährwert hat und leicht zu verdauen ist wie *Yan Wo Bao Yu Chi* (Eintopf mit essbarem Vogelnest und Haifischflossen) oder *Chen Pi Niu Rou* (Rindfleisch mit Mandarinenschale).
- Wenn die Stühle weich sind, ist es besser, die Aufnahme von Nahrungsmitteln auf Mehlbasis wie etwa Brot zu steigern, Congees wie *Fu Ling Yi Mi*

Zhou (Congee mit Sclerotium Poriae und Hiobstränensamen) zu essen und Gemüse und Früchte mit weniger Faseranteilen wie Granatapfel und schwarze Pflaume (*Wu Mei*, Fructus Pruni Mume) zu sich zu nehmen.
- Wenn die Stühle trocken sind, sollte die Diät Gemüse und Früchte mit einem hohen Faseranteil wie Zuckermais, Sellerie, Walnüsse, Bitterkürbis, Banane und Kiwifrucht (Chinesische Stachelbeere) beinhalten.
- Währen der Chemo- oder Strahlentherapie sollte die Aufnahme von frischen Früchten und Gemüse gesteigert werden; Hühnchen oder Schweineleber können ebenfalls hinzugenommen werden.
- Patienten im Spätstadium von Dickdarmkrebs können die obige Diät erweitern durch Einbeziehen von chinesischer Yamswurzel (*Shan Yao*, Rhizoma Dioscoreae Oppositae), *Yi Mi Zhou* (Hiobstränensamen-Congee) und Würstchen aus den Innereien von Schweinen oder Kühen.

Qigong-Therapie

Patienten können ermutigt werden, Qigong zu üben, besonders innerlich-nährendes Qigong (siehe Kapitel 6).

Klinische Erfahrung und Fallbeispiele

Zhang Mengnong

Klinische Erfahrung

Dr. Zhangs Behandlung von Dickdarmkrebs basiert auf den folgenden Arzneien:
- *Bai Hua She She Cao* (Herba Hedyotidis Diffusae)
- *Bai Mao Gen* (Rhizoma Imperatae Cylindricae)
- *Xia Ku Cao* (Spica Prunellae Vulgaris)
- *Xian He Cao* (Herba Agrimoniae Pilosae)

Modifikationen

- Bei Tumoren, die den Darmtrakt blockieren, fügt er *Leng* (Rhizoma Sparganii Stoloniferi), *Zhi Shi* (Fructus Immaturus Citri Aurantii), *Xuan Fu Hua* (Flos Inulae), *Xuan Ming Fen*‡ (Mirabilitum Depuratum), *Li Zhi He* (Semen Litchi Chinensis), *Hai Zao* (Herba Sargassi) und *Kun Bu* (Thallus Laminariae seu Eckloniae) hinzu, um Schleim zu transformieren und zurückgebliebene Flüssigkeiten *(yin)* auszuspülen, Hartes zu erweichen und Festsitzendes aufzubrechen, Blut-Stase zu zerteilen und Schwellungen aufzulösen.
- Abdominale Spannung und ein ziehendes Gefühl im Anus sind gewöhnlich Zeichen einer Qi-Stagnation; er fügt daher *Xie Bai* (Bulbus Allii Macrostemi), *Jie Geng* (Radix Platycodi Grandiflori), *Zhi Ke* (Fructus Citri Aurantii), *Wu Yao* (Radix Linderae Strychnifoliae) und *Qing Pi* (Pericarpium Citri Reticulatae Viride) hinzu, um Depression zu öffnen, Festgesetztes aufzulösen und Stagnation auszuleiten.
- „Ohne Wasser kann das Boot sich nicht bewegen". So fügt er bei trockenen, festen Stühlen hohe Dosen an *Tian Hua Fen* (Radix Trichosanthis), *Xuan Shen* (Radix Scrophulariae Ningpoensis), *Mai Men Dong* (Radix Ophiopogonis Japonici), *Xing Ren* (Semen Pruni Armeniacae), *Tao Ren* (Semen Persicae), *Huo Ma Ren* (Semen Cannabis Sativae), *Bai Zi Ren* (Semen Biotae Orientalis), *Yu Li Ren* (Semen Pruni), *Song Zi Ren* (Semen Pini) und *Zi Wan* (Radix Asteris Tatarici) hinzu, um die Körperflüssigkeiten zu vermehren, Trockenheit zu befeuchten, die Därme zu befeuchten und die Eingeweide zu befreien.
- Bei einem Mangel an Qi und Blut, der die Transportfunktion hemmt, fügt er *Huang Qi* (Radix Astragali seu Hedysari), *Dang Gui* (Radix Angelicae Sinensis), *Yu Zhu* (Rhizoma Polygonati Odorati), *Sha Shen* (Radix Glehniae seu Adenophorae), *Gan Cao* (Radix Glycyrrhizae), *He Shou Wu* (Radix Polygoni Multiflori), *Feng Mi*‡ (Mel) und *Wu Jia Pi* (Cortex Acanthopanacis Gracilistyli Radicis) hinzu, um Qi und Blut zu nähren und zu tonisieren, Yin zu stärken und Yang zu harmonisieren.
- Bei mit Blut durchsetzten Stühlen fügt er *Sheng Di Huang* (Radix Rehmanniae Glutinosae), *Bai Shao* (Radix Paeoniae Lactiflorae), *Di Yu* (Radix Sanguisorbae Officinalis) und *Huai Jiao* (Fructus Sophorae Japonicae) hinzu, um Blutungen zu stoppen und Yin zu adstringieren.

Da Krebs sich als toxische Schwellung manifestiert, können *Jin Yin Hua* (Flos Lonicerae), *Ye Ju Hua* (Flos Chrysanthemi Indici), *Pu Gong Ying* (Herba Taraxaci cum Radice), *Zi Hua Di Ding* (Herba Violae Yedoensitis) und *Tian Kui Zi* (Tuber Semiaquilegiae) eingesetzt werden, um Schwellungen zu zerteilen und Toxizität zu beseitigen.

Bestehen bei Patienten wieder freie Darmbewegungen und ist ihr Appetit wieder normal, vergessen

oder ignorieren sie oft die diätetischen Richtlinien und essen Nahrungsmittel, die sie vermeiden sollten. Unter diesen Umständen wird der Zungenbelag gelb, schmierig, trübe und dick und die Patienten verspüren einen süßen Geschmack im Mund oder haben einen trockenen Mund mit einem bitteren Geschmack. *Pei Lan* (Herba Eupatorii Fortunei), *Shen Qu* (Massa Fermentata), *Shan Zha* (Fructus Crataegi), *Chao Gu Ya* (Fructus Setariae Italicae Germinatus, pfannengerührt) oder *Chao Mai Ya* (Fructus Hordei Vulgaris Germinatus, pfannengerührt) und *Lai Fu Zi* (Semen Raphani Sativi) können als Tee zubereitet und eingenommen werden, um Feuchte-Hitze zu klären, trüben Abfall zu beseitigen und Ansammlungen von Nahrung und Getränken zu zerstreuen.
Bei einem ziehenden Gefühl im Anus und Spannung und Schmerz während der Defäkation kann *Ren Shen Wan* (Ginseng-Pille) als Routinemaßnahme eingenommen werden, um Spannung und Ziehen zu vermindern und die Darmbewegungen freier zu machen.

Bestandteile

- *Tang Ren Shen* (Radix Ginseng, vor dem Trocknen in Sirup eingetaucht) 15 g
- *Da Huang* (Radix et Rhizoma Rhei) 30 g
- *Mu Xiang** (Radix Aucklandiae Lappae) 30 g
- *Qiang Huo* (Rhizoma et Radix Notopterygii) 15 g
- *Chuan Xiong* (Rhizoma Ligustici Chuanxiong) 15 g
- *Bing Lang** (Semen Arecae Catechu) 15 g
- *Dang Gui* (Radix Angelicae Sinensis) 18 g
- *Qing Pi* (Pericarpium Citri Reticulatae Viride) 15 g
- *Zhi Shi* (Fructus Immaturus Citri Aurantii) 15 g
- *Huang Qin* (Radix Scutellariae Baicalensis) 15 g
- *Jin Yin Hua* (Flos Lonicerae) 50 g
- *Pu Gong Ying* (Herba Taraxaci cum Radice) 60 g
- *Qian Niu Zi* (Semen Pharbitidis) 60 g
- *Zhe Bei Mu* (Bulbus Fritillariae Thunbergii) 15 g
- *Bai Shao* (Radix Paeoniae Lactiflorae) 30 g
- *Jie Geng* (Radix Platycodi Grundiflori) 15 g

Die Bestandteile werden pfannengerührt, zu einem feinen Pulver zermahlen und mit Honig gemischt zu Pillen von 5 mm Durchmesser geformt; 6 g werden zweimal täglich auf leeren Magen mit kaltem, abgekochtem Wasser eingenommen. Man setze die Behandlung aus, wenn die Symptome sich bessern und nehme sie wieder auf, wenn diese zurückkehren, bis der Zustand endgültig geheilt ist.

Zhang Daizhao

Fallbeispiel 1

Ein 49-jähriger Mann begann 1982 unter Verstopfung zu leiden und erleichterte seinen Zustand durch Laxativa. Die Symptome verschlimmerten sich in den nächsten 10 Jahren und beinhalteten Schwierigkeiten bei der Defäkation, ein ziehendes Gefühl im Anus, Tenesmen, weicher werdende Stühle, die manchmal mit Blut gemischt waren, und Gewichtsverlust.
Im November 1991 wurde bei der Fingeruntersuchung des Rektums eine ringförmige rektale Stenose 5 cm vom Anus entfernt festgestellt; die Biopsiediagnose ergab Enddarmkrebs. Eine radikale rektale Operation (Miles-Operation) wurde im November 1991 durchgeführt. Ein fester, ulzerierender Tumor von 5 cm×5 cm, der sich 6 cm vom Anus entfernt befand und in umliegendes Gewebe infiltrierte, wurde gefunden.
Pathologische Untersuchungen ergaben ein rektales Adenokarzinom, das die muskuläre Schicht bis in die Adventitia durchdrungen und 50% der Lymphknoten befallen hatte. Der Krebs wurde in Stadium III eingeteilt ($T_2N_2M_0$ nach dem WHO-System).
Nach der Operation war die Konstitution des Patienten sehr schwach und er litt unter konstanten Schmerzen im unteren Rücken mit Schwindel und Kraftlosigkeit.

Musteridentifizierung

Leere von Qi und Blut, Schleim verschließt die klaren Öffnungen.

Therapeutisches Prinzip

Qi vermehren und Blut nähren, Schleim transformieren und die Öffnungen klären.

Bestandteile

- *Huang Qi* (Radix Astragali seu Hedysari) 30 g
- *Ji Xue Teng* (Caulis Spatholobi) 30 g
- *Nan Sha Shen* (Radix Adenophorae) 20 g
- *Yu Zhu* (Rhizoma Polygonati Odorati) 12 g
- *Shi Chang Pu* (Rhizoma Acori Graminei) 12 g
- *Gou Teng* (Ramulus Uncariae cum Uncis) 9 g
- *Qing Ban Xia* (Rhizoma Pinelliae Ternatae Depurata) 9 g
- *Ye Jiao Teng* (Caulis Polygoni Multiflori) 20 g
- *Ji Nei Jin*‡ (Endothelium Corneum Gigeriae Galli) 15 g

- *Shan Zha* (Fructus Crataegi) 15 g
- *Chen Pi* (Pericarpium Citri Reticulatae) 9 g

Ein Päckchen am Tag wurde zur Zubereitung eines Dekoktes verwendet, das zweimal täglich eingenommen wurde. Nach sieben Tagen hatten sich die Symptome gebessert und der Patient begann eine Chemotherapie, bestehend aus 5-Fluorouracil (5-Fu), 500 mg, zweimal wöchentlich, und Mitomycin (MMC), 6 mg einmal wöchentlich, für die Dauer von drei Wochen.

Im Februar und März 1992 erhielt der Patient über den Zeitraum von fünf Wochen eine Strahlentherapie. Die Hauptnebenwirkung des Therapiezyklus war häufiges, dringendes und schmerzhaftes Wasserlassen.

Musteridentifizierung

Feuchte-Hitze, die nach unten strömt.

Therapeutisches Prinzip

Hitze klären und die Bewegung von Feuchtigkeit fördern

Bestandteile

- *Long Dan Cao* (Radix Gentianae Scabrae) 15 g
- *Ze Xie* (Rhizoma Alismatis Orientalis) 9 g
- *Zhi Zi* (Fructus Gardeniae Jasminoidis) 9 g
- *Huang Bai* (Cortex Phellodendri) 9 g
- *Sheng Di Huang* (Radix Rehmanniae Glutinosae) 15 g
- *Zhu Ling* (Sclerotium Polypori Umbellati) 9 g
- *Sha Shen* (Radix Glehniae seu Adenophorae) 15 g
- *Ji Nei Jin*‡ (Endothelium Corneum Gigeriae Galli) 12 g
- *Cu Chai Hu* (Radix Bupleuri, mit Essig zubereitet) 9 g
- *Hua Shi*‡ (Talcum) 15 g
- *Gan Cao* (Radix Glycyrrhizae) 6 g

Ein Päckchen am Tag wurde zur Zubereitung eines Dekoktes verwendet, das zweimal täglich über drei Monate eingenommen wurde, mit Modifikationen entsprechend dem Zustand des Patienten. Der Patient wurde auch angewiesen, viel Wasser zu trinken. Die Symptome besserten sich allmählich.

Der Patient unterzog sich im Juni und Juli 1992 zwei weiteren Chemotherapiezyklen mit 5-Fu, 500 mg, zweimal wöchentlich, und MMC, 6 mg einmal wöchentlich. Weitere zwei dreiwöchige Zyklen wurden im Oktober und November 1993 durchgeführt mit 5-Fu, 500 mg vom ersten bis fünften Tag jeder Woche, begleitet von Kalzium-Folinat, um den Synergismus zu fördern, und MMC, 8 mg am ersten Tag einer jeden Woche. Die Zyklen wurden im Juni und Juli 1993 wiederholt, zusammen mit einer Lymphokin-aktivierten Killerzellen-Therapie (LAK). Die Chemotherapie wurde im März und April 1994 erneut wiederholt. Die TCM-Behandlung wurde während der ganzen Zeit der Chemotherapie mit einbezogen.

Therapeutisches Prinzip

Qi vermehren und das Blut nähren, die Milz stärken, den Magen harmonisieren und Leber und Nieren nähren und tonisieren.

Bestandteile

- *Zhi Huang Qi* (Radix Astragali seu Hedysari, unter Rühren kurz angebraten mit Honig) 30 g
- *Ji Xue Teng* (Caulis Spatholobi) 30 g
- *Sheng Di Huang* (Radix Rehmanniae Glutinosae) 20 g
- *Mu Dan Pi* (Cortex Moutan Radicis) 9 g
- *Chen Pi* (Pericarpium Citri Reticulatae) 9 g
- *Bai Zhu* (Rhizoma Atractylodis Macrocephalae) 9 g
- *Ji Nei Jin*‡ (Endothelium Corneum Gigeriae Galli) 12 g
- *Shan Zha* (Fructus Crataegi) 15 g
- *Gou Qi Zi* (Fructus Lycii) 15 g
- *Nü Zhen Zi* (Fructus Ligustri Lucidi) 15 g
- *Zhu Ru* (Caulis Bambusae in Taeniis) 20 g

Modifikation

Während der eigentlichen Chemotherapiezyklen wurden 30 g *Ban Zhi Lian* (Herba Scutellariae Barbatae), 20 g *Ban Bian Lian* (Herba Lobeliae Chinensis cum Radice) und 30 g *Bai Hua She She Cao* (Herba Hedyotidis Diffusae) hinzugefügt, um Hitze zu klären, Toxizität zu vermindern und Krebs zu hemmen.

Die Einbeziehung der TCM ermöglichte es dem Patienten, die Behandlung abzuschließen. Nachfolgeuntersuchungen im Mai 1996 und März 1997 zeigten, dass die Gesamtverfassung des Patienten gut war und er seine Arbeit wieder vollständig aufnehmen konnte.

Fallbeispiel 2

Eine 70-jährige Frau litt unter abdominalen Schmerzen, Blut im Stuhl, Tenesmen, Kraftlosigkeit und Auszehrung. Röntgenuntersuchung und Darmspiegelung ergaben als Diagnose ein rektales Adenokarzinom. Im September 1973 wurde eine radikale rektale Operation durchgeführt. Pathologische Test zeigten ein rektales Adenokarzinom im Stadium III. Die Patientin begann die Behandlung mit einer integrierten Reihe von westlichen und chinesischen Arzneien im Oktober 1973. Zu dieser Zeit waren die Symptome eine hell-weiße Gesichtsfarbe, Auszehrung, Kraftlosigkeit, Mundtrockenheit, ein Bedürfnis nach heißen Getränken, kalte Gliedmaßen, Schwitzen, schlechter Appetit, gelegentliche abdominale Spannungen, weiche Stühle, ein blass-roter Zungenkörper mit einem dünnen weißen und schmierigen Belag und ein tiefer und fadenförmiger Puls.

Musteridentifizierung

Leere und Schädigung von Qi und Blut, Feuchtigkeitsansammlung aufgrund von Milz-Schwäche.

Therapeutisches Prinzip

Qi vermehren und das Blut nähren, die Milz stärken und Feuchtigkeit ausleiten.

Bestandteile

- *Hong Shen* (Radix Ginseng Rubra) 5 g, mindestens 60 Minuten abgekocht vor Hinzufügen der übrigen Bestandteile
- *Bai Zhu* (Rhizoma Atractylodis Macrocephalae) 9 g
- *Fu Ling* (Sclerotium Poriae Cocos) 15 g
- *Chao Yi Yi Ren* (Semen Coicis Lachryma-jobi, pfannengerührt) 30 g
- *Chen Pi* (Pericarpium Citri Reticulatae) 9 g
- *Bai Shao* (Radix Paeoniae Lactiflorae) 20 g
- *Dang Gui* (Radix Angelicae Sinensis) 9 g
- *Sha Ren* (Fructus Amomi, die Schalen zerbrochen) 5 g
- *Wu Yao* (Radix Linderae Strychnifoliae) 15 g
- *Rou Dou Kou* (Semen Myristicae Fragrantis) 9 g
- *Tu Si Zi* (Semen Cuscutae) 9 g

Ein Päckchen am Tag wurde zur Zubereitung eines Dekoktes verwendet, das zweimal täglich eingenommen wurde.

Nach zwei Monaten war die Konstitution der Patientin stärker und ihre Symptome hatten sich gebessert. Sie begann eine Chemotherapie mit dem MFV-Regime (Mitomycin, 5-Fluorouracil, Vincristin) und führte sechs Zyklen innerhalb von zwei Jahren durch. Jeder Zyklus dauerte sechs Wochen und bestand aus 5-Fluorouracil, 500 mg zweimal wöchentlich, Mitomycin, 4 mg, einmal wöchentlich, und Vincristin, 1 mg einmal wöchentlich. Die TCM-Behandlung wurde während der gesamten Chemotherapiezyklen einbezogen.

Therapeutisches Prinzip

Qi vermehren und das Blut nähren, die Milz stärken und den Magen harmonisieren, Leber und Nieren nähren und tonisieren.

Bestandteile

- *Dang Shen* (Radix Codonopsitis Pilosulae) 20 g
- *Huang Qi* (Radix Astragali seu Hedysari) 30 g
- *E Jiao*‡ (Gelatinum Corii Asini) 9 g, eingeschmolzen in das fertige Dekokt
- *Bai Zhu* (Rhizoma Atractylodis Macrocephalae) 15 g
- *Fu Ling* (Sclerotium Poriae Cocos) 15 g
- *Chen Pi* (Pericarpium Citri Reticulatae) 9 g
- *Fa Ban Xia* (Rhizoma Pinelliae Ternatae Praeparata) 15 g
- *Ji Nei Jin*‡ (Endothelium Corneum Gigeriae Galli) 9 g
- *Shen Qu* (Massa Fermentata) 15 g
- *Gou Qi Zi* (Fructus Lycii) 20 g
- *Tu Si Zi* (Semen Cuscutae) 15 g

Modifikationen

- Bei Erbrechen von klarem Wasser wurden 5 g *Ding Xiang* (Flos Caryophylli) und 9 g *Shi Di* (Calyx Diospyri Kaki) hinzugefügt.
- Bei Diarrhö wurden 20 g *Shan Yao* (Rhizoma Dioscoreae Oppositae), 30 g *Yi Yi Ren* (Semen Coicis Lachryma-jobi) und 20 g *Ze Xie* (Rhizoma Alismatis Orientalis) hinzugefügt.

Die TCM-Behandlung half der Patientin, den Chemotherapiezyklus abzuschließen. Sie nahm weiterhin eine modifizierte Verordnung ein, um die Wirkungen der integrierten Behandlung zu konsolidieren.

Bestandteile

- *Dang Shen* (Radix Codonopsitis Pilosulae) 20 g
- *Huang Qi* (Radix Astragali seu Hedysari) 30 g
- *E Jiao*‡ (Gelatinum Corii Asini) 9 g, eingeschmolzen in das fertige Dekokt
- *Bai Zhu* (Rhizoma Atractylodis Macrocephalae) 15 g
- *Fu Ling* (Sclerotium Poriae Cocos) 15 g
- *Chen Pi* (Pericarpium Citri Reticulatae) 12 g
- *Dang Gui* (Radix Angelicae Sinensis) 9 g
- *Yi Yi Ren* (Semen Coicis Lachryma-jobi) 30 g
- *Bai Jiang Cao* (Herba Patriniae cum Radice) 20 g
- *Ji Nei Jin*‡ (Endothelium Corneum Gigeriae Galli) 15 g

- *Shen Qu* (Massa Fermentata) 30 g
- *Gou Qi Zi* (Fructus Lycii) 20 g
- *Tu Si Zi* (Semen Cuscutae) 15 g
- *Ban Zhi Lian* (Herba Scutellariae Barbatae) 30 g

Modifikationen

- Bei abdominalem Schmerz wurden 15 g *Bai Shao* (Radix Paeoniae Lactiflorae) und 20 g *Wu Yao* (Radix Linderae Strychnifoliae) hinzugefügt.
- Bei Blut im Stuhl wurden 30 g *Xian He Cao* (Herba Agrimoniae Pilosae) und 25 g *Di Yu* (Radix Sanguisorbae Officinalis) hinzugefügt.
- Bei Diarrhö wurden 9 g *Rou Dou Kou* (Semen Myristicae Fragrantis) und 15 g *Bu Gu Zhi* (Fructus Psoraleae Corylifoliae) hinzugefügt.

Gleichzeitig wurde die Patientin gebeten, *Jia Wei Xi Huang Wan* (Verstärkte westliche Rinder-Magenstein-Pille) einzunehmen, drei oder vier Pillen zwei- oder dreimal täglich, im Wechsel mit 9 g *Fu Zheng Jie Du Chong Ji* (Lösliches Granulat zur Stützung des Aufrechten Qi und zur Minderung von Toxizität), zwei- oder dreimal täglich.

Die körperliche Untersuchung, die während der nächsten zehn Jahre alle sechs oder zwölf Monate durchgeführt wurde, zeigte weder ein Wiederauftreten noch Metastasen.

Kommentar

Die Patientin entschied sich zu Beginn für eine Operation, um den Krebs entfernen zu lassen. Zu dieser Zeit konzentrierte sich die Chinesische Medizin hauptsächlich auf nährende und tonisierende Arzneien, um die körperlichen Funktionen zu regulieren und den Schaden zu reparieren, der durch die Leere des Aufrechten Qi (Zheng Qi) und die Schwäche von Qi und Blut als Folge der Operation und des fortgeschrittenen Alters der Patientin entstanden war. Sobald das Aufrechte Qi wiederhergestellt war und sich die Gesamtverfassung der Patientin verbessert hatte, wurde die Chemotherapie begonnen, um den Krebs aufzulösen und zu beseitigen. In Anbetracht des Alters der Patientin und der Schwäche des Aufrechten Qi wurden keine hohe Dosen von chemotherapeutischen Drogen eingesetzt, um zu vermeiden, dass das Aufrechte Qi ernsthaften Schaden nehmen könnte.

Während der Chemotherapiezyklen reduzierten Arzneien zum Vermehren von Qi und Nähren des Blutes, Stärken der Milz und Harmonisieren des Magens, Nähren und Tonisieren von Leber und Nieren die Nebenwirkungen und stärkten das Immunsystem, um der Patientin zu helfen, die Behandlung abschließen zu können. Während der gesamten Behandlung betonte Dr. Zhang die Wichtigkeit des Prinzips, den Körper zu wärmen und zu tonisieren und Toxizität zu zerstreuen und zu beseitigen.

8.8 Ovarialkrebs

Ovarialkrebs ist einer der drei Hauptkrebsarten des weiblichen Reproduktionssystems in den USA, Westeuropa und China; die Mortalitätsraten sind tendenziell in den letzten Jahren in China angestiegen. Ovarialkrebs wird oft erst in einem sehr späten Stadium diagnostiziert, da die Symptome normalerweise erst in Erscheinung treten, wenn sich der Krebs über die Ovarien hinaus ausgebreitet hat. Zurzeit gibt es keine leicht anzuwendende Früherkennungsmethode, wie für das Zervixkarzinom. Regelmäßige gynäkologische Untersuchungen und Ultraschalluntersuchungen bei Frauen im Alter über 30 verbessern die Früherkennung.

Obwohl eine chirurgische Behandlung, gefolgt von Strahlen- und Chemotherapie, wirksam sein kann, solange sich der Krebs auf die Ovarien beschränkt, wird die Behandlung sehr viel schwieriger, wenn er sich ausgebreitet hat. Da 60–80% der Patientinnen sich vor der Diagnosestellung bereits im Spätstadium des Krebses befinden, sind die Mortalitätsraten die höchsten unter den Krebsarten des weiblichen Reproduktionssystems.

Epithelialer Ovarialkrebs macht 80% dieser Krebsart aus, der größte Teil des verbleibenden Restes sind Ovarialtumoren aus Keimzellen. Keimzellturmoren treten tendenziell früher als epitheliale Tumoren auf, manchmal betreffen sie Frauen unter 20 Jahren. Die Morbiditätsrate für epitheliale Tumoren steigt nach dem 40. Lebensjahr beträchtlich an, mit dem Altershöhepunkt zwischen 50–70 Jahren. Das Auftreten ist gehäufter bei Frauen, die nicht entbunden haben, und Frauen mit der Blutgruppe A sind häufiger betroffen als jene mit Blutgruppe Null. Ovarialkrebs kann durch das lymphatische System in Becken und Abdomen metastasieren oder auf dem Blutweg in Leber und Lungen.

Die TCM kennt keine spezifische Bezeichnung für die Ovarien, die unter das Gesamtkonzept von *nü zi bao* (Uterus) fallen, mit dem die weiblichen Genitalorgane, die Menstruation sowie Schwangerschaft und Ernährung des Feten kontrollieren, gemeint sind. Sie sind mit dem Durchdringungs- und Konzeptionsgefäß und auch mit der Leber und den Nieren verbunden.

Klinische Zeichen

- Es gibt keine Frühsymptome. Gelegentlich besteht ein vages Gefühl des Unwohlseins im unteren Abdomen, das oft als gastrointestinales Symptom fehlgedeutet wird.
- Wenn der Tumor sich soweit vergrößert hat, dass er die Blase komprimiert, kann es zu Schmerzen und Schwierigkeiten beim Wasserlassen mit einem häufigen, dringlichen Bedürfnis zu urinieren kommen. Komprimiert der Tumor das Kolon, kann Verstopfung die Folge sein.
- Wirkt der Tumor auf die Funktionen des reproduktiven Systems ein, kann es zu Amenorrhoe oder Blutungsunregelmäßigkeiten kommen. Maskulinisierung kann bei hormonsezernierenden Tumoren auftreten.
- Spätsymptome sind u. a. Gewichtsverlust, Aszites, Anämie, Vergrößerung der Lymphdrüsen, Massenbildung im unteren Abdomen, Schmerzen im Abdomen und unteren Rücken und Menstruationsunregelmäßigkeiten.

Ätiologie und Pathologie

- Die Entstehung von Ovarialkrebs ist eng verbunden mit Qi-Stagnation, Blut-Stase, sich festsetzender Kälte und Ansammlung von Feuchtigkeit. Das Blut spielt eine Hauptrolle in der weiblichen Pathologie, genau wie der emotionale Zustand. Auf lange Sicht stagnieren Qi und Blut und sammeln sich an, was zur Bildung von Tumoren führt.
- Unregelmäßigkeiten in der Ernährung verursachen eine Leere und Schädigung von Milz und Magen, mit der Folge von Feuchte-Hitze, die sich ansammelt und sich mit Krebstoxinen und Schleim, gebildet durch sich innerlich festsetzende Kälte, verbindet. Dies führt zu einer Disharmonie der Zang-Fu-Organe und einer Schwäche von Qi und Blut.
- Obwohl benigne Tumoren der Ovarien langsamer wachsen als maligne Tumoren, können letztlich lang bestehende Blut-Stase und sich festsetzende Toxine zur Malignität führen.

Musteridentifizierung und therapeutische Prinzipien

Innere Behandlung

Retention von Toxinen als Folge von Feuchte-Hitze

Wichtige Symptome und Zeichen

Massenbildung, Aufblähung und Schmerz im unteren Abdomen, möglicherweise begleitet von Aszites, unregelmäßige Blutungen aus der Vagina, trockener Stuhl, gelber Urin und trockener Mund, ohne das Bedürfnis nach Getränken. Der Zungenkörper ist glanzlos mit einem gelben und schmierigen Belag; der Puls ist drahtig und schlüpfrig oder schlüpfrig und schnell.

Arzneitherapie

Therapeutisches Prinzip

Hitze klären und die Bewegung von Feuchtigkeit fördern, Toxizität vermindern und Verklumpungen auflösen.

Rezeptur

***Chu Shi Jie Du Tang* (Dekokt zum Ausleiten von Feuchtigkeit und Vermindern von Toxizität) (eine empirische Rezeptur)**

- *Huang Bai* (Cortex Phellodendri) 9 g
- *Fu Ling* (Sclerotium Poriae Cocos) 9 g
- *Che Qian Cao* (Herba Plantaginis) 15 g
- *Che Qian Zi* (Semen Plantaginis) 15 g
- *Ze Xie* (Rhizoma Alismatis Orientalis) 15 g
- *Long Kui* (Herba Solani Nigri) 20 g
- *Bai Ying* (Herba Solani Lyrati) 20 g
- *Tu Fu Ling* (Rhizoma Smilacis Glabrae) 9 g
- *Bai Jiang Cao* (Herba Patriniae cum Radice) 30 g
- *Jiang Can*‡ (Bombyx Batryticatus) 10 g
- *Bai Hua She She Cao* (Herba Hedyotidis Diffusae) 20 g
- *Chong Lou* (Rhizoma Paridis) 15 g
- *Ban Zhi Lian* (Herba Scutellariae Barbatae) 30 g
- *Hai Zao* (Herba Sargassi) 15 g
- *Yan Hu Suo* (Rhizoma Corydalis Yanhusuo) 9 g
- *Da Fu Pi* (Pericarpium Arecae Catechu) 15 g
- *Chen Pi* (Pericarpium Citri Reticulatae) 9 g

Erklärung

- *Huang Bai* (Cortex Phellodendri), *Tu Fu Ling* (Rhizoma Smilacis Glabrae) und *Fu Ling* (Sclerotium Poriae Cocos) leiten Feuchtigkeit aus und klären Hitze.
- *Che Qian Cao* (Herba Plantaginis), *Che Qian Zi* (Semen Plantaginis) und *Ze Xie* (Rhizoma Alismatis Orientalis) klären Hitze durch den Urin und führen die Bestandteile zum Unteren Erwärmer.
- *Jiang Can*‡ (Bombyx Batryticatus), *Hai Zao* (Herba Sargassi) und *Yan Hu Suo* (Rhizoma Corydalis Yanhusuo) nähren Yin, vitalisieren das Blut, transformieren Schleim und lösen Verklumpungen auf.
- *Bai Hua She She Cao* (Herba Hedyotidis Diffusae), *Ban Zhi Lian* (Herba Scutellariae Barbatae), *Bai Jiang Cao* (Herba Patriniae cum Radice), *Chong Lou* (Rhizoma Paridis), *Bai Ying* (Herba Solani Lyrati) und *Long Kui* (Herba Solani Nigri) klären Hitze und vermindern Toxizität, vitalisieren das Blut und haben anti-kanzerogene Eigenschaften.
- *Da Fu Pi* (Pericarpium Arecae Catechu) und *Chen Pi* (Pericarpium Citri Reticulatae) regulieren Qi und zerteilen Schwellungen.

Qi-Stagnation und Blut-Stase

Wichtige Symptome und Zeichen

Eine feste und unbewegliche Masse im Abdomen, abdominale Aufblähung, ein scharfer Schmerz im unteren Abdomen, eine matte, glanzlose Gesichtsfarbe, Auszehrung, trockene und schuppige Haut, mentale und körperliche Müdigkeit, verminderter Appetit und wenig Neigung zu essen, keine Behinderung beim Wasserlassen und bei der Defäkation. Der Zungenkörper ist matt-purpurfarben mit Stasepunkten und -zeichen und einem gelben Belag; der Puls ist fadenförmig und drahtig oder rau.

Arzneitherapie

Therapeutisches Prinzip

Das Blut vitalisieren und Blut-Stase transformieren, Qi regulieren und Verklumpungen auflösen.

Rezeptur

***Si Wu Tang He Jin Ling Zi San Jia Wei* (Vier-Arzneien-Dekokt kombiniert mit Fr. Meliae Toosendan-Pulver, mit Zusätzen)**

- *Sheng Di Huang* (Radix Rehmanniae Glutinosae) 20 g
- *Chuan Xiong* (Rhizoma Ligustici Chuanxiong) 6 g
- *Bai Shao* (Radix Paeoniae Lactiflorae) 15 g
- *Chi Shao* (Radix Paeoniae Rubrae) 15 g
- *Ji Nei Jin*‡ (Endothelium Corneum Gigeriae Galli) 30 g
- *E Zhu* (Rhizoma Curcumae) 15 g
- *Shan Ci Gu* (Pseudobulbus Shancigu) 15 g
- *Tu Fu Ling* (Rhizoma Smilacis Glabrae) 15 g
- *Hai Zao* (Herba Sargassi) 15 g
- *Chuan Lian Zi* (Fructus Meliae Toosendan) 12 g
- *Yan Hu Suo* (Rhizoma Corydalis Yanhusuo) 12 g
- *Hou Po* (Cortex Magnoliae Officinalis) 15 g
- *Bai Qu Cai* (Herba Chelidonii) 15 g
- *Chao Chen Pi* (Pericarpium Citri Reticulatae, pfannengerührt) 9 g
- *Jiao Shan Zha* (Fructus Crataegi, scharf gebraten) 12 g
- *Jiao Shen Qu* (Massa Fermentata, scharf gebraten) 12 g
- *Jiao Mai Ya* (Fructus Hordei Vulgaris Germinatus, scharf gebraten) 12 g
- *Xia Ku Cao* (Spica Prunellae Vulgaris) 20 g
- *Ban Zhi Lian* (Herba Scutellariae Barbatae) 30 g
- *Dan Shen* (Radix Salviae Miltiorrhizae) 20 g

Erklärung

- *Chuan Xiong* (Rhizoma Ligustici Chuanxiong), *Dan Shen* (Radix Salviae Miltiorrhizae) und *Chi Shao* (Radix Paeoniae Rubrae) kühlen das Blut und zerstreuen Blut-Stase.
- *Bai Shao* (Radix Paeoniae Lactiflorae) und *Sheng Di Huang* (Radix Rehmanniae Glutinosae) nähren das Blut und besänftigen die Leber, um Depression zu erleichtern.
- *Ji Nei Jin*‡ (Endothelium Corneum Gigeriae Galli), *Xia Ku Cao* (Spica Prunellae Vulgaris), *E Zhu* (Rhizoma Curcumae) und *Hai Zao* (Herba Sargassi) klären Hitze, brechen Blut-Stase auf und zerstreuen Ansammlungen.
- *Tu Fu Ling* (Rhizoma Smilacis Glabrae), *Chuan Lian Zi* (Fructus Meliae Toosendan) und *Yan Hu Suo* (Rhizoma Corydalis Yanhusuo) klären Hitze und leiten Feuchtigkeit aus, regulieren Qi und lindern Schmerzen.
- *Jiao Shan Zha* (Fructus Crataegi, scharf gebraten), *Jiao Shen Qu* (Massa Fermentata, scharf gebraten), *Jiao Mai Ya* (Fructus Hordei Vulgaris Germinatus, scharf gebraten), *Chao Chen Pi* (Pericarpium Citri Reticulatae, pfannengerührt) und *Hou Po* (Cortex Magnoliae Officinalis) erleichtern Spannungen und Völle im Abdomen.
- *Ban Zhi Lian* (Herba Scutellariae Barbatae), *Shan Ci Gu* (Pseudobulbus Shancigu) und *Bai Qu Cai* (Herba Chelidonii) klären Hitze, vermindern Toxizität, lösen Verklumpungen auf und haben anti-kanzerogene Eigenschaften.

Qi-Mangel und sich festsetzender Schleim

Wichtige Symptome und Zeichen

Aufblähung und Völle in Abdomen und Magen, reduzierte Nahrungsaufnahme, Übelkeit, aufgedunsene Schwellung des Gesichtes aufgrund von Schwäche, Müdigkeit und Kraftlosigkeit, unbewegliche abdominale Massenbildung, kalte Gliedmaßen und weiche Stühle. Der Zungenkörper ist blass und vergrößert mit einem weißen und schmierigen Belag; der Puls ist schlüpfrig und fadenförmig oder tief und fadenförmig.

Arzneitherapie

Therapeutisches Prinzip

Die Milz stärken und Qi vermehren, Schleim transformieren und Verklumpungen auflösen.

Rezeptur

***Shen Ling Bai Zhu San He Er Chen Tang Jia Wei* (Rx. Ginseng-, Sclerotium Poriae Cocos- und Rz. Atractylodis Macrocephalae-Pulver kombiniert mit Zweifach behandeltes Dekokt, mit Zusätzen)**

- *Dang Shen* (Radix Codonopsitis Pilosulae) 20 g
- *Bai Zhu* (Rhizoma Atractylodis Macrocephalae) 9 g
- *Fu Ling* (Sclerotium Poriae Cocos) 9 g
- *Yi Yi Ren* (Semen Coicis Lachryma-jobi) 30 g
- *Shan Yao* (Rhizoma Dioscoreae Oppositae) 20 g
- *Che Qian Zi* (Semen Plantaginis) 15 g, eingepackt
- *Huang Qi* (Radix Astragali seu Hedysari) 30 g
- *Chen Pi* (Pericarpium Citri Reticulatae) 9 g
- *Qing Ban Xia* (Rhizoma Pinelliae Ternatae Depurata) 9 g

- *Gua Lou* (Fructus Trichosanthis) 15 g
- *Chuan Bei Mu* (Bulbus Fritillariae Cirrhosae) 15 g
- *Xia Ku Cao* (Spica Prunellae Vulgaris) 15 g
- *Shan Ci Gu* (Pseudobulbus Shancigu) 15 g
- *Hai Zao* (Herba Sargassi) 15 g
- *Bai Hua She She Cao* (Herba Hedyotidis Diffusae) 30 g

Erklärung

- *Dang Shen* (Radix Codonopsitis Pilosulae), *Shan Yao* (Rhizoma Dioscoreae Oppositae) und *Huang Qi* (Radix Astragali seu Hedysari) vermehren Qi.
- *Bai Zhu* (Rhizoma Atractylodis Macrocephalae) und *Fu Ling* (Sclerotium Poriae Cocos) stärken die Milz und trocknen Feuchtigkeit.
- *Yi Yi Ren* (Semen Coicis Lachryma-jobi) und *Che Qian Zi* (Semen Plantaginis) leiten Feuchtigkeit aus und klären Hitze durch den Urin.
- *Chen Pi* (Pericarpium Citri Reticulatae), *Qing Ban Xia* (Rhizoma Pinelliae Ternatae Depurata), *Gua Lou* (Fructus Trichosanthis) und *Chuan Bei Mu* (Bulbus Fritillariae Cirrhosae) regulieren Qi, transformieren Schleim und lösen Verklumpungen auf.
- *Xia Ku Cao* (Spica Prunellae Vulgaris) und *Hai Zao* (Herba Sargassi) zerteilen Schleim und erweichen Hartes.
- *Bai Hua She She Cao* (Herba Hedyotidis Diffusae) und *Shan Ci Gu* (Pseudobulbus Shancigu) klären Hitze, vermindern Toxizität und haben anti-kanzerogene Eigenschaften.

Einbeziehung der Chinesischen Medizin in onkologische Behandlungsstrategien bei Ovarialkrebs

Chirurgische Behandlung und postoperative Phase

Chirurgische Behandlung ist die Hauptbehandlung bei Ovarialkrebs in allen Stadien. Abhängig von dem Ausmaß, in dem sich der Krebs ausgebreitet hat, kann die chirurgische Behandlung eingesetzt werden, um das betroffene Ovar und den benachbarten Eileiter zu entfernen, mit oder ohne vollständige Hysterektomie; wenn der Krebs sich über Ovarien und Uterus hinaus ausgebreitet hat, wird ebenfalls eine Entfernung der Lymphknoten und der benachbarten Strukturen notwendig. Eine TCM-Behandlung zur Stützung des Aufrechten Qi (Zheng Qi) und Vertreibung pathogener Faktoren sollte nach der Operation einbezogen werden (siehe Kapitel 3).

Strahlentherapie

Strahlentherapie wird normalerweise frühzeitig nach einer Operation wegen Ovarialkrebs eingesetzt, um die gesamte Behandlungswirkung zu verbessern und ein Wiederauftreten zu vermeiden, und auch als palliative Behandlung für Patienten im Spätstadium. Strahlentherapie kann im ganzen Körper übermäßige Hitze-Toxine verursachen, ebenso Leere und Aufzehrung von Yin-Flüssigkeiten, Schädigung des Intestinaltraktes, die sich als Eiter und Blut im Stuhl zeigen, Tenesmen und abdominale Schmerzen nach der Defäkation sowie Zystitis.

Innere Behandlung

Häufige Nebenwirkungen durch Strahlentherapie bei Ovarialkrebs sind u. a.:

Übermäßige Hitze-Toxine

Wichtige Symptome und Zeichen

Trockenheit von Mund, Zunge und Kehle, Mundulzera, ein roter Zungenkörper mit spärlichem Belag und ein fadenförmiger und schneller Puls.

Arzneitherapie

Therapeutisches Prinzip

Hitze klären und Toxizität vermindern, Yin nähren und Körperflüssigkeiten erzeugen.

Häufig verwendete Arzneien

- *Jin Yin Hua* (Flos Lonicerae)
- *Lian Qiao* (Fructus Forsythiae Suspensae)
- *Huang Lian* (Rhizoma Coptidis)
- *Huang Bai* (Cortex Phellodendri)
- *Ban Zhi Lian* (Herba Scutellariae Barbatae)
- *Pu Gong Ying* (Herba Taraxaci cum Radice)
- *Chao Zhi Zi* (Fructus Gardeniae Jasminoidis, pfannengerührt)
- *Sha Shen* (Radix Glehniae seu Adenophorae)

- *Xuan Shen* (Radix Scrophulariae Ningpoensis)
- *Shi Hu** (Herba Dendrobii)
- *Tian Hua Fen* (Radix Trichosanthis)
- *Lu Gen* (Rhizoma Phragmitis Communis)
- *Nü Zhen Zi* (Fructus Ligustri Lucidi)
- *Gou Qi Zi* (Fructus Lycii)
- *Chen Pi* (Pericarpium Citri Reticulatae)
- *Gan Cao* (Radix Glycyrrhizae)

Feuchte-Hitze strömt nach unten ins Rektum

Wichtige Symptome und Zeichen

Häufiges Wasserlassen und Harndrang, Tenesmen, Eiter und Blut im Stuhl, abdominale Schmerzen nach der Defäkation, Mattigkeit und Schmerzen im unteren Rücken und in den Knien, ein roter Zungenkörper mit einem gelben und schmierigen Belag und ein schlüpfriger und schneller Puls.

Arzneitherapie

Therapeutisches Prinzip

Hitze klären und die Bewegung von Feuchtigkeit fördern, die Milz stärken und Qi regulieren.

Häufig verwendete Arzneien

- *Bai Tou Weng* (Radix Pulsatillae Chinensis)
- *Qin Pi* (Cortex Fraxini)
- *Huang Qin* (Radix Scutellariae Baicalensis)
- *Chi Shao* (Radix Paeoniae Rubrae)
- *Bai Shao* (Radix Paeoniae Lactiflorae)
- *Ma Chi Xian* (Herba Portulacae Oleraceae)
- *Bai Jiang Cao* (Herba Patriniae cum Radice)
- *Bai Hua She She Cao* (Herba Hedyotidis Diffusae)
- *Wu Mei* (Fructus Pruni Mume)
- *Shan Yao* (Rhizoma Dioscoreae Oppositae)
- *Yi Yi Ren* (Semen Coicis Lachryma-jobi)
- *Rou Dou Kou* (Semen Myristicae Fragrantis)
- *Bai Zhu* (Rhizoma Atractylodis Macrocephalae)
- *Fu Ling* (Sclerotium Poriae Cocos)
- *Sheng Ma* (Rhizoma Cimicifugae)
- *Chen Pi* (Pericarpium Citri Reticulatae)
- *Xiang Fu* (Rhizoma Cyperi Rotundi)

Anhäufung von Hitze-Toxinen in der Blase

Wichtige Symptome und Zeichen

Eingeschränktes, häufiges, dringliches und schmerzhaftes Wasserlassen, möglicherweise mit Blut im Urin, ein Gefühl von Durchhängen, Ziehen und Unwohlsein im unteren Abdomen, ein roter Zungenkörper mit einem gelben Belag und ein fadenförmiger und schneller Puls.

Arzneitherapie

Therapeutisches Prinzip

Die Bewegung von Feuchtigkeit fördern, Hitze klären und vom Lin-Syndrom befreien.

Häufig verwendete Arzneien

- *Zhi Mu* (Rhizoma Anemarrhenae Asphodeloidis)
- *Huang Bai* (Cortex Phellodendri)
- *Sheng Di Huang* (Radix Rehmanniae Glutinosae)
- *Tong Cao* (Medulla Tetrapanacis Papyriferi)
- *Bian Xu* (Herba Polygoni Avicularis)
- *Qu Mai* (Herba Dianthi)
- *Mu Dan Pi* (Cortex Moutan Radicis)
- *Hai Jin Sha* (Spora Lygodii Japonici)
- *Hua Shi*‡ (Talcum)
- *Ze Xie* (Rhizoma Alismatis Orientalis)
- *Bai Mao Gen* (Rhizoma Imperatae Cylindricae)
- *Che Qian Cao* (Herba Plantaginis)
- *Che Qian Zi* (Semen Plantaginis)
- *Xiao Ji* (Herba Cephalanoploris seu Cirsii)
- *Zhu Ling* (Sclerotium Polypori Umbellati)
- *Deng Xin Cao* (Medulla Junci Effusi)
- *Gan Cao* (Radix Glycyrrhizae)

Chemotherapie

Ovarialkrebs spricht generell gut auf Chemotherapie an, besonders auf Behandlung mit Cisplatin und Carboplatin. Jedoch können diese Medikamente allgemeines Unwohlsein, einen Abfall in den Blutwerten und gastrointestinale Probleme (insbesondere Erbrechen) hervorrufen und die hepatischen und renalen Funktionen beeinträchtigen. Diese Nebenwirkungen werden ausführlich in den Kapiteln 3 und 4 erörtert.

Andere Therapien

Diätetik

- Nach der Operation sollten die Patienten angewiesen werden, auf ihre Ernährung zu achten, indem sie Nahrungsmittel zur Tonisierung der Nieren und Regulation der Menstruation zu sich nehmen wie Schweineleber, chinesische Yamswurzel (*Shan Yao*, Rhizoma Dioscoreae Oppositae), Longanenfrucht, Maulbeere, schwarze Sesamsamen, Bocksdornfrüchte (*Gou Qi Zi*, Fructus Lycii), Raps und Lotuswurzel.
- Während der Strahlentherapie sollte die Diät Nahrungsmittel einschließen, die das Blut nähren und Yin anreichern, wie Rind, Schweineleber, Lotuswurzel, Morcheln, Spinat, Sellerie, Granatapfel und Wassernuss.
- Während der Chemotherapie sollten die Patienten Nahrungsmittel essen, die die Milz stärken und die Nieren tonisieren, wie chinesisches Yamswurzelpulver, *Yi Mi Zhou* (Hiobstränensamen-Congee), Schweine- oder Kalbsleber, Morcheln, Bocksdornfrüchte (*Gou Qi Zi*, Fructus Lycii), Lotuswurzel und Banane.
- Patienten im Spätstadium von Ovarialkrebs sollten Adukibohnen, grüne Bohnen, frische Lotuswurzel, Spinat, Banane, Wintermelone, Wassermelone und Äpfel sowie sehr proteinhaltige Nahrung wie Milch, Eier und Rind zu sich nehmen.
- Patienten sollten keinen Schnittlauch, keine rohen Zwiebeln und keine kalte und fette Nahrung zu sich nehmen und Alkohol und Zigaretten meiden.

Qigong-Therapie

Patientinnen können Qigong in einer sitzenden Haltung ohne unnötige Anstrengung üben.

Klinische Erfahrung und Fallbeispiele

Sun Bingyan

Klinische Erfahrung

Nach Dr. Suns Ansicht muss bei der Behandlung von Ovarialkrebs das Verhältnis zwischen dem Vertreiben pathogener Faktoren und dem Stützen des Aufrechten Qi (Zheng Qi) richtig gehandhabt werden. Das Alter der Patientin sollte beim Stützen des Aufrechten Qi ebenfalls berücksichtigt werden:

- Bei jüngeren Frauen sollte beim Stützen des Aufrechten Qi dem Tonisieren der Nieren mit *Liu Wei Di Huang Tang* (Rehmannia-Dekokt mit sechs Bestandteilen) als verordnete Basisrezeptur Priorität eingeräumt werden, da die Nieren die Wurzel des Früheren Himmels sind.
- Im mittleren Alter führen die Belastung durch Arbeit und Familie und das Nahen der Menopause zu Symptomen wie Reizbarkeit und Ungeduld. In solchen Fällen sollte beim Stützen des Aufrechten Qi dem Ausleiten der Leber, Harmonisieren des Blutes und Tonisieren der Milz mit *Gui Pi Tang* (Dekokt, das die Milz wiederherstellt) und *Jia Wei Xiao Yao San* (Erweitertes Umherstreifen-Pulver) als verordnete Basisrezepturen Priorität eingeräumt werden.

Dr. Sun empfiehlt die folgenden Basisrezepturen für die Behandlung von Ovarialkrebs:

Grundlegende Rezeptur für Abkochungen

- *Dang Gui* (Radix Angelicae Sinensis) 10–15 g
- *Chi Shao* (Radix Paeoniae Rubrae) 10–15 g
- *Chuan Xiong* (Rhizoma Ligustici Chuanxiong) 10–15 g
- *Shu Di Huang* (Radix Rehmanniae Glutinosae Conquita) 15–30 g
- *San Leng* (Rhizoma Sparganii Stoloniferi) 10–15 g
- *E Zhu* (Rhizoma Curcumae) 10–15 g
- *Ha Ma*‡ (Rana Temporaria) 2 Stückchen
- *Zhu Ru* (Caulis Bambusae in Taeniis) 10 g
- *Dai Zhe Shi*‡ (Haematitum) 30 g, mindestens 30 Minuten abgekocht vor Hinzufügen der übrigen Bestandteile
- *Wu Gong*‡ (Scolopendra Subspinipes) 3–5 Stückchen
- *Chan Tui*‡ (Periostracum Cicadae) 10 g
- *Ji Xing Zi* (Semen Impatientis Balsaminae) 10–15 g
- *Gui Zhi* (Ramulus Cinnamomi Cassiae) 15 g
- *Pao Jiang* (Rhizoma Zingiberis Officinalis Praeparata) 15 g
- *Sheng Jiang* (Rhizoma Zingiberis Officinalis Recens) 10 g
- *Da Zao* (Fructus Ziziphi Jujubae) 25 g

Erklärung

- *Dang Gui* (Radix Angelicae Sinensis), *Chi Shao* (Radix Paeoniae Rubrae), *Chuan Xiong* (Rhizoma Ligustici Chuanxiong), *San Leng* (Rhizoma Sparganii Stoloniferi) und *E Zhu* (Rhizoma Curcumae) als Hauptbestandteile brechen das Blut auf, vitalisieren es und regulieren Qi.

- *Shu Di Huang* (Radix Rehmanniae Glutinosae Conquita) tonisiert das Blut.
- *Ha Ma*‡ (Rana Temporaria), *Wu Gong*‡ (Scolopendra Subspinipes), *Chan Tui*‡ (Periostracum Cicadae) und *Ji Xing Zi* (Semen Impatientis Balsaminae) unterstützen die Hauptbestandteile durch Förderung ihrer Wirkung, während sie Toxine ausleiten und Festgesetztes aufbrechen.

Ji Xing Zi (Semen Impatientis Balsaminae), bitter und scharf im Geschmack und von warmem Charakter, dringt in die Leber- und Nieren-Leitbahnen ein und bricht das Blut auf, zerteilt Ansammlungen und erweicht Hartes. Es dringt auch in die Blut-*xue*-Ebene ein, um menstruelle Blockaden und Ansammlungen zu behandeln und ist den letzten Jahren häufig bei benignen und malignen Tumoren verwendet worden.

Ha Ma‡ (Rana Temporaria), scharf, kühl und toxisch, bricht abdominale Massenbildungen und Verklumpungen auf, transformiert Toxizität, tötet Würmer und lindert Schmerzen und kann bei schweren Eiterbeulen, Genitalgeschwüren, Karbunkeln auf dem Rücken, Ansammlungen und bei malignen Tumoren eingesetzt werden. Es sollte jedoch mit Vorsicht eingesetzt werden, da es ein Regurgitieren von Nahrung sowie Erbrechen und verminderten Appetit verursachen kann.

- *Zhu Ru* (Caulis Bambusae in Taeniis) und *Dai Zhe Shi*‡ (Haematitum) werden hinzugefügt, um die Nebenwirkungen von *Ha Ma*‡ (Rana Temporaria) in Grenzen zu halten.
- *Gui Zhi* (Ramulus Cinnamomi Cassiae) und *Pao Jiang* (Rhizoma Zingiberis Officinalis Praeparata) zerteilen Kälte, befreien die Gefäße und wärmen den Uterus, da Leere-Kälte des Unteren Ursprungs einer der ätiologischen Faktoren ist, die Ovarialkrebs verursachen.
- *Sheng Jiang* (Rhizoma Zingiberis Officinalis Recens) und *Da Zao* (Fructus Ziziphi Jujubae) haben eine Botenfunktion durch Harmonisieren des Magens.

Modifikationen

- Bei Kälte-Mustern füge man 15–30 g *Rou Gui* (Cortex Cinnamomi Cassiae) und 10–20 g *Fu Pen Zi* (Fructus Rubi Chingii) hinzu und erhöhe die Dosis von *Pao Jiang* (Rhizoma Zingiberis Officinalis Praeparata) auf 30 g.
- Bei eingeschränkter Defäkation füge man 15–30 g *Qian Niu Zi* (Semen Pharbitidis), 15–30 g *Bing Lang** (Semen Arecae Catechu), 6 g *Zao Jiao* (Fructus Gleditsiae Sinensis), 15–20 g *Da Huang* (Radix et Rhizoma Rhei) hinzu und gebe 10–15 g *Xuan Ming Fen*‡ (Mirabilitum Depuratum) dem fertigen Dekokt bei.
- Bei Hitze im Oberen Erwärmer füge man 10–15 g *Zhi Zi* (Fructus Gardeniae Jasminoidis), 10 g *Mu Dan Pi* (Cortex Moutan Radicis) und 10–15 g *Huang Qin* (Radix Scutellariae Baicalensis) hinzu.
- Bei Qi-Mangel füge man 10–15 g *Dang Shen* (Radix Codonopsitis Pilosulae) und 30–60 g *Huang Qi* (Radix Astragali seu Hedysari) hinzu.

Fertigarzneien

Hua Du Pian (Tablette zur Umwandlung von Toxizität) fünf Tabletten täglich, *Hua Yu Wan* (Pille zur Umwandlung von Depression), eine 9 g Pille täglich, und *Hua Jian Ye* (Flüssigkeit zur Umwandlung von Hartem), 100 ml einmal täglich einnehmen.

Fallbeispiel 1

Zwei Jahre nachdem sie eine faustgroße Schwellung im unteren Abdomen bemerkt hatte, wurde eine 44-jährige Frau in die Klinik zur chirurgischen Entfernung des Tumors eingewiesen, der im Nachhinein als granuläres Zellkarzinom der Ovarien diagnostiziert wurde. Nach Entfernung des Tumors erhielt sie 50 Behandlungen mit Strahlentherapie. Die Nebenwirkungen waren u. a. abdominale Aufblähung und Erbrechen, das die Nahrungsaufnahme behinderte. Das Karzinom trat neun Monate später wieder auf, mit Begleitsymptomen wie Kopfschmerzen und Schmerzen im unteren Rücken und im Abdomen, die zusätzlich zu den Symptomen auftraten, die sich bereits nach der Behandlung eingestellt hatten, wie trommelähnliche abdominale Aufblähung und Erbrechen.

Die Patientin lehnte eine weitere Operation ab und wurde nach zwei weiteren Monaten in Dr. Suns Klinik überwiesen. Die Untersuchung ergab eine feste Massenbildung von 3 × 5 cm in der linken Seite des unteren Abdomens mit Begleitsymptomen wie abdominaler Aufblähung, Aszites, Auszehrung und mentaler Trägheit. Der Zungenkörper war blass mit einem weißen und etwas schmierigen Belag; der Puls war tief, fadenförmig und schwach.

Musteridentifizierung

Blut-Stase durch Kälte, Ansammlung von Qi und Festsetzen von Toxinen.

Therapeutisches Prinzip

Yang wärmen, Toxizität vermindern, Blut-Stase transformieren und nach unten angreifen durch Darmentleerung.

Bestandteile

- *Chen Pi* (Pericarpium Citri Reticulatae) 10 g
- *Gan Jiang* (Rhizoma Zingiberis Officinalis) 30 g
- *Rou Gui* (Cortex Cinnamomi Cassiae) 30 g
- *Xiao Hui Xiang* (Fructus Foeniculi Vulgaris) 15 g
- *Wu Yao* (Radix Linderae Strychnifoliae) 10 g
- *E Zhu* (Rhizoma Curcumae) 15 g
- *San Leng* (Rhizoma Sparganii Stoloniferi) 15 g
- *Qian Niu Zi* (Semen Pharbitidis) 30 g
- *Bing Lang** (Semen Arecae Catechu) 30 g
- *Ha Ma*‡ (Rana Temporaria) 2 Stückchen
- *Zhu Ru* (Caulis Bambusae in Taeniis) 15 g
- *Tu Si Zi* (Semen Cuscutae) 30 g
- *Shu Di Huang* (Radix Rehmanniae Glutinosae Conquita) 30 g
- *Dang Shen* (Radix Codonopsitis Pilosulae) 15 g
- *Huang Qi* (Radix Astragali seu Hedysari) 50 g
- *Da Huang* (Radix et Rhizoma Rhei) 15 g, 10 Minuten vor Ende des Kochvorgangs hinzugefügt
- *Xuan Ming Fen*‡ (Mirabilitum Depuratum) 10 g, dem fertigen Dekokt beigegeben

Ein Päckchen am Tag wurde zur Zubereitung eines Dekoktes verwendet, das zweimal täglich eingenommen wurde.

Fertigarzneien

Xiao Liu Wan (Tumorauflösende Pille) 20 Pillen, *Hua Yu Wan* (Pille zur Umwandlung von Depression) mit der halben Dosis (4,5 g), *Hui Yang Wan* (Yangzurückholende Pille) bestehend aus *Fu Zi Li Zhong Tang* (Aconitum-Dekokt zur Regulierung des Mittleren Erwärmers) plus *Liu Huang*‡ (Sulfur) 12 Pillen und *Hua Jian Ye* (Flüssigkeit zum Umwandeln von Hartem) 50 ml täglich.

Nach Einnahme des Dekoktes über drei Monate wurde ein großer Teil des nekrotischen Materials über den Stuhl ausgeschieden. Innerhalb von vier Monaten waren alle Störungen verschwunden und es konnte kein Wiederauftreten der Krankheit bei nachfolgenden Untersuchungen beobachtet werden.

Fallbeispiel 2

Im Dezember 1975 verspürte eine 47-jährige Frau Schmerzen im unteren Abdomen, die sich bei Anstrengung verschlimmerten und begleitet waren von spärlichem Menstruationsfluss. Sie wurde mit einem muzinösen papillären Kystadenom der Ovarien diagnostiziert und unterzog sich im April 1976 einer Totalresektion (beidseitige Ovarektomie und Hysterektomie), gefolgt von einer Chemotherapie mit dem CAP-Regime (Cyclophosphamid, Adriamycin®, Cisplatin).

Zu Beginn des Jahres 1980 stellten sich die abdominalen Schmerzen wieder ein und wurden als Metastasen in der abdominalen Wand und im Gebiet der Blase diagnostiziert; die Patientin unterzog sich einer zweiten Operation im April 1980. Da der Krebs metastasiert war, wurde nur eine partielle Resektion vorgenommen. Die abdominale Wunde heilte nur sehr langsam.

Da der Allgemeinzustand der Patientin sich durch abdominale Aufblähung, Aszites, Oligurie, Verstopfung, reduzierte Nahrungsaufnahme, Kraftlosigkeit und Bewegungseinschränkung verschlechterte, wurde sie im April 1981 in Dr. Suns Klinik überwiesen. Die Untersuchung ergab Auszehrung, abdominale Aufblähung mit Aszites, eine matt-weiße Gesichtsfarbe, einen blassen Zungenkörper mit Zahneindrücken und einen fadenförmigen, drahtigen und kraftlosen Puls.

Musteridentifizierung

Kälte-Hitze-Komplex, Qi-Stagnation, Blut-Stase und Ansammlung von Toxinen.

Therapeutisches Prinzip

Yang wärmen und Yin nähren, Blut-Stase aufbrechen und Toxine ausleiten und nach unten attackieren durch Darmentleerung.

Bestandteile

- *Chen Pi* (Pericarpium Citri Reticulatae) 10 g
- *Gao Liang Jiang* (Rhizoma Alpiniae Officinari) 10 g
- *Gui Zhi* (Ramulus Cinnamomi Cassiae) 25 g
- *Xuan Shen* (Radix Scrophulariae Ningpoensis) 20 g
- *Bai Bu* (Radix Stemonae) 15 g
- *Ban Mao*‡ (Mylabris) 4 Stück
- *Hua Shi*‡ (Talcum) 15 g
- *San Leng* (Rhizoma Sparganii Stoloniferi) 10 g

- *E Zhu* (Rhizoma Curcumae) 10 g
- *Xiang Fu* (Rhizoma Cyperi Rotundi) 15 g
- *Zhi Shi* (Fructus Immaturus Citri Aurantii) 10 g
- *Sheng Di Huang* (Radix Rehmanniae Glutinosae) 10 g
- *Shu Di Huang* (Radix Rehmanniae Glutinosae Conquita) 10 g
- *Yu Zhu* (Rhizoma Polygonati Odorati) 10 g
- *Huang Qi* (Radix Astragali seu Hedysari) 30 g
- *Shan Yao* (Rhizoma Dioscoreae Oppositae) 20 g
- *Gou Qi Zi* (Fructus Lycii) 15 g
- *Qian Niu Zi* (Semen Pharbitidis) 30 g
- *Bing Lang** (Semen Arecae Catechu) 30 g
- *Da Huang* (Radix et Rhizoma Rhei) 15 g, 10 Minuten vor Ende des Kochvorgangs hinzugefügt
- *Xuan Ming Fen*‡ (Mirabilitum Depuratum) 15 g, dem fertigen Dekokt beigegeben

Fertigarzneien

Xiao Liu Wan (Tumorauflösende Pille), 30 Pillen täglich auf leeren Magen, *Hua Jie Wan* (Pille zur Umwandlung von Festgesetztem), eine Pille mit 9 g zweimal täglich, *Hua Jian Ye* (Flüssigkeit zur Umwandlung von Hartem), 50 ml täglich, und *Qing Long Yi Tang Jiang* (Walnusshaut-Sirup), 30 ml zweimal täglich.

Nach Einnahme des Dekoktes wurden die Darmbewegungen allmählich freier und die abdominale Aufblähung und der Aszites verschwanden. Nach drei Monaten hatten sich alle Störungen gebessert. Zur Zeit der letzten Nachfolgeuntersuchung im Jahre 1984 war kein Wiederauftreten der Erkrankung zu verzeichnen.

8.9 Zervixkarzinom

Zervixkarzinom ist weltweit der zweithäufigste Krebs des weiblichen reproduktiven Systems. Es betrifft generell Frauen im Alter von 35–65 Jahren. Die meisten Zervixkarzinome sind Plattenepithelkarzinome an der Außenseite der Zervix; Adenokarzinome und adeno-squamöse Karzinome sind weniger häufig. Die Karzinome können papillär, ulzerativ, diffus infiltrativ oder nodulär sein. Zervixkarzinom kann durch die Basismembran des Zervixepithels vorstoßen, in das Netzwerk der Blut- und Lymphgefäße der Zervix eindringen und danach in andere Teile des Körpers metastasieren.
Zu den Risikofaktoren für Zervixkarzinom gehören eine frühe sexuelle Aktivität, viele Sexualpartner, frühe oder mehrfache Schwangerschaften, Alkoholmissbrauch und Mangelernährung. Es scheint ein Zusammenhang mit dem menschlichen Papillomavirus zu bestehen, der durch Sexualverkehr übertragen werden kann. Regelmäßige Vorsorgeuntersuchungen ermöglichen es, Zervixkarzinom in einem frühen Stadium zu entdecken.

Klinische Zeichen

Es gibt oft keine sichtbaren Symptome im Frühstadium. Treten die unten aufgelisteten Symptome auf, bedeutet dies normalerweise, dass der Krebs sich bereits in einem mittleren oder späten Stadium befindet:

- postkoitale Blutungen
- vaginale Blutungen oder starke und verlängerte Menstruation und ein verkürzter Menstruationszyklus
- unregelmäßige postmenopausale vaginale Blutungen
- vermehrte Leukorrhö (Weißfluss)
- Spannungsgefühl und dumpfer Schmerz im unteren Rücken oder Abdomen
- Fieber

Ätiologie und Pathologie

Zervixkarzinom hat oft seinen Ursprung in Yin-Mangel von Leber und Nieren und übermäßiger Feuchtigkeit aufgrund von Milz-Schwäche. Innere Schädigung durch die Sieben Emotionen führt zu Depression und Festsetzen von Leber-Qi und Stagnation von Qi und Blut mit dem Ergebnis abdominaler Massenbildung und Disharmonie des Durchdringungs- und Konzeptionsgefäßes. Yin-Mangel von Leber und Nieren führt zu wilden Bewegungen von Leere-Feuer, das starke Menstruationsblutungen und kontinuierliche leichte Blutungen hervorbringt. Unregelmäßigkeiten in der Ernährung führen zu Milz-Schwäche und schließlich zu übermäßiger Feuchtigkeit, die, wenn sie verbleibt, sich zu Hitze wandelt. Wenn Hitze für lange Zeit eingeschlossen bleibt, produziert sie Toxine; Feuchtigkeits-Toxine strömen nach unten und werden als vaginaler Ausfluss ausgeschieden. Feuchtigkeits-Toxine und Schleim-Stase neigen dazu, sich miteinander zu verbinden und sich im Durchdringungs- und Konzeptionsgefäß und im Uterus anzusammeln; wenn diese sich über längere Zeit ansammeln, erzeugen sie noch mehr Toxizität und rufen schließlich zervikalen Krebs hervor.

Musteridentifizierung und therapeutische Prinzipien

Disharmonie des Durchdringungs- und Konzeptionsgefäßes aufgrund von Leber-Depression und Qi-Stagnation

Wichtige Symptome und Zeichen

Blutungen von kleinen Mengen an hellrotem Blut ohne Klumpen, dünner gelblich-weißer vaginaler Ausfluss, Aufblähung und Schmerz im unteren Abdomen, Völle in Brust und Hypochondrium, Ängstlichkeit und emotionale Depression oder Reizbarkeit und Jähzorn, bitterer Mundgeschmack und eine trockene Kehle, gelber Urin und trockene Stühle. Der Zungenkörper ist etwas glanzlos mit einem dünnen weißen oder leicht gelben Belag; der Puls ist drahtig und rau. Dieses Muster kann oft beim nodularen Typ von zervikalem Krebs oder in den frühen Stadien von anderen Typen beobachtet werden.

Therapeutisches Prinzip

Die Leber ausleiten, Verklumpungen auflösen und das Durchdringungs- und Konzeptionsgefäß regulieren.

Rezeptur

***Jia Wei Xiao Yao San He Ba Zhen San Jia Jian* (Erweitertes-Umherstreifen-Pulver kombiniert mit Acht-Schätze-Pulver, mit Modifikationen)**

- *Mu Dan Pi* (Cortex Moutan Radicis) 20 g
- *Dan Shen* (Radix Salviae Miltiorrhizae) 20 g
- *Zhi Zi* (Fructus Gardeniae Jasminoidis) 10 g
- *Chai Hu* (Radix Bupleuri) 10 g
- *Dang Gui* (Radix Angelicae Sinensis) 10 g
- *Bai Shao* (Radix Paeoniae Lactiflorae) 20 g
- *Che Qian Zi* (Semen Plantaginis) 30 g
- *Bian Xu* (Herba Polygoni Avicularis) 20 g
- *Liu Yi San* (6:1 Pulver) 30 g, eingefügt in das fertige Dekokt
- *Ban Zhi Lian* (Herba Scutellariae Barbatae) 30 g
- *Bai Hua She She Cao* (Herba Hedyotidis Diffusae) 20 g
- *Bai Ying* (Herba Solani Lyrati) 30 g
- *E Zhu* (Rhizoma Curcumae) 15 g
- *Zhu Ling* (Sclerotium Polypori Umbellati) 30 g

Erklärung

- *Mu Dan Pi* (Cortex Moutan Radicis), *Dan Shen* (Radix Salviae Miltiorrhizae) und *E Zhu* (Rhizoma Curcumae) klären Hitze und brechen Blut-Stase auf.
- *Zhi Zi* (Fructus Gardeniae Jasminoidis) und *Chai Hu* (Radix Bupleuri) ermöglichen es dem eingezwängten Leber-Qi, frei zu fließen, erleichtern Depression und klären Hitze.
- *Dang Gui* (Radix Angelicae Sinensis) und *Bai Shao* (Radix Paeoniae Lactiflorae) nähren das Blut und besänftigen die Leber.
- *Che Qian Zi* (Semen Plantaginis), *Bian Xu* (Herba Polygoni Avicularis), *Liu Yi San* (6:1 Pulver) und *Zhu Ling* (Sclerotium Polypori Umbellati) klären Hitze, fördern das Wasserlassen und leiten Feuchtigkeit aus.
- *Ban Zhi Lian* (Herba Scutellariae Barbatae), *Bai Hua She She Cao* (Herba Hedyotidis Diffusae) und *Bai Ying* (Herba Solani Lyrati) klären Hitze, vermindern Toxizität und haben anti-kanzerogene Eigenschaften.

Anhäufung von Toxinen im Unteren Erwärmer durch Feuchte-Hitze in der Leber-Leitbahn

Wichtige Symptome und Zeichen

Fischig riechender, dicker und klebrig-roter oder roter und weißer vaginaler Ausfluss, ausgeprägte Menstruation, Schmerz im unteren Abdomen und unteren Rücken, der in die unteren Gliedmaßen ausstrahlt, kurze Abgaben von rötlichem Urin, häufiges Wasserlassen, Harndrang und Verstopfung. Der Zungenkörper ist hochrot mit einem gelben und trockenen Belag; der Puls ist drahtig und schnell. Dieses Muster wird oft beim papillären oder ulzerierenden Typ von zervikalem Krebs beobachtet.

Therapeutisches Prinzip

Die Leber klären und Toxizität vermindern, Blut-Stase zerstreuen und Verklumpungen auflösen.

Rezeptur

***Qing Gan Zhi Li Tang He Long Dan Xie Gan Tang Jia Jian* (Dekokt, das die Leber klärt und Leukorrhö-Lin-Syndrome lindert, kombiniert mit Rx. Gentianae-Dekokt, das die Leber entlastet, mit Modifikationen)**

- *Bai Shao* (Radix Paeoniae Lactiflorae) 20 g
- *Huang Bai* (Cortex Phellodendri) 10 g
- *Mu Dan Pi* (Cortex Moutan Radicis) 20 g
- *Huai Niu Xi* (Radix Achyranthis Bidentatae) 15 g
- *Tong Cao* (Medulla Tetrapanacis Papyriferi) 10 g
- *Che Qian Zi* (Semen Plantaginis) 20 g
- *Qu Mai* (Herba Dianthi) 10 g
- *Zhi Zi* (Fructus Gardeniae Jasminoidis) 10 g
- *Xian He Cao* (Herba Agrimoniae Pilosae) 30 g
- *Tu Fu Ling* (Rhizoma Smilacis Glabrae) 20 g
- *Chong Lou* (Rhizoma Paridis) 20 g
- *Long Dan Cao* (Radix Gentianae Scabrae) 10 g
- *Ze Xie* (Rhizoma Alismatis Orientalis) 10 g
- *Dang Gui* (Radix Angelicae Sinensis) 10 g
- *E Zhu* (Rhizoma Curcumae) 15 g

Erklärung

- *Bai Shao* (Radix Paeoniae Lactiflorae) und *Dang Gui* (Radix Angelicae Sinensis) nähren das Blut und besänftigen die Leber, um Stagnation in der Leber-Leitbahn zu befreien.

- *Mu Dan Pi* (Cortex Moutan Radicis), *E Zhu* (Rhizoma Curcumae) und *Zhi Zi* (Fructus Gardeniae Jasminoidis) klären Hitze und kühlen das Blut.
- *Huai Niu Xi* (Radix Achyranthis Bidentatae) und *Ze Xie* (Rhizoma Alismatis Orientalis) klären Feuchte-Hitze aus dem Unteren Erwärmer und leiten die übrigen Bestandteile nach unten.
- *Tong Cao* (Medulla Tetrapanacis Papyriferi), *Che Qian Zi* (Semen Plantaginis) und *Qu Mai* (Herba Dianthi) leiten Feuchtigkeit aus und klären Hitze durch den Urin.
- *Xian He Cao* (Herba Agrimoniae Pilosae) kühlt das Blut und stoppt Blutungen.
- *Tu Fu Ling* (Rhizoma Smilacis Glabrae), *Long Dan Cao* (Radix Gentianae Scabrae), *Chong Lou* (Rhizoma Paridis) und *Huang Bai* (Cortex Phellodendri) trocknen Feuchtigkeit, klären Hitze und vermindern Toxizität.

Feuchtigkeits-Toxine strömen nach unten aufgrund von Milz-Schwäche

Wichtige Symptome und Zeichen

Fischig riechender, klebriger, schmieriger, dünner und weißer vaginaler Ausfluss, der kontinuierlich tröpfelt, begleitet von Mattigkeit und Schmerzen im unteren Rücken und in den Beinen, mentale und körperliche Müdigkeit, Palpitationen, Kurzatmigkeit, Schlaflosigkeit und intensives Träumen, Schwindel, schlechter Appetit, Verdauungsstörungen, ziehender Schmerz im unteren Abdomen, ausgeprägte Menstruation, weiche Stühle und trüber Urin. Der Zungenkörper ist blass und vergrößert mit einem weißen und schmierigen Belag; der Puls ist tief und fadenförmig. Dieses Muster kann oft bei lokal papillären und ulzerierenden Typen von zervikalem Krebs beobachtet werden.

Therapeutisches Prinzip

Die Milz stärken und die Bewegung von Wasser fördern, Hitze klären und Toxizität vermindern.

Rezeptur

Wan Dai Tang He Bi Xie Fen Qing Yin **(Dekokt, das Ausfluss beendet, kombiniert mit Discorae Hypoglaucae-Getränk, welches das Klare trennt)**

- *Ren Shen* (Radix Ginseng) 10 g, mindestens 60 Minuten abgekocht vor Hinzufügen zum fertigen Dekokt
- *Cang Zhu* (Rhizoma Atractylodis) 15 g
- *Bai Zhu* (Rhizoma Atractylodis Macrocephalae) 15 g
- *Shan Yao* (Rhizoma Dioscoreae Oppositae) 30 g
- *Bai Shao* (Radix Paeoniae Lactiflorae) 20 g
- *Gan Cao* (Radix Glycyrrhizae) 15 g
- *Jing Jie Tan* (Herba Schizonepetae Tenuifoliae Carbonisata) 10 g
- *Xue Yu Tan*‡ (Crinis Carbonisatus Hominis) 20 g
- *Xian He Cao* (Herba Agrimoniae Pilosae) 30 g
- *Bi Xie* (Rhizoma Dioscoreae Hypoglaucae seu Septemlobae) 20 g
- *Tu Fu Ling* (Rhizoma Smilacis Glabrae) 30 g
- *Long Gu*‡ (Os Draconis) 25 g
- *Mu Li*‡ (Concha Ostreae) 25 g
- *Ge Gen* (Radix Puerariae) 20 g
- *Fan Bai Cao* (Herba Potentillae Discoloris) 20 g
- *Bai Hua She She Cao* (Herba Hedyotidis Diffusae) 20 g
- *E Zhu* (Rhizoma Curcumae) 15 g

Erklärung

- *Ren Shen* (Radix Ginseng) und *Shan Yao* (Rhizoma Dioscoreae Oppositae) vermehren Qi und stärken die Milz.
- *Bai Zhu* (Rhizoma Atractylodis Macrocephalae), *Ge Gen* (Radix Puerariae) und *Cang Zhu* (Rhizoma Atractylodis) vermehren Qi und stärken die Milz, trocknen Feuchtigkeit und stoppen Diarrhö.
- *Bai Shao* (Radix Paeoniae Lactiflorae) und *Gan Cao* (Radix Glycyrrhizae) lindern Schmerz mit Süße und Saurem.
- *E Zhu* (Rhizoma Curcumae) zerstreut Ansammlungen und lindert Schmerzen.
- *Jing Jie Tan* (Herba Schizonepetae Tenuifoliae Carbonisata), *Xue Yu Tan*‡ (Crinis Carbonisatus Hominis) und *Xian He Cao* (Herba Agrimoniae Pilosae) absorbieren Feuchtigkeit, stoppen Blutungen und Ausfluss.
- *Bi Xie* (Rhizoma Dioscoreae Hypoglaucae seu Septemlobae) und *Tu Fu Ling* (Rhizoma Smilacis Glabrae) klären Feuchte-Hitze.
- *Long Gu*‡ (Os Draconis) und *Mu Li*‡ (Concha Ostreae) fördern die Kontraktion und verhindern das Auslaufen von Flüssigkeiten.
- *Bai Hua She She Cao* (Herba Hedyotidis Diffusae) und *Fan Bai Cao* (Herba Potentillae Discoloris) klären Hitze, vermindern Toxizität, stoppen Blutungen und haben anti-kanzerogene Eigenschaften.

Leere von Milz und Nieren aufgrund von verbleibenden Feuchtigkeits-Toxinen

Wichtige Symptome und Zeichen

Fischig riechender, klarer und dünner vaginaler Ausfluss, der herunterläuft, ein kalter und schmerzender unterer Rücken mit einem Gefühl von Schwere, Nachtschweiß, niedriges Fieber am Nachmittag, ein Hitzegefühl in Brust, Handflächen und Fußsohlen, Schwindel, verschwommenes Sehen, Schlaflosigkeit, Tinnitus, Kälte und Schmerz in den unteren Gliedmaßen, weiche Stühle, häufiges Wasserlassen und ausgeprägte Nykturie. Der Zungenkörper ist rot mit spärlichem Belag; der Puls ist tief, fadenförmig und kraftlos.

Therapeutisches Prinzip

Die Milz stärken und die Nieren tonisieren, Yin nähren und Hitze klären, das Aufrechte Qi (Zheng Qi) stützen und die Wurzel kultivieren.

Rezeptur

***Gui Pi Tang He Liang Di Tang Ji Nei Bu Wan Jia Jian* (Dekokt, das die Milz wiederherstellt, kombiniert mit Rx. Rehmanniae Glutinosae- und Cx. Lycii Radicis-Dekokt und Innerer Tonisierungspille, mit Modifikationen)**

- *Huang Qi* (Radix Astragali seu Hedysari) 30 g
- *Dang Shen* (Radix Codonopsitis Pilosulae) 20 g
- *Bai Zhu* (Rhizoma Atractylodis Macrocephalae) 10 g
- *Nü Zhen Zi* (Fructus Ligustri Lucidi) 30 g
- *Han Lian Cao* (Herba Ecliptae Prostratae) 10 g
- *E Jiao*‡ (Gelatinum Corii Asini) 10 g, eingeschmolzen in das fertige Dekokt
- *Dang Gui* (Radix Angelicae Sinensis) 10 g
- *He Shou Wu* (Radix Polygoni Multiflori) 20 g
- *Sheng Di Huang* (Radix Rehmanniae Glutinosae) 20 g
- *Di Gu Pi* (Cortex Lycii Radicis) 30 g
- *Xuan Shen* (Radix Scrophulariae Ningpoensis) 10 g
- *Bai Shao* (Radix Paeoniae Lactiflorae) 20 g
- *Mai Men Dong* (Radix Ophiopogonis Japonici) 10 g
- *Tu Si Zi* (Semen Cuscutae) 20 g
- *Rou Cong Rong* (Herba Cistanches Deserticolae) 20 g
- *Sang Piao Xiao*‡ (Oötheca Mantidis) 10 g
- *Rou Gui* (Cortex Cinnamomi Cassiae) 3 g
- *E Zhu* (Rhizoma Curcumae) 10 g
- *Bai Hua She She Cao* (Herba Hedyotidis Diffusae) 20 g
- *Zhu Ling* (Sclerotium Polypori Umbellati) 30 g

Erklärung

- *Huang Qi* (Radix Astragali seu Hedysari), *Dang Shen* (Radix Codonopsitis Pilosulae), *Bai Zhu* (Rhizoma Atractylodis Macrocephalae) und *Zhu Ling* (Sclerotium Polypori Umbellati) vermehren Qi, leiten Feuchtigkeit aus und leiten Milz-Yang nach oben.
- *Nü Zhen Zi* (Fructus Ligustri Lucidi), *Han Lian Cao* (Herba Ecliptae Prostratae) und *Mai Men Dong* (Radix Ophiopogonis Japonici) nähren Yin und klären Hitze.
- *Dang Gui* (Radix Angelicae Sinensis), *He Shou Wu* (Radix Polygoni Multiflori), *Sheng Di Huang* (Radix Rehmanniae Glutinosae), *E Jiao*‡ (Gelatinum Corii Asini) und *Bai Shao* (Radix Paeoniae Lactiflorae) tonisieren und nähren das Blut.
- *Di Gu Pi* (Cortex Lycii Radicis) und *Xuan Shen* (Radix Scrophulariae Ningpoensis) klären Hitze, nähren Yin und kühlen das Blut.
- *Tu Si Zi* (Semen Cuscutae), *Rou Gui* (Cortex Cinnamomi Cassiae), *Rou Cong Rong* (Herba Cistanches Deserticolae) und *Sang Piao Xiao*‡ (Oötheca Mantidis) tonisieren die Nieren, stärken Yang und konsolidieren die Essenz.
- *Bai Hua She She Cao* (Herba Hedyotidis Diffusae) und *E Zhu* (Rhizoma Curcumae) klären Hitze, vermindern Toxizität, zerstreuen Ansammlungen und haben anti-kanzerogene Eigenschaften.

Allgemeine Modifikationen

- Bei starkem weißen vaginalen Ausfluss füge man 30 g *Fan Bai Cao* (Herba Potentillae Discoloris), 25 g *Long Gu*‡ (Os Draconis), 25 g *Mu Li*‡ (Concha Ostreae), 20 g *Cang Zhu* (Rhizoma Atractylodis) und 30 g *Hai Piao Xiao*‡ (Os Sepiae seu Sepiellae) hinzu.
- Bei starken Blutungen füge man 30 g *Xian He Cao* (Herba Agrimoniae Pilosae), 20 g *Xiao Ji Tan* (Herba Cephalanoploris seu Cirsii Carbonisata), 20 g *Di Yu Tan* (Radix Sanguisorbae Officinalis Carbonisata), 10 g *E Jiao*‡ (Gelatinum Corii Asini), 30 g *Yi Mu Cao* (Herba Leonuri Heterophylli), 30 g *Huang Qi* (Radix Astragali

seu Hedysari) und 30 g *Hua Jiao* (Pericarpium Zanthoxyli) hinzu. 3 g *Ren Shen* (Radix Ginseng) und 3 g *San Qi Fen* (Pulvis Radicis Notoginseng) oder 2 g *Yun Nan Bai Yao* (Yunnan Weiß) werden in das Dekokt gegeben, bevor man es einnimmt.
- Bei starken abdominalen Schmerzen füge man 40 g *Bai Shao* (Radix Paeoniae Lactiflorae), 30 g *Gan Cao* (Radix Glycyrrhizae), 30 g *Bai Qu Cai* (Herba Chelidonii) und 10 g *Yan Hu Suo* (Rhizoma Corydalis Yanhusuo) hinzu.

Einbeziehung der Chinesischen Medizin in onkologische Behandlungsstrategien bei zervikalem Krebs

Chirurgische Behandlung und postoperative Phase

Chirurgische Verfahren

- In den frühen Stadien von zervikalem Krebs wird gewöhnlich chirurgisch behandelt, um die kanzerogenen Zellen zu entfernen. Große schleifenförmige Exzision der Übergangszone oder Laser-Ablation sind heute in der Westlichen Medizin die Mittel der Wahl in diesem Stadium.
- Einfache Hysterektomie wird eingesetzt bei ausgeprägter Anaplasie der Zervix und prä-invasiven Karzinomen oder Karzinomen in situ.
- Radikale, vollständige Hysterektomie wird im Stadium Ia_1 von zervikalem Krebs durchgeführt (minimales mikroskopisch erkennbares stromales Eindringen); die Stadieneinteilung basiert auf der FIGO-Klassifikation (Internationale Föderation der Gynäkologie und Geburtshilfe).
- Sub-extensive totale Hysterektomie wird im Stadium Ia_2 von zervikalem Krebs durchgeführt (mikroskopisch sichtbare Läsionen in einer messbaren Größe, mit der invasiven Komponente weniger als 5 mm unter der Basis des Epitheliums und mit 7 mm oder weniger an horizontaler Ausbreitung).
- Extensive totale Hysterektomie und Lymphadenektomie des Beckens wird jenseits des Stadiums Ib von zervikalem Krebs durchgeführt.

Innere Behandlung

Postoperativ sollten Arzneien zur Stützung des Aufrechten Qi und Vertreibung pathogener Faktoren in die Behandlung einbezogen werden, um Wiederauftreten und Metastasierung zu verhindern und die Überlebenschancen für fünf Jahre zu verbessern. Die folgenden Arzneien werden häufig für diesen Zweck verwendet (weitere Details finden sich in Kapitel 3).
- *Huang Qi* (Radix Astragali seu Hedysari)
- *Dang Shen* (Radix Codonopsitis Pilosulae)
- *Bai Zhu* (Rhizoma Atractylodis Macrocephalae)
- *Fu Ling* (Sclerotium Poriae Cocos)
- *Ji Xue Teng* (Caulis Spatholobi)
- *Huang Jing* (Rhizoma Polygonati)
- *Dang Gui* (Radix Angelicae Sinensis)
- *Chi Shao* (Radix Paeoniae Rubrae)
- *Bei Sha Shen* (Radix Glehniae Littoralis)
- *Gou Qi Zi* (Fructus Lycii)
- *Nü Zhen Zi* (Fructus Ligustri Lucidi)
- *Tu Si Zi* (Semen Cuscutae)
- *Sang Ji Sheng* (Ramulus Loranthi)
- *Tu Fu Ling* (Rhizoma Smilacis Glabrae)
- *Bai Hua She She Cao* (Herba Hedyotidis Diffusae)
- *Shan Ci Gu* (Pseudobulbus Shancigu)
- *Bai Ying* (Herba Solani Lyrati)
- *Ban Zhi Lian* (Herba Scutellariae Barbatae)
- *Xia Ku Cao* (Spica Prunellae Vulgaris)
- *Long Kui* (Herba Solani Nigri)
- *Shi Jian Chuan* (Herba Salviae Chinensis)
- *Yi Yi Ren* (Semen Coicis Lachryma-jobi)
- *E Zhu* (Rhizoma Curcumae)

Postoperative Symptome

Vermehrter vaginaler Ausfluss

Patientinnen weisen nach der Operation häufig eine Schwäche von Milz und Nieren auf. Milz-Schwäche führt zu einem Versagen der Transport- und Transformationsfunktion und zu innerer Ansammlung von Wasser und Feuchtigkeit. Pathogene Feuchtigkeit strömt nach unten, um vermehrten vaginalen Ausfluss hervorzurufen. Nieren-Schwäche führt zu einer fehlenden Konsolidierung des Konzeptionsgefäßes, mit der Folge von vermehrtem vaginalen Ausfluss.

Akupunktur

Therapeutisches Prinzip

Die Milz stärken, die Nieren wärmen und vaginalen Ausfluss stoppen.

Punkte

Bl 23 Shenshu, Bl 30 Baihuanshu, Gb 26 Daimai, Bl 32 Ciliao, Mi 6 Sanyinjiao, Ren 4 Guanyuan und Ren 6 Qihai.

Technik

Man wende die stärkende Methode an und belasse die Nadeln 20–30 Minuten in den Punkten. Die Punkte Bl 23 Shenshu, Gb 26 Daimai, Bl 32 Ciliao und Ren 4 Guanyuan sind mit Moxibustion zu behandeln.

Erklärung

- Die Anwendung von stärkender Methode und Moxibustion bei Bl 23 Shenshu und Ren 4 Guanyuan wärmt und tonisiert den Unteren Erwärmer und sichert und begrenzt das Dai Mai-Gürtelgefäß.
- Ren 6 Qihai reguliert Qi und fördert die Bewegung von Feuchtigkeit durch Regulieren des Konzeptionsgefäßes.
- Die Anwendung von Moxibustion bei Gb 26 Daimai und Bl 32 Ciliao stärkt die Wirkung dieser Punkte bei der Behandlung von vaginalem Ausfluss.
- Bl 30 Baihuanshu klärt Hitze und fördert die Bewegung von Feuchtigkeit im Unteren Erwärmer.
- Mi 6 Sanyinjiao stärkt die Milz und fördert die Bewegung von Feuchtigkeit.

Strahlentherapie

Strahlentherapie wird hauptsächlich bei zervikalem Krebs im Stadium IIb (deutliche parametrische Beteiligung, aber keine Ausdehnung in die Beckenwand oder in das untere Drittel der Vagina) und Stadium III (Ausdehnung in die Beckenwand und/oder in das untere Drittel der Vagina) eingesetzt, mit palliativer Bestrahlung im Spätstadium. Strahlentherapie wird auch vor und nach der Operation eingesetzt, um die Gesamtwirkung der Behandlung zu erhöhen und um Wiederauftreten und Metastasierung vorzubeugen.

8

TCM-Behandlung kann die durch Strahlentherapie hervorgerufeneToxizität mindern und die Wirkung der Strahlentherapie steigern. Häufige Nebenwirkungen, die durch Strahlentherapie bei zervikalem Krebs verursacht werden, sind:

- Übermäßige Hitze-Toxine, charakterisiert durch Trockenheit von Mund und Zunge und Mundulzera
- Reaktionen im Intestinaltrakt aufgrund von Feuchte-Hitze, die nach unten fließt und charakterisiert ist durch Tenesmen, Eiter und Blut im Stuhl, abdominalen Schmerz nach der Defäkation, ein ziehendes Gefühl und Aufblähung im unteren Abdomen und Mattigkeit und Schmerzen im unteren Rücken und in den Beinen
- Reaktionen im urogenitalen System aufgrund der Ansammlung von Hitze-Toxinen in der Blase, charakterisiert durch eingeschränktes, häufiges, dringliches und schmerzhaftes Wasserlassen, möglicherweise mit Blut im Urin.

Die Behandlung dieser Symptome mit TCM wird ausführlich in den Abschnitten dieses Kapitels über Ovarialkrebs und Dickdarmkrebs erörtert.

Chemotherapie

Chemotherapie ist eine wirksame Ergänzungsmethode bei zervikalem Krebs im Spätstadium, vor und nach Operation und Strahlentherapie. Die Nebenwirkungen durch Chemotherapie bei zervikalem Krebs beinhalten **Knochenmarksuppression, Übelkeit und Erbrechen** und **Appetitmangel**; der Einsatz von TCM bei der Behandlung dieser Nebenwirkungen wird ausführlicher in Kapitel 4 erörtert.

Andere Therapien

Diätetik

- Nach der Operation sollten die Patienten angewiesen werden, Nahrungsmittel zur Tonisierung der Nieren und Regulation der Menstruation zu sich nehmen wie Schweineleber, chinesische Yamswurzel (*Shan Yao*, Rhizoma Dioscoreae Oppositae), Longanenfrucht, Maulbeere, schwarze Sesamsamen, Bocksdornfrüchte (*Gou Qi Zi*, Fructus Lycii), Raps und Lotuswurzel.
- Während der Strahlentherapie sollte die Diät Nahrungsmittel einschließen, die das Blut nähren und Yin anreichern, wie Rind, Schweineleber, Lotuswurzel, Morcheln, Spinat, Sellerie, Granatapfel und Wassernuss.

- Während der Chemotherapie sollten die Patienten Nahrungsmittel essen, die die Milz stärken und die Nieren tonisieren, wie chinesisches Yamswurzelpulver, *Yi Mi Zhou* (Hiobstränensamen-Congee), Schweine- oder Kalbsleber, Silbermorcheln, Bocksdornfrüchte (*Gou Qi Zi*, Fructus Lycii), Lotuswurzel und Banane.
- Patienten im Spätstadium von zervikalem Krebs sollten Adukibohnen, grüne Bohnen, frische Lotuswurzel, Spinat, Banane, Wintermelone, Wassermelone und Äpfel sowie sehr proteinhaltige Nahrung wie Milch, Eier und Rind zu sich nehmen.
- Patienten sollten keinen Schnittlauch, keine rohen Zwiebeln und keine kalte und fette Nahrung zu sich nehmen und Alkohol und Zigaretten meiden.

Qigong-Therapie

Die Patientin kann Qigong in einer sitzenden Haltung ohne unnötige Anstrengung üben.

8.10 Blasenkrebs

Blasenkrebs ist eine der häufigsten Krebsarten des urogenitalen Systems und verantwortlich für ca. 4% aller malignen Tumore. 3–4-mal mehr Männer als Frauen entwickeln Blasenkrebs, der am häufigsten im Alter zwischen 50 und 70 Jahren auftritt. Rauchen scheint der größte Risikofaktor zu sein, andere prädisponierende Faktoren sind z. B. die Exposition gegenüber bestimmten industriellen Chemikalien, die sich im Urin konzentrieren, sowie Exposition gegenüber Medikamenten wie Cyclophosphamiden und anderen alkylisierenden Substanzen und chronische Reizung durch Schistosomiasis und Blasensteine.

Klinische Zeichen

- Frühsymptome sind intermittierende, schmerzlose, sichtbare Hämaturie, manchmal begleitet von blutigen Gerinnseln
- ein häufiges und dringenden Bedürfnis, Wasser zu lassen
- Brennen und Schmerzen während des Wasserlassens
- Mattigkeit und Schmerzen im unteren Rücken
- aufgedunsene Schwellungen in den unteren Gliedmaßen
- Knoten im unteren Abdomen

Ätiologie und Pathologie

Eine Mangel an Nieren-Qi beeinträchtigt die Transformation und den Transport von Wasser und Feuchtigkeit. Schädigung von Milz und Nieren führt daraufhin zu einer inneren Erzeugung von Hitze-Toxinen, die sich in der Blase ansammeln und die Leitbahnen und Netzgefäße versengen sowie zu einer wilden Bewegung des Blutes führen. Ein andauernder Zustand von Blut im Urin verursacht Qi-Stagnation und Blut-Stase. Harnverhalt führt zu fauligem Fleisch, das die Blase blockiert und das brennendes und schmerzhaftes Wasserlassen und in schweren Fällen Anämie entstehen lässt.

Musteridentifizierung und therapeutische Prinzipien

Innere Behandlung

Hitze-Toxine strömen nach unten, um sich in der Blase zu sammeln

Wichtige Symptome und Zeichen

Intermittierend und schmerzlos auftretendes, sichtbares Blut im Urin als Initialsymptom, das sich im Folgenden als häufiges und schmerzhaftes Wasserlassen manifestiert; Ziehen und Aufblähung im unteren Abdomen, manchmal begleitet von Fieber und Abneigung gegen Kälte, Schmerzen im unteren Rücken und im Abdomen und Schwierigkeiten beim Wasserlassen. Der Zungenkörper ist matt mit einem weißen und schmierigen Belag; der Puls ist tief und drahtig. Dieses Muster ist oft bei Blasenkrebs zu beobachten, der sich durch Infektion verkompliziert.

Therapeutisches Prinzip

Hitze klären und die Bewegung von Feuchtigkeit fördern, Toxizität vermindern und Blut-Stase transformieren

Rezeptur

***Ba Zheng San He Bai She Liu Wei Wan Jia Jian* (Acht-Arzneien-Pulver zur Korrektur kombiniert mit Weiße-Schlange-Pille mit sechs Zutaten, mit Modifikationen)**

- *Tong Cao* (Medulla Tetrapanacis Papyriferi) 10 g
- *Che Qian Zi* (Semen Plantaginis) 30 g
- *Bian Xu* (Herba Polygoni Avicularis) 20 g
- *Liu Yi San* (6:1-Pulver) 30 g, dem fertigen Dekokt beigegeben
- *Tu Fu Ling* (Rhizoma Smilacis Glabrae) 30 g
- *Shan Dou Gen* (Radix Sophorae Tonkinensis) 30 g
- *Bai Ying* (Herba Solani Lyrati) 30 g
- *Long Kui* (Herba Solani Nigri) 30 g
- *She Mei* (Herba Duchesneae) 30 g
- *Dan Shen* (Radix Salviae Miltiorrhizae) 30 g
- *Dang Gui* (Radix Angelicae Sinensis) 15 g
- *Jin Qian Cao* (Herba Lysimachiae) 20 g
- *Hai Jin Sha* (Spora Lygodii Japonici) 30 g
- *San Qi Fen* (Pulvis Radicis Notoginseng) 6 g, dem fertigen Dekokt beigegeben

Erklärung

- *Tong Cao* (Medulla Tetrapanacis Papyriferi), *Che Qian Zi* (Semen Plantaginis), *Bian Xu* (Herba Polygoni Avicularis) und *Liu Yi San* (6:1-Pulver) klären Hitze und fördern das Wasserlassen und die Bewegung von Feuchtigkeit.
- *Tu Fu Ling* (Rhizoma Smilacis Glabrae), *Shan Dou Gen* (Radix Sophorae Tonkinensis), *Hai Jin Sha* (Spora Lygodii Japonici) und *Jin Qian Cao* (Herba Lysimachiae) klären Hitze, vermindern Toxizität und fördern das Wasserlassen.
- *Long Kui* (Herba Solani Nigri), *She Mei* (Herba Duchesneae) und *Bai Ying* (Herba Solani Lyrati) klären Hitze, bewegen das Blut und haben antikanzerogene Eigenschaften.
- *Dan Shen* (Radix Salviae Miltiorrhizae), *Dang Gui* (Radix Angelicae Sinensis) und *San Qi Fen* (Pulvis Radicis Notoginseng) transformieren Blut-Stase.

Qi kann das Blut nicht bewahren aufgrund einer Milz- und Nieren-Schwäche

Wichtige Symptome und Zeichen

Schmerzlos auftretendes, sichtbares Blut im Urin, Mattigkeit und Schmerzen im unteren Rücken und in den Knien, Ziehen im unteren Abdomen, eine hell-weiße Gesichtsfarbe, Müdigkeit und Kraftlosigkeit, Schwindel, Tinnitus, kalte untere Gliedmaßen und weiche Stühle. Der Zungenkörper ist blass mit einem weißen und schmierigen Belag; der Puls ist tief und fadenförmig. Dieses Muster kann oft im Spätstadium von Blasenkrebs beobachtet werden.

Therapeutisches Prinzip

Die Nieren tonisieren und die Milz stärken, die Bewegung von Nässe fördern und Blut-Stase transformieren.

Rezeptur

***Liu Wei Di Huang Tang He Bai She Liu Wei Wan* (Rehmannia-Dekokt mit sechs Bestandteilen kombiniert mit Weiße-Schlange-Pille mit sechs Zutaten, mit Modifikationen)**

- *Sheng Di Huang* (Radix Rehmanniae Glutinosae) 20 g
- *Shan Zhu Yu* (Fructus Corni Officinalis) 15 g
- *Tu Fu Ling* (Rhizoma Smilacis Glabrae) 30 g
- *Mu Dan Pi* (Cortex Moutan Radicis) 30 g
- *Bai Mao Gen* (Rhizoma Imperatae Cylindricae) 30 g
- *Xian He Cao* (Agrimoniae Pilosae) 30 g
- *Shan Dou Gen* (Radix Sophorae Tonkinensis) 20 g
- *Bai Ying* (Herba Solani Lyrati) 20 g
- *Long Kui* (Herba Solani Nigri) 20 g
- *She Mei* (Herba Duchesneae) 20 g
- *Dan Shen* (Radix Salviae Miltiorrhizae) 20 g
- *Dang Gui* (Radix Angelicae Sinensis) 10 g
- *Jiang Huang* (Rhizoma Curcumae Longae) 10 g
- *Nü Zhen Zi* (Fructus Ligustri Lucidi) 30 g
- *Han Lian Cao* (Herba Ecliptae Prostratae) 20 g
- *Yi Yi Ren* (Semen Coicis Lachryma-jobi) 30 g

Erklärung

- *Sheng Di Huang* (Radix Rehmanniae Glutinosae), *Nü Zhen Zi* (Fructus Ligustri Lucidi) und *Shan Zhu Yu* (Fructus Corni Officinalis) tonisieren die Nieren, reichern Yin an und nähren das Blut.
- *Tu Fu Ling* (Rhizoma Smilacis Glabrae) und *Shan Dou Gen* (Radix Sophorae Tonkinensis) klären Hitze und vermindern Toxizität.
- *Bai Mao Gen* (Rhizoma Imperatae Cylindricae), *Xian He Cao* (Herba Agrimoniae Pilosae) und *Han Lian Cao* (Herba Ecliptae Prostratae) klären Hitze, nähren Yin und stoppen Blutungen.
- *Long Kui* (Herba Solani Nigri), *She Mei* (Herba Duchesneae) und *Bai Ying* (Herba Solani Lyrati) klären Hitze, bewegen das Blut und haben antikanzerogene Eigenschaften.
- *Dan Shen* (Radix Salviae Miltiorrhizae), *Dang Gui* (Radix Angelicae Sinensis), *Jiang Huang* (Rhizoma Curcumae Longae) und *Mu Dan Pi* (Cortex Moutan Radicis) vitalisieren das Blut und zerteilen Blut-Stase.
- *Yi Yi Ren* (Semen Coicis Lachryma-jobi) stärkt die Milz und fördert das Wasserlassen.

Akupunktur

Punkte

- **Hauptpunkte:** Ren 4 Guanyuan, Ren 6 Qihai, Bl 26 Guanyuanshu, Bl 28 Pangguangshu, Bl 23 Shenshu, Bl 57 Chengshan und Mi 6 Sanyinjiao.
- **Hilfspunkte:** Mi 9 Yinlingquan, 3E 17 Yifeng und Ni 7 Fuliu.

Technik

Man wende abwechselnd die stärkende und die ableitende Methode an. Die Nadeln werden 20–30 Minuten in den Punkten belassen. Einmal täglich behandeln.

Ohr-Akupunktur

Punkte

Niere, Blase, Nebennieren, Endokrinum, Milz und Leber.

Technik

Man befestige *Wang Bu Liu Xing*-Samen (Semen Vaccariae Segetalis) mit selbstklebendem Pflaster auf den Punkten. Den Patienten anweisen, jeden Samen zehnmal täglich eine Minute lang zu drücken. Die Samen alle drei Tage auswechseln, dabei das andere Ohr wählen.

Einbeziehung der Chinesischen Medizin in onkologische Behandlungsstrategien bei Blasenkrebs

Chirurgische Behandlung und postoperative Phase

Innere Behandlung

Indikation

Die Patienten weisen hauptsächlich Mattigkeit und Schmerzen in Beinen und Knien auf, eine geschwächte Konstitution, Kraftlosigkeit, niedriges Fieber und schlechten Appetit.

Therapeutisches Prinzip

Die Nieren nähren und Qi vermehren, Toxizität vermindern und vom Lin-Syndrom befreien.

Bestandteile der empirischen Rezeptur

- *Sheng Di Huang* (Radix Rehmanniae Glutinosae) 15 g
- *Shu Di Huang* (Radix Rehmanniae Glutinosae Conquita) 15 g
- *Gou Qi Zi* (Fructus Lycii) 15 g
- *Nü Zhen Zi* (Fructus Ligustri Lucidi) 15 g
- *Tu Si Zi* (Semen Cuscutae) 15 g
- *Huang Qi* (Radix Astragali seu Hedysari) 30 g
- *Tai Zi Shen* (Radix Pseudostellariae Heterophyllae) 20 g
- *Bai Zhu* (Rhizoma Atractylodis Macrocephalae) 9 g
- *Fu Ling* (Sclerotium Poriae Cocos) 15 g
- *Shan Zhu Yu* (Fructus Corni Officinalis) 20 g
- *Du Zhong* (Cortex Eucommiae Ulmoidis) 9 g
- *Ji Nei Jin*‡ (Endothelium Corneum Gigeriae Galli) 12 g
- *Hai Jin Sha* (Herba Lygodii Japonici) 20 g
- *Qu Mai* (Herba Dianthi) 15 g
- *Tu Fu Ling* (Rhizoma Smilacis Glabrae) 20 g
- *Long Kui* (Herba Solani Nigri) 20 g
- *Ban Zhi Lian* (Herba Scutellariae Barbatae) 30 g
- *Bai Hua She She Cao* (Herba Hedyotidis Diffusae) 30 g

Akupunkturbehandlung von häufigen postoperativen Symptomen

Harnverhalt

Ätiologie und Pathologie

- Nach chirurgischer Behandlung strömt aufgrund von Milz-Mangel Feuchte-Hitze nach unten und sammelt sich in der Blase, um einen Zusammenbruch der Qi-Transformation auszulösen, der wiederum zu einem Harnverhalt führt.
- Das Sinken des Milz-Qi führt zu einem Unvermögen des klaren Yang, nach oben aufzusteigen, und des trüben Yin, nach unten zu fließen, was zu Schwierigkeiten beim Wasserlassen führt.
- Schwäche des Nieren-Yang verursacht eine Leere des Feuers im Tor des Lebens und einen Zusammenbruch der Qi-Transformation in der Blase, was zu einer Blockierung des Urins führt.

1. Ansammlung von Feuchte-Hitze

Akupunktur

Therapeutisches Prinzip

Hitze klären, die Bewegung von Feuchtigkeit und das Wasserlassen fördern.

Punkte

Bl 20 Pishu, Le 13 Zhangmen, Bl 28 Pangguangshu, Ren 3 Zhongji, Mi 6 Sanyinjiao und Mi 9 Yinlingquan.

Technik

Man wende die ableitende Methode an. Die Nadeln werden 20–30 Minuten in den Punkten belassen. Einmal täglich behandeln.

Erklärung
- Die Kombination von Bl 20 Pishu und Le 13 Zhangmen, den Rücken-*shu*- und Alarm-*mu*-Punkten der Milz, mit Mi 9 Yinlingquan und die Anwendung der ableitenden Methode klären Hitze und fördern die Bewegung von Feuchtigkeit durch Stärken der Milz und Fördern des Wasserlassens.
- Mi 6 Sanyinjiao klärt Hitze und fördert die Bewegung von Feuchtigkeit in der Milz-Leitbahn durch Ausleiten und Befreien von Qi und Blut in den drei Yin-Leitbahnen.
- Bl 28 Pangguangshu und Ren 3 Zhongji, die Rücken-*shu*- und Alarm-*mu*-Punkte der Blase, klären Hitze und fördern die Bewegung von Feuchtigkeit durch Regulieren von Qi im Unteren Erwärmer.
- Die Gesamtkombination der Punkte hat die Wirkung, das Wasserlassen zu befreien, sobald die Blase in der Lage ist, ihre Funktion der Qi-Transformation auszuführen. Dieses tritt ein, wenn die Hitze geklärt und die Bewegung von Feuchtigkeit gefördert worden ist.

2. Absinken des Milz-Qi

Akupunktur

Therapeutisches Prinzip

Die Milz stärken, Qi vermehren und das Wasserlassen befreien.

Punkte

Bl 20 Pishu, Ren 6 Qihai, Ren 12 Zhongwan, Ma 36 Zusanli, Bl 28 Pangguangshu und Ren 3 Zhongji.

Technik

Man wende die stärkende Methode an. Die Nadeln werden 20–30 Minuten in den Punkten belassen. Einmal täglich behandeln.

Erklärung
- Die Kombination von Bl 20 Pishu, dem Rücken-*shu*-Punkt der Milz, mit Ma 36 Zusanli, dem Meer-*he*-Punkt der Magen-Leitbahn, tonisiert und stärkt Milz und Magen.
- Ren 6 Qihai und Ren 12 Zhongwan stärken die Milz, vermehren Qi und heben Yang Qi.
- Bl 28 Pangguangshu und Ren 3 Zhongji befreien das Wasserlassen durch Ausleiten und Regulieren von Qi im Unteren Erwärmer.

3. Nieren-Yang-Schwäche

Akupunktur

Therapeutisches Prinzip

Nieren-Yang wärmen und tonisieren

Punkte

Bl 23 Shenshu, Ren 4 Guanyuan, Du 4 Mingmen, Bl 28 Pangguangshu und Ren 3 Zhongji.

Technik

Man wende die stärkende Methode an. Die Nadeln werden 20–30 Minuten in den Punkten belassen. Einmal täglich behandeln.

Moxibustion

Nach dem Ziehen der Nadeln wende man für 20 Minuten die Moxibustion mit Ingwer in Ren 4 Guanyuan und Du 4 Mingmen an. Man brenne drei bis fünf Moxakegel auf 0,2–0,3 cm dicken Ingwerscheiben ab, dabei wird das Ausmaß der Erwärmung beobachtet, um sicherzustellen, dass sie innerhalb des Toleranzbereiches des Patienten bleibt.

Erklärung
- Die Anwendung der stärkenden Methode in Bl 23 Shenshu aktiviert Qi in der Nieren-Leitbahn.
- Die Anwendung der stärkenden Methode mit Moxibustion in Ren 4 Guanyuan und Du 4 Mingmen tonisiert und vermehrt Qi im Unteren Erwärmer und stärkt die funktionalen Aktivitäten von Qi in der Blase.
- Bl 28 Pangguangshu und Ren 3 Zhongji regulieren die funktionalen Aktivitäten von Qi im Unteren Erwärmer.

4. Blut im Urin

Musteridentifizierung und Behandlung werden ausführlich im Abschnitt Hämorrhagie des Kapitels 5 erörtert.

Strahlentherapie

Blasenkrebs spricht generell nicht gut auf Strahlentherapie an, die hauptsächlich im Spätstadium als Palliativbehandlung eingesetzt wird. Strahlenzystitis und Strahlenproktitis sind häufige Nebenwirkungen, die durch Strahlentherapie bei Blasenkrebs verursacht werden; beide werden ausführlich in getrennten Abschnitten des Kapitels 4 erörtert.

Chemotherapie

Innere Behandlung

Indikation

Die Perfusion von chemotherapeutischen Mitteln in der Blase führt häufig zu Polyurie und Harndrang mit einem brennenden und schmerzhaften Gefühl während des Wasserlassens oder zu Hämaturie.

Therapeutisches Prinzip

Das Blut kühlen und Hitze klären, Wasserlassen fördern und das Lin-Syndrom ausleiten.

Bestandteile der empirischen Rezeptur

- *Sheng Di Huang* (Radix Rehmanniae Glutinosae) 15 g
- *Mu Dan Pi* (Cortex Moutan Radicis) 9 g
- *Da Ji* (Herba seu Radix Cirsii Japonici) 20 g
- *Xiao Ji* (Herba Cephalanoploris seu Cirsii) 20 g
- *Hua Shi*‡ (Talcum) 15 g
- *Tong Cao* (Medulla Tetrapanacis Papyriferi) 15 g
- *Pu Huang Tan* (Pollen Typhae Carbonisatum) 9 g
- *Ou Jie* (Nodus Nelumbinis Nuciferae Rhizomatis) 9 g
- *Bai Mao Gen* (Rhizoma Imperatae Cylindricae) 30 g
- *Dan Zhu Ye* (Herba Lophatheri Gracilis) 6 g
- *Zhi Zi* (Fructus Gardeniae Jasminoidis) 9 g
- *Qu Mai* (Herba Dianthi) 9 g
- *Gan Cao* (Radix Glycyrrhizae) 6 g
- *Che Qian Zi* (Semen Plantaginis) 9 g, eingepackt
- *Ze Xie* (Rhizoma Alismatis Orientalis) 15 g
- *Wei Ling Xian* (Radix Clematidis) 9 g
- *Huai Niu Xi* (Radix Achyranthis Bidentatae) 9 g

Man wende die Verordnung an, sobald die Symptome auftreten. Ein Päckchen täglich wird zur Bereitung eines Dekoktes verwendet, das zweimal täglich eingenommen wird, bis die Symptome verschwinden.

Für eine ausführliche Erörterung über die Art und Weise, wie Chinesische Medizin eingesetzt werden kann, um die Nebenwirkungen von Chemotherapie bei Blasenkrebs und anderen Krebsarten zu vermindern, orientiere man sich in den Abschnitten über verminderte Blutwerte (Knochenmarksuppression) und Übelkeit und Erbrechen in Kapitel 4.

Anmerkungen zur Behandlung

Chirurgische Behandlung ist gewöhnlich die hauptsächliche Methode bei der Behandlung von Blasenkrebs und wird häufig in China mit Strahlentherapie, Chemotherapie und TCM kombiniert. Da das örtliche Wiederauftreten von Blasenkrebs nach der Operation besonders bei oberflächlichen Krebserkrankungen häufig ist, kann die Integration von TCM in die Behandlungsstrategie helfen, die Rate des Wiederauftretens zu senken, die Gesamtwirkung der Behandlung zu verbessern und die Überlebenszeit zu verlängern, besonders bei Blasenkrebs im Spätstadium.[5]

Andere Therapien

Diätetik

- Nach der Operation sollten die Patienten angewiesen werden, Nahrungsmittel zu essen, die die Milz stärken, das Wasserlassen fördern und die Konstitution stärken, wie *Yi Mi Zhou* (Hiobstränensamen-Congee), *Xiao Mai Zhou* (Weizen-Congee), Bocksdornfrüchte (*Gou Qi Zi*, Fructus Lycii), Kiwifrucht, Kastanien, Wassermelone, schwarze Sesamsamen und Garnelen.
- Während der Strahlentherapie sollten die Patienten Nahrungsmittel essen, die das Yin nähren, Trockenheit befeuchten, die Milz stärken und den Magen harmonisieren, wie Wassermelone, Orangen, Ananas, Wasserkastanien, Zitronenfrüchte (*Xiang Yuan*, Fructus Citri Medicae seu Wilsonii), Silbermorcheln und *Yi Mi Zhou* (Hiobstränensamen-Congee)
- Während der Chemotherapie ist es besser, Nahrungsmittel zu essen, die Qi und die Nieren tonisieren, das Blut nähren und die Essenz wiederauffüllen, wie *Shan Yao Er Mi Zhou* (Congee mit chinesischer Yamswurzel, Reis und Hirse), Lotussamen, Spinat, Enteneier, Adukibohnen.

- Patienten mit Blasenkrebs sollten Chilli, rohe Zwiebeln und Knoblauch, Zigaretten und Alkohol meiden.

Qigong-Therapie

Patienten können innerlich-nährendes Qigong üben, beginnend mit einigen Minuten am Tag und langsam auf 30–60 Minuten steigernd, abhängig vom Gesundheitszustand.

Klinische Erfahrung und Fallbeispiele

Zhang Daizhao

Fallbeispiel

Ein 62-jähriger Mann besuchte erstmalig im März 1995 Dr. Zhangs Klinik. Seit zwei Jahren litt er unter Hämaturie und Schwierigkeiten beim Wasserlassen; der Zustand hatte sich in den vorangegangenen zwei Monaten verschlechtert und wurde begleitet von emotionaler Instabilität und schlechtem Appetit.
Die Zytoskopie zeigte ein papilläres Karzinom der Blase. Der Patient zog es aufgrund der Kosten für eine chirurgische Behandlung vor, sich einer Chemotherapie zu unterziehen. Chinesische Medizin wurde vor der Chemotherapie verabreicht.

Therapeutisches Prinzip

Leber und Nieren nähren und tonisieren, Feuchtigkeit ausleiten und die Milz regulieren.

Rezeptur

***Liu Wei Di Huang tang He Bi Xie Fen Qing Yin Jia Jian* (Rehmannia-Dekokt mit sechs Bestandteilen kombiniert mit Yamswurzelgetränk, das das Klare vom Trüben trennt, mit Modifikationen)**

- *Sheng Di Huang* (Radix Rehmanniae Glutinosae) 20 g
- *Dan Shen* (Radix Salviae Miltiorrhizae) 15 g
- *Fu Ling* (Sclerotium Poriae Cocos) 20 g
- *Bai Zhu* (Rhizoma Atractylodis Macrocephalae) 12 g
- *Shan Yao* (Rhizoma Dioscoreae Oppositae) 20 g
- *Bi Xie* (Rhizoma Dioscoreae Hypoglaucae seu Septemlobae) 15 g
- *Huang Bai* (Cortex Phellodendri) 9 g
- *Shi Chang Pu* (Rhizoma Acori Graminei) 9 g
- *Lian Zi Xin* (Plumula Nelumbinis Nuciferae) 6 g
- *Chong Lou* (Rhizoma Paridis) 20 g
- *Shan Ci Gu* (Pseudobulbus Shancigu) 15 g
- *Ze Xie* (Rhizoma Alismatis Orientalis) 15 g
- *Bai Mao Gen* (Rhizoma Imperatae Cylindricae) 30 g
- *Da Ji* (Herba seu Radix Cirsii Japonici) 30 g
- *Xiao Ji* (Herba Cephalanoploris seu Cirsii) 30 g
- *Che Qian Zi* (Semen Plantaginis) 30 g
- *Bai Hua She She Cao* (Herba Hedyotidis Diffusae) 20 g
- *Ban Zhi Lian* (Herba Scutellariae Barbatae) 30 g

Ein Päckchen täglich wurde zur Bereitung eines Dekoktes verwendet, das zweimal täglich eingenommen wurde.

Zusätzliche Rezeptur

Der Patient erhielt eine zweite Verordnung, die direkt auf den Tumor abzielte:

- *Chuan Wu** (Radix Aconiti Carmichaeli) 30 g
- *Cao Wu** (Radix Aconiti Kusnezoffii) 30 g
- *Lang Du* (Radix Euphorbiae Fischerianae) 30 g
- *Dan Nan Xing*‡ (Pulvis Arisaematis cum Felle Bovis) 50 g
- *Shan Ci Gu* (Pseudobulbus Shancigu) 60 g
- *Mu Xiang** (Radix Aucklundiae Lappae) 30 g
- *Huo Xiang* (Herba Agastaches seu Pogostemi) 50 g
- *Ding Xiang* (Flos Caryophylli) 30 g
- *Chuan Lian Zi* (Fructus Meliae Toosendan) 50 g
- *Wu Zhu Yu* (Fructus Evodiae Rutaecarpae) 30 g

Diese Arzneien wurden zu einem feinen Pulver zermahlen und in Kapseln gefüllt; 6 g wurden zweimal täglich eingenommen.
Nach zehn Tagen hatte sich die Hämaturie ein wenig verschlechtert. Der Patient wurde gebeten, sowohl mit dem Dekokt als auch mit der Kapseleinnahme weitere zehn Tage fortzufahren; nach dieser Zeit hatte sich die Hämaturie vermindert, das Wasserlassen war problemlos, seine Stimmung und sein Appetit hatten sich gebessert. Der Patient setzte die Einnahme der Arzneien weitere sechs Monate fort und sein Gesamtzustand stabilisierte sich.
Der Patient begann danach mit der Chemotherapie und erhielt eine Perfusion der Blase mit Hydroxycamptothecin in einer Dosierung von 10–20 mg einmal wöchentlich über zwei Monate. Während der Chemotherapiebehandlung stellten sich Nebenwirkungen wie Reizbarkeit, Mundtrockenheit, Durst, verminderter Appetit, eine schwache Konstitution und Kraftlosigkeit ein.

Der Patient erhielt die folgende Verordnung, um diese Nebenwirkungen abzumildern und ihm zu helfen, den Behandlungszyklus abzuschließen.

Therapeutisches Prinzip

Die Milz stärken und den Magen harmonisieren, Leber und Nieren nähren und tonisieren, Hitze klären und die Bewegung von Feuchtigkeit fördern

Bestandteile

- *Tai Zi Shen* (Radix Pseudostellariae Heterophyllae) 20 g
- *Fu Ling* (Sclerotium Poriae Cocos) 20 g
- *Bai Zhu* (Rhizoma Atractylodis Macrocephalae) 12 g
- *Zhu Ru* (Caulis Bambusae in Taeniis) 15 g
- *Chao Zhi Zi* (Fructus Gardeniae Jasminoidis, pfannengerührt) 9 g
- *Mai Men Dong* (Radix Ophiopogonis Japonici) 15 g
- *Tian Hua Fen* (Radix Trichosanthis) 20 g
- *Lian Zi Xin* (Plumula Nelumbinis Nuciferae) 10 g
- *Nü Zhen Zi* (Fructus Ligustri Lucidi) 15 g
- *Gou Qi Zi* (Fructus Lycii) 15 g
- *Huang Bai* (Cortex Phellodendri) 9 g
- *Bai Mao Gen* (Rhizoma Imperatae Cylindricae) 30 g
- *Ze Xie* (Rhizoma Alismatis Orientalis) 20 g
- *Hua Shi*‡ (Talcum) 15 g
- *Gan Cao* (Radix Glycyrrhizae) 6 g
- *Jiao Shan Zha* (Fructus Crataegi, scharf gebraten) 15 g
- *Jiao Shen Qu* (Massa Fermentata, scharf gebraten) 15 g
- *Jiao Mai Ya* (Fructus Hordei Vulgaris Germinatus, scharf gebraten) 15 g

Ein Päckchen täglich wurde zur Bereitung eines Dekoktes verwendet, das zweimal täglich über zwei Monate eingenommen wurde. Die Nebenwirkungen der Chemotherapie wurden abgemildert, so dass der Patient den Behandlungszyklus beenden konnte.

Im November desselben Jahres zeigte eine weitere Zystoskopie, dass der Tumor sich etwas vergrößert hatte. Der Patient wollte sich immer noch keiner chirurgischen Behandlung unterziehen und ihm wurde geraten, die TCM-Behandlung fortzusetzen durch Einnehmen der Kapsel wie zuvor und zusätzlich zweimal täglich einer großen 9 g Pille von *Liu Wei Di Huang Wan* (Rehmannia-Pille mit sechs Bestandteilen).

Da der Patient in einer abgelegenen Berggegend lebte, das Hospital nicht regelmäßig aufsuchen konnte und Schwierigkeiten hatte, die Kräuter vor Ort zu bekommen, wurde ihm auch eine empirische Rezeptur verordnet aus 10 g *Pei Lan* (Herba Eupatorii Fortunei), 10 g *Hu Tao Shu Ye* (Folium Juglundis Regiae) und 10 g *Hua Jiao Shu Zhi* (Ramulus Zanthoxyli), die als Dekokt zuzubereiten waren, um darin ein Ei zu kochen, das dann verzehrt wurde.

Der Patient nahm diese Rezeptur sieben Jahre lang weiter ein, und obwohl der Tumor nicht verschwand, kehrte die Hämaturie nicht zurück, das Wasserlassen war ohne Behinderungen und der Patient fühlte sich stärker.

8.11 Prostatakrebs

Prostatakrebs ist die häufigste Krebsart des männlichen Urogenitalsystems und die zweithäufigste Krebstodesursache bei Männern in den Vereinigten Staaten. Maligne Tumoren in der Prostatadrüse werden mit zunehmendem Alter häufiger. Prostatakarzinome (Adenokarzinome) sind praktisch unbekannt vor dem Alter von 40 Jahren, treten aber bei ca. 50% aller Männer über 70 auf und bei fast allen Männern über 90. Die meisten dieser Krebserkrankungen zeigen jedoch keine Symptome, da der Krebs sehr langsam wächst und nicht die Todesursache darstellt; in vielen Fällen werden Krebszellen erst nach einer chirurgischen Behandlung der Prostata oder bei einer Autopsie entdeckt. Wachsen diese Krebserkrankungen jedoch aggressiv, dann metastasieren sie häufig in die Knochen von Becken, Rippen und Wirbelsäule sowie in die Nieren.

Klinische Zeichen

- Das Frühstadium ist symptomlos.
- Wenn der Krebs fortschreitet, können Symptome vorkommen, ähnlich jenen bei einer gutartigen Vergrößerung der Prostatadrüse, einschließlich Schwierigkeiten beim Wasserlassen und häufiges Wasserlassen.
- In den späteren Stadien kommt es zu tröpfelndem Wasserlassen infolge einer Einengung der Harnröhre; in schweren Fällen können akuter Harnverhalt, trüber oder blutiger Urin auftreten.
- Es treten Knochenschmerzen auf, wenn der Prostatakrebs in die Knochen metastasiert; eine Metastasierung in die Nieren kann zu Nierenversagen führen.

Ätiologie und Pathologie

Bei gesunden Menschen ist der ungehinderte Fluss des Urins von der normalen Transformation von Qi im Dreifachen Erwärmer abhängig, die wiederum auf der Aufrechterhaltung der Funktionen von Lungen, Milz und Nieren basiert. Prostatakrebs steht in besonders engem Zusammenhang mit Milz und Nieren. Da die Milz über Transport und Transformation regiert, kann sie im Falle einer Behinderung ihrer Funktion weder das Klare hervorbringen noch das Trübe nach unten leiten und führt so zum Verbleiben von Harn. Die Nieren regieren das Wasser und kontrollieren die beiden unteren Öffnungen; sie stehen in einem Innen-Außen-Verhältnis zur Blase. Wenn die Transformation von Qi in den Nieren normal verläuft, wird die Funktion des Öffnens und Schließens korrekt einreguliert. Zusätzlich behindern Leber-Qi-Depression und Blockierung durch Blut-Stase die Qi-Transformation im Dreifachen Erwärmer und führen zu einer Blockierung des Urins.

Ansammlung von Feuchte-Hitze in der Blase

Ein regelmäßiges Übermaß an reichhaltigen Nahrungsmitteln (fettes Fleisch, ausgemahlenes Getreide und starke Würzung) schädigt Milz und Magen und schränkt ihre Transport- und Transformationsfunktion ein, was zu einer Blockierung von Feuchte-Hitze im Mittleren Erwärmer, die dann hinunter zur Blase strömt, oder zu Nieren-Hitze, die in die Blase wandert, führt. Dieses wiederum behindert die Qi-Transformation in der Blase, blockiert den Fluss des Urins und führt zu Harnverhalt oder tröpfelndem Wasserlassen.

Das Milz-Qi ist nicht in der Lage, nach oben zu leiten

Müdigkeit aufgrund von Überarbeitung schädigt die Milz. Diätetische Unregelmäßigkeiten, eine lang andauernde Krankheit und schwache Konstitution verursachen eine Milz-Schwäche, was zu einem Unvermögen führt, das klare Qi nach oben zu leiten. Trübes Yin kann daher nicht nach unten geleitet werden, was zu Behinderung beim Wasserlassen führt.

Leere des Nieren-Yang

Schwache Konstitution aufgrund fortgeschrittenen Alters oder eine lang andauernde Krankheit verursachen eine Schwächung des Nieren-Yang und eine Leere des Feuers im Tor des Lebens. Da es keine Erzeugung von Yin ohne Yang gibt, wird die Funktion der Qi-Transformation der Blase geschädigt und in Folge dessen der Urin blockiert. Lang anhaltende Ansammlung von Hitze im Unteren Erwärmer verbraucht Körperflüssigkeiten, um eine Schwächung des Nieren-Yin und als Folge davon einen Urinverhalt zu verursachen (eine Situation, in der Yang nicht ohne Yin transformiert werden kann).

Leber-Depression und Qi-Stagnation

Innere Schädigung durch die Sieben Emotionen verursacht Depression und Festsetzen von Leber-Qi und beeinträchtigt so die Funktion der Qi-Transformation und des Transports und der Umwandlung von Wasser und Körperflüssigkeiten des Dreifachen Erwärmers, was zu einer Blockierung des Flusses in den Wasserpassagen und zu Harnverhalt führt.
D die Leber-Leitbahn auf ihrem Weg zum unteren Abdomen die Genitalregion passiert, können Erkrankungen der Leber-Leitbahn auch zu Harnverhalt führen.
Obwohl diese Erkrankung in der TCM eine Reihe von Ursachen haben kann, kommt es letztlich zu dem Ergebnis einer Unterbrechung des Qi- und Blutflusses, Qi-Stagnation und Blut-Stase und dem Festsetzen von Toxinen und Stase. Dieses führt zur Bildung von Tumoren, die die Passage des Urins blockieren und Schwierigkeiten beim Wasserlassen und Urinverhalt hervorrufen.

Musteridentifizierung und therapeutische Prinzipien

Die Musteridentifizierung bei Prostatakrebs sollte klar zwischen Fülle und Leere unterscheiden. Muster aufgrund einer Ansammlung von Feuchte-Hitze, Blockierung von Trübem und Stase und Leber-Depression und Qi-Stagnation sind gewöhnlich Fülle-Muster; jene, die aufgrund des Unvermögens des Milz-Qi, nach oben zu leiten, der Schwäche des Nieren-Yang, der Leere des Feuers im Tor des Lebens und der gestörten Qi-Transformation entstehen, sind in der Regel Leere-Muster.
Fülle-Muster zeigen sich durch akuten Beginn, Ziehen oder Schmerzen im unteren Abdomen und kurze Abgaben von rötlichem Urin mit einem Gefühl brennender Hitze. Der Zungenkörper ist rot mit einem gelben und schmierigen oder dünnen gelben Belag; der Puls ist drahtig und rau oder schnell. Leere-Muster zeigen sich generell durch einen langsamen Beginn, eine glanzlose oder hellweiße Gesichtsfarbe, reduzierte Spannkraft bei der Abgabe von Urin, geistige Müdigkeit, Kurzatmigkeit und eine schwache Stimme. Der Zungenkörper ist blass mit einem dünnen weißen Belag; der Puls ist tief, fadenförmig und schwach.

Das Behandlungsprinzip für Prostatakrebs sollte sich auf das Befreien der Passagewege konzentrieren; dabei basiert die Musteridentifizierung auf Leere und Fülle. Bei Fülle-Mustern sollte das Behandlungsprinzip auf dem Klären von Feuchte-Hitze, dem Zerteilen von Stase und Festgesetztem und der Förderung der funktionalen Aktivitäten von Qi, um die Wasserwege zu befreien, basieren; bei Leere-Mustern sollte das Behandlungsprinzip darauf beruhen Milz und Nieren zu tonisieren und die Qi-Transformation zu fördern, um das Ziel des Bewegens von Qi zu erreichen, so dass der Urin spontan freigesetzt werden kann. Zusätzlich sollte die Behandlung nach den pathologischen Veränderungen in Milz, Nieren und Leber differenziert werden. Arzneien zum Befreien und Fördern des Wasserlassens dürfen nicht wahllos eingesetzt werden.

Ansammlung von Feuchte-Hitze in der Blase

Wichtige Symptome und Zeichen

Tröpfelndes Wasserlassen und Harnverhalt oder kurze Abgaben von spärlichem rötlichen Urin mit einem Gefühl brennender Hitze, Aufblähung und Völle im unteren Abdomen, ein bitterer Mundgeschmack und ein klebriges Gefühl im Mund, Durst ohne das Bedürfnis nach Getränken und Verstopfung. Der Zungenkörper ist rot mit einem gelben und schmierigen Belag in der Wurzel; der Puls ist schnell.

Arzneitherapie

Therapeutisches Prinzip

Hitze klären und die Bewegung von Feuchtigkeit fördern, das Wasserlassen befreien.

Rezeptur

***Ba Zheng San Jia Jian* (Acht-Arzneien-Pulver zur Korrektur, mit Modifikationen)**

- *Tong Cao* (Medulla Tetrapanacis Papyriferi) 6 g
- *Che Qian Zi* (Semen Plantaginis) 10 g, eingepackt
- *Bian Xu* (Herba Polygoni Avicularis) 20 g
- *Qu Mai* (Herba Dianthi) 10 g
- *Zhi Zi* (Fructus Gardeniae Jasminoidis) 10 g
- *Hua Shi*‡ (Talcum) 10 g, eingepackt
- *Gan Cao* (Radix Glycyrrhizae) 6 g
- *Da Huang* (Radix et Rhizoma Rhei) 10 g, 10 Minuten vor Ende des Kochvorganges hinzugefügt

Erklärung

- *Tong Cao* (Medulla Tetrapanacis Papyriferi), *Che Qian Zi* (Semen Plantaginis), *Bian Xu* (Herba Polygoni Avicularis), *Qu Mai* (Herba Dianthi) und *Hua Shi*‡ (Talcum) klären Feuchte-Hitze durch Fördern des Wasserlassens.
- *Zhi Zi* (Fructus Gardeniae Jasminoidis) klärt Hitze aus dem Dreifachen Erwärmer durch Wasserlassen.
- *Gan Cao* (Radix Glycyrrhizae) harmonisiert die Eigenschaften der übrigen Bestandteile und lindert Schmerzen.
- *Da Huang* (Radix et Rhizoma Rhei) klärt Hitze durch den Stuhl.

Modifikationen und Alternativen

- Bei einer dicken und schmierigen Zunge füge man 10 g *Cang Zhu* (Rhizoma Atractylodis) und 6 g *Huang Bai* (Cortex Phellodendri) hinzu, um die Wirkung der Verordnung beim Klären von Hitze und Transformieren von Feuchtigkeit zu verstärken.
- Bei Reizbarkeit und Ulzera von Mund und Zunge kombiniere man mit *Dao Chi San* (Powder for Guiding Out Reddish Urine/Pulver, das das Rote hinausleitet), um Hitze im Herzen zu klären und die Bewegung von Feuchte-Hitze zu fördern.
- Bei bestehender Feuchte-Hitze im Unteren Erwärmer, die zur Schädigung des Nieren-Yin führt und sich als Trockenheit in Mund und Kehle, Wechselfieber, Nachtschweiß, Hitzegefühl in Handflächen und Fußsohlen und ein belagloser, roter Zungenkörper manifestiert, kann *Ba Zheng San Jia Jian* (Acht-Arzneien-Pulver zur Korrektur, mit Modifikationen) ersetzt werden durch *Zi Shen Tong Guan Wan* (Pill for Enriching the Kidneys und Opening the Gate/Pille zum Nähren der Nieren und Öffnen der Tore) unter Zusatz von 10 g *Sheng Di Huang* (Radix Rehmanniae Glutinosae), 10 g *Che Qian Zi* (Semen Plantaginis) und 10 g *Niu Xi* (Radix Achyranthis Bidentatae), um das Nieren-Yin zu nähren und um zur Verbesserung der Qi-Transformation Feuchte-Hitze zu klären.

Das Milz-Qi ist nicht in der Lage, nach oben zu leiten

Wichtige Symptome und Zeichen

Ein Gefühl von Ziehen und Aufblähung im unteren Abdomen; ein Bedürfnis Wasser zu lassen, ohne dass es dazu kommt, oder spärliches und eingeschränktes Wasserlassen, geistige Müdigkeit, schlechter Appetit, Kurzatmigkeit und eine schwache, leise Stimme. Der Zungenkörper ist blass mit einem dünnen Belag; der Puls ist fadenförmig und schwach.

Arzneitherapie

Therapeutisches Prinzip

Das Klare nach oben und das Trübe nach unten leiten, Qi transformieren und die Bewegung des Wassers fördern.

Rezeptur

Bu Zhong Yi Qi Tang Jia Jian
(Dekokt, das die Mitte tonisiert und Qi vermehrt, mit Modifikationen)

- *Huang Qi* (Radix Astragali seu Hedysari) 15 g
- *Shan Yao* (Rhizoma Dioscoreae Oppositae) 30 g
- *Hu Po Fen*‡ (Succinum, pulverisiert) 3 g, dem fertigen Dekokt beigegeben
- *Chi Shao* (Radix Paeoniae Rubrae) 10 g
- *Jiao Shan Zha* (Fructus Crataegi, scharf gebraten) 10 g
- *Jiao Shen Qu* (Massa Fermentata, scharf gebraten) 10 g
- *Jiao Mai Ya* (Fructus Hordei Vulgaris Germinatus, scharf gebraten) 10 g
- *Wang Bu Liu Xing* (Semen Vaccariae Segetalis) 10 g
- *Chen Pi* (Pericarpium Citri Reticulatae) 6 g
- *Sheng Ma* (Rhizoma Cimicifugae) 10 g
- *Chai Hu* (Radix Bupleuri) 10 g
- *Zhi Gan Cao* (Radix Glycyrrhizae, unter Rühren kurz angebraten mit Honig) 15 g

Erklärung

- *Huang Qi* (Radix Astragali seu Hedysari) und *Shan Yao* (Rhizoma Dioscoreae Oppositae) stärken die Milz und tonisieren Qi; in Kombination mit *Sheng Ma* (Rhizoma Cimicifugae) und *Chai Hu* (Radix Bupleuri) heben sie das Milz-Yang.

- *Chi Shao* (Radix Paeoniae Rubrae) und *Wang Bu Liu Xing* (Semen Vaccariae Segetalis) regulieren Qi und Blut.
- *Hu Po Fen*‡ (Succinum, pulverisiert), *Jiao Shan Zha* (Fructus Crataegi, scharf gebraten), *Jiao Shen Qu* (Massa Fermentata, scharf gebraten) und *Jiao Mai Ya* (Fructus Hordei Vulgaris Germinatus, scharf gebraten) zerstreuen Ansammlungen und erleichtern abdominale Völle.
- *Chen Pi* (Pericarpium Citri Reticulatae) reguliert Qi, um die Verdauung zu unterstützen und verstärkt die Wirkung der anderen Bestandteile durch das Leiten von Qi nach oben.
- *Zhi Gan Cao* (Radix Glycyrrhizae, unter Rühren kurz angebraten mit Honig) vermehrt Milz-Qi und harmonisiert die Eigenschaften der anderen Bestandteile.

Leere des Nieren-Yang

Wichtige Symptome und Zeichen

Harnverhalt oder tröpfelndes Wasserlassen, reduzierte Spannkraft bei der Abgabe von Urin, eine hell-weiße Gesichtsfarbe, Ängstlichkeit des Geist-Qi, Abneigung gegen Kälte und Kältegefühl, Schmerzen und Mattigkeit im unteren Rücken und in den Knien mit Kraftlosigkeit. Der Zungenkörper ist blass mit einem weißen Belag; der Puls ist tief und fadenförmig mit einem schwachen Ellen-(*chi*-)Puls.

Arzneitherapie

Therapeutisches Prinzip

Nieren-Yang wärmen und Qi vermehren, die Nieren tonisieren und das Wasserlassen fördern.

Rezeptur

***Jin Gui Shen Qi Wan Jia Jian* (Goldene Schatztruhe-Nieren-Qi-Pille, mit Modifikationen)**

- *Shu Di Huang* (Radix Rehmanniae Glutinosae Conquita) 20 g
- *Shan Yao* (Rhizoma Dioscoreae Oppositae) 30 g
- *Fu Ling* (Sclerotium Poriae Cocos) 20 g
- *Shan Zhu Yu* (Fructus Corni Officinalis) 10 g
- *Mu Dan Pi* (Cortex Moutan Radicis) 10 g
- *Ze Xie* (Rhizoma Alismatis Orientalis) 15 g
- *Rou Gui* (Cortex Cinnamomi Cassiae) 6 g
- *Gan Jiang* (Rhizoma Zingiberis Officinalis) 10 g
- *Niu Xi* (Radix Achyranthis Bidentatae) 15 g
- *Che Qian Zi* (Semen Plantaginis) 15 g

Erklärung

- *Shu Di Huang* (Radix Rehmanniae Glutinosae Conquita) nährt das Blut und reichert Nieren-Yin an.
- *Shan Yao* (Rhizoma Dioscoreae Oppositae) und *Shan Zhu Yu* (Fructus Corni Officinalis) tonisieren Leber und Nieren und stärken die Milz.
- *Fu Ling* (Sclerotium Poriae Cocos), *Ze Xie* (Rhizoma Alismatis Orientalis) und *Mu Dan Pi* (Cortex Moutan Radicis) leiten Feuchtigkeit aus und stärken die Milz, befreien das Wasserlassen und klären Leber-Hitze.
- *Gan Jiang* (Rhizoma Zingiberis Officinalis) und *Rou Gui* (Cortex Cinnamomi Cassiae) tonisieren Nieren-Yang, zerstreuen Kälte und befreien die Leitbahnen und Netzgefäße.
- *Niu Xi* (Radix Achyranthis Bidentatae) und *Che Qian Zi* (Semen Plantaginis) fördern das Wasserlassen und leiten Feuchtigkeit aus.

Leber-Depression und Qi-Stagnation

Wichtige Symptome und Zeichen

Emotionale Depression oder Reizbarkeit und Jähzorn, Harnverhalt oder Behinderungen beim Wasserlassen, Aufblähung und Völle in Hypochondrium und Abdomen. Der Zungenkörper ist rot mit einem dünnen oder dünnen und gelben Belag; der Puls ist drahtig.

Arzneitherapie

Therapeutisches Prinzip

Die funktionalen Aktivitäten von Qi ausleiten und regulieren, das Wasserlassen befreien.

Rezeptur

***Chen Xiang San Jia Jian* (Lignum Aquilariae-Pulver, mit Modifikationen)**

- *Chen Xiang* (Lignum Aquilariae Resinatum) 6 g
- *Chen Pi* (Pericarpium Citri Reticulatae) 10 g
- *Dang Gui* (Radix Angelicae Sinensis) 10 g
- *Wang Bu Liu Xing* (Semen Vaccariae Segetalis) 10 g
- *Shi Wei* (Folium Pyrrosiae) 10 g
- *Tian Kui Zi* (Tuber Semiaquilegiae) 10 g
- *Hua Shi*‡ (Talcum) 10 g

Erklärung

- *Chen Xiang* (Lignum Aquilariae Resinatum), *Chen Pi* (Pericarpium Citri Reticulatae), *Dang Gui* (Radix Angelicae Sinensis) und *Wang Bu Liu Xing* (Semen Vaccariae Segetalis) regulieren Qi und Blut und zerteilen Schwellungen.
- *Shi Wei* (Folium Pyrrosiae) and *Hua Shi*‡ (Talcum) klären Hitze aus der Blase und fördern das Wasserlassen.
- *Tian Kui Zi* (Tuber Semiaquilegiae) zerteilt Schwellungen und vermindert Toxizität.

Modifikationen

1. Wenn diese Rezeptur nicht stark genug ist, um Qi zu regulieren, kann sie mit *Liu Mo Tang* (Sechs-germahlene-Arzneien-Dekokt) kombiniert werden.
2. Bei Leber-Depression, die sich in Feuer wandelt, füge man 6 g *Long Dan Cao* (Radix Gentianae Scabrae) und 10 g *Zhi Zi* (Fructus Gardeniae Jasminoidis) hinzu, um Feuer zu klären.

Akupunktur

Akupunktur wird nur als Begleittherapie bei der Behandlung von Prostatakrebs mit Punkten auf den Milz- und Nieren-Leitbahnen oder lokalen Punkten wie Ren 4 Guanyuan, Ren 3 Zhongji, Ren 6 Qihai, Ma 36 Zusanli, Ma 25 Tianshu und Mi 6 Sanyinjiao eingesetzt.

Technik

Man verwende abwechselnd die stärkende und die ableitende Methode. Die Nadeln werden 20–30 Minuten in den Punkten belassen. Einmal täglich behandeln.

Einbeziehung der Chinesischen Medizin in onkologische Behandlungsstrategien bei Prostatakrebs

Prostatakrebs, der auf die Drüse selbst beschränkt ist, wird allgemein durch chirurgische Behandlung oder Strahlentherapie behandelt; jedoch vermeiden viele Patienten, besonders ältere Männer mit langsam wachsenden Tumoren, diese Behandlungsarten, da sie mit einiger Wahrscheinlichkeit Impotenz und Inkontinenz hervorrufen. Die Rolle der TCM bei der postoperativen Genesung wird in Kapitel 3 erläutert. Die oben ausführlich erläuterten Rezepturen können als Begleitung der zur Tumorkontrolle verabreichten westlichen Medikamente eingesetzt werden. Strahlentherapie wird auch eingesetzt, wenn der Prostatakrebs sich lokal ausgebreitet hat. Wenn der metastasierte Prostatakrebs ein fortgeschrittenes Stadium erreicht hat, wird einer Hormonbehandlung gegenüber der Orchidektomie der Vorzug gegeben (beide Verfahren haben eine ähnliche Wirkung bezüglich der Reduzierung des Testosteronspiegels). Die hauptsächlichen Nebenwirkungen von Strahlentherapie bei Prostatakrebs sind Strahlenzystitis und -proktitis; diese werden ausführlich in Kapitel 4 erörtert.

Anmerkung

Die im Folgenden genannten Ärzte haben es freundlicherweise erlaubt, ihre klinische Erfahrung und Fallbeispiele für dieses Kapitel zu nutzen:

- Zhang Daizhao, Professor, Sino-Japanisches Freundschaftshospital, Beijing
- Liu Weisheng, Leitender Arzt, TCM-Hospital der Provinz Guangdong
- Gu Zhendong, Leitender Arzt, Angeschlossenes Hospital der Shandong TCM-Universität
- Liao Jinbiao, Leitender Arzt, Hospital des Volkes in der Provinz Jiangxi
- Wang Jinhong, Professor, Nanjing TCM-Universität
- Zheng Sunmo, Leitender Arzt, Fuzhou TCM-Hospital
- Shi Yulin, Leitender Arzt, Drittes TCM-Hospital von Baoding, Provinz Hebei
- Sun Guizhi, Leitender Arzt, Guang'anmen TCM-Hospital, Akademie für TCM
- Yu Rencun, Leitender Arzt, Beijing TCM-Hospital
- Zhang Mengnong, Professor, Hubei TCM-Kolleg
- Sun Bingyan, Forscher, Beijing Tumor-Institut von Integrierter TCM und Westlicher Medizin

Literatur

1. Ma Boting et al., *Bai He Gu Jin Tang Jia Wei Zhi Liao Yin Xu Nei Re Xing Fei Ai 38 Li Ji Qi Liao Xiao Guan Cha* [Study of the Immediate Effect of Supplemented *Bai He Gu Jin Tang* (Lily Bulb Decoction for Consolidating Metal) in the Treatment of 38 Cases of Lung Cancer Caused by Yin Deficiency due to Internal Heat], *Hei Long Jiang Zhong Yi Yao* [Heilongjiang Journal of TCM] (1982).

2. Shen Weisheng et al., *Qing Zao Jiu Fei Tang Jia Jian Zhi Liao Fang She Xing Fei Sun Hai 32 Li* [32 Cases of Lung Damage due to Radiation Treated with Modified *Qing Zao Jiu Fei Tang* (Decoction for Clearing Dryness and Rescuing the Lungs)], *Zhong Guo Shi Yan Fang Ji Xue Za Zhi* [Chinese Journal of Experimental Traditional Medicine Formulae] 7, 5 (2001): 49.
3. Wang Yusheng et al., *Zhong Yao Yao Li Yu Ying Yong* [Pharmacology and Application of Chinese Materia Medica] (Beijing: People's Medical ublishing House, 1998), 146
4. Wang Xiaotao et al., *Zhong Yao Pao Zhi Zhi Du Zeng Xiao Lun* [Discussion of the Increased Effectiveness of Different Preparations of Chinese Materia Medica], *Zhong Guo Zhong Yao Za Zhi* [Journal of Chinese Materia Medica] 24, 3 (1999): 146–8.
5. Zhang Daizhao, *Zhang Dai Zhao Zhi Ai Jing Yan Ji Yao* [A Collection of Zhang Daizhao's Experiences in the Treatment of Cancer] (Beijing: China Medicine and Pharmaceutical Publishing House, 2001), 159.

Anhang

Weniger gebräuchliche Arzneien in der Krebsbehandlung

Dieser Anhang gibt einen kurzen Überblick über weniger gebräuchliche Arzneien, die in diesem Buch in der onkologischen Behandlung eingesetzt werden. Diese Arzneien sind nicht in der *Chinese Materia Medica: Combinations und Applications (Chinesische Arzneimittellehre: Kombinationen und Anwendungen)* von Xu Li und Wang Wei enthalten, das als Standardreferenzwerk für die häufiger verwendeten Arzneien verwendet wurde.[1]
Tiere, Insekten und mineralische Arzneien sind mit dem Symbol ‡ markiert.

A Wei (Asafoetida)

Eigenschaften: bitter, scharf, warm
Leitbahnbezug: Leber, Milz, Magen
Funktionen: zerstreut Ansammlungen, tötet Würmer und vermindert Toxizität
Indikationen: abdominelle Massenbildungen, Malaria, Wurmansammlungen, Aufblähung und Schmerz in Magen und Abdomen sowie Dysenterie
Standarddosierung: 0,9–1,5 g (verwendet als Pillen oder Pulver, nicht als Dekokt)

Ba Yue Zha (Fructus Akebiae)

Eigenschaften: bitter, neutral
Leitbahnbezug: Leber, Magen
Funktionen: leitet die Leber aus, harmonisiert den Magen, reguliert Qi und lindert Schmerz
Indikationen: Schmerz im Hypochondrium, Verdauungsstörungen, Dysenterie mit Schleim oder eitrigen Absonderungen, Schmerz im unteren Rücken, Schmerz durch Hernien, schmerzvolle Menstruation, Skrofula, Brustkrebs und Tumoren im Verdauungstrakt
Standarddosierung: 6–12 g

Bai Mu Er (Tremella)

Eigenschaften: süß, mild, neutral
Leitbahnbezug: Lunge, Magen
Funktionen: nährt Yin, befeuchtet die Lungen und vermehrt Qi
Indikationen: Erschöpfungshusten, Lungen-*Wei*-Syndrom, Expektoration von Blut, mit Blut durchsetzter Schleim, abnormale uterine Blutungen, Verstopfung, Hypertonie und Leere und Schwäche nach einer lang andauernden Krankheit
Standarddosierung: 3–9 g

Bai Qu Cai (Herba Chelidonii)

Eigenschaften: bitter, kühl, toxisch
Leitbahnbezug: Milz, Magen, Lunge, Dickdarm
Funktionen: besänftigt Schmerz, stoppt Husten, fördert das Wasserlassen und vermindert Toxizität
Indikationen: Schmerz in Magen und Abdomen, Dysenterie, chronische Bronchitis, Ikterus und Aszites aufgrund von Zirrhose
Standarddosierung: 1,5–6 g
Kontraindikationen: der klinische Einsatz hoher Dosen kann Schwindel, Kopfschmerzen, Kaltschweißigkeit, Übelkeit, Lethargie und eine Senkung des Blutdrucks hervorrufen.
Anti-Krebs-Bestandteile: Chelidonin, Sanguinarin, Protopin und Ukrain

Bai Ying (Herba Solani Lyrati)

Eigenschaften: bitter, neutral, leicht toxisch
Leitbahnbezug: Leber, Magen
Funktionen: klärt Hitze und fördert die Bewegung von Feuchtigkeit, vermindert Toxizität, zerteilt Schwellungen und hat antikanzerogene Eigenschaften
Indikationen: Fieber aufgrund von Erkältung, Ikterus durch Feuchte-Hitze, Cholezystitis, Krebs des Verdauungstraktes, zervikale Erosion und weißer vaginaler Ausfluss
Standarddosierung: 9–30 g
Kontraindikationen: kontraindiziert bei Patienten mit konstitutioneller Schwäche ohne Feuchte-Hitze. Hohe Dosen können zu einem Gefühl von sengender Hitze in der Kehle, Übelkeit, Erbrechen und Schwindel führen.

Ban Mao‡ (Mylabris)

Eigenschaften: scharf, kalt, toxisch
Leitbahnbezug: Leber, Dickdarm, Dünndarm
Funktionen: attackiert Toxine und ätzt Wunden aus, bricht Blut-Stase auf und löst Verklumpungen auf

Indikationen: nicht heilende Abszesse und Wunden, Skrofula, Amenorrhoe aufgrund von Blut-Stase, fokale Aufblähung
Standarddosierung: 0,03–0,06 g
Kontraindikationen: dieses Mittel ist sehr toxisch und sollte nur in extrem kleinen Dosen angewendet werden; es reizt sehr stark die Haut und darf nicht über einen längeren Zeitraum angewendet werden.

Ban Zhi Lian (Herba Scutellariae Barbatae)

Eigenschaften: scharf, bitter, kalt
Leitbahnbezug: Lunge, Leber, Niere
Funktionen: klärt Hitze, vermindert Toxizität, transformiert Blut-Stase und fördert das Wasserlassen
Indikationen: nagelförmige Wunden, Abszesse, geschwollene und schmerzhafte Kehle, blaue Flecken und Stöße, Ödeme, Ikterus und Krebs von Leber, Ösophagus, Magen und Uterus
Standarddosierung: getrocknet: 15–30 g; frisch: 30–60 g
Kontraindikationen: der Langzeitgebrauch kann Leber und Nieren schädigen.
Anti-Krebs-Bestandteile: Polysaccharide (SPS4)

Bi Ba (Fructus Piperis Longi)

Eigenschaften: scharf, heiß
Leitbahnbezug: Magen, Dickdarm
Funktionen: wärmt den Mittleren Erwärmer, vertreibt Kälte und lindert Schmerz
Indikationen: Erbrechen, abdominaler Schmerz und Durchfall aufgrund von Leere-Kälte
Standarddosierung: 2–5 g
Kontraindikationen: kontraindiziert bei Leere-Hitze oder Fülle-Hitze

Chang Chun Hua (Herba Catharanthi Rosei)

Eigenschaften: leicht bitter, kühl, toxisch
Leitbahnbezug: Leber, Niere
Funktionen: beruhigt die Leber und unterdrückt Yang, beruhigt den Geist und fördert das Wasserlassen
Indikationen: Chorioepitheliome, Lymphome, Leukämie, Krebs von Brust, Ovarien, Hoden und Leber und maligne Melanome
Standarddosierung: 6–15 g
Kontraindikationen: dieses Kraut kann lokale Stimulation und periphere Schädigung der Nerven, eine Verminderung der Leukozyten und Thrombozyten, Übelkeit, Haarausfall und Kraftlosigkeit auslösen. Die Veränderungen der Blutwerte müssen während der Behandlung genau überwacht werden. Kontraindiziert für Patienten mit Knochenmarksuppression und Kachexie.

Chuan Shan Long (Rhizoma Dioscoreae Nipponicae)

Eigenschaften: bitter, neutral
Leitbahnbezug: Milz, Lunge
Funktionen: vertreibt Wind, vitalisiert das Blut, lindert Schmerz und löst ihn auf
Indikationen: Wind-Kälte-Feuchtigkeit-Bi-Syndrom, Spasmen, akute eiternde Arthritis, chronische Bronchitis, Malaria und Tyrome
Standarddosierung: 9–15 g

Ci Wu Jia (Radix Acanthopanacis Senticosi)

Eigenschaften: scharf, leicht bitter, warm
Leitbahnbezug: Milz, Niere, Herz
Funktionen: vermehrt Qi, stärkt die Milz und tonisiert die Nieren, beruhigt den Geist, vertreibt Wind und beseitigt Feuchtigkeit
Indikationen: Yang-Schwäche von Milz und Nieren, Mattigkeit und Schmerzen im unteren Rücken und in den Knien, Schmerzen in den Sehnen und Knochen, Kraftlosigkeit, Schlaflosigkeit, intensives Träumen und chronische Bronchitis bei Älteren
Standarddosierung: 10–30 g
Anti-Krebs-Bestandteil: Isofraxidin

Da Hui Xiang (Fructus Anisi Stellati)

Alternativer Name: *Ba Jiao Hui Xiang*
Eigenschaften: scharf, süß, warm
Leitbahnbezug: Milz, Niere
Funktionen: wärmt den Mittleren Erwärmer, reguliert Qi und lindert Schmerz
Indikationen: Erbrechen aufgrund von Magen-Kälte, verminderter Appetit, Aufblähung und Schmerz in Magen und Abdomen, kälteinduzierte (Hernien-)Störungen, Schmerz im unteren Rücken aufgrund von Nieren-Schwäche, trockenes und feuchtes Qi
Standarddosierung: 3–6 g

Dai Dai Hua (Flos Citri Aurantii)

Eigenschaften: süß, leicht bitter, neutral
Leitbahnbezug: Milz, Magen
Funktionen: reguliert Qi, macht die Brust frei und steigert den Appetit
Indikationen: Beklemmung in der Brust, Übelkeit, Aufblähung und Schmerz im Magen, kein Bedürfnis zu essen
Standarddosierung: 6–15 g

Dao Dou Zi (Semen Canavaliae)

Eigenschaften: süß, warm
Leitbahnbezug: Magen, Niere
Funktionen: wärmt den Mittleren Erwärmer, bringt Qi zum Absteigen und tonisiert die Nieren
Indikationen: Schluckauf aufgrund von Leere-Kälte, Erbrechen, abdominelle Aufblähung und Schmerz im unteren Rücken durch Nieren-Schwäche
Standarddosierung: 4,5–9 g in einem Dekokt
Kontraindikationen: kontraindiziert für Patienten mit übermäßiger Magen-Hitze
Anti-Krebs-Bestandteil: Concanavalin A

Fan Bai Cao (Herba Potentillae Discoloris)

Eigenschaften: bitter, süß, neutral
Leitbahnbezug: Magen, Dickdarm
Funktionen: klärt Hitze und vermindert Toxizität, kühlt das Blut und stoppt Blutungen
Indikationen: Enteritis, Dysenterie, Malaria, Lungenabszess, Expektoration und Erbrechen von Blut, Nasenbluten, Blut im Stuhl, abnormale uterine Blutungen und Skrofula
Standarddosierung: 9–15 g

Gao Liang Mi (Sorghum Vulgare)

Eigenschaften: süß, neutral
Leitbahnbezug: Milz, Magen
Funktionen: stärkt die Milz, tonisiert den Mittleren Erwärmer, leitet Feuchtigkeit aus und stoppt Diarrhö
Indikationen: Verdauungsstörungen, Erbrechen und Diarrhö aufgrund von Feuchte-Hitze und behinderte Miktion
Standarddosierung: 10–20 g

Gui Jian Yu (Lignum Suberalatum Euonymi)

Eigenschaften: bitter, kalt
Leitbahnbezug: Leber
Funktionen: bricht Blut-Stase auf, vertreibt Wind und tötet Würmer
Indikationen: Amenorrhoe, abdominale Massenbildung, Schmerz aufgrund von Blut-Stase postpartum oder durch Ansammlung von Würmern, Gelenkschmerzen aufgrund von Wind-Feuchtigkeit, Stößen und Stürzen und Schwellung und Schmerz aufgrund von Blut-Stase
Standarddosierung: 4,5–9 g
Kontraindikationen: kontraindiziert in der Schwangerschaft

Ha Ma‡ (Rana Temporaria)

Eigenschaften: scharf, kühl, toxisch
Leitbahnbezug: Leber
Funktionen: bricht abdominelle Massenansammlungen und Verklumpungen auf, transformiert Toxizität, tötet Würmer und lindert Schmerz
Indikationen: ausgeprägte Furunkel, Genitalgeschwüre, Karbunkel auf dem Rücken, Ansammlungen und maligne Tumoren
Standarddosierung: 1–2 Stück
Kontraindikationen: Überdosierung kann ein Regurgitieren von Nahrung, Erbrechen und verminderten Appetit hervorrufen.

Hei Mu Er (Exidia Plana)

Eigenschaften: salzig, kühl
Leitbahnbezug: Lunge, Niere
Funktionen: nährt die Lungen und die Nieren
Indikationen: Husten
Standarddosierung: 1–3 Stück

Hong Dou Kou (Fructus Alpiniae Galangae)

Eigenschaften: scharf, warm
Leitbahnbezug: Milz, Magen
Funktionen: wärmt den Mittleren Erwärmer und zerstreut Kälte, bewegt Qi und lindert Schmerz, aktiviert die Milz und zerstreut Nahrungsansammlung
Indikationen: Magenschmerzen aufgrund von

Magen-Kälte, Erbrechen, Säureregurgitation, Verdauungsstörungen, abdominale Schmerzen und Diarrhö
Standarddosierung: 3–9 g

Hu Tao Ye (Folium Juglandis Regiae)

Eigenschaften: bitter, adstringierend, neutral
Leitbahnbezug: Lunge, Niere
Funktionen: tonisiert die Nieren und adstringiert die Essenz
Indikationen: weißer vaginaler Ausfluss, ösophagealer Krebs
Standarddosierung: 60 g zur Bereitung eines Dekokts, um darin drei Eier zu kochen

Hua Jiao Shu Zhi (Ramulus Zanthoxyli)

Eigenschaften: scharf, heiß
Leitbahnbezug: Milz, Magen, Niere
Funktionen: vertreibt Wind, zerstreut Kälte, trocknet Feuchtigkeit und tötet Würmer
Indikationen: Kälteansammlung, *leg-Qi* aufgrund von Kälte-Feuchtigkeit, Skabies, Kontaktdermatitis
Standarddosierung: 5 g

Hua Sheng Yi (Testa Arachidis)

Eigenschaften: süß, leicht bitter, adstringierend, neutral
Leitbahnbezug: Leber
Funktionen: stoppt Blutungen
Indikationen: primäre und sekundäre thrombozytopenische Purpura, Blutungen aus der Leber, postoperative Blutungen, Blutungen durch Krebs und alle anderen Arten von Blutungen. *Hua Sheng Yi* (Testa Arachidis), Erdnusshaut, ist 50-mal wirksamer als die Nuss selbst
Standarddosierung: 3–6 g, wirksamer roh als pfannengerührt

Huang Jiu (Vinum Aureum)

Eigenschaften: süß, bitter, scharf, warm
Leitbahnbezug: Herz, Leber, Lunge, Magen
Funktionen: befreit die Blutgefäße und beseitigt Kälte
Indikationen: Kälte und Schmerz in Herz und Abdomen, Bi-Syndrom-Schmerz aufgrund von Wind-Kälte, Spasmen der Sehnen und Gefäße
Standarddosierung: 15–30 ml

Ji Xing Zi (Semen Impatientis Balsaminae)

Eigenschaften: leicht bitter, scharf, warm, leicht toxisch
Leitbahnbezug: Lunge, Leber, Niere
Funktionen: vitalisiert das Blut, befreit die Menstruation, erweicht Hartes und zerstreut Ansammlungen
Indikationen: Amenorrhoe, Ansammlungen und Verklumpungen, gutartige und maligne Tumoren
Standarddosierung: 6–9 g
Achtung: kontraindiziert während der Schwangerschaft

Jiao Gu Lan (Gynostemma Pentaphyllum)

Eigenschaften: bitter, kalt
Leitbahnbezug: Lunge, Niere
Funktionen: löst Entzündungen auf und vermindert Toxizität, zerteilt Schleim und stoppt Husten, tonisiert Mangel, konsolidiert die Essenz und verhindert Debilität
Indikationen: Husten mit Expektoration von Schleim, Keuchen aufgrund von chronischer Bronchitis, Samenerguss im Traum aufgrund von Nieren-Schwäche
Standarddosierung: 10–30 g als Dekokt, 3–6 g als Pulver

Jing Mi (Oryza Sativa)

Eigenschaften: süß, neutral
Leitbahnbezug: Milz
Funktionen: stärkt die Milz und harmonisiert den Magen, wärmt den Mittleren Erwärmer und reguliert Qi, beseitigt Durst und stoppt Diarrhö
Indikationen: Säureregurgitation, Schluckauf oder Diarrhö und behindertes Wasserlassen aufgrund von Milz- und Magen-Schwäche; Reizbarkeit, Durst und trockener Mund bei verschiedenen Krebsarten
Standarddosierung: 15–20 g

Jiu Xiang Chong‡ (Aspongopus)

Eigenschaften: salzig, warm
Leitbahnbezug: Leber, Niere
Funktionen: reguliert Qi und lindert Schmerz, wärmt den Mittleren Erwärmer und stärkt Yang
Indikationen: Qi-Stagnation, Aufblähung und Beklemmung im Magen, Leere und Schwäche von Milz und Nieren, Mattigkeit und Schmerzen im unteren Rücken und in den Knien, Kraftlosigkeit, Impotenz
Standarddosierung: 3–6 g

Ju Ruo (Tuber Amorphophalli)

Property: süß, sauer, neutral
Leitbahnbezug: Milz, Lunge, Magen
Funktionen: steigert den Appetit, reguliert Qi, lindert Durst, befeuchtet die Lungen
Indikationen: Beklemmung in der Brust, Nahrungsstagnation, Durst und Schädigung des Magens durch Alkohol
Standarddosierung: 30–60 g

Juan Bai (Herba Selaginellae)

Eigenschaften: scharf, neutral
Leitbahnbezug: Leber
Funktionen: vitalisiert das Blut und zerteilt Blut-Stase im Rohzustand; stoppt Blutungen, wenn es karbonisiert wird
Indikationen: Amenorrhoe, Massenbildungen und Ansammlungen, Stöße und Stürze; wenn es karbonisiert wird, bei Bluterbrechen, Nasenbluten, Blut im Stuhl und Urin und bei abnormalen uterinen Blutungen
Standarddosierung: 6–12 g
Kontraindikationen: kontraindiziert während der Schwangerschaft

Lang Du (Radix Euphorbiae Fischerianae)

Eigenschaften: scharf, bitter, neutral, leicht toxisch
Leitbahnbezug: Leber, Milz
Funktionen: leitet Wasser aus, zerteilt Schleim, löst Verklumpungen auf, lindert Schmerz und tötet Würmer
Indikationen: Ödeme, abdominelle Aufblähung, Ansammlung von Würmern, Ansammlung von Schleim und Schluckauf
Standarddosierung: 1,0–2,5 g
Kontraindikationen: Überdosierung kann einen brennenden Schmerz in Mund, Zunge und Kehle, Tröpfeln, Übelkeit, Erbrechen, abdominelle Schmerzen und Diarrhö und in schweren Fällen Koma, Atemprobleme und Tod verursachen. Langzeitgebrauch kann die Leber schädigen. Dieses Kraut sollte nicht in hohen Dosen oder über einen langen Zeitraum eingenommen werden. In Kombination mit *Dang Gui* (Radix Angelicae Sinensis) und *Gan Cao* (Radix Glycyrrhizae) ist die Wahrscheinlichkeit einer Leber- und Nierenschädigung geringer

Ling Xiao Hua (Flos Campsitis)

Eigenschaften: scharf, sauer, kalt
Leitbahnbezug: Leber, Perikard
Funktionen: kühlt das Blut, bricht Blut-Stase auf und vertreibt Wind
Indikationen: Amenorrhoe aufgrund von Blut-Stase, schmerzvolle Menstruation, abdominale Massenbildung, juckende Haut aufgrund von Blut-Hitze
Standarddosierung: 3–9 g
Kontraindikationen: dieses Kraut sollte mit Vorsicht bei Patienten mit Blutungsneigung und während der Schwangerschaft verwendet werden

Long Kui (Herba Solani Nigri)

Eigenschaften: bitter, kalt, leicht toxisch
Leitbahnbezug: Leber, Magen
Funktionen: klärt Hitze und vermindert Toxizität, löst Verklumpungen auf und zerteilt Schwellungen, fördert das Wasserlassen und hat antikanzerogene Eigenschaften
Indikationen: geschwollene Abszesse, nagelförmige Wunden, Erysipel, blaue Flecken und Stürze sowie Miktionshindernisse
Standarddosierung: 10–30 g
Kontraindikationen: hohe Dosen können die Leukozytenzahl reduzieren und eine Aversion gegen Kälte sowie Nachtschweiß hervorrufen.
Anti-Krebs-Bestandteile: Solanine, Vitamine A und C

Lu Xian Cao (Herba Pyrolae)

Eigenschaften: süß, bitter, kalt
Leitbahnbezug: Leber, Niere
Funktionen: vertreibt Wind, beseitigt Feuchtigkeit, tonisiert die Nieren und stoppt Blutungen
Indikationen: Wind-Feuchtigkeit-Bi-Syndrom-Schmerz, Schmerzen im unteren Rücken aufgrund von Nieren-Schwäche, Expektoration von Blut bei Tuberkulose, Nasenbluten, starke Menstruation, Enteritis, Dysenterie
Standarddosierung: 6–15 g

Ma Bian Cao (Herba cum Radice Verbenae)

Eigenschaften: bitter, kalt
Leitbahnbezug: Leber, Milz
Funktionen: klärt Hitze und vermindert Toxizität, fördert die Bewegung von Wasser und zerteilt Schwellungen, vitalisiert das Blut und zerteilt Blut-Stase, tötet Würmer
Indikationen: Fieber aufgrund einer einfachen Erkältung, Malaria, Ikterus durch Feuchte-Hitze, Aszites aufgrund von Zirrhose, akute Nephritis, Dysenterie, matte und schmerzende Gliedmaßen, Amenorrhoe und abdominelle Massenbildung
Standarddosierung: 15–30 g

Mao Zhao Cao (Tuber Ranunculi Ternati)

Eigenschaften: bitter, kalt
Leitbahnbezug: Leber, Milz
Funktionen: klärt Hitze, fördert die Bewegung von Wasser und zerteilt Schwellungen, bricht Blut-Stase auf und tötet Würmer
Indikationen: einfache Erkältung, Malaria, Ikterus durch Feuchte-Hitze, Aszites aufgrund von Zirrhose, Dysenterie, matte und schmerzende Gliedmaßen, Amenorrhoe
Standarddosierung: 15–30 g

Mei Hua (Flos Pruni Mume)

Eigenschaften: süß, leicht bitter, warm
Leitbahnbezug: Leber, Milz
Funktionen: besänftigt die Leber und reguliert Qi, harmonisiert das Blut und reguliert die Menstruation
Indikationen: Beklemmung in der Brust, Aufblähung und Schmerz in Magen und Hypochondrium, Erbrechen und Expektoration von Blut, menstruelle Unregelmäßigkeiten, roter und weißer vaginaler Ausfluss, Dysenterie und Stase und Schmerzen aufgrund von Stürzen und Stößen
Standarddosierung: 3–6 g

Meng Chong‡ (Tabanus)

Eigenschaften: bitter, leicht kalt, toxisch
Leitbahnbezug: Leber
Funktionen: leitet statisches Blut aus, zerteilt abdominale Massenansammlungen und löst Verklumpungen auf
Indikationen: Amenorrhoe, abdominelle Massenansammlung aufgrund von Kälte oder Hitze und Schmerzen aufgrund von Blut-Stase, die durch Stöße und Stürze verursacht wurde
Standarddosierung: 1,5–3 g
Kontraindikationen: kontraindiziert während der Schwangerschaft

Mi Cu (Acetum Oryzae)

Eigenschaften: sauer, bitter, warm
Leitbahnbezug: Leber, Magen
Funktionen: zerteilt Stase, stoppt Blutungen, vermindert Toxizität und tötet Würmer
Indikationen: Schmerzen in Herz und Abdomen, Ikterus, Dysenterie, Ansammlung von Würmern, Erbrechen von Blut, Blut im Stuhl und Nahrungsmittelvergiftung
Standarddosierung: 15–30 ml

Nao Sha‡ (Sal Ammoniacum)

Eigenschaften: salzig, bitter, scharf, warm, leicht toxisch
Leitbahnbezug: Leber, Milz, Magen
Funktionen: zerstreut Ansammlungen und erweicht Hartes, bricht Blut-Stase auf und löst Verklumpungen auf, transformiert Schleim
Indikationen: abdominale Massenbildung, Reflux, Schleim-Flüssigkeiten, Bi-Syndrom der Kehle, Amenorrhoe, Polypen, Warzen, nagelförmige Wunden, Skrofula und schmerzhafte Schwellungen und Furunkel
Standarddosierung: 0,1–0,3 g
Kontraindikationen: nicht geeignet für den Langzeitgebrauch, kontraindiziert bei Patienten mit einer schwachen Konstitution und Lebererkrankungen, wenn die pathogenen Faktoren nicht übermäßig sind und während der Schwangerschaft

Nuo Dao Gen (Rhizoma et Radix Oryzae Glutinosae)

Eigenschaften: süß, neutral
Leitbahnbezug: Leber, Niere, Lunge
Funktionen: adstringiert Schwitzen und mildert Leere-Fieber
Indikationen: spontanes Schwitzen aufgrund von Qi-Mangel, Nachtschweiß aufgrund von Yin-Mangel, Fieber aufgrund von Yin-Mangel
Standarddosierung: 15–45 g

Qi Cao‡ (Vermiculus Holotrichiae)

Eigenschaften: salzig, warm, toxisch
Leitbahnbezug: Leber
Funktionen: vitalisiert das Blut, bewegt Blut-Stase und vermindert Toxizität
Indikationen: abdominelle Massenbildung und Ansammlungen, Schmerzen aufgrund von Blut-Stase, Amenorrhoe, Tetanus und Bi-Syndrom der Kehle
Standarddosierung: 1,5–6 g

Qing Guo (Fructus Canarii Albi)

Eigenschaften: süß, adstringierend, scharf, neutral
Leitbahnbezug: Lunge, Magen
Funktionen: klärt die Lungen und hat eine positive Wirkung auf die Kehle, erzeugt Körperflüssigkeiten und vermindert Alkohol- und Meeresfrüchtevergiftungen
Indikationen: geschwollene und schmerzhafte Kehle, Reizbarkeit, Durst und Husten
Standarddosierung: 9–15 g

San Ke Zhen (Radix Berberidis)

Eigenschaften: bitter, kalt
Leitbahnbezug: Leber
Funktionen: klärt Hitze und trocknet Feuchtigkeit, leitet Feuer aus und vermindert Toxizität
Indikationen: bakterielle Dysenterie, Gastroenteritis, Ikterus, Aszites aufgrund von Zirrhose, Infektion des Urogenitaltraktes, akute Nephritis und Tonsillitis
Standarddosierung: 9–15 g

Shan Cha Hua (Flos Camelliae Japonicae)

Eigenschaften: süß, leicht scharf, kühl
Leitbahnbezug: Leber, Magen, Dickdarm
Funktionen: kühlt das Blut, stoppt Blutungen und zerteilt Blut-Stase
Indikationen: Erbrechen von Blut, Nasenbluten, abnormale uterine Blutungen, Blut im Stuhl und blutige Dysenterie
Standarddosierung: 3–9 g
Kontraindikationen: dieses Kraut sollte bei Patienten mit Leere-Kälte von Milz und Magen mit Vorsicht eingesetzt werden

Shan Ci Gu (Pseudobulbus Shancigu)

Eigenschaften: süß, leicht scharf, kalt, leicht toxisch
Leitbahnbezug: Leber, Milz
Funktionen: zerteilt Schwellungen und löst Verklumpungen auf, transformiert Schleim und vermindert Toxizität
Indikationen: geschwollene Abszesse, nagelförmige Wunden, Skrofula, giftige Schlangenbisse, ösophagealer Krebs, Lymphome und Leukämie
Standarddosierung: 3–6 g
Kontraindikationen: dieses Kraut sollte bei Patienten mit einer geschwächten Konstitution mit Vorsicht eingesetzt werden

Shan Hai Luo (Radix Codonopsitis Lanceolatae)

Eigenschaften: süß, neutral
Leitbahnbezug: Lunge, Milz
Funktionen: nährt Yin und befeuchtet die Lungen, tonisiert Mangel und fördert Laktation, leitet Eiter aus und vermindert Toxizität
Indikationen: Husten aufgrund von Yin-Mangel, schwache Konstitution aufgrund einer lang andauernden Erkrankung, ungenügende Brustmilch, vaginale Absonderungen aufgrund von Milz-Schwäche, Abszesse der Lunge und der Eingeweide
Standarddosierung: 15–30 g

Shang Lu (Radix Phytolaccae)

Eigenschaften: bitter, kalt, toxisch
Leitbahnbezug: Blase, Niere, Milz, Dickdarm
Funktionen: führt nach unten aus und leitet Wasser aus, zerteilt Schwellungen und löst Verklumpungen auf
Indikationen: Ödeme, Schwierigkeiten beim Wasserlassen, Verstopfung, abdominelle Aufblähung und Völle und schmerzhafte Schwellungen
Standarddosierung: 3–9 g
Kontraindikationen: dies ist ein toxisches Kraut mit drastischer Wirkung; der Gebrauch ist normalerweise auf ernste Fälle beschränkt, die einer Reinigung bedürfen

She Mei (Herba Duchesneae)

Eigenschaften: süß, bitter, kalt, leicht toxisch
Leitbahnbezug: Leber, Magen, Lunge
Funktionen: klärt Hitze, vermindert Toxizität und löst Verklumpungen auf
Indikationen: Kälte und Fieber, Husten, hohes Fieber bei Kindern, geschwollene und schmerzhafte Kehle, Diphtherie, Dysenterie und Krebs
Standarddosierung: 15–20 g

Shi Da Gong Lao Ye (Folium Mahoniae)

Eigenschaften: bitter, kühl
Leitbahnbezug: Leber, Niere, Lunge, Dickdarm
Funktionen: nährt Yin und mildert Leere-Hitze
Indikationen: Expektoration von Blut aufgrund von pulmonaler Auszehrung, dampfende Knochenstörungen, periodisches Fieber, Kraftlosigkeit im unteren Rücken und in den Knien, Schwindel, Tinnitus, Reizbarkeit und rote Augen
Standarddosierung: 9–30 g
Anti-Krebs-Bestandteile: Isotetrandrin, Berberin, Palmatin, Jatrorrhizin

Shi Di (Calyx Diospyri Kaki)

Eigenschaften: bitter, adstringierend, neutral
Leitbahnbezug: Lunge, Magen
Funktionen: leitet gegenläufiges Qi nach unten und beendet Erbrechen
Indikationen: Rülpsen und Erbrechen aufgrund von Magen-Hitze, Schluckauf und Erbrechen aufgrund von Magen-Kälte
Standarddosierung: 6–12 g

Shi Jian Chuan (Herba Salviae Chinensis)

Eigenschaften: bitter, scharf, neutral
Leitbahnbezug: Leber, Magen
Funktionen: leitet gegenläufiges Qi nach unten, vermindert Toxizität und löst Verklumpungen auf, vitalisiert das Blut, lindert Schmerz und stoppt vaginale Absonderungen
Indikationen: akute und chronische Hepatitis, Nephritis, schmerzhafte Menstruation, weiße vaginale Absonderung, Skrofula und Dysphagie
Standarddosierung: 15–30 g

Shi Shang Bai (Herba Selaginellae Doederleinii)

Eigenschaften: bitter, scharf, kalt, neutral
Leitbahnbezug: Leber, Lunge
Funktionen: vertreibt Wind, klärt Hitze, fördert die Bewegung von Feuchtigkeit und hat antikanzerogene Eigenschaften
Indikationen: Husten aufgrund von Lungen-Hitze, geschwollene und schmerzhafte Kehle, Ikterus durch Feuchte-Hitze, Cholezystitis und Infekt des Urogenitaltraktes
Standarddosierung: 15–30 g

Shui Hong Hua Zi (Fructus Polygoni)

Eigenschaften: salzig, leicht kalt
Leitbahnbezug: Leber, Magen
Funktionen: bricht Blut-Stase auf, fördert das Wasserlassen, stärkt die Milz und löst Verklumpungen auf
Indikationen: Hepatosplenomegalie, Aszites aufgrund von Zirrhose, Verdauungsstörungen, abdominelle Schmerzen und Aufblähung, Skrofula und Krebs
Standarddosierung: 6–9 g
Kontraindikationen: dieses Kraut sollte bei Patienten mit einer schwachen Konstitution und bei jenen, die leicht zu Blutungen neigen mit Vorsicht eingesetzt werden

Si Gua Luo (Fasciculus Vascularis Luffae)

Eigenschaften: süß, neutral
Leitbahnbezug: Lunge, Magen, Leber
Funktionen: vertreibt Wind und befreit die Netzgefäße, vermindert Toxizität und transformiert Schleim
Indikationen: Beklemmung und Schmerz in Brust und Hypochondrium, Bi-Syndrom aufgrund von Wind-Feuchtigkeit, Husten mit reichlich Schleim und Abszesse und Wunden
Standarddosierung: 6–15 g

Song Zi Ren (Semen Pini)

Eigenschaften: süß, warm
Leitbahnbezug: Leber, Lunge, Dickdarm
Funktionen: nährt Körperflüssigkeiten, beseitigt Wind, befeuchtet die Lungen und befeuchtet die Eingeweide
Indikationen: Wind-Bi-Syndrom, Gelenkschmerz, Schwindel, Husten und Expektoration von Blut aufgrund von Lungen-Trockenheit und Verstopfung
Standarddosierung: 4,5–9 g

Tan Xiang (Lignum Santali Albi)

Eigenschaften: scharf, warm, aromatisch
Leitbahnbezug: Lunge, Milz, Magen
Funktionen: reguliert Qi im Mittleren Erwärmer, beseitigt Kälte und lindert Schmerz
Indikationen: Schmerzen in Brust, Magen und Abdomen aufgrund von Qi-Stagnation und stockender Kälte, Schmerzen aufgrund von Magen-Kälte und Erbrechen von klarem Wasser
Standarddosierung: 3–10 g
Kontraindikationen: kontraindiziert in Fällen von übermäßigem Yin-Feuer

Teng Li Gen (Radix Actinidiae Chinensis)

Eigenschaften: süß, scharf, kalt
Leitbahnbezug: Magen, Niere
Funktionen: lindert Hitze, stoppt Durst und befreit vom Lin-Syndrom
Indikationen: Reizbarkeit aufgrund von Hitze, Auszehrung und Suchtverhalten, schlechter Appetit und Ikterus
Standarddosierung: 30–60 g
Kontraindikationen: dieses Kraut kann Schwindel, Palpitationen und Unbehagen im oberen Abdomen auslösen

Tian Kui Zi (Tuber Semiaquilegiae)

Eigenschaften: süß, bitter, kalt, leicht toxisch
Leitbahnbezug: Leber, Niere
Funktionen: klärt Hitze und vermindert Toxizität, zerteilt Schwellungen und löst Verklumpungen auf, fördert das Wasserlassen
Indikationen: geschwollene Abszesse, nagelförmige Wunden, Skrofula, trübes Lin-Syndrom, Schwellungen und Schmerzen aufgrund von Stürzen und Stößen und Schlangenbisse
Standarddosierung: 6–15 g
Kontraindikationen: dieses Kraut sollte bei Patienten mit Leere-Kälte in Milz und Magen und weichen Stühlen, sowie bei schwangeren Patientinnnen mit Vorsicht eingesetzt werden

Tou Gu Cao (Herba Speranskiae seu Impatientis)

Eigenschaften: scharf, bitter, warm
Leitbahnbezug: Leber, Niere
Funktionen: vertreibt Wind, besänftigt die Sehnen, beseitigt Feuchtigkeit, vitalisiert das Blut und lindert Schmerzen
Indikationen: Schmerzen durch Wind-Feuchtigkeit-Bi-Syndrom, eingeschränktes Dehnen und Strecken, Amenorrhoe, leg-Qi aufgrund von Kälte-Feuchtigkeit
Standarddosierung: 6–9 g

Tu Bei Mu (Tuber Bolbostemmatis)

Eigenschaften: bitter, leicht kalt
Leitbahnbezug: Lunge, Milz
Funktionen: klärt Hitze und vermindert Toxizität, löst Verklumpungen auf und zerteilt Schwellungen
Indikationen: nasopharyngealer und ösophagealer Krebs, Krebs der Brust und des Dickdarms
Standarddosierung: 3–9 g

Wu Zhao Long (Herba Humuli Scandentis)

Eigenschaften: bitter, scharf, kühl
Leitbahnbezug: Lunge
Funktionen: klärt Hitze und vermindert Toxizität
Indikationen: kindliche Konvulsionen aufgrund hoher Temperatur, Fieber und Husten aufgrund des Zusammenziehens von externen pathogenen Faktoren, geschwollene und wunde Kehle, Dysenterie und Malaria
Standarddosierung: 9–30 g

Xi Shu (Fructus seu Radix Camptothecae)

Eigenschaften: bitter, kalt, toxisch
Leitbahnbezug: Magen, Leber
Funktionen: klärt Hitze, bricht Blut-Stase auf, tötet Würmer und hat antikanzerogene Eigenschaften
Indikationen: Krebs von Magen, Enddarm, Leber und Blase, Leukämie
Standarddosierung: 9–15 g für die Wurzel, 3–9 g für die Frucht
Kontraindikationen: dieses Kraut kann häufiges und drängendes Wasserlassen, Übelkeit, Erbrechen und Haarausfall verursachen und kann die Hämatopoese unterdrücken. Es ist kontraindiziert bei Patienten mit eingeschränkter Nierenfunktion und während der Schwangerschaft

Xiang Cai (Herba cum Radice Coriandri)

Eigenschaften: scharf, warm
Leitbahnbezug: Lunge, Magen
Funktionen: löst Schwitzen aus und löst Papula ab, stärkt die Milz und zerteilt Nahrungsansammlung
Indikationen: Masern im Anfangsstadium, Fieber ohne Schwitzen, Magenschmerzen aufgrund von Verdauungsstörungen
Standarddosierung: 9–15 g

Xuan Fu Geng (Caulis et Folium Inulae)

Eigenschaften: bitter, scharf, salzig, leicht warm
Leitbahnbezug: Lunge, Dickdarm
Funktionen: transformiert Schleim und beendet Husten, fördert die Bewegung von Wasser und beseitigt Feuchtigkeit
Indikationen: Husten mit reichlich Schleim, Ödeme, Schmerzen durch Schleim-Flüssigkeiten
Standarddosierung: 6–12 g

Xuan Jing Shi ‡ (Selenitum)

Eigenschaften: bitter, kalt
Leitbahnbezug: Lunge, Magen, Niere
Funktionen: klärt Hitze, leitet Feuer nach unten und zerteilt Schleim
Indikationen: Fieber, Reizbarkeit und Durst bei fieberhaften Erkrankungen, Schleim aufgrund von angesammelter Hitze in Lungen und Magen und rote Augen
Standarddosierung: 9–15 g

Xue Jian Chou (Herba Galii)

Eigenschaften: bitter, adstringierend, neutral
Leitbahnbezug: Leber
Funktionen: klärt Hitze und fördert die Bewegung von Feuchtigkeit, stoppt Dysenterie und Blutungen
Indikationen: Diarrhö, Dysenterie, Leberstörungen, Bluterbrechen, Nasenbluten, Blut in Urin und Stuhl und Uterusblutungen
Standarddosierung: 15–30 g

Ye Qiao Mai (Radix et Rhizoma Fagopyri Cymosi)

Eigenschaften: süß, adstringierend, leicht bitter, kalt
Leitbahnbezug: Lunge, Milz
Funktionen: klärt Hitze und vermindert Toxizität, klärt die Lungen und transformiert Blut-Stase und zerteilt Wind-Feuchtigkeit
Indikationen: Lungenabszesse, Furunkel, Skrofula, geschwollene und wunde Kehle, schmerzhafte Menstruation, Dysenterie, eingeschränkte Beweglichkeit der Hand- und Fußgelenke, Mattigkeit und Schmerzen in den Sehnen und Knochen
Standarddosierung: 15–30 g

Yue Ji Hua (Flos et Fructus Rosae Chinensis)

Eigenschaften: süß, warm
Leitbahnbezug: Leber
Funktionen: vitalisiert das Blut, reguliert die Menstruation und zerteilt Schwellungen
Indikationen: spärliche Menstruation, Amenorrhoe, Beklemmung in der Brust, abdominale Schmerzen, Skrofula und Kropf
Standarddosierung: 3–6 g
Kontraindikationen: ein übermäßiger Gebrauch kann bei Patienten mit einer Milz- und Magenschwäche Diarrhö auslösen; ist kontraindiziert während der Schwangerschaft

Zhang Nao (Camphora)

Eigenschaften: scharf, heiß, toxisch
Leitbahnbezug: Herz, Milz
Funktionen: öffnet die Öffnungen und leitet Trübes aus, vertreibt Wind-Feuchtigkeit und tötet Würmer
Indikationen: Bewusstlosigkeit, Delirium, Skabies und Tinea
Standarddosierung: 0,1–0,2 g
Kontraindikationen: äußerste Vorsicht sollte gelten bei der inneren Anwendung; kontraindiziert in Fällen von Qi-Schwäche und während der Schwangerschaft

Zhong Jie Feng (Ramulus et Folium Sarcandrae)

Eigenschaften: bitter, scharf, leicht warm
Leitbahnbezug: Leber, Dickdarm
Funktionen: klärt Hitze und vermindert Toxizität, vertreibt Wind und beseitigt Feuchtigkeit, vitalisiert das Blut und lindert Schmerz
Indikationen: Krebs von Pankreas, Magen, Dickdarm, Leber und Ösophagus, akute Leukämie, Pneumonie, bakterielle Dysenterie, Schmerzen durch Wind-Feuchtigkeit Bi-Syndrom
Standarddosierung: 6–16 g
Kontraindikationen: kontraindiziert während der Schwangerschaft bei Patientinnen mit übermäßigem Yin-Leere-Feuer

Zhu Ji Sui‡ (Medulla Suis Spinae)

Eigenschaften: süß, kalt
Leitbahnbezug: Niere
Funktionen: nährt Yin und Knochenmark
Indikationen: Fieber und Reizbarkeit aufgrund von „dampfenden Knochen"-Störung, Auszehrung und Suchtverhalten, nächtliche Samenergüsse
Standarddosierung: 5–10 g

Zi Nao Sha‡ (Sal Ammoniacum Purpureum)

Eigenschaften: salzig, bitter, scharf, warm, toxisch
Leitbahnbezug: Leber, Milz, Magen
Funktionen: zerteilt Ansammlungen und erweicht Hartes, bricht Blut-Stase auf und löst Verklumpungen auf
Indikationen: abdominale Massenbildung, Magenreflux, Bi-Syndrom der Kehle, Amenorrhoe, Polypen, Warzen, nagelförmige Wunden, Skrofula und schmerzhafte Schwellungen und Furunkel
Standarddosierung: 0,1–0,3 g
Kontraindikationen: nicht geeignet für die Langzeitanwendung; kontraindiziert bei Patienten mit einer schwachen Konstitution und Lebererkrankungen, bei jenen mit übermäßigen pathogenen Faktoren und während der Schwangerschaft

Zi Shi Ying‡ (Amethystum seu Fluoritum)

Eigenschaften: süß, warm
Leitbahnbezug: Herz, Leber
Funktionen: beruhigt das Herz und den Geist, wärmt die Lungen und leitet Qi nach unten, wärmt den Uterus
Indikationen: Palpitationen, Schlaflosigkeit, Unruhe von Herz und Geist, Husten und Keuchen aufgrund von Lungen-Schwäche, starke vaginale Absonderungen und Infertilität
Standarddosierung: 6–15 g

Quelle

1. Xu Li und Wang Wei, *Chinese Materia Medica: Combinations und Applications*, London: Donica Publishing, 2002

TCM-Rezepturen für die Krebsbehandlung

Dieser Anhang listet die Bestandteile der Fertigarzneien oder Rezepturen auf, auf die im Text namentlich Bezug genommen wird. Die Bestandteile der Rezepturen, die bei der Musteridentifizierung verwendet werden, sind detailliert unter den behandelten Mustern aufgeführt.
Tiere, Insekten und mineralische Arzneien sind mit dem Symbol ‡ gekennzeichnet.
Eine kleine Anzahl der oben aufgelisteten Fertigarzneien und klassischen Rezepturen enthalten Bestandteile, die in einigen Ländern außerhalb Chinas (gekennzeichnet mit *) als illegal gelten können. Therapeuten sollten die Inhalte der Fertigarzneien immer überprüfen, um sicher zu gehen, dass sie mit den rechtlichen Anforderungen des Landes, in dem sie praktizieren übereinstimmen.
Die folgenden Rezepturen, auf die im Text Bezug genommen wird, sind persönliche Rezepturen, deren Einzelheiten noch nicht veröffentlicht worden sind:

- *Fu Zheng Fang Ai Kou Fu Ye* (Oral Liquid for Supporting Vital Qi and Preventing Cancer/Orale Flüssigkeit zum Stützen des Aufrechten Qi und zur Vorbeugung von Krebs)
- *Qing Long Yi Tang Jiang* (Walnut Skin Syrup/ Syrup aus Walnusshaut)
- *Xiao Liu Wan* (Tumor-Dispersing Pill/Tumor zerteilende Pille)

A Wei Ruan Jian Gao (Asafoetida-Paste zum Erweichen von Hartem)

- *A Wei* (Asafoetida)
- *Zhi Wo Niu*‡ (Eulata, unter Rühren kurz angebraten mit Honig)
- *Zhe Bei Mu* (Bulbus Fritillariae Thunbergii)
- *Peng Sha*‡ (Borax)
- *Tao Ren* (Semen Persicae)

Jiang Can‡ (Bombyx Batryticatus)

- *Dan Nan Xing*‡ (Pulvis Arisaematis cum Felle Bovis)
- *Xiong Huang** (Realgar)
- *Bing Pian* (Borneolum)

An Gong Niu Huang Wan (Friedlicher Palast Rinder-Magenstein Pille)

- *Niu Huang*‡ (Calculus Bovis)
- *Yu Jin* (Radix Curcumae)
- *Shui Niu Jiao*‡ (Cornu Bubali)
- *Zhu Sha** (Cinnabaris)

Huang Lian (Rhizoma Coptidis)

- *Huang Qin* (Radix Scutellariae Baicalensis)
- *Zhi Zi* (Fructus Gardeniae Jasminoidis)
- *Xiong Huang** (Realgar)
- *Zhen Zhu*‡ (Margarita)
- *Bing Pian* (Borneolum)
- *She Xiang** (Secretio Moschi)

Ba Zhen Tang (Acht-Schätze-Dekokt)

- *Dang Gui* (Radix Angelicae Sinensis)
- *Chuan Xiong* (Rhizoma Ligustici Chuanxiong)
- *Bai Shao* (Radix Paeoniae Lactiflorae)
- *Shu Di Huang* (Radix Rehmanniae Glutinosae Conquita)
- *Dang Shen* (Radix Codonopsitis Pilosulae)
- *Bai Zhu* (Rhizoma Atractylodis Macrocephalae)
- *Fu Ling* (Sclerotium Poriae Cocos)
- *Zhi Gan Cao* (Radix Glycyrrhizae, unter Rühren kurz angebraten mit Honig)
- *Sheng Jiang* (Rhizoma Zingiberis Officinalis Recens)
- *Da Zao* (Fructus Ziziphi Jujubae)

Bai He Gu Jin Tang (Bb. Lilii-Dekokt zur Erhaltung des Metalls)

- *Sheng Di Huang* (Radix Rehmanniae Glutinosae)
- *Shu Di Huang* (Radix Rehmanniae Glutinosae Conquita)
- *Mai Men Dong* (Radix Ophiopogonis Japonici)
- *Bai He* (Bulbus Lilii)
- *Bai Shao* (Radix Paeoniae Lactiflorae)
- *Dang Gui* (Radix Angelicae Sinensis)
- *Chuan Bei Mu* (Bulbus Fritillariae Cirrhosae)
- *Gan Cao* (Radix Glycyrrhizae)
- *Xuan Shen* (Radix Scrophulariae Ningpoensis)
- *Jie Geng* (Radix Platycodi Grandiflori)

Bai Tou Weng Tang (Rx. Pulsatilla-Dekokt)

- *Bai Tou Weng* (Radix Pulsatillae Chinensis)
- *Qin Pi* (Cortex Fraxini)
- *Huang Lian* (Rhizoma Coptidis)
- *Huang Bai* (Cortex Phellodendri)

Bao Yuan Tang (Den Ursprung bewahrendes Dekokt)

- *Ren Shen* (Radix Ginseng)
- *Gan Cao* (Radix Glycyrrhizae)
- *Rou Gui* (Cortex Cinnamomi Cassiae)
- *Huang Qi* (Radix Astragali seu Hedysari)

Bie Jia Jian Wan (Schildkrötenpanzer-Pille)

- *Bie Jia** (Carapax Amydae Sinensis)
- *She Gan* (Rhizoma Belamcandae Chinensis)
- *Huang Qin* (Radix Scutellariae Baicalensis)
- *Chai Hu* (Radix Bupleuri)
- *Shu Fu*‡ (Armadillidium)
- *Gan Jiang* (Rhizoma Zingiberis Officinalis)
- *Da Huang* (Radix et Rhizoma Rhei)
- *Wu Yao* (Radix Linderae Strychnifoliae)
- *Gui Zhi* (Ramulus Cinnamomi Cassiae)
- *Ting Li Zi* (Semen Lepidii seu Descurainiae)
- *Shi Wei* (Folium Pyrrosiae)
- *Hou Po* (Cortex Magnoliae Officinalis)
- *Mu Dan Pi* (Cortex Moutan Radicis)
- *Qu Mai* (Herba Dianthi)
- *Ling Xiao Hua* (Flos Campsitis)
- *Ban Xia* (Rhizoma Pinelliae Ternatae)
- *Dang Shen* (Radix Codonopsitis Pilosulae)
- *Tu Bie Chong*‡ (Eupolyphaga seu Steleophaga)
- *E Jiao*‡ (Gelatinum Corii Asini)
- *Feng Fang*‡ (Nidus Vespae)
- *Xiao Shi*‡ (Nitrum)
- *Qiang Lang*‡ (Catharsius)
- *Tao Ren* (Semen Persicae)

Bu Zhong Yi Qi Wan [Tang] (Pille [Dekokt], das die Mitte tonisiert und Qi vermehrt)

- *Dang Gui* (Radix Angelicae Sinensis)
- *Huang Qi* (Radix Astragali seu Hedysari)
- *Dang Shen* (Radix Codonopsitis Pilosulae)
- *Bai Zhu* (Rhizoma Atractylodis Macrocephalae)
- *Sheng Ma* (Rhizoma Cimicifugae)
- *Chen Pi* (Pericarpium Citri Reticulatae)
- *Chai Hu* (Radix Bupleuri)
- *Gan Cao* (Radix Glycyrrhizae)

Chai Hu Shu Gan San (Rx. Bupleuri-Pulver, das die Leber verteilt)

- *Chao Chen Pi* (Pericarpium Citri Reticulatae, pfannengerührt)
- *Chai Hu* (Radix Bupleuri)
- *Chuan Xiong* (Rhizoma Ligustici Chuanxiong)
- *Xiang Fu* (Rhizoma Cyperi Rotundi)
- *Chao Zhi Ke* (Fructus Citri Aurantii, pfannengerührt)
- *Bai Shao* (Radix Paeoniae Lactiflorae)
- *Gan Cao* (Radix Glycyrrhizae)

Chuan Xiong Cha Tiao San (Regulierendes Pulver mit Rhizoma Chuanxiong, mit grünem Tee einzunehmen)

- *Chuan Xiong* (Rhizoma Ligustici Chuanxiong)
- *Jing Jie* (Herba Schizonepetae Tenuifoliae)
- *Bai Zhi* (Radix Angelicae Dahuricae)
- *Qiang Huo* (Rhizoma et Radix Notopterygii)
- *Xiang Fu* (Rhizoma Cyperi Rotundi)
- *Fang Feng* (Radix Ledebouriellae Divaricatae)
- *Bo He* (Herba Menthae Haplocalycis)
- *Gan Cao* (Radix Glycyrrhizae)

Da Bu Yin Wan (Dekokt zum intensiven Tonsieren des Yin)

- *Huang Bai* (Cortex Phellodendri)
- *Zhi Mu* (Rhizoma Anemarrhenae Asphodeloidis)
- *Shu Di Huang* (Radix Rehmanniae Glutinosae Conquita)
- *Gui Ban*‡ (Plastrum Testudinis)

Da Bu Yuan Jian (Getränk zum intensiven Tonisieren des Ursprungs)

- *Ren Shen* (Radix Ginseng)
- *Shan Yao* (Rhizoma Dioscoreae Oppositae)
- *Shu Di Huang* (Radix Rehmanniae Glutinosae Conquita)
- *Du Zhong* (Cortex Eucommiae Ulmoidis)

- *Dang Gui* (Radix Angelicae Sinensis)
- *Shan Zhu Yu* (Fructus Corni Officinalis)
- *Gou Qi Zi* (Fructus Lycii)
- *Zhi Gan Cao* (Radix Glycyrrhizae, unter Rühren kurz angebraten mit Honig)

Da Chai Hu Tang (Größeres Dekokt mit Radix Bupleuri)

- *Chai Hu* (Radix Bupleuri)
- *Huang Qin* (Radix Scutellariae Baicalensis)
- *Fa Ban Xia* (Rhizoma Pinelliae Ternatae Praeparata)
- *Zhi Shi* (Fructus Immaturus Citri Aurantii)
- *Bai Shao* (Radix Paeoniae Lactiflorae)
- *Da Huang* (Radix et Rhizoma Rhei)
- *Sheng Jiang* (Rhizoma Zingiberis Officinalis Recens)
- *Da Zao* (Fructus Ziziphi Jujubae)

Da Huang Xiao Shi Tang (Dekokt mit Rhabarberwurzel und Nitrum Depuratum)

- *Da Huang* (Radix et Rhizoma Rhei)
- *Huang Bai* (Cortex Phellodendri)
- *Xiao Shi*‡ (Nitrum Depuratum)
- *Zhi Zi* (Fructus Gardeniae Jasminoidis)

Da Huang Zhe Chong Wan (Pille mit Rhabarberwurzel und Eupolyphaga seu Steleophaga)

- *Da Huang* (Radix et Rhizoma Rhei)
- *Shu Di Huang* (Radix Rehmanniae Glutinosae Conquita)
- *Xing Ren* (Semen Pruni Armeniacae)
- *Huang Qin* (Radix Scutellariae Baicalensis)
- *Bai Shao* (Radix Paeoniae Lactiflorae)
- *Shui Zhi*‡ (Hirudo seu Whitmania)
- *Gan Qi* (Lacca Exsiccata)
- *Tao Ren* (Semen Persicae)
- *Gan Cao* (Radix Glycyrrhizae)
- *Tu Bie Chong*‡ (Eupolyphaga seu Steleophaga)

Dan Huang You (Öl mit Eigelb/Egg Yolk Oil)

- *Ji Zi Huang*‡ (Vitellus Galli)
- *Zhi Wu You* (Oleum Vegetale)

Dan Shen Pian (Tablette mit Radix Salviae Militiorrhizae)

- *Dan Shen* (Radix Salviae Miltiorrhizae)
- *San Qi* (Radix Notoginseng)
- *Bing Pian* (Borneolum)

Dang Gui Bu Xue Tang (Dekokt mit Radix Angelicae Sinensis zum Tonisieren des Blutes)

- *Huang Qi* (Radix Astragali seu Hedysari)
- *Dang Gui* (Radix Angelicae Sinensis)

Dang Gui Si Ni Tang (Dekokt für kalte Extremitäten mit Radix Angelicae Sinensis)

- *Dang Gui* (Radix Angelicae Sinensis)
- *Gui Zhi* (Ramulus Cinnamomi Cassiae)
- *Bai Shao* (Radix Paeoniae Lactiflorae)
- *Xi Xin** (Herba cum Radice Asari)
- *Zhi Gan Cao* (Radix Glycyrrhizae, unter Rühren kurz angebraten mit Honig)
- *Tong Cao* (Medulla Tetrapanacis Papyriferi)
- *Da Zao* (Fructus Ziziphi Jujubae)

Dao Chi San (Pulver, das das Rote hinausleitet)

- *Sheng Di Huang* (Radix Rehmanniae Glutinosae)
- *Mu Tong** (Caulis Mutong)
- *Gan Cao* (Radix Glycyrrhizae)
- *Dan Zhu Ye* (Herba Lophatheri Gracilis)

Anmerkung: In jenen Ländern, in denen es verboten ist, *Mu Tong** (Caulis Mutong) in einer Rezeptur zu verwenden wird normalerweise *Tong Cao* (Medulla Tetrapanacis Papyriferi) als Ersatz genommen.

Di Yu Huai Jiao Wan (Pulver mir Radix Sanguisorbae und Pagodenbaumblüten)

- *Dang Gui* (Radix Angelicae Sinensis)
- *Chuan Xiong* (Rhizoma Ligustici Chuanxiong)
- *Chao Bai Shao* (Radix Paeoniae Lactiflorae, pfannengerührt)
- *Sheng Di Huang* (Radix Rehmanniae Glutinosae)
- *Huang Lian* (Rhizoma Coptidis)

- *Huang Qin* (Radix Scutellariae Baicalensis)
- *Huang Bai* (Cortex Phellodendri)
- *Chao Zhi Zi* (Fructus Gardeniae Jasminoidis, pfannengerührt)
- *Lian Qiao* (Fructus Forsythiae Suspensae)
- *Di Yu* (Radix Sanguisorbae Officinalis)
- *Huai Jiao* (Fructus Sophorae Japonicae)
- *Fang Feng* (Radix Ledebouriellae Divaricatae)
- *Jing Jie* (Herba Schizonepetae Tenuifoliae)
- *Zhi Ke* (Fructus Citri Aurantii)
- *Qian Cao Gen* (Radix Rubiae Cordifoliae)
- *Ce Bai Ye* (Cacumen Biotae Orientalis)
- *Fu Shen* (Sclerotium Poriae Cocos cum Ligno Hospite)
- *Chen Pi* (Pericarpium Citri Reticulatae)

Ding Xiang Shi Di San (Pulver mit Flos Raryophylli und Calyx Diospyri Kaki)

- *Dang Shen* (Radix Codonopsitis Pilosulae)
- *Gui Zhi* (Ramulus Cinnamomi Cassiae)
- *Chen Pi* (Pericarpium Citri Reticulatae)
- *Ban Xia* (Rhizoma Pinelliae Ternatae)
- *Chao Gao Liang Jiang* (Rhizoma Alpiniae Officinari, pfannengerührt)
- *Ding Xiang* (Flos Caryophylli)
- *Shi Di* (Calyx Diospyri Kaki)
- *Sheng Jiang* (Rhizoma Zingiberis Officinalis Recens)
- *Gan Cao* (Radix Glycyrrhizae)

Du Huo Ji Sheng Tang (Dekokt mit Radix Angelicae pubescentis und Ramulus Taxilli)

- *Du Huo* (Radix Angelicae Pubescentis)
- *Sang Ji Sheng* (Ramulus Loranthi)
- *Qin Jiao* (Radix Gentianae Macrophyllae)
- *Fang Feng* (Radix Ledebouriellae Divaricatae)
- *Xi Xin** (Herba cum Radice Asari)
- *Dang Gui* (Radix Angelicae Sinensis)
- *Bai Shao* (Radix Paeoniae Lactiflorae)
- *Chuan Xiong* (Rhizoma Ligustici Chuanxiong)
- *Sheng Di Huang* (Radix Rehmanniae Glutinosae)
- *Du Zhong* (Cortex Eucommiae Ulmoidis)
- *Huai Niu Xi* (Radix Achyranthis Bidentatae)
- *Dang Shen* (Radix Codonopsitis Pilosulae)
- *Fu Ling* (Sclerotium Poriae Cocos)
- *Gui Xin* (Cortex Rasus Cinnamomi Cassiae)
- *Gan Cao* (Radix Glycyrrhizae)

Er Chen Tang (Dekokt der zwei alten Arzneien)

- *Ban Xia* (Rhizoma Pinelliae Ternatae)
- *Chen Pi* (Pericarpium Citri Reticulatae)
- *Fu Ling* (Sclerotium Poriae Cocos)
- *Gan Cao* (Radix Glycyrrhizae)

Er Xian Wen Shen Tang (Dekokt der zwei Unsterblichen zum Wärmen der Nieren)

- *Xian Mao* (Rhizoma Curculiginis Orchioidis)
- *Yin Yang Huo* (Herba Epimedii)
- *Dang Gui* (Radix Angelicae Sinensis)
- *Ba Ji Tian* (Radix Morindae Officinalis)
- *Huang Bai* (Cortex Phellodendri)
- *Zhi Mu* (Rhizoma Anemarrhenae Asphodeloidis)

Er Zhi Wan (Zweifach Größte Pille)

- *Han Lian Cao* (Herba Ecliptae Prostratae)
- *Nü Zhen Zi* (Fructus Ligustri Lucidi)

Fu Yuan Huo Xue Tang (Dekokt zum Wiederherstellen des Ursprungs und Vitalisieren des Blutes)

- *Chai Hu* (Radix Bupleuri)
- *Tian Hua Fen* (Radix Trichosanthis)
- *Dang Gui* (Radix Angelicae Sinensis)
- *Hong Hua* (Flos Carthami Tinctorii)
- *Gan Cao* (Radix Glycyrrhizae)
- *Chuan Shan Jia** (Squama Manitis Pentadactylae)
- *Da Huang* (Radix et Rhizoma Rhei)
- *Tao Ren* (Semen Persicae)

Fu Zheng Jie Du Chong Ji (Lösliches Granulat zum Stützen des Aufrechten Qi und Verminderung der Toxizität)

- *Huang Qi* (Radix Astragali seu Hedysari)
- *Shu Di Huang* (Radix Rehmanniae Glutinosae Conquita)
- *Jin Yin Hua* (Flos Lonicerae)
- *Huang Lian* (Rhizoma Coptidis)
- *Mai Men Dong* (Radix Ophiopogonis Japonici)
- *Shi Hu** (Herba Dendrobii)
- *Chen Pi* (Pericarpium Citri Reticulatae)

- *Ji Nei Jin*‡ (Endothelium Corneum Gigeriae Galli)
- *Zhu Ru* (Caulis Bambusae in Taeniis)
- *Gou Qi Zi* (Fructus Lycii)
- *Nü Zhen Zi* (Fructus Ligustri Lucidi)

Fu Zi Li Zhong Wan [Tang] (Pille [Dekokt] mit Radix Lateralis Aconiti zum Regulieren des Mittleren Erwärmers)

- *Ren Shen* (Radix Ginseng)
- *Gan Jiang* (Rhizoma Zingiberis Officinalis)
- *Zhi Gan Cao* (Radix Glycyrrhizae, unter Rühren kurz angebraten mit Honig)
- *Bai Zhu* (Rhizoma Atractylodis Macrocephalae)
- *Fu Zi** (Radix Lateralis Aconiti Carmichaeli Praeparata)

Gan Mai Da Zao Tang (Dekokt mit Radix Glycyrrhizae, Fructus Tritici Aestivi Levis und Fructus Jujubae)

- *Gan Cao* (Radix Glycyrrhizae)
- *Fu Xiao Mai* (Fructus Tritici Aestivi Levis)
- *Da Zao* (Fructus Ziziphi Jujubae)

Ge Gen Qin Lian Tang (Dekokt mit Radix Puerariae, Radix Scutellariae und Rhizoma Coptidis)

- *Ge Gen* (Radix Puerariae)
- *Huang Qin* (Radix Scutellariae Baicalensis)
- *Huang Lian* (Rhizoma Coptidis)
- *Gan Cao* (Radix Glycyrrhizae)

Ge Xia Zhu Yu Tang (Dekokt, das Blut-Stase unterhalb des Diaphragmas eliminiert)

- *Wu Ling Zhi*‡ (Excrementum Trogopteri)
- *Dang Gui* (Radix Angelicae Sinensis)
- *Chuan Xiong* (Rhizoma Ligustici Chuanxiong)
- *Tao Ren* (Semen Persicae)
- *Mu Dan Pi* (Cortex Moutan Radicis)
- *Chi Shao* (Radix Paeoniae Rubra)
- *Wu Yao* (Radix Linderae Strychnifoliae)
- *Yan Hu Suo* (Rhizoma Corydalis Yanhusuo)
- *Gan Cao* (Radix Glycyrrhizae)
- *Xiang Fu* (Rhizoma Cyperi Rotundi)
- *Hong Hua* (Flos Carthami Tinctorii)
- *Zhi Ke* (Fructus Citri Aurantii)

Gui Pi Tang (Dekokt, das die Milz wiederherstellt)

- *Bai Zhu* (Rhizoma Atractylodis Macrocephalae)
- *Fu Shen* (Sclerotium Poriae Cocos cum Ligno Hospite)
- *Huang Qi* (Radix Astragali seu Hedysari)
- *Long Yan Rou* (Arillus Euphoriae Longanae)
- *Dang Shen* (Radix Codonopsitis Pilosulae)
- *Suan Zao Ren* (Semen Ziziphi Spinosae)
- *Mu Xiang** (Radix Aucklandiae Lappae)
- *Zhi Gan Cao* (Radix Glycyrrhizae, unter Rühren kurz angebraten mit Honig)
- *Dang Gui* (Radix Angelicae Sinensis)
- *Yuan Zhi* (Radix Polygalae)
- *Sheng Jiang* (Rhizoma Zingiberis Officinalis Recens)
- *Da Zao* (Fructus Ziziphi Jujubae)

He Che Da Zao Wan (Stark aufbauende Pille mit Placenta Hominis)

- *Zi He Che*‡ (Placenta Hominis)
- *Gui Ban** (Plastrum Testudinis)
- *Huang Bai* (Cortex Phellodendri)
- *Du Zhong* (Cortex Eucommiae Ulmoidis)
- *Niu Xi* (Radix Achyranthis Bidentatae)
- *Sheng Di Huang* (Radix Rehmanniae Glutinosae)
- *Tian Men Dong* (Radix Asparagi Cochinchinensis)
- *Mai Men Dong* (Radix Ophiopogonis Japonici)
- *Ren Shen* (Radix Ginseng)

He Rong San Jian Wan (Pille zum Harmonisieren der Nahrung und Erweichen von Hartem)

- *Dang Gui* (Radix Angelicae Sinensis)
- *Shu Di Huang* (Radix Rehmanniae Glutinosae Conquita)
- *Fu Shen* (Sclerotium Poriae Cocos cum Ligno Hospite)
- *Xiang Fu* (Rhizoma Cyperi Rotundi)
- *Dang Shen* (Radix Codonopsitis Pilosulae)
- *Bai Zhu* (Rhizoma Atractylodis Macrocephalae)
- *Ju Hong* (Pars Rubra Epicarpii Citri Erythrocarpae)
- *Bei Mu* (Bulbus Fritillariae)

- *Tian Nan Xing* (Rhizoma Arisaematis)
- *Suan Zao Ren* (Semen Ziziphi Spinosae)
- *Yuan Zhi* (Radix Polygalae)
- *Bai Zi Ren* (Semen Biotae Orientalis)
- *Mu Dan Pi* (Cortex Moutan Radicis)
- *Duan Long Chi*‡ (Dens Draconis Calcinatum)
- *Lu Hui** (Herba Aloes)
- *Chen Xiang* (Lignum Aquilariae Resinatum)
- *Zhu Sha** (Cinnabaris)

Hou Po San Wu Tang (Dekokt mit Cortex Magnoliae)

- *Da Huang* (Radix *et Rhizoma Rhei)*
- *Hou Po (Cortex Magnoliae Officinalis)*
- *Zhi Shi (Fructus Immaturus* Citri Aurantii)

Anmerkung: In dieser Rezeptur ist die Dosis von *Hou Po* (Cortex Magnoliae Officinalis) größer als die von *Da Huang* (Radix et Rhizoma Rhei); andernfalls wird die Rezeptur als *Xiao Cheng Qi Tang* (Minor Qi-Sustaining Decoction/Kleines Dekokt zum Erhalt von Qi) bezeichnet.

Hua Du Pian (Tablette zum Transformieren von Toxizität)

- *Hu Po‡ (Succinum)*
- *Di Ru Shi‡ (Stalactitum Tubiforme)*
- *Gan Lan (Fructus Canarii Albi)*
- *Zhen Zhu‡ (Margarita)*
- *She Xiang* (Secretio Moschi)*
- *Bing Pian (Borneolum)*
- *Niu Huang‡ (Calculus Bovis)*
- *Deng Xin Cao Hui* (Medulla Junci Effusi Carbonisata)

Hua Jian Ye [Tang] (Flüssigkeit [Dekokt] zum Transformieren von Hartem)

- *Bai Zhu* (Rhizoma Atractylodis Macrocephalae)
- *Fu Ling* (Sclerotium Poriae Cocos)
- *Dang Gui* (Radix Angelicae Sinensis)
- *Chuan Xiong* (Rhizoma Ligustici Chuanxiong)
- *Xiang Fu* (Rhizoma Cyperi Rotundi)
- *Shan Zha* (Fructus Crataegi)
- *Zhi Shi* (Fructus Immaturus Citri Aurantii)
- *Chen Pi* (Pericarpium Citri Reticulatae)
- *Jiang Ban Xia* (Rhizoma Pinelliae Ternatae cum Zingibere Praeparatum)
- *Tao Ren* (Semen Persicae)
- *Hong Hua* (Flos Carthami Tinctorii)
- *E Zhu* (Rhizoma Curcumae)
- *Gan Cao* (Radix Glycyrrhizae)

Hua Yu Sheng Ji Fen (Pulver zum Transformieren von Blut-Stase und Erzeugen von Fleisch)

- *Zhen Zhu*‡ (Margarita)
- *Lu Gan Shi*‡ (Calamina)
- *Sheng Long Gu*‡ (Os Draconis Crudum)
- *Bing Pian* (Borneolum)

Hua Yu Wan [Tang] (Pille [Dekokt] zum Transformieren von Depression)

- *Dang Gui* (Radix Angelicae Sinensis)
- *Shu Di Huang* (Radix Rehmanniae Glutinosae Conquita)
- *Bai Shao* (Radix Paeoniae Lactiflorae)
- *Chuan Xiong* (Rhizoma Ligustici Chuanxiong)
- *Rou Gui* (Cortex Cinnamomi Cassiae)
- *Tao Ren* (Semen Persicae)
- *Hong Hua* (Flos Carthami Tinctorii)

Huang Lian Shang Qing Wan (Pille mit Rhizoma Coptidis zum Klären des Oberkörpers)

- *Da Huang* (Radix et Rhizoma Rhei)
- *Huang Qin* (Radix Scutellariae Baicalensis)
- *Zhi Zi* (Fructus Gardeniae Jasminoidis)
- *Lian Qiao* (Fructus Forsythiae Suspensae)
- *Chuan Xiong* (Rhizoma Ligustici Chuanxiong)
- *Jing Jie Sui* (Spica Schizonepetae Tenuifoliae)
- *Shi Gao*‡ (Gypsum Fibrosum)
- *Huang Lian* (Rhizoma Coptidis)
- *Bo He* (Herba Menthae Haplocalycis)
- *Ju Hua* (Flos Chrysanthemi Morifolii)
- *Jie Geng* (Radix Platycodi Grandiflori)
- *Gan Cao* (Radix Glycyrrhizae)
- *Huang Bai* (Cortex Phellodendri)
- *Bai Zhi* (Radix Angelicae Dahuricae)
- *Xuan Fu Hua* (Flos Inulae)
- *Fang Feng* (Radix Ledebouriellae Divaricatae)
- *Man Jing Zi* (Fructus Viticis)

Huang Lian Wen Dan Tang (Dekokt mit Rhizoma Coptidis zum Erwärmen der Gallenblase)

- *Huang Lian* (Rhizoma Coptidis)
- *Ban Xia* (Rhizoma Pinelliae Ternatae)
- *Chen Pi* (Pericarpium Citri Reticulatae)
- *Fu Ling* (Sclerotium Poriae Cocos)
- *Gan Cao* (Radix Glycyrrhizae)
- *Sheng Jiang* (Rhizoma Zingiberis Officinalis Recens)
- *Zhu Ru* (Caulis Bambusae in Taeniis)
- *Zhi Shi* (Fructus Immaturus Citri Aurantii)

Huang Qi Jian Zhong Tang (Dekokt mit Radix Astragali zum Stärken der Mitte)

- *Gui Zhi* (Ramulus Cinnamomi Cassiae)
- *Zhi Gan Cao* (Radix Glycyrrhizae, unter Rühren kurz angebraten mit Honig)
- *Da Zao* (Fructus Ziziphi Jujubae)
- *Bai Shao* (Radix Paeoniae Lactiflorae)
- *Sheng Jiang* (Rhizoma Zingiberis Officinalis Recens)
- *Yi Tang* (Saccharum Granorum)
- *Huang Qi* (Radix Astragali seu Hedysari)

Jia Wei Xi Huang Wan (Verstärkte Pille mit Westlichem Rinder-Magenstein)

- *Zhu Sha** (Cinnabaris)
- *Ren Gong Niu Huang*‡ (Calculus Bovis Syntheticus)
- *She Xiang** (Secretio Moschi)
- *Ru Xiang* (Gummi Olibanum)
- *Mo Yao* (Myrrha)
- *San Qi Fen* (Pulvis Radicis Notoginseng)
- *Shan Ci Gu* (Pseudobulbus Shancigu)
- *Hai Ma** (Hippocampus)
- *Yi Yi Ren* (Semen Coicis Lachryma-jobi)
- *Sha Ren* (Fructus Amomi)
- *Ji Nei Jin*‡ (Endothelium Corneum Gigeriae Galli)

Anmerkung: Diese Bestandteile werden manchmal zu einem feinen Pulver zermahlen und verkapselt; die Zubereitung wird dann als *Jia Wei Xi Huang Jiao Nang* (Augmented Western Bovine Bezoar Capsule/ Verstärkte Kapsel mit Westlichem Rinder-Magenstein) bezeichnet.

Jia Wei Xiao Yao San (Modifiziertes Pulver des freien und entspannten Wanderers)

- *Zhi Gan Cao* (Radix Glycyrrhizae, unter Rühren kurz angebraten mit Honig)
- *Chao Dang Gui* (Radix Angelicae Sinensis, pfannengerührt)
- *Chao Bai Shao* (Radix Paeoniae Lactiflorae, pfannengerührt)
- *Fu Ling* (Sclerotium Poriae Cocos)
- *Chao Bai Zhu* (Rhizoma Atractylodis Macrocephalae, pfannengerührt)
- *Chai Hu* (Radix Bupleuri)
- *Mu Dan Pi* (Cortex Moutan Radicis)
- *Chao Zhi Zi* (Fructus Gardeniae Jasminoidis, pfannengerührt)

Jin Gui Shen Qi Wan (Pille für das Nieren-Qi aus dem Golden Cabinet)

- *Shu Di Huang* (Radix Rehmanniae Glutinosae Conquita)
- *Shan Yao* (Rhizoma Dioscoreae Oppositae)
- *Shan Zhu Yu* (Fructus Corni Officinalis)
- *Ze Xie* (Rhizoma Alismatis Orientalis)
- *Rou Gui* (Cortex Cinnamomi Cassiae)
- *Mu Dan Pi* (Cortex Moutan Radicis)
- *Gui Zhi* (Ramulus Cinnamomi Cassiae)
- *Fu Ling* (Sclerotium Poriae Cocos)

Jin Ling Zi San (Pulver mit Fructus Meliae Toosendan)

- *Chuan Lian Zi* (Fructus Meliae Toosendan)
- *Yan Hu Suo* (Rhizoma Corydalis Yanhusuo)

Ju Pi Zhu Ru Tang (Dekokt mit Pericarpium Citri Reticulatae und Caulis Bambusae)

- *Chen Pi* (Pericarpium Citri Reticulatae)
- *Zhu Ru* (Caulis Bambusae in Taeniis)
- *Da Zao* (Fructus Ziziphi Jujubae)
- *Sheng Jiang* (Rhizoma Zingiberis Officinalis Recens)
- *Gan Cao* (Radix Glycyrrhizae)
- *Dang Shen* (Radix Codonopsitis Pilosulae)

Kun Bu Wan (Pille mit Thallus Laminariae)

- *Kun Bu* (Thallus Laminariae seu Eckloniae)
- *Hai Zao* (Herba Sargassi)
- *Xuan Jing Shi*‡ (Selenitum)
- *Po Xiao*‡ (Mirabilitum Non-Purum)
- *Liu Huang*‡ (Sulphur)
- *Chen Pi* (Pericarpium Citri Reticulatae)
- *Qing Pi* (Pericarpium Citri Reticulatae Viride)
- *Wu Ling Zhi*‡ (Excrementum Trogopteri)

Liang Ge San (Pulver zum Kühlen des Diaphragmas)

- *Da Huang* (Radix et Rhizoma Rhei)
- *Mang Xiao*‡ (Mirabilitum)
- *Gan Cao* (Radix Glycyrrhizae)
- *Zhi Zi* (Fructus Gardeniae Jasminoidis)
- *Bo He* (Herba Menthae Haplocalycis)
- *Huang Qin* (Radix Scutellariae Baicalensis)
- *Lian Qiao* (Fructus Forsythiae Suspensae)
- *Dan Zhu Ye* (Herba Lophatheri Gracilis)

Ling Gui Zhu Gan Tang (Dekokt mit Poria, Ramulus Cinnamomi, Rhizoma Atractylodis Macrocephalae und Radix Glycyrrhizae)

- *Fu Ling* (Sclerotium Poriae Cocos)
- *Gui Zhi* (Ramulus Cinnamomi Cassiae)
- *Bai Zhu* (Rhizoma Atractylodis Macrocephalae)
- *Zhi Gan Cao* (Radix Glycyrrhizae, pfannengerührt)

Liu Mo Tang (Dekokt aus sechs vermahlenen Arzneien)

- *Bing Lang** (Semen Arecae Catechu)
- *Chen Xiang* (Lignum Aquilariae Resinatum)
- *Mu Xiang** (Radix Aucklandiae Lappae)
- *Wu Yao* (Radix Linderae Strychnifoliae)
- *Da Huang* (Radix et Rhizoma Rhei)
- *Zhi Ke* (Fructus Citri Aurantii)

Liu Wei Di Huang Wan [Tang] (Pille [Dekokt] aus sechs Bestandteilen mit Radix Rehmannia praeparata)

- *Shu Di Huang* (Radix Rehmanniae Glutinosae Conquita)
- *Shan Zhu Yu* (Fructus Corni Officinalis)
- *Mu Dan Pi* (Cortex Moutan Radicis)
- *Shan Yao* (Rhizoma Dioscoreae Oppositae)
- *Fu Ling* (Sclerotium Poriae Cocos)
- *Ze Xie* (Rhizoma Alismatis Orientalis)

Ma Xing Shi Gan Tang (Dekokt mit Herba Ephedrae, Semen Armeniacae, Gypsum fibrosum und Radix Glycyrrhizae)

- *Ma Huang** (Herba Ephedrae)
- *Xing Ren* (Semen Pruni Armeniacae)
- *Shi Gao*‡ (Gypsum Fibrosum)
- *Gan Cao* (Radix Glycyrrhizae)

Mai Men Dong Tang (Dekokt mit Radix Ophiopogonis)

- *Mai Men Dong* (Radix Ophiopogonis Japonici)
- *Ban Xia* (Rhizoma Pinelliae Ternatae)
- *Dang Shen* (Radix Codonopsitis Pilosulae)
- *Gan Cao* (Radix Glycyrrhizae)
- *Jing Mi* (Oryza Sativa)
- *Da Zao* (Fructus Ziziphi Jujubae)

Mai Wei Di Huang Wan (Pille mit Radix Ophiopogonis, Fructus Schisandrae und Radix Rehmanniae praeparata)

- *Shu Di Huang* (Radix Rehmanniae Glutinosae Conquita)
- *Shan Zhu Yu* (Fructus Corni Officinalis)
- *Shan Yao* (Rhizoma Dioscoreae Oppositae)
- *Mu Dan Pi* (Cortex Moutan Radicis)
- *Fu Ling* (Sclerotium Poriae Cocos)
- *Ze Xie* (Rhizoma Alismatis Orientalis)
- *Mai Men Dong* (Radix Ophiopogonis Japonici)
- *Wu Wei Zi* (Fructus Schisandrae)

Nuan Gan Jian (Leber-wärmendes Getränk)

- *Dang Gui* (Radix Angelicae Sinensis)
- *Gou Qi Zi* (Fructus Lycii)
- *Chen Xiang* (Lignum Aquilariae Resinatum)
- *Rou Gui* (Cortex Cinnamomi Cassiae)
- *Wu Yao* (Radix Linderae Strychnifoliae)
- *Xiao Hui Xiang* (Fructus Foeniculi Vulgaris)
- *Gui Zhi* (Ramulus Cinnamomi Cassiae)
- *Sheng Jiang* (Rhizoma Zingiberis Officinalis Recens)

Po Jie San (Pulver zum Aufbrechen von Verklumpungen)

- *Hai Zao* (Herba Sargassi)
- *Long Dan Cao* (Radix Gentianae Scabrae)
- *Hai Ge Ke*‡ (Concha Meretrecis seu Cyclinae)
- *Tong Cao* (Medulla Tetrapanacis Papyriferi)
- *Kun Bu* (Thallus Laminariae seu Eckloniae)
- *Hua Shi*‡ (Talcum)
- *Song Luo* (Folium Usneae)
- *Mai Ya Qu* (Massa Fermentata Hordei Vulgaris)
- *Ban Xia* (Rhizoma Pinelliae Ternatae)

Qiang Huo Sheng Shi Tang (Dekokt mit Rhizoma seu Radix Notopterygii zum Vertreiben von Feuchtigkeit)

- *Qiang Huo* (Rhizoma et Radix Notopterygii)
- *Du Huo* (Radix Angelicae Pubescentis)
- *Zhi Gan Cao* (Radix Glycyrrhizae, unter Rühren kurz angebraten mit Honig)
- *Gao Ben* (Rhizoma et Radix Ligustici)
- *Chuan Xiong* (Rhizoma Ligustici Chuanxiong)
- *Fang Feng* (Radix Ledebouriellae Divaricatae)
- *Man Jing Zi* (Fructus Viticis)

Qing E Wan (Pille des jungen Mädchens)

- *Hu Tao Ren* (Semen Juglandis Regiae)
- *Bu Gu Zhi* (Fructus Psoraleae Corylifoliae)
- *Du Zhong* (Cortex Eucommiae Ulmoidis)

Qing Gan Jie Yu Tang (Dekokt zum Klären der Leber und Erleichtern von Depression)

- *Dang Gui* (Radix Angelicae Sinensis)
- *Sheng Di Huang* (Radix Rehmanniae Glutinosae)
- *Bai Shao* (Radix Paeoniae Lactiflorae)
- *Chuan Xiong* (Rhizoma Ligustici Chuanxiong)
- *Chen Pi* (Pericarpium Citri Reticulatae)
- *Ban Xia* (Rhizoma Pinelliae Ternatae)
- *Bei Mu* (Bulbus Fritillariae)
- *Fu Shen* (Sclerotium Poriae Cocos cum Ligno Hospite)
- *Qing Pi* (Pericarpium Citri Reticulatae Viride)
- *Yuan Zhi* (Radix Polygalae)
- *Jie Geng* (Radix Platycodi Grandiflori)
- *Zi Su Ye* (Folium Perillae Frutescentis)
- *Zhi Zi* (Fructus Gardeniae Jasminoidis)
- *Tong Cao* (Medulla Tetrapanacis Papyriferi)
- *Gan Cao* (Radix Glycyrrhizae)
- *Zhi Xiang Fu* (Rhizoma Cyperi Rotundi, unter Rühren kurz angebraten with vinegar)
- *Sheng Jiang* (Rhizoma Zingiberis Officinalis Recens)

Qing Hao Bie Jia Tang (Dekokt mit Herba Artemisiae Chinghao und Carapax Amydae Sinensis)

- *Qing Hao* (Herba Artemisiae Chinghao)
- *Bie Jia** (Carapax Amydae Sinensis)
- *Sheng Di Huang* (Radix Rehmanniae Glutinosae)
- *Zhi Mu* (Rhizoma Anemarrhenae Asphodeloidis)
- *Mu Dan Pi* (Cortex Moutan Radicis)

Qing Kai Ling (Wirksames Mittel zum Klären und Öffnen)

- *Niu Huang*‡ (Calculus Bovis)
- *Shui Niu Jiao*‡ (Cornu Bubali)
- *Zhen Zhu Mu*‡ (Concha Margaritifera)
- *Huang Qin* (Radix Scutellariae Baicalensis)
- *Zhi Zi* (Fructus Gardeniae Jasminoidis)
- *Ban Lan Gen* (Radix Isatidis seu Baphicacanthi)
- *Jin Yin Hua* (Flos Lonicerae)

Qing Lin Wan (Grünblaue Dreigespann-Pille)

- *Da Huang* (Radix et Rhizoma Rhei)

Qing Zao Jiu Fei Tang (Dekokt, das Trockenheit eliminiert und die Lunge rettet)

- *Sang Ye* (Folium Mori Albae)
- *Shi Gao*‡ (Gypsum Fibrosum)
- *Ren Shen* (Radix Ginseng)
- *Gan Cao* (Radix Glycyrrhizae)
- *Hei Zhi Ma* (Semen Sesami Indici)
- *E Jiao*‡ (Gelatinum Corii Asini)
- *Mai Men Dong* (Radix Ophiopogonis Japonici)
- *Xing Ren* (Semen Pruni Armeniacae)
- *Pi Pa Ye* (Folium Eriobotryae Japonicae)

Ren Shen Bai Hu Tang (Weißer Tiger-Dekokt mit Radix Ginseng)

- *Shi Gao*‡ (Gypsum Fibrosum)
- *Zhi Mu* (Rhizoma Anemarrhenae Asphodeloidis)
- *Zhi Gan Cao* (Radix Glycyrrhizae, unter Rühren kurz angebraten mit Honig)
- *Ren Shen* (Radix Ginseng)

Ren Shen Jian Pi Wan (Pille mit Radix Ginseng zur Stärkung der Milz)

- *Ren Shen* (Radix Ginseng)
- *Gan Cao* (Radix Glycyrrhizae)
- *Cao Dou Kou* (Semen Alpiniae Katsumadai)
- *Zhi Ke* (Fructus Citri Aurantii)
- *Chao Bai Zhu* (Rhizoma Atractylodis Macrocephalae, pfannengerührt)
- *Lian Zi* (Semen Nelumbinis Nuciferae)
- *Bai Bian Dou* (Semen Dolichoris Lablab)
- *Chen Pi* (Pericarpium Citri Reticulatae)
- *Qing Pi* (Pericarpium Citri Reticulatae Viride)
- *Chao Shen Qu* (Massa Fermentata, pfannengerührt)
- *Gu Ya* (Fructus Setariae Italicae Germinatus)
- *Chao Shan Zha* (Fructus Crataegi, pfannengerührt)
- *Chao Qian Shi* (Semen Euryales Ferocis, pfannengerührt)
- *Dang Gui* (Radix Angelicae Sinensis)
- *Shan Yao* (Rhizoma Dioscoreae Oppositae)
- *Mu Xiang** (Radix Aucklandiae Lappae)
- *Chao Yi Yi Ren* (Semen Coicis Lachryma-jobi, pfannengerührt)

Sang Bai Pi Tang (Dekokt mit Cortex Mori)

- *Sang Bai Pi* (Cortex Mori Albae Radicis)
- *Ban Xia* (Rhizoma Pinelliae Ternatae)
- *Su Zi* (Fructus Perillae Frutescentis)
- *Xing Ren* (Semen Pruni Armeniacae)
- *Bei Mu* (Bulbus Fritillariae)
- *Zhi Zi* (Fructus Gardeniae Jasminoidis)
- *Huang Qin* (Radix Scutellariae Baicalensis)
- *Huang Lian* (Rhizoma Coptidis)
- *Sheng Jiang* (Rhizoma Zingiberis Officinalis Recens)

Sha Shen Mai Men Dong Tang (Dekokt mit Radix Glehniae und Radix Ophiopogonis)

- *Sha Shen* (Radix Glehniae seu Adenophorae)
- *Mai Men Dong* (Radix Ophiopogonis Japonici)
- *Yu Zhu* (Rhizoma Polygonati Odorati)
- *Tian Hua Fen* (Radix Trichosanthis)
- *Gan Cao* (Radix Glycyrrhizae)
- *Sang Ye* (Folium Mori Albae)
- *Bai Bian Dou* (Semen Dolichoris Lablab)

Shen Ling Bai Zhu San (Pulver mit Radix Ginseng, Poria und Rhizoma Atractylodis macrocephalae)

- *Lian Zi* (Semen Nelumbinis Nuciferae)
- *Yi Yi Ren* (Semen Coicis Lachryma-jobi)
- *Sha Ren* (Fructus Amomi)
- *Jie Geng* (Radix Platycodi Grandiflori)
- *Bai Bian Dou* (Semen Dolichoris Lablab)
- *Fu Ling* (Sclerotium Poriae Cocos)
- *Ren Shen* (Radix Ginseng)
- *Gan Cao* (Radix Glycyrrhizae)
- *Bai Zhu* (Rhizoma Atractylodis Macrocephalae)
- *Shan Yao* (Rhizoma Dioscoreae Oppositae)

Shen Xiao Gua Lou San (Wundersam wirkendes Pulver mit Radix Trichosanthis)

- *Gua Lou* (Fructus Trichosanthis)
- *Dang Gui* (Radix Angelicae Sinensis)
- *Gan Cao* (Radix Glycyrrhizae)
- *Ru Xiang* (Gummi Olibanum)
- *Mo Yao* (Myrrha)

Sheng Ji Fen (Pulver zum Erzeugen von Fleisch)

Anmerkung: Diese Rezeptur ist gewöhnlich als *Sheng Ji San* bekannt.

- *Chi Shi Zhi*‡ (Halloysitum Rubrum)
- *Ru Xiang* (Gummi Olibanum)
- *Mo Yao* (Myrrha)
- *Bing Pian* (Borneolum)
- *Peng Sha*‡ (Borax)
- *Duan Long Gu*‡ (Os Draconis Calcinatum)
- *Er Cha* (Pasta Acaciae seu Uncariae)

Sheng Ji Yu Hong Gao (Paste aus Jade und Rotem zum Erzeugen von Fleisch)

- *Dang Gui* (Radix Angelicae Sinensis)
- *Bai Zhi* (Radix Angelicae Dahuricae)
- *Bai La*‡ (Cera Alba)
- *Bing Pian* (Borneolum)
- *Gan Cao* (Radix Glycyrrhizae)
- *Zi Cao* (Radix Arnebiae seu Lithospermi)
- *Xue Jie* (Resina Draconis)
- *Ma You* (Oleum Sesami Seminis)

Sheng Mai San (Pulver, das den Puls erzeugt)

- *Ren Shen* (Radix Ginseng)
- *Mai Men Dong* (Radix Ophiopogonis Japonici)
- *Wu Wei Zi* (Fructus Schisandrae)

Shi Quan Da Bu Tang (Allumfassendes großes Tonisierungsdekokt)

- *Dang Gui* (Radix Angelicae Sinensis)
- *Chuan Xiong* (Rhizoma Ligustici Chuanxiong)
- *Bai Shao* (Radix Paeoniae Lactiflorae)
- *Shu Di Huang* (Radix Rehmanniae Glutinosae Conquita)
- *Dang Shen* (Radix Codonopsitis Pilosulae)
- *Bai Zhu* (Rhizoma Atractylodis Macrocephalae)
- *Zhi Gan Cao* (Radix Glycyrrhizae, unter Rühren kurz angebraten mit Honig)
- *Fu Ling* (Sclerotium Poriae Cocos)
- *Huang Qi* (Radix Astragali seu Hedysari)
- *Rou Gui* (Cortex Cinnamomi Cassiae)

Si Jun Zi Tang (Dekokt der vier Edlen)

- *Dang Shen* (Radix Codonopsitis Pilosulae)
- *Bai Zhu* (Rhizoma Atractylodis Macrocephalae)
- *Fu Ling* (Sclerotium Poriae Cocos)
- *Zhi Gan Cao* (Radix Glycyrrhizae, unter Rühren kurz angebraten mit Honig)

Si Miao Wan (Pille aus vier wundersamen Arzneien)

- *Huang Bai* (Cortex Phellodendri)
- *Yi Yi Ren* (Semen Coicis Lachryma-jobi)
- *Cang Zhu* (Rhizoma Atractylodis)
- *Huai Niu Xi* (Radix Achyranthis Bidentatae)

Tian Xian Wan (Pille der himmlischen Göttin)

- *Tian Xian Zi* (Semen Hyoscyami)

Tu Si Zi Yin (Getränk mit Semen Cuscutae)

- *Ren Shen* (Radix Ginseng)
- *Shan Yao* (Rhizoma Dioscoreae Oppositae)
- *Dang Gui* (Radix Angelicae Sinensis)
- *Chao Tu Si Zi* (Semen Cuscutae, pfannengerührt)
- *Suan Zao Ren* (Semen Ziziphi Spinosae)
- *Fu Ling* (Sclerotium Poriae Cocos)
- *Zhi Gan Cao* (Radix Glycyrrhizae, unter Rühren kurz angebraten mit Honig)
- *Yuan Zhi* (Radix Polygalae)
- *Lu Jiao Shuang*‡ (Cornu Cervi Degelatinatum)

Wen Pi Tang (Dekokt zum Wärmen der Milz)

- *Da Huang* (Radix et Rhizoma Rhei)
- *Dang Shen* (Radix Codonopsitis Pilosulae)
- *Gan Cao* (Radix Glycyrrhizae)
- *Gan Jiang* (Rhizoma Zingiberis Officinalis)
- *Fu Zi** (Radix Lateralis Aconiti Carmichaeli Praeparata)

Wu Ji Bai Feng Wan (Pille mit schwarzem Huhn und weißem Phoenix)

- *Zhi Xiang Fu* (Rhizoma Cyperi Rotundi, processed)
- *Shu Di Huang* (Radix Rehmanniae Glutinosae Conquita)
- *Dang Gui* (Radix Angelicae Sinensis)
- *Bai Shao* (Radix Paeoniae Lactiflorae)
- *Hai Jin Sha* (Spora Lygodii Japonici)
- *Ce Bai Ye* (Cacumen Biotae Orientalis)
- *Hou Po* (Cortex Magnoliae Officinalis)
- *Bai Zhu* (Rhizoma Atractylodis Macrocephalae)
- *Chuan Xiong* (Rhizoma Ligustici Chuanxiong)
- *Qiang Huo* (Rhizoma et Radix Notopterygii)
- *Fang Feng* (Radix Ledebouriellae Divaricatae)
- *Ren Shen* (Radix Ginseng)
- *Sha Ren* (Fructus Amomi)
- *Gan Cao* (Radix Glycyrrhizae)

Wu Ren Wan (Pille aus fünf Samen)

- *Tao Ren* (Semen Persicae)
- *Chao Xing Ren* (Semen Pruni Armeniacae, pfannengerührt)
- *Bai Zi Ren* (Semen Biotae Orientalis)
- *Song Zi Ren* (Semen Pini)
- *Chao Yu Li Ren* (Semen Pruni, pfannengerührt)
- *Chen Pi* (Pericarpium Citri Reticulatae)

Xi Huang Wan (Rhinoceros Bezoar Pill)

- *Niu Huang*‡ (Calculus Bovis)
- *Shui Niu Jiao*‡ (Cornu Bubali)
- *Ru Xiang* (Gummi Olibanum)
- *Mo Yao* (Myrrha)
- *San Qi* (Radix Notoginseng)
- *Huang Mi Fan* (Semen Setariae Conquitum)

Xiang Sha Liu Jun Zi Tang (Dekokt der sechs Edlen mit Radix Aucklandiae und Fructus Amomi)

- *Dang Shen* (Radix Codonopsitis Pilosulae)
- *Bai Zhu* (Rhizoma Atractylodis Macrocephalae)
- *Fu Ling* (Sclerotium Poriae Cocos)
- *Zhi Gan Cao* (Radix Glycyrrhizae, unter Rühren kurz angebraten mit Honig)
- *Mu Xiang** (Radix Aucklandiae Lappae)
- *Sha Ren* (Fructus Amomi)
- *Ban Xia* (Rhizoma Pinelliae Ternatae)
- *Chen Pi* (Pericarpium Citri Reticulatae)

Xiao Chai Hu Tang (Kleines Dekokt mit Radix Bupleuri)

- *Chai Hu* (Radix Bupleuri)
- *Huang Qin* (Radix Scutellariae Baicalensis)
- *Dang Shen* (Radix Codonopsitis Pilosulae)
- *Ban Xia* (Rhizoma Pinelliae Ternatae)
- *Zhi Gan Cao* (Radix Glycyrrhizae, unter Rühren kurz angebraten mit Honig)
- *Sheng Jiang* (Rhizoma Zingiberis Officinalis Recens)
- *Da Zao* (Fructus Ziziphi Jujubae)

Xiao Ji Yin Zi (Herba Cephalanoploris-Dekokt)

- *Sheng Di Huang* (Radix Rehmanniae Glutinosae)
- *Xiao Ji* (Herba Cephalanoploris seu Cirsii)
- *Hua Shi*‡ (Talcum)
- *Tong Cao* (Medulla Tetrapanacis Papyriferi)
- *Chao Pu Huang* (Pollen Typhae, pfannengerührt)
- *Dan Zhu Ye* (Herba Lophatheri Gracilis)
- *Ou Jie* (Nodus Nelumbinis Nuciferae Rhizomatis)
- *Jiu Zhi Dang Gui* (Radix Angelicae Sinensis, unter Rühren kurz angebraten with alcohol)
- *Zhi Zi* (Fructus Gardeniae Jasminoidis)
- *Zhi Gan Cao* (Radix Glycyrrhizae, unter Rühren kurz angebraten mit Honig)

Xiao Jin Dan (Kleine Goldene Spezialpille)

- *Feng Xiang Zhi* (Resina Liquidambaris)
- *Cao Wu** (Radix Aconiti Kusnezoffii)
- *Wu Ling Zhi*‡ (Excrementum Trogopteri)
- *Di Long*‡ (Lumbricus)
- *Mu Bie Zi* (Semen Momordicae)
- *Ru Xiang* (Gummi Olibanum)
- *Mo Yao* (Myrrha)
- *Dang Gui* (Radix Angelicae Sinensis)
- *She Xiang** (Secretio Moschi)
- *Xiang Mo* (Atramentum)
- *Nuo Mi Fen* (Farina Oryzae Glutinosae)

Xiao Yao San (Umherstreifen-Pulver)

- *Chai Hu* (Radix Bupleuri)
- *Dang Gui* (Radix Angelicae Sinensis)
- *Bai Shao* (Radix Paeoniae Lactiflorae)
- *Bai Zhu* (Rhizoma Atractylodis Macrocephalae)
- *Fu Ling* (Sclerotium Poriae Cocos)
- *Gan Cao* (Radix Glycyrrhizae)
- *Bo He* (Herba Menthae Haplocalycis)
- *Sheng Jiang* (Rhizoma Zingiberis Officinalis Recens)

Xuan Fu Dai Zhe Tang (Dekokt mit Flos Inulae und Haematitum)

- *Xuan Fu Hua* (Flos Inulae)
- *Dang Shen* (Radix Codonopsitis Pilosulae)
- *Sheng Jiang* (Rhizoma Zingiberis Officinalis Recens)
- *Dai Zhe Shi*‡ (Haematitum)
- *Zhi Gan Cao* (Radix Glycyrrhizae, unter Rühren kurz angebraten mit Honig)
- *Ban Xia* (Rhizoma Pinelliae Ternatae)
- *Da Zao* (Fructus Ziziphi Jujubae)

Xue Fu Zhu Yu Tang (Dekokt, das Stasen aus dem Haus des Blutes treibt)

- *Dang Gui* (Radix Angelicae Sinensis)
- *Sheng Di Huang* (Radix Rehmanniae Glutinosae)
- *Tao Ren* (Semen Persicae)
- *Hong Hua* (Flos Carthami Tinctorii)
- *Zhi Ke* (Fructus Citri Aurantii)
- *Chi Shao* (Radix Paeoniae Rubra)
- *Chai Hu* (Radix Bupleuri)
- *Gan Cao* (Radix Glycyrrhizae)
- *Jie Geng* (Radix Platycodi Grandiflori)
- *Chuan Xiong* (Rhizoma Ligustici Chuanxiong)
- *Huai Niu Xi* (Radix Achyranthis Bidentatae)

Yang He Tang (Harmonisches Yang-Dekokt)

- *Shu Di Huang* (Radix Rehmanniae Glutinosae Conquita)
- *Rou Gui* (Cortex Cinnamomi Cassiae)
- *Ma Huang** (Herba Ephedrae)
- *Lu Jiao Jiao*‡ (Gelatinum Cornu Cervi)
- *Bai Jie Zi* (Semen Sinapis Albae)
- *Pao Jiang* (Rhizoma Zingiberis Officinalis Praeparata)
- *Gan Cao* (Radix Glycyrrhizae)

Yang Xue Sheng Fa Jiao Nang (Kapseln zum Nähren des Blutes und Förderung des Haarwuchses)

- *Tao Ren* (Semen Persicae)
- *Huang Jing* (Rhizoma Polygonati)
- *Sheng Di Huang* (Radix Rehmanniae Glutinosae)
- *Shan Zha* (Fructus Crataegi)
- *Niu Xi* (Radix Achyranthis Bidentatae)
- *Gou Qi Zi* (Fructus Lycii)
- *Han Lian Cao* (Herba Ecliptae Prostratae)
- *Shu Di Huang* (Radix Rehmanniae Glutinosae Conquita)
- *Sha Yuan Zi* (Semen Astragali Complanati)
- *Gu Sui Bu* (Rhizoma Drynariae)
- *Ce Bai Ye* (Cacumen Biotae Orientalis)
- *Huang Qin* (Radix Scutellariae Baicalensis)

Yu Ping Feng San (Jade-Windschutz-Pulver)

- *Huang Qi* (Radix Astragali seu Hedysari)
- *Bai Zhu* (Rhizoma Atractylodis Macrocephalae)
- *Fang Feng* (Radix Ledebouriellae Divaricatae)

Yu Shu Dan (Jade-Pivot Spezialpille)

- *Shan Ci Gu* (Pseudobulbus Shancigu)
- *Qian Jin Zi* (Semen Euphorbiae Lathyridis)
- *Jing Da Ji* (Radix Euphorbiae Pekinensis)
- *She Xiang** (Secretio Moschi)
- *Zhu Sha** (Cinnabaris)
- *Wu Bei Zi*‡ (Galla Rhois Chinensis)
- *Xiong Huang** (Realgar)
- *Nuo Mi Fen* (Farina Oryzae Glutinosae)

Zeng Ye Cheng Qi Tang (Dekokt zum Vermehren der Körperflüssigkeiten und Erhalten von Qi)

- *Xuan Shen* (Radix Scrophulariae Ningpoensis)
- *Mai Men Dong* (Radix Ophiopogonis Japonici)
- *Sheng Di Huang* (Radix Rehmanniae Glutinosae)
- *Da Huang* (Radix et Rhizoma Rhei)
- *Mang Xiao*‡ (Mirabilitum)

Zhi Bao Dan (Höchste Juwel Spezialpille)

- *Shui Niu Jiao*‡ (Cornu Bubali)
- *Niu Huang*‡ (Calculus Bovis)
- *Dai Mao** (Carapax Eretmochelydis)
- *Bing Pian* (Borneolum)
- *She Xiang** (Secretio Moschi)
- *Zhu Sha** (Cinnabaris)
- *Hu Po*‡ (Succinum)
- *Xiong Huang** (Realgar)
- *An Xi Xiang*‡ (Benzoinum)

Zhi Shi Dao Zhi Wan (Pille mit Fructus Aurantii immaturus zum Beseitigen von Stagnation)

- *Da Huang* (Radix et Rhizoma Rhei)
- *Zhi Shi* (Fructus Immaturus Citri Aurantii)
- *Shen Qu* (Massa Fermentata)
- *Fu Ling* (Sclerotium Poriae Cocos)
- *Huang Qin* (Radix Scutellariae Baicalensis)
- *Huang Lian* (Rhizoma Coptidis)
- *Bai Zhu* (Rhizoma Atractylodis Macrocephalae)
- *Ze Xie* (Rhizoma Alismatis Orientalis)

Zi Shen Tong Guan Wan (Pille zum Tonisieren der Nieren und Öffnen der Tore)

- *Huang Bai* (Cortex Phellodendri)
- *Zhi Mu* (Rhizoma Anemarrhenae Asphodeloidis)
- *Rou Gui* (Cortex Cinnamomi Cassiae)

Zi Xue San (Purpurschnee-Pulver)

- *Huang Jin*‡ (Aurum)
- *Han Shui Shi*‡ (Calcitum)
- *Ci Shi*‡ (Magnetitum)
- *Hua Shi*‡ (Talcum)
- *Shi Gao*‡ (Gypsum Fibrosum)
- *Shui Niu Jiao*‡ (Cornu Bubali)
- *Ling Yang Jiao** (Cornu Antelopis)
- *Mu Xiang** (Radix Aucklandiae Lappae)
- *Chen Xiang* (Lignum Aquilariae Resinatum)
- *Ding Xiang* (Flos Caryophylli)
- *Xuan Shen* (Radix Scrophulariae Ningpoensis)
- *Sheng Ma* (Rhizoma Cimicifugae)
- *Gan Cao* (Radix Glycyrrhizae)
- *Po Xiao*‡ (Mirabilitum Non-Purum)
- *She Xiang** (Secretio Moschi)
- *Zhu Sha** (Cinnabaris)

Zuo Gui Yin (Getränk, das die linke Niere [Nieren-Yin] wiederherstellt)

- *Shu Di Huang* (Radix Rehmanniae Glutinosae Conquita)
- *Shan Yao* (Rhizoma Dioscoreae Oppositae)
- *Gou Qi Zi* (Fructus Lycii)
- *Shan Zhu Yu* (Fructus Corni Officinalis)
- *Chuan Niu Xi* (Radix Achyranthis Bidentatae)
- *Tu Si Zi* (Semen Cuscutae)
- *Lu Jiao Jiao*‡ (Gelatinum Cornu Cervi)
- *Gui Ban Jiao** (Gelatinum Plastri Testudinis)

Zuo Jin Wan (Pille des linken Metalls)

- *Huang Lian* (Rhizoma Coptidis)
- *Wu Zhu Yu* (Fructus Evodiae Rutaecarpae)

Glossar verwendeter TCM-Begriffe

Es liegt jenseits der Möglichkeiten dieses Buches, die gesamte verwendete Terminologie zu erklären. Wir gehen davon aus, dass die Leser mit den am häufigsten in der TCM verwendeten Termini bereits vertraut sind. Die Absicht dieses Glossars ist zweifach: um Begriffe zu erklären, die vielleicht nicht regelmäßig auftreten, und um bei weiteren Begriffen einen Hintergrund zu liefern, der in anderen Büchern möglicherweise unterschiedlich übersetzt wurde, so dass das Konzept deutlich und Verwirrung in der Begrifflichkeit vermieden wird.

Abdominelle Massenbildung *(zheng jia)*

Abdominelle Massenbildung bezieht sich auf Störungen durch sich festsetzende Verklumpungen und Ansammlungen im Abdomen. Sie werden unterteilt in unbewegliche Massenbildung *(zheng)* und bewegliche Massenbildung *(jia)*. Massenbildungen, die unbeweglich sind, besitzen eine feste Form und lassen Schmerzen mit einer festen Lokalisation entstehen *(zheng)*, beziehen sich auf die Zang-Organe und zählen zur Blut-Ebene; Massenbildungen, die beweglich sind (manchmal formbildend, manchmal sich auflösend) besitzen keine feste Form und lassen Schmerzen ohne eine feste Lokalisation *(jia)* entstehen. Sie stehen in Verbindung mit den Fu-Organen und zählen zur Qi-Ebene. Im *Zhu Bing Yuan Hou Lun: Zheng Jia Bing Zhu Hou* [Eine allgemeine Abhandlung über Ursachen und Symptome von Krankheiten: Ursachen und Symptome von Krankheiten durch abdominelle Massenbildung] heißt es: „*Zheng* werden allmähliche gebildet durch Kälte oder Wärme, die einen Mangel an Qi in den Zang-Fu-Organen hervorruft, mit mangelnder Verteilung von Nahrung, die sich im Innern ansammelt. Sie werden oft verursacht durch diätetische Unregelmäßigkeiten, Leere des Magen- und Milz-Qi und Qi-Stagnation und Blut-Stase im Abdomen.“ In einem anderen Kapitel mit dem Titel *Jia Bing Hou* [Krankheiten aufgrund von *Jia*-Massenbildungen] heißt es: „*Jia*-Erkrankungen werden durch übermäßige Kälte oder Wärme und die fehlende Verteilung von Nahrung verursacht, die sich mit dem Zang-Qi streitet und im Abdomen sammelt und sich unter Schmerzen zu Massenbildungen festigt; diese Massenbildungen bewegen sich mit Qi.“ Das *Yi Xue Ru Men* [Elementäre Medizin], veröffentlicht 1575, beschreibt, dass abdominale Massenbildung meistens bei Frauen beobachtet werden und Ansammlungen *(ji ju)* bei Männern.

Abszesse *(yong ju)*

Ein Sammelbegriff für akute eiternde Störungen. *Yong*-Abszesse können in innere und äußere Typen unterteilt werden. Innere *yong*-Abszesse treten in den Zang-Fu-Organen auf, äußere *yong*-Abszesse hingegen erscheinen auf der Oberfläche des Körpers. Diese Abszesse haben eine große, hohle Oberfläche, besitzen keinen Kopf und zeichnen sich durch Rötung, Schwellung, Hitze und Schmerzfreiheit aus. Äußere *yong*-Abszesse dringen normalerweise nicht bis in die Sehnen und Knochen vor. Sie werden generell verursacht durch Zuziehen der Sechs Exzesse von außen, unpassende Nahrung, äußere Verletzungen und pathogene Toxine, die eine Disharmonie zwischen Ying- und Wei-Ebene, ein Erstarren und Festsetzen von pathogener Hitze sowie Qi-Stagnation und Blut-Stase verursachen. *Ju*-Abszesse sind tief verwurzelt. Verursacht durch eine Blockierung und Stagnation von Qi und Blut aufgrund pathogener Toxine, treten sie im Raum zwischen Fleisch, Sehnen und Knochen auf. Sie werden in *ju*-Abszesse mit Köpfen und *ju*-Abszesse ohne Köpfe unterteilt, obwohl letzterer Typ nicht vor der Song-Dynastie erkannt wurde. Im Anfangsstadium haben *ju*-Abszesse mit Köpfen die Größe eines Hirsekorns, sind juckend und schmerzhaft mit harten Wurzeln; sie wachsen in der Folge in der Größe und weisen vermehrt Eiter auf, werden rot, verbunden mit einem Gefühl sengender Hitze. *Ju*-Abszesse ohne Köpfe treten tief in den Sehnen und Knochen mit diffusen Schwellungen und keiner Veränderung in der Hautfarbe auf; der Schmerz kann bis auf die Knochen gehen. Diese Abszesse sind schwierig zu zerteilen, sie ulzerieren und schließen sich und können die Sehnen und Knochen schädigen, wenn sie ulzeriert sind.

Ängstliches Herzpochen *(zheng chong)*

Ein Zustand, der durch heftige Palpitationen mit einem Gefühl von Angst oder unkontrollierbaren Palpitationen mit Unruhe charakterisiert ist.

Ansammlungen *(ji ju)*

Eine allgemeine Bezeichnung für Störungen mit Verklumpungen, Aufblähung und Schmerzen im Abdomen, die im Allgemeinen durch festsitzende Depression der Sieben Emotionen mit Qi-Stagnation und Blut-Stase, durch innere Schädigung aufgrund falscher Ernährung mit Schleim-Stagnation oder durch ein Ungleichgewicht von Kälte und Hitze mit Schwäche des Aufrechten Qi (Zheng Qi) und Stagnation pathogener Faktoren verursacht werden. Angesammelte Massen *(ji)* zeichnen sich durch deutliche Verklumpungen mit Aufblähung und Schmerzen in fixierter Lokalisation aus und sind eine Störung der Zang-Organe. Formlose Massenbildungen *(ju)* hingegen sind charakterisiert durch eine undeutliche, wandernde Massenbildung ohne feste Lokalisation und mit leichter Aufblähung. Sie sind eine Störung der Fu-Organe.

Blut im Stuhl *(bian xue)*

Bezieht sich auf Blutungen aus dem Anus. Das Bluten kann vor der Stuhlpassage, mit dem Stuhl oder nach der Stuhlpassage auftreten. Das Blut kann klar oder trübe sein, hell oder dunkel. Blut im Stuhl wird hauptsächlich verursacht durch Ansammlung von Feuchte-Hitze in den Eingeweiden, Leere-Kälte von Milz und Magen, Schwäche von Qi im Mittleren Erwärmer, Toxine, die die Eingeweide und den Magen befallen, oder Wind-Hitze, die den Unteren Erwärmer befällt und die Blutgefäße verletzt.

Depression *(yu zheng)*

Der Begriff Depression wird gebraucht, um Störungen zu beschreiben, die auf einer Unfähigkeit beruhen, Stagnation zu zerteilen und aufzulösen. Depression kann sich ergeben aus dem äußeren Zuziehen von einem oder mehrerer der Sechs Exzesse, die nicht unmittelbar aufgelöst und zerstreut werden können, oder aus innerer Schädigung durch die Sieben Emotionen, die nicht sofort aufgelöst werden können und so die funktionellen Aktivitäten von Qi behindern. Depression kann auch durch andere Faktoren ausgelöst werden wie zum Beispiel übermäßiges Essen und Überarbeitung.
Das *Su Wen* [Einfache Fragen] klassifizierte Depression in Holz-Depression *(mu yu)*, Feuer-Depression *(huo yu)*, Erd-Depression *(tu yu)*, Metall-Depression *(jin yu)* und Wasser-Depression *(shui yu)*. In *Dan Xi Xin Fa* [Danxis Experimentelle Therapie], ursprünglich in der Yuan-Dynastie geschrieben, wird Depression kategorisiert in Qi-Depression *(qi yu)*, Blut-Depression *(xue yu)*, Feuchtigkeits-Depression *(shi yu)*, Hitze-Depression *(re yu)*, Schleim-Depression *(tan yu)* und Nahrungs-Depression *(shi yu)*.
Der Fülle-Typ des Depressionssyndroms schließt oft Depression durch Festsetzen von Leber-Qi, unterdrücktes Qi, das sich in Feuer wandelt, und Depression, die Schleim und Qi festsetzt, ein; der Leere-Typ des Depressionssyndroms weist oft Schädigung des Geistes aufgrund von lang andauernder Depression und übermäßiges Yin-Leere-Feuer auf.

Fokale Aufblähung *(pi)*

Ein Begriff, der sich auf Störungen mit dem subjektiven Gefühl von Blockierung und Völle in Brust und Abdomen bezieht; ein Schmerzgefühl bei Druck fehlt jedoch. Im *Shang Han Lun: Bian Tai Yang Bing Mai Zheng Bing Zhi* [Über Kälteschäden: Identifikation von Taiyang-Erkrankungen; Pulse, Zeichen und Behandlung] heißt es: „Wenn eine Krankheit aus dem Yang hervorbricht, aber nach unten sinkt und Hitze eintritt, ist dies Festsetzen in der Brust *(jie xiong)*; wenn eine Krankheit aus dem Yin hervorbricht, aber nach unten sinkt, ist dies fokale Aufblähung *(pi)* .... Wenn Patienten ein Gefühl von Völle und Härte verspüren und Schmerzen unterhalb des Herzens auftreten, ist dies Festsetzen in der Brust; wenn Patienten ein Gefühl von Völle ohne Schmerzen verspüren, ist dies fokale Aufblähung." Fokale Aufblähung kann durch einen Mangel an Qi im Mittleren Erwärmer verursacht werden, der so nicht in der Lage ist, zu transportieren und zu transformieren, durch Ansammlung von Nahrung und Schleim, die die Transformation behindern, und durch ein Übermaß an Fülle von Feuchte-Hitze, das dazu führt, dass die Erde unterhalb des Herzens überwältigt wird.

Frühmorgendliche Diarrhö *(wu geng xie)*

In der Vergangenheit wurde in China die Nacht in fünf Abschnitte oder Wachen eingeteilt. Die fünfte Wache *(wu geng)* dauerte von 4.00–6.00 Uhr morgens. Frühmorgendliche Diarrhö bezieht sich auf Diarrhö, die gewohnheitsmäßig während der fünften Wache beginnt.

Sie hat eine Reihe von Ursachen, wie Schwäche des Nieren-Yang, Schwäche des Feuers im Tor des Lebens, fehlendes Vermögen, Milz und Magen zu wärmen und zu nähren und Ansammlung von Alkohol, Nahrung und Kälte. Neben der Diarrhö zeigt sie sich als abdominelle Schmerzen, Grummeln in den Eingeweiden und Kälte von Körper und Gliedmaßen.

Fülle-Muster *(shi zheng)*

Fülle-Muster entspringen einer Blockierung und Stagnation aufgrund äußerer pathogener Faktoren, die den Körper angreifen, Schleim-Feuer, Blut-Stase, Wasser und Feuchtigkeit, Nahrungsansammlung oder Wurmansammlung. Sie sind charakterisiert durch hohes Fieber, Aufblähung und Schmerzen im Abdomen, Beklemmung in der Brust, Reizbarkeit und Ruhelosigkeit, einen umwölkten Geist und delirantes Sprechen, Kongestion von Schleim oder Speichel, Verstopfung, eingeschränktes Wasserlassen, einen dicken und schmierigen Zungenbelag und einen vollen Puls.

Leere-Muster *(xu zheng)*

Leere bezieht sich auf verminderte funktionelle Aktivitäten im Körper aufgrund einer Schwäche von Qi, Blut, Körperflüssigkeiten oder Essenz. Sie zeigt sich als mentale Teilnahmslosigkeit, matte Gesichtsfarbe, Müdigkeit und Kraftlosigkeit, Auszehrung, Palpitationen und Kurzatmigkeit, spontanes Schwitzen und Nachtschweiß, weiche Stühle und Diarrhö, häufiges Wasserlassen oder Inkontinenz, eine blasse und vergrößerte Zunge mit einem hellroten Belag und ein schwacher, feiner und kraftloser Puls.

Lin-Syndrom *(lin zheng)*

Dieses Syndrom ist gekennzeichnet durch Harndrang, Schwierigkeiten und Schmerzen beim Wasserlassen (oft mit sengender Hitze und einem stechenden Schmerz), ständiges Tröpfeln und häufiges Wasserlassen mit kurzen Urinabgaben. Es entsteht im Allgemeinen aus Feuchte-Hitze, die sich in der Blase sammelt und von Qi-Stagnation begleitet ist, oder durch eine schwache Konstitution aufgrund fortgeschrittenen Alters, durch absinkendes Qi der Mitte und schlechte Qi-Transformation aufgrund von Nieren-Schwäche. Abhängig von der Ursache der Störung und der Art der Begleitumstände kann das Lin-Syndrom klassifiziert werden in Stein-, Blut-, Hitze-, Qi- und trübes Lin; andere Texte benennen Auszehrungs-, Schleim- und Sommerhitze-Lin-Syndrome.

Mangel-Taxation *(xu lao)*

Dies ist ein allgemeiner Begriff, der sich auf eine Vielzahl von chronischen Leere-Erkrankungen bezieht, die sich hauptsächlich durch eine Leere und Schädigung der Zang-Fu-Organe und eine Schwächung von Qi, Blut, Yin und Yang ergeben. Taxation resultiert aus Leere-Mustern, die durch eine Schädigung des Aufrechten Qi (Zheng Qi) verursacht werden; einige Infektionskrankheiten und Störungen zeigen sich ebenfalls als Leere-Muster. Taxation kann auch durch einen unangemessenen Lebensstil, Überarbeitung oder extreme Schwäche verursacht werden.

Nagelkopfwunden *(ding chuang)*

Nagelkopfwunden leiten ihren Namen von der Form der Wunde ab, die einer Knoblauchzehe oder einem Nagel ähnlich ist; diese Wunden sind schmal in ihrer Form mit einer tiefen Wurzel und hart wie ein Nagel. Sie werden durch unangemessene Ernährung, unsaubere Nahrungsmittel oder sich von außen zugezogene pathogene Wind-Faktoren und Feuer-Toxine verursacht; sie können auch aufgrund äußerer Verletzung mit eingeströmten Toxinen ausbrechen. Nagelkopfwunden treten oft im Gesicht und weniger häufiger auf den Gliedmaßen und am Rumpf auf. Sie wechseln schnell ihre Erscheinungsform; im Frühstadium haben sie die Größe von Reiskörnern mit harten Wurzeln und weißen Oberflächen. In der Folge erwärmen sie sich und werden rot, schwellen in der Größe an und werden schmerzhaft. Wenn die Wunde ulzeriert und die Wurzel ausgeschieden wird, löst sich die Schwellung auf und die Schmerzen verschwinden.

Qi-Stagnation *(qi zhi)*

Qi-Stagnation tritt auf, wenn das Qi der Zang-Fu-Organe, Leitbahnen und Netzgefäße behindert und blockiert wird. Sie kann durch pathogenes Qi oder sich festsetzende Depression der Sieben Emotionen verursacht werden oder durch eine schwache Konstitution und Qi-Mangel, der dazu führt, dass Qi nicht bewegt werden kann. Eine Vielzahl von Symptomen treten abhängig davon auf, welche Organe oder Leitbahnen und Gefäße betroffen sind. Qi-Stagnation in der Milz zeigt sich in vermindertem Appetit und in Aufblähung, Völle und Schmerz im Magen; Symptome von Qi-Stagnation in der Leber sind transversal gegenläufiges Leber-Qi, Schmerz im Hypochondrium und Wut; Qi-Stagnation in den Lungen zeigt sich als trübes Lungen-Qi, reichlich Schleim und Keuchen und Husten. Ausgeprägte Qi-Stagnation kann Blut-Stase verursachen.

Reizbarkeit und Ruhelosigkeit *(fan zao)*

Reizbarkeit und Ruhelosigkeit weisen auf Muster hin, die sich als Unruhe und Reizbarkeit aufgrund von zurückbleibender Hitze zeigen; diese Muster treten bei vielen Arten von Störungen als Folgen innerer Schädigung oder äußerer pathogener Faktoren auf. Diese Muster können in Typen von Leere, Fülle, Hitze und Kälte unterteilt werden. Wenn äußere pathogene Faktoren beteiligt sind, zählen Reizbarkeit und Ruhelosigkeit ohne Schwitzen im Allgemeinen zu den Leere-Mustern, hingegen sind Reizbarkeit und Ruhelosigkeit nach dem Schwitzen Fülle-Muster. Bei Störungen aufgrund von innerer Schädigung ist die Reizbarkeit generell ausgeprägter als die Ruhelosigkeit; dies ist oft der Fall bei übermäßigen Yin-Mustern von Leere-Feuer.

Schleim-Flüssigkeiten *(tan yin)*

Schleim-Flüssigkeiten-Muster werden verursacht durch das Zurückbleiben von Körperflüssigkeiten in Magen und Eingeweiden aufgrund einer Blockierung von Qi und der Gefäße mit Wasser und Qi, die sich in der Brust sammeln, um Schleim zu bilden. Sie zeichnen sich aus durch Auszehrung, verminderten Appetit, Grummeln in den Eingeweiden und weiche Stühle.
Schleim-Flüssigkeiten-Muster sind einer der vier Typen von Störungen aufgrund von Ansammlung und Anhäufung von Wasser, die anderen sind schwebende Flüssigkeiten *(xuan yin)*, die sich als Aufblähung und Völle im Hypochondrium und durch Husten oder ziehende Schmerzen im Hypochondrium beim Schlucken von Speichel zeigen; vergossene Flüssigkeiten *(yi yin)*, die sich aufgrund einer Milz-Schwäche als Flüssigkeitskongestion in Muskeln und Fleisch zeigen; und stützende Flüssigkeiten *(zhi yin)*, die sich als ein Übermaß an Flüssigkeiten zeigen, die sich in der Brust aufgrund einer Schädigung der reinigenden und nach unten leitenden Funktionen der Lungen ansammeln.
Detaillierter ausgedrückt zeigen sich Flüssigkeiten im Herzen als ängstliches Pochen und Schwindel, Flüssigkeiten in den Lungen als hastiges Keuchen und Husten, Flüssigkeiten in der Milz als Kurzatmigkeit, fokale Aufblähung und Völle, Flüssigkeiten in der Leber als Schmerzen und Völle im Hypochondrium, Flüssigkeiten in den Nieren als Palpitationen, Flüssigkeiten im Magen als Völle im Magen, Durst und unmittelbares Erbrechen nach dem Trinken, Flüssigkeiten in den Därmen als ein gurgelnder Klang und Diarrhö, Flüssigkeiten in den Leitbahnen und Netzgefäßen als Lähmung, die von einer Seite zur anderen wechselt, und Flüssigkeiten im oberen Teil des Körpers als Gesichtsödeme.

Schleim-Knoten *(tan he)*

Dieser Begriff bezieht sich auf lokale Verklumpungen, die durch Ansammlung von Schleim-Feuchtigkeit aufgrund einer Schwäche der Milz verursacht werden, die ihre Transportfunktion nicht erfüllen kann. Schleim-Knoten zeigen sich als Verklumpungen unter der Haut und lokale Rötung ohne irgendwelche Hitzegefühle. Die Verklumpungen sind von unterschiedlicher Größe, weder schmerzhaft noch hart, und sie bewegen sich, wenn man sie schiebt. Schleim-Knoten treten häufig im Nacken, Kiefer, Gliedmaßen und Rücken auf. Sie werden oft begleitet von Wind-Hitze im oberen Teil und von Feuchte-Hitze im unteren Teil des Körpers.

Übermäßiges Yin-Leere-Feuer *(yin xu huo wang)*

Dieser Begriff bezieht sich auf ein Übermaß an Leere-Feuer aufgrund von Leere der Yin-Essenz. Es zeigt sich als Reizbarkeit und Ruhelosigkeit, schlechte Stimmung, zeitweise Rötung des Gesichtes, Trockenheit des Mundes und Wundheit der Kehle.

Verzeichnis der im Buch verwendeten Rezepturen

Zhi Bao Dan	Höchster Juwel-Spezialpille	243, 545
Zhi Ou He Ji	Mixtur, die das Erbrechen stoppt	164
Zhi Shi Dao Zhi Wan	Fr. Citri Aurantii Immaturus-Pille, die die Stagnation nach außen leitet	215, 545
Zhi Shi Dao Zhi Wan Jia Jian	Fr. Citri Aurantii Immaturus-Pille, die die Stagnation nach außen leitet, mit Modifikationen	1172
Zhi Tong Tai Yang Dan	Spezielle Zubereitung, um Taiyang-Schmerzen zu lindern	227
Zhi Tong Xiao Shui Fang	Rezeptur zur Linderung von Schmerzen und Verteilen von Wasser	228
Zi Shen Tong Guan Wan	Pille zum Tonisieren der Nieren und Öffnen der Tore	545
Zi Shui Qing Gan Yin He Mai Wei Di Huang Wan Jia Jian	Getränk zum Anreichern des Wassers und Klären der Leber kombiniert mit Ophiopogonum und Rehmannia-Pille, mit Modifikationen	455
Zi Xue San	Purpurschnee-Pulver	545
Zuo Gui Wan Jia Jian	Pille, die die Linke (Niere) wiederherstellt, mit Modifikationen	182, 225, 293
Zuo Gui Yin	Getränk, das die linke Niere [Nieren-Yin] wiederherstellt	426, 545
Zuo Jin Wan	Pille des linken Metalls	545

Register

E

F

G

H

M

N

O